中草药真伪鉴别

原色图谱

编委会

主　编　林余霖　李葆莉　魏建和

编著者　胡炳义　张本刚　李　标　王　瑀　彭　勇　胡灏禹

　　　　张　昭　陈菁瑛　李学兰　吕惠珍　凯撒·苏来曼

　　　　宋经元　赵鑫磊　姚　辉　黄林芳　冯璟璐　潘佳韵

1卷

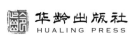

华龄出版社
HUALING PRESS

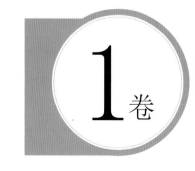

责任编辑：郑建军

责任印制：李未圻

图书在版编目（CIP）数据

中草药真伪鉴别原色图谱 / 林余霖，李葆莉，魏建

和主编 . -- 北京 ：华龄出版社，2020.1

ISBN 978-7-5169-1499-1

Ⅰ．①中… Ⅱ．①林… ②李… ③魏… Ⅲ．①中药鉴

定学－图谱 Ⅳ．① R282.5-64

中国版本图书馆 CIP 数据核字（2019）第 249253 号

书　　名：中草药真伪鉴别原色图谱

作　　者：林余霖　李葆莉　魏建和

出 版 人：胡福君

出版发行：华龄出版社

地　　址：北京市东城区安定门外大街甲 57 号　　邮　　编：100011

电　　话：010-58122246　　　　　　　　　传　　真：010-84049572

网　　址：http://www.hualingpress.com

印　　刷：德富泰（唐山）印务有限公司

版　　次：2020 年 1 月第 1 版　　2020 年 1 月第 1 次印刷

开　　本：710×1000　　1/16　　　　　　　印　　张：52

字　　数：580 千字

定　　价：360.00 元（全四卷）

编写范例

1、本书收载《中华人民共和国药典》（2015年版，以下简称《药典》）中以植物为基源的药材400种，依笔画顺序编排。

2、每种药物的内容文字说明均按以下顺序编排

[1]【来源】说明基源植物的名称及所属的科名，以及该植物的入药部位。

[2]【原植物】原植物的拉丁学名使用《药典》2015年版的记述，有些学名与《Flora of China》，《中国植物志》，《中国高等植物图鉴》等不一致，本书则在［附注］或［混伪品］中另有介绍，植物别名仅收载常用的名称，本项还记述植物的形态特征、花果期。

[3]【生境分布】记述该物种的生长环境和分布地区。

[4]【采收加工】记述该药材的采收时间和产地的加工方法。

[5]【药材性状】记述药材的形态特征，力求对多基源的药材分别叙述，如药材麻黄来源于草麻黄、中麻黄及木贼麻黄的地上部分，本书在【药材性状】项下分别记述基源为草麻黄、中麻黄及木贼麻黄的麻黄性状。

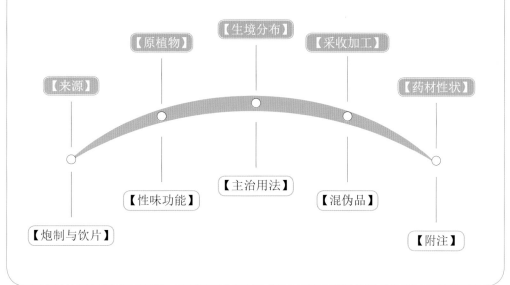

[6]【炮制与饮片】依《药典》2015版描述，按净制、切制、炮炙工艺描述。

[7]【性味功能】记述该药的性味和功能。

[8]【主治用法】记述该药物的主要途。

[9]【混伪品】及【附注】凡是与《药典》2015年版中规定不符的均列在此项下，包括物种混乱、药用部位混乱、地方习惯用药、有意造假等。

3、图片为便于读者使用，本书配有丰富的图片，包括原植物、原药材及饮片图。图注括号内容说明该药材的基源植物，如"秦艽药材（粗茎秦艽）"指基原植物为粗茎秦艽的秦艽药材、"秦艽药材（麻花秦艽）"指基原植物为麻花秦艽的秦艽药材。

本书的出版得到中国医学科学院医学与健康科技创新工程（编号2016-12M-2-003）、学科建设专项建设项目"国家药用植物园体系中医药文化传承建设"（清华211-201920100902）以及国家科技基础资源调查专项（编号 2018FY100700）的支持，在此表示感谢。

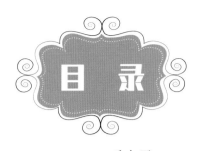

目　录

丁香；母丁香
Dingxiang；Mudingxiang

【来源】 丁香为桃金娘科 (Myrtaceae) 植物丁香的花蕾；母丁香为植物丁香的干燥果实。

【原植物】 丁香 *Eugenia caryophyllata* Thunb. 别名：母丁香、公丁香（通称）。

常绿乔木，高达 10cm。叶对生，叶柄长 1～2cm，两侧有下延叶基；叶长圆状卵形或长圆状倒卵形，革质，长 5～10cm，宽 2.5～5cm，先端渐尖或急尖，基部渐狭至叶柄，全缘，两面无毛。聚伞状圆锥花序顶生，花直径约 6mm，芳香；花萼肥厚，绿色后转淡紫色，长管状，先端 4 裂，裂叶三角形；花冠白色，带淡紫色，短管状，4 裂；雄蕊多数，花丝纤细，花药纵裂；子房下位，与萼管合生，花柱粗厚，柱头不明显。浆果红棕色，长方椭圆形，长 1～1.5cm，有光泽，先端宿存花萼，裂片肥厚，有香气。花期 6～7 月。果期 8～9 月。

【生境分布】 生于温暖潮湿的热带地区。原产印度、越南及东非沿海等地，我国海南、广东、广西、云南等省、自治区有栽培。

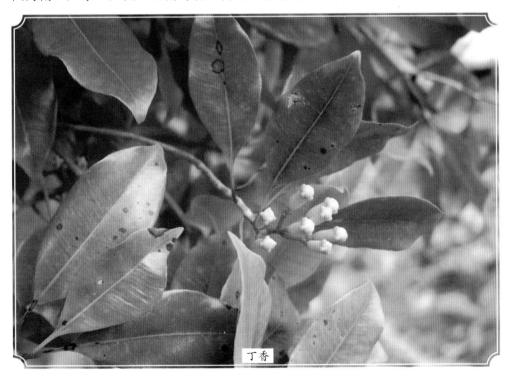

丁香

【采收加工】 丁香在9月至次年3月间，花蕾由青转为鲜红时采收，采下后除去花梗、杂质、晒干。母丁香在果实近成熟时采摘，除去果梗、杂质、晒干。

【药材性状】 丁香 全形呈似短棒状，长1.1～1.8cm，直径0.3～0.5cm；表面深棕色。上部花蕾球形，下部花托类圆柱形，稍扁，略显纵棱。萼片4枚，肥厚。花瓣4片，覆瓦状排列。雄蕊多数向内弯曲于花蕾中，子房3室，位于花托上部，中轴胎座，雌蕊1枚。香气浓郁，尝之味辣麻舌。

母丁香 呈棕色至深棕色，长椭圆形或纺锤形，顶端有4片宿存的萼片，基部常具短果柄，表面有细皱纹，长2～2.7cm，直径4～7mm；果皮与种皮易分离。

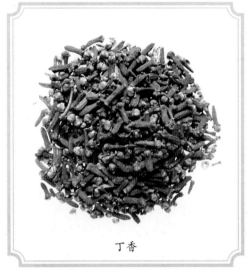

丁香

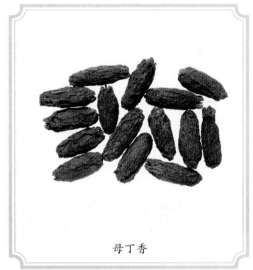

母丁香

【炮制及饮片】 除去杂质。用时捣碎。

【性味功能】 味辛，性温。有温中，降逆，补肾助阳，下气止痛的功能。

【主治用法】 用于脾胃虚寒，呃逆呕吐，食少吐泻，心腹冷痛，肾虚阳痿，小儿吐乳，腰膝酸痛，阴冷等症。用量1～3g。

八角茴香 Bajiaohuixiang

【来源】 八角茴香为木兰科 (Magnoliaceae) 植物八角茴香的果实。

【原植物】 八角茴香 *Illicium verum* Hook.f. 别名：大茴香、八角、大料（通称）。

常绿乔木，高达 20m。树皮灰褐色或红褐色，有不规则裂纹。叶互生或 3～6 叶簇生于枝端，叶柄长 1cm；叶片革质，椭圆状倒卵形或椭圆状倒披针形，长 5～12cm，宽 2～4cm，先端渐尖或急尖，基部楔形，全缘，稍内卷，上面有光泽，具油点，下面被疏柔毛。花单生于叶腋或近顶生，花梗短；花被 7～12，排成数轮，覆瓦状排列，内轮粉红色至深红色；雄蕊多数，排成 1～2 轮；心皮 8～9，离生；子房长约 2mm，花柱短于或近等长于子房。果实由 8 个骨突果放射排列成八角形的聚合果，直径 3.5～4cm，红褐色或淡棕色，果柄弯曲呈钩状，长 1～3cm，骨突果扁平，先端钝尖或钝，成熟时由腹缝线裂开。种子 1，扁卵形，红褐色，表面有光泽。花期 4～5 月。果期 6～7 月。

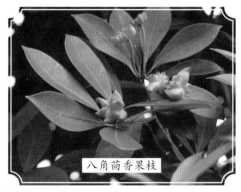

八角茴香果枝

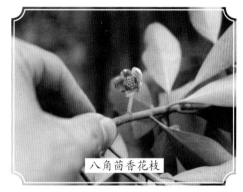

八角茴香花枝

【生境分布】 生于温暖、湿润的山谷中。栽培或野生。分布于福建、台湾、广东、广西、贵州、云南等省区。

【采收加工】 每年采收两次，秋、冬季于果实变黄时采收，晒干或文火烤干或烫后晾干。2～3 月采收量较少。

【药材性状】 多由 8 个放射状排列成八角形的聚合果，直径 3～4cm，下面有弯曲的果柄，长 3～4cm，常脱落。蓇葖果长 1.2～2cm，宽 0.7～1cm，上缘开裂呈小艇状，先端钝或钝尖，外表面褐色或红棕色，有不规则裂纹，内面淡红棕色或淡黄棕色，光滑，有光泽。种子 1 枚，扁卵形，长约 8mm，宽约 5mm，一端有种脐及珠孔，另端有合点，中间有种脊，种皮红棕色或黄棕色，平滑有光泽；质脆，富油性。香气浓，味甜。

【性味功能】 味辛，性温。有温中散寒，理气止痛的功能。

【主治用法】 用于胃寒呕吐，食欲不振，疝气腹痛，肾虚腰痛。用量 3～6g。

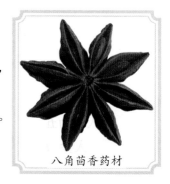

八角茴香药材

【混伪品】

同属多种植物的形状与八角茴香相似，且果实具强毒性，应注意鉴别。

1、披针叶八角 *Illicium lanceolatum* A. C. Smith：

心皮 10～14；花被片 9～15，雄蕊 6～11；聚合果径 3.4～4cm。

2、红茴香 *Illicium henryi* Dils：

心皮 7～9，稀达 13；灌木状或小乔木；聚合果径 2～3.5cm，蓇葖顶端喙尖长 3～5mm。

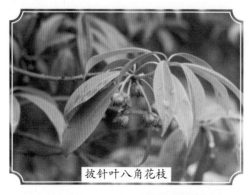

披针叶八角花枝

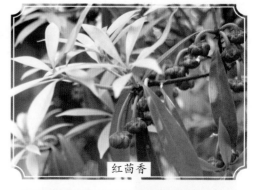

红茴香

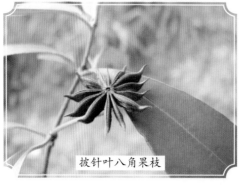

披针叶八角果枝

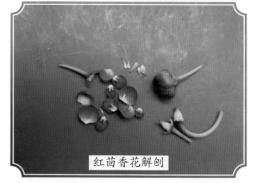

红茴香花解剖

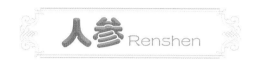

【来源】 人参为五加科（Araliaceae）植物人参的根。

【原植物】 人参 *Panax ginseng* C. A. Mey. 别名：园参（栽培品），山参（野生品）。

多年生草本，高 30 ～ 60cm。主根肉质，圆柱形或纺锤形，有分枝，淡黄色，须根细长，有小疣状物；根茎短，每年增生一节，通常称芦头，有不定根。茎单一，圆柱形，绿色。掌状复叶轮生茎端，常 1 年生者为 1 片三出复叶，2 年生为 1 片五出复叶，3 年生为 2 片五出复叶，以后每年增加 1 片，最多达 6 片。复叶有长柄；小叶多为 5。基部 1 对较小，长 2 ～ 3cm，宽 1 ～ 1.5cm，上部小叶长 4 ～ 15cm，宽 2 ～ 4cm，椭圆形、长椭圆形，先端长渐尖，基部楔形，下延，边缘有细锯齿，上面沿脉有少数刚毛。总花梗长 7 ～ 12cm，由茎端叶柄中央抽出。伞形花序顶生；花小，多数，淡黄绿色，有小花梗；花萼绿色，5 裂；花瓣 5；雄蕊 5；子房下位，2 室；花柱 2，离生。核果浆果状，扁球形，熟时鲜红色。种子白色，扁卵圆形。花期 6 ～ 7 月。果期 7 ～ 9 月。

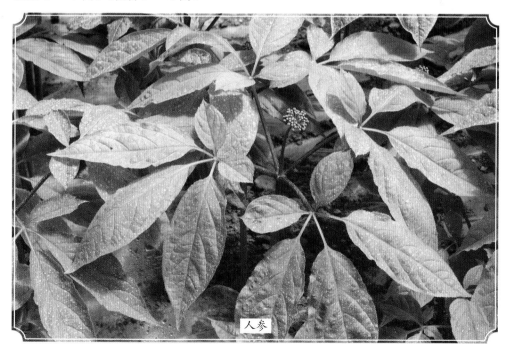

人参

【生境分布】 生于海拔数百米的阴湿山地落叶阔叶林或针叶阔叶混交林下。野生于黑龙江、吉林、辽宁及河北北部，现吉林、辽宁栽培甚多，北京、河北、山西也有引种栽培。

【采收加工】 秋季挖取生长5～7年的园参或野山参，晒干，前者称"生晒参"，后者称"生晒山参"。蒸制后晒干或烘干，称"红参"。

【药材性状】 生晒参 根圆柱形或纺锤形，长3～15cm，直径1～2cm；灰黄色，有明显的纵皱纹，上端有环纹，下部有支根，生多数须根，并有细小疣状突起。根茎（芦头）长1～4cm，直径0.3～1.5cm，弯曲，有不定根和凹状茎痕。质较硬，断面淡黄色，粉性，显菊花纹。气微香特异，味微苦甘。

生晒山参 主根粗短，多有2个支根呈人字形或圆柱形，表面灰黄色，有纵皱纹，顶端有细长根茎，常与主根等长或更长，有密集的碗状茎痕，靠主根的一段光滑无茎痕称"圆芦"。支根上生细长须状根，有明显的疣状突起。

红参 根圆柱形或纺锤形，全长5～20cm，主根长5～10cm，直径1～2.5cm；红棕色，半透明，偶有不透明的暗褐色斑块，下部有扭曲交叉支根。根茎上有茎痕及不定根。质硬脆，断面角质样，红棕色。气微香特异，味微苦。

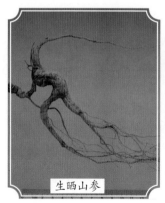
生晒山参

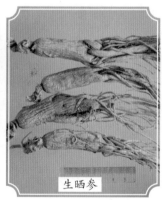
生晒参

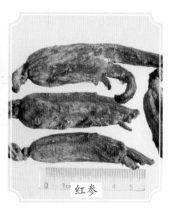
红参

【炮制及饮片】 生晒参 润透，切薄片，干燥。

生晒山参 用时粉碎或捣碎。

红参 润透，切薄片，干燥或用时捣碎。

【性味功能】 味甘、微苦，性温。有大补元气，益肺补脾，生津养血，安神的功能。

【主治用法】 用于体虚欲脱，气短喘促，自汗肢冷，精神倦怠，食少吐泻，气虚作喘，久咳，津亏口渴，失眠多梦，惊悸健忘，阳痿，尿频，一切气血津液不足等。用量1.5～9g，大量15～30g。反藜芦，畏五灵脂，均不宜同用。

🌱【混伪品】

历史上曾有用商陆、美国商陆、紫茉莉、土人参、华山参等多种植物的根人为加工伪造人参，现已少见。

1、商陆 Phytolacca acinosa Roxb.（见"商陆"项下）

2、美国商陆 Phytolacca americana L.（见"商陆"项下）

3、紫茉莉 Mirabilis jalapa L. 我国庭园、公园及宅旁普遍栽培，有时逸为野生。

4、土人参 Talinum paniculatum（Jacq.）Gaertn.

多年生草本，肉质。根粗壮，圆锥形。茎直立，下部分枝，基部稍木质化。单叶互生，叶片肉质，倒卵形或倒卵状长椭圆形，先端尖或钝圆，基部渐狭窄而成短柄，全缘，两面绿色而光滑。花小，紫红色，集成顶生或侧生疏散的圆锥花序。蒴果。花期6～7月，果期9～10月。

5、华山参 Physochlaina infundibularis Kuang（见"华山参"项下）

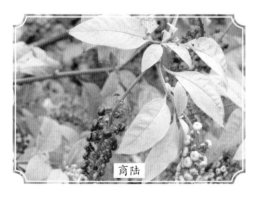

商陆

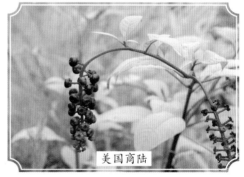

美国商陆

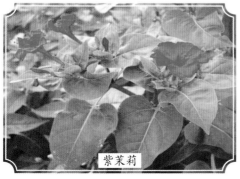

紫茉莉

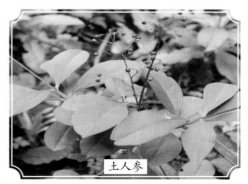

土人参

九里香 Jiulixiang

【来源】九里香为芸香科（Rutaceae）植物九里香和千里香的干燥叶和带叶嫩枝。

【原植物】1、千里香 *Murraya paniculata* （L.）Jack 别名：七里香，九秋香，七路香。

常绿灌木或小乔木，高 1～3m。树皮及枝灰白色或黄灰色，当年生枝条绿色。单数羽状复叶互生，叶轴无毛，小叶 3～7（～9），小叶柄短，小叶卵形或卵状披针形，长 2～7cm，宽 1～3cm，

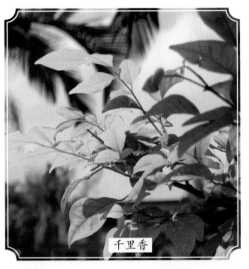

千里香

先端长渐尖，稀短尖，基部楔形，常偏斜，全缘，上面深绿色，有光泽，下面淡绿色。聚伞花序腋生或顶生，花大，芳香。萼片 5，卵形；花瓣 5，长圆形，白色，散生淡黄色半透明油点；雄蕊 10，长短不一，着生于花盘周围，药隔背部无腺体。；子房 2 室，花柱细长，柱头头状。浆果卵形或卵圆形，长 1～2cm，宽 0.5～1.4cm，熟时朱红色，表面密布油腺点。种子 1～2，种子有绵质毛。花期 4～9 月或秋冬季。果期 9～11 月。

2、九里香 *Murraya exotica* L. 别名：红奶果，山桔子，夜来香。

形态似千里香，但叶片倒卵形，顶端钝或圆，叶轴微被细柔毛；药隔背部通常有细小腺点 2 颗。

【生境分布】九里香生海拔 128～1200m 干旱旷野或灌丛中，在滇南栽培作绿篱，分布于台湾、福建、广东、广西、贵州等省区。千里香生于低丘陵、山地或密林中或栽培，分布于福建、台湾、湖南、广东、海南、广西、贵州、云南等省区。

【采收加工】叶全年可采，于阴凉处阴干。

【药材性状】

1、九里香　嫩枝呈圆柱形，直径 1～5mm，表面灰褐色，具纵皱纹。质坚韧，不易折断，断面不平坦。羽状复叶有小叶 3～9 片，多已脱落；小叶片呈倒

卵形或近菱形，最宽处在中部以上，长约 3cm，宽约 1.5cm；先端钝，急尖或凹入，基部略偏斜，全缘；黄绿色，薄革质，上表面有透明腺点，小叶柄短或近无柄，下部有时被柔毛。气香，味苦、辛，有麻舌感。

2、千里香　小叶片呈卵形或椭圆形，最宽处在中部或中部以下，长 2 ～ 8cm，宽 1 ～ 3cm，先端渐尖或短尖。

【炮制及饮片】除去杂质，切碎。

【性味功能】味辛、苦，性温。有小毒。有麻醉，镇惊，解毒消肿，祛痰，活络的功能。

【主治用法】用于胃痛，风湿痛，跌打肿痛，风湿骨痛，牙痛，破伤风，流行性乙型脑炎，蛇虫咬伤，局部麻醉。用量 6 ～ 12g。

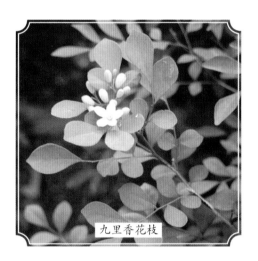

九里香花枝

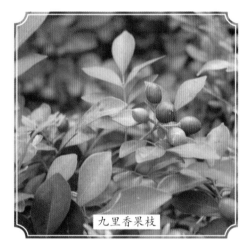

九里香果枝

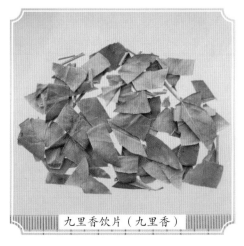

九里香饮片（九里香）

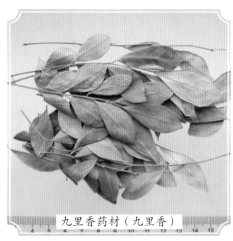

九里香药材（九里香）

刀豆 Daodou

【来源】刀豆为豆科（Leguminosae）植物刀豆的干燥成熟种子。

【原植物】刀豆 *Canavalia gladiata* (Jacq.) DC.

一年生缠绕状草质藤本，长可达数米，无毛或稍被毛。三出复叶，叶柄长 7～15cm；顶生小叶片通常宽卵形，长 8～20cm，宽 5～16cm，顶端渐尖，基部宽楔形或近圆形，全缘，两面无毛，侧生小叶基部圆形，偏斜。总状花序腋生，花常 2～3 朵簇生于花序轴上；萼管钟状，稍被毛，上唇大，具 2 裂齿，下唇有 3 裂齿，卵形；花冠蝶形，淡红色或淡紫色，长 3～4cm，旗瓣宽椭圆形，顶端凹入，基部具不明显的耳及宽爪，翼瓣和龙骨瓣均弯曲，具向下的耳；雄蕊 10，合生，对着旗瓣的 1 枚基部稍离生；子房线状，具短柄，有疏长硬毛；胚珠多数。荚果线形，扁而略弯曲，长 10～35cm，宽 3～6cm，先端弯曲或钩状，边缘有隆脊。种子 10～14 粒，种子椭圆形、长椭圆形或肾形，种皮粉红色、红色或褐色，种脐约为种子全长的 3/4，花期 6～9 月，果期 8～11 月。

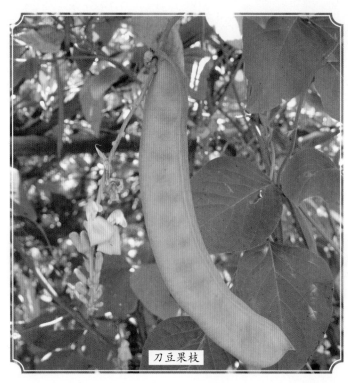

刀豆果枝

【生境分布】 栽培于气候温暖地带。分布于江苏、安徽、浙江、江西、台湾、湖北、湖南、广东、广西、陕西、四川等省区。

【采收加工】 秋季种子成熟时采收荚果，剥取种子，晒干。

【药材性状】 种子扁卵形或扁肾形，长 2～3.5cm，宽 1～2cm，厚 0.5～1.5cm。表面淡红色、红紫色或黄褐色，少数类白色或紫黑色，略有光泽，微皱缩，边缘具灰黑色种脐（习称"黑眉"），长约为种子的 3/4，宽约 2mm，其上有类白色膜片状珠柄残余，近种脐的一端有凹点状珠孔，另端有深色的合点，合点与种脐间有隆起的种脊。质硬，难破碎。种皮革质，内表面棕绿色，平滑，子叶黄白色，胚根位于珠孔一端，歪向一侧。气微，味淡，嚼之具豆腥气。

【炮制及饮片】 除去杂质，用时捣碎。

【性味功能】 味甘，性温。有温中下气，益肾补元的功能。

【主治用法】 用于虚寒呃逆，呕吐，肾虚腰痛，痰喘。用量 4.5～9g。

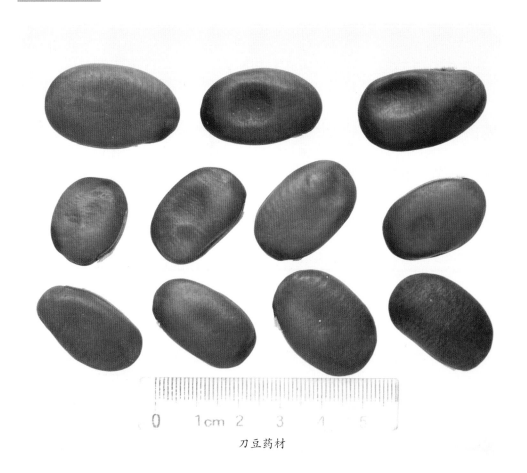

刀豆药材

三七 Sanqi

【来源】 三七为五加科（Araliaceae）植物三七的根。

【原植物】 三七 *Panax notoginseng* (Burk.)F. H. Chen 别名：参三七、田七（通称）。

多年生草本，高达60cm。根状茎短；主根肉质，倒圆锥形或圆柱形，长2～5cm，宽1～3cm，棕黄色或暗褐色，有疣状突起和分枝。茎单一，近圆柱形，有纵条纹。掌状复叶2～5轮生于茎顶；叶柄长4～10cm，基部有多数披针形或卵圆形托叶状附属物；小叶5～7，膜质，长椭圆形或倒卵状椭圆形，长8～10cm，宽2.5～3.5cm，先端渐尖或长渐尖，基部圆楔形，稍偏斜，下延，边缘有细锯齿，两面脉上有刚毛；小叶柄长约2cm。伞形花序单生于茎顶，花小，数朵，淡黄绿色，总花梗长15～30cm，小花梗长约1cm，基部有多数鳞片状苞片；花萼5齿裂；花瓣5，卵圆形，先端尖；雄蕊5，花药纵裂；子房下位，2室；花柱2。浆果，肾形，熟时红色。种子扁球形。花期6～8月。果期8～10月。

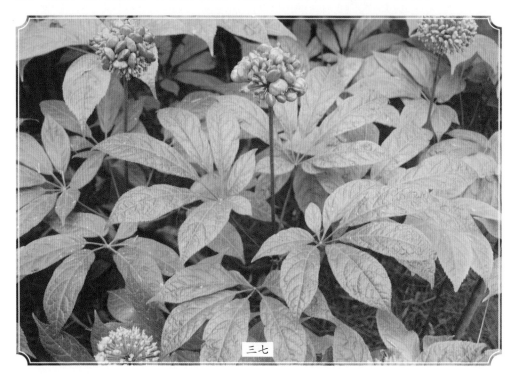

三七

【生境分布】 生于山坡丛林下。分布于福建、浙江、江西、广东、广西、四川等省区。今野生者少见，现云南南部和广西南部多有栽培。

【采收加工】 秋季开花前采收栽培3年以上的植株，除去茎叶及泥土，剪下芦头、侧根及须根，分别晒干。支根习称"筋条"，芦头（茎基）习称"剪口"。

【药材性状】 主根呈类圆锥形或圆柱形，长1～6cm，直径1～4cm。表面灰褐色或灰黄色，有断续的纵皱纹及支根痕。顶端有茎痕，周围有瘤状突起。体重，质坚实，断面灰绿色、黄绿色或灰白色，木部微呈放射状排列。气微，味苦回甜。筋条呈圆柱形，长2～6cm，上端直径约0.8cm，下端直径约0.3cm。剪口呈不规则的皱缩块状及条状，表面有数个明显的茎痕及环纹，断面中心灰白色，边缘灰色。

【炮制及饮片】 三七粉 取三七，洗净，干燥，碾细粉。

【性味功能】 味甘、微苦，性温。有散瘀止血，消肿定痛的功能。

【主治用法】 用于吐血，咯血，衄血，便血，血痢，崩漏，产后血晕，瘀血胸腹刺痛，跌扑肿痛，外伤出血，痈肿。用量1～3g，研末；或水煎服，3～6g。外用适量，研末敷，或磨汁涂。孕妇慎服。

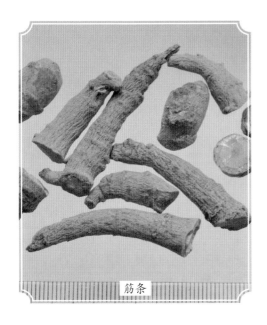

筋条

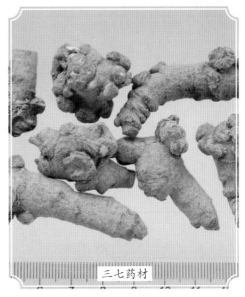

三七药材

三白草 Sanbaicao

【来源】 三白草为三白草科（Saururaceae）三白草的全草或根茎。

【原植物】 三白草 *Saururus chinensis*（Lour.）Baill. 别名：过塘藕，白水鸡，三点白。

多年生草本，高 30～80cm。根状茎较粗，白色，茎直立，下部匍匐状。叶互生，纸质，叶柄长 1～3cm，基部与托叶合生为鞘状，稍抱茎。叶卵形或卵状披针状形，长 5～15cm，宽 3～6cm，先端渐尖或短尖，基部心形或耳形，全缘，两面无毛，基出脉 5。总状花序顶生，1～3 枝，花序有 2～3 片乳白色叶状总苞；花小，无花被，生于苞片腋内；雄蕊 6，花丝与花药等长；雌蕊由 4 个合生的心皮组成，子房上位，圆形，柱头 4，向外卷曲。果实分裂为 4 个分果片，分果近球形，表面多疣状突起，不开裂，种子球形。花期 6～7 月。果期 8～9 月。

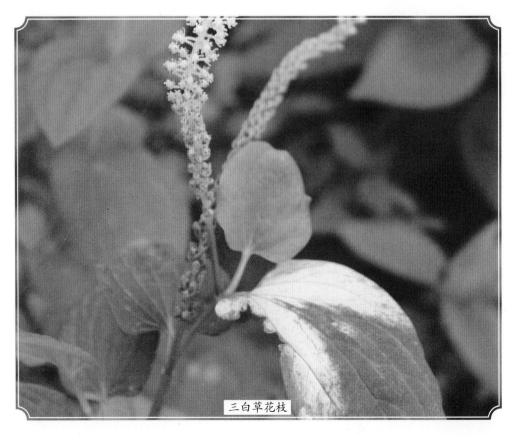

三白草花枝

【生境分布】 生于沟边、溪畔或沼泽等低湿处。分布于河北、山西、陕西、甘肃、河南、山东及长江流域和以南各省区。

【采收加工】 四季均可采挖全草；根茎秋季采挖，洗净，晒干或鲜用。

【药材性状】 根茎圆柱形，节处膨大，节间长 1.5～2cm，直径 5～8mm。茎淡棕色，有纵沟纹，直径 2～5mm，节间长 3～6cm。叶多皱缩，展平叶卵状披针形，上面棕绿色，下面灰绿色，基部心形，叶柄基部常抱茎。茎顶有时可见总状花序。气微，味淡。

【炮制及饮片】 除去杂质，洗净，切段，晒干。

【性味功能】 味甘、辛，性寒。有清热利尿，解毒消肿的功能。

【主治用法】 用于尿道感染，尿路结石，肾炎水肿，黄疸，脚气，白带过多，支气管炎。外用于疔疮痈肿，皮肤湿疹。用量 15～30g。外用鲜品适量捣烂敷于患处。

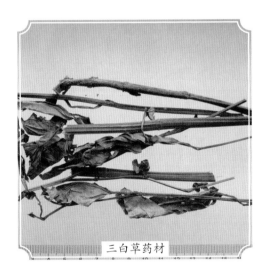

三白草药材

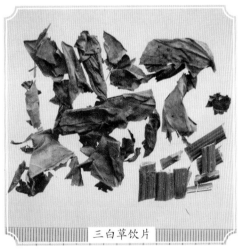

三白草饮片

三棱 Sanleng

【来源】 三棱为黑三棱科（Sparganiaceae）植物黑三棱的块茎。

【原植物】 黑三棱 *Sparganium stoloniferum* Buch.-Ham. 别名：京三棱。

多年生草本，高60～120cm。根茎圆锥形，横生于泥中，下生粗短的块茎及须根。茎单一，直立，圆柱形，光滑。叶丛生，排成2列，长条形，长60～100cm，宽1.2～1.5cm，先端渐尖，下面具纵棱，基部鞘状抱茎。花茎单一，从叶丛中生出，不分枝，长30～50cm；花单性，雌雄同株，花序密集成圆头状，总苞片叶状。雄花序生于花枝上部，每个分枝有雄花2～10个；雄花有花被片3～4，倒披针形，顶端截平；雄蕊3，花丝丝状白色，花药黄色。雌花序球形，位于花枝下部，每个分枝有雌花1～3个，雌花花被片3～4；雌蕊1，子房纺锤形，花柱长，柱头狭披针形，密被毛。聚花果直径约2cm，核果倒卵状圆锥形，长0.7～1cm，宽0.5～0.7cm，有棱角。花期6～7月。果期7～8月。

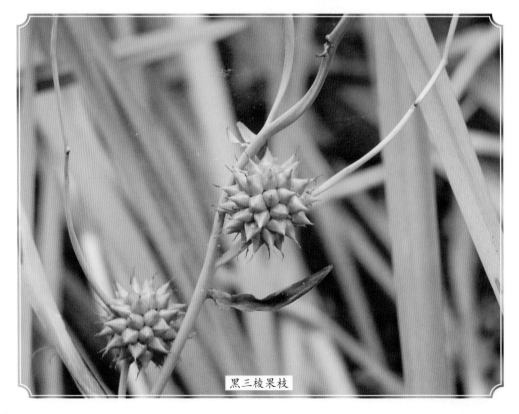

黑三棱果枝

【生境分布】 生于水湿低洼处及沼泽等地。分布于黑龙江、吉林、辽宁、河北、河南、山东、山西、内蒙古、江苏、安徽、浙江、江西、湖北、湖南、陕西、宁夏、甘肃、四川、贵州、云南等省区。

【采收加工】 春、秋季将全草连同块茎一起拨出，去掉地上部分及须根，洗净泥土，削去外皮，晒干。

【药材性状】 块茎圆锥形或倒卵圆形，稍扁，上圆下尖，下端稍弯曲，长 2～10cm，直径 2～4cm，表面黄白色或灰黄色，有刀削痕，顶端有茎痕，须根痕点状，呈横向环状排列。体重，质坚实，难折断，入水下沉。折断面灰黄色或浅黄色，稍平坦，有多数散在小点及条状横纹。气微，味苦涩，微麻辣。

【炮制及饮片】 三棱 除去杂质，浸泡，润透，切薄片，干燥。

醋三棱 取三棱片，加醋拌匀，稍闷，置锅内炒至黄色，取出，晒干。每 100kg 药材用醋 20～30kg。

【性味功能】 味苦，性平。有破血行气，消积止痛的功能。

【主治用法】 用于血瘀气滞，腹部结块，肝脾肿大，经闭腹痛，食积胀痛。用量 4.5～9g。月经过多，孕妇忌用。

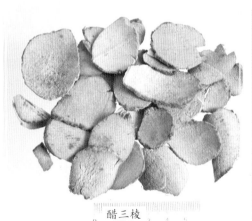

醋三棱

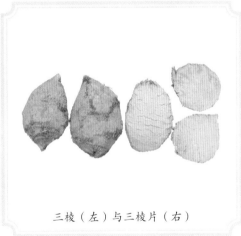

三棱（左）与三棱片（右）

干姜 Ganjiang

【来源】 干姜为姜科（Zingiberaeeae）植物姜的干燥根茎。

【原植物】 姜 *Zingiber officinale* Rosc. 别名：药姜。

多年生草本，高 40～100cm。根状茎横走，肥厚，扁平，具分枝，断面黄白色，具辛辣味。叶 2 列，无柄、具抱茎叶鞘；叶舌膜质，长 2～4mm；叶片披针形至条状披针形，长 15～30cm，宽约 2cm，先端渐尖，基部渐窄，光滑无毛。花亭单独从根茎抽出，直立，长 15～25cm，被覆瓦状排列的鳞片；穗状花序卵形或椭园形，花密，长 4～5cm；苞片淡绿色，卵圆形，长约 2.5cm，先端具硬尖，覆瓦状排列；花冠黄绿色，管长 2～2.5cm，裂片披针形，长不及 2cm；唇瓣中央裂片矩园状倒卵形，短于花冠裂片，具紫色条纹及淡黄色斑点，侧裂片卵形，长约 6mm，具紫色边缘；雄蕊 1；子房 3 室，无毛。花期 7～8 月，果期 12 月至翌年 1 月。

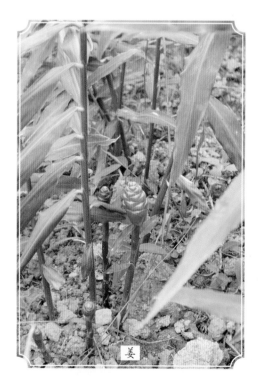

姜

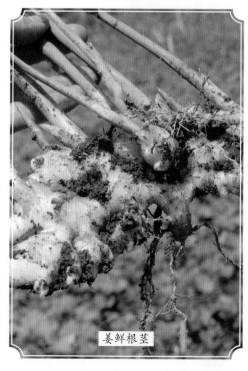

姜鲜根茎

【生境分布】 原产亚洲热带，我国除东北外，大部分地区有栽培。

【采收加工】 冬至霜降前采挖根茎，除去茎叶须根，洗净晒干或微火烤干。

【药材性状】 呈扁平状，长 3～6cm。表皮皱缩，灰黄色或灰棕色。质硬，断面粉性和颗粒性，白色或淡黄色，有黄色油点散在。气香，味辣。去皮干姜表面平坦，淡黄白色。

【炮制及饮片】 干姜　除去杂质，略泡，洗净，润透，切厚片或块，干燥。

　　姜炭　取干姜块，炒至表面黑色、内部棕褐色。

　　炮姜　取洁净河砂置锅内，一般用武火炒热后，加入净干姜，不断翻动，烫至表面鼓起，表面棕褐色，取出，筛去河砂。

【性味功能】 味辛，性热。有温中散寒，回阳通脉，燥湿消炎的功能。

【主治用法】 用于脘腹冷痛，肢冷脉微，痰饮喘咳。用量 3～9g。

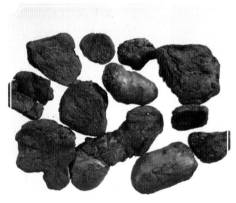

姜炭

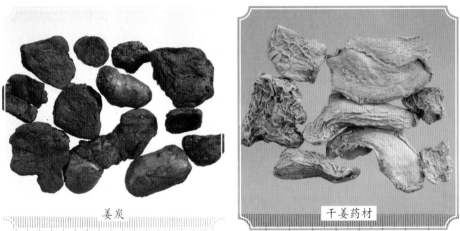

干姜药材

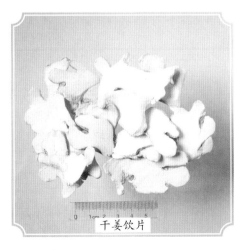

干姜饮片

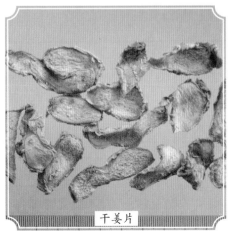

干姜片

土木香 Tumuxiang

【来源】 土木香为菊科（Compositae）植物土木香干燥根。

【原植物】 土木香 *Inula helenium* L. 别名：祁木香，新疆木香。

多年生高大草木，高 1～2m，全株密生短柔毛。主根肥大，侧根多，圆柱形至长圆锥形，有香气，深棕色。基生叶阔大，有长柄；广椭圆形或圆状披针形，长达 40cm，宽达 10～18cm，先端锐尖，基部渐窄，下延成翅状，边缘有

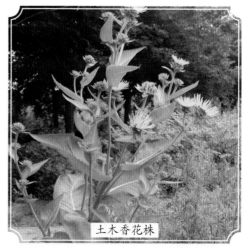
土木香花株

不整齐锯齿，上面密生白色或淡黄色绒毛；茎生叶较小，无柄；叶长椭圆形，长10～30cm，宽 5～14cm，基部心形，半抱茎。头状花序腋生，数个排列成伞房状，直径 5～8cm，总苞半球形，总苞片 5～10 层，外层苞片叶质，长 1～1.5cm，有茸毛，内层干膜质，较外层长。花黄色，边花 1 层，为舌状雌花，长 2～3cm，先端 3 齿裂；中央管状花两性，花药基部有长尾。瘦果有 4～5 棱，冠毛浅灰白色，长约 1cm。花期 5～7 月。果期 7～9 月。

【生境分布】 生于河边、田边及河谷等潮湿处。分布于东北、华北及陕西、甘肃、新疆、河南、浙江、四川等省、自治区。多有栽培。

【采收加工】 秋末挖根，除去残茎、泥沙，截断，较粗的纵切成瓣，晒干。

【药材性状】 根圆柱形或长圆锥形，稍弯曲或扭曲，长 10～20cm，直径0.5～2cm。表面深棕色，有纵皱纹及不明显横向皮孔，顶端有稍凹陷茎痕及棕红色叶柄残基，根头部稍膨大，边缘稍向外反卷。质坚硬，不易折断，

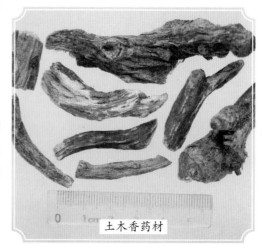
0   1cm   土木香药材

折断面不平坦，稍呈角质样，乳白色至浅黄色，形成层环状明显，木质部略显放射状纹理。气微，味微苦而灼辣。

【炮制及饮片】 除去杂质，洗净，润透，切片，晒干。

【性味功能】 味辛、苦，性温。有健脾和胃，调气解郁，止痛安胎，驱虫的功能。

【主治用法】 用于胸腹胀满疼痛，慢性胃炎，胃肠功能紊乱，呕吐泄泻，慢性肝炎，痢疾里急后重，蛔虫病等症。用量 3 ～ 10g。多入丸散服。

【混伪品】

1、菊科植物总状木香 *Inula racemosa* 干燥根曾作为土木香入药，并载入 2000 年版《中华人民共和国药典》。本种与土木香相似，区别点为头状花房排成总状。

2、菊科植物厚叶木香 *Dolomiaea berardioidea* 在云南、四川部分地区作土木香入药。本种无地上茎，头状花序单一，易于区别。

3、菊科植物木香 *Aucklandia lappa* 的根为常用中药"木香"，详细内容见"木香"项。

4、菊科植物川木香 *Vladimiria souliei* 及其变种灰毛川木香 *Vladimiria souliei* var. *cinerea* 的干燥根为常用中药"川木香"，详细内容见"川木香"项。

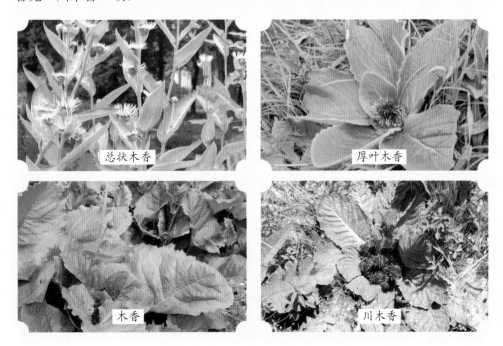

总状木香　　厚叶木香　　木香　　川木香

土贝母 Tubeimu

【来源】 土贝母为葫芦科（Cucurbitaceae）植物土贝母的干燥块茎。

【原植物】 土贝母 *Bolbostemma paniculatum* (Maxim.) Franq. 别名：大贝母、假贝母。

多年生攀援草本，鳞茎近球形，肉质，白色，由几个至十余个肥厚鳞叶组合而成。茎细长达 3m，顶端卷须单一或分叉。叶互生，叶柄长 1～2cm；叶片卵状近圆形，长 5～10cm，宽 4～9cm，掌状 5～7 深裂，裂片再 3～5 浅裂，基部心形，边缘有浅裂状锯齿，基部裂片顶端有白色腺体 1～2 对，两面有毛。花单性，雌雄异株；腋生圆锥花序排列疏散，花梗长细弱；雄花直径约 1.5cm；花黄绿色，花冠与花萼相似，基部合生，上部 5 深裂，裂片窄长，先端尾尖；雄蕊 5，花丝 1 个分离，其余 4 个基部成对连合；子房下位，3 室，花柱 3，柱头 6。蒴果圆柱形，长 1.5～2.5cm，成熟时顶端盖裂。种子 6，棕黑色，斜方形，先端有膜质翅。花期 6～7 月。果期 8～9 月。

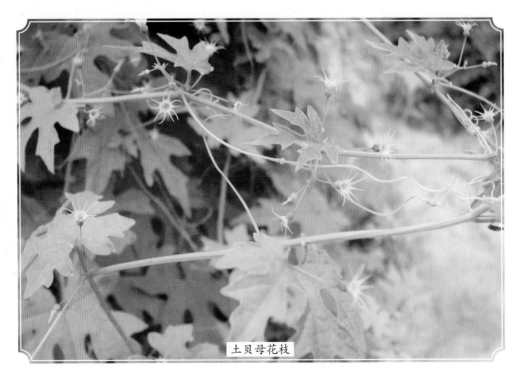

土贝母花枝

【生境分布】 生于山坡、林下或草丛中。多有栽培。分布于辽宁、河北、山西、陕西、宁夏、甘肃、河南、山东、云南等省、自治区。

【采收加工】 秋季采挖鳞茎，剥下肥厚的白色鳞叶，洗净，煮至无白心时取出，晒干。

【药材性状】 本品为不规则的块状。长0.5～1.5cm，宽0.7～3cm。表面淡红棕色或暗棕色，半透明，凹凸不平。质坚硬，不易折断，断面角质样，光亮而平滑。气微，味微苦。

【炮制及饮片】 除去杂质，用时打碎。

【性味功能】 味苦，性微寒。有清热解毒，散结消肿及抗肿瘤的功能。

【主治用法】 用于乳痈瘰疬，乳癌，乳腺炎，颈淋巴结结核，慢性淋巴结炎，肥厚性鼻炎，痰核，疮疡肿毒，蛇虫毒。用量4.5～9g。外用于外伤出血。用量9～30g。外用适量，研末敷或熬膏摊贴。

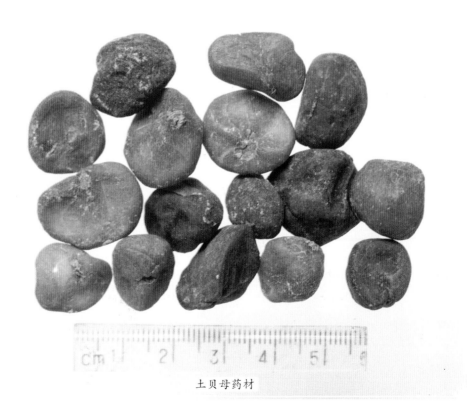

土贝母药材

土荆皮 Tu jingpi

【来源】 土荆皮为松科（Pinaceae）植物金钱松的干燥根皮或近根树皮。

【原植物】 金钱松 *Pseudolarix kaempferi* Gord.

　　落叶乔木，高20～40m。茎干直立，枝轮生，平展；叶在长枝上螺旋状散生，在短枝上15～30片簇生，呈辐射状。叶线形，长3～7cm，宽1～2mm，先端尖，基部渐狭，下面沿中脉有2条气孔带，秋后呈金黄色。花单性，雌雄同株；雄花柔荑状，下垂，黄色，数个或数十个聚生于短枝顶端，雌球花单生于短枝顶端，苞鳞大于珠鳞，珠鳞的腹面基部有胚珠2。球果卵圆形，直立，有短柄。种鳞木质，广卵形至卵状披针形，先端微凹或钝尖，基部心形，成熟后脱落；苞鳞短小；种翅稍厚。花期4～5月。果期10～11月。

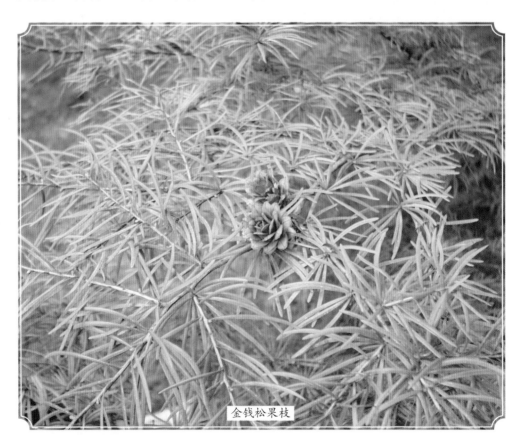

金钱松果枝

【生境分布】　喜生于向阳处。分布于江苏南部、浙江、福建北部、安徽南部、江西、湖南及湖北西部、广东等。

【采收加工】　多于5月剥取根皮或近根树皮，晒干。

【药材性状】　根皮呈不规则长条状，扭曲而稍卷，大小不一，厚2～5mm。外表面灰黄色，粗糙，有皱纹及横向皮孔。栓皮常呈鳞片状剥落，显出红棕色皮部。内表面黄棕色至红棕色，稍平坦，有纵向纹理。质脆，易折断。气微，味苦而涩。

【炮制及饮片】　洗净，略润，切丝，晒干。

【性味功能】　味辛，性温；有毒。有杀虫，祛湿止痒的功能。

【主治用法】　用于体癣，手足癣，神经性皮炎。外用适量。浸醋或酒涂擦或研末调敷。

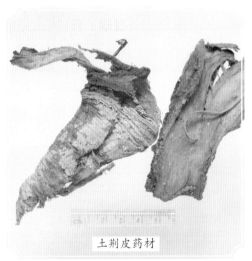

土荆皮药材

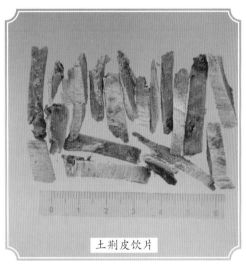

土荆皮饮片

土茯苓 Tufuling

【来源】 土茯苓为百合科（Liliaceae）植物光叶菝葜的干燥根茎。

【原植物】 光叶菝葜 *Smilax glabra* Roxb. 别名：羊舌藤，千尾根，山遗粮。

常绿攀援状灌木；根状茎粗短块状，常由匍匐茎相连接。茎长 1 ～ 4m，枝条光滑，无刺。叶互生，薄革质，全缘，下面通常绿色，有时带苍白色；叶柄具狭鞘，有卷须。雌雄异株；伞形花序通常具花 10 余朵；花绿白色。浆果球形，直径 7 ～ 10mm，成熟时紫黑色，具粉霜。

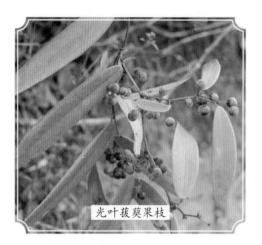
光叶菝葜果枝

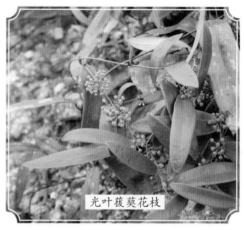
光叶菝葜花枝

【生境分布】 生于海拔 1800m 以下的林中，灌丛、林缘、河岸或山坡山谷中。分布于安徽、江苏、浙江、福建、广东、广西、江西、湖南、湖北、四川、贵州等省区。

【采收加工】 于秋、冬季采挖地下根茎，洗净，除去须根，晒干；或趁鲜切成薄片，晒干即可。药材以断面淡棕色、粉性足者为佳。

【药材性状】 块茎呈不规则块状或略呈圆柱形，稍扁，有结节状突起和短分枝，长 5 ～ 22cm，直径 2 ～ 5cm。表面黄棕色，凸凹不平，突起尖端有坚硬的须根残基，分枝顶端有圆形芽痕。质坚硬，难折断。切面淡黄色至淡红棕色，粉性。气微，味微甜涩。

【炮制及饮片】 除去杂质；未切片者，浸泡，洗净，润透，切薄片，干燥。

【性味功能】 味甘、淡，性平。有清热解毒，除湿，利关节的功能。

[主治用法] 用于风湿性关节炎，消化不良，腹泻，肾炎，膀胱炎，钩端螺旋体病，梅毒，热淋，湿热疮毒。用量 10 ～ 60g。

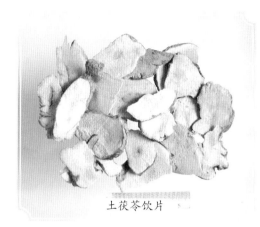
土茯苓饮片

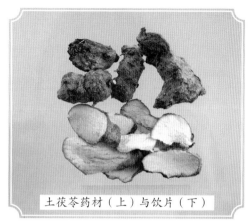
土茯苓药材（上）与饮片（下）

【混伪品】

同属植物菝葜 *Smilax china* L. 根茎混作土茯苓使用，注意鉴别。（见"菝葜"项）

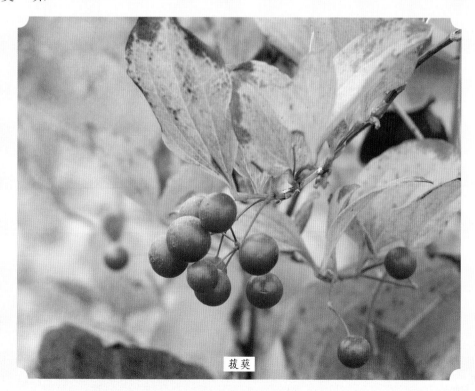
菝葜

大血藤 Daxueteng

【来源】 大血藤为大血藤科（Sargentodoxaceae）植物大血藤的干燥藤茎。

【原植物】 大血藤 *Sargentodoxa cuneata* Rehd. Et Wils. 别名：血藤，血通，红藤。

落叶木质藤本，茎可达10m。叶互生，三出复叶，具长柄，叶柄长4.5～10cm；中央小叶片菱状卵形至卵圆形，先端钝尖，基部楔形，全缘，小叶柄短；两侧小叶较大，斜卵形，全缘，基部甚偏斜，两侧不对称，近无柄，上面绿色，下面淡绿色。总状花序腋生，下垂；花单性，雌雄异株；黄绿色；浆果卵圆形，成熟时蓝黑色。

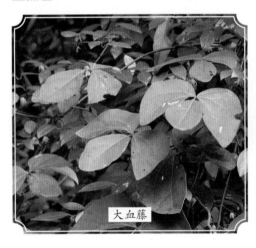

大血藤

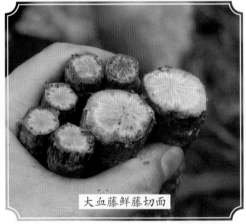

大血藤鲜藤切面

【生境分布】 生于山野灌木丛及疏林中，或溪边林中。分布于河南、江苏、安徽、浙江、江西、福建、湖北、湖南、广东、广西、四川、贵州、云南等省区。

【采收加工】 秋、冬季砍下直径3cm以上的茎藤，除掉细枝，切成小段或厚片，晒干。

【药材性状】 茎呈圆柱形，略弯曲，长约30～70cm，直径6～45mm。表面灰棕色，粗糙，有多数颗粒状突起的皮孔，和有浅纵沟及明显的横裂纹。栓皮有时呈鳞片状剥落而露出暗棕色皮部。节部略膨大，有时可见凹陷的枝痕及叶痕。质硬，体轻，折断面裂片状。横断面皮部红棕色，有六处向木部内嵌。木部黄白色，有多数细孔状导管及红棕色放射状排列射线。气微，味微涩。以条匀、粗如拇指者为佳。

【炮制及饮片】　除去杂质，洗净，干燥。药材为小段的应润透，切厚片。

【性味功能】　味苦，性平。有清热解毒、活血、祛风的功能。

【主治用法】　用于肠痈腹痛、经闭腹痛、风湿痹痛、跌扑肿痛。用量 9 ～ 15g。

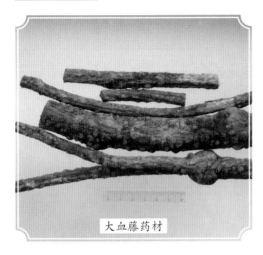

大血藤药材

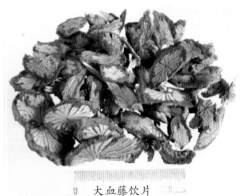

大血藤饮片

🌿【混伪品】

本品易与鸡血藤相混淆。鸡血藤为豆科植物密花豆 *Spatholobus suberectus* Dunn 的干燥藤茎，其横切面韧皮部与木质部相间排列，呈 3 ～ 8 个偏心性环。（见"鸡血藤"项）

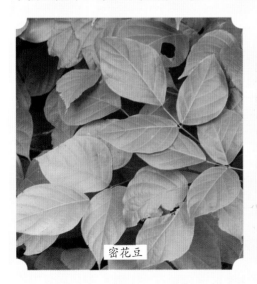

密花豆

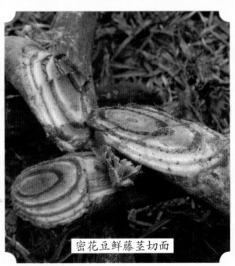

密花豆鲜藤茎切面

大青叶 Daqingye

【来源】 大青叶为十字花科（Cruciferae）植物菘蓝的干燥叶。

【原植物】 菘蓝 *Isatis tinctoria* Linn. 别名：北板蓝，大靛。

一年生或二年生草本，高 40～100cm。主根粗长，长 20～50cm，直径 1～2.5cm，根皮浅黄棕色或灰白色。茎直立，上部多分枝，光滑，有白粉。叶互生；基生叶较大，有柄；叶长圆状椭圆形，长 15～30cm，宽 3～7cm，全缘或波状，有时有不规则齿裂；茎生叶长圆形或长圆

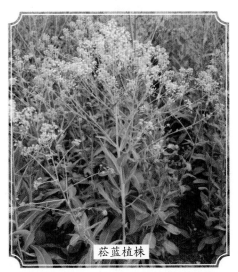

菘蓝植株

状披针形，下部叶较大，往上叶渐小，长 3～15cm，宽 0.5～3.5cm，先端钝尖，基部耳圆形，半抱茎，全缘。复总状花序，花小，直径 3～5mm，花梗细，长 5～10mm；花萼 4，绿色；花瓣 4，黄色，倒卵形；雄蕊 6，4 强；雌蕊 1，长圆形。长角果长圆形，扁平翅状，有中肋，顶端钝圆或截形，基部渐窄。种子 1 枚。花期 4～5 月。果期 6 月。

【生境分布】 常为栽培，分布于东北、华北及宁夏、青海、新疆、河南、山东、江苏、安徽、浙江等省区。

【采收加工】 采收季节因各地播种时间不同而异。早春 3 月播种，秋季采叶；秋季播种，翌年夏季抽薹开花前采叶；夏季播种，12 月初冬时节采收或翌年夏季抽薹开花前采叶，晒干。

【药材性状】 叶多皱缩或卷曲成团，多破碎。完整叶片长椭圆形或长圆状倒披针形，长 5～12cm，宽 2～6cm。灰绿色或棕绿色；先端钝，全缘或微波状，基部渐狭窄，下延至叶柄呈翼状；叶柄长 4～10cm。纸质，质脆易碎。气微弱，叶微酸、苦、涩。

【炮制及饮片】 除去杂质，略洗，切碎，干燥。

【性味功能】 味苦，性寒。有清热解毒，凉血清斑的功能。

[主治用法] 用于温邪入营、高热神昏、发斑发疹、黄疸、热症、痄腮、喉痹、丹毒、痈肿等。用量 9 ～ 15g。

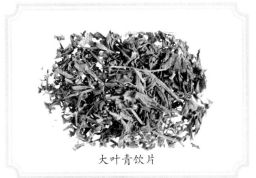

大叶青饮片

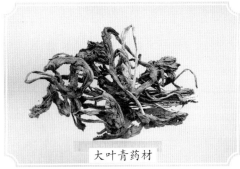

大叶青药材

【混伪品】

许多文献记载，大青叶除菘蓝植物外，以下多种植物的干燥叶等同应用：

1、蓼科植物蓼蓝 *Polygonum tinctorum* Ait.（见"蓼大青叶"项）

2、爵床科植物马蓝 *Baphicacanthus cusia* Bremek.（见"南板蓝根"项）

3、马鞭草科植物大青 *Clerodendrum crytophyllum* Turcz

该植物为落叶灌木。叶对生，椭圆形或长圆形，全缘或有齿。伞房状聚伞花序，花小，白色。浆果状核果球形或倒卵形。

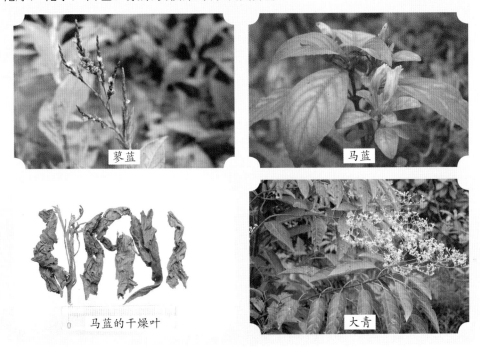

蓼蓝

马蓝

马蓝的干燥叶

大青

大黄 Dahuang

【来源】 大黄为蓼科（Polygonaceae）植物掌叶大黄、唐古特大黄和药用大黄的根茎及根。

【原植物】 1、掌叶大黄 Rheum palmatum L. 别名：北大黄。

多年生高大草本,高达2m。根状茎及根肥大,黄褐色。茎直立,光滑无毛,中空。基生叶有肉质粗壮的长柄,约与叶片等长；叶宽卵形或圆形,直径达40cm,掌状半裂,裂片3～5(～7),每1裂片有时再羽状裂或有粗齿,基部稍心形,上面无毛或疏生乳头状小突,下面有柔毛；茎生叶较小,互生,有短叶柄；托叶鞘状,膜质,密生短柔毛。圆锥花序大型,顶生,花小,数朵成簇,紫红色或带红紫色；花梗纤细,中下部有关节；花被片6,2轮,内轮稍大,椭圆形,长约1.5mm；雄蕊9,花药稍外露,花柱3,柱头头状。果枝多聚拢,瘦果有3棱,棱上生翅,长约9mm,宽约7mm,先端微凹,基部稍心形,棕色。花期6～7月。果期7～8月。

2、药用大黄 Rheum officinale Baill 别名：南大黄。

与掌叶大黄近似,但本种基生叶为5浅裂,裂片呈大齿形或宽三角形；花较大,黄白色,花蕾椭圆形,果枝开展,果翅边缘不透明。

3、唐古特大黄 Rheum tangguticum Maxim. ex Balf.

与掌叶大黄近似,但本种的叶片深裂,深裂片常又做羽状分裂,最终裂片呈窄披针形至近线形。花紫红色。果枝多聚拢,直立,常紧贴茎生长。花期6～7月,果期7～8月。

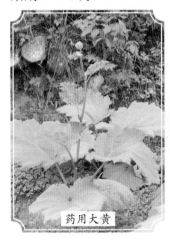

药用大黄

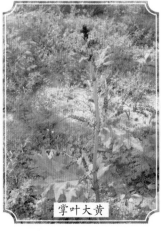

掌叶大黄

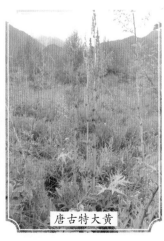

唐古特大黄

【生境分布】 掌叶大黄生于高寒山地林缘或草坡上，分布于陕西、甘肃、青海、四川西部、云南西北部、西藏东部等省、自治区；药用大黄生于山地林缘或草坡上，分布于陕西南部、河南西部、湖北西部、贵州、四川、云南西北部等省；唐古特大黄生于山地林缘或草坡、特别在放牧的草场由于粪肥充足常成小片地生长，野生或栽培或半栽培，分布于甘肃、青海、西藏东北部。

【采收加工】 栽培 2～3 年后，与野生品一样在秋末冬初茎叶枯萎时，挖取地下部分，除去粗皮，切片晒干或烘干。

【药材性状】 大黄呈类圆柱形、圆锥形、卵圆形或不规则块状，长 3～17cm，直径 3～10cm。除尽外皮者表面黄棕色至红棕色，有的可见类白色网状纹理及星点（异型维管束）散在，残留的外皮棕褐色，多具绳孔及粗皱纹。质坚实，有的中心稍松软，断面淡红棕色或黄棕色，显颗粒性；根茎髓部宽广，有星点环列或散在；根木部发达，具放射状纹理，形成层环明显，无星点。气清香，味苦而微涩，嚼之粘牙，有砂粒感。

【炮制及饮片】 大黄　除去杂质，洗净，润透，切厚片或块，晾干。

酒大黄　取净大黄片，加酒拌匀，闷透，温火炒干。

熟大黄　取净大黄块，加酒拌匀，置锅内，炖或蒸至内外均呈黑色。大黄炭：取净大黄片，炒至表面焦黑色、内部焦褐色。

【性味功能】 味苦，性寒。有泻火通便，破积滞，行瘀血的功能；外用清火解毒，消肿。

【主治用法】 用于实热便秘，谵语发狂，瘀血闭经，产后瘀阻，癥瘕积聚，黄疸，水肿，热淋，食积痞满腹痛，泻痢里急后重，头痛，目赤牙龈肿痛，口舌生疮，吐血，衄血；外用跌打损伤，痈肿疮毒，水火烫伤，用量 3～12g。外用适量，研末外敷。生用力大，制用力缓，炒炭用于止血，不宜久煎，入汤剂宜后下。体虚弱或妇女胎前、胎后均应慎用。

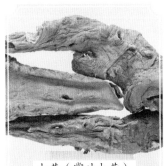

大黄（掌叶大黄）

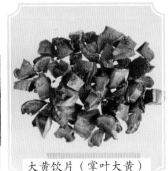

大黄饮片（掌叶大黄）

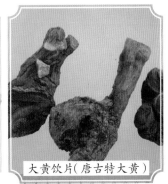

大黄饮片（唐古特大黄）

大蓟 Daji

【来源】　大蓟为菊科（Compositae）植物大蓟的地上部分。

【原植物】　大蓟 *Cirsium japonicum* Fisch. ex DC.

多年生草本，高30～100cm。根长纺锤形或长圆锥形，簇生。茎直立，有细纵纹，被白色或黄褐色丝状毛。基生叶有柄，开花时不凋落，叶片倒披针形或倒卵状椭圆形，长12～30cm，宽5～8cm，羽状深裂，裂片5～6对，边缘齿状，齿端具刺，上面疏生丝状毛，下面沿脉有丝状毛；中部叶无柄，基部抱茎，羽状深裂，边缘有刺；上部叶渐小。头状花序单一或数个生于枝端集成圆锥状；总苞钟状，长1.5～2cm，宽2.5～4cm，被丝状毛；总苞片4～6层，线状披针形，外层较小，顶端有短刺，最内层的较长，无刺；花两性，全部为管状花，花冠紫色或紫红色，长1.5～2cm，5裂，裂片较下面膨大部分短；雄蕊5，花药顶端有附片，基部有尾。瘦果长椭圆形，稍扁，长约4mm；冠毛羽状，暗灰色，稍短于花冠。花期5～8月。果期6～8月。

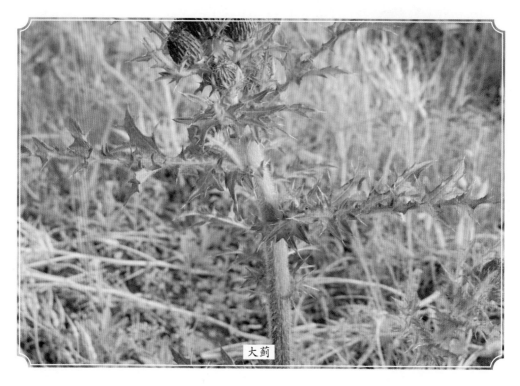

大蓟

【生境分布】 生于山坡、路边。分布于河北、山东、江苏、安徽、浙江、江西、福建、湖北、湖南、广东、广西、陕西、四川、贵州等地。

【采收加工】 夏、秋季割取地上部分。

【药材性状】 茎呈圆柱形，基部直径可达 1.2cm；表面绿褐色或棕褐色，有数条纵棱，被丝状毛；断面灰白色，髓部疏松或中空。叶皱缩，多破碎，完整叶片展平后呈倒披针形或倒卵状椭圆形，羽状深裂，边缘具不等长的针刺；上表面灰绿色或黄棕色，下表面色较浅，两面均具灰白色丝状毛。头状花序顶生，球形或椭圆形，总苞黄褐色，羽状冠毛灰白色。气微，味淡。

【炮制及饮片】 大蓟 洗净，润软，切段，干燥。

大蓟炭 取大蓟段或根片，炒至表面焦黑色。

【性味功能】 味甘、苦，性凉。有凉血止血，散瘀消肿的功能。

【主治用法】 用于衄血，吐血，便血，尿血，崩漏，痈肿疮疖。用量 9～15g，水煎服。

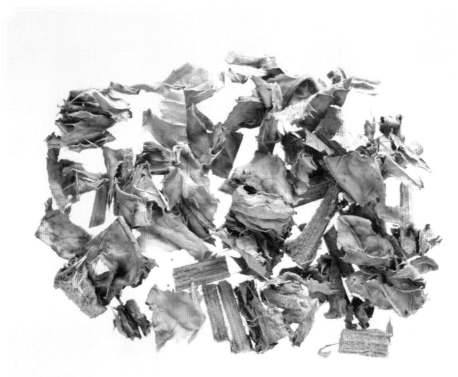

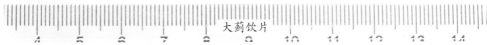

大蓟饮片

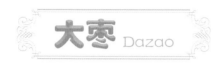

大枣 Dazao

【来源】 大枣为鼠李科 (Rhamnaceae) 植物枣的果实。

【原植物】 枣 *Ziziphus jujuba* Mill.

落叶灌木或小乔木，高达 10m。小枝具细长的刺，刺直立或弯曲。单叶互生，叶柄短，叶片卵形至卵状披针形，长 3～7cm，宽 2～3.5cm，先端稍钝，基部歪斜，边缘有细锯齿，上面亮绿色，下面淡绿色，两面无毛，3 主脉自基部发出，侧脉明显。花小，通常 7～8 朵生于叶腋成聚伞花序；花萼 5 裂，上部呈花瓣状，下部连后成筒状，绿色；花瓣 5，淡黄绿色；雄蕊 5，与花瓣对生，着生于花盘边缘；花盘圆形，边缘波状；子房下部与花盘合生，花柱突出于花盘中央，先端 2 裂。核果卵形至长圆形，长 1.5～4cm，嫩时绿色或桔红色，成熟时深红色，果肉肥厚，味甜；核两端锐尖。花期 4～5 月。果期 7～9 月。

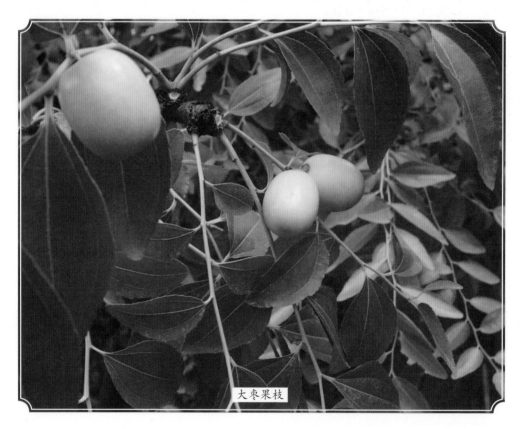

大枣果枝

【生境分布】 全国各地栽培。分布于河北、山西、陕西、河南、山东、安徽、江苏等省区。

【采收加工】 果实 8 ～ 9 月份变红成熟后采收，晒干。

【药材性状】 种子椭圆形或球形，长 1.5 ～ 3.5cm，直径 1.5 ～ 2.5cm。暗红色，略有光泽，有不规则皱纹。基部凹陷，有短果梗。外果皮薄，中果皮棕黄色或淡褐色，肉质，柔软，富糖性而油润。果核纺锤形，两端锐尖。气微香，味甜。

【炮制及饮片】 除去杂质，洗净，晒干。用时破开或去核。

【性味功能】 味甘，性温。有补中益气，养血安神，补脾和胃的功能。

【主治用法】 用于脾虚食小，体倦乏力，营卫不和，便溏，心悸，失眠，盗汗，血小板减少性紫癜，中满痰多者忌用。并用于胃癌，肿瘤患者贫血及放射治疗、化疗所致血象低下。用量 6 ～ 15g，水煎服。

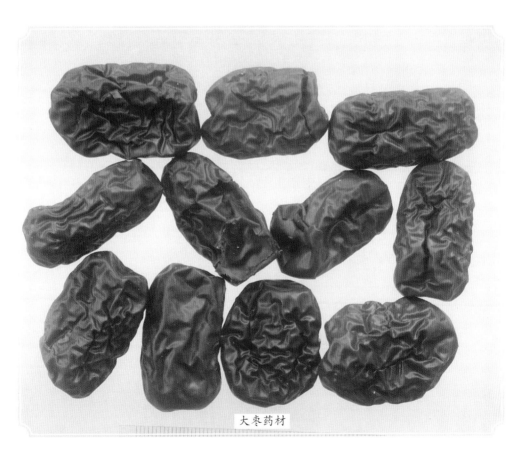

大枣药材

大腹皮 Dafupi

【来源】 大腹皮为棕榈科（Palmae）植物槟榔的干燥果皮。

【原植物】 槟榔 *Areca catechu* L. 别名：槟榔子、槟榔玉。

乔木，高 10 ~ 18m，不分枝，叶脱落后呈明显的环纹。叶在茎顶端丛生；羽状复叶，长 1.3 ~ 2m，光滑，叶轴三棱形，小叶披针形或线形，长 30 ~ 60cm，宽 2.5 ~ 6cm，先端渐尖，有不规则分裂，基部较狭，两面光滑。肉穗花序生于最下 1 叶的叶鞘束下，有佛焰苞状大苞片，长倒卵形，长达 40cm，光滑，花序多分枝；花单性，雌蕊同株；雄花小，多数，无柄，紧贴分枝上部，通常单生；花被 6，三角状阔卵开；雄蕊 6，花丝短，花药基着，箭形；退化雌蕊 3，丝状；雌花较大而少，无柄，着生于分枝下部；

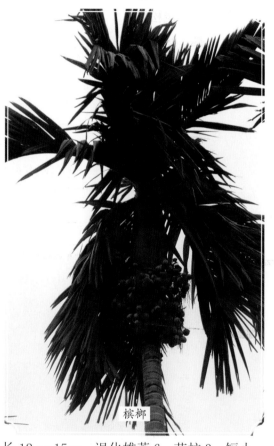

槟榔

花被 6，排列成 2 轮，三角状阔卵形，长 12 ~ 15mm，退化雄蕊 6，花柱 3，短小。坚果卵圆形或长圆形，长 5 ~ 6cm，基部有宿存花被，熟时橙黄色。每年开花 2 次，花期 3 ~ 8 月，冬花不结果。果期 12 月至翌年 2 月。

【生境分布】 栽培于阳光充足、湿度大的林间或村旁。分布于福建、台湾、广东、海南、广西、云南等省、自治区。

【采收加工】 冬季至次春采收末成熟的果实，煮后干燥，纵剖两瓣，剥取果皮，习称"大腹皮"；春末至秋初采收成熟果实，剥取果皮，打松、晒干。习称"大腹毛"。

【药材性状】 大腹皮 略呈椭圆形或大卵形瓢状，长 4.7cm，宽 2 ~ 3.5cm，厚 0.2 ～ 0.5cm；外果皮深棕色至近黑色，具不规则的纵皱纹及隆起的横纹，顶端有花柱残痕，茎部有果梗及残存萼片；内果皮凹陷，褐色或深棕色，光滑硬壳状。体轻，质硬，纵向撕裂后可见中果皮纤维。气微，味微涩。

大腹毛　略呈椭圆形或瓢状。外果皮多已脱落或残存。中果皮棕毛状，黄白色或淡棕色，疏松质柔。内果皮硬壳状，黄棕色至棕色，内表面光滑，有时纵向破裂。无臭，味淡。

【炮制及饮片】　大腹皮　除去杂质，洗净，切段，干燥。

大腹毛　除去杂质，洗净，干燥。

【性味功能】　味辛，性微温。有下气宽中，行水消肿的功能。

【主治用法】　用于脘腹胀闷，大便不爽，水肿胀满，脚气浮肿，小便不利。用量 4.5 ～ 9g。水煎服。

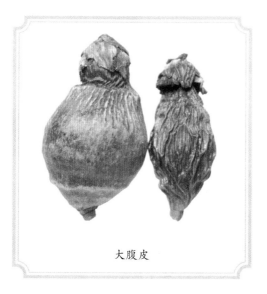

大腹皮

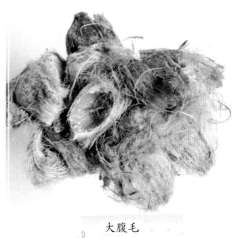

大腹毛

山麦冬 Shanmaidong

【来源】 山麦冬为百合科 (Liliaceae) 植物湖北麦冬或短葶山麦冬的干燥块根。

【原植物】 1、湖北麦冬 *Liriope spicata* (Thunb.) Lour. var. *prolifera* Y.T.Ma 别名：山麦冬、麦冬、麦门冬、土麦冬。

多年生草本。根稍粗，近末端常膨大成矩圆形、椭圆形或纺锤形的肉质块根。根状茎短，木质，具地下走茎。叶长 20～65cm，宽 3～6mm。花葶通常长于或等长于叶，长 18～70cm；总状花序长 6～15cm，具多数花，常 2～4 朵簇生于苞片腋内；苞片小，干膜质；花梗长 4mm，关节位于中部以上或近顶端；花被片矩圆形、矩圆状披针形，长 3.5～5mm，淡紫色；花丝长约 2mm，花药狭矩圆形，长约 2mm；子房近球形，花柱长约 2mm，柱头不明显。

2、短葶山麦冬 *Liriope muscari* (Decne.) Baily 别名：阔叶山麦冬。

多年生草本。根多分支，常局部膨大成纺锤或矩圆形块根，块根长至 3.5cm，直径 7～8mm。叶丛生，革质，长 20～65cm。总状花序长 25～40cm，具多数花，3～8 朵簇生；花被片矩圆形，紫色；花丝长约 1.5mm，花药长 1.5～2mm；花柱长约 2mm，柱头 3 裂。

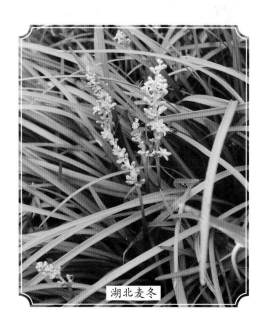

湖北麦冬

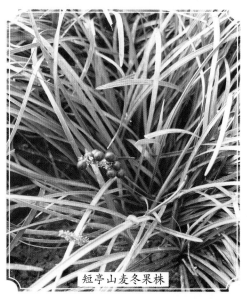

短葶山麦冬果株

【生境分布】 湖北麦冬生于山地林下或潮湿处。有栽培。除东北、内蒙古、新疆、青海、西藏之外，全国各地有广泛分布和栽培；短葶山麦冬生于海拔100～1400m山地林下。分布于华东、华中、华南、华西地区。

【采收加工】 野生山麦冬于清明节后采挖，除去地上部分，洗净晒干，搓去须根；栽培山麦冬多在小满至夏至采挖3年生植株，挖出全株，带根切下，洗净，在块根两端保留约1cm的根，晴天晒，雨天烘，干后搓去须根，筛去杂质。

【药材性状】 1、湖北麦冬 呈纺锤形，两端略尖，长1.2～3cm，直径0.4～0.7cm。表面淡黄色至棕黄色，具不规则纵皱纹。质柔韧，干后质硬脆，易折断，断面淡黄色至棕黄色，角质样，中柱细小。气微，味甜，嚼之发黏。

2、短葶山麦冬 稍扁，长2～5cm，直径0.3～0.8cm，具粗纵纹。味甘、微苦。本种的块根通常较其他的麦冬为大，呈圆柱形，略弯曲，两端钝圆，有中柱露出，长2～3cm，直径0.5～1.5cm，表面土黄色至暗黄色，不透明，有多数宽大纵槽纹及皱纹。未干透时质柔韧，干后坚硬，质脆易折断，折断面平坦，黄白色，角质样，中央有细小淡黄色中柱。

【炮制及饮片】 除去杂质，洗净，干燥。

【性味功能】 味淡，微苦，性微寒。有滋阴生津、润肺止咳、清心除烦的功能。

【主治用法】 用于热病伤津，肺燥干咳，津少口渴，心烦，咽干，肺结核咯血，便秘等。用量6～12g。

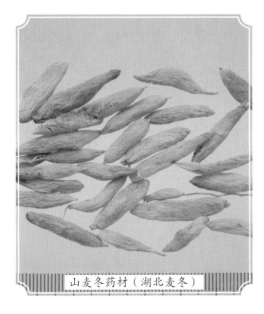
山麦冬药材（湖北麦冬）

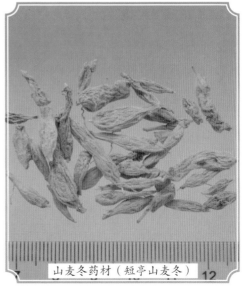
山麦冬药材（短葶山麦冬）

🌿【混伪品】

本品与药材"麦冬"极为相似。药材"麦冬"来源于百合科植物麦冬 *Ophiopogon japonicus* 的干燥块根（见"麦冬"项）。

3种植物间的区别见如下检索表：

1、常2朵花簇生于苞片腋内，花丝几无 ············· 麦冬 *Ophiopogon japonicus*

1、常2至多朵花簇生于苞片腋内，花丝长约2mm。

   2、具地下走茎 ················· 湖北麦冬 *Liriope spicata* var. *prolifera*

   2、无地下走茎 ···················· 短葶山麦冬 *Liriope muscari*

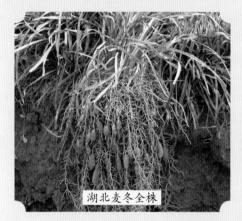

湖北麦冬全株

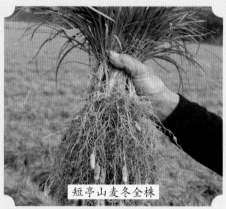

短葶山麦冬全株

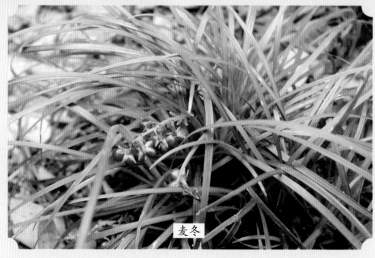

麦冬

山豆根 Shandougen

【来源】 山豆根为豆科（Leguminosae）植物越南槐的根及根茎。

【原植物】 越南槐 *Sophora tonkinensis* Gagnep 别名：山豆根、广豆根。

小灌木，直立或平卧，高 1～2m。根圆柱状，少分枝，根皮黄褐色。茎分枝少，密被短柔毛。奇数羽状复叶，小叶片 11～19，椭圆形或长圆状卵形，长 1～2.5cm，宽 0.5～1.5cm，顶端小叶较大，先端急尖或短尖，基部圆形，上面疏被短柔毛，下面密被灰棕色短柔毛。总状花序顶生，长 12～15cm，密被短毛；小花梗长约 1cm，被细毛；花萼阔钟状，外被疏毛，先端 5 齿；花冠黄白色，旗瓣卵圆形，先端凹缺，基部具短爪，翼瓣较旗瓣长，基部耳三角状；雄蕊 10，离生，基部稍宽扁；子房具柄，圆柱形，密被长柔毛，花柱弯曲，柱头圆形，其上簇生长柔毛。荚果长 2～5cm，密被长柔毛，于种子间缢缩成念珠状。种子 3～5。花期 5～6 月，果期 7～8 月。

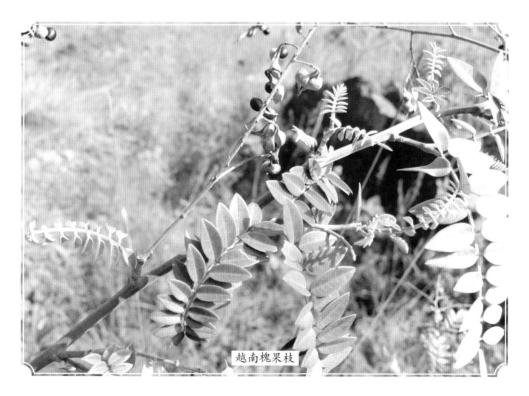

越南槐果枝

【生境分布】 生于石灰岩山地或岩石缝中。分布于江西、广东、广西、贵州、云南等省区。

【采收加工】 秋季挖根，除去地上茎叶，洗净泥土，晒干。

【药材性状】 根茎呈不规则块状，横向延长，具结节，顶端常残留茎基或茎痕，其下着生根数条。根呈长圆柱形，有时分枝，略弯曲，长短不等，直径0.3～1.5cm。表面棕色至黑棕色，有纵皱纹及横长皮孔。质坚硬，难折断，断面略平坦，浅棕色。微有豆腥气，味极苦。以条粗、质坚、味苦者为佳。

【炮制及饮片】 除去残茎及杂质，浸泡，洗净，润透，切厚片，晒干。

【性味功能】 味苦，性寒；有毒。有清火解毒、消肿止痛的功能。

【主治用法】 用于咽喉牙龈肿痛、肺热咳嗽烦渴及黄疸、热结便秘等症。外治诸热肿，毒蛇咬伤。用量3～6g；外用适量，含漱或捣敷。

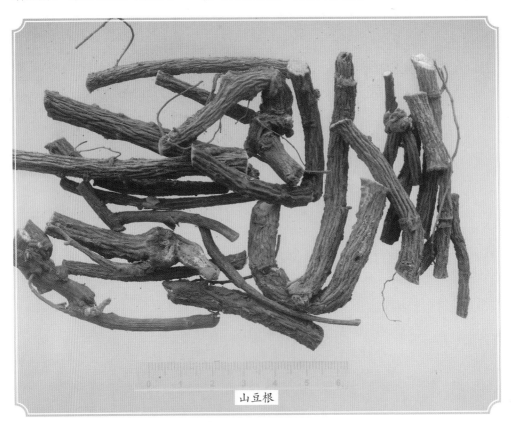

山豆根

山茱萸 Shanzhuyu

【来源】 山茱萸为山茱萸科（Cornaceae）植物山茱萸的干燥成熟果肉。

【原植物】 山茱萸 *Cornus officinalis* Sieb. et Zucc. 别名：山萸肉，药枣。

落叶灌木或乔木，高 4 ～ 10m。树皮淡褐色，片状剥落；小枝圆柱形或带四棱，粉绿色，干后紫褐色。叶对生，叶柄长 5 ～ 15mm，幼时有黄褐色毛，叶片卵形至长椭圆形，长 5 ～ 12cm，宽 2 ～ 7cm，先端渐尖，基部宽楔形或近圆形，全缘，上面亮绿色，幼时疏生平贴毛，下面淡绿色，被白色丁字形毛，脉腋具黄褐色毛丛。花先叶开放，20 ～ 30 朵簇生于小枝顶端，呈伞形花序状；总苞片 4，黄绿色，背面密被棕色细柔毛，于花后脱落；花两性；萼片 4，卵形；花瓣 4，黄色，卵状披针形；雄蕊 4，与花瓣互生；花盘球状，肉质；子房下位，通常 1 室，内有倒生胚珠 1，花柱圆柱形，柱头头状。核果长椭圆形，长 1.2 ～ 2cm，熟时深红色，有光泽，外果皮革质，中果皮肉质，内果皮骨质，核内具种子 1；果皮干后皱缩呈网状。花期 3 ～ 4 月，果期 9 ～ 10 月。

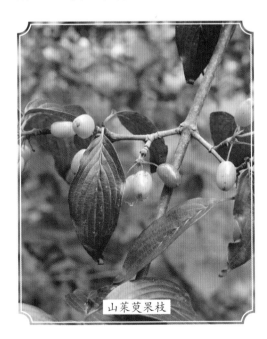

山茱萸果枝

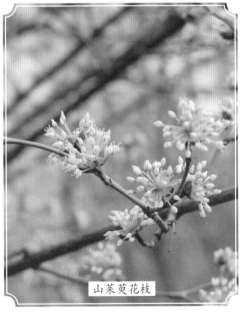

山茱萸花枝

【生境分布】 生于向阳山坡、溪旁杂木林中。有栽培。分布于山西、陕西、甘肃、河南、山东、安徽、浙江、湖北、湖南、四川等省。

【采收加工】 秋末果皮变红时采收果实，用文火烘或置沸水稍烫后，除去果核，晒干。

【药材性状】 果肉多破裂，皱缩而压扁。呈不规则片状或囊状，长 1 ～ 1.7cm，厚约 1mm。表面紫红色或紫黑色，有光泽。顶端具圆形宿萼痕，基部有果柄或果柄痕，质软韧。气微，味酸带苦涩。

【炮制及饮片】 山萸肉 除去杂质和残留果核。

酒萸肉 取净山萸肉，加黄酒拌匀，炖或蒸至酒吸尽。

【性味功能】 味酸、涩，性微温。有涩精敛汗，补肝肾的功能。

【主治用法】 用于眩晕耳鸣，腰膝酸痛，阳萎遗精，遗尿尿频，崩漏带下，大汗虚脱，内热消渴。用于白血病、食管癌、喉癌、脑瘤，放疗、化疗引起白细胞减少症，转移性肝癌，宫颈癌出血等。用量 6 ～ 12g。

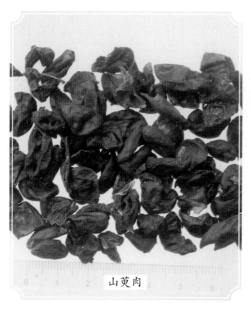

山萸肉

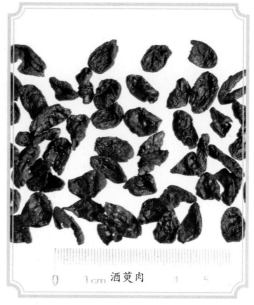

酒萸肉

山药 Shanyao

【来源】 山药为薯蓣科（Dioscoreaceae）植物薯蓣的块状茎。

【原植物】 薯蓣 *Dioscorea oppositae* Thunb. 别名：怀山药，毛山药，光山药。

多年生缠绕草本植物。根茎圆柱状或棒状，肥大，肉质，具粘液。茎粗壮，常带紫色。叶具长柄，对生或轮生，叶片卵状三角形或长圆形，先端渐尖，基部心形，具7～9脉，叶柄带紫色；叶腋内生有株芽。花序穗状，生于叶腋；雄花序直立，数枚簇生；雄花乳白色，具香气，花被片6，雄蕊6；雌花序下垂，长8～12cm；雌花子房下位。蒴果，倒卵状圆形，具3翅。种子周围具薄翅。花期7～8月，果期8～10月。

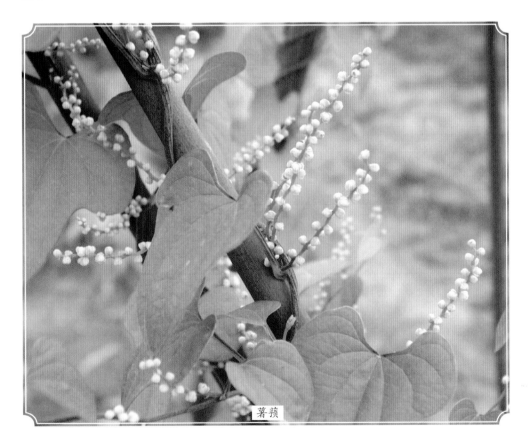

薯蓣

【生境分布】 生于林下、溪旁、灌木丛、杂草中。全国均有野生或栽培。

【采收加工】 冬季茎叶枯萎后采挖，切去根头，洗净，除去外皮及须根，用硫黄熏后，干燥。

【药材性状】 山药略呈圆柱形，弯曲而稍扁，长 15 ～ 30cm，直径 1.5 ～ 6cm。表面黄白色或淡黄色，有纵沟、纵皱纹及须根痕，偶有浅棕色外皮残留。体重，质坚实，不易折断，断面白色，粉性。无臭，味淡、微酸，嚼之发黏。光山药呈圆柱形，两端平齐，长 9 ～ 18cm，直径 1.5 ～ 3cm。表面光滑，白色或黄白色。

【炮制及饮片】 山药　除去杂质，分开大小个，泡润至透，切厚片，干燥。

　　麸炒山药　取山药片，照麸炒法，炒至黄色。

【性味功能】 味甘，性温。有补脾养胃，生津益肺，补肾涩精的功能。

【主治用法】 用于脾虚久泻，慢性肠炎，肺虚喘咳，慢性肾炎，糖尿病，遗精，遗尿，白带。用量 9 ～ 18g。入补药宜生用，入健脾药宜炒黄用。

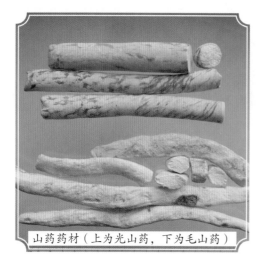

山药药材（上为光山药，下为毛山药）

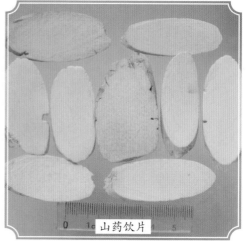

山药饮片

【混伪品】

许多文献记载，除植物薯蓣外，植物褐苞薯蓣、山薯、参薯的干燥块状茎同等入药，它们与薯蓣的区别点见如下检索表：

1、茎无翅。

  2、叶缘常3浅裂至3深裂，叶卵状三角形、宽卵形或戟形 ·········· 薯蓣 *Dioscorea opposita*

  2、叶缘无明显3裂。

   3、叶上面网脉常不明显；茎常无棱；茎、叶和叶柄不带紫红 ········· 山薯 *Dioscorea fordii*

   3、叶两面网脉明显；茎有4～8纵棱；茎、叶和叶柄常带紫红或红褐色 ········· 褐苞薯蓣 *Dioscorea persimilis*

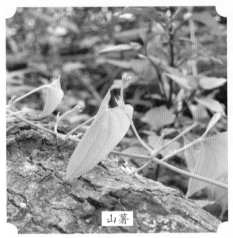

山薯

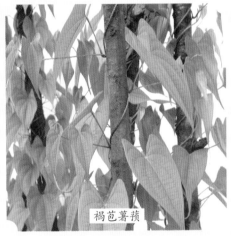

褐苞薯蓣

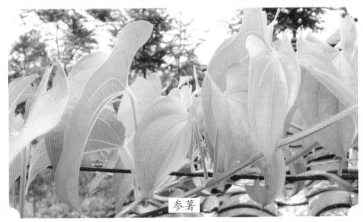

参薯

山奈 Shannai

【来源】 山奈为姜科（Zingiberaceae）植物山奈的根茎。

【原植物】 山奈 *Kaempferia galanga* L. 别名：三奈，沙姜。

多年生草本。根茎块状，单个或数个相连，绿白色，芳香。叶2～4，贴地生长，近无柄；叶片近圆形或宽卵形，长7～20cm，宽4～12cm，先端急尖或近钝形，基部宽楔形或圆形，上面绿色，有时叶缘及先端紫色，幼叶被短柔毛，后变无毛或于下面被疏长柔毛，干叶在上面可见红色小点；叶基具苞状退化叶，膜质，长圆形，长1～5cm。穗状花序自叶鞘中抽出，具5～12花，每花晨开午谢；小苞片披针形，长约2.5cm，绿色；萼管长2.5cm；花冠管细长，长2.5～3cm，花冠裂片窄披针形，白色，长1.2～1.5cm；侧生的退化雄蕊花瓣状，倒卵状楔形，白色，长约1.2cm，唇瓣长约2.5cm，宽约2cm，2裂至中部以下，2裂瓣顶端微凹，白色，喉部紫红色；能育雄蕊1，无花丝，药隔附属体正方形，2裂；子房下位，3室，花柱细长，基部具2细长棒状物，柱头盘状，具缘毛。蒴果。花期8～9月。

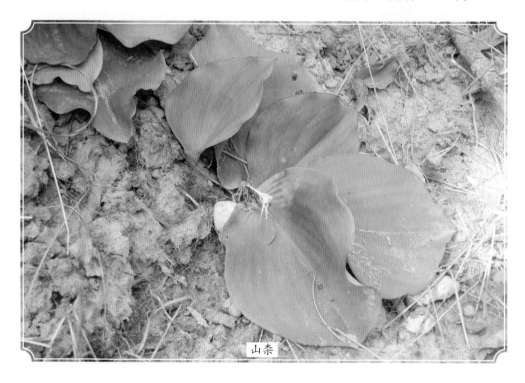

山奈

【生境分布】 生于山坡、林下或草丛中。多有栽培。分布于江西、福建、台湾、广东、海南、广西、贵州、四川、云南等省、自治区。

【采收加工】 于12月至次年3月间，地上茎叶枯萎时，挖取根茎，洗净泥土，除去须根，横切成片，用硫磺熏1天后，放在竹席上晒干（切不可用火烘）。

【药材性状】 根茎横切片呈圆形或近圆形，直径1～2cm，通常厚3～5mm，也有2～3个相连，少数为纵切片或斜切片。外皮浅褐色或黄褐色，皱缩，有时可见根痕及残存须根；切面类白色，富粉性，有时可见内皮层环纹，中柱常略凸起，习称"缩皮凸肉"。质坚脆，易折断。气芳香，味辛辣。以色白、粉性足、气味浓者为佳。

【性味功能】 味辛，性温。有温中化湿、行气止痛的功能。

【主治用法】 用于心腹冷痛，胃寒疼痛，急性胃肠炎，消化不良，牙痛，风湿关节痛，跌打损伤。内服用量3～9g；外用粉末适量塞龋孔中或擦牙。此外，本品亦常用作调味品。

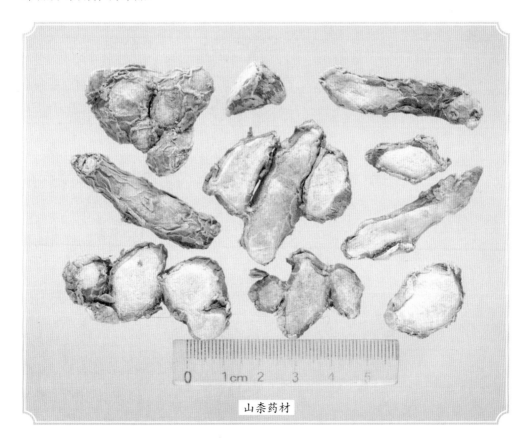

山奈药材

山银花 Shanyinhua

【来源】 山银花为忍冬科（Caprifoliaceae）植物红腺忍冬、华南忍冬、灰毡毛忍冬或黄褐毛忍冬的干燥花蕾或带初开的花。

【原植物】 1、红腺忍冬 *Lonicera hypoglauca* Miq. 别名：菰腺忍冬。

木质藤本；幼枝被淡黄褐色短柔毛。叶对生，叶片坚纸质至薄革质，卵形至卵状长圆形，长 3～10cm，宽 1.5～5cm，先端短渐尖，基部钝或圆形至近心形，全缘而反卷，叶面绿色，除中脉被糙毛外余部无毛，背面粉绿色，密被柔毛，并杂有具极短柄或无柄的桔黄色或桔红色蘑菇状腺体，侧脉每边 5～7 条，与中脉在叶面凹陷，在背面突起；叶柄长 0.5～1.2cm，毛被同幼枝。双花的总花梗单生或有时多对集生，短于叶柄或有时较长，被淡黄褐色短柔毛；苞片钻状披针形，长 3.5～4mm，被短柔毛，小苞片圆状卵形，长 1mm，有缘毛；相邻 2 萼筒分离，长约 2mm，无毛，萼齿长三角形，有缘毛；花冠先白色，有时带淡红晕，后转黄色，略有香气，细管状，长 3～4.5cm，外面有稀疏柔毛和腺毛，二唇形，唇瓣短于冠筒；雄蕊 5，花丝无毛，与花柱均外露；花柱无毛，柱头头状。果近球形，直径 7～8mm，熟时黑色，有时具白粉；种子椭圆形，长约 4mm，中部有凹槽及脊状突起。花期 4～5 月，果熟期 9～10 月。

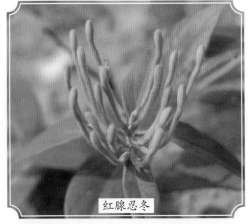

红腺忍冬

2、华南忍冬 *Lonicera confusa* (Sweet) DC. 别名：土银花、土忍冬。

藤本，被柔毛。叶卵形或卵状长圆形，长 3～6（～7）cm，宽 2cm，先端钝，幼时两面被短糙毛，老时上面变秃净。

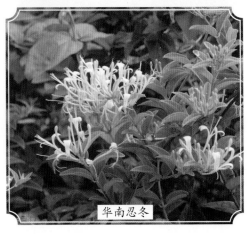

华南忍冬

花近无梗，两面成对，约 6～8 朵合成头状花序或短聚伞花序，生于叶腋或顶生的花序柄上；苞片极小，长 1～2mm，披针形，非叶状；萼齿三角状披针形，连同萼筒外面密被短糙毛；花冠长 3.2～5cm，先白色后转黄色，外被稍开展的倒生短糙毛及长、短两种腺行。花期 4～5 月，有时秋季也开花，果熟期 10 月。

3、灰毡毛忍冬 *Lonicera macranthoides* Hand.-Mazz.

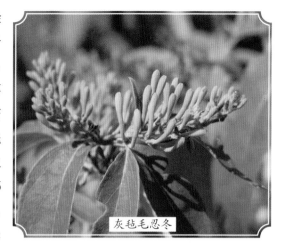

灰毡毛忍冬

藤本，幼枝或其顶梢及总花梗均被薄绒状短糙伏毛，有时兼有微腺毛。叶革质，卵状披针形，长 6～14cm，下面被极短糙毛，并散生暗桔黄色微腺行，网脉明显隆起。萼筒常有蓝白色粉，无毛，有时上半部或全部有毛；花冠长 3.5～4.5(～6)cm，连同萼齿背面均密被倒生短糙伏毛和少数橘黄色腺毛，下唇长约与花冠筒近相等。花期 4～6 月。

4、黄褐毛忍冬 *Lonicera fulvotomentosa* Hsu et S. C. Cheng.

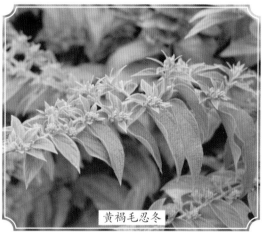

黄褐毛忍冬

藤本，幼枝、叶柄、叶下面、总花梗、苞片、小苞片和萼齿均密被开展或弯伏的黄褐色毡毛状糙毛，幼枝和叶两面还散生桔红色短腺毛。冬芽约具 4 对鳞片。叶纸质，卵状矩圆形至矩圆状披针形，长 3～8(～11)cm，顶端渐尖，基部圆形、浅心形或

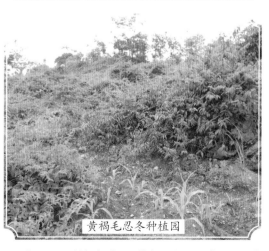

黄褐毛忍冬种植园

近截形，上面疏生短糙伏毛，中脉毛较密；叶柄长 5～7mm。双花排列成腋生或顶生的短总状花序，花序梗长达 1cm；总花梗长约 2mm，下托以小形叶 1 对；苞片钻形，长 5～7mm；小苞片卵形至条状披针形，长为萼筒的 1/2 至略较长；萼筒倒卵状椭圆形，长约 2mm，无毛，萼齿条状披针形，长 2～3mm；花冠先白色后变黄色，长 3～3.5cm，唇形，筒略短于唇瓣，外面密被黄褐色倒伏毛和开展的短腺毛，上唇裂片长圆形，长约 8mm，下唇长约 1.8cm；雄蕊和花柱均高出花冠，无毛；柱头近圆形，直径约 1mm。果实不详。花期 6～7 月。

【生境分布】 红腺忍冬生于灌丛或疏林中，海拔 1000～1800m，分布于浙江、安徽、江西、福建、台湾、湖南、湖北、广东、广西、贵州、四川等省区；华南忍冬生于丘陵地的山坡杂木林或灌丛中，平原旷野，路旁或河边，野生或栽培，分布于广东、广西等省区；灰毡毛忍冬生于山谷溪旁，山坡或山顶混交林、灌丛中。分布于安徽、浙江、福建、江西、湖南、广东、广西、云南、贵州、四川、湖北等地；黄褐毛忍冬生于山坡岩旁灌木林或林中，海拔 850～1300m。分布于广西西北部、贵州西南部和云南等地。

【采收加工】 夏初花开放前采收，干燥；或用硫黄熏后干燥。

【药材性状】 1、红腺忍冬 长 2.5～4.5cm，直径 0.8～2mm。表面黄白至黄棕色，无毛或疏被毛。萼筒无毛，先端 5 裂，裂片长三角形，被毛。开放者花冠下唇反转。花柱无毛。

2、华南忍冬 长 1.6～3.5cm，直径 0.5～2mm。萼筒和花冠密被灰白色毛，子房有毛。

3、灰毡毛忍冬 长 3～4.5cm，上部直径约 2mm，下部直径约 1mm。表面绿棕色至黄白色。开放者花冠唇瓣约为全长的 1/2。

4、黄褐毛忍冬 长 1～3.4cm，直径 1.5～2mm。花冠表面淡黄棕色或黄棕色，密被黄色茸毛。

【性味功能】 味甘，性寒。有清热解毒，凉散风热，抗癌的功能。

【主治用法】 用于温病发热，风热感冒，热毒血痢，痈肿疔疮，喉痹，丹毒，扁桃体炎，急性乳腺炎，急性结膜炎，钩端螺旋体病，子宫颈糜烂，肺脓疡，大叶性肺炎，外伤感染等症。用量 6～15g。

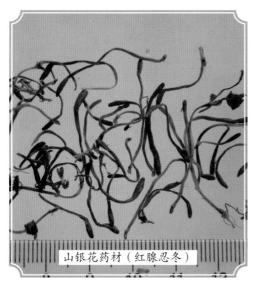

山银花药材（红腺忍冬）

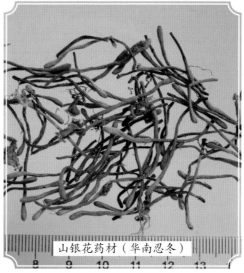

山银花药材（华南忍冬）

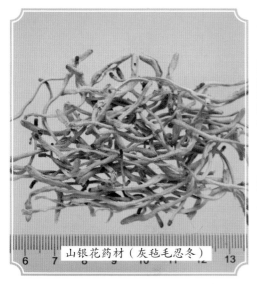

山银花药材（灰毡毛忍冬）

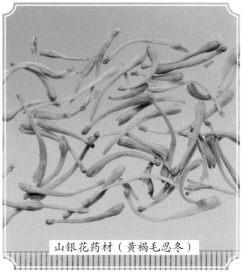

山银花药材（黄褐毛忍冬）

山楂 Shanzha

【来源】 山楂为蔷薇科（Rosaceae）植物山里红、山楂的干燥成熟果实。

【原植物】 1、山里红 *Crataegus pinnatifida* Bge. var. *major* N. E. Br. 别名：红果（河北），大山楂（东北、江苏），北山楂（通称）。

落叶小乔木，高达 6m。树皮暗棕色。分枝多，无刺或疏生短刺，刺长 1～2cm。叶互生，叶柄长 2～6cm；托叶镰形，边缘有齿；叶宽卵形或三角状卵形，长 6～12cm，宽 5～8cm，先端短渐尖，基部宽楔形，稍偏斜，两边有 2～4 对羽状裂片，仅下面 1 对裂片较深，边缘有不规则重锯齿，叶脉下面有短柔毛。伞房花序生于枝端或上部叶腋，有柔毛。花 10～12 朵，白色或稍带红晕，直径约 1.5cm；苞片线状披针形；萼筒钟状，萼齿 5。花瓣 5，倒卵形或近圆形；雄蕊约 20 枚，不等长，花药粉红色；子房下位，5 室，花柱 5。梨果近球形，直径达 2.5cm，深红色，有黄白色斑点。花期 5～6 月。果期 8～10 月。

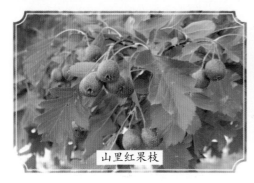
山里红果枝

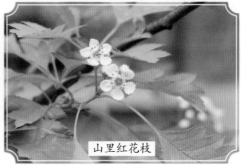
山里红花枝

2、山楂 *Crataegus pinnatifida* Bge. 别名：山里红（河北），北山楂（通称）。

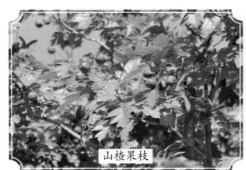
山楂果枝

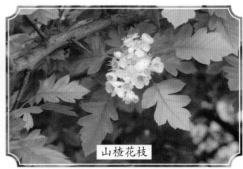
山楂花枝

本种植物与山里红区别：叶片较小，有 3 ～ 5 羽状深裂，裂片卵状披针形。果实较小，直径 1 ～ 1.5cm。

【生境分布】 山里红生于山坡砂地、河边杂木林，分布于东北及河北、河南、山东、山西、内蒙古、江苏、陕西等；山楂生于山坡林缘或灌木丛中，分布于东北、华北及陕西、河南、山东、江苏等省区。

【采收加工】 秋季果实成熟时采摘，切片，晒干或纵切两瓣晒干。

【药材性状】 1、山里红 果实近球形，直径 1 ～ 2.5cm；表面鲜红色至紫红色，有光泽，满布灰白色细斑点，顶端有宿存花萼，基部有果柄残痕。商品切片厚2 ～ 8mm，多卷曲或皱缩不平；果肉厚，深黄色或浅棕色，切面有浅黄色种子 5 ～ 6或已脱落。质坚硬。气微清香，味酸甜。

2、山楂 与山里红果实近似，但较小，直径 1 ～ 1.5cm。表面深红色，有小斑点。

【炮制及饮片】 炒山楂 取净山楂放锅中，文火炒至外面呈浅黄色，取出晾干。

焦山楂 取净山楂置锅中，武火炒至外面焦褐色，取出晾干。

【性味功能】 味酸、甘，性微温。有消食化滞，行气散瘀的功能。

【主治用法】 用于肉食积滞，胃脘胀满，泻痢腹痛，瘀血经闭，产后瘀阻，心腹刺痛，疝气疼痛，小儿乳积，高血脂症。用量 6 ～ 12g。

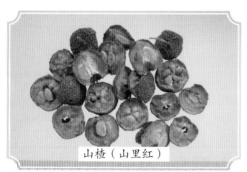

山楂（山里红）

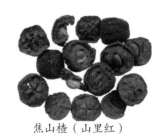

焦山楂（山里红）

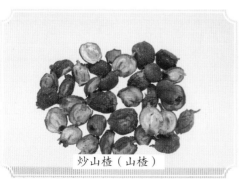

炒山楂（山楂）

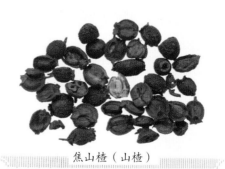

焦山楂（山楂）

【混伪品】

除植物山楂、山里红外，野山楂的干燥成熟果实仍广泛使用，甘肃山楂、湖北山楂的干果实在华中地区使用，它们之间的区别点见如下检索表：

1、叶不裂或浅裂，侧脉伸至裂片先端，裂片分裂处无侧腺。

2、叶缘锯齿圆钝，中部以上有 2～4 对浅裂，基部宽截形；花梗及花序梗无毛·················湖北山楂 *Crataegus hupehensis*

2、叶缘锯齿尖锐，常有 3～5 对浅裂片，稀仅先端 3 浅裂。

3、花梗及花序梗被柔毛或绒毛·················野山楂 *Crataegus cunmata*

3、花梗及花序梗均无毛。·················甘肃山楂 *Crataegus kansuensis*

1、叶羽状深裂，侧脉有的伸至裂片先端，有的伸至裂片分裂处。

4、果径 1～1.5cm，深红色；叶较小，分裂深·················山楂 *Crataegus pinnatifida*

4、果径达 2.5cm，深亮红色；叶较大，分裂较浅······ 山里红 *Crataegus pinnatifida* var. *major*

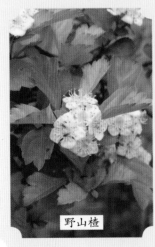
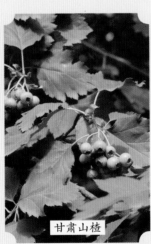
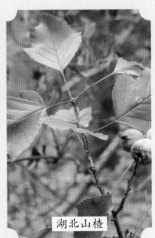

野山楂　　　　甘肃山楂　　　　湖北山楂

山慈菇 Shancigu

【来源】 山慈菇为兰科（Orchidaceae）植物杜鹃兰，独蒜兰及云南独蒜兰的干燥假鳞茎。前者习称"毛慈菇"，后二者习称"冰球子"。

【原植物】 1、杜鹃兰 *Cremastra appendiculata* （D. Don） Makino 别名：三道箍，朝天一柱香。

多年生草本，高约40cm。假球茎卵球形，肉质。顶端生1～2片叶，叶披针状长椭圆形，长20～30cm，宽3～5cm，先端略尖，基部楔形，全缘。花茎直立，疏生3叶鞘，抱茎。总状花序疏生10～20朵花，花偏向一侧，紫红色；苞片薄膜质；花被片瓣状，顶端略开展，花下垂，绿色至红紫色；萼片及花瓣线状倒披针形，先端锐尖，唇瓣肥厚，基部稍膨大，先端3裂；合蕊柱纤细，略短于萼片。蒴果长2～2.5cm，下垂。花期6～8月。

2、云南独蒜兰 *Pleione yunnanensis* Rolfe 别名：滇独蒜兰，止血果。

草本。假鳞茎瓶状，顶有杯状齿环。叶顶生1片，披针形。花顶生1朵，花先于叶出现。苞片狭倒卵形，短于子房，花淡紫色，萼片等大，矩圆状倒卵形，花瓣与萼片相似，唇瓣扩大，3裂，边缘具锯齿状撕裂，内面具2～5条近全缘的褶片。

3、独蒜兰 *Pleione bulbocodioides* Rolfe 别名：金扣子，一粒珠。

与云南独蒜兰相似，但本种花与叶同时出现。

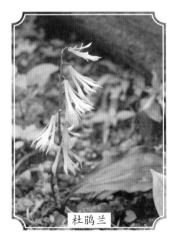
杜鹃兰

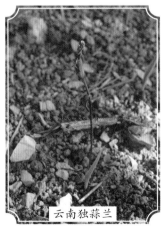
云南独蒜兰

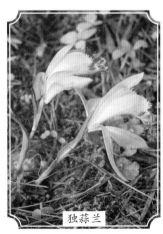
独蒜兰

【生境分布】 生于坡林下阴湿处。分布于甘肃、陕西、山西至长江以南各省区。

【采收加工】 夏季挖了以其假鳞茎，除去茎叶，抖净泥土、晒干。有的地区在秋季花谢后采挖，除去茎叶、须根、洗净泥沙，置沸水锅上蒸至透心，取出摊开晒干或烘干。

【药材性状】 毛慈菇　呈不规则扁球形或圆锥形，顶端渐突起，基部有须根痕。长1.8～3cm，膨大部直径1～2cm。表面黄棕色或棕褐色，有纵皱纹或纵沟，中部有2～3条微突起的环节，节上有鳞片叶干枯腐烂后留下的丝状纤维。质坚硬，难折断，断面灰白色或黄白色，略呈角质。气微，味淡，带黏性。

冰球子　呈圆锥形，瓶颈状或不规则团块，直径1～2cm，高1.5～2.5cm。顶端渐尖，尖端断头处呈盘状，基部膨大且圆平，中央凹入，有1～2条环节，多偏向一侧。撞击外皮者表面黄白色，带表皮者浅棕色，光滑，有不规则皱纹。断面浅黄色，角质半透明。

【炮制及饮片】 除去杂质，水浸约1小时，润透，切薄片，干燥或洗净干燥，用时捣碎。

【性味功能】 味辛、甘，性寒，有小毒。有消肿散结，清热解毒功能。

【主治用法】 用于痈肿疔毒，瘰疬结核，蛇虫咬伤等症。用量3～9g。外用适量。

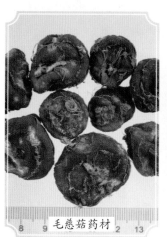
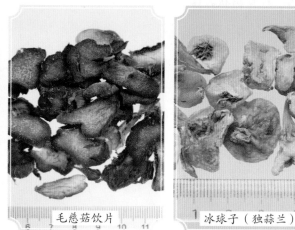
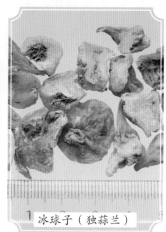

毛慈菇药材　　　　　　　　毛慈菇饮片　　　　　　　　冰球子（独蒜兰）

千年健 Qiannianjian

【来源】 千年健为天南星科（Araceae）植物千年健的根茎。

【原植物】 千年健 *Homalomena occulta* (Lour.) Schott 　别名：一包针、千年见。

多年生草本，高 30～60cm。根茎匍匐，长圆柱形。直径 1～2cm，肉质，红棕色，折断后有多数针刺状纤维。鳞叶线状披针形，长 15～16cm，基部宽 2.5cm，向上渐狭；茎较短；叶互生，叶柄长 15～30cm，肉质，上部圆柱形，下部膨大呈翼状，基部扩大呈叶鞘；叶箭状心形或卵状心形，长 15～25cm，宽 10～20cm，先端长渐尖，基部近心形，全缘，两面光滑，侧脉平展向上斜升，基出侧脉 4～5条向后弧曲，干后呈规则皱缩。花序 1～3，生于鳞叶腋内，长 10～15cm；佛焰苞长圆状椭圆形，开花前卷成纺锤形，长 6～8cm，宽 1.5～3cm，先端尖，有喙；肉穗花序柄长 10cm。花单性同株，花序下部为雌花，上部为雄花，紧密连接，无花被；雄花密集，3 个雄蕊组成一束，分离；雌花具退化雄蕊呈棒状，子房 3 室，胚株多，柱头盘状。浆果卵圆形，种子长圆形。花期 7～9 月。果期 8～10 月。

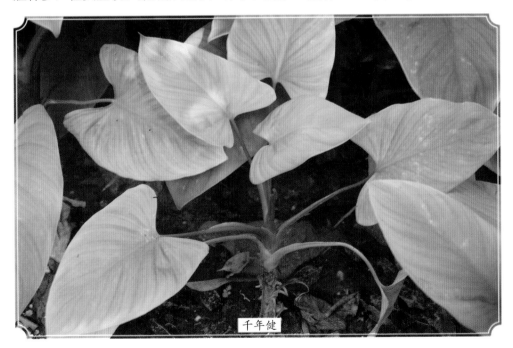

千年健

【**生境分布**】 生于山谷溪边或密林下，阴湿地。分布于海南、广西、云南等省、自治区。

【**采收加工**】 春、秋二季采挖根茎，除去叶、苗，洗净泥土，折成 15 ～ 40cm 长的段，晒干或刮去外皮后晒干。

【**药材性状**】 根茎圆柱形，稍扁、弯曲，长 15 ～ 40cm，直径 0.8 ～ 2cm。表面红棕色或黄棕色，粗糙，有多数扭曲纵沟纹及黄白色纤维束。质脆，易折断，断面红棕色，树脂样，有多数纤维束外露及圆形有光泽油点。气芳香，味辛，微苦。

【**炮制及饮片**】 除去杂质，洗净，润透，切片，晒干。

【**性味功能**】 味苦、辛，性温。有祛风湿、壮筋骨、活血止痛的功能。

【**主治用法**】 用于风寒湿痹，筋骨无力，肢节酸痛。用量 4 ～ 9g。阴虚火旺、舌干口苦者忌服。

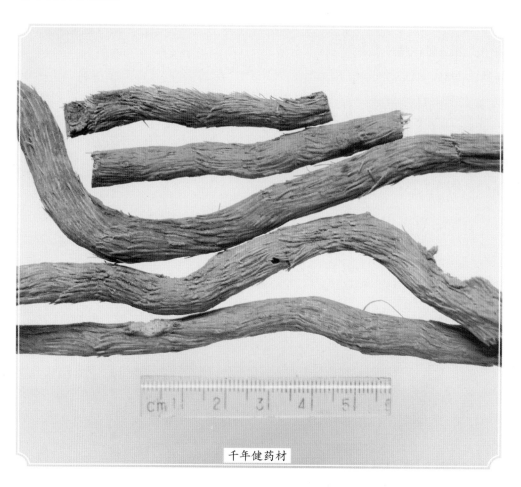

千年健药材

千金子 Qian jinzi

【来源】 千金子为大戟科（Euphorbiaceae）植物续随子的种子。

【原植物】 续随子 *Euphorbia lathyris* L. 别名：仙人对座草，百药解。

二年生草本，高达 1m，全株含白色乳汁，幼时有白粉。根短，圆锥状稍弯曲。茎直立粗壮，圆柱形，基部稍木化，稍带红色。单叶对生，茎下部叶无柄，线状披针形；茎上部叶有短柄；广披针形，长 5～15cm，宽 0.6～1.5cm，先端锐尖，基部近心形，全缘。总花序顶生，聚伞状；总花序基部有 2～4 伞梗，每梗再分枝，两侧分枝有长梗；基部有卵状披针形苞片 2；总苞杯状，先端 4～5 裂，内弯，腺体 4，新月形，两端伸长成角状；花单性，无花被；雄花每花有雄蕊 1，花粉囊稍叉开；雌花位于花序中央，子房 3 室，每室胚珠 1，花柱 3 裂；雌花梗受粉后总苞下垂；蒴果近球形，无毛。种子长圆形。花期 4～7 月。果期 7～8 月。

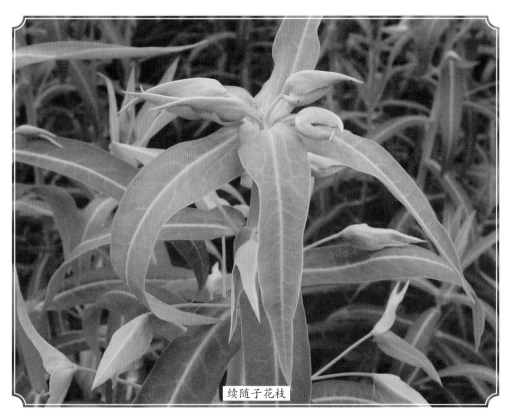

续随子花枝

【生境分布】 生于向阳山坡，多栽培。分布于东北及河北、山西、河南、山东、山西、江苏、浙江、福建、台湾、湖南、广西、云南、贵州、四川等省区。

【采收加工】 秋季种子成熟后，割取全株，打下种子，除去杂质晒干。

【药材性状】 种子椭圆形或倒卵形，长约5mm，直径约4mm。表面灰褐色或灰棕色，有不规则网状皱纹，网纹凹下部分有灰黑色细斑点。一侧有纵沟状种脊，上端有突起合点，下端有灰白色线形种脐，基部有近白色突起种阜，脱落后留下圆形疤痕。质坚脆，种仁黄白色，胚乳丰富，油质。胚直，细小。气无，味辛。

【炮制及饮片】 千金子 除去杂质，筛去泥沙，洗净，捞出，晒干，用时打碎。

千金子霜 取千金子，去皮取净仁，制霜，即得。

【性味功能】 味辛，性温，有毒。有行水消肿，破血消瘀的功能。

【主治用法】 用于水肿，痰饮，积滞胀满，二便不通，血瘀经闭；外治顽癣，疣赘。用量1～2g。去壳，去油用，多入丸散服。外用适量，捣烂敷患处。

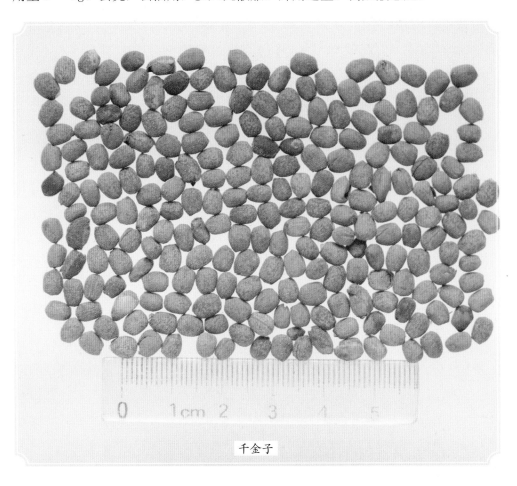

千金子

川木香 Chuanmuxiang

【来源】川木香为菊科（Compositae）植物川木香及其变种灰毛川木香的干燥根。

【原植物】1、川木香 *Vladimiria souliei* (Franch.) Ling.

多年生草本。根坚硬粗壮，圆柱形，通常不分枝，直径 1～2.5cm，外皮褐色。茎极短，叶成莲座状平铺地面；叶柄长 8～20cm，被白色茸毛；叶片卵状披针形或长圆状披针形，长 20～30cm，宽 10～20cm，羽状中裂，具 5～7 对裂片，稀不分裂，裂片边缘具不规则齿裂，上面被稀疏的腺毛，下面被稀疏的伏毛和蛛丝状毛。头状花序数个集生于枝顶，花序直径 5～10cm；总苞片四轮，覆瓦状排列，革质，绿色带紫，边缘具细小的糙硬毛，先端具刺状短尖；花全为管状花，紫色；花冠管长约 3cm 或更长，先端 5 裂；雄蕊 5，花药箭形；子房下位，花柱略长于花冠。瘦果扁压，具三棱；冠毛多层，芒状，在内面的直立，最外层皱曲，并有上端渐细尖的刚毛。花期 6～8 月，果期 8～9 月。

2、灰毛川木香 *Vladimiria souliei* (Franch.) Limg var. *cinerea* Ling.

本变种与原种极为相似，主要区别为叶下面及叶柄均密被灰白色蛛丝状毛，叶及头状花序均较大，开展的莲座状叶丛径可达 70cm。

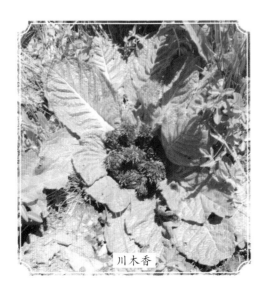
川木香

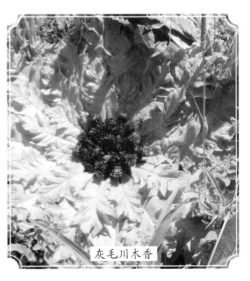
灰毛川木香

【生境分布】 川木香生于山坡及丘陵向阳地，多生长于海拔 3000m 以上的高山草地。分布于四川省西部的阿坝、甘孜藏族自治区。灰毛川木香生于海拔 3500 ~ 4500m 的高山山脊或阳坡草地。分布于四川西部、西北部及西藏东部。

【采收加工】 8 月至翌年 3 月均可采挖，以 9 ~ 11 月最适。鲜根去掉泥土、根头上的胶状物及须根，粗根可纵向剖开，在晒干或微火烘干的过程中去掉粗皮。不宜用大火烘烤。

【药材性状】 川木香的根 本品呈圆柱形或有纵槽的半圆柱形，稍弯曲，长 10 ~ 30cm，直径 1 ~ 3cm。表面黄褐色或棕褐色，具皱纵纹，外皮脱落处可见丝瓜络状细筋脉；根头偶有黑色发黏的胶状物，习称"油头"。体较轻，质硬脆，易折断，断面黄白色或黄色，有深黄色稀疏油点及裂隙，木部宽广，有放射状纹理；有的中心呈枯朽状。气微香，味苦，嚼之粘牙。

灰毛川木香的根 性状与川木香的根相同。

【炮制及饮片】 除去杂质及"油头"，洗净，润透，切厚片，干燥。

煨川木香 取净川木香片，在铁丝匾中，用一层草纸，一层川木香片，间隔平铺数层，置炉火旁或烘干室内，烘煨至川木香中所含的挥发油渗至纸上，取出，放凉。

【性味功能】 味辛、苦，性温。有行气止痛，温中和胃的功能。

【主治用法】 用于白血病、淋巴瘤、食管癌、肝癌、胃癌、胰腺癌、骨癌，并用于中寒气滞，胸腹胀痛，呕吐，泄泻，下痢里急后重，寒疝，肝胃气痛。用量 3 ~ 9g。

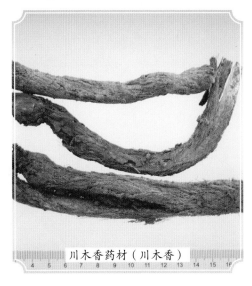

川木香药材（川木香）

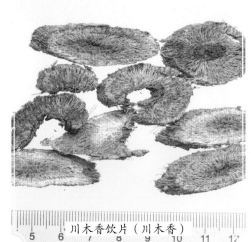

川木香饮片（川木香）

【混伪品】

药材"川木香"常与"木香"混淆。木香为菊科植物木香 *Aucklandia lappa* Decne 的根，详细内容见"木香"项。

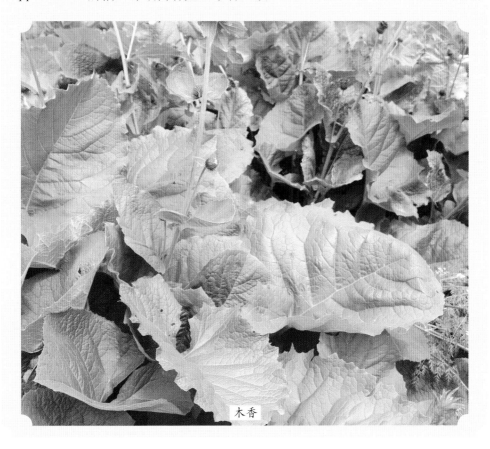

木香

川木通 Chuanmutong

【来源】 为毛茛科 (Ranunculaceae) 植物小木通和绣球藤的干燥茎藤。

【原植物】 1、小木通 *Clematis armandii* Franch. 别名：川木通，花木通，蓑衣藤。

多年生常绿木质藤本，长达 6m。茎圆柱形，有纵条纹，小枝有棱，有白色短柔毛，后脱落。叶对生，为三出复叶，叶柄长 5 ～ 7.5cm，小叶革质，卵状披针形、长椭圆状卵形至卵形，长 6 ～ 12cm，宽 3 ～ 6cm，顶端渐尖，基部圆形、心形或宽楔形，全缘，主脉三出，两面无毛。聚伞花序或圆锥状聚伞花序顶生或腋生，与叶近等长或比叶长，腋生花序基部有多数宿存芽鳞，为三角状卵形、卵形至长圆形，长 0.8 ～ 3.5cm，花序下部苞片矩圆形，常 3 裂，上部苞片小，钻形至披针形；花直径 3 ～ 4cm，萼片 4，白色，偶带淡红色，开展，长圆形至长圆状倒卵形，大小变异极大，长 1 ～ 2.5(～ 4)cm，宽 0.3 ～ 1.2(～ 2)cm，外面边缘密生短绒毛或疏生短绒毛；无花瓣；雄蕊多数，无毛；心皮多数。瘦果扁，卵形至椭圆形，长 3 ～ 7mm，疏生柔毛，宿存羽状花柱长达 5cm，有白色长柔毛。花期 3 ～ 4 月，果期 4 ～ 7 月。

2、绣球藤 *Clematis montana* Buch.-Ham. 别名：白木通、三角枫，淮木通，柴木通。

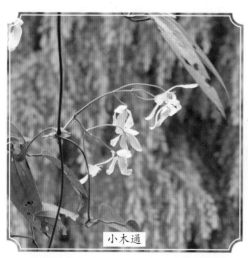

小木通

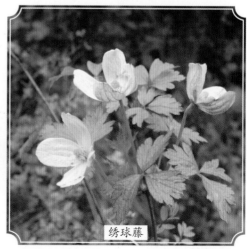

绣球藤

多年生木质藤本。茎圆柱形，有纵条纹，小枝有短柔毛，后变无毛；老时外皮脱落。三出复叶，数叶与花簇生或对生；小叶卵形、宽卵形至椭圆形，长 2～7cm，宽 1～5cm，边缘有缺刻状锯齿，顶端 3 浅裂，两面疏生短柔毛，有时下面较密。花 1～6 朵与叶簇生，直径 3～5cm；萼片 4，白色，开展，白色或外面带淡红色，长圆状倒卵形，长 1.5～2.5m，宽 0.8～1.5cm，外面疏生短柔毛，内面无毛；雄蕊多数，无毛；心皮多数。瘦果扁，卵形或卵圆形，长 4～5mm，宽 3～4mm，无毛。花期 4～6 月，果期 7～10 月。

【生境分布】 小木通生于山地林边、路边灌丛中、水沟旁。分布于甘肃和陕西南部、福建西南部、江西、湖北、湖南、浙江、广东、广西、四川、贵州、云南及西藏东部。绣球藤生于山地、山谷灌丛中、林边或沟旁。分布于陕西、宁夏、甘肃、河南、江西、安徽、福建北部、湖北、湖南、广东北部、四川、贵州、云南等省（自治区）。

【采收加工】 春秋两季采收茎藤，除去粗皮，晒干或趁鲜切片晒干。

【药材性状】 川木通呈长圆柱形，略扭曲，长 50～100cm，直径 2～3.5cm。表面黄棕色或黄褐色，有纵向凹沟及棱线；节处多膨大，有叶痕及侧枝痕。残存皮部易撕裂。质坚硬，不易折断。切片厚 0.2～0.4cm，边缘不整齐，残存皮部黄棕色，木部浅黄棕色或浅黄色，有黄白色放射状纹理及裂隙，其间布满导管孔，髓部较小，类白色或黄棕色，偶有空腔。无臭，味淡。

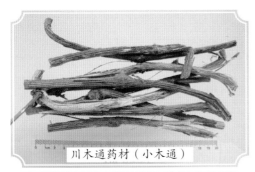

川木通药材（小木通）

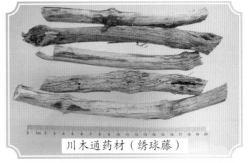

川木通药材（绣球藤）

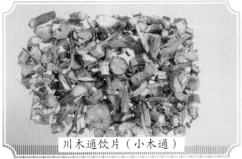

川木通饮片（小木通）

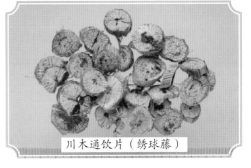

川木通饮片（绣球藤）

【炮制及饮片】 未切片者，略泡，润透，切薄片，晒干。

【性味功能】 味淡、苦，性寒。有清热利尿、通经下乳的功能。

【主治用法】 用于水肿、淋病、小便不通、关节痹痛，经闭乳少。用量 3 ～ 6g。

【混伪品】

一、同属植物粗齿铁线莲、短尾铁线莲、女萎的干燥茎藤在部分地区充作川木通使用。它们之间的区别点见如下检索表：

1、花或花与叶自老枝腋芽生出，花梗或花序梗基部具宿存芽鳞。

2、花序具梗及 2 苞片。··················· 小木通 *Clematis armandii*

2、花 1 ～ 多朵簇生，无苞片。··········· 绣球藤 *Clematis montana*

1、花或花序生于当年生枝顶或叶腋。

3、三出复叶。··················· 女萎 *Clematis apiifolia*

3、一至二回羽状复叶或：二回三出复叶。

4、一回羽状复叶。··········· 粗齿铁线莲 *Clematis grandidentata*

4、二回羽状复叶或二回三出复叶。··············· 短尾铁线莲 *Clematis brevicaudata*

二、药材关木通为马兜铃科植物木通马兜铃 *Aristolochia manshuriensis* Kom. 的干燥藤茎，含有毒成分马兜铃酸，应注意区别。关木通药材多为长圆柱形，表面有浅纵沟或有残留栓皮。体轻质硬，不易折断，断面黄色，皮部薄，木部宽，导管针刺状，多层同心环状，紧密排列，髓部不明显。

三、药材木通为木通科植物三叶木通 *Akebia trifoliata*、白木通 *Akebia trifoliate* var.*australis*、木通 *Akebia quinata* 的干燥茎藤，易与川木通相混淆，详细内容见"木通"项。

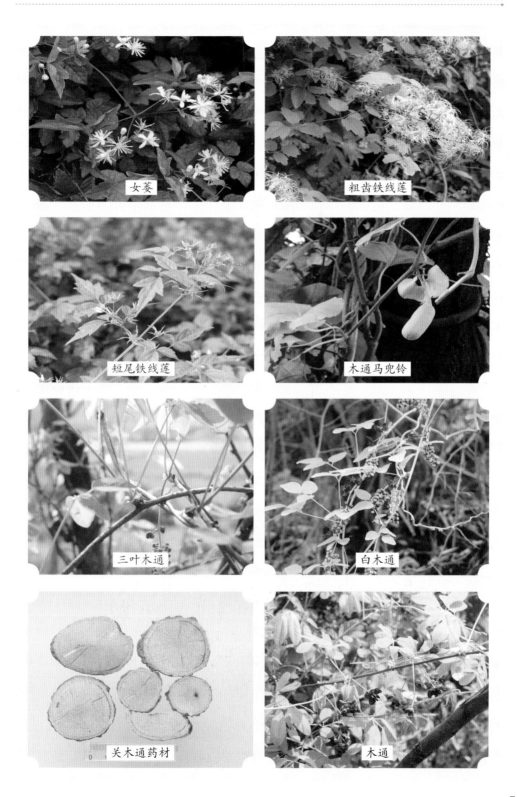

女萎

粗齿铁线莲

短尾铁线莲

木通马兜铃

三叶木通

白木通

关木通药材

木通

川贝母 Chuanbeimu

【来源】 川贝母为百合科 (Liliaceae) 植物川贝母、暗紫贝母、甘肃贝母、梭砂贝母、太白贝母或瓦布贝母的干燥鳞茎。按性状不同分别习称"松贝"、"青贝"、"炉贝"和"栽培品"。

【原植物】 1、川贝母 Fritillaria cirrhosa D.Don　别名：卷叶贝母。

多年生草本，高15～55cm，植物形态变化较大。鳞茎圆锥形或近球形。茎单一，直立，光滑，上部绿色，下部微带褐紫色，有细小灰色斑点。单叶，无柄；下部叶对生，少数在中部兼有互生，或上部3叶轮生，叶披针形或条形，长5～12cm，宽0.3～1cm，先端钝尖，不卷曲或稍卷曲。花单生于茎顶，钟状，下垂，紫红色，有明显的方格状斑纹，长2.5～4.5cm；花被片6，长3～4cm，外轮3片，宽1～1.4cm，内轮3片，宽达1.8cm；雄蕊6，长1～1.5cm；子房3室，花柱较粗，柱头3裂，裂片长3～5mm。蒴果长圆形，有6棱，有1～1.5mm宽的窄翅。种子薄扁平，半圆形，黄色。花期5～7月。果期8～10月。

2、暗紫贝母 Fritillaria unibracteata Hsiao et K.C.Hsia 别名：松贝母、乌花贝母。

多年生草本，高15～25cm。茎直立，绿色或深紫色。鳞茎球状圆锥形。茎下部叶对生，中部叶为互生或近于对生，无柄；叶片线形或线状披针形，长3.6～6.5cm，宽3～7mm，先端渐尖。花单生于茎端，暗紫色，微有黄褐色小方格，叶状苞片1，先端不卷曲，花被片6，长达2.7cm，外轮3片近长圆形，内轮3片倒卵状长圆形；雄蕊6，花丝密被小乳突；柱头3裂，外展。蒴果长圆形，6棱，有窄翅。花期6月。果期8月。

3、甘肃贝母 Fritillaria przewalskii Maxim.　别名：岷贝。

鳞茎由2枚鳞片组成，圆锥形，直径6～13mm。植株长15～50cm。叶4～7，通常最下面的2枚对生，上面的2～3枚散生，条形或狭条形，长3～9cm，宽3～6mm，先端通常不卷曲。花通常单朵，少有2朵的，浅黄色，有黑紫色斑点；叶状苞片1枚，先端稍卷曲或不卷曲，花被片长2～3cm，宽0.6～1.3cm，蜜腺窝不很明显，雄蕊长约为花被片的2/3，花丝具小乳突；柱头3裂，裂片通常很短，长不及1mm。蒴果有棱，棱上的翅很狭，宽约1mm。花期6～7月，果期8月。

4、梭砂贝母Fritillaria delavayi Franch 别名：炉贝。

鳞茎由2～3枚鳞片组成，近球形或卵形，直径1～2cm。植株长15～35cm，叶3～5，较紧密地生于植株中部或上部，互生或近对生；叶片窄卵形至卵状椭圆形，长2～7cm，宽1～3cm，先端钝或圆形。单花顶生，钟形，花梗长。花被片浅黄色，具红褐色斑点；狭椭圆形或椭圆形；长3.2～4.5cm，宽1.2～1.8cm，蜜腺窝不很明显。雄蕊长1.6～2.2cm；花丝无毛；柱头3裂，裂片长0.5～4mm。蒴果棱上的翅很狭，翅宽约1mm。宿存花被常多少包住蒴果。花期6～7月，果期8～9月。

5、太白贝母Fritillaria taipaiensis P. Y. Li

植株长30～40cm。鳞茎由2枚鳞片组成，直径1～1.5cm。叶通常对生，有时中部兼有3-4枚轮生或散生的，条形至条状披针形，长5～10cm，宽3～7(～12)mm，先端通常不卷曲，有时稍弯曲。花单朵，绿黄色，无方格斑，通常仅在花被片先端近两侧边缘有紫色斑带；每花有3枚叶状苞片，苞片先端有时稍弯曲，但决不卷曲;花被片长3～4cm，外三片狭倒卵状矩圆形，宽9～12mm，先端浑圆；内三片近匙形，上部宽12～17mm，基部宽3～5mm，先端骤凸而钝，蜜腺窝几不凸出或稍凸出；花药近基着，花丝通常具小乳突；花柱分裂部分长3～4mm。蒴果长1.8～2.5cm，棱上只有宽0.5～2mm的狭翅。花期5～6月，果期6～7月。

6、瓦布贝母Fritillaria unibracteata Hsiao et K. C. Hsia var. wabuensis (S. Y. Tang et S. C. Yue) Z. D. Liu, S. Wang et S. C. Chen

鳞茎扁球状，外面的鳞片常2枚。叶最下面常2枚对生，上面的轮生兼互生；多数叶两侧边不等长略似镰形，有的披针状条形。花初开黄绿色、黄色。内面有或无黑紫色斑点,继后外面出现紫色或橙色浸染。叶状苞1～4。蜜腺长5～8mm。雄蕊花丝长于花药，花柱裂片长3mm。蒴果。花被在子房明显长大时凋落。花期5～6月。

【生境分布】 川贝母通常生于林中、灌丛下、草地或河滩、山谷等湿地或岩缝中。主要产西藏（南部至东部）、云南（西北部）和四川（西部）等省区，海拔3200～4200米。也见于甘肃（南部）、青海、宁夏、陕西（秦岭）和山西（南部），海拔1800～3200米。暗紫贝母、甘肃贝母及梭砂贝母生于高海拔的草地上，分布于四川、青海等省。四川若尔盖、小金、南川等县有少量栽培。太白贝母生于海拔2400-3150米的山坡草丛中或水边。产陕西（秦岭及其以南地区）、甘肃（东

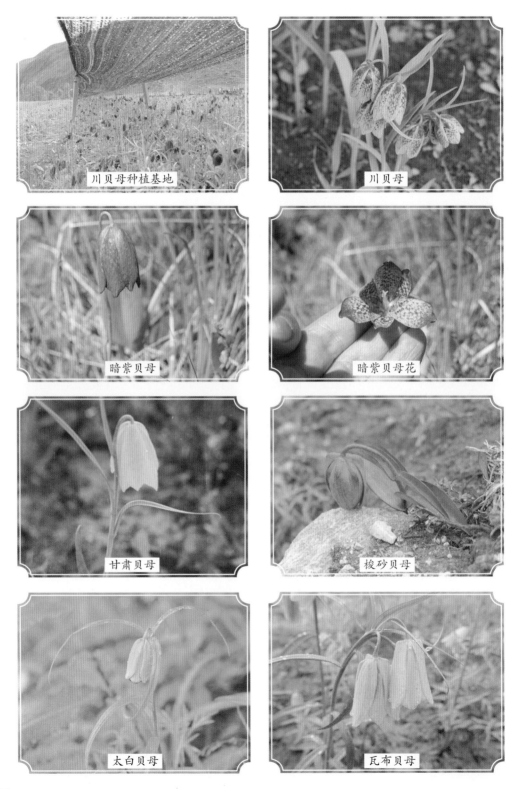

川贝母种植基地

川贝母

暗紫贝母

暗紫贝母花

甘肃贝母

梭砂贝母

太白贝母

瓦布贝母

南部）、四川（东北部）和湖北（西北部）。瓦布贝母生长于海拔 2500-3600 米处的山坡。产四川省西北部（北川、黑水、茂县、松潘）。

【采收加工】 采收季节因地而异；一般在 7～9 月采挖。挖出后，洗净泥沙及须根，晒干或微火烘干。

【药材性状】 松贝：呈类圆锥形或近球形，高 0.3～0.8cm，直径 0.3～0.9cm。表面类白色。外层鳞叶 2 瓣，大小悬殊，大瓣紧抱小瓣，未抱部分呈新月形，习称"怀中抱月"；顶部闭合，内有类圆柱形、顶端稍尖的心芽和小鳞叶 1～2 枚；先端钝圆或稍尖，底部平，微凹入，中心有 1 灰褐色的鳞茎盘，偶有残存须根。质硬而脆，断面白色，富粉性。气微，味微苦。

青贝：呈类扁球形，高 0.4～1.4cm，直径 0.4～1.6cm。外层鳞叶 2 瓣，大小相近，相对抱合，顶部开裂，内有心芽和小鳞叶 2～3 枚及细圆柱形的残茎。

炉贝：呈长圆锥形，高 0.7～2.5cm，直径 0.5～2.5cm。表面类白色或浅棕黄色，有的具棕色斑点。外层鳞叶 2 瓣，大小相近，顶部开裂而略尖，基部稍尖或较钝。

栽培品：呈类扁球形或短圆柱形，高 0.5～2cm，直径 1～2.5cm。表面类白色或浅棕黄色，稍粗糙，有的具有的具浅黄色斑点。外层鳞叶 2 瓣，大小相近，顶部多开裂而较平。

【性味功能】 味甘、苦，性微寒。有清热润肺，化痰止咳的功能。

【主治用法】 用于肺热燥咳，干咳少痰，阴虚劳嗽，咯痰带血。用量 3～9g。研粉冲服，1 次 1～2g。反乌头、草乌。

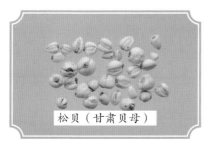

松贝（甘肃贝母）

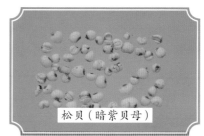

松贝（暗紫贝母）

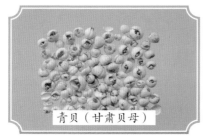

青贝（甘肃贝母）

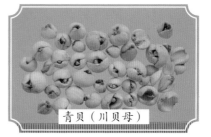

青贝（川贝母）

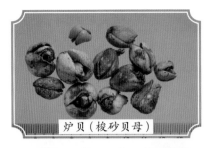

炉贝（梭砂贝母）

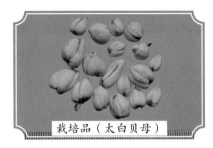

栽培品（太白贝母）

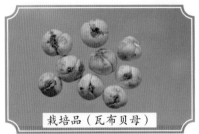

栽培品（瓦布贝母）

【混伪品】

一、商品川贝母多由甘肃贝母、川贝母、暗紫贝母的干燥鳞茎的混合，且无法依药材性状区分。

二、川贝母历来在贝母类药材中价格最高，常有同属植物多种较小鳞茎混入，它们与正品川贝母的基源植物间区别如以下检索表。依 Flora of China 研究成果，湖北贝母 Fritillaria hupehensis 作为天目贝母 Fritillaria monantha 的异名。平贝母、浙贝母、天目贝母详细内容分别请见"平贝母"、"浙贝母"、"湖北贝母"项。

1、花柱柱头裂片长 1mm 以下；花多为窄钟形；花被片在蜜腺处弯成钝角

　2、花黄色具多少不一的紫斑或方格纹，或无斑纹········ 甘肃贝母 Fritillaria przewalskii

　2、花被片外面紫或紫红色，无或极少具黄色方格斑纹······ 暗紫贝母 Fritillaria unibracteata

1、花柱柱头裂片长 2mm 以上；花宽钟形或钟形，稀窄钟形；花被片在蜜腺外弯成直角或钝角

　3、茎生叶最下一轮叶较宽，宽 1cm 以上。

　　4、鳞茎由 2～3 鳞片包住 6～50 小鳞片·············· 安徽贝母 Fritillaria anhuiensis

　　4、鳞茎具 2～3 鳞片，内无小鳞片，有时鳞茎外具米粒状小鳞片

5、茎上着生叶及叶状苞片 3～4，互生 ············· 梭砂贝母 *Fritillaria delavayi*

5、茎生叶多枚，对生或轮生，稀互生 ············· 天目贝母 *Fritillaria monantha*

3、茎生叶较窄，宽 1cm 以下，但栽培时可达 1cm 以上

6、花柱具乳突；顶端花下面具 4～6 叶和叶状苞片 ······· 平贝母 *Fritillaria ussuriensis*

6、花柱无乳突；顶端花下面具 1～3 叶和叶状苞片

7、花窄钟形，花被片长 3cm 以下，但栽培时长可超过 3cm；花 1～6 朵；叶状苞片先端卷曲 ··········· 浙贝母 *Fritillaria thunbergii*

7、花钟形，花被片长 3cm 以上，花一般为 1 朵，稀 2～3，但栽培时花较多，可达 10 朵左右；叶状苞片先端卷曲或不卷曲 ············· 川贝母 *Fritillaria cirrhosa*

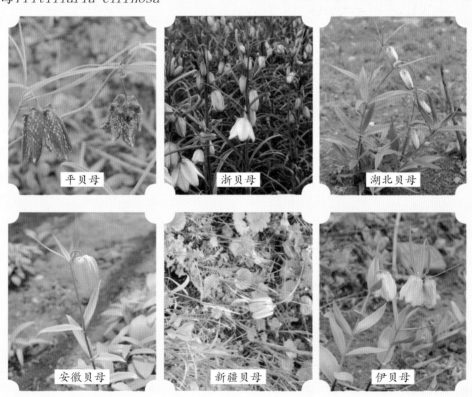

平贝母　　　浙贝母　　　湖北贝母

安徽贝母　　　新疆贝母　　　伊贝母

川牛膝 Chuanniuxi

【来源】 川牛膝为苋科（Amaranthaceae）植物川牛膝的根。

【原植物】 川牛膝 *Cyathula officinalis* Kuan 别名：甜牛膝，大牛膝，肉牛膝。

多年生草本，高 40～100cm。主根圆柱形。茎直立，中部以上近四棱形，多分枝，疏被糙毛。叶对生，叶柄长 3～15mm，密生长糙毛；叶片椭圆形至窄椭圆形，长 3～13cm，宽 1.5～5cm，先端渐尖至尾尖，基部楔形或阔楔形，全缘，上面密生倒伏糙毛，下面毛较密。花绿白色,由多数复聚伞花序密集成花球团，花球团直径 1～1.5cm，数个于枝端排列成穗状；苞片卵形，长 3～5mm，干膜质，顶端刺状或钩状；聚伞花序能育花居中，不育花居两侧，不育花的花被片变成钩状芒刺，能育花的花被片 5，2 长 3 短，长 4～6mm，较长的 2 枚先端常呈钩状；雄蕊 5，与花被片对生，花丝基部密被长柔毛，4 室；退化雄蕊 5，长方形，长 0.3～0.4mm，先端齿状浅裂，基部与雄蕊花丝合生；子房圆筒形或倒卵形，1 室，胚珠 1 枚；花柱细，柱头头状。胞果长椭圆状倒卵形，长 2～5mm，径约 1.5mm，暗灰色。种子卵形，赤褐色。花期 6～7 月，果期 8～9 月。

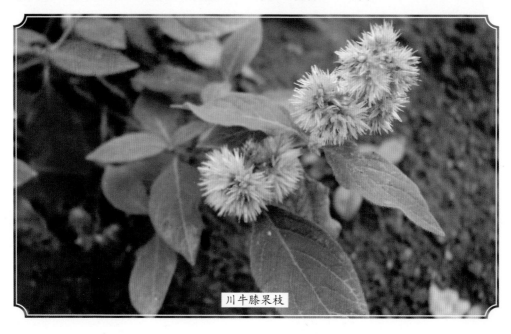

川牛膝果枝

【生境分布】 生于林缘或山坡草丛中，多为栽培。分布于四川、贵州、云南等省。

【采收加工】 栽培 3～4 年于 9～10 月挖根，除去泥土、地上茎及须根，烘干或晒至半干时，经发汗后再晒至干，打成小捆。

【药材性状】 根头部膨大，其顶端常具疙瘩头或茎的残基。根呈圆柱形，微扭曲，偶有分枝，长 20～60cm，直径 0.5～3cm。表面黄棕色或灰褐色，有纵皱纹及侧根痕，并有多数横向突起的皮孔。质坚韧，不易折断，断面浅黄色或黄棕色，胶质状或纤维状，有很多淡黄色筋脉小点（维管束），排列成数轮同心环。气微，味甜，后微苦。野生品较细，直径多在 1cm 以下，分枝较多，灰黄色。质硬脆，易折断，断面灰黄白色，纤维性。

【炮制及饮片】 川牛膝　除去杂质及芦头，洗净，润透，切薄片，干燥。本品为圆形薄片，厚 0.1～0.2cm，直径 0.5～3cm。表面灰棕色，切面淡黄色或棕黄色。可见多数黄色点状维管束。

　　酒川牛膝　取净川牛膝片，黄酒浸透，炒干。

【性味功能】 味甘，微苦，性平。有祛风湿，活血通经的功能。

【主治用法】 用于风湿腰膝疼痛，血淋，尿血，瘀血经闭，癥瘕难产，胎衣不下，产后瘀血腹痛。用量 4.5～9g。孕妇忌服。

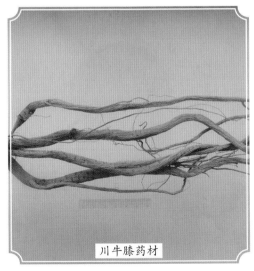

川牛膝药材

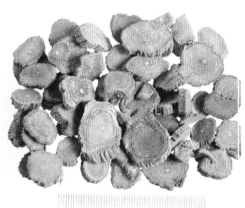

川牛膝饮片

川乌；制川乌 Chuanwu

【来源】 为毛茛科（Ranunculaceae）植物乌头的干燥母根或块根。

【原植物】 乌头 *Aconitum carmichaeli* Debx 别名：五毒根、鹅儿花、草乌（野生品）。

多年生草本，高60～120cm。块根通常2个连生，栽培品的侧根（子根）通常肥大，倒卵圆形至倒卵形，直径可达5cm，主根是乌头，子根为附子；茎直立，中部以上被反曲的短柔毛；叶互生，茎下部在再开花时枯萎，中部叶有长柄，叶柄长1～2.5cm，疏被短柔毛；叶片五角形，长6～11cm，宽9～15cm，基部浅心形，3裂几达基部。中央全裂片宽菱形、倒卵状菱形或菱形，先端急尖或短渐尖，近羽状分裂，二回羽裂片2对，斜三角形，具1～3枚牙齿，间或全缘，侧全裂片不等2深裂，各裂片边缘有粗齿或缺刻，上面疏被短伏毛，下面通常只在脉上疏被短柔毛，革质或纸质。总状花序窄长，顶生，长6～25cm；花序轴及花梗被反曲而紧贴的短柔毛；下部苞片3裂，上部苞片披针状；花梗长1.5～5cm；小苞片生花梗中下部；花两性，两侧对称；萼片5，花瓣状，上萼片高盔形，高2～2.5cm，基部至喙长1.7～2.2cm，下缘稍凹，喙不明显，侧萼片长1.5～2cm，蓝紫色，外面被短柔毛；花瓣2，瓣片长约1.1cm，唇长约6mm，微凹，距长1～2.5mm，通常拳卷，无毛；雄蕊多数，花丝有2小齿或全缘，无毛或被短毛；心皮3～5，离生，被短柔毛，稀无毛。蓇葖果，长1.5～1.8cm。种子多数，三棱形，长3～3.2mm,两面密生横膜翅。花期8～9月，果期9～10月。

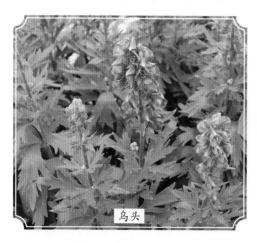
乌头

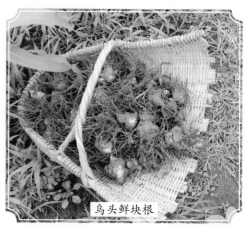
乌头鲜块根

【生境分布】 乌头生于山地草坡、灌丛中或栽培于平地肥沃的沙质壤土中。分布于辽宁、陕西、甘肃、河南、山东、安徽、江苏、浙江、江西、湖北、湖南、广东、广西、贵州、四川、云南等省、自治区。主要栽培于四川；现湖南、湖北、陕西、云南等地也有栽培。

【采收加工】 6月下旬至8月上旬采挖，除去茎叶子、根、须根及泥沙，晒干。

【药材性状】 川乌　呈纺锤形或不规则圆锥形，长2～6cm，直径1～2.5cm，灰褐色，有纵皱纹及须根痕，上部有残留茎基，有小瘤状侧根及子根脱离后痕迹。质坚实，断面近白色或浅灰黄色，形成层环纹呈多角形。气微，味辛辣，麻舌。

制川乌　为川乌的炮制加工品。不规则或长三角的片。表面黑褐色或黄褐色，有灰棕色形成层环纹。体轻，质脆，断面有光泽。无臭，微有麻舌感。

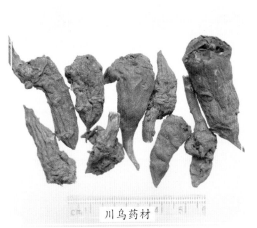
川乌药材

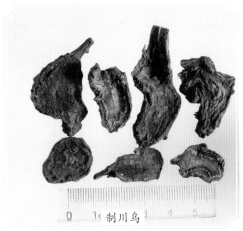
制川乌

【炮制及饮片】 生川乌　除去杂质。用时捣碎。

制川乌　取净川乌，大小个分开，用水浸泡至内无干心，取出，加水煮沸4～6小时（或蒸6～8小时）至取大个及实心者切开内无白心，口尝微有麻舌感时，取出，晾至六成干，切片，干燥。

【性味功能】 味辛、苦，性热，有大毒。有祛风除湿，温经止痛的功能。

【主治用法】 用于风寒湿痹、关节疼痛，心腹冷痛，寒疝作痛，麻醉止痛。一般炮制后用。用量，3～9g。

【混伪品】

1、川乌易与中药草乌混淆。草乌为毛茛科植物北乌头 *Aconitum kusnezoffii* 的干燥母根或块根（见"草乌"项）。北乌头的小裂片三角状披针形或线状披针形，花序轴无毛可与乌头区别。

2、乌头的块根可经加工炮制成附子（见"附子"项）。

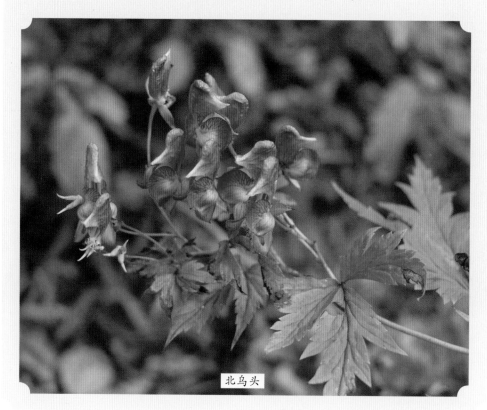

北乌头

川芎 Chuanxiong

【来源】 川芎为伞形科（Umbelliferae）植物川芎的根茎。

【原植物】 川芎 *Ligusticum chuanxiong* Hort. 别名：芎䓖、小叶川芎。

　　多年生草本，高 40～70cm，全株有香气。根茎呈不规则结节状的拳形团块，须根多数。茎丛生直立圆筒形，中空，有纵沟纹，茎上部节膨大成盘状，易生根。叶互生，抱茎，有叶鞘；小叶 3～5 对，卵状三角形，羽状全裂，未回裂片卵形或卵状披针形，羽状深裂，先端有小尖头，脉上有疏短柔毛。复伞形花序顶生，伞梗十余条，四棱形，有短毛；总苞片 3～6；小伞序有花 10～24，小总苞片 2～7，线形，微带紫色，有柔毛；花白色，萼齿不显著；花瓣 5；椭圆形，先端有突尖，内曲；雄蕊 5，伸出花瓣外，花药淡绿色；子房下位，花柱 2。双悬果卵形，5 棱，有窄翅，背棱棱槽中有油管 3，侧棱棱槽中油管 2～5，合生面 4～6。花期 7～8月。果期 8～9月。

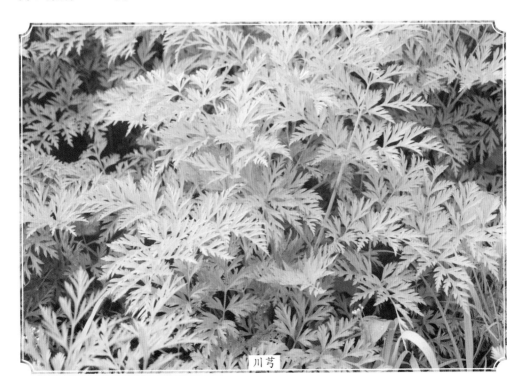

川芎

83

【生境分布】 主要栽培于四川，现江西、湖北、陕西、甘肃、贵州、云南等省已有引种。

【采收加工】 平原栽培于5～6月间采挖；山地栽培于8～9月间采挖。挖出全株，除去茎叶，去净泥土，晾干或炕干后，撞去须根。不宜日光曝晒而影响色泽。

【药材性状】 为不规则结节状拳形团块，直径2～7cm。表面黄褐色，粗糙皱缩，有多数平行隆起的轮节，顶端有凹陷的类圆形茎痕，下侧及轮节上有多数小瘤状根痕。质坚实，不易折断，断面黄白色或灰黄色，散有黄棕色的油室，形成层呈波状环纹。气浓香，味苦、辛。稍有麻舌感，微回甜。

【炮制及饮片】 除去杂质，分开大小，略泡，洗净，润透，切薄片，干燥。

【性味功能】 味辛、微苦，性温。有活血行气，祛风止痛的功能。

【主治用法】 用于头痛，胸胁痛，感冒风寒，头晕，月经不调，经闭腹痛，产后瘀滞腹痛，跌打损伤，疮疡肿毒，风湿痹痛等症。用量3～9g。

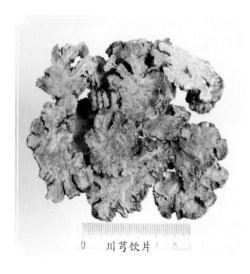

川芎饮片

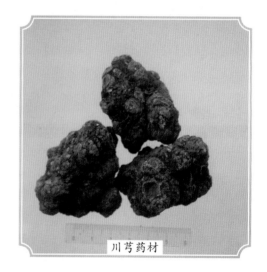

川芎药材

川射干 Chuanshegan

【来源】 川射干为鸢尾科 Iridaceae 植物鸢尾的根茎。

【原植物】 鸢尾 *Iris tectorum* Maxim. 别名：紫蝴蝶、扁竹花、哈蛙七。

多年生草本，植株基部围有老叶残留的膜质叶鞘及纤维；根状茎粗壮，二歧分枝，斜伸，须根较细而短。叶基生，黄绿色，宽剑形，顶端渐尖或短渐尖，基部鞘状。花蓝紫色；外花被裂片圆形或宽卵形，顶端微凹，爪部狭楔形，中脉上有不规则的鸡冠状附属物，附属物的边缘为不整齐的繸状裂；内花被裂片椭圆形，花盛开时向外平展，爪部突然变细；蒴果长椭圆形或倒卵形，成熟时沿室背自上而下 3 瓣裂；种子黑褐色，梨形，无附属物。花期 4～5 月，果期 6～8 月。

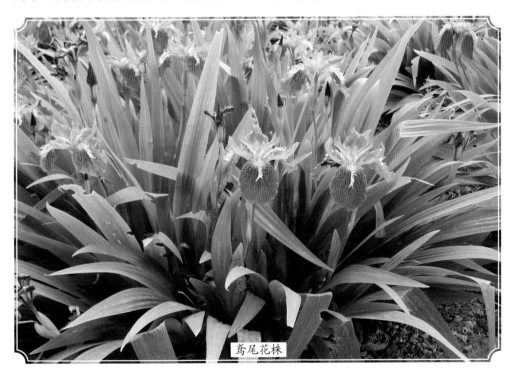

鸢尾花株

【药材性状】 扁圆柱形，有膨大的节，节上有分枝。长 3～14cm，直径 1～2cm。节部及根头部直径可达 3cm，根茎头部膨大，形如鸟头，另一端小，具横向环纹，其下有明显的皱纹，底部有残存的细根及根痕。质松脆，易折断，断面黄白色或淡棕黄色，有空隙，气微，味微苦。

85

【生境分布】 生于向阳坡地、林缘及水边湿地。分布于山西、安徽、江苏、浙江、福建、湖北、湖南、江西、广西、陕西、甘肃、云南、四川、贵州，西藏也有。

【采收加工】 夏秋采收。洗净泥茎叶须根土，晒干。

【性味功能】 味辛苦，性寒，有毒。有消积，破瘀，行水，解毒功能。

【主治用法】 用于食滞胀满，臌胀，肿毒，痔瘘，跌打损伤。用量 0.9 ～ 3g，体虚者慎服。

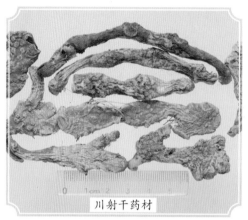
川射干药材

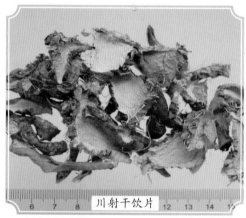
川射干饮片

【混伪品】

川射干被作为射干混用，应注意鉴别。参见"射干"项。

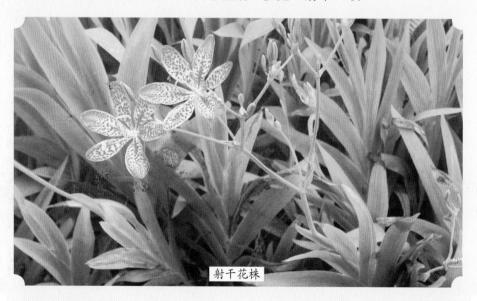
射干花株

川楝子 Chuanlianzi

【来源】 川楝子为楝科（Meliaceae）植物川楝的果实。

【原植物】 川楝 *Melia toosendan* Sieb.et Zucc. 别名：川楝树，川楝实，苦楝子。

落叶乔木，高达 10cm 以上。树皮灰褐色，幼枝密生星状鳞片。叶互生，二回单数羽状复叶，小叶 5～11 片，窄卵形或卵形，长 4～7cm，宽 2～3.5cm，先端渐尖，基部圆形，两则不对称，全缘或部分有疏锯齿，幼时两面密生星状毛。聚伞圆锥花序腋生，密生短柔毛或星状毛；花萼 5～6，花瓣 5～6，花淡紫色或紫色；雄蕊为花瓣 2 倍，花丝连合成筒状；子房瓶状，6～8 室。核果大椭圆形或近球形，长 1.5～3cm，直径 1.6～2.3cm，黄色或黄棕色，内果皮坚硬木质，有 6～8 棱。种子扁平，长椭圆形，长约 1cm，黑色。花期 3～4 月。果期 9～11 月。

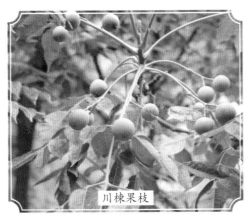

川楝果枝

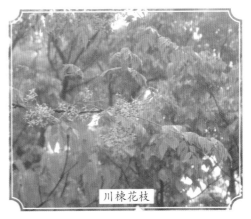

川楝花枝

【生境分布】 生于平原，丘陵或栽培。分布于陕西、甘肃、河南、湖北、湖南、贵州、四川、云南等省区。

【采收加工】 冬季果实成熟时采收，除去杂质，晒干。

【药材性状】 核果球形或椭圆形，长 1.5～2.8cm，直径 1.3～2cm，表面棕黄色或棕色，有光泽，皱缩或稍有凹陷，有红棕色小点，顶端有花柱基，基部有果柄痕。外果皮薄，与果肉间常有空隙。果肉黄白色或浅橙黄色，质松。果核坚硬，球形或卵形。种子紫黑色，扁椭圆形，表面有突起，富油质。气特异，味酸苦。

【炮制及饮片】 川楝子 除去杂质。用时捣碎。

炒川楝子　取净川楝子，切厚片或碾碎，照清炒法炒至表面焦黄色。

【性味功能】　味苦、性寒，有小毒。有清热除湿，止痛，驱虫的功能。

【主治用法】　用于胸痛，胁痛，胃痛，疝痛，痛经，虫积腹痛。用量4.5～9g。

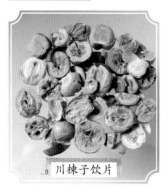
川楝子饮片

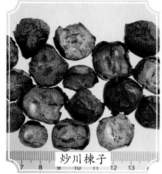
炒川楝子

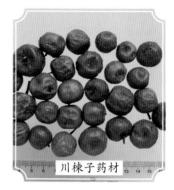
川楝子药材

【混伪品】

偶见同属植物苦楝*Melia azedarach* L. 的果实混入，其核果直径不及1.3cm。

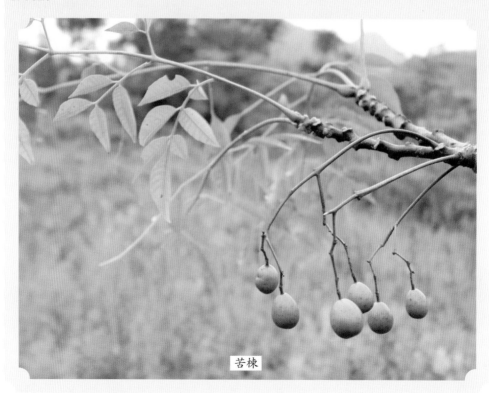
苦楝

广枣 Guangzao

[来源] 广枣为漆树科（Anacardiiaceae）植物南酸枣的果实。

[原植物] 南酸枣 *Choerospondias axillaris* (Roxb.) Burtt et Hill.

　　落叶乔木，高 7～20m。树皮灰褐色，纵裂，呈片状剥落，小枝紫黑色，有皮孔。单数羽状复叶互生，叶柄长 5～10cm；小叶 7～15，对生，小叶柄长 3～5mm，顶生小叶柄长 10～15mm；小叶长圆形或长圆披针形，长 4～10cm，宽 2～4cm，先端渐尖或长渐尖，基部偏斜，全缘。花杂性，雌雄异株，雄花和假两性花排成聚伞圆锥花序，淡紫红色；雌花单生于上部叶腋内；萼片杯状，5 裂；花瓣 5，离生；雄蕊 10，花丝基部与 10 裂的花盘粘合；子房上位，倒卵形，5 室，每室有 1 胚珠，花柱 5。核果状浆果椭圆形或近卵形，长约 2～3cm，顶端有 5 个小孔，成熟时黄色。花期 3～5 月。果期 8～10 月。

[生境分布] 生于村边或山间沟谷疏林中。分布于浙江、福建、湖北、湖南、广东、广西、贵州、四川、云南等省区。

[采收加工] 秋季果实成熟时采摘，除杂质，晒干。根皮或树皮全年可采，晒干。

[药材性状] 本品呈椭圆形或近卵形，长 2～3cm，直径 1.4～2cm。表面黑褐色或棕褐色，稍有光泽，具不规则的皱褶，基部有果梗痕。果肉薄，棕褐色，质硬而脆。核近卵形，黄棕色，顶端有 5（偶有 4 或 6）个明显的小孔，每孔内各含种子 1 枚。无臭，味酸。

[性味功能] 味甘、酸，性平。有行气活血，养心安神的功能。

[主治用法] 用于气滞血瘀，心区作痛，心跳气短，心神不安。用量 1.5～2.5g。

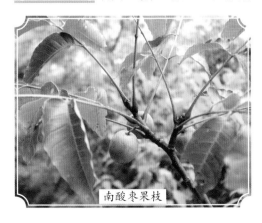

南酸枣果枝

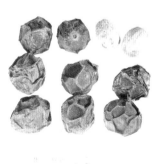

广枣

广藿香 Guanghuoxiang

【来源】 本品为唇形科（Labiatae）植物广藿香的全草。

【原植物】 广藿香 *Pogostemon cablin* (Blanco) Benth.

多年生草本或半灌木，高 30～100cm，有香气。茎直立，老枝粗壮，近园形，上部多分枝，褐色，幼枝方形，被灰黄色柔毛。叶对生，叶片园形或宽卵形，长 2～10cm，宽 2.5～7cm，先端短尖或钝，基部楔形或心形，边缘有粗钝齿或有时有浅裂，两面被灰白色短毛，脉上尤多，有腺点，叶柄长 1～6cm，被毛. 轮伞花序密集成假穗状花序，顶生或腋生，长 4～6.5cm，密被短柔毛；苞片及小苞片条状披针形，密被短柔毛；花萼筒状，长约 6mm，较苞片长，两面被毛，齿 5，钻状披针形，长约为萼的1/3；花冠唇形，紫色长约 1cm，4 裂，前裂片向前伸；雄蕊 4，外伸，花丝分离，中部有髯毛，花药 1 室；花柱着生于子房底。小坚果近球形，稍压扁，平滑。花期 6～7月。果期 7～8月。

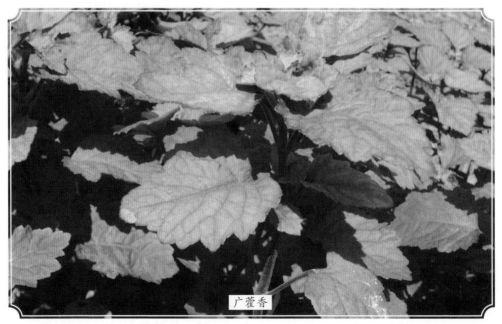

广藿香

【生境分布】 原产菲律宾，我国台湾、广东、广西、海南、云南等省区有栽培。

【采收加工】 于 5～6 月或 9～10 月，枝叶繁茂时采收全株，去根，晒至半干，捆成束，再晒至全干。

【药材性状】 老茎园柱形，木质坚硬，直径约1.7cm，表面淡棕色，有对生叶痕及纵皱纹，皮部薄，易剥落；折断面裂片状，中心有小形髓部。细茎方柱形，微波状弯曲，直径2～4mm，被黄白色柔毛，折断面髓部大。叶大多脱落，少数存留者皱缩或有破碎，表面暗棕色，背面灰棕色。

【炮制及饮片】 除去残根及杂质，先抖下叶，筛净另放；茎洗净，润透，切段，晒干，再与叶混匀。

【性味功能】 味辛，性微温。有散邪化湿，和中止呕，理气开胃的功能。

【主治用法】 用于夏伤暑湿，寒热头痛，胸脘满闷，呕吐泄泻，腹痛纳杂，感冒夹湿。用量3～9g；水煎服。

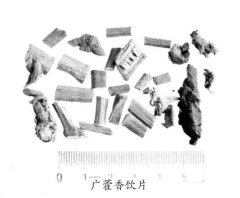

广藿香饮片

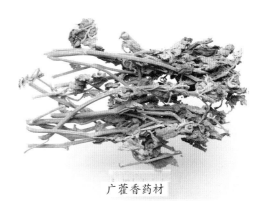

广藿香药材

【混伪品】

　　唇形科植物藿香 *Agastache rugosa* 的全草在全国大部分地区使用，造成混淆。藿香全草无毛，且叶片薄可资区别。

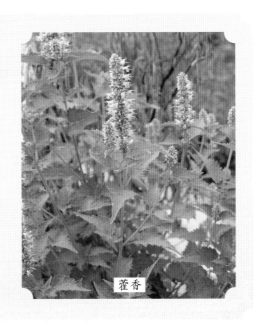

藿香

女贞子 Nuzhenzi

【来源】 女贞子为木犀科（Oleaceae）植物女贞的干燥成熟果实。

【原植物】 女贞 *Ligustrum lucidus* Ait. 别名：冬青、蜡树（通称）。

常绿大灌木或小乔木，高达10m余。树干直立，树皮灰绿色，光滑不裂；枝条开展，平滑而具明显的皮孔。叶对生，革质；叶柄长1～2cm；叶片卵形至卵状披针形，长6～14cm，宽4～6cm，先端急尖或渐尖，基部宽楔形或近于圆形，全缘，上面深绿色，有光泽，下面淡绿色。圆锥花序顶生，长5～10cm，直径8～17cm；苞片叶状，着生于花序下部的侧生花序梗之基部，线状披针形；花芳香，密集，几无梗；花萼及花冠钟状，均4裂，花冠白色；雄蕊2，着生于花冠管喉部；雌蕊1，略伸出花冠外，子房上位，球形，2室，每室具1胚珠，花柱细长，柱头2浅裂。浆果状核果，长圆形，略弯，直径3～4mm，熟时蓝黑色。花期6～7月，果期8～12月。

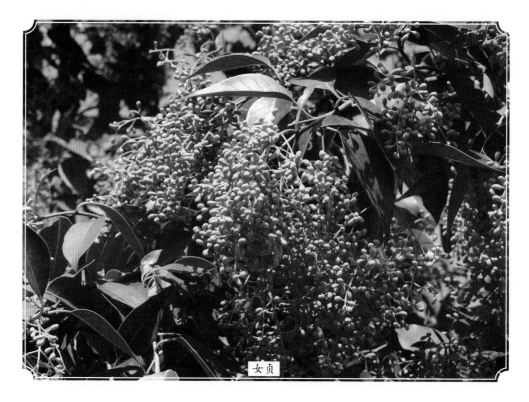

女贞

【生境分布】 生于温暖潮湿的地区或山坡向阳处。分布于河北、山西、陕西、甘肃及长江以南各省区。

【采收加工】 冬季采收成熟果实，去杂洗净后晒干或蒸后晒干备用。

【药材性状】 多数果实呈椭圆形或肾形，长径 4～8mm，短经 2.5～4mm。表面黑紫色或棕黑色，皱缩不平，基部有果梗痕或具宿萼及短梗。外果皮薄，中果皮稍厚而松软，内果皮木质，呈黄棕色，表面有数个纵棱。横切面子房 2 室，每室有种子 1 枚。种子椭圆形，一侧扁平或微弯曲。商品中尚有少数果实具有 2 个种子，其果实呈宽椭圆形，不弯，长经 7～10mm，短径 5～6mm，表面皱缩较少，种子呈椭圆形两种子结合面略平。无臭，味甘、微苦涩。

【炮制及饮片】 女贞子 除去杂质，洗净，干燥。

酒女贞子 取净女贞子，浸入黄酒，炖至酒吸尽或蒸透。

【性味功能】 味甘、苦，性凉。有补益肝肾，强壮筋骨，明目乌发，滋阴清热的功能。

【主治用法】 用于肝肾阴虚，头晕目眩，腰脚酸软，遗精，耳鸣；老年习惯性便秘。用量 9～15g，水煎服。

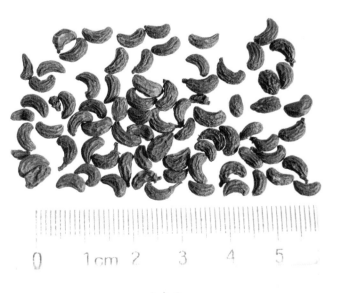

女贞子

小茴香 *Xiaohuixiang*

【来源】 小茴香为伞形科（Umbelliferae）植物茴香的果实。

【原植物】 茴香 *Foeniculum vulgare* Mill. 别名：小茴、香丝菜（江西），小香（青海）。

多年生草本，高 0.5 ～ 1.5m，全株有粉霜，有强烈香气。茎直立，圆柱形，有浅沟纹，上部分枝，灰绿色。基生叶互生，叶柄长 3.5 ～ 4.5cm，基部扩大成鞘状，抱茎，边缘有膜质波状狭翅。叶 3 ～ 4 回羽状分裂，深绿色，末回裂片线形至丝状。复伞形花序顶生或侧生，顶生伞形花序大，直径达 15cm；花序梗长 4 ～ 25cm，伞幅 5 ～ 25，无总苞和小苞;每小伞形花序有花 5 ～ 30，小伞梗纤细。花小，黄色，两性，萼齿不明显，花瓣 5，倒卵形，上部内卷，微凹；雄蕊 5，花药卵形，花丝丝状，伸出花瓣外；子房下位，2 室，花柱 2 浅裂。双悬果卵状长圆形，侧扁；分果椭圆形，稍弯曲，有 5 条隆起纵棱，每棱槽中有 1 个油管，合生面有 2。花期 6 ～ 9 月。果期 10 月。

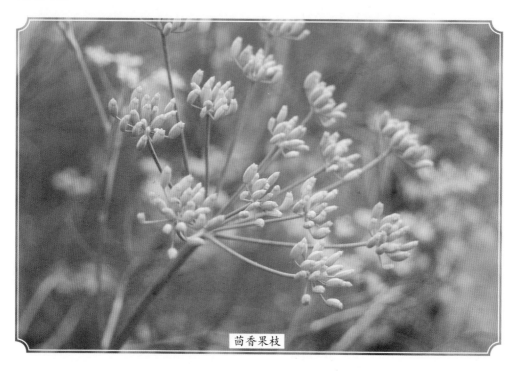

茴香果枝

【生境分布】 全国各地普遍栽培。

【采收加工】 秋季果实成熟时采割全株，晒干后，打下果实，除去杂质，晒干。

【药材性状】 本品为双悬果，呈圆柱形，有的稍弯曲，长 4～8mm，直径 1.5～2.5mm。表面黄绿色或淡黄色，两端略尖，顶端残留有黄棕色突起的柱基，基部有时有细小的果梗。分果呈长椭圆形，背面有纵棱 5 条，接合面平坦而较宽。横切面略呈五边形，背面的四边约等长。有特异香气，味微甜、辛。

【炮制及饮片】 小茴香 除去杂质。

盐小茴香 取净小茴香，照盐水炙法炒至微黄色。

【性味功能】 味辛，性温。有散寒止痛，理气和胃的功能。

【主治用法】 用于胃寒胀痛，少腹冷痛，痛经，疝痛，食少呕吐，肾虚腰痛，睾丸鞘膜积液，血吸虫病。用量 3～9g。水煎服或入丸、散，外用适量，研末调敷或炒热温汤。

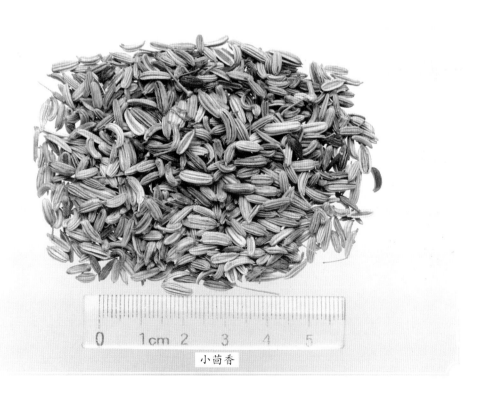

小茴香

小通草 Xiaotongcao

【来源】小通草为旌节花科 (Stachyuraceae) 植物喜马山旌节花、中国旌节花或山茱萸科 (Cornaceae) 植物青荚叶的干燥茎髓。

【原植物】1、喜马山旌节花 *Stachyurus himalaicus* Hook. f. et Thoms.

小乔木或灌木，高 2～5m。树皮褐栗色；单叶互生，在开花后发出，叶片卵形、矩圆形或矩圆状披针形，长 6～13cm，宽 3.5～5.5cm，先端尾状渐尖或渐尖，基部圆形或近心形，边缘有密而细的锐锯齿，齿端有加厚小尖头。穗状花序腋生，长 5～10cm，直立或下垂；花黄色，花萼、花瓣均为 4 片；雄蕊 8，短于花瓣。浆果圆球形，绿色，直径 8mm，几无梗或有短梗。花期 3～4 月。

2、中国旌节花 *Stachyurus chinensis* Franch.

落叶灌木，高 1～5m。树皮灰褐色，小枝带暗紫色，髓部粗大。单叶互生，叶柄长 1.5～2cm，托叶细小，早落；叶片纸质，倒卵形、卵形至长椭圆状卵形，长 6～15cm，宽 4～7cm，先端渐尖或尾状渐尖，基部圆形或宽楔形，边缘有细锯齿，上面暗绿色，光滑，沿中脉及侧脉稍有毛，下面淡绿色，中脉微被毛。总状花序腋生，长 5～9cm，下垂；花梗短，小苞片 1 对，三角状卵形；萼片 4，椭圆形，长约 3mm；花瓣 4，淡绿色，倒卵形，长 5～7mm；雄蕊 8，分离，与花瓣近等长，花药 2 室，纵裂；子房上位，1 室，胚珠多数，生于中轴胎座上，花柱单生，柱头 4 裂而成盾状。浆果球形，直径 6～7mm，熟时黄绿色，顶端有短尖头，果柄短。花期 3～4 月。果期 8～9 月。

3、青荚叶 *Helwingia japonica* (Thunb.) Dietr.

落叶灌木，高 2～4.5m，树皮灰褐色。单叶互生，纸质，椭圆形或卵形，长 8～12cm，宽 3～7cm，先端渐尖；宽楔形，边缘有细锯齿，托叶钻形，边缘有睫毛，早落。单性花、雌雄异株；雄花 5～12 朵排成密聚伞花序，雄花花瓣 3～5，卵形，具雄蕊 3～5；雌花具梗，单生或 2～3 朵簇生于叶上面中脉的中部或近基部，花瓣 3～5，三角状卵形；子房下位，3～5 室，花柱 3～5 裂，胚珠单生。浆果状核果黑色，球形，具 3～5 棱。花期 4～5 月，果期 6～8 月。

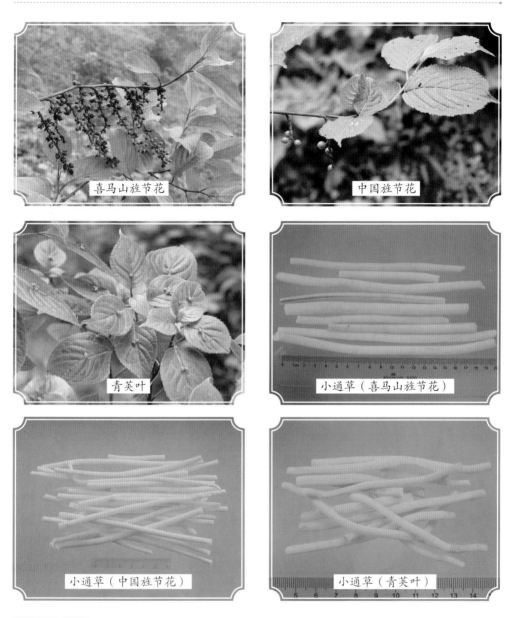

喜马山旌节花

中国旌节花

青荚叶

小通草（喜马山旌节花）

小通草（中国旌节花）

小通草（青荚叶）

【生境分布】 喜马山旌节花生于山坡丛林中。分布于江西、台湾、湖北、湖南、广西、广东、四川、贵州、云南、西藏等。中国旌节花生于山谷，沟边，林缘或林中。分布于陕西、甘肃、安徽、浙江、江西、福建、湖北、湖南、广东、广西、贵州、四川、云南等省区。青荚叶生于山坡林缘。分布于陕西，河南，安徽，浙江，江西，福建，台湾，湖北，湖南，广东，广西，四川，贵川等。

【采收加工】 秋季将嫩树枝砍下，剪去过细或过粗的枝，然后用细木棍，将茎髓捅出，用手拉平，晒干。或用刀纵剖，剥去皮部及木部，取出髓部，晒干。

【药材性状】 旌节花茎髓呈细圆柱形，长 30～50cm，直径 0.6～1.2cm，银白色或淡黄色，表面平坦，无纹理，中间无空心，体轻质松软，可弯曲，捏之能使其变形，稍有弹性，断面平坦，有银白色光泽。水浸泡后表面及断面均有粘性感，无臭，无味。

青荚叶表面有浅纵条纹。质较硬，捏之不易变形。水浸后无黏滑感。

【炮制及饮片】 除去杂质，切段。

【性味功能】 味甘、淡，性寒。有清热利尿，通乳的功能。

【主治用法】 用于小便不利，尿道感染，小便赤黄，热病口渴，乳汁不通，闭经等。用量 3～9g。

🌿【混伪品】

民间使用小通草，除了喜马山旌节花、中国旌节花、青荚叶外，还有多种植物的干燥茎髓，它们间的区别点见如下检索表：

1、单数羽状复叶，小叶片 13～25 枚 ············· 猫儿屎 *Decaisnea fargesii*

1、单叶。

  2、花单生，或聚伞叶上面中脉处；茎髓不具粘液质。

    3、花与果着生于叶上面中脉处

      4、落叶灌木；叶纸质、厚纸质，卵形、卵圆形；雄花 4～12 枚和雌花分别着生于叶上面中脉的 1/3～1/2 处。················ 青荚叶 *Helwingia japonica*

      4、常绿灌木；叶近革质，线状披针形或披针形，托叶纤细；雄花 4～5 枚和雌花分别着生于叶上面中脉的中部 ················ 中华青荚叶 *Helwingia chinensis*

    3、花单生枝顶 ····················· 棣棠花 *Kerria japonica*

  2、穗状花序腋生；茎髓具粘液质。

    5、叶长圆状卵形或宽卵形，长与宽近相等，稀长为宽 2 倍 ····· 中国旌节花 *Stachyurus chinensis*

    5、叶长圆形或长圆状披针形，长为宽 2 倍或 2 倍以上 ······· 喜马山旌节花 *Stachyurus himalaicus*

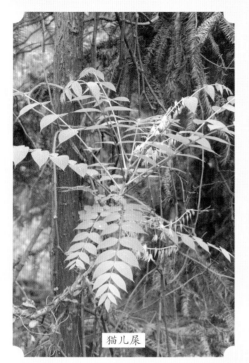

猫儿屎

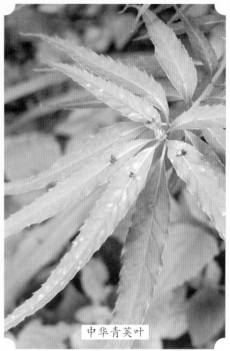

中华青荚叶

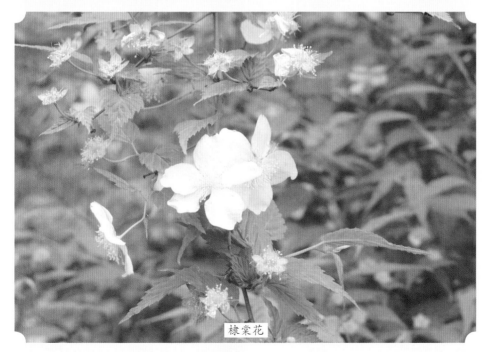

棣棠花

小蓟 Xiao ji

【来源】 小蓟为菊科（Compositae）植物刺儿菜的地上部分。

【原植物】 刺儿菜 *Cephalanoplos segetum* (Bunge) Kitam. 别名：刺刺菜，刺草。

多年生草本，高20～50cm。根状茎长。茎无毛或被蛛丝状毛。基生叶花时凋落，茎生叶椭圆形或椭圆状披针形，长7～10cm，宽1.5～2.6cm，顶端短尖或钝，基部窄或钝圆，近全缘或有疏锯齿，边缘有小刺，两面有白色蛛丝状毛。头状花序单生于茎端，雌雄异株；雄花序总苞长约18mm，雌花序总苞长约25mm；总苞片6层，外层甚短，长椭圆状披针形，内层披针形，顶端长尖，具刺；雄花花冠长17～20mm，裂片长9～10mm，花药紫红色，长约6mm，雌花花冠紫红色，长约26mm，裂片长约5mm，退化花药长约2mm。瘦果椭圆形或卵形，略扁平，冠毛羽状。花期5～6月，果期5～7月。

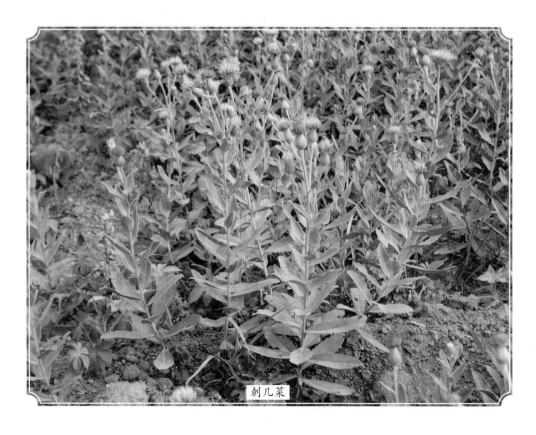

刺儿菜

【生境分布】 生于荒地，田间和路旁，全国各地有分布。

【采收加工】 夏秋割取地上部分，晒干。

【药材性状】 本品长约50cm。茎呈圆柱形，常折断，表面绿色或带紫色，有纵棱和柔毛，质脆，断面纤维状，中空。叶多破碎，皱缩而卷曲，黄绿色，两面均有白色蛛丝状毛，全缘或微波状，金黄色针刺。头状花序顶生，总苞钟状，苞片黄绿色，5～6层，线形或披针形，花冠多脱落，冠毛羽状常外露。气微，味微苦。

【炮制及饮片】 小蓟　除去杂质，洗净，稍润，切段，干燥。

　　　小蓟炭　取净小蓟段，炒至黑褐色。

【性味功能】 味甘，性凉。有凉血，止血，祛瘀消肿的功能。

【主治用法】 用于吐血，衄血，尿血，崩漏，急性传染性肝炎，痈肿疮毒。用于急性粒细胞性白血病、淋巴肉瘤、肺癌、甲状腺肿瘤、肠癌、肝癌、膀胱癌合并感染出血、黄疸、水肿等。治疗面部血管瘤有明显效果。用量4.5～9g，煎服。外用鲜品适量，捣烂敷患处。

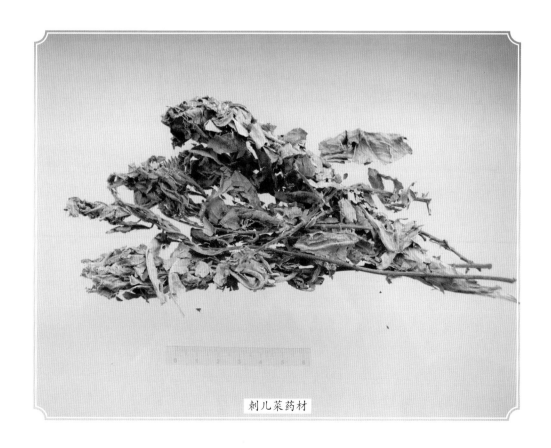

刺儿菜药材

马齿苋 Machixian

【来源】 马齿苋为马齿苋科（Portulacaceae）植物马齿苋的地上部分。

【原植物】 马齿苋 *Portulaca oleracea* L. 别名：猪母菜（福建），瓜子菜（广西、广东）。

一年生草本。植物体肉质。茎多分枝，平卧地面，淡绿色，有时成暗红色。单叶，互生，有时为对生，扁倒卵形，先端钝圆或截形，全缘，肉质，长 1 ～ 2.5cm，光滑，无毛。花 3 ～ 8 朵，黄色，顶生枝端。总苞片 4 ～ 5，三角状卵形，先端具细尖。萼片 2，绿色，基部与子房合生。花瓣 5，倒卵状长圆形，具凹头，下部结合。雄蕊 8 ～ 12，基部合生。子房半下位，卵形。花柱单 1，柱头 5 裂，花柱连同柱头长于雄蕊。果为盖裂的蒴果。种子多数，黑褐色，肾状卵圆形。花期 5 ～ 8 月，果期 7 ～ 9 月。

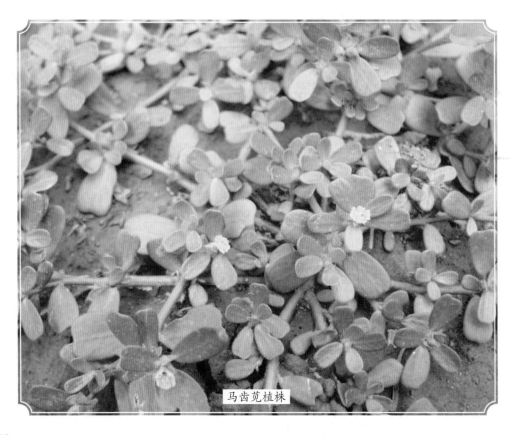

马齿苋植株

【生境分布】 生于田野、路旁及荒地。分布于全国各省、区。

【采收加工】 夏、秋季植株生长茂盛，花盛开时，选择晴天割取地上部分或拔取全草，将根除去，洗净泥土，用开水略烫，取出晒干。

【药材性状】 全草常皱缩卷曲成团。茎圆柱形，长 10～30cm，直径 1～2mm，黄褐色至棕黑色，常扭曲，有纵沟纹。叶易破碎脱落，完整叶倒卵形，绿褐色，长 1～2.5cm，宽 0.5～2.5cm。茎端有小形蒴果，长约 5mm，盖如小帽状，内有多数黑色小种子。气微，味微酸而带粘性。

【炮制及饮片】 除去杂质，洗净，稍润，切段，晒干。

【性味功能】 味酸，性寒。有清热解毒，凉血，止痢的功能。

【主治用法】 用于肠炎、菌痢、疔疮肿毒、蛇虫咬伤、痔疮肿痛，湿疹，急性、亚急性皮炎，带状疱疹，产后及功能性子宫出血，阑尾炎，钩虫病。食管癌、大肠癌、恶性葡萄胎、绒癌等。用量 9～15g；鲜品 30～150g。水煎服或鲜品捣汁内服。外用适量，干品研末或鲜品捣烂敷患处。

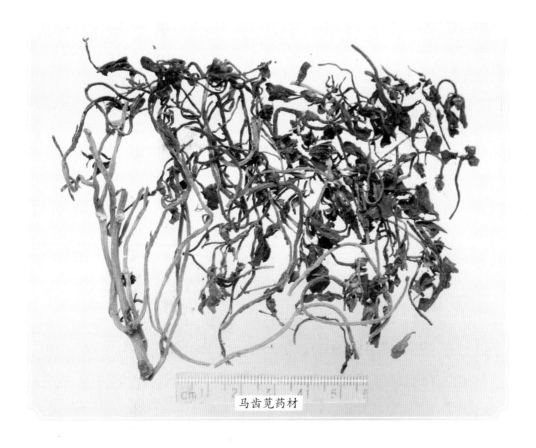

马齿苋药材

马钱子 Maqianzi

【来源】　马钱子为马钱科（Loganiaceae）马钱子的种子。

【原植物】　马钱子 *Strychnos nux ~ vomica* L.

　　乔木，高可达25m。树干直立，粗壮。树皮灰色。枝条幼时被微毛，老枝脱落。叶对生，叶柄长5～12mm圆形至宽椭圆形；长5～18cm，宽4～13cm，先端渐尖或急尖，基部圆形，有时浅心形，全缘，上面深绿色，下面淡绿色，均光滑无毛；基出脉3～5条，具网状横脉。圆锥状聚伞花序腋生，长3～6cm，直径2.5～5cm花序梗和花梗被微毛；花较小，灰白色，长约13mm，花萼绿色，5裂，裂片卵形，外面密被短柔毛；花冠管比花冠裂片长，外面无毛，内面仅花冠筒近基部被长柔毛；雄蕊5，着生于花冠筒喉部，花丝极短，花药椭圆形，长1.7mm；子房卵形，无毛，花柱圆柱形，长约10mm，无毛，柱头头状。浆果圆球形，直径2～5cm，熟时橙黄色，种子2～5，圆盘形，表面灰黄色，密被银色绒毛。花期春夏两季，果期8月至翌年1月。

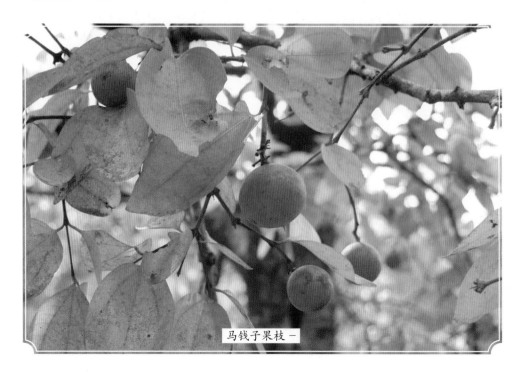

马钱子果枝一

[生境分布] 生于山地林中。有栽培。分布于福建、台湾、广东、广西、云南等省、自治区。

[采收加工] 秋季果实成熟时，摘取果实，取出种子，洗净果肉，晒干。

[药材性状] 呈钮扣状圆板形，直径 1.5～3cm，厚 0.3～0.6cm，常一面隆起，一面稍凹下，表面密被灰棕或灰绿色绢状茸毛，自中间向四周呈辐射状排列，有丝样光泽。边缘稍隆起，较厚，有突起的珠孔，底面中心有突起的圆点状种脐。质坚硬，平行剖面可见淡黄白色胚乳，角质状，子叶心形，叶脉 5～7 条。无臭，味极苦。

[炮制及饮片] 生马钱子　除去杂质。

　　制马钱子　取净马钱子，用砂烫至鼓起并显棕褐色或深棕色。

[性味功能] 味苦，性寒，有大毒。有通络散结，祛风止痛，消肿化淤的功能。

[主治用法] 用于肢体软瘫，小儿麻痹后遗症，类风湿性关节痛，跌打损伤，痈疽。炮制后入丸散用。不宜多服、久服；高血压、动脉硬化、肝肾功能不全、癫痫、突眼性甲状腺肿病人及孕妇禁服。用量 0.3～0.6g。

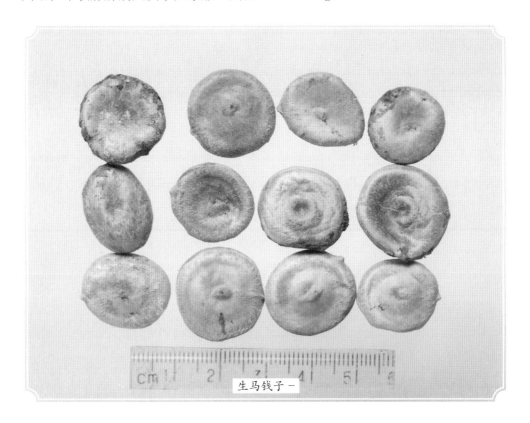

生马钱子－

马兜铃 Madouling

【来源】马兜铃为马兜铃科（Aristolochiaceae）植物北马兜铃和马兜铃的果实。

【原植物】 1、北马兜铃 *Aristolochia contorta* Bge. 别名：臭铃铛，土青木香。

多年生缠绕草本，茎长达 2m 以上。根圆柱形，有香气。茎有棱，揉后有臭气。叶互生，叶柄长 2～7cm；叶三角状心形至宽卵状心形，长 4～13cm，宽 3～10cm，先端钝或钝尖，基部深心形，全缘。花 3～10 朵簇生于叶腋，花被喇叭状，绿紫色；花梗长 1～2cm；小苞片卵形，有长柄；花被管基部膨大呈球形，中部管状，上部扩大成喇叭状，先端长尖尾；雄蕊 6，贴生于花柱体周围；子房下位，6 室。蒴果宽倒卵形，或椭圆状倒卵形，长约 6cm，直径约 4cm，有 6 棱，熟时向上裂开成 6 瓣，至果梗裂成 6 丝状。种子多数，扁三角形，边缘有膜质宽翅。花期 6～7月。果期 9～10 月。

2、马兜铃 *Aristolochia debilis* Sieb. et Zucc. 别名：南马兜铃。

本种植物与北马兜铃的区别：茎上部少分枝。叶三角状狭卵形或三角状宽卵形，长 3～8cm，宽 2～4.5cm，中上部渐狭，先端钝或微凹，基部心形，两侧呈圆耳状。花单生于叶腋；花被暗紫绿色，基部管状，管内生细柔毛，先端渐尖；

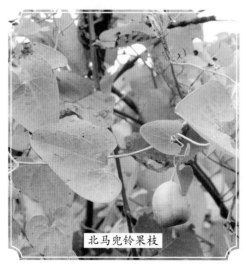
北马兜铃果枝

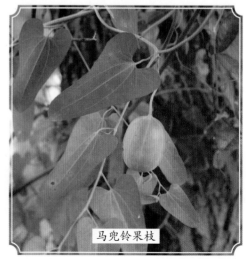
马兜铃果枝

雄蕊贴生于花柱顶端；子房圆球状。蒴果球形或长圆形。花期7～8月。果期9～10月。

【生态分布】　北马兜铃生于林缘、溪流旁、路边或山坡灌木丛中。分布于东北、华北及陕西、宁夏、甘肃、内蒙古、河北、河南、山东、江西、湖北等省、自治区。马兜铃分布于河南、山东、江苏、安徽、浙江、江西、湖北、湖南、广西、四川等省、自治区。

【采收加工】　秋季果实由绿变黄时，连果柄摘下，晒干。

【药材性状】　1、北马兜铃　蒴果长圆形或倒卵形，长3～4.5cm，宽2～3cm，上端中央微凹，基部有长果柄。表面暗绿色或黄棕色，有纵棱6条，果实熟时开裂为6果瓣，直到果柄，与果瓣相连，每果瓣中央有一波状弯曲背缝线，果实6室，每室有多数平叠排列种子；种子倒三角形，四面延伸成翅；果瓣上部种子长稍大于宽，中部种子的种仁椭圆形，果皮较脆。气微，味淡。

2、马兜铃　蒴果球形或长圆形，基部钝圆，长2～3.5cm，宽2.3～3cm，果柄长2.5～4.5cm。果瓣上、中部种子宽稍大于长，种仁心形。

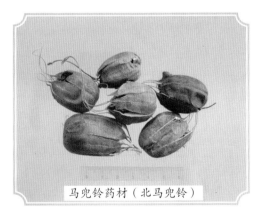

马兜铃药材（北马兜铃）

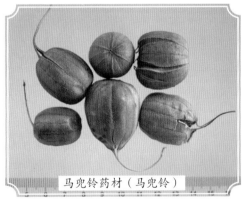

马兜铃药材（马兜铃）

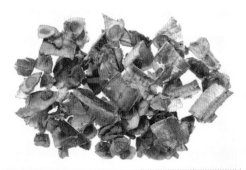

蜜马兜铃（北马兜铃）

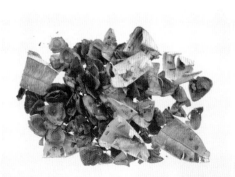

蜜马兜铃（马兜铃）

107

【炮制及饮片】 马兜铃　除去杂质，筛去灰屑，搓碎。

蜜马兜铃　取净马兜铃，加适量蜂蜜，炒至不粘手。

【性味功能】 味苦，性寒。有清肺祛痰，止咳平喘，清肠消痔的功能。

【主治用法】 用于肺热喘咳，痰中带血，肠热痔血，痔疮肿痛。用量3～9g。

【混伪品】

一、百合科植物百合、野百合、麝香百合、岷江百合、大百合的果实性状与马兜铃近似，偶见混用。多种植物间区别见如下检索表：

1、花被基部膨大呈球形，中部管状，上部扩大成喇叭状。

2、檐部舌片先端具长2～3cm线形弯扭长尾尖⋯⋯⋯ 北马兜铃 *Aristolochia contorta*

2、檐部舌片先端渐尖、短尖或钝⋯⋯⋯ 马兜铃 *Aristolochia debilis*

1、花喇叭形。

3、叶心形⋯⋯⋯ 大百合 *Cardiocrinum giganteum*

3、叶线形、披针形或倒卵形。

4、蜜腺两侧有乳头状突起；花丝中部以下密被柔毛。

5、叶披针形、窄披针形或线形⋯⋯⋯⋯⋯ 野百合 *Lilium brownii*

5、叶倒披针形或倒卵形⋯⋯⋯⋯⋯ 百合 *Lilium brownii* var. *viridulum*

4、蜜腺两侧无乳头状突起。

6、叶线形，宽2～3mm⋯⋯⋯⋯⋯⋯ 岷江百合 *Lilium regale*

6、叶披针形或长圆状披针形，宽0.6～1.8cm⋯⋯⋯⋯ 麝香百合 *Lilium longiflorum*

二、植物百合的鳞茎为药材"百合"（见"百合"项）。

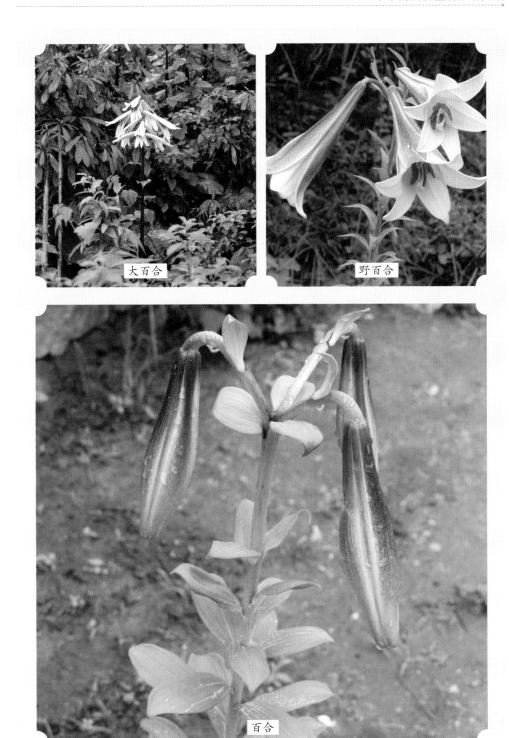

大百合

野百合

百合

马鞭草 Mabiancao

【来源】 马鞭草为马鞭草科（Verbenaceae）植物马鞭草的地上部分。

【原植物】 马鞭草 *Verbena officinalis* L. 别名：铁马鞭，马鞭子，蜻蜓草。

多年生草本，高 30 ～ 120cm。茎方形，节及棱上被硬毛。叶对生，近无柄，叶片卵圆形至倒卵形或长圆状披针形，长 2 ～ 8cm，宽 1 ～ 5cm，基生叶的边缘常有粗锯齿及缺刻，茎生叶多数 3 深裂，裂片边缘有不规则的粗锯齿，两面均被硬毛，尤以下面的脉上为多。穗状花序细长，果期可达 25cm，顶生及腋生；每朵花下有 1 枚卵状钻形的苞片；花萼管状，长约 2mm，膜质，5 齿裂；花冠管状，淡紫色至蓝色，长 4 ～ 8mm，5 裂，近二唇形；雄蕊 4，着生在花冠管的中部，二强，花丝短；子房上位，4 室。蒴果长圆形，外果皮薄，成熟时四瓣裂。花期 6 ～ 8 月，果期 7 ～ 11 月。

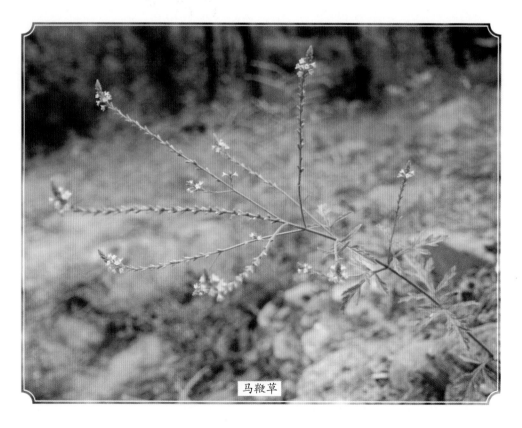

马鞭草

【生境分布】　生于路旁、田野、山坡、溪边或村落附近。分布于山西、江苏、安徽、浙江、江西、福建、湖北、湖南、广东、广西、陕西、甘肃、新疆、四川、贵州、云南、西藏等省区。

【采收加工】　7～10月间开花后采收，割取地上部分，除净杂质，晒干或鲜用。

【药材性状】　本品为带根的全草，具圆柱状根茎。茎呈方柱形，直径2～4cm，多分枝，四面有纵沟，长0.5～1m；表面灰绿色至黄绿色，粗糙；质硬而脆，断面有髓或中空。叶对生，皱缩，多破碎，绿褐色，完整者展平后叶片3深裂，边缘有锯齿。穗状花序细长，有小花多数。无臭，味苦。

【炮制及饮片】　除去残根及杂质，洗净，稍润，切段，晒干。

【性味功能】　味苦，性微寒。有凉血，破血，通经，利水消肿，清热解毒的功能。

【主治用法】　用于经闭，腹部肿块，水肿腹胀，湿热黄疸，痢疾，疟疾，白喉，咽喉肿痛，痈肿，疮毒。用量4～9g。孕妇忌服。

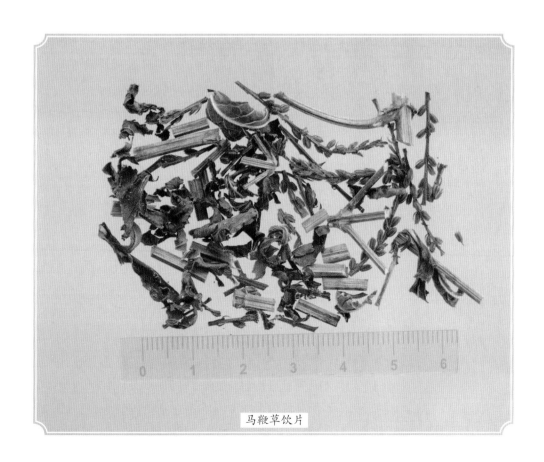

马鞭草饮片

王不留行 Wangbuliuxing

【来源】 王不留行为石竹科 (Caryophyllaceae) 植物麦蓝菜的成熟种子。

【原植物】 麦蓝菜 *Vaccaria segetalis* (Neck.) Garcke 别名：王不留行、不留子。

一年生草本，高30～70cm。全株光滑无毛，淡绿色或灰绿色，稍有白粉。茎直立，圆筒状，中空，上部叉状分枝，节稍膨大。叶对生，无柄；叶卵状披针形或卵状椭圆形，长2～7cm,宽1.5～3cm,先端急尖或渐尖,基部圆形或近心形，微连合抱茎，全缘，两面均粉绿色，背面主脉隆起，侧脉不明显。二歧聚伞花序顶生成伞房状，花梗细长；总苞片及小苞片均2片，叶状，对生；萼筒卵状圆筒形，有5条绿色宽脉，有5棱，先端5齿裂，花后基部稍增大；花瓣5，淡红色，倒卵形，长14～17mm，先端有不整齐小齿，基部有长爪，喉部无鳞片；雄蕊10，藏于萼筒内，花药丁字形着生，花丝不伸出花冠外；子房上位，长卵形，1室，花柱2。蒴果卵形,4齿裂,包于宿萼内,成熟后,先端十字开裂。种子多数,球形,黑色。花期4～5月。果期6月。

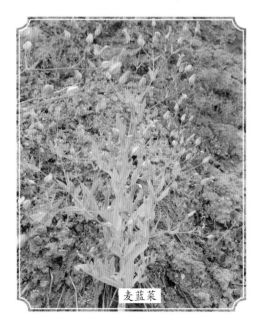

麦蓝菜

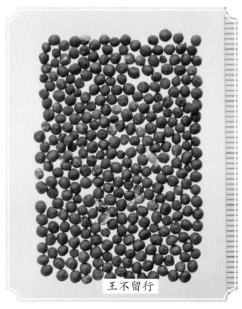

王不留行

【生境分布】 生于山地、路旁及丘陵地带的荒地上，以麦田中生长最多。分布于东北、华北、华东及陕西、甘肃、新疆、河南、湖北、湖南、云南、四川等省、自治区。

【采收加工】 夏季果实成熟、果皮尚未开裂时采割植株，晒干，打下种子，除去杂质，再晒干。

【药材性状】 种子圆球形，直径 1.5～2mm。黑色，少有红棕色，稍有光泽，有细密颗粒状突起，有浅色种脐及凹陷的纵沟。质坚硬，难破碎。去种皮有白色胚乳，胚环状弯曲，子叶 2。无臭，味微涩苦。

【炮制及饮片】 王不留行 除去杂质。

炒王不留行 取净王不留行，炒至大多数爆开白花。

【性味功能】 味苦，性平。有活血通经，催生下乳，消肿敛疮的功能。

【主治用法】 用于乳汁不下，经闭，痛经，乳痈肿痛。并用于乳腺癌，肝癌，肺癌及软组织肿瘤，用量 4.5～9g，水煎服。

【混伪品】

南方各地习惯于使用桑科植物薜荔 *Ficus pumila* 的干燥果实。

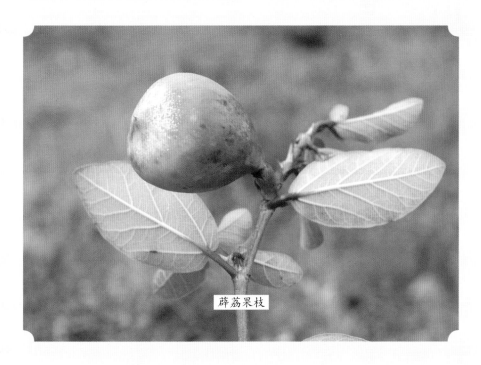

薜荔果枝

天仙子 Tianxianzi

【来源】 本品为茄科（Solanaceae）植物莨菪的种子。

【原植物】 莨菪 *Hyoscyamus niger* L. 别名：山烟。

一年生或二年生草本，高达 1m。根较粗壮。地上部分生白色粘腺毛，有强烈臭气。茎直立，基部木质化，有莲座状叶丛。叶互生，上部叶无柄，基部下延抱茎，叶卵形或长圆形，长 4～10cm，宽 2～6cm，先端钝或渐尖，边缘有波状齿或羽状浅裂。花单生于茎枝上部的叶腋，偏向一侧；花萼钟形，5 浅裂，果期增大成壶状；基部圆形；花萼钟状，黄色，有紫色网纹，顶端 5 浅裂；雄蕊 5，着生于花冠筒的中部，稍伸出花冠外；子房 2 室，柱头 2 浅裂。蒴果藏于宿萼内，长卵圆形，成熟时盖裂。种子小，多数，扁肾形，有网纹。花期 5 月。果期 6 月。

【生境分布】 生于村边、田野、路旁等处。有栽培。分布于东北、华北、西北及四川、云南等省区。

【采收加工】 夏末秋初果实成熟时，割下地上部分，晒干，打下种子，除净杂质。

【药材性状】 本品呈类扁肾形或扁卵形，直径约 1mm。表面棕黄色或灰黄色，有细密的网纹，略尖的一端有点状种脐。剖面灰白色，油质，有胚乳，胚弯曲。无臭，味微辛。

【性味功能】 味苦、辛，性温；有大毒。有解痉止痛，安神定喘的功能。

【主治用法】 用于胃痉挛疼痛，喘咳，癫狂。用量：0.06～0.6g。

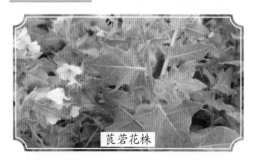

莨菪花株

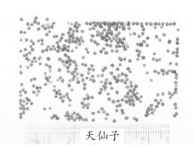

天仙子

【附注】

《Flora of China》及《中国高等植物》将小天仙子 *Hyoscyamus bohemicus* F. W. Schmidt 修订为莨菪 *Hyoscyamus niger* L. 的异名，许多中药学著作将小天仙子作为药材天仙子的另一基源植物记载。

天仙藤 Tianxianteng

【来源】 天仙藤为马兜铃科（Aristolochiaceae）植物北马兜铃或马兜铃的干燥地上部分。

【原植物】 1、北马兜铃 *Aristolochia contorta* Bge.（见"马兜铃"项）

2、马兜铃 *Aristolochia debilis* Sieb. et Zucc.（见"马兜铃"项）

【生境分布】 （见"马兜铃"项）

【采收加工】 霜降前未落叶时割取地上部分，除去杂质，扎小捆晒干。

【药材性状】 茎呈细长圆柱形，略扭曲，直径1～3mm；表面黄绿色或淡黄褐色，有纵棱及节，节间不等长；质脆，易折断，断面有数个大小不等的维管束。叶互生，多皱缩、破碎，完整叶片展平后叶片三角状长圆形、长圆卵形或卵状披针形，暗绿色或淡黄褐色，基生叶脉明显，叶柄细长。气清香，味淡。

【炮制及饮片】 除去杂质，切段。

【性味功能】 味苦，性温。有行气化湿，活血止痛，利水消肿的功能。

【主治用法】 用于脘腹刺痛，疝气痛，关节痹痛，妊娠水肿，产后血气腹痛。用量4.5～9g。

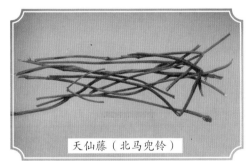
天仙藤（北马兜铃）

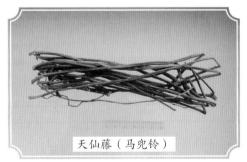
天仙藤（马兜铃）

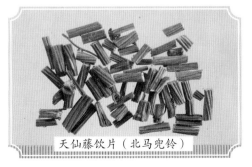
天仙藤饮片（北马兜铃）

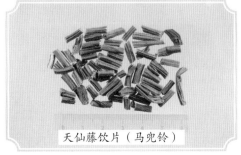
天仙藤饮片（马兜铃）

天门冬 Tianmendong

【来源】 天门冬为百合科（Liliaceae）植物天门冬的块根。

【原植物】 天门冬 *Asparagus cochinchinensis* （Lour.）Merr. 别名: 小叶青，乳薯。

多年生攀援草本，全体光滑无毛。根稍肉质，于中部或近末端纺锤状或长椭园状膨大，膨大部分长 4～10cm，粗 1～2cm，外表灰黄色。茎细长，常扭曲，长 1～2m，多分枝，分枝具棱或狭翅。叶状枝常 3 枚成簇，生于叶腋，扁平或略呈锐三角形，镰刀状。叶鳞片状，顶端长尖，基部具硬刺，茎上的刺长约 3mm，而在分枝上刺较短或不明显。雌雄异株，花常 2 朵腋生，淡绿色、黄白色或白色；花梗长 2～6mm；雄花花被片 6，雄蕊稍短于花被，花丝不贴生于花被片上；雌花与雄花等大，具 6 枚退化雄蕊，子房上位，柱头 3 裂。浆果球形，直径 6～7mm，成熟时红色，具种子 1 枚。花期 5～6 月，果期 10～12 月。

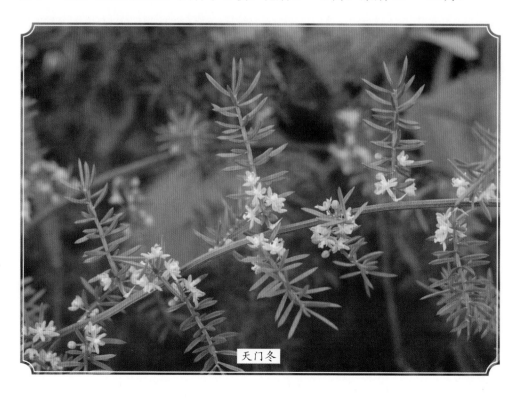

天门冬

【生境分布】 生于山坡，路旁，林下。分布于河北、河南、山西、江苏、安徽、浙江、江西、福建、台湾、湖北、湖南、广东、广西、陕西、甘肃、四川、贵州、云南等省区。

【采收加工】 秋，冬季采挖块根，洗净，用水煮或蒸至皮裂，剥去外皮，晒干或烘干。

【药材性状】 本品呈长纺锤形，略弯曲，长5～18cm，直径0.5～2cm。表面黄白色至淡黄棕色，半透明，光滑或具深浅不等的纵皱纹，偶有残存的灰棕色外皮。质硬或柔润，有黏性，断面角质样，中柱黄白色。气微，味甜、微苦。

【炮制及饮片】 除去杂质，迅速洗净，切薄片，干燥。

【性味功能】 味甘、苦，性寒。有滋阴润燥，清肺降火的功能。

【主治用法】 用于结核，肺热咳嗽，糖尿病，阳虚津亏，口燥咽干，大便燥结等症。并用于各种癌症有阴虚证候者，对恶性淋巴瘤及原发性肝癌、放射性肺炎、头部等肿瘤放疗热性反应，口干舌燥尤为适宜，与清热解毒中药配伍效果更佳。煎服，用量6～15g。

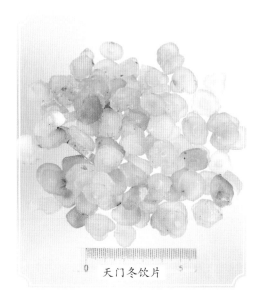

天门冬饮片

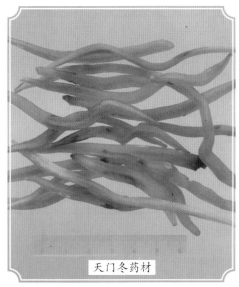

天门冬药材

天花粉 Tianhuafen

【来源】 本品为葫芦科（Cucurbitaceae）植物栝楼或双边栝楼的干燥根。

【原植物】 1、栝楼 *Trichosanthes kirilowii* Maxim. 别名：瓜蒌。多年生攀援草本。块根肥厚，圆柱状，灰黄色。茎多分枝，无毛，长达 10 余米，有棱槽；卷须 2～5 分枝。叶近圆形，长宽约 8～15cm，常掌状 3～7 中裂或浅裂，稀为深裂或不裂，裂片长圆形或长圆状披针形，先端锐尖，基部心形，边缘有较大的疏齿或缺刻状，表面散生微硬毛；叶柄长 3～7cm。花单性，雌雄异株；雄花 3～8 朵，顶生总梗端，有时具单花，总梗长 10～20cm；雌花单生；苞片倒卵形或宽卵形，长 1.5～2cm，边缘有齿；花萼 5 裂，裂片披针形，全缘，长约 1.5cm；花冠白色，5 深裂，裂片倒卵形，顶端和边缘分裂成流苏状；雄蕊 5，花丝短，有毛，花药靠合，药室 S 形折曲；雌花子房下位，卵形，花柱 3 裂。果卵圆形至近球形，长 8～10cm，直径 5～7cm，黄褐色，光滑；种子多数，扁平，长椭圆形，长约 1.5cm。花期 7～8 月，果期 9～10 月。

2、双边栝楼 *Trichosanthes rosthornii* Herms. 似"栝楼"，区别点为：叶片 3～7 深裂，通常 5 深裂，几达基部，裂片线状披针形、披针形至倒披针形，先端渐尖，基部心形。种子卵状椭圆形，扁平，褐色，具明显的棱线。

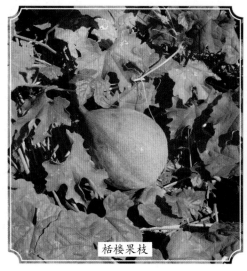

栝楼果枝

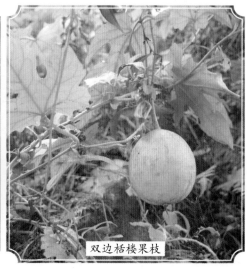

双边栝楼果枝

【生态分布】 栝楼生于山坡草丛、林缘半阴处，有栽培，分布于华北及陕西、甘肃、河南、山东、江苏、安徽、浙江、江西、湖南、湖北、贵州、四川等省。双边栝楼生于海拔 850～1450m 的山坡疏林或路边灌丛中；分布于甘肃东南部、陕西南部、湖北西南部、四川东部和贵州、江西。

【采收加工】 秋、冬二季采挖，洗净，除去外皮，切段或纵剖成瓣，干燥。

【药材性状】 栝楼　呈不规则圆柱形、纺锤形或瓣块状，长 8～16cm，直径 1.5～5.5cm。表面黄白色或淡棕黄色，有纵皱纹、细根痕及略凹陷的横长皮孔，有的有黄棕色外皮残留。质坚实，断面白色或淡黄色，富粉性，横切面可见黄色木质部，略呈放射状排列，纵切面可见黄色条纹状木质部。无臭，味微苦。

　　双边栝楼　似"栝楼"，但常带灰棕色外皮，有稍似网状的纵纹，断面淡灰黄色，近粉性或稍纤维性。味苦而涩。

【炮制及饮片】 略泡，润透，切厚片，干燥。

【性味功能】 味甘、苦，性寒。有清热生津，消肿排脓的功能。

【主治用法】 用于热病口渴，消渴，肺热燥咳，黄疸，乳痈，痔瘘等。用量 9～30g，水煎服。孕服忌服。

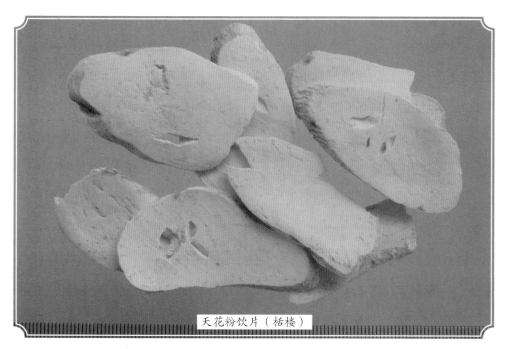

天花粉饮片（栝楼）

天麻 Tianma

【来源】 天麻为兰科（Orchidaceae）植物天麻的根茎。

【原植物】 天麻 *Gastrodia elata* B l. 别名：赤箭，明天麻。

多年生寄生植物，高 30～150cm。寄主为蜜环菌。地下茎横走，肥厚，肉质，椭圆形或卵圆形，长 7～15cm，直径 3～5cm，有环节。茎单一，直立，圆柱形，黄褐色，有白色条斑。叶鳞片状，膜质，三角状，长 1～2cm；下部鞘状抱茎。总状花序顶生，苞片膜质，窄披针形或条状长椭圆形，长约 1cm；花淡黄绿色或黄色，萼片和花瓣合生成筒状，口部偏斜，先端 5 裂，裂片三角形，合蕊柱长 5～6mm，顶端有附属物 2；子房倒卵形，子房柄扭转。蒴果长圆形至长倒卵形，有短梗。种子多数而细小，粉尘状。花期 6～7 月，果期 7～8 月。

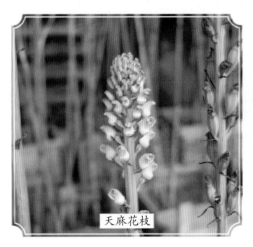

天麻花枝

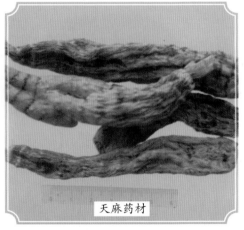

天麻药材

【生境分布】 生于湿润林下及肥沃的土壤中。有栽培。分布于吉林、辽宁、河南、安徽、江西、湖南、湖北、陕西、甘肃及西南各地区。

【采收加工】 冬季苗枯后或春季出苗前挖取根茎，洗净，刮去外皮，水煮或蒸至透心，用无烟火烘干。

【药材性状】 根茎扁长椭圆形，皱缩，长 5～12cm，直径 2～6cm。表面黄白色或淡黄棕色，微透明，有纵皱纹及沟纹，或多轮点状斑痕组成的横环纹；顶端有红棕色芽苞或残留茎基及茎痕，下端有圆脐形疤痕。质坚硬结实，不易折断，断面角质样，较平坦，黄白色至浅棕色。气微，味甘。

【炮制及饮片】 洗净，润透或蒸软，切薄片，干燥。

【性味功能】 味甘，性微温。有平肝息风，镇痉，通络止痛的功能。

【主治用法】 用于头晕目眩，小儿惊风癫痫，肢体麻木，手足不遂，高血压，口眼歪斜等。用量 3～9g。研末吞服，每次 1.5g。

【混伪品】

天麻为名贵药材，历来混伪品繁多。

1、茄科植物洋芋（马铃薯）*Solanum tuberosum* 的块茎，仿照正品天麻，经人工压扁、雕刻沟纹、捆扎"鹦哥嘴"、染色而成。

2、天麻夹馅，在天麻加工过程中，向天麻体内扎入铁棍、铁丁等，以增加重量。

3、漆树科植物羊角天麻 *Dobinea delavayi* 的块茎，外部性状似天麻而被混入。

4、菊科植物华蟹甲草 *Sinacalia tangutica* 的块茎，外部性状似天麻而被混入。

5、菊科植物大丽花 *Dahlia pinnata* 的块根，仿照正品天麻加工而成。

6、紫茉莉科植物紫茉莉 *Mirabilis jalapa* 的根，仿照正品天麻加工而成。

7、美人蕉科植物蕉芋 *Canna edulis* 的根茎，仿照正品天麻加工而成。

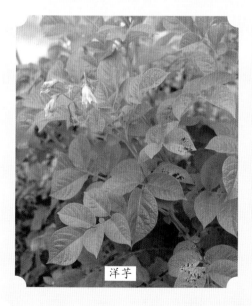

洋芋

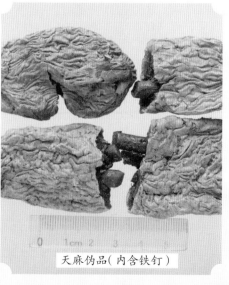

天麻伪品（内含铁钉）

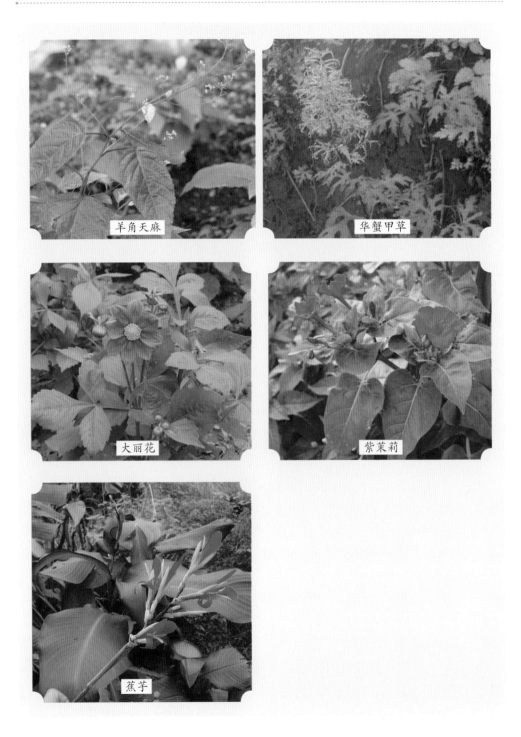

羊角天麻

华蟹甲草

大丽花

紫茉莉

蕉芋

天葵子 Tiankuizi

【来源】 天葵子为毛茛科（Ranunculaceae）植物天葵的干燥块根。

【原植物】 天葵 *Semiaquilegia adoxoides*（DC.）Makino.

多年生草本，高 15～30cm。块根肉质，略呈圆柱形或纺锤形，外皮棕黑色，有须状支根。茎纤细，被白色细柔毛。基生叶为三出复叶，具长柄，小叶柄长 3～5mm，有细柔毛，小叶扇状鞭形或倒卵状菱形，长 1.5～2cm，3 深裂，每裂片先端又有 2～3 个圆齿状缺刻，叶下面常带紫色；茎生叶较小，互生，小叶柄短。单歧或二歧聚伞花序，花梗长 1cm 以上，具白色细柔毛；苞片、小苞片叶状；花小，白色，常带淡紫色；萼片 5，花瓣状，窄长倒卵形，长 5～6mm，先端圆钝；花瓣 5，匙形，较萼片短，先端平截，下部连合成筒状，基部背面伸展呈短矩状；雄蕊 8～14，花丝下部稍膨大，花药长圆形；退化雄蕊 2，线状披针形；雌蕊具 3～4 心皮，偶为 5，分离，花柱短，向外反卷。蓇葖果 2～4，长约 6mm。种子多数，细小，黑色，表面皱缩。花期 3～4 月，果期 4～5 月。

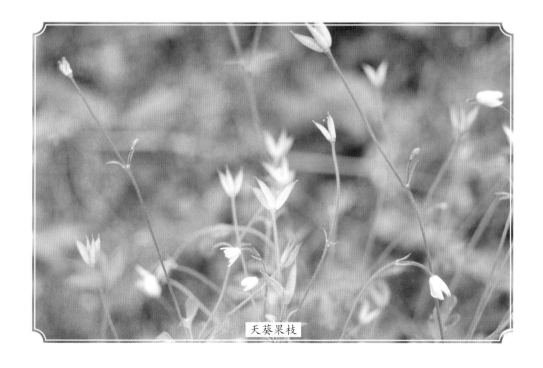

天葵果枝

【生境分布】 生于林缘或路边。分布于安徽、福建、广西、贵州、河南、湖北、湖南、江苏、江西、陕西、四川、云南、浙江等省区。

【采收加工】 夏初采挖，洗净，干燥，除去须根。

【药材性状】 天葵子呈不规则短柱状、纺锤状或块状，略弯曲，长 1～3cm，直径 0.5～1cm。暗褐色至灰黑色，具不规则的皱纹及须根或须根痕。顶端常有茎叶残基，外被数层黄褐色鞘状鳞片。质较软，易折断，断面皮部类白色，木部黄白色或黄棕色，略呈放射状。气微，味甘、微苦辛。

【性味功能】 味甘、微苦辛，性寒。有清热解毒，消肿散结的功能。

【主治用法】 用于痈肿疔疮，乳痈，瘰疬，毒蛇咬伤。用量 9～15g。

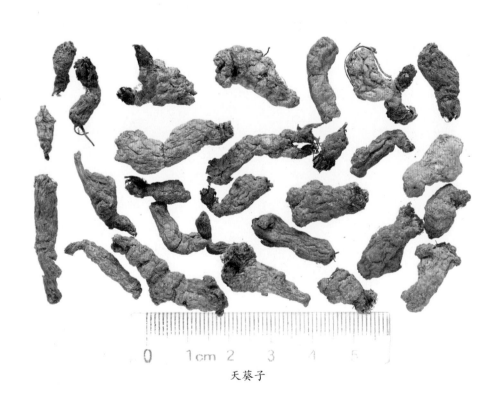

天葵子

木瓜 Mugua

【来源】 木瓜为蔷薇科（Rosaceae）植物皱皮木瓜的果实。

【原植物】 皱皮木瓜 *Chaenomeles speciosa*（Sweet）Nakai 别名：贴梗海棠，宣木瓜。

　　落叶灌木，高约2m。枝条常具刺。小枝紫褐色或黑褐色，无毛。叶卵形至椭圆形，长3～8cm，宽2～5cm，先端急尖或圆钝，基部楔形，边缘具锯齿，较圆钝，两面光滑；叶柄长约1cm，无腺体；托叶肾形或椭圆形，较大，边缘有尖锐重锯齿。花先叶开放，3朵簇生。花梗短。花直径3～5cm。萼筒钟状，外面无毛。萼片直立，圆形，外面无毛，内面密生柔毛。花瓣猩红色，雄蕊多数；花柱5，基部合生。果实球形或卵圆形，黄色或黄绿色，芳香，萼片脱落；果梗甚短。花期3～5月，果期9～10月。

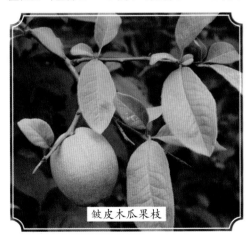
皱皮木瓜果枝

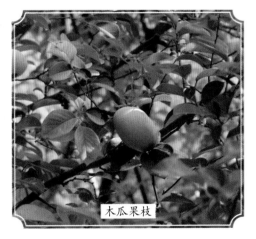
木瓜果枝

【生境分布】 多为栽培。分布于陕西、甘肃、四川、贵州、云南、贵州、广东、湖南、湖北、福建、浙江、安徽和山东。

【采收加工】 夏秋季果实绿黄色时采摘。将采摘的皱皮木瓜置沸水中烫至外皮呈灰白色时，捞出，纵切两半，晒干。

【药材性状】 长圆形或卵圆形，多纵剖2瓣，长4～9cm，宽2～5cm。棕红色或紫红色，有多数不规则深褶和皱纹，边缘向内卷曲，果肉红棕色，中心有凹陷子房室。种子红棕色，三角形，扁平。气微，味酸涩。

【炮制及饮片】 洗净，润透或蒸透后切薄片，晒干。

【性味功能】 味酸、涩，性温。有平肝，舒筋活络，和胃化湿的功能。

【主治用法】 用于风湿痹痛，脚气肿痛，菌痢，吐泻，腰膝关节酸重疼痛，腓肠肌痉挛等症。用量 6～9g，水煎服。

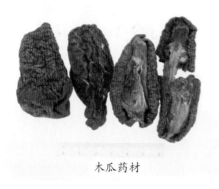
木瓜药材

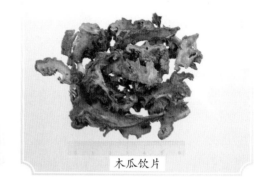
木瓜饮片

【混伪品】

同属植物木瓜和毛叶木瓜的形状与皱皮木瓜相似，易被混淆。区别点见检索表：

1、花后于叶开放，单生于叶腋。果实干后果皮不皱。………… 木瓜 *Chaenomeles sinensis*

1、花先叶开放，一般3朵簇生。果实干后果皮皱。

2、叶两面光滑……………………………… 皱皮木瓜 *Chaenomeles speciosa*

2、叶背面密被绒毛，幼叶尤其明显………… 毛叶木瓜 *Chaenomeles cathayensis*

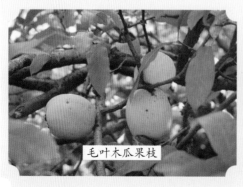
毛叶木瓜果枝

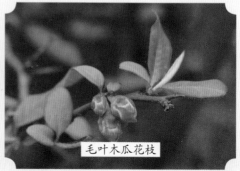
毛叶木瓜花枝

木香 Muxiang

【来源】 木香为菊科（Compositae）植物木香的根。

【原植物】 木香 *Aucklandia lappa* Decne 别名：云木香、广木香（通称）。

多年生高大草本。主根圆柱形，直径5cm，表面褐色。茎上被稀疏短柔毛。基生叶大型，具长柄，叶片三角状卵形或长三角形，长30～100cm，宽15～30cm，基部心形，向叶柄下延成不规则分裂的翅状，边缘不规则浅裂或微波状，疏生短刺，两面有短毛；茎生叶较小，叶基翼状，下延抱茎。头状花序顶生及腋生，通常2～3个丛生于花茎顶端，头状花序直径约3cm；总苞片约10层，三角状披针形或长披针形，外层最短；花全部管状，暗紫色，花冠5裂，雄蕊5，聚药；子房下位，花柱伸出花冠外，柱头二裂。瘦果线形。花期5～8月，果期9～10月。

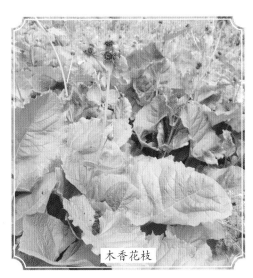

木香花枝

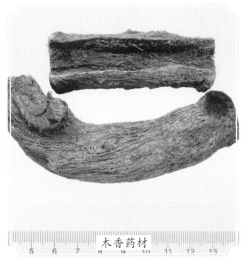

木香药材

【生境分布】 生于高山地区，凉爽的平原和丘陵地区也可生长。分布于陕西、甘肃、湖北、湖南、广东、广西、四川、云南、西藏及西南地区有引种栽培。

【采收加工】 霜降前采挖生长2～3年的根，除去残基及须根，切成短条或剖成2～4块，风干或低温烘干，而后去粗皮。

【药材性状】 根圆柱形、半圆形或枯骨形，长5～15cm，直径0.5～6cm。黄棕色至灰棕色，有纵沟及侧根痕。质坚硬，难折断，断面稍平坦，棕色，散有点状油室，形成层环棕色，有放射状纹理；老根中央多枯朽。气芳香浓烈而特异，味苦。

【炮制及饮片】 木香 除去杂质，洗净，稍泡，闷透，切厚片，晾干。本品为类圆形厚片，直径15～30mm。表面显灰褐色或棕黄色，中部有明显菊花心状的放射纹理，间有暗褐色或灰褐色环纹，褐色油点（油室）散在，周边外皮显黄棕色至灰褐色，有纵皱纹。质坚。有特异香气，味苦。

煨木香 取未干燥的木香片，在铁丝匾中，用一层草纸，一层木香片，间隔平铺数层，置炉火旁或烘干室内，烘煨至木香中所含的挥发油渗至纸上，取出。

【性味功能】 味辛、苦，性温。有行气止痛，温中和胃的功能。

【主治用法】 用于胸腹胀痛，呕吐，腹泻，痢疾里急后重等。用量1.5～9g。水煎服或入丸。

【混伪品】

一、木香混伪品较多，包括：

1、菊科植物土木香 *Inula helenium*、总状木香 *Inula racemosa* 干燥根作"土木香"入药，详细内容见"土木香"项。

2、菊科植物厚叶木香 *Dolomiaea berardioidea* 在云南、四川部分地区作土木香入药。

3、菊科植物川木香 *Vladimiria souliei* 及其变种灰毛川木香 *Vladimiria souliei* var. *cinerea* 的干燥根为常用中药"川木香"，详细内容见"川木香"项。

二、木香与多种混伪品之间区别点，见以下检索表。

1、头状花序单一·················· 厚叶木香 *Dolomiaea berardioidea*

1、头状花序多数。

2、茎极短或无。

3、叶下面及叶柄被稀疏灰白色蛛丝状毛一············ 川木香 *Vladimiria souliei*

3、叶下面及叶柄均密被灰白色蛛丝状毛一·········· 灰毛川木香 *Vladimiria souliei* var. *cinerea*

2、茎高达 1m 以上。

  4、花暗紫色·····················木香 *Aucklandia lappa*

  4、花黄色。

    5、头状花序排列成伞房状·····················土木香 *Inula helenium*

    5、头状花房排成总状·····················总状木香 *Inula racemosa*

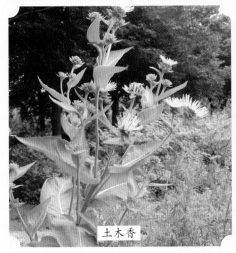

土木香

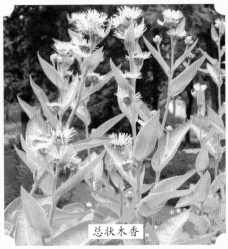

总状木香

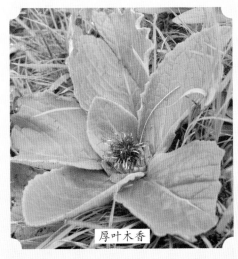

厚叶木香

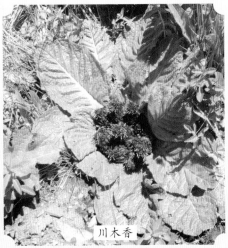

川木香

木贼 Muzei

【来源】 木贼为木贼科（Equisetaceae）植物木贼的地上部分。

【原植物】 木贼 *Equisetum hiemale* L. 别名：节骨草，笔头草，锉草。

多年生常绿草本，高50～100cm。根茎黑色，地上茎直立，单一或于基部簇生，中空，直径6～10mm，具棱20～30条，脊上有疣状突起2行，触之有粗糙感，沟中有气孔线。叶鞘筒贴于茎上，长7～10mm，灰绿色，顶部与基部有2黑色圈，鞘齿顶部尾尖早落，成钝头，鞘片背面有棱脊2条，形成浅沟。孢子囊穗生于茎顶，长椭圆形，无柄，长0.7～1.5cm，有小尖头，由多数轮状排列的六角形盾状孢子叶组成，沿孢子叶边缘生数个孢子囊；孢子圆球形，有2条弹丝，"十"字形着生，卷绕在孢子上。夏季生孢子囊穗。

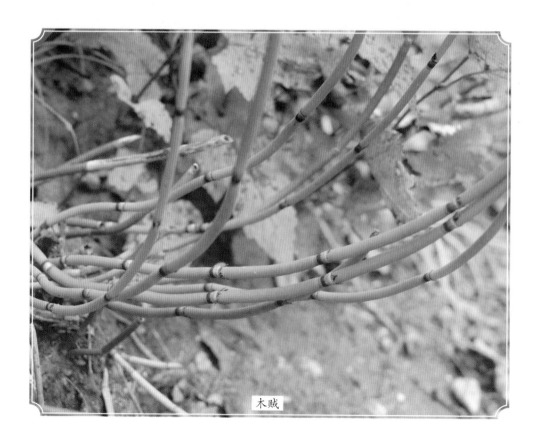

木贼

【生境分布】 生于林下湿地、山坡、山谷溪旁、沟边、疏林下或杂草地。分布于黑龙江、吉林、辽宁、河北、山西、内蒙古、陕西、甘肃、湖北、新疆和四川，全国大部分地区皆有分布。

【采收加工】 夏、秋季割取地上部分，除去杂质，及时晒干或阴干。

【药材性状】 长管状，不分枝，长40～60cm，直径0.2～0.7cm。表面灰绿色或黄绿色，有18～30条纵棱，棱上有多数细小光亮的疣状突起；节明显，

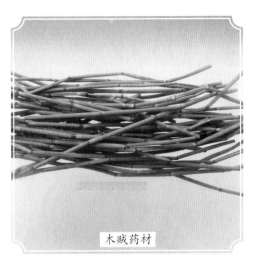

木贼药材

节间长2.5～9cm，节上着生筒状鳞叶，叶鞘基部和鞘齿黑棕色，中部淡棕黄色。体轻，质脆，易折断，断面中空，周边有多数圆形的小空腔。气微，味甘淡、微涩，嚼之有沙粒感。

【炮制及饮片】 除去枯茎及残根，喷淋清水，稍润，切段，干燥。

【性味功能】 味甘、苦，性平。有疏风散热，退翳，止血的功能。

【主治用法】 用于目赤肿痛，目生云翳，迎风流泪，喉痛，痈肿，便血，血痢，脱肛，崩漏，外伤出血。用量3～9g。水煎服。

【混伪品】

同属植物笔管草、节节草、问荆常被误采，它们的区别点见如下检索表：

1、繁殖茎与营养茎同型

2、茎单一不分枝。鞘基部和鞘齿成2黑色圈，具棱脊20～30条，脊上有2排疣状物··················木贼 *Equisetum hiemale*

2、茎有分枝。鞘齿基部仅1黑色圈或不明显，具棱脊6～20～30条，脊上有1排疣状物。

3、主茎鞘筒长与径略等，鞘肋背面平坦，鞘齿膜质，有长尾尖，基部平截，有1黑色细圈··················笔管草 *Equisetum debilis*

3、主茎鞘筒长为径之2倍，鞘肋背面圆形，顶部膜质，基部隆起成弧形··················节节草 *Equisetum ramossismum*

1、茎二型，孢子茎无叶绿素，春季萌生，营养茎绿色，各枝有轮生的枝·················· 问荆 *Equisetum arvense*

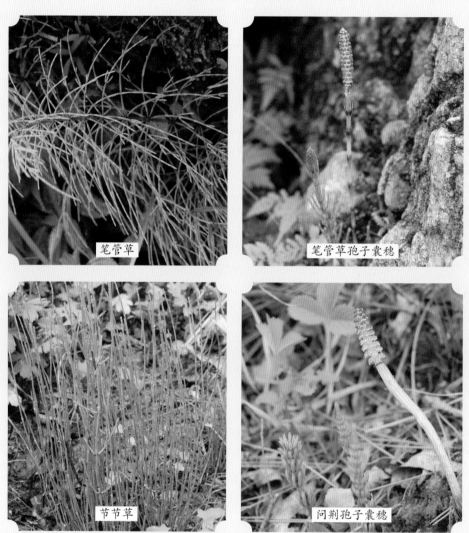

笔管草

笔管草孢子囊穗

节节草

问荆孢子囊穗

木通 Mutong

【来源】 木通为木通科 Lardizabalaceae 植物木通、三叶木通或白木通的干燥藤茎。

【原植物】 1、木通 *Akebia quinata* (Thunb.) Decne.，参见"预知子"项。

2、三叶木通 *Akebia trifoliata* (Thunb.) Koidz.，参见"预知子"项。

3、白木通 *Akebia trifoliata* (Thunb.) Koidz. var. *australis* (Diels) Rehd.，参见"预知子"项。

【生境分布】 参见"预知子"项。

【采收加工】 全年均可采收，晒干。

【药材性状】 圆柱形，扭曲，直径 0.2～1.5cm。表面灰色、灰棕色或暗棕色，有不规则纵沟纹，节部澎大。质坚韧，难折断。断面木质部淡黄色，射线浅黄色。气微，味微苦。

【炮制及饮片】 洗净，润透，切厚片。

【性味功能】 味淡、苦，性寒。有清热利尿、通经下乳，镇痛，排脓的功能。

【主治用法】 用于泌尿系感染，小便不通、关节痹痛，经闭乳少，月经不调，白带。用量 3～6g。

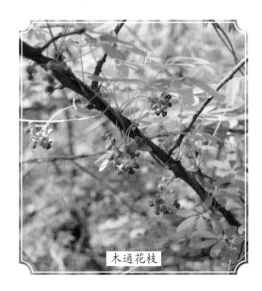

木通花枝

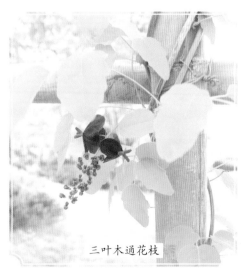

三叶木通花枝

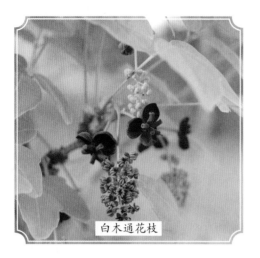

白木通花枝

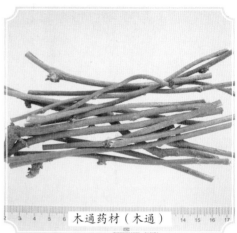

木通药材（木通）

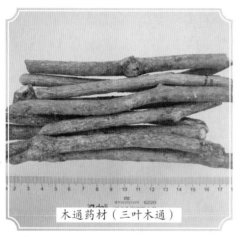

木通药材（三叶木通）

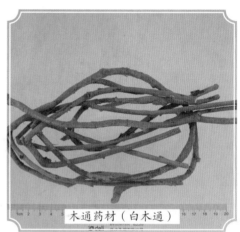

木通药材（白木通）

【混伪品】

参见"川木通"项。

【附注】

《Flora of China》及《中国高等植物》将白木通学名 *Akebia trifoliata* var. *australis* 修订为 *Akebia trifoliata* subsp. *australis*。

134

木蝴蝶 Muhudie

【来源】 木蝴蝶为紫葳科（Bignoniaceae）植物木蝴蝶的成熟种子。

【原植物】 木蝴蝶 *Oroxylum indicum* （L.）Vent. 别名：千张纸，白故纸、大力树。

落叶大乔木，高 6～12m。叶极大，对生，3～4 回羽状复叶，长 40～160cm，宽 20～80cm，小叶多数，小叶柄长 5～10mm，厚纸质，椭圆形或宽卵形，长 6～14cm，宽 4～9cm，先端短尖，基部圆形或斜形，全缘，上面绿色，下面浅绿色，两面无毛。总状花序顶生，粗壮，总花梗长约 30mm，花梗长 0.6～2.5cm，花大，紫色；花萼钟形，长 25mm，宽约 20mm，果期近木质，先端平截，宿存，肥厚；花冠肉质，钟形，橙红色，长约 6.5cm，直径 5～8.5cm，顶端 5 浅裂，裂片大小不等；雄蕊 5，生于花冠筒中部，花丝长约 4cm，稍伸出花冠外，基部生绵毛，有 1 花丝较短；花盘大，肉质；花柱长 5～7cm，柱头 2 裂为 2 个半圆形薄片。蒴果扁平，阔线形，下垂，长 30～90cm，宽 5～8.5cm，先端短尖，基部楔形，边缘稍内弯，中间有稍突出背缝，果瓣木质，熟时由青绿色转棕褐色，沿腹缝线开裂。种子多数，连翅长 6～7.5cm，宽 3.5～4cm，除基部外全被翅包围。花期 8～10 月。果期 10～12 月。

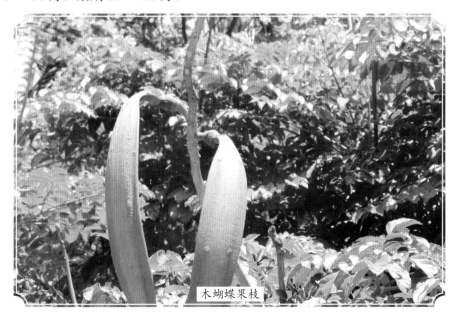

木蝴蝶果枝

【生境分布】 生于山坡、溪边、山谷或灌木丛中。分布于台湾、福建、广东、海南、广西、云南、贵州、四川等省、自治区。

【采收加工】 冬季果实外壳呈黑褐色时，采摘成熟果实，将果实曝晒或烘烤至木质果荚自行开裂，撕开果荚，取出种子，晾干或晒干。

【药材性状】 种子蝶形薄片，种皮除基部外三面延长成宽大薄翅。长5～8cm，宽3.5～4.5cm。浅黄白色，翅半透明，有绢丝样光泽，上有放射状纹理，边缘多破裂。体轻。剥去种皮后显一层薄膜状胚乳，紧裹于胚外。子叶2，蝶形，黄绿色，直径1～1.5cm。胚根明显；基部种柄线形，黑棕色。气无，味微苦。

【性味功能】 味微甘、苦，性凉。有清肺利咽，疏肝和胃的功能。

【主治用法】 用于肺热咳嗽，喉痹，音哑，肝胃气痛，胁痛。用量1.5～3g。外用适量，敷贴痈毒疮口不敛。

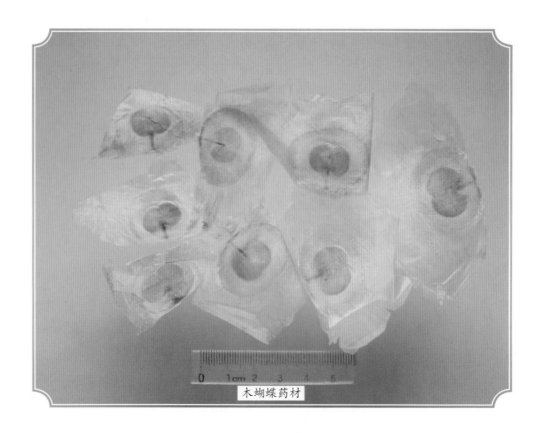

木蝴蝶药材

木鳖子 Mubiezi

[来源] 木鳖子为葫芦科 (Cucurbitaceae) 植物木鳖的种子。

[原植物] 木鳖 *Momordica cochinchinensis* (Lour.) Spreng. 别名：木别子，木鳖瓜。

多年生草质藤本，长 4 ～ 8m。块根粗壮，近圆柱形，稍有分枝。茎几无毛，有棱线；卷须单一。叶互生，叶柄长 5 ～ 10cm，叶片三角形，3 ～ 5 掌状浅裂至深裂，长 8 ～ 22cm，先端短渐尖，基部心形，近叶柄两侧处各有 1 ～ 2 个较大的腺体；中裂片菱状卵形，侧裂片三角卵形，边缘有波状三角形齿。花雌雄异株或单性同株，单生，花梗甚长，每花有 1 绿色圆肾形苞片；花萼 5 裂，具暗紫色条纹；花冠钟状，浅黄色，直径约 6cm，5 裂，裂片倒卵状椭圆形；雄蕊 3；子房下位。果实宽椭圆形至卵状球形，长 12 ～ 15cm，直径 8 ～ 9.5cm。种子大，35 ～ 50 粒。花期 5 ～ 9 月，果期 9 ～ 11 月。

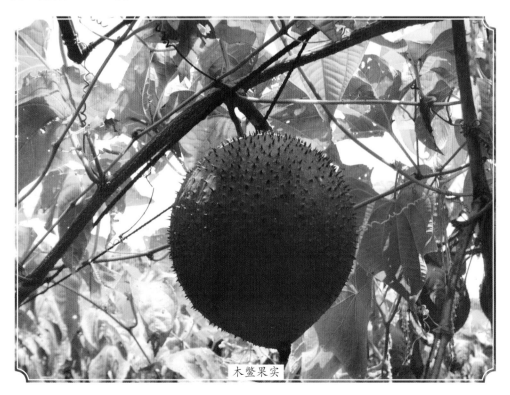

木鳖果实

【生境分布】 生于山坡、灌木丛中、林缘、河岸土层较厚处。有栽培。分布于江西、湖南、广东、海南、广西及四川等省、自治区。河南及长江以南各地区多有栽培。

【采收加工】 秋冬季采收成熟果实，剖开，除去果肉，取出种子，晒干。

【药材性状】 木鳖子扁平圆板状或稍三角形，两侧不对称，中间稍隆起或微凹陷，长 2～4cm，宽 1.5～3.5cm，厚约 0.5cm。灰棕色至棕黑色，粗糙，有凹陷网状花纹或细皱纹。边缘有十数个排列不规则粗齿，有时波状，种脐端稍窄缩。外种皮质硬而脆，内种皮极薄。子叶 2，黄白色，富油性。有特殊油腻气，味苦。

【炮制及饮片】 木鳖子 去壳取仁，捣碎。

木鳖子霜 取净木鳖子仁，炒热，研末，用纸包裹，加压去油。本品为白色或灰白色的松散粉末。

【性味功能】 味苦、微甘，性温。有毒。有散结消肿，攻毒疗疮的功能。

【主治用法】 用于疮疡肿毒，乳痈，瘰疬，痔漏，干癣，秃疮，颈淋巴结结核，乳腺炎，关节疼痛，拘挛。用量 0.6～1.2g。外用适量，研末醋调，敷患处。孕妇及体虚者忌服。

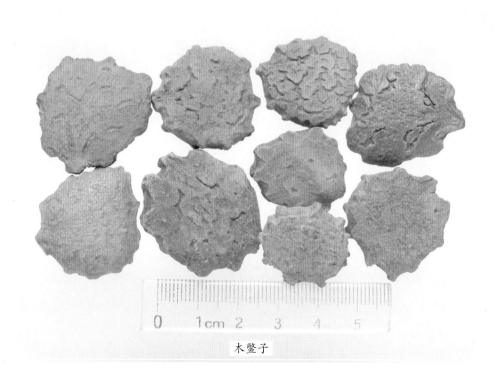

木鳖子

五加皮 Wujiapi

【来源】 五加皮为五加科（Araliaceae）植物细柱五加的根皮。

【原植物】 细柱五加 *Eleutherococcus gracilistylus* S.Y.Hu （异名 *Acanthopanax gracilistylus* W. W. Smith）别名：南五加皮，五加。

灌木，高 2～3m，茎直立或蔓生状；枝灰棕色，下垂，节上生弯曲扁刺。掌状复叶，小叶 5，稀 3～4，顶端 1 枚较大，两侧小叶较小，在长枝上互生，在短枝上簇生；叶柄长 3～8cm，光滑或有小刺；小叶倒卵形或倒披针形，长 3～8cm，宽 1～3.5cm，先端短渐尖，基部楔形，边缘有细锯齿，沿叶脉生刚毛，下面脉腋间生簇毛，几无小叶柄。伞形花序腋生，或顶生于短枝上，花多数，黄绿色；总花梗长 1～3cm，结实时延长；花梗长 6～10cm；花萼近全缘或有 5 小齿；花瓣 5，长圆状卵形，先端尖；雄蕊 5；子房下位，2 室；花柱 2，分离或基部合生。果实扁球形，熟时黑色。种子 2，淡褐色。花期 4～8 月。果期 6～10 月。

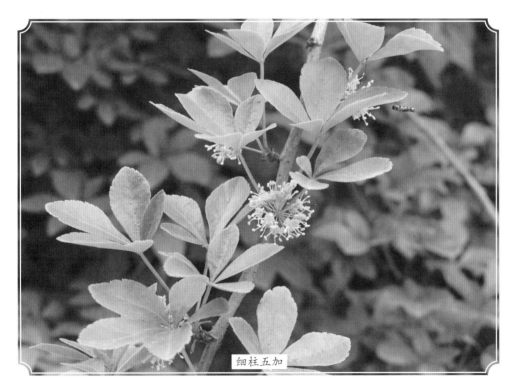

细柱五加

【生境分布】 生于灌木丛林，山坡路旁。分布于山西、陕西、山东及长江以南各省区。

【采收加工】 夏、秋季挖根部，除掉须根，剥皮，晒干，或切片晒干。

【药材性状】 根皮呈不规则筒状，单卷或双卷，或有的片状，长短不一，多数长5～15cm，筒径0.5～1.2cm，厚1～3mm。外面灰褐色，有扭曲皱纹及横长皮孔；内面淡黄色或灰黄色，有细纵纹。质轻脆，断面不整齐，灰白色。气微香，味微苦、辛而涩。

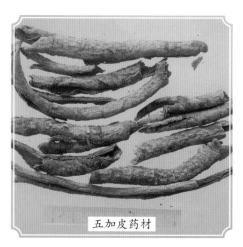

五加皮药材

【炮制及饮片】 除去杂质，洗净，润透，切厚片，晒干。

【性味功能】 味微苦、辛，性温。有祛风湿，补肝肾，强筋骨，活血去瘀的功能。

【主治用法】 用于风湿痹痛，筋骨痿软，小儿行迟，体虚乏力，腰脚酸痛，半身不遂，阳痿，脚弱，水肿，脚气，疮疽肿毒，跌打劳伤等症。用量4.5～9g，水煎服或泡酒服。

【混伪品】

一、香加皮为萝摩科植物杠柳 Periploca sepium 的根皮，习称"五加皮"，其资源丰富，是目前药材五加皮的主流，注意鉴别，参见"香加皮"项。

二、五加属多种植物的根皮或茎皮混充五加皮使用，它们间区别见以下检索表：

1、全株有乳汁，花开放后裂片向外卷。··················· 杠柳 Periploca sepium

1、全株无乳汁，花开放后裂片不向外卷。

　　2、子房（3～4)5室。

　　　3、花柱连成柱状。

　　　　4、小叶薄纸质；小枝具针刺。·········· 刺五加 Eleutherococcus senticosus

　　　　4、小叶纸质；小枝被锥状刺或扁钩刺，较粗。··········· 糙叶五加 Eleutherococcus henryi

3、花柱离生或中部以上离生。⋯⋯⋯⋯⋯⋯ 红毛五加
Eleutherococcus giraldii

2、子房2室。

5、花无梗或近无梗；头状花序。⋯⋯⋯⋯⋯ 无梗五加
Eleutherococcus sessiliflorus

5、花具梗；伞形花序。

6、伞形花序腋生或生于短枝顶端。⋯⋯⋯⋯⋯ 细柱五加
Eleutherococcus gracilistylus

6、 伞 形 花 序 顶 生。⋯⋯⋯⋯⋯⋯⋯⋯ 白 勒
Eleutherococcus trifoliatus

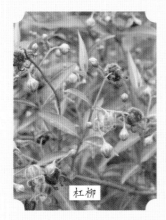
杠柳

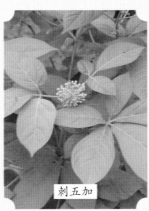
刺五加

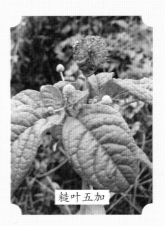
糙叶五加

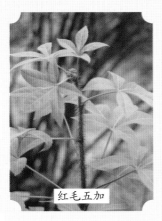
红毛五加

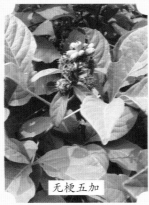
无梗五加

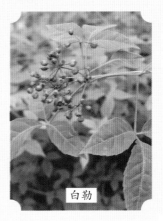
白勒

五味子 Wuweizi

【来源】 五味子为木兰科 (Magnoliaceae) 植物五味子的成熟果实。

【原植物】 五味子 *Schisandra chinensis* (Turcz.) Baill. 别名：北五味子（通称）。

多年生落叶木质藤本，长达 8m。茎枝红棕色或灰紫色，有多数圆形皮孔。单叶，于幼枝上互生，老枝上丛生于短枝，有腺点，叶柄细长，淡粉红色；叶阔椭圆形、阔倒卵形或卵形，长 5～11cm，宽 3～7cm，边缘疏生有腺体小齿，脉上有时被短柔毛。花单性，雌雄异株，数朵簇生于叶腋而下垂；花被片 6～9，乳白色或粉红色；雄花有雄蕊 5，花药无柄，花丝合生成短柱；雌花心皮多数，分离，螺旋状排列于花托上，子房倒梨形，授粉后花托渐渐伸长，结果时成长穗状。浆果肉质，球形，直径 5～7mm，熟时深红色；种子 1～2，肾形，种皮光滑。花期 5～7月。果期 8～10月。

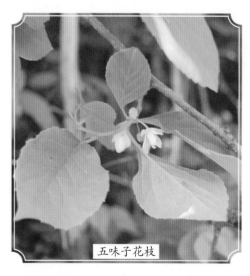

五味子花枝

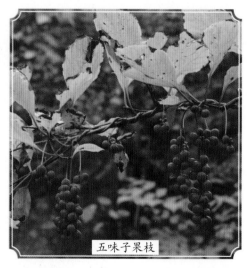

五味子果枝

【生境分布】 生于山坡杂木林下，常缠绕在其他植物上，分布于东北、华北及陕西、山东等省区。

【采收加工】 秋季果实成熟尚未脱落时采摘，除去果枝及杂质，晒干。

【药材性状】 果实呈不规则球形或扁球形，直径 5～8mm。红色、紫红色或暗紫红色，皱缩，果皮肉质柔软。种子1～2，肾形，黄棕色，有光泽，种皮坚硬而脆，种仁淡棕色，胚乳油质，胚小。果肉气微，味酸；种子破碎后有香气，味辛辣而微苦。

【炮制及饮片】 五味子 除去杂质。用时捣碎。

醋五味子 取净南五味子，加适量醋，蒸至黑色。用时捣碎。表面棕黑色，干瘪，果肉常紧贴种子上，无黏性。种子表面棕色，无光泽。

【性味功能】 味酸，性温。有收敛固涩，益气生津，补肾宁心的功能。

【主治用法】 用于肺虚咳喘，梦遗滑精，津亏口渴，神经衰弱，久泻不止，自汗盗汗，津伤口渴，无黄疸型肝炎，心烦失眠等症。用量1.5～6g。水煎服或入丸散用。

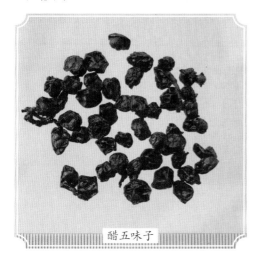

醋五味子

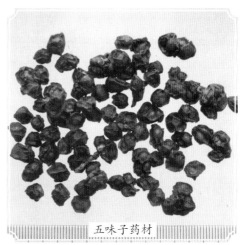

五味子药材

🌱【混伪品】

同科植物华中五味子 *Schisandra sphenanthera* Rehd. et Wils. 的成熟果实为中药"南五味子"，传统上也作中药"五味子"的基源，但因品质较差而分列为二味。与五味子的区别：叶稍厚，倒卵形、椭圆形或卵状披针形，两面绿色。花单生于叶腋，橙黄色。参见"南五味子"项。

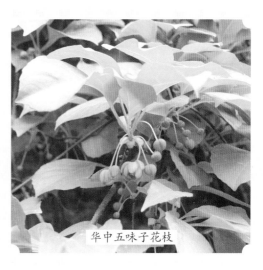

华中五味子花枝

五倍子 Wubeizi

【来源】 五倍子为漆树科植物盐肤木、青麸杨或红麸杨上的虫瘿，由多种五倍子蚜虫寄生形成。由植物盐肤木受倍蚜科昆虫角倍蚜寄生后形成的虫瘿，称"角倍"；红麸杨或青麸杨受蛋铁倍蚜寄生后形成的虫瘿，称"肚倍"。

【原植物】 1、盐肤木 *Rhus chinensis* Mill. 别名：五倍子树，五倍柴，泡倍树。

落叶乔木，高 2～10m。树皮灰黑色；小枝密被棕色柔毛。单数羽状复叶，互生，总叶柄基部膨大，叶轴与总叶柄有宽翅，被淡黄棕色短柔毛；小叶 5～13 枚，无柄，卵形、卵状椭圆形至椭圆形或长卵形，长 5～14cm，宽 2.5～5cm；先端渐尖、短渐尖或急尖，基部圆形或楔形，边缘有粗锯齿，上面绿色、疏生短柔毛，下面灰绿色，密被淡褐色短柔毛。圆锥花序顶生，长 20～30cm，花小，有两性花和雄花；两性花的萼片 5，绿黄色，长卵形，长约 0.6mm，先端钝，外侧及边缘被短柔毛；花瓣 5，白色，倒卵状长椭圆形，长 1.6mm，先端圆形，边缘及内侧基部具柔毛；雄蕊 5，着生于花盘边缘，较花瓣略短，花药黄色，椭圆形，"丁"字着生，花丝黄色；雌蕊较雄蕊短，子房上位，密生长柔毛，花柱 3，柱头头状，黄色；雄花略小于两性花；花萼，花瓣与两性花相似，雄蕊 5，形小，中央有退化子房。果序直立；核果扁圆形，直径 3～4mm，熟时橙红色至红色，被灰白色短柔毛，内含种子 1 枚，扁圆形，灰色。花期 6～9 月，果期 9～11 月。

2、青麸杨 *Rhus potaninii* Maxim. 别名：波氏盐肤木，白五倍子树。

落叶乔木，高达 8m，小枝光滑无毛或被细短柔毛。单数羽状复叶，总叶柄基部膨大，叶轴圆形或在上部的小叶间微有翅；小叶 5～9 枚，小叶柄极短而明显，椭圆形或椭圆状披针形，长 5～10cm，宽 2～2.5cm，先端渐尖，基部圆形或广楔形，偏斜，全缘或幼时有粗锯齿，上面绿色，光滑无毛，下面灰绿色，几无毛或仅脉上被柔毛。圆锥花序顶生，长 10～20cm，被细柔毛；花小，杂性，白色，花药黄色，果序下垂，核果近球形，直径 3～4mm，血红色，表面密生细短毛，有宿存花柱。花期 5～6 月，果期 7～9 月。

3、红麸杨 *Rhus punjabensis* Stew. var. *sinica* (Diels) Rehd. et Wils. 别名：铁倍树。

落叶乔木，高 7～12m，小枝有短毛。奇数羽状复叶，叶轴无翅或仅上部有狭翅，或幼时全部有翅；小叶5～13枚，卵状长椭圆形至椭圆形，长7～12cm，宽2～4cm，先端渐尖，基部圆形或近心形，全缘或中上部具疏锯齿，上面光滑无毛，下面沿叶脉有短柔毛；无小叶柄。圆锥花序顶生，长10～20cm，花杂性，白色，花药紫色。果序下垂，核果近圆形，直径4～5mm，深红色，表面密生细柔毛。花期6～7月，果期8～9月。

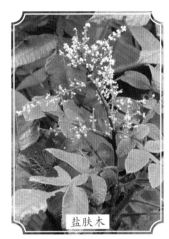 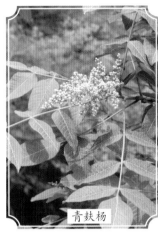 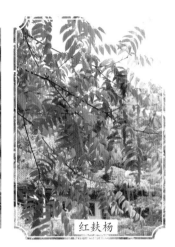

盐肤木　　青麸杨　　红麸杨

【生境分布】　盐肤木　生于向阳山坡、沟谷、溪边的疏林或灌丛。除东北、内蒙古和新疆外，其他各省、自治区均有分布。但能产五倍子的只有陕西、河南、浙江、湖北、湖南、云南贵州、四川等省。

青麸杨　生于山坡干燥处灌木丛中。分布于陕西、甘肃、山西、河南、湖北、湖南、贵州、四川、西藏、云南等省区。

红麸杨　生于向阳山坡疏林下或灌木丛中。分布于湖北、湖南、陕西、甘肃、云南、贵州、四川、西藏等省区。

【采收加工】　角倍于9～10月间，肚倍于6～8月间在五倍子由青转成黄褐色时采摘，用沸水烫，至表面色泽转变为半透明时（内部之虫已杀死），捞出晒干。

【药材性状】　1、角倍不规则卵圆形，有2～3分枝薄壳囊状物，长3～12cm，直径2～16cm。黄棕色至灰棕色，密生灰白色绢毛，有毛角状分枝。质硬脆，易破碎，断面角质样，内壁浅棕色，平滑。腔内具黑褐色蚜虫尸体及白色粉状分泌物和排泄物。气特异、微臭，味极涩。

2、肚倍椭圆形或球形囊状物。无突起或分枝，灰橄榄绿色，毛少，壁厚2～3mm，折断面角质样，较角倍光亮。气特异，味涩。

【炮制及饮片】　敲开，除去杂质。

【性味功能】 味酸、涩，性寒。内服有敛肺降火、涩肠、固精、敛汗、止血功能。外用有解毒、消肿，收湿敛疮，止血功能。

【主治用法】 内服用于肺虚久咳，肺热痰嗽，久泻久痢，遗精，滑精，自汗，盗汗，消渴，崩漏下血，便血，痔血等；外用于疮疖肿毒、湿疮流水、皮肤湿烂溃疡不敛、脱肛不收，下宫下垂，外伤出血等。用量 3 ～ 6g。水煎服。外用适量。

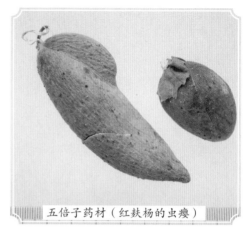

五倍子药材（红麸杨的虫瘿）

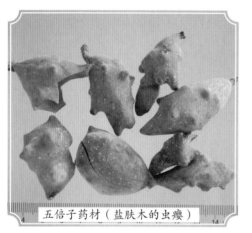

五倍子药材（盐肤木的虫瘿）

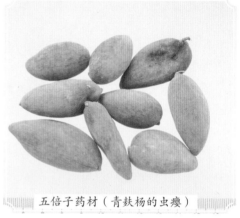

五倍子药材（青麸杨的虫瘿）

太子参 Taizishen

【来源】 太子参为石竹科（Caryophyllaceae）植物孩儿参的块根。

【原植物】 孩儿参 *Pseudostellaria heterophylla*（Miq.）Pax ex Pax et Hoffm.

多年生草本。块根肉质，纺锤形，直径约6 mm,疏生须根。茎单一，稀有双生者，高7～15cm,直立，下部带紫色，上部绿色，节略膨大，茎上有二行短柔毛。叶4～5对对生，近无柄，叶片倒披针形；茎顶端有4片大形叶状总苞，总苞片卵状披针形至长卵形。花2型：花1～3朵生于茎端总苞内，白色，花梗长，有短柔毛，萼片5，花瓣状，顶端2齿裂；雄蕊10，子房卵形，花柱3，线形；闭锁花生茎下部叶腋，小形，花梗细，萼片4，疏生柔毛，无花瓣。蒴果卵形，成熟下垂，内有种子7～8粒。种子褐色，表面有疣状突起。花期5～6月，果期7～8月。

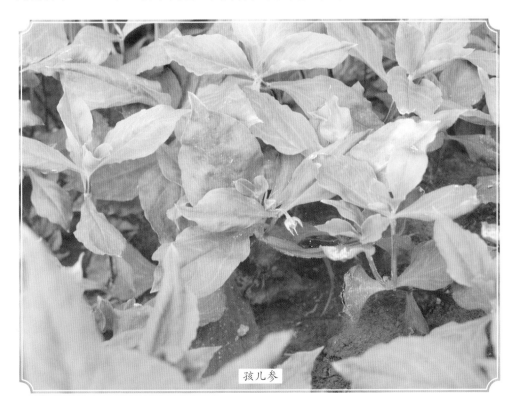

孩儿参

【生境分布】 生于山坡林下和岩石缝中。分布于黑龙江、辽宁、吉林、河北、河南、山东、山西、江苏、安徽、浙江、江西、湖北、陕西等省区。

【采收加工】 夏季茎叶大部分枯萎时采挖，洗净，除去须根，置沸水中略烫后阴干或直接晒干。

【药材性状】 块根呈细长纺锤形或细长条形，稍弯曲，长 3～8cm，顶端可见茎基及芽痕，下部细长呈尾状。表面黄白色至土黄色，较光滑，略有纵皱纹，凹陷处有须根痕。质硬而脆，断面平坦，淡黄白色，角质样；晒干者类白色，有粉性。气微，味微甘。

【性味功能】 味甘、微苦，性平。有益气健脾，生津润肺的功能。

【主治用法】 用于脾虚体倦，食欲不振，病后虚弱，气阴不足，心悸口干，肺燥干咳。用量 9～30g。

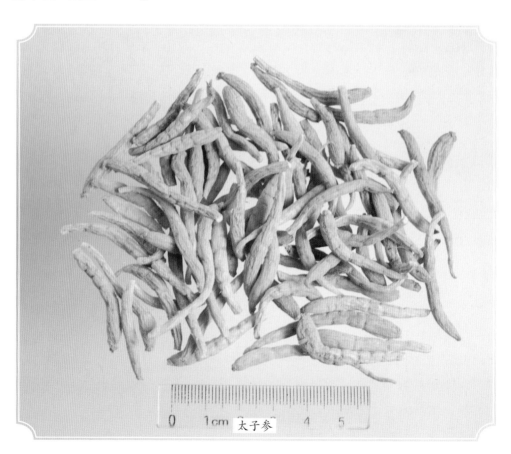

太子参

车前子 Cheqianzi

【来源】车前子为车前草科 (Plantaginaceae) 植物车前和平车前的种子。

【原植物】1、车前 *Plantago asiatica* L. 别名：牛耳朵草，驴耳朵草。

多年生草本，高 15～50cm。根茎粗短，须根多数。叶基出，直立或外展；叶柄基部扩大成鞘；叶长椭圆形或卵圆形，长 4～15cm，宽 4～9cm，全缘或波状不规则浅裂或有疏齿至弯缺，有 5 或 7 条近平等弧形脉。花茎数个，长 20～45cm，有短柔毛；穗状花序顶生，花疏生，绿白色；苞片 1，宽三角形，宿存；萼片 4，基部稍合生，有短柄，裂片倒卵状椭圆形或椭圆形，先端钝，边缘白色膜质，背部龙骨状凸起宽且成绿色，边缘宽膜质；花冠管卵形，4 裂，裂片披针形，向外反卷，淡绿色；花萼裂片倒卵状椭圆形或椭圆形。雄蕊 4，花药先端有三角形突出物，花丝线形；子房上位，卵圆形，花柱线形，有毛，宿存。蒴果卵状椭圆形或卵形，长约 3mm，周裂。种子细小，近椭圆形，常为 5～6 粒，腹面明显平截，黑褐色。花期 6～9 月。果期 7～10 月。

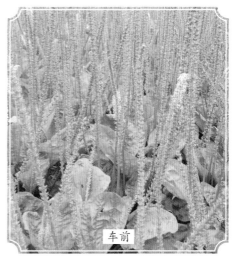

车前

2、平车前 *Plantago depressa* Willd. 别名：主根车前。

与车前相近，主要区别为：直根圆柱状。叶柄长 1.5～3cm；叶基生，平铺地面，椭圆形或椭圆状披针形，长 4～11cm，宽 2～4cm，纵脉 3～7 条；叶柄长 1～11cm，基部具较宽的叶鞘，边缘有小齿。花茎长 4～17cm，穗状花序直立，长 4～10cm，上部花较密，下部花较疏；苞片三角状卵形，边缘常紫色；萼片 4 裂，

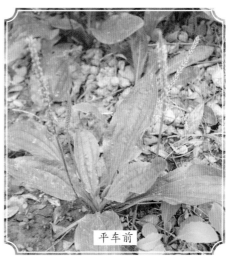

平车前

宽卵圆形，宿存；花冠裂片4，先端有浅齿；雄蕊稍伸出花冠。蒴果圆锥状，褐黄色。种子4～5，长圆形，细小，黑棕色，光滑。花期5～9月。果期6～10月。

【生境分布】 车前生于平地、沟边、河岸湿地，田边、路旁或村边空旷处。分布于全国大部分地区。平车前生于平原、山坡、路旁等。分布全国各地。

【采收加工】 8～9月果穗成熟时摘下，晒干，搓出种子，除去杂质。

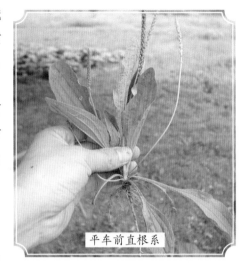

平车前直根系

【药材性状】 1、车前　种子长圆形，稍扁，或近三角形，边缘较薄，长1.1～1.8～2.2mm，宽0.65～1.2mm，棕黑色或棕色，稍粗糙不平，中央或一端有灰白色（或黑色）凹陷的点状种脐。切面有乳白色的胚乳及胚。种子放水中，外皮有粘液释出覆盖种子。气微，嚼之稍有粘性。

2、平车前　种子呈扁的长椭圆形，少数呈类三角形，长0.90～1.75mm，宽0.60～0.98mm。表面黑棕色或棕色，背面略隆起，腹面较平坦，中央有明显的白色凹点状种脐。

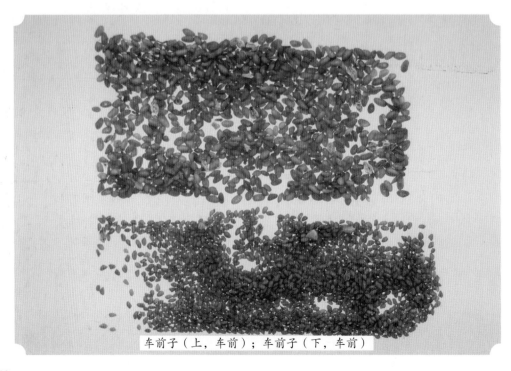

车前子（上，车前）；车前子（下，车前）

【炮制及饮片】 车前子　除去杂质。

盐车前子　取净车前子，照盐水炙法炒至起爆裂声时，喷洒盐水，炒干。

【性味功能】 味甘，性寒。有清热利尿，祛痰止咳，凉血明目，解毒的功能。

【主治用法】 用于胰腺癌、胆管癌、口腔癌、五官部位肿瘤、淋巴肉瘤、肝癌、食管癌等。用量 9 ～ 30g，水煎服。

【混伪品】

偶见大车前 Plantagomajor 的种子充当车前子采收，与正种之间区别见以下检索表：

1、根为须根系

2、种子 (8 ～)12 ～ 24，长 0.8 ～ 1.2mm ····················· 大车前 *Plantago major*

2、种子 5 ～ 6，长 1.2 ～ 2mm。··········· 车前 *Plantago asiatica*

1、根为直根系 ·············· 平车前 *Plantago depressa*

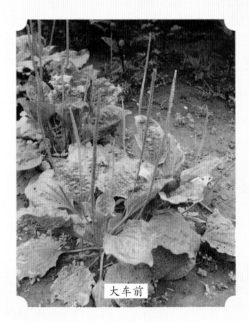

大车前

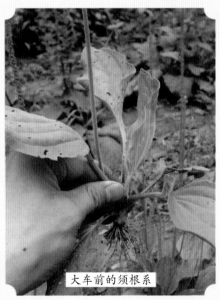

大车前的须根系

牛蒡子 Niubangzi

【来源】 牛蒡子为菊科 (Compositae) 植物牛蒡的果实。

【原植物】 牛蒡 *Arctium lappa* L. 别名：大力子。

　　二年生草本，高 1～2m。根粗壮，圆锥形。茎粗壮，带紫色，有纵条棱，上部多分枝，有稀疏乳突状短毛及棕黄色小腺点。基生叶丛生，叶柄长，粗壮，被疏毛，上部叶渐小；茎生叶互生；叶长卵形或广卵形，长 20～50cm，宽 15～40cm，先端钝，有刺尖，基部心形，全缘或有不整齐波状齿，上面生疏毛，下面密生灰白色短柔毛。头状花序簇生于枝顶或排成伞房状，花序梗长 3～7cm，密生细毛；总苞球形，绿色，苞片多数，覆瓦状排列，披针形或线状披针形，先端有软骨质倒钩刺。花紫红色，全为管状花，花冠先端 5 浅裂；聚药雄蕊 5，与花冠裂片互生；子房下位，1 室，顶端圆盘状，着生短刚毛状冠毛，花柱细长，柱头 2 裂。瘦果长圆形或长圆状倒卵形，灰褐色，有纵棱，冠毛短刺状。花期 6～8 月。果期 8～10 月。

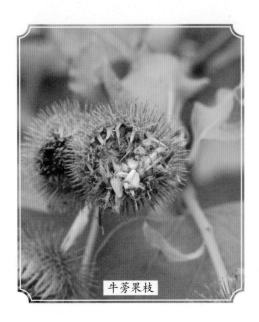

牛蒡果枝

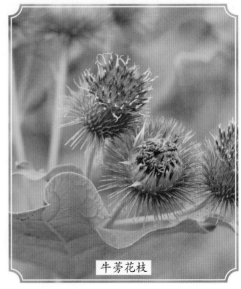

牛蒡花枝

[生境分布] 生于山野路旁、沟边、荒地、山坡、向阳草地或村镇附近。分布于东北、华北及江苏、安徽、浙江、江西、湖北、湖南、广西、陕西、宁夏、甘肃、青海、新疆、云南、贵州、四川等省区。

[采收加工] 秋季果实成熟时采收果序，晒干，打下果实，除去杂质，再晒干。

[药材性状] 果实长倒卵形，稍扁，微弯，长 5～7mm，宽 2～3mm。灰褐色或浅灰褐色，有多数细小黑斑及纵棱。顶端钝圆，有一圆环，中心有点状凸起花柱残迹；基部窄，有圆形果柄痕。果皮硬，子叶 2，淡黄白色，富油性。无气味，味苦。种子气特异，味苦微辛，外嚼稍麻舌。

[炮制及饮片] 牛蒡子　除去杂质，洗净，干燥。用时捣碎。

炒牛蒡子　取净牛蒡子，照清炒法，炒至略鼓起、微有香气。用时捣碎。

[性味功能] 味辛、苦，性寒。有疏散风热，宣肺透疹，消肿，解毒，利咽的功能。

[主治用法] 用于风热感冒，咳嗽痰多，麻疹，风疹，荨麻疹，咽喉肿痛，腮腺炎，痈肿疮毒。用量 4.5～9g。水煎服。脾胃虚寒，泄泻者忌服。

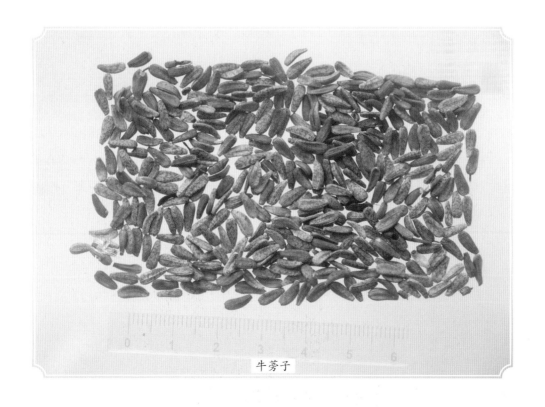

牛蒡子

牛膝 Niuxi

【来源】 牛膝为苋科（Amaranthaceae）植物牛膝的根。

【原植物】 牛膝 *Achyranthes bidentata* Bl. 别名：怀牛膝、牛筋。

多年生草本，高 30 ～ 100cm。根圆柱形，淡黄色。茎直立，四棱形，具对生的分枝，节稍膨大，被柔毛。单叶对生，椭圆形或倒卵圆形，少为倒披针形，长 5 ～ 10cm，宽 2 ～ 7cm，先端锐尖，基部楔形，全缘，两面被柔毛，具短柄。穗状花序腋生或顶生，花在后期向下折，贴近总花梗。苞片 1，膜质，宽卵形，先端突尖成刺；小苞片 2，坚刺状，顶端弯曲，基部两侧有卵状膜质小裂片；花被 5，绿色，披针形，长 4 ～ 5mm，顶端急尖，具 1 中脉，边缘膜质；雄蕊 5，花丝下部合生，与退化雄蕊联为杯状；子房 1 室，倒生胚株 1。胞果长圆形，果皮薄，包于宿萼内。种子长圆形，黄褐色。花期 8 ～ 9 月。果期 9 ～ 10 月。

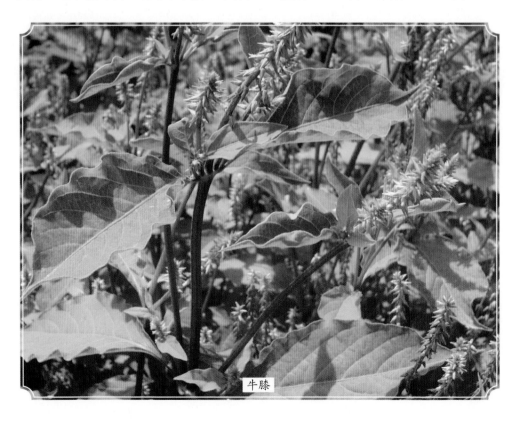

牛膝

【生境分布】 生于山野路旁或栽培于疏松肥沃土壤。分布于山西、陕西、山东、江苏、浙江、江西、福建、湖南、湖北、四川、贵州、云南等省区。

【采收加工】 冬季茎叶枯萎时采挖，除去须根及泥沙，捆成小把，晒至干皱后，用硫黄熏2次，将顶端切齐，晒干。

【药材性状】 根细长圆柱形，有的稍弯曲，上端稍粗，下端较细，长15～50cm，直径0.4～1cm。灰黄色或淡棕色，有稍扭曲而细微的纵皱纹、横长皮孔及稀疏的细根痕。质硬而脆，易折断，受潮则变柔软，断面平坦，黄棕色，微呈角质样而油润，中心维管束木部较大，黄白色，其外围散有多数点状的维管束，排列成2～4轮。气微，味微甜而稍苦涩。

【炮制及饮片】 牛膝 除去杂质，洗净，润透，除去残留芦头，切段，晒干。

酒牛膝 取净牛膝段，照酒炙法炒干。

【性味功能】 味苦、酸，性平。有补肝肾，强筋骨，散瘀血，消痈肿，引血下行的功能。

【主治用法】 用于淋病，尿血，经闭，癥瘕，难产，胞衣不下，产后瘀血腹痛，腰膝酸痛，风湿痹痛，四肢不利，喉痹，高血压等。用量4.5～9g。水煎服。孕妇忌服。制剂不宜作静脉注射，以防溶血。

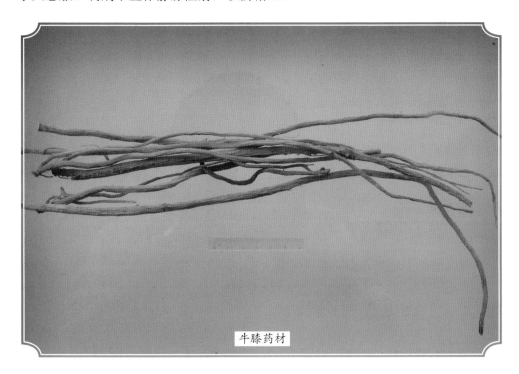

牛膝药材

🌸【混伪品】

　　与牛膝同属植物我国有3种，柳叶牛膝和土牛膝的根偶尔被混淆采挖，冒充牛膝入药。以下为3种植物的检索表：

　　1、叶片呈披针形或狭披针形·················· 柳叶牛膝 *Achyranthes longifolia*

　　1、叶片倒卵形，长椭圆形或椭圆形。

　　　2、叶片倒卵形，宽倒卵形；雄蕊5，退化雄蕊与花丝等长，顶端截平呈睫毛状·········· 土牛膝 *Achyranthes aspera*

　　　2、叶片椭圆形或椭圆形状披针形；雄蕊5，花丝下部合生，与退化雄蕊联为杯状·············· 牛膝 *Achyranthes bidentata*

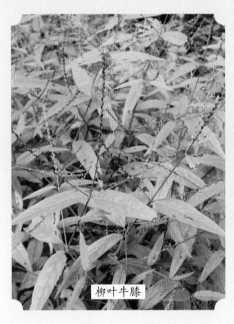

柳叶牛膝

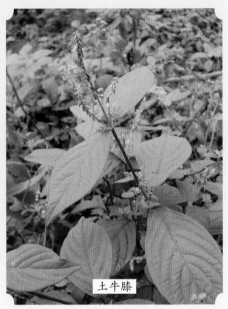

土牛膝

升麻 Shengma

【来源】 升麻为毛茛科（Ranunculaceae）植物兴安升麻、升麻或大三叶升麻的干燥根茎。

【原植物】 1、升麻 *Cimicifuga foetida* L. 别名：西升麻，川升麻，绿升麻。

多年生草本。根茎大型，坚实，黑色，有多数内陷的圆洞状老茎残迹。茎直立，高 1～2m，圆形，中空，上部分枝。下部叶具长达 15cm 的叶柄，叶片三角形，2～3 回三出羽状全裂；顶生小叶菱形，长 7～10cm，宽 4～7cm，常浅裂，边缘有锯齿，侧生小叶斜卵形；上面无毛，下面沿脉疏被白色柔毛。茎上部的叶较小，具短柄或近无柄，常一至二回三出羽状全裂。圆锥花序，具分枝 3～20 条，花序轴和花梗密被灰色或锈色的腺毛及短毛；苞片钻形，比花梗短；花两性；萼片 5，花瓣状，倒卵状圆形，白色或绿白色；退化雄蕊位于萼片内面，顶端微凹或二浅裂，能育雄蕊多数；心皮 2～5，密被灰色毛。蓇葖果长圆形，被贴伏柔毛，基部渐狭成长 2～3mm 的柄，顶端有短喙；种子 3～8，椭圆形，全体生膜质鳞翅。花期 7～9 月，果期 8～10 月。

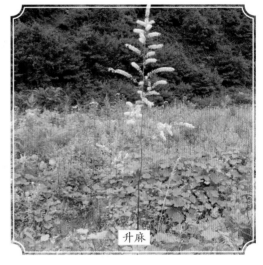
升麻

2、兴安升麻 *Cimicifuga dahurica* (Turcz.) Maxim. 别名：北升麻，龙眼根。

与升麻相似，本植物主要特征：顶生小叶宽菱形；圆锥花序多分枝；

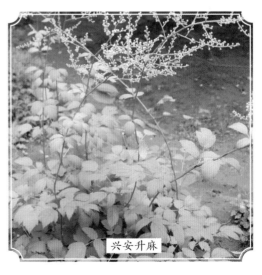
兴安升麻

157

花单性，雌雄异株，退化雄蕊叉状2深裂，先端有2个乳白色空花药；心皮4～7，离生，疏生灰色柔毛至近无毛。蓇葖果长7～8mm，宽4mm，被贴伏的白色柔毛，顶端近截形。种子3～4，椭圆形，四周及中央生鳞翅。花期7～8月，果期8～9月。

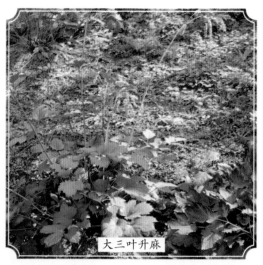

大三叶升麻

3、大三叶升麻 *Cimicifuga heracleifolia* Kom. 别名：窟窿牙根，关升麻。

与升麻相似，本植物主要特征：茎生叶为二回三出复叶，各回小叶均有小叶柄。花两性，蓇葖果无毛或近无毛。

【生境分布】兴安升麻生于山地、林缘、灌丛及草地中，分布于东北及河北、山西、内蒙古等省区。升麻生于山地林缘、林中或路旁草丛中，分布于河南西部、山西南部、湖北、陕西、宁夏、甘肃、青海、四川、云南、西藏等省区。大三叶升麻分布于黑龙江、吉林、河北、山西、内蒙古等省、自治区。

【采收加工】秋季采挖根茎，去泥沙，晒至八、九成干后，燎去或除去须根，晒干。

【药材性状】1、升麻 根茎呈不规则块状，分枝较多，长3～13cm，直径0.6～3.5cm。灰棕色至暗棕色，有多数圆形空洞状茎基痕，直径0.4～1cm，须根较多。质坚硬，不易折断，断面不平坦，有裂隙，纤维性，灰黄色。气微弱，味微苦。

2、兴安升麻 根茎为横生不规则长条块形，稍弯曲，多分枝成条形结节状，长6～15cm，直径1.5～2cm。棕褐色至黑褐色，粗糙不平，有坚硬的细须根残留，上有数个圆形空洞茎基痕，内壁显网状沟纹，下面凹凸不平，具须根痕，断面有放射状沟纹，外皮脱落处有网状维管束纹理。质坚而轻，不易折断，断面黄白色片状中空。气微，味微苦而涩。

3、大三叶升麻 根茎呈不规则长块状，多分枝呈结节状，长5～20cm，直径2～4(～5)cm。表面灰褐色，粗糙，上有数个圆盘状茎基痕，直径1～3.5cm，圆盘状内壁显网状纹理。体轻质坚，不易折断，断面纤维性，木质部呈放射状纹理，髓部黑褐色。味苦。以个大，质坚，表面黑褐者为佳。

【炮制及饮片】除去杂质，略泡，洗净，润透，切厚片，干燥。

【性味功能】味微苦、甘，性微寒。有发表，透疹，清热解毒，升提中气的功能。

【主治用法】用于风热头痛，齿龈肿痛，咽痛口疮，麻疹不透，胃下垂，久泻，脱肛，子宫脱垂。用量 1.5～4.5g。

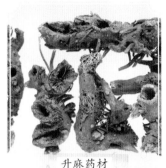 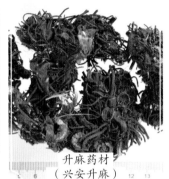 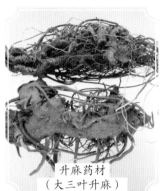

升麻药材　　　　　　　升麻药材　　　　　　　升麻药材
（升麻）　　　　　　　（兴安升麻）　　　　　（大三叶升麻）

【混伪品】

升麻混伪品较多，包括以下多种植物的干燥根茎：单穗升麻、类叶升麻、麻花头、落新妇等。升麻正品及混伪品原植物检索表：

1、头状花序······················ 麻花头 *Serratula centauroides*

1、非头状花序

　2、浆果···················· 类叶升麻 *Actaea asiatica*

　2、非浆果

　　3、雄蕊10；心皮2····················· 落新妇 *Astilbe chinensis*

　　3、雄蕊多数；心皮2～7

　　　4、花单性，退化雄蕊顶端二裂，具二枚空花药········· 兴安升麻 *Cimicifuga dahurica*

　　　4、花两性

　　　　5、花序不分枝，有时下部有少数极短分枝··········· 单穗升麻 *Cimicifuga simplex*

　　　　5、花序4～20分枝

　　　　　6、蓇葖及心皮密被灰色柔毛；顶生小叶菱形··········· 升

麻 *Cimicifuga foetida*

　　6、蓇葖及心皮无毛或近无毛⋯⋯⋯⋯⋯ 大三叶升麻

Cimicifuga heracleifolia

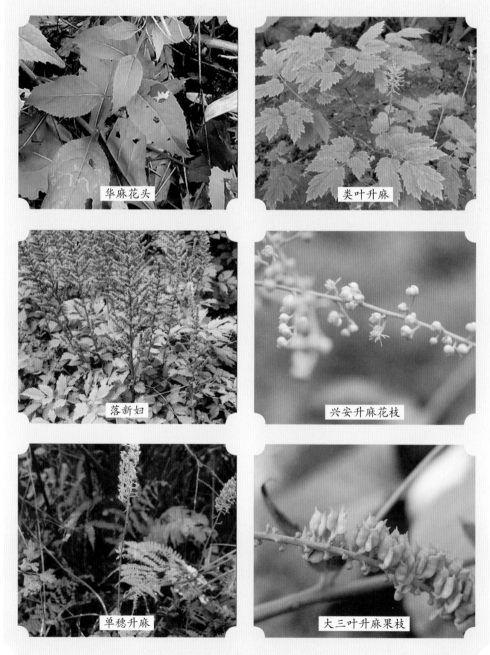

华麻花头

类叶升麻

落新妇

兴安升麻花枝

单穗升麻

大三叶升麻果枝

片姜黄 Pianjianghuang

【来源】 本品为姜科 (Zingiberaceae) 植物温郁金的干燥根茎。

【原植物】 温郁金 *Curcuma wenyujin* Y. H. Chen et C. Ling，参见"郁金"项。

【生境分布】 栽培或野生，生于湿润田园或水沟边。分布于浙江南部。

【采收加工】 冬季茎叶枯萎后采挖，洗净，除去须根，趁鲜纵切厚片，晒干。

【药材性状】 本品呈长圆形或不规则的片状，大小不一，长 3 ～ 6cm，宽 1 ～ 3cm，厚 0.1 ～ 0.4cm。外皮灰黄色，粗糙皱缩，有时可见环节及须根痕。切面黄白色至棕黄色，有一圈环纹及多数筋脉小点。质脆而坚实。断面灰白色至棕黄色，略粉质。气香特异，味微苦而辛凉。

【性味功能】 味辛、苦，性温。有破血行气，通经止痛的功能。

【主治用法】 用于血滞经闭，行经腹痛，胸胁刺痛，风湿痹痛，肩臂疼痛，跌扑损伤。用量：3 ～ 9g。

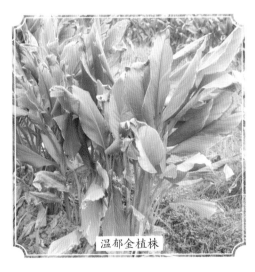
温郁金植株

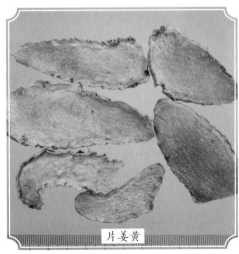
片姜黄

化橘红 Hua ju hong

【来源】 化橘红为芸香科（Rutaceae）植物化州柚、柚的未成熟或近成熟的干燥外层果皮。前者习称"毛橘红"，后者习称"光七爪""光五爪"。

【原植物】 1、化 州 柚 *Citrus grandis* （L.） Osbeck var. *tomentosa* Hort. 别名：化州橘红、柚。

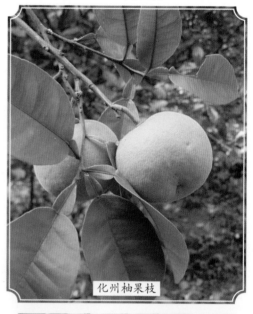

化州柚果枝

常绿小乔木，高3～4cm。枝条粗壮，斜生，幼枝绿色，密生柔毛，有小刺。叶互生，有透明油点；单生复叶，叶柄有关节，叶翼倒心形，长2～3cm，宽1.2～2cm；全体有毛，叶肥厚柔软，长椭圆形，长8～15cm，宽3～6cm，先端钝或稍凹入，基部圆钝，边缘浅波状，两面主脉有柔毛，有半透明油腺点。花单生或常为腋生花序；花萼怀状，萼4浅裂，宽约1cm；花瓣4，白色，长圆形，肉质；雄蕊20～25cm，花丝白色，下部连合；子房圆形，有细柔毛，花柱柱状，柱头大。柑果扁圆形或圆形，果柄及幼果密生短柔毛，故有毛橘红之名。果熟时柠檬黄色，油室大而明显。果皮厚，不易分离，瓤囊16瓣，果肉浅黄色，味酸。种子扁圆形。花期4月，果期10～11月。

2、 柚 *Citius grandis* （L.） osbeck 别名：文旦柚，沙田柚。

常绿乔木，高5～10m。树皮褐色

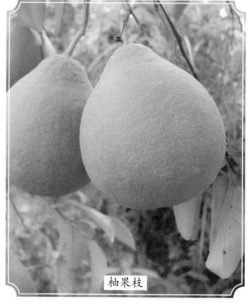

柚果枝

平滑。小枝扁,幼枝被短柔毛,有刺或无刺。叶互生;叶柄有倒心形宽翅,长 1～4cm,宽达 2cm, 被柔毛。叶片长椭圆形或卵状椭圆形, 长 7～8cm, 宽 4～8cm, 先端圆或微凹, 基部圆钝, 边缘有圆锯齿, 有半透明油腺点, 上面暗绿色, 下面脉上有时被疏毛;花通常簇生于叶腋间或单生, 白色, 有香气;花萼 4～5 浅裂;花瓣 4, 长圆形, 反卷;雄蕊 25～45, 长短不一, 花丝下部常连合成管组, 花药大, 线形;子房上位, 长圆球形, 花柱圆柱形, 柱头头状。柑果极大, 梨形或球形、扁圆形, 长 10～15cm, 顶端圆, 基部尖圆或圆形, 果皮平滑, 厚 1～1.5cm, 黄色, 油腺密布;肉瓤 12～18 瓣, 易分离;果肉淡黄色或淡红色。种子多数, 扁圆形, 扁楔形, 有皱纹。花期 4～5 月。果期 9～11 月。

【生境分布】 化州柚为栽培种,主要分布于广东、广西等省区。柚栽培于丘陵、低山带或村旁, 分布于浙江、江西、福建、台湾、湖北、湖南、广东、广西、四川、贵州、云南等省区。

【采收加工】 摘取未成熟或近成熟的果实, 置入沸水中, 即捞出, 将果皮用刀均匀的割成 5～7 瓣, 使基部 1/3 处连接, 除去果瓤及中果皮, 晒干或焙干, 再用水润透, 对折, 用木板压平成形, 晒干或烘干。

【药材性状】 1、化州柚 为对折的七角或展平的五角星状, 单片呈条形。完整者展平后直径 15～28cm, 厚 0.2～0.5cm, 黄绿色, 密布柔毛, 有皱纹及油室, 内面黄白色或淡黄棕色, 有脉络纹, 质脆, 易折断, 断面不整齐, 外缘有 1 列不整齐下凹的油室, 内侧稍柔而有弹性。气芳香, 味苦, 微辛。

2、柚 多为 5～7 瓣, 直径 25～32cm, 稍向内卷;棕黄色或桔黄色, 粗糙, 有油点, 质软。

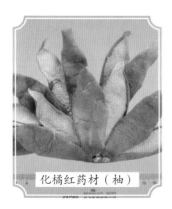

化橘红药材（柚）

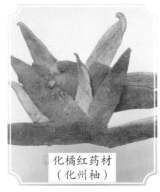

化橘红药材
（化州柚）

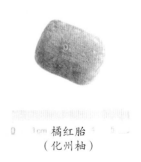

橘红胎
（化州柚）

【性味功能】 味辛、苦，性温。有散寒，燥湿、利气消痰的功能。

【主治用法】 用于风寒咳嗽，喉痒痰多，食积伤酒，呕恶痞闷。用量 3 ～ 6g。

【混伪品】

1、《中华人民共和国药典》记载化橘红为芸香科植物化州柚 *Citrus grandis* (L.) Osbeck var. *tomentosa* Hort.、柚 *Citius grandis* (L.) Osbeck 的未成熟或近成熟的干燥外层果皮，《中国高等植物》将取消化州柚，并入物种柚，同时修正订学名为 *Citrus maxima* Merr.。

2、化州柚脱落的幼果称为"橘红胎"，在产区有很长的药用历史。

3、橘红为橘 *Citrus reticulata* 的外层果皮，参见"橘红"项。

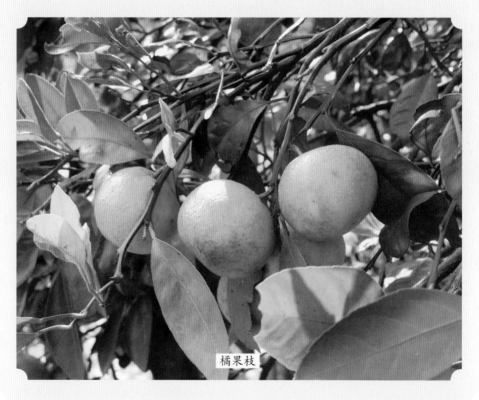

橘果枝

月季花 Yuejihua

【来源】 月季花为蔷薇科（Rosaceae）植物月季未开放的花。

【原植物】 月季 *Rosa chinensis* Jacq.

　　常绿或半落叶灌木，株高 1～2m。小枝具钩状的皮刺，无毛。羽状复叶，小叶 3～5(7)，宽卵形或卵状长圆形，长 2～6cm，宽 1～3cm，先端渐尖，基部宽楔形，边缘具锯齿；上面暗绿色，有光泽；下面色较浅；两面无毛。叶柄与叶轴疏生皮刺及腺毛。托叶大部分与叶柄连生，边缘有羽状裂片和腺毛。花单生，或数朵聚生成伞房状。花直径 4～6cm，有微香或无香。花梗长 2～4cm，常有腺毛。萼片卵形，先端尾尖，羽状裂，边缘具腺毛。花重瓣，各色；花瓣倒卵形。雌蕊多数，包于花托底部，子房上位，有毛，花柱外伸。蔷薇果，卵圆形或梨形，红色，长 1.5～2cm，直径 1.2cm，萼片宿存。花期 5～6 月，果期 9 月。

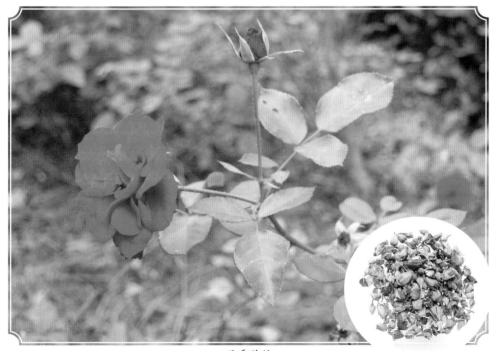

月季花枝

165

【生境分布】 生于山坡或路旁。全国各省区普遍栽培。

【采收加工】 全年均可采收，花微开时采摘，阴干或低温干燥。

【药材性状】 完整的花蕾多呈卵圆形或类球形，干燥花朵多呈圆球形，直径 1～1.5cm，杂有散碎花瓣。花托倒圆锥形或倒卵形，长 5～7mm，直径 3～5mm，棕紫色，基部较尖，常带有一段花梗。萼片 5，先端尾尖，向下反折，短于或等于花冠，背黄绿色或橙黄色，有疏毛，内面被白色绵毛。花瓣 5 片或重瓣，覆瓦状排列，长圆形，长 2～2.5cm，宽 1～1.5cm，紫红或淡红色，脉纹明显。雄蕊多数，黄棕色，着生于花萼筒上；雌蕊多数，有毛，花柱伸出花托口，体轻，质脆，易碎。气清香，味微苦涩。

【性味功能】 花味甘，性温。有活血调经，散毒消肿的功能。

【主治用法】 用于肝郁不舒、经脉阻滞，月经不调，痛经，胸腹胀痛。外用于痈疖肿毒，淋巴结结核（未溃烂）。用量 3～6g。

【混伪品】

蔷薇科植物玫瑰 *Rosa rugosa* 易与月季混淆。区别点：小叶多皱，雌蕊多数，包于花托内。玫瑰的干燥花蕾为药材玫瑰花（参见"玫瑰花"项）。

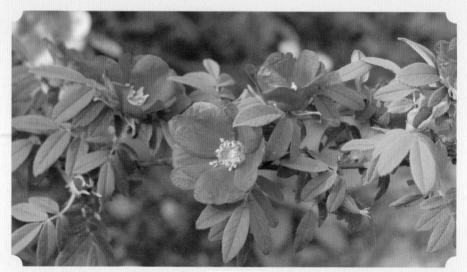

玫瑰花枝

丹参 Danshen

【来源】 丹参为唇形科（Labiatae）植物丹参的根。

【原植物】 丹参 *Salvia miltiorrhiza* Bge. 别名：血生根，血参，紫州参。

多年生草本。根肥厚，肉质。茎直立，高 40 ～ 80cm，四棱形，具槽，密被长柔毛。叶常为奇数羽状复叶，小叶 3 ～ 5 枚，稀为 7 枚。叶片卵形或椭圆状卵形，两面有毛。轮伞花序 6 至多花，组成顶生的或腋生的总状花序，密被腺毛和长柔毛；苞片披针形。花萼钟形，紫色，具 11 条脉，外被腺毛，二唇形；上唇全缘，三角形，顶端有 3 个小尖头；下唇有 2 齿，三角形或近半圆形。花冠蓝紫色，筒内具毛环；上唇镰刀形；下唇短于上唇，3 裂，中间裂片最大。能育雄蕊 2，伸至上唇片。花柱外伸，先端为不相等的 2 裂，后裂片极短。小坚果，椭圆形，黑色。花期 4 ～ 7 月，果期 7 ～ 8 月。

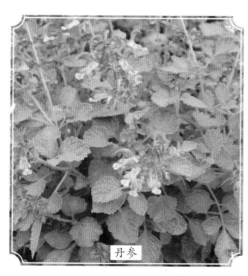

丹参

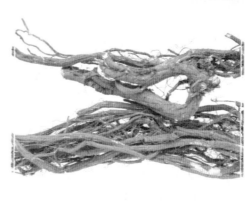

丹参药材

【生境分布】 生于山坡灌丛中或林下、沟边。多栽培。分布于辽宁、河北、山西、陕西、宁夏、甘肃、河南、山东及长江以南各省区。

【采收加工】 春、秋二季采挖，除去泥沙，干燥。

【药材性状】 根茎短粗，顶端有残留茎基。根数条，长圆柱形，略弯曲，有的分枝并具须状细根，长 10 ～ 20cm，直径 0.3 ～ 1cm。棕红色或暗棕红色，粗糙，具纵皱纹。老根外皮疏松，多显紫棕色，常呈鳞片状剥落。质硬而脆，断面疏松，有裂隙或略平整而致密，皮部棕红色，木部灰黄色或紫褐色，导管束黄白色，呈放射状排列。气微，味微苦涩。栽培品较粗壮，直径 0.5～1.5cm。表面红棕色，具纵皱，外皮紧贴不易剥落。质坚实，断面较平整，略呈角质样。

【炮制及饮片】 丹参 除去杂质及残茎，洗净，润透，切厚片，干燥。

酒丹参 取丹参片，照酒炙法炒干。

【性味功能】 味苦，性寒。有活血祛瘀，消肿止痛，养血安神的功能。

【主治用法】 用于月经不调，痛经，闭经，癥瘕，产后瘀阻，胸腹或肢体瘀血疼痛，痈肿疮毒，心烦失眠。用量 5～20g。反藜芦。

【混伪品】

丹参为常用中药，临床用量大，在药材市场常发现混伪品，其中甘西鼠尾草、云南鼠尾草、南丹参使用量较大。5 种丹参基源植物的检索表：

1、单叶，花冠紫红色··················· 甘西鼠尾草 *Salvia przewalskii*

1、奇数羽状复叶

2、花萼内无毛环；叶柄及茎被伸展白色长柔毛············ 云南鼠尾草 *Salvia yunnanensis*

2、花萼内具白色长硬毛环；叶柄及茎被长柔毛或无毛

3、花萼筒形；冠筒内藏或微伸出，下唇稍弧曲············· 南丹参 *Salvia bowleyana*

3、花萼钟形；冠筒伸出上弯，上唇镰状

4、花冠蓝紫色··················· 丹参 *Salvia miltiorrhiza*

4、花冠白色··················· 白花丹参 *Salvia miltiorrhiza f. alba*

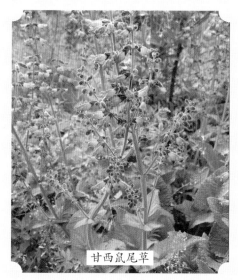

甘西鼠尾草

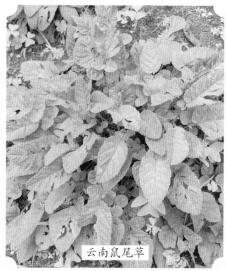

云南鼠尾草

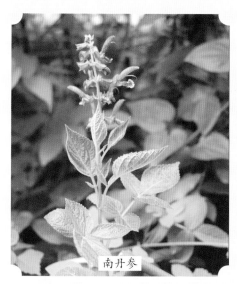

南丹参

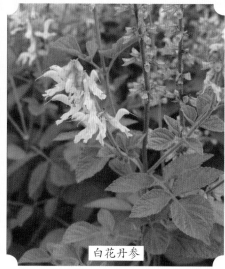

白花丹参

乌药 Wuyao

【来源】 乌药为樟科 (Lauraceae) 植物乌药的块根。

【原植物】 乌药 *Lindera aggregata* (Sims) Kosterm. 别名：铜钱树，白背树，台乌。

常绿灌木或小乔木，高达 5m。根木质，纺锤形，有结节膨大，淡紫红色，内部灰白色。树皮灰绿色，小枝灰褐色至棕褐色，幼时密被褐色柔毛，老时无毛；基枝坚韧，不易断。叶互生，革质；叶柄长 0.5～1cm，被柔毛；叶椭圆形至卵形，长 3～7cm，宽 1.5～4cm，先端尖或尾状渐尖，基部圆形或广楔形，上面亮绿色，下面灰绿白色，被淡褐色长柔毛，后变光滑，主脉 3 条。花小，黄绿色，伞形花序腋生，总花梗短或无，小花梗长 1.5～3mm，被毛，簇生多数小花；花单性，雌雄异株；花被 6 片，广椭圆形，雄花有能育雄蕊 9 枚，排 3 轮，最内 1 轮基部有腺体，花药 2 室；雌花有不育雄蕊多数，子房上位，球形，1 室，胚珠 1。核果近球形，成熟时变黑色，基部有浅齿状宿存花被。花期 3～4 月，果期 9～10

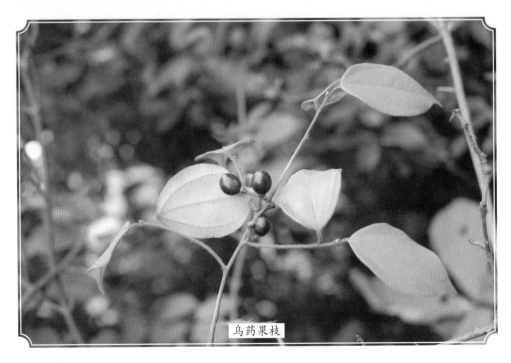

乌药果枝

月。

【生境分布】 生于向阳荒地灌木林中或草丛中。分布于陕西、安徽、江苏、浙江、江西、福建、台湾、湖北、湖南、广东、广西等省区。

【采收加工】 冬、春二季采挖，除净须根，洗净泥沙晒干，称为乌药个。如刮去栓皮，切片，烘干，称为乌药片。

【药材性状】 乌药个　呈纺锤形，略弯曲，两头稍尖，中部膨大或收缩成连珠状，长 5～15cm，膨大部宽 1～3cm。黄棕色或灰棕色，有须根残痕，具细纵皱纹及环状裂纹。质坚硬，不易折断，断面棕白色至淡黄棕色带微红，木质部有放射状纹理和环纹，中心颜色较深。气微香，味微辛苦。

乌药片　薄片与厚片之分，均为类圆形片状，厚片中有时斜切成椭圆形，直径 1～2cm，厚约 1.5mm；薄片厚 1mm。平整而有弹性。切面黄白色至淡棕色而微红，有放射状纹理及环纹。

【炮制及饮片】 除去杂质；未切片者，除去细根，大小分开，浸透，切薄片，干燥。

【性味功能】 味辛，性温。有温肾散寒，行气止痛的功能。

【主治用法】 用于心胃气痛，吐泻腹痛，痛经，疝痛，尿频，遗尿，风湿疼痛，跌打损伤，外伤出血。用量 3～12g。水煎服。气虚、内热者忌服。

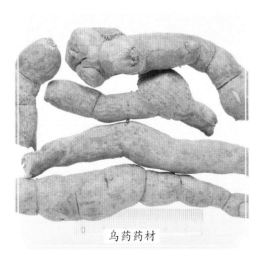

乌药药材

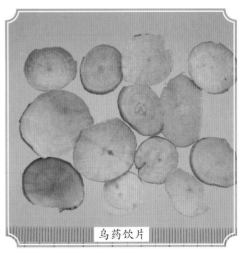

乌药饮片

乌梅 Wumei

【来源】乌梅为蔷薇科（Rosaceae）植物梅的干燥近成熟果实。

【原植物】梅 *Prunus mume* (Sieh.) Sieb .et Zucc. 参见"梅花"项。

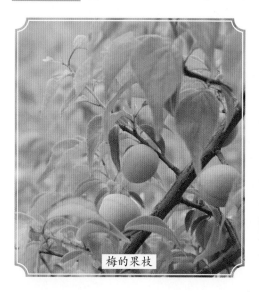

梅的果枝

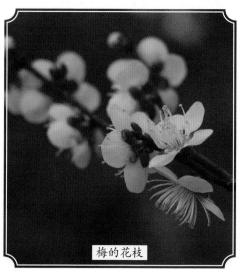

梅的花枝

【生境分布】参见"梅花"项。

【采收加工】夏季果实近成熟时采收，低温烘干后闷至色变黑。

【药材性状】呈球形或扁球形，直径1.5～3cm。表面乌黑色或棕黑色，皱缩不平，基部有圆形果梗痕。果核坚硬，椭圆形，棕黄色，表面有凹点；种子扁卵形，淡黄色。气微，味极酸。

【炮制及饮片】乌梅　除去杂质，洗净，干燥。

乌梅肉　取净乌梅，水润使软或蒸软，去核。

乌梅炭　取净乌梅，置热锅内，用武火炒至皮肉鼓起时，喷淋清水少许，熄灭火星，取出，晾干。

【性味功能】味酸、涩，性平。有敛肺、涩肠、生津、安蛔、止血的功能。

【主治用法】用于肺虚久咳，久痢滑肠，虚热消渴，蛔厥呕吐腹痛，胆道蛔虫症。外用于疮疡久不收口，胬肉外突。用量6～12g。外用适量，煅炭研细粉或湿润后捣烂敷患处。

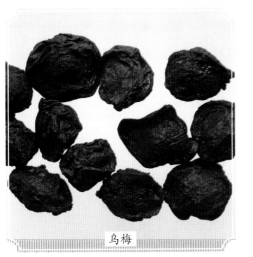

乌梅

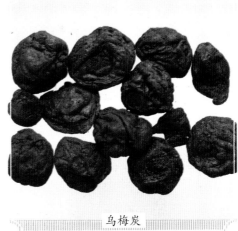

乌梅炭

🌸【混伪品】

《Flora of China》已将梅的拉丁名 Prunus mume 修订为 Armeniaca mume。

火麻仁 Huomaren

【来源】 火麻仁为桑科（Moraceae）植物大麻的干燥成熟果实。

【原植物】 大麻 *Cannabis sativa* L. 别名：线麻，山麻。

一年生草本，高 1～3m。茎直立，粗壮，皮层多纤维，多分枝，有纵直沟纹，密生细绒毛，基部稍木质化。掌状复叶互生或下部对生，叶柄长 4～15cm，有短绵毛；托叶小，线状披针形，小叶 3～11，披针形或线状披针形，先端长尖，基部窄楔形，边缘具粗锯齿，上面被粗糙毛，深绿色，下面密生灰白色毡毛。花单性，雌雄异株；雄花集成疏散圆锥花序，顶生或腋生，花被片 5，黄绿色，长卵形；雄蕊 5；雌花丛生于叶腋，绿色，每花外有阔卵形苞片，花被片 1，薄膜质，紧包子房；子房圆球形，花柱 2 分枝，早落。瘦果扁卵形，长 4～5mm，灰褐色，有细网状纹，为宿存的黄褐色苞片所包，有毛，果皮坚硬，灰白色或灰褐色，平滑，有细网纹，胚珠倒生，种子 1，灰色。花期 5～7 月。果期 6～9 月。

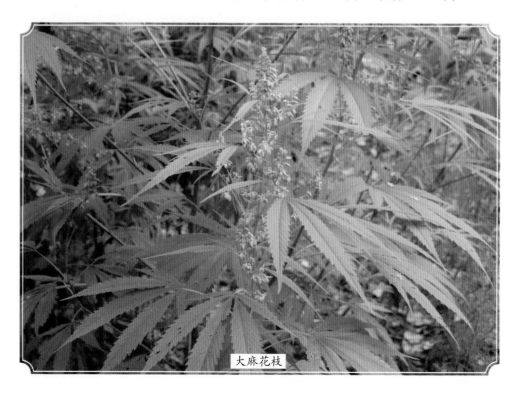

大麻花枝

【生境分布】 生于排水良好的砂质土壤。全国各地均有栽培。

【采收加工】 于 9 月上旬前后，雌花序中部种子已经成熟，种子外面苞叶褐色、枯干，梢部种子尚绿时采收。过早种子成熟度差，产量低质量差不宜入药；过晚则种子散落无法收获。割取全株，晒干后打下果实，簸去杂质即可。

【药材性状】 呈卵圆形，长 4 ～ 5.5mm，直径 2.5 ～ 4mm。灰绿色或灰黄色，有微细的白色或棕色网纹，两边有棱，顶端略尖，基部有 1 圆形果梗痕。果皮薄而脆，易破碎。种皮绿色，子叶 2，乳白色，富油性。气微，味淡。

【炮制及饮片】 火麻仁　除去杂质及果皮。

　　炒火麻仁　取净火麻仁，清炒至微黄色、有香气。

【性味功能】 味甘，性平。有润燥，通便，补虚的功能。

【主治用法】 用于肠癌、胃癌等见大便秘结者，血虚津亏，肠燥便秘等。用量 9 ～ 15g。水煎服。大便溏泻者忌服。

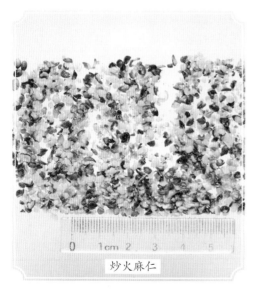

炒火麻仁

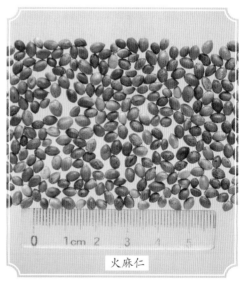

火麻仁

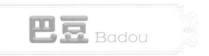

巴豆 Badou

【来源】巴豆为大戟科（Euphorbiaceae）植物巴豆的果实。

【原植物】巴豆 *Croton tiglium* L. 别名：猛子仁，巴仁。

常绿小乔木，高达 10m。幼枝有疏星状柔毛。叶互生，叶柄长 2～6cm；叶卵形，长 5～13cm，宽 3～6cm，先端渐尖，基部圆形或阔宽楔形，叶缘有疏细锯齿，两面疏生星状毛，掌状 3 出脉，近叶柄两侧各有 1 腺体。花单性，雌雄同株，总状花序顶生，长 8～14cm，花绿色；雄花在上，雌花在下；雄花花梗细短，有星状毛；雄花萼片 5，疏生星状毛；花瓣 5，反卷，密生绵状毛；雄蕊15～20，着生于花盘边缘，花丝在芽内弯曲；花盘腺体与萼片对生；雌花萼片 5；花瓣 5 或无，花柱 3。蒴果倒卵形或长圆形，长约 2cm，宽 1～1.5cm，有 3～4棱，密生星状毛。种子长卵形，淡褐色。花期 3～6 月。果期 6～9 月。

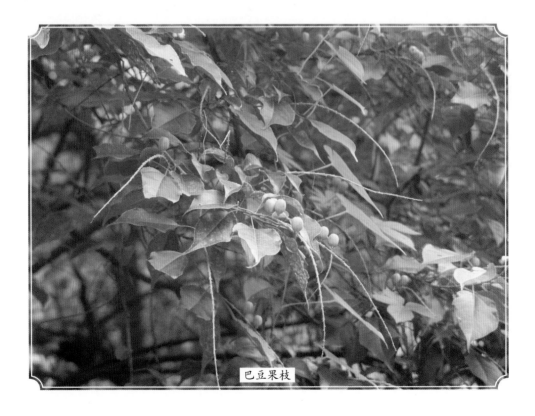

巴豆果枝

【生境分布】 生于山谷、林缘、溪旁或密林中，多为栽培。主要分布于浙江、江苏、福建、台湾、湖南、湖北、广东、广西、云南、贵州、四川等省区。

【采收加工】 摘下果实堆积2～3天，晒干，去壳，收取种子，榨去油。

【药材性状】 巴豆呈卵圆形，具三棱，长1.8～2.2cm，直径1.4～2cm。灰黄色，粗糙，有纵线6条，顶端平截，基部有果梗痕。破开果壳，可见3室，每室含种子1粒。种子略呈扁椭圆形，长1.2～1.5cm，直径0.7～0.9cm；棕色或灰棕色，一端有小点状的种脐及种阜的疤痕，另端有微凹的合点，其间有隆起的种脊；外种皮薄而脆，内种皮呈白色薄膜；种仁黄白色，油质。无臭，味辛辣。

【炮制及饮片】 生巴豆 去皮取净仁。

巴豆霜 巴豆除去壳及种皮，取净种仁捣烂如泥，用吸油纸包裹，在铁板上加热或压碎以榨去脂肪油，所余的残渣即得。

【性味功能】 味辛，性热，有大毒。有泻下祛积，逐水消肿的功能。

【主治用法】 用于寒积停滞，胸腹胀痛，腹水肿胀，喉痹，恶疮疥癣，疣痣。各入丸、散剂。外用于疮毒，顽癣。用量种子（巴豆霜）0.15～0.3g。

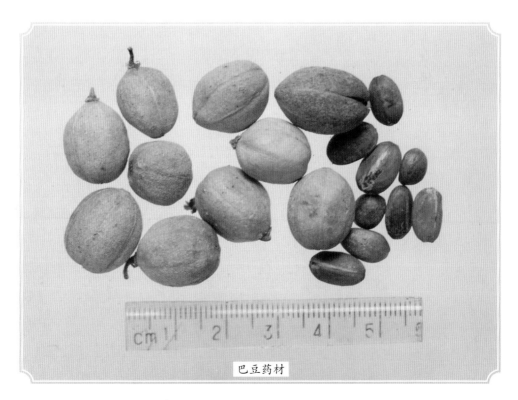

巴豆药材

巴戟天 Bajitian

【来源】巴戟天为茜草科（Rubiaceae）植物巴戟天的根。

【原植物】巴戟天 *Morinda officinalis* How. 别名：鸡肠风，猫肠筋。

藤状灌木。根肉质,圆柱形,分枝,有不规则断续膨大,呈念珠状。茎有纵条棱,小枝幼时有短粗毛,后变粗糙。叶对生,叶柄长 4～8mm,生短粗毛。托叶膜质,鞘状,长 2.5～4mm。叶长圆形,长 5～10cm,宽 1.5～5cm,先端急尖或短渐尖,基部钝圆形,全缘,嫩叶常紫色,上面有稀疏短粗毛,下面沿中脉有短粗毛,脉腋内常有短束毛。花序头状,花 2～10 朵,生于小枝顶端;花萼薹部截平或浅裂,裂片三角形。花冠肉质漏斗状,白色,4 深裂,长椭圆形;冠管喉部内生髯毛;雄蕊 4;子房下位,长约 1.5mm,4 室,花柱 2 深裂。核果近球形,直径 6～11mm,熟时红色。种子 4。花期 4～7 月。果期 6～11 月。

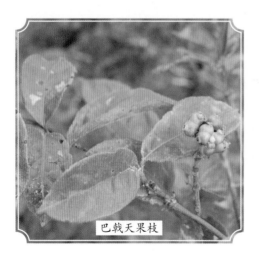

巴戟天果枝

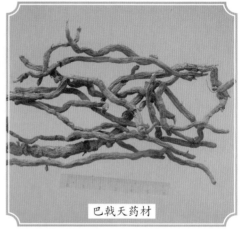

巴戟天药材

【生境分布】生于山谷、溪边或山地疏林下。分布于福建、广东、广西、云南等省、自治区。

【采收加工】四季均可采收,以秋、冬季采收为佳。栽培品挖取 5～7 年生的根,除去侧根、茎叶,洗净泥沙,晒至六七成干,用木棍轻打扁,晒干,切成的段。如果先蒸约半小时或用开水泡烫,色紫,质更软,品质亦较好。

【药材性状】根扁圆形或圆柱形,稍弯曲,长 6～12cm,直径 1～2cm。灰黄色或灰黄棕色，偶微带紫色，有纵皱及深陷的横纹，有的呈缢缩状或外皮横向断裂而露出木部，形成连珠状或节状。质坚韧，折断面皮部厚5～8mm，淡紫色，易剥落。木部直径2～6mm，质坚硬。气无，味甜，略涩。

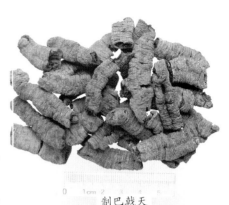

制巴戟天

【炮制及饮片】 巴戟天　除去杂质。

巴戟肉　取净巴戟天，蒸透，趁热除去木心，切段，干燥。

盐巴戟天　取净巴戟天，蒸透，趁热除去木心，切段，干燥。

制巴戟天　取6kg甘草，捣碎，加水煎汤，去渣，加入100kg巴戟天拌匀，煮透，趁热除去木心，切段，干燥。

【性味功能】 味甘、辛、性微温。有壮阳补肾、强筋骨、祛风湿的功能。

【主治用法】 用于阳痿遗精，宫冷不孕，月经不调，少腹冷痛，风寒湿痹，腰膝酸痛，脚气等症。用量3～10g。

【混伪品】

巴戟天属植物羊角藤 *Morinda umbellata* 与巴戟天比较近似，因而常有误用情况，应注意鉴别。羊角藤的主要区别点：小枝和叶一般不被毛。

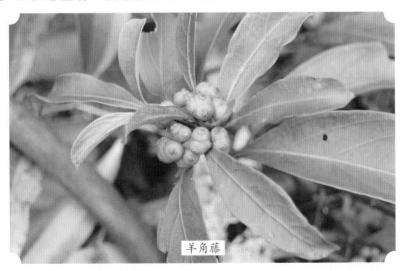

羊角藤

水红花子 Shuihonghuazi

【来源】 水红花子为蓼科 (Polygonaceae) 植物红蓼的果实。

【原植物】 红蓼 *Polygonum orientale* L. 别名：蓼实子，荭草。

一年生草本。根粗壮。茎直立，粗壮，节部稍膨大，中空，上部分枝多，密生柔毛。叶宽椭圆形、宽披针形或近圆形，长 7 ～ 20cm，宽 4 ～ 10cm，先端渐尖，基部圆形或略成心脏形，全缘，有时成浅波状；两面被毛，脉上毛较密。托叶鞘筒状，顶端绿色，扩大成开展或向外反卷的绿色环状小片，具缘毛。圆锥花序顶生或腋生。苞片卵形，具长缘毛，每苞片内生多数相继开放的白色或粉红色花，花开时下垂。花被片 5，椭圆形。雄蕊 7，伸出花被；具花盘，成齿状裂。花柱 2，柱头球形。瘦果近圆形，稍扁，长约 3mm，黑色，具光泽，包在宿存的花被内。花期 7 ～ 9 月，果期 9 ～ 10 月。

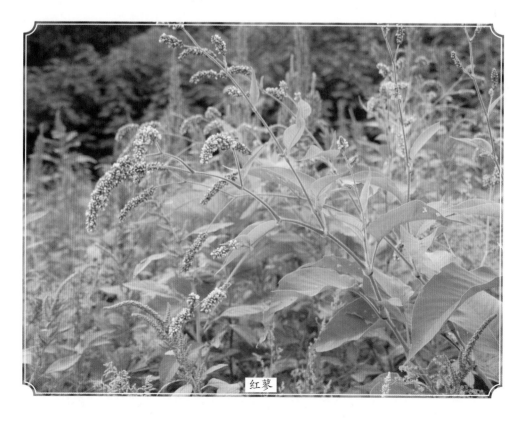

红蓼

【生境分布】 生于田间、路旁、村边或水边、湿地。多栽培。分布于全国各地。

【采收加工】 10～11月间剪下成熟果穗，晒干后，打下果实，揉搓果实外包被的宿存苞片，扬去灰渣。

【药材性状】 果实扁圆形，直径2～3.5mm，厚1mm。未熟者黄棕色，熟者黑棕色，有光泽，两面微凹，一面中部稍显浅纵沟2条，顶端残存花柱稍尖

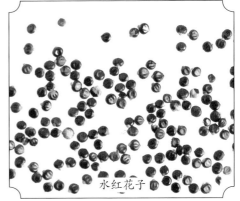

水红花子

突起，基部近圆形，有黄白色果柄痕，少有黄白色膜质花被残存。质坚硬，内有黄白色扁圆形种子1枚，先端突起，另端有棕色圆形种脐，胚乳白色，粉质。气微，味微辛。

【性味功能】 味咸，性微寒。有散血消肿，化痞散结，清热止痛，健脾利湿的功能。

【主治用法】 用于癥瘕痞块，瘿瘤肿痛，食积不消，脘腹胀痛，肝脾肿大，颈淋巴结核，消渴，胃痛等。用量15～30g。外用适量，熬膏或捣烂敷患处。

🌸【混伪品】

同科植物酸模叶蓼 *Polygonum lapathifolium* 的种子有被采摘入药，应注意鉴别。酸模叶蓼的主要区别点：叶披针形或宽披针形，托叶鞘筒状上部不展开成环状翅。

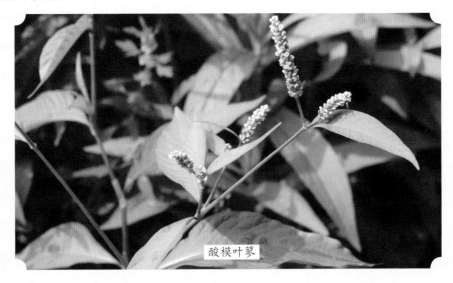

酸模叶蓼

功劳木 Gonglaomu

【来源】 功劳木为小檗科（Berberidaceae）植物阔叶十大功劳、细叶十大功劳的干燥茎。

【原植物】 1、阔叶十大功劳 *Mahonia bealei* (Fort.) Car. 别名：刺黄柏。

常绿灌木，高达 4m，全体无毛。根粗大，黄色。茎粗壮。单数羽状复叶互生，有柄；小叶 7～15，厚革质，侧生小叶无柄，顶生叶较大，具柄；叶宽卵形或长卵形，长 5～12cm，宽 4～8cm，先端渐尖，基部宽楔形或近圆形，边缘反卷，两边各有 2～8 个大齿，齿端有硬刺，上面蓝绿色，下面灰白色。总状花序簇生茎顶；花序柄粗壮，花密聚，黄色；苞片 1，卵圆状披针形；萼片 9，排成 3 轮，内轮 3 片较大；花瓣 6；雄蕊 6；雌蕊 1；子房上位，1 室。浆果卵形，长约 1cm，暗蓝色，被白粉。花期 5～7 月。果期 11 至翌年 1 月。

2、细叶十大功劳 *Mahonia fortunei* (Lindl.) Fedde. 别名：狭叶十大功劳。

常绿灌木，高 1～2m。茎直立，多分枝，无刺。单数羽状复叶互生，有短柄；小叶 7～13，革质，长圆状披针形或狭披针形，长 8～12cm，宽 1.2～2cm，先端长渐尖，基部楔形，边缘各有刺状锯齿 6～13 个，下面灰黄绿色，无蜡状

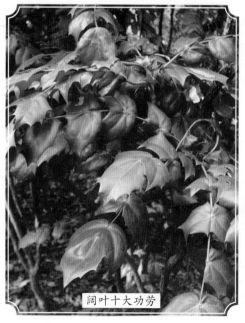
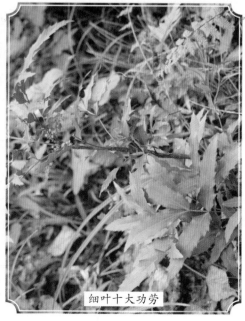

阔叶十大功劳　　　　　　　　　　　细叶十大功劳

白粉。总状花序，有花 4 ～ 8 个簇生于枝顶芽鳞腋间，长 3 ～ 5cm；两性花，黄色，多数密生，有短柄；苞片 1；萼片 9，排成 3 轮；花瓣 6；雄蕊 6，花药 2 瓣裂；子房上位，1 室。浆果圆形，蓝黑色，有白粉。花期 6 ～ 7 月。果期 7 ～ 9 月。本种与阔叶十大功劳区别：茎多分枝，小叶 5 ～ 9，长圆状披针形或狭披针形，长 4 ～ 15cm，宽 1 ～ 2.5cm，先端长渐尖，基部楔形，边缘各有刺锯齿 6 ～ 13 个。总状花序生自枝顶芽鳞腋间；花黄色。浆果，蓝黑色。花期 6 ～ 7 月。果期 7 ～ 9 月。

【生境分布】 阔叶十大功劳生于山坡林下及灌木丛中；分布于陕西、河南、安徽、浙江、江西、福建、湖南、湖北、四川、广东、广西等省区。细叶十大功劳生于山坡林下及灌木丛中；分布于江苏、浙江、江西、福建、湖南、湖北、四川、广东、广西等省区。

【采收加工】 栽后 4 ～ 5 年，秋、冬季砍茎杆挖根，晒干或烘干。叶全年可采，晒干。

【药材性状】 不规则的块片，大小不等。灰黄色至棕褐色，有明显的纵沟纹及横向细裂纹，有的外皮较光滑，有光泽，或有叶柄残基。切面皮部薄，棕褐色，木部黄色，可见数个同心性环纹及排列紧密的放射状纹理，髓部色较深，质硬。无臭，味苦。

【性味功能】 味苦，性寒。有清热解毒，消炎止痢，止血，健胃止泻的功能。

【主治用法】 用于湿热泻痢，黄疸，目赤肿痛，结膜炎，胃火牙痛，肺结核，疮疖，痈肿，黄疸型肝炎，肠炎，痢疾，湿疹，疮毒，烫火伤，风湿骨痛，跌打损伤等症。用量 6 ～ 9g。

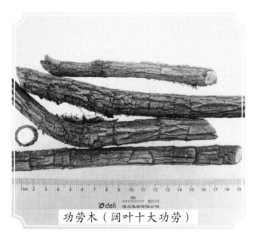
功劳木（阔叶十大功劳）

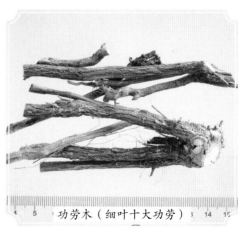
功劳木（细叶十大功劳）

甘松 Gansong

【来源】 甘松为败酱科 (Valerianaceae) 植物甘松的干燥根及根茎。

【原植物】 甘松 *Nardostachys chinensis* Batal.

多年生矮小草本，有浓厚松节油样香气，高 20～25cm。主根长圆柱形，单一或有支根，黑棕色。根状茎短。叶基生，6～9 片，条状倒披针形、倒披针形、长匙形，或长 7～18cm，宽约 1cm，先端钝圆，中部以下叶渐窄成叶柄状，基部扩展成鞘，全缘，叶脉不明显，无毛。茎生叶 3～4 对，基部下窄成柄状，长 2～6cm。聚伞花序顶生，花序下有叶状长卵形总苞片 2 枚。花葶单生，长达 35cm，有苞叶 6～8 对，长 2～6cm，上边小；花萼有极短裂齿；花冠宽管状，浅粉红色，稍有不相等 5 裂；雄蕊 4，长于花冠，花丝少部有毛；子房下位，花柱细长，柱头漏斗状。瘦果倒卵形。种子 1 枚。花期 8 月。

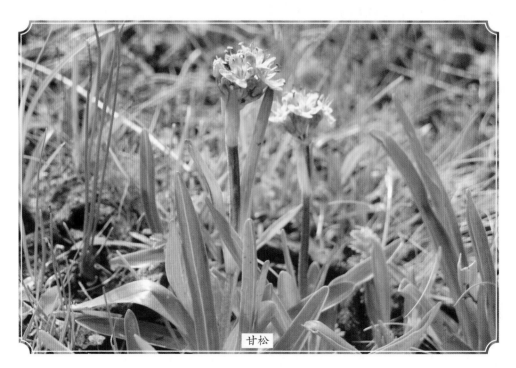

甘松

【生境分布】 甘松生于高山草原地带，分布于甘肃、青海，四川、云南、西藏等省区。

采收加工 春、秋季采挖，洗净泥沙，除去残茎及须根，不可水洗，免失香气，直接晒干或阴干。

药材性状 本品略呈圆锥形，多弯曲，长5～18cm。根茎短，上端有茎基残留，外被多数基生叶残基，膜质片状或纤维状，外层黑棕色，内层棕色或黄色。根单一或数条交结，分枝或并列，直径0.3～1cm；表面皱缩，棕褐色，有须根。质松脆，易折断，断面粗糙，皮部深棕色，成层，常裂成片状，木部黄白色。气特异，味苦而辛，有清凉感。以条长、根粗、香气浓者为佳。

性味功能 味辛、甘，性温。有理气止痛，开郁醒脾的功能。

主治用法 脘腹胀痛、呕吐、食欲不振；外治牙痛、脚肿。用量3～6g。

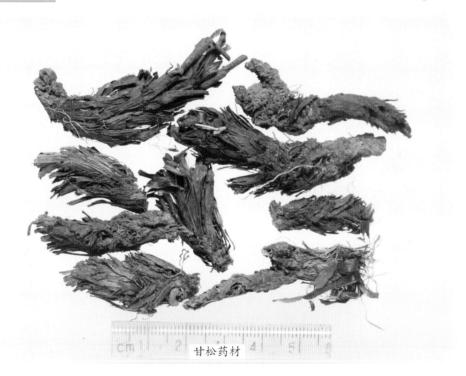

甘松药材

🌸**【混伪品】**

　　《中华人民共和国药典》记载甘松为败酱科植物甘松 *Nardostachys chinensis* Batal. 或匙叶甘松 *Nardostachys jatamansi* DC. 的干燥根及根茎，本书作者赞同《中国高等植物》将匙叶甘松作为甘松的异名。

甘草 Gancao

【来源】 甘草为豆科 Leguminosae 植物甘草、胀果甘草或光果甘草的干燥根及根茎。

【原植物】 1、甘草 *Glycyrrhiza uralensis* Fisch. 别名：乌拉尔甘草，甜草。

多年生草本，高 30～80cm。根茎圆柱状，多横走；主根长，粗大，外皮红棕色或暗褐色。茎直立，基部稍木质，生白色短毛或毛状腺体。单数羽状复叶，互生，托叶披针形，早落；小叶 5～17，卵状椭圆形，长 2～5.5cm，

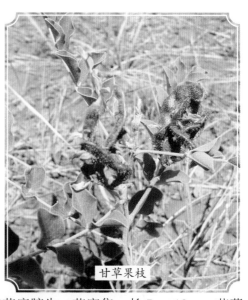

甘草果枝

宽 1.5～3cm，两面被腺体及白毛。总状花序腋生，花密集，长 5～12cm；花萼钟状，生短毛和刺毛状腺鳞，萼齿 5，披针形；花冠蝶形，淡红紫色，长 1.4～2.5cm，旗瓣大，长方椭圆形，先端圆或微缺，基部有短爪，龙骨瓣及翼瓣均有长爪；雄蕊 10，2 体；子房无柄；上部渐细成短花柱。荚果扁平，条状长圆形，密集排列成球状，弯曲成镰状或环状，密生黄褐色刺状腺毛。种子 2～8，扁圆形或肾形，黑色光亮。花期 6～7 月，果期 7～8 月。

2、胀果甘草 *Glycyrrhiza inflata* Bat.

多年生草本，常有密集成片的淡黄褐色鳞片状腺体，无腺毛，有时有微毛或无毛。根茎粗壮木质。羽状复叶，互生，小叶 3～5，偶有 7 片，卵形、椭圆形至长圆形，边缘波卷状，有皱褶，上面暗绿色，有黄褐色腺点，下面中肋上无毛或幼时有长毛。总状花序腋生，一般与叶等长；花萼 5 裂；花冠蝶形，紫色；胚珠 4～9。荚果较短，直而膨胀，无腺毛，光滑或具腺体状刺毛。种子较少。花期 7～8 月。果期 8～9 月。

3、光果甘草 *Glycyrrhiza glabra* L . 别名：欧甘草、洋甘草。

多年生草本，高 30～60cm。根茎圆柱形。茎直立，稍木质，密生淡黄色褐

腺点和鳞片状腺体，部分有白霜，无腺毛。羽状复叶，互生，小叶 11 ～ 19 片，长椭圆形或狭长卵形，两面淡绿色，无毛或有微柔毛，下面密生淡黄色不明显腺点。花序穗状，较叶短，花稀疏。果序与叶等长或稍长。荚果长或稍微弯曲，扁平，多为长圆形，光滑或有少许不明显腺瘤。种子 3 ～ 4 粒。花期 6 ～ 8 月。果期 7 ～ 8 月。本种与甘草主要区别：植物体密被淡黄褐色腺点或鳞片状腺体。小叶片椭圆形或长圆状窄卵形，边缘常平直无皱褶。花序穗状，较叶为短，花稀疏。荚果扁直，长圆形，无毛。花期 6 ～ 8 月。果期 7 ～ 9 月。

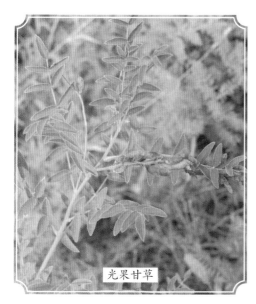

光果甘草

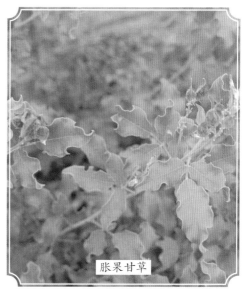

胀果甘草

【生境分布】 甘草生于干燥草原及向阳山坡，分布于东北、华北、西北等地。胀果甘草生于盐渍化壤土，一般表层盐化、强盐化或盐渍化芦苇滩草原上，分布于甘肃、青海、新疆等省区。光果甘草生于荒漠、半荒漠或带盐碱草原、荒地，分布于新疆北部、青海、甘肃等省、自治区。

【采收加工】 春、秋两季采挖，除去残茎、须根，按根粗细、大小切成长短段分等级，捆好，晒干。也有将栓皮削去，称为粉甘草。生用或蜜炙用。

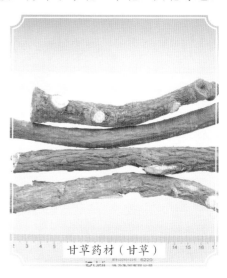

甘草药材（甘草）

【药材性状】 甘草 根呈圆柱形，长 25 ～ 100cm，直径 0.6 ～ 3.5cm。外皮松紧不一。红棕色或灰棕色，具显著的纵皱纹、沟纹、皮孔及稀疏的细根痕。质坚实，断面略显纤维性，黄白色，粉性，形成层环明显，射线放射状，有的有裂隙。根茎呈圆柱形，表面有芽痕，断面中部有髓。气微，味甜而特殊。

　　胀果甘草　根及根茎木质粗壮，有的分枝，外皮粗糙，多灰棕色或灰褐色。质坚硬，木质纤维多，粉性小。根茎不定芽多而粗大。

　　光果甘草　根及根茎质地较坚实，有的分枝，外皮不粗糙，多灰棕色，皮孔细而不明显。

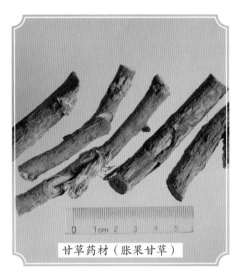

甘草药材（胀果甘草）

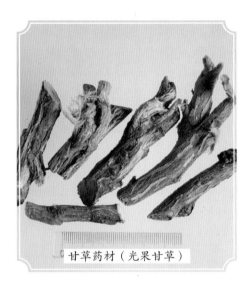

甘草药材（光果甘草）

【炮制及饮片】　除去杂质，洗净，润透，切厚片，干燥。

　　炙甘草　取净甘草片，加适量蜂，炒至黄色至深黄色，不粘手时取出，晾凉。

【性味功能】　味甜，性平。有补脾益气，止咳，化痰，清热解毒，缓急定痛，调和药性的功能。

【主治用法】　用于脾胃虚弱，中气不足，咳嗽气短，痈疽疮毒，腹中挛急作痛，癔病，缓和药物烈性，解药毒。用量 1.5 ～ 9g。

【混伪品】

甘草为常用中药，临床用量大，在药材市场偶有云南甘草、粗毛甘草混伪品。5种甘草基源植物的检索表：

1、根和根茎味苦，总状花序排列成球形·············云南甘草 *Glycyrrhiza yunnanensis*

1、根和根茎甜或微甜，总状花序排列稀疏，无成球形

2、植株粗壮，高30～100cm，荚果缢缩较浅

3、小叶近全缘，荚果扁平

4、旗瓣长倒卵形，顶端具凹陷，荚果常弯曲成镰刀状或环状，密被腺毛·············甘草 *Glycyrrhiza uralensis*

4、旗瓣长卵圆形，顶端不具凹陷，荚果直或微弯，无毛或具疏柔毛·············光果甘

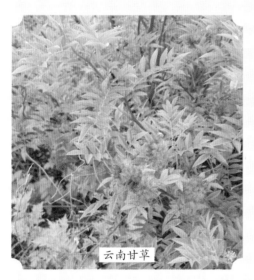

云南甘草

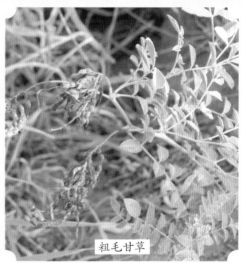

粗毛甘草

甘遂 Gansui

【来源】 甘遂为大戟科 (Euphorbiaceae) 植物甘遂的根。

【原植物】 甘遂 *Euphorbia kansui* T. N. Liou ex T. P. Wang 别名：猫儿眼，胜于花。

多年生草本。根圆柱形，长 20～40cm，末端呈念珠状膨大，直径 6～9mm。茎自基部多分枝，每个分枝顶端分枝或不分枝，高 20～29cm，直径 3～5mm。叶互生，线状披针形、线形或线状椭圆形，长 2～7cm，宽 4～5mm，先端钝或具短尖头，基部渐狭，全缘；侧脉羽状，不明显或略可见；总苞叶 3～6，倒卵状椭圆形，长 1～2.5cm，宽 4～5mm，先端钝或尖，基部渐狭；苞叶 2，三角状卵形，长 4～6mm，宽 4～5mm，先端圆，基部近平截或略呈宽楔形。花序单生于二歧分枝顶端，基部具短柄；总苞杯状，高与直径均为 3mm；边缘 4 裂，裂片半圆形，边缘及内侧具白色柔毛；腺体 4，新月形，两角不明显，暗黄色至浅褐色。雄花多数，明显伸出总苞外；雌花 1，子房柄长 3～6mm；子房光滑无毛，花柱 3，2/3 以下合生；柱头 2 裂，不明显。蒴果三棱状球形，长与直径均为 3.5～4.5mm；花柱宿存，易脱落，成熟时分裂为 3 个分果片。种子长球状，长约 2.5mm，直径约 2mm，灰褐色至浅褐色；种阜盾状，无柄。花期 4～6 月，果期 6～8 月。

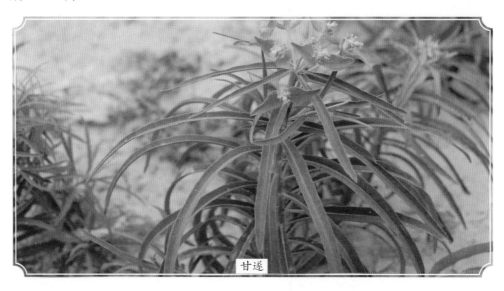

甘遂

【生境分布】 生于荒坡、沙地、田边、低山坡、路旁等。分布于河北、山西、陕西、甘肃、宁夏、河南、四川等省、自治区。

【采收加工】 春季开花前或秋末茎叶枯萎后采挖，除去泥土，撞去外皮，晒干或硫黄熏后晒干。

【药材性状】 根长纺锤形、长椭圆形、球形或连珠状，两头渐细，长2～8cm；直径0.5～2cm。除去栓皮显白色或黄白色，凹陷处或溢缩处有残留栓皮，有少数细根痕。质脆，易折断，断面粉性，皮部白色，木部淡黄色，有放射状纹理。气微，味微甘辛，有持久刺激性。

【炮制及饮片】 生甘遂　除去杂质，洗净，晒干。

醋甘遂　每50kg甘遂用15～25kg醋拌匀，稍闷，置锅内炒至微干，取出凉干。

【性味功能】 味甘，性寒，有毒。有泻水逐痰，消肿散结的功能。

【主治用法】 用于各种水肿，胸腔积液，腹水，大小便不利，癫痫痰盛，痈肿疮毒等症。用量0.5～1.5g，炮制后多入丸散用。外用适量，研末调敷。孕妇及体虚者忌服；反甘草。

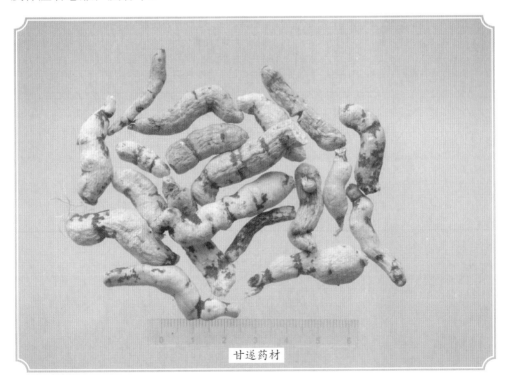

甘遂药材

艾叶 Aiye

【来源】 艾叶为菊科（Compositae）植物艾蒿的干燥叶。

【原植物】 艾蒿 *Artemisia argyi* Levl. et Vant. 别名：冰台，艾。

多年生草本，高50～150cm，全株密被灰白色绒毛。茎直立、圆形，基部木质化，中部以上分出花序枝。单叶互生，茎下部叶花时枯萎；茎中部叶具柄，卵圆状三角形或椭圆形，羽状浅裂或深裂，侧裂片常为2对，楔形，中裂片常3裂，边缘具不规则锯齿，上面深绿色，有腺点，下面灰绿色；上部叶无柄，分裂或全缘，披针形或条状披针形。头状花序长约3mm，直径2～3mm，排列成复总状；总苞卵形，总苞片4～5层，外层苞片较小，边缘膜质，背面被绵毛；边花雌性，不甚发育，无明显花冠，长约1mm；中央为两性花，花冠筒状，顶端5裂。瘦果长圆形，长约1mm，无毛。花期7～10月，果期9～11月。

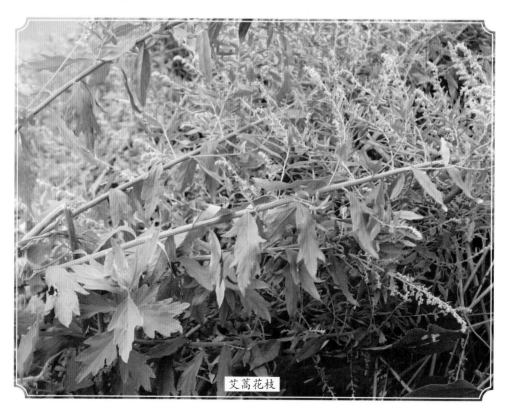

艾蒿花枝

【生境分布】 生于荒地林缘、路旁沟边，分布于我国东北、华北、华东、西南及陕西、甘肃等省区。

【采收加工】 5～7月茎叶茂盛而未开花时采收叶片，晒干或阴干。

【药材性状】 叶片多破碎，皱缩；完整叶片展开后，有短柄，卵圆状三角形或椭圆形，羽状浅裂或深裂，侧裂片多为2对，楔形，边缘有不规则锯齿；上面黄绿色或绿棕色，被稀柔毛，下面灰绿色，密被灰白色绒毛。质柔软。气清香，味苦。

【炮制及饮片】 艾叶　除去杂质及梗，筛去灰屑。

　　醋艾炭　取净艾叶，炒至表面焦黑色，喷醋，炒干。每100kg艾叶，用醋15kg。

【性味功能】 味苦、辛，性温。有温经止血，散寒止痛，安胎的功能。

【主治用法】 用于功能性子宫出血，先兆流产，痛经，月经不调，吐血，鼻血，慢性气管炎，支气管哮喘，急性痢疾和湿疹等症。亦用于消化道肿瘤、乳腺癌、肺癌、甲状腺肿瘤、胰腺癌、子宫肌瘤等。用量3～6g。

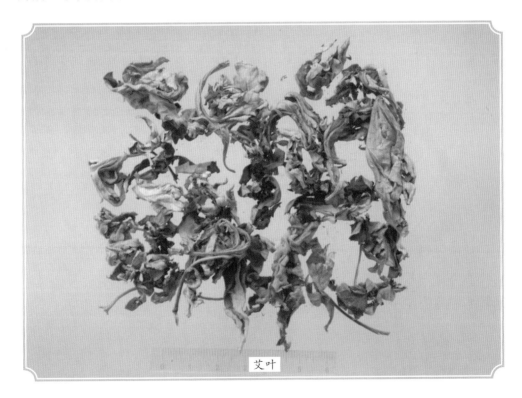

艾叶

石斛 Shihu

【来源】 石斛为兰科（Orchidaceae）植物金钗石斛、鼓槌石斛或流苏石斛的栽培品及其同属植物近似种的新鲜或干燥茎。

【原植物】 1、金钗石斛 Dendrobium nobile Lindl. 别名：石斛，大黄草。

多年生附生草本，高达60cm。茎丛生，粗壮，黄绿色，多节，上部稍扁，微弯曲，下部圆柱形，基部膨大。叶3～5片生于上端，长圆形或长圆状披针形，长6～12cm，宽1～3cm，先端2圆裂；叶鞘紧抱于节间。花期有叶或无叶。总状花序有花2～3朵，下垂，直径6～8cm，花萼及花白色带淡紫色，先端紫红色；萼片3，中央1片离生，两侧斜生于蕊柱足上，萼囊短；花瓣椭圆形，唇瓣倒卵状长圆形，生于蕊柱足前方，有短爪，唇盘上有1个深紫色斑块；雄蕊圆锥状，花粉块4，蜡质。蒴果。花期4～6月。

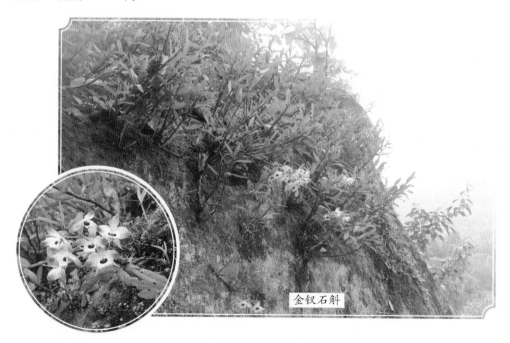

金钗石斛

2、鼓槌石斛 Dendrobium chrysotoxum Lindl.

茎纺锤形，长达30cm，中部径1.5～5cm，具多数圆钝条棱，近顶端具2～5叶。叶革质，长圆形，长达19cm，宽2～3.5cm，先端尖，钩转，基部不下延为抱茎鞘。

花序近茎端发出，斜出或稍下垂，长达 20cm，疏生多花，花序梗基部具 4 ～ 5 鞘。花质厚，金黄色，稍有香气；中萼片长圆形，长 1.2 ～ 2cm，侧萼片与中萼片近等大，萼囊近球形，径约 4mm；唇瓣近肾状圆形，先端 2 浅裂，边缘波状，上面密生绒毛，有时具"U"形栗色斑块。花期 3 ～ 5 月。

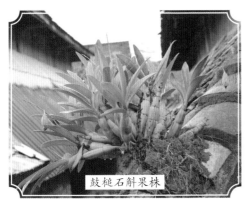
鼓槌石斛果株

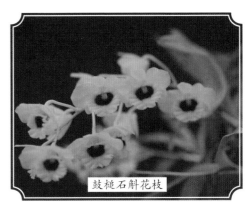
鼓槌石斛花枝

3、流苏石斛 Dendrobium fimbriatum Hook. 别名：马鞭石斛

茎粗壮，斜立或下垂，质地硬，圆柱形或有时基部上方稍呈纺锤形。叶二列，革质，长圆形或长圆状披针形，先端渐尖，有时稍 2 裂，基部具紧抱于茎的革质鞘。总状花序；生于无叶茎的先端。花金黄色，质地薄，开展，稍具香气；唇瓣长 1.5 ～ 2cm，基部两侧具紫红色条纹并且有 3mm 狭长的爪，边缘具复流苏，唇盘具 1 个新月形横生的深紫色斑块，上面密布短绒毛；花期 4 ～ 6 月。

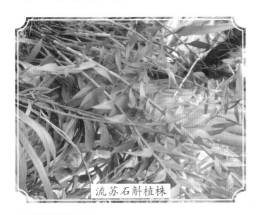
流苏石斛植株

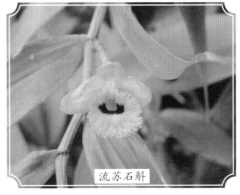
流苏石斛

【生境分布】金钗石斛附生于高山的树干上或岩石上，分布于台湾、湖北、广东、广西、四川、贵州、云南等地。鼓槌石斛生于海拔 520 ～ 1620m 常绿阔叶疏林中树干或林下岩石上。分布于云南。流苏石斛附生于海拔 600 ～ 1700m 的密林中树干上及山谷潮湿石上。分布于贵州、广西、云南。

【采收加工】 全年均可采收，鲜用者除去根及泥沙，干用者采收后，除去杂质，用开水稍烫或烘软，再边搓边烘晒，至叶鞘搓净干燥。

【药材性状】 鲜石斛　呈圆柱形或扁圆柱形，长约 30cm，直径 0.4～1.2cm。表面黄绿色，光滑或有纵纹，节明显，色较深，节上有膜质叶鞘。肉质多汁，易折断。气微，味微苦而回甜，嚼之有黏性。

金钗石斛　呈扁圆柱形，长 20～40cm，直径 0.4～0.6cm，节间长 2.5～3cm。表面金黄色或黄中带绿色，有深纵沟。质硬而脆，断面较平坦而疏松。气微，味苦。

鼓槌石斛　呈粗纺锤形，中部直径 1～3cm，具 3～7 节。表面光滑，金黄色，有明显凸起的棱。质轻而松脆，断面海绵状。气微，味淡。嚼之有黏性。

流苏石斛　呈长圆柱形，长 20～150cm，直径 0.4～1.2cm，节明显，节间长 2～6cm。表面黄色至暗黄色，有深纵槽。质疏松，断面平坦或呈纤维性。味淡或微苦，嚼之有黏性。

【炮制及饮片】 干石斛　除去残根，洗净，切段，干燥。鲜石斛洗净，切段。

【性味功能】 味甘、淡，性微寒。有养阴益胃，生津止渴的功能。

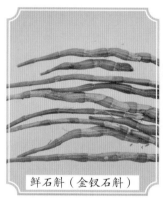
鲜石斛（金钗石斛）

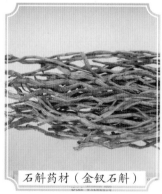
石斛药材（金钗石斛）

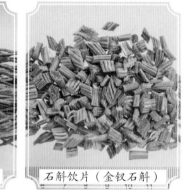
石斛饮片（金钗石斛）

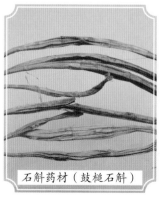
石斛药材（鼓槌石斛）

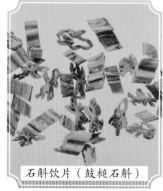
石斛饮片（鼓槌石斛）

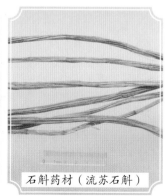
石斛药材（流苏石斛）

【**主治用法**】 用于热病伤津，口干烦渴，病后虚热，阴伤津亏，食少干呕，目暗不明。用量：干品 6～12g；鲜品 15～30g。

【混伪品】

1、石斛属植物近似种的新鲜或干燥茎均可作为石斛使用，常见植物除金钗石斛、鼓槌石斛、流苏石斛及铁皮石斛 *Dendrobium officinale* K. Kimura et Migo（参见"铁皮石斛"项），还有束花石斛 *Dendrobium chrysanthum* Wall.，细茎石斛 *Dendrobium moniliforme* Sw.，报春石斛 *Dendrobium primulinum* Lindl.，美花石斛（环草石斛）*Dendrobium loddigesii* Rolfe，球花石斛 *Dendrobium thyrsiflorum* Rchb.，肿节石斛 *Dendrobium pendulum* Roxb.，霍山石斛 *Dendrobium huoshanense* C. Z. Tang et S. J. Cheng 等。

2、兰科金石斛属 Flickingeria 植物的干燥茎混为石斛使用，注意鉴别。

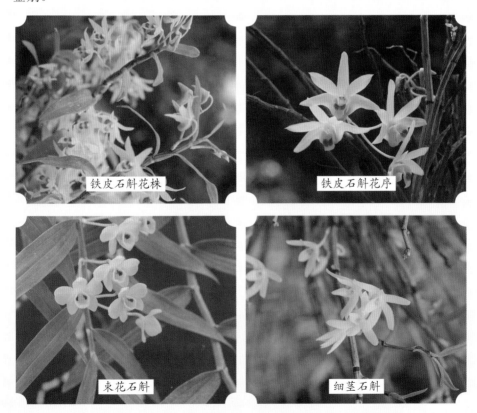

铁皮石斛花株　　　　　　　铁皮石斛花序

束花石斛　　　　　　　　　细茎石斛

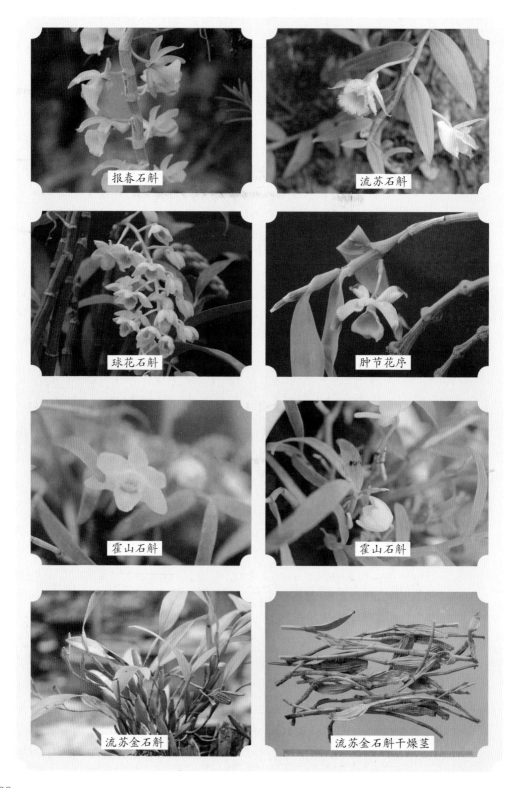

报春石斛

流苏石斛

球花石斛

肿节花序

霍山石斛

霍山石斛

流苏金石斛

流苏金石斛干燥茎

中草药真伪鉴别

原色图谱

编委会

主　编　　林余霖　　李葆莉　　魏建和

编著者　　胡炳义　　张本刚　　李　标　　王　瑀　　彭　勇　　胡灏禹

　　　　　张　昭　　陈菁瑛　　李学兰　　吕惠珍　　凯撒·苏来曼

　　　　　宋经元　　赵鑫磊　　姚　辉　　黄林芳　　冯璟璐　　潘佳韵

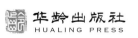

华龄出版社
HUALING PRESS

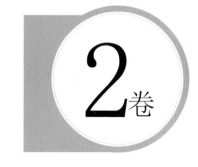

2卷

玉竹 Yuzhu

【来源】 玉竹为百合科（Liliaceae）植物玉竹的根茎。

【原植物】 玉竹 *Ploygonatum odoratum* (Mill.) Druce. 别名：地管子，铃铛菜。

多年生草本，高 20～60cm。根茎横生，长柱形，黄白色，节间长，有结节，密生多数须根。茎单一，生长时向一边斜立，有纵棱，有时稍带紫色。叶互生，几无柄，叶椭圆形或卵状长圆形，长 5～12cm，宽 3～6cm，先端钝尖，基部楔形，全缘，上面绿色，下面灰白色，中脉隆起，平滑或有乳头突起。花腋生，常 1～3 朵簇生，花梗下垂，总花梗长 1～1.6cm，无苞片或有线状披针形苞片；花被筒状，白色，先端 6 裂，裂片卵圆形，常带绿色；雄蕊 6，着生于花被筒中部，花丝丝状，白色，花药黄色，不外露；子房上位，长 3～4mm，3 室，花柱线形，长 1～1.4cm。浆果球形，熟时紫黑色。花期 4～6 月。果期 7～9 月。

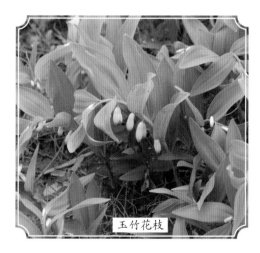
玉竹花枝

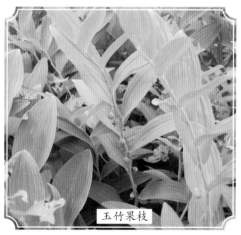
玉竹果枝

【生境分布】 生于林下或山野阴湿处。分布于东北、华北、西北及黑龙江、吉林、辽宁、河北、山西、内蒙古、甘肃、青海、河南、山东、安徽、江苏、浙江、江西、台湾、湖南、湖北、广东、广西等省、自治区。

【采收加工】 野生品全年可采；栽培品种植 2～3 年后于春、秋两季采挖，去须根及泥土，稍晾后用手揉搓，反复晒揉 2～3 次，至内无硬心，晒干。

【药材性状】 根茎圆柱形或扁圆柱形，有分枝，长 5～15cm，直径约 1cm。淡黄棕色或黄棕色，半透明，有皱纹及环节，可见须根痕，根茎一端有时有叶芽，外有鳞叶，每隔 5～10cm 处有圆形茎痕。质硬，受潮软韧，易折断，断面棕黄色，肉质，微透明或半透明。气微，味甘带粘性。

【炮制及饮片】 除去杂质，洗净，润透，切厚片或段，干燥。

【性味功能】 味甘，性平。有养阴润燥，生津止渴的功能。

【主治用法】 用于热病伤阴，口燥咽干，干咳少痰，心烦心悸，肺结核咳嗽，糖尿病，心脏病等症。用量 9～15g。

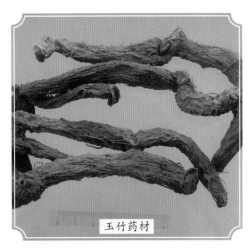

玉竹药材

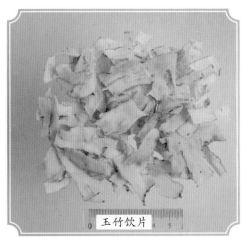

玉竹饮片

【混伪品】

玉竹为常用中药，临床用量大，同科多种植物的根茎，如康定玉竹、二苞黄精、小玉竹、热河黄精与玉竹近似，应注意区别。5 种玉竹基源植物的检索表：

1、花被长 6～8mm；根状茎细圆柱形，节和节间粗近等······ 康定玉竹 *Ploygonatum prattii*

1、花被长 (1.3～)1.5～3cm

2、苞片叶状，卵形，长 1～3.5cm，具多脉；花序具 2 苞片··············二苞黄精 *Ploygonatum involucratum*

2、苞片钻形或线状披针形，微小，稀长达 1.2cm，无脉或具 3～5 脉，或无苞片

3、叶下面被短糙毛······················ 小玉竹 *Ploygonatum humile*

3、叶下面无毛

    4、花序具 1～2(～4) 花 ·············· 玉竹 *Ploygonatum odoratum*

    4、花序具 (3～)5～12(～17) 花 ·············· 热河黄精 *Ploygonatum macropodium*

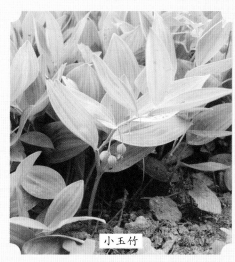
小玉竹

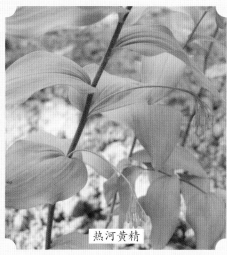
热河黄精

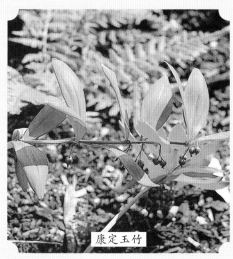
康定玉竹

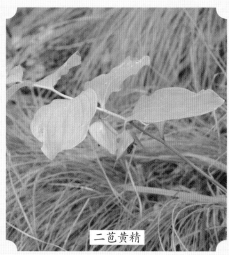
二苞黄精

石韦 Shiwei

【来源】 石韦为水龙骨科 (Polypodiaceae) 植物庐山石韦、石韦或有柄石韦的干燥叶。

【原植物】 1、庐山石韦 *Pyrrosia sheareri* (Bak.) Ching 别名：大叶石韦，刀口药，光板石韦。

多年生草本。植株高 20～60cm。根状茎粗壮，横走或斜升，密生棕色鳞片。叶一型，近生，坚革质。叶柄长 10～30cm，粗壮。叶片阔披针形，长 20～40cm，宽 3～5cm，向顶部渐狭，锐尖头，向基部变宽，为不等的圆耳形或心形，不下延，上面有小凹点，下面生黄色紧密的星状毛。孢子囊群在侧脉间排成多行，无盖。

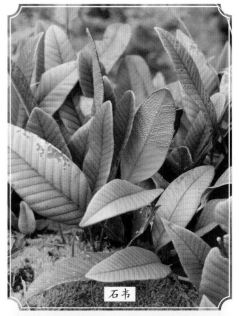

石韦

2、石韦 *Pyrrosia lingua* (Thunb.) Farwell 别名：石兰，石剑，小石韦。

多年生草本，高 10～30cm。根状茎细长，横走，密被棕色鳞片。叶二型，远生，草质。能育叶与不育叶同形，披针形至矩圆披针形，渐尖头，叶片上面有凹点，偶见星状毛，下面密生星状毛，侧脉明显。孢子囊群在侧脉间整齐紧密排列，无盖。

3、有柄石韦 *Pyrrosia petiolosa* (Christ) Ching 别名：石茶，独叶菜。

多年生草本。根状茎长而横走，密被棕褐色披针形鳞片，边缘有锯齿。叶二型，疏生；营养叶柄较孢子叶柄为短，革质，上面无毛，有排列整齐的小凹点，下面密

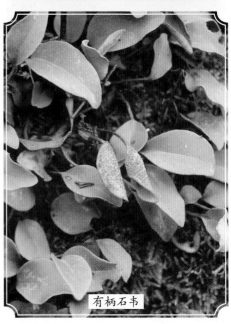

有柄石韦

被棕色星状毛，干后通常向上内卷成筒状。叶片长圆形或卵状长圆形，全缘，顶端钝头，偶为锐尖，叶脉不明显。孢子囊群深棕色，成熟时满布于叶片的背面。

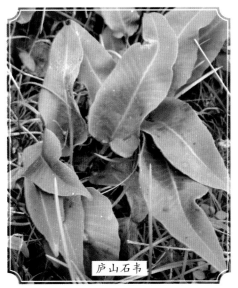

庐山石韦

【生境分布】庐山石韦生于林下岩石或树干上，分布于安徽、浙江、江西、福建、台湾及中南、西南等地区。石韦生于岩石或树干上，分布于长江以南各省区。有柄石韦生于裸露干旱岩石上，分布于东北、华北、西南和长江中、下游各省区。

【采收加工】四季均可采收。摘取叶片，除去根状茎及须根，晒干或阴干即可。

【药材性状】1、庐山石韦　叶片略皱缩，展平后呈披针形，长10～25cm，宽3～5cm。先端渐尖，基部耳状偏斜，全缘，边缘常向内卷曲；上表面黄绿色或灰绿色，散布有黑色圆形小凹点；下表面密生红棕色星状毛，有的侧脉间布满棕色圆点状的孢子囊群。叶柄具四棱，长10～20cm，直径1.5～3mm，略扭曲，有纵槽。叶片革质。气微，味微涩苦。

2、石韦　叶片披针形或长圆披针形，长8～12cm，宽1～3cm。基部楔形，对称。孢子囊群在侧脉间，排列紧密而整齐。叶柄长5～10cm，直径约1.5mm。

3、有柄石韦　叶片多卷曲呈筒状，展平后呈长圆形或卵状长圆形，长3～8cm，宽1～2.5cm。基部楔形，对称。下表面侧脉不明显，布满孢子囊群。叶柄长3～12cm，直径约1mm。

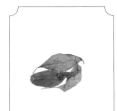

石韦药材（石韦）

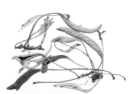

石韦药材（有柄石韦）

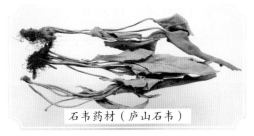

石韦药材（庐山石韦）

【炮制及饮片】除去杂质，洗净，切段，晒干，筛去细屑。

【性味功能】味苦、甘，性微寒。有利尿通淋，清肺止咳，止血的功能。

【主治用法】用于小便不利，血淋，尿血，尿路结石，肾炎浮肿，肺热咳嗽，崩漏等。用量6～12g。

【混伪品】

甘草为常用中药，同属植物形态差异小，容易混淆，在药材市场常见。石韦及混伪品基源植物检索表：

1、叶片下面具一层同一类型星状毛

    2、叶片下面近光滑，偶有具长臂的星状毛 …………… 拟光石韦 *Pyrrosia pseudocalvata*

    2、叶片下面星状的臂为披针形

        3、叶片基部常不对称，长过20cm，长约为宽的3倍 ……… 庐山石韦 *Pyrrosia sheareri*

        3、叶片基部常对称，长一般不过15cm

            4、叶片干后向上反卷，叶柄被星状毛，侧脉不明显 …… 有柄石韦 *Pyrrosia petiolosa*

            4、叶片干后平坦，叶柄光滑或近光滑，侧脉明显

                5、叶片披针形或长圆披针形，渐尖头 ……………… 石韦 *Pyrrosia lingua*

                5、叶片矩圆形或卵状矩圆形，圆钝头或聚尖头 ……… 矩圆石韦 *Pyrrosia martinii*

1、叶片下面具二层不同类型星状毛

    6、叶片长过50cm，星状毛薄而稀疏 …………… 光石韦 *Pyrrosia calvata*

    6、叶片长5～20cm，星状毛层厚 ……………… 柔软石韦 *Pyrrosia mollis*

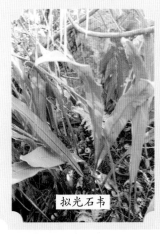

拟光石韦

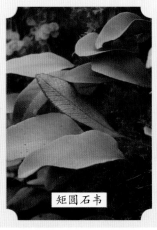

矩圆石韦

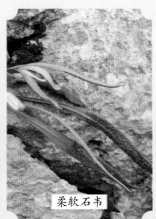

柔软石韦

石菖蒲 Shichangpu

【来源】 石菖蒲为天南星科（Araceae）植物石菖蒲的根茎。

【原植物】 石菖蒲 *Acorus tatarinowii* Schott. 别名：水剑草，石蜈蚣，九节菖蒲。

多年生常绿草本，茎丛生，高 20～50cm，全株有香气。根茎横走，圆柱形或稍扁，直径 5～18mm，细长而弯曲，节密集，节上密布须根，分枝甚多，外皮黄褐色或带绿色。叶基生，叶片剑状线形，长 10～50cm，宽 2～6mm，先端渐尖，基部对折，中部以上平展，无明显中肋。肉穗状花序，当年生叶的叶腋抽出，花茎长 10～30cm，花序长 5～12cm，宽 5～10mm，狭圆柱形，较柔弱；叶状佛焰苞片为花序长的 2～5 倍。花小，密生，两性，淡黄绿色；花被片 6，2 轮；雄蕊 6；浆果倒卵形，长宽均约 2mm。花期 4～7 月，果期 8 月。

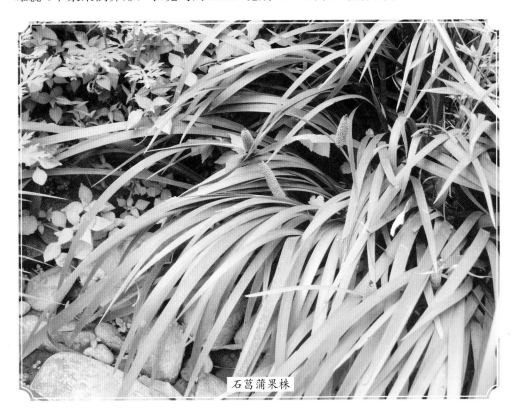

石菖蒲果株

【**生境分布**】石菖蒲生于山涧浅水石上或溪流旁的岩石缝中，分布于河南、山东、江苏、浙江、江西、福建、台湾、湖北、湖南、广东、广西、陕西、贵州、四川、云南、西藏等省区。藏菖蒲生于沼泽、溪旁及水稻田边，全国各地均有分布。

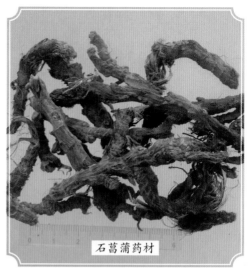

石菖蒲药材

【**采收加工**】石菖蒲秋季采收，除去茎叶、须根，晒干或鲜用。藏菖蒲秋季采挖根茎，除去茎叶及细根，洗净，晒干。

【**药材性状**】根状茎呈扁圆柱形，稍弯曲，有分枝，长 3～20cm，直径 0.3～1cm。表面粗糙，灰黄色，红棕色，或棕色，多环节，节间长 2～8mm；上侧有略呈三角形的叶痕，左右交互排列，下侧有圆点状根痕，节上有时残留有毛鳞状叶基。质硬脆，类白色或微红色和棕色油点。气芳香，味苦、微辛。

【**炮制及饮片**】除去杂质，洗净，润透，切厚片，晒干。

【**性味功能**】味辛，性微温。有开窍，豁痰，理气，活血，去湿的功能。

【**主治用法**】用于胃癌、肺癌、脑瘤或其他癌症的脑转移以及肿瘤患者有高热神昏、痰湿蒙窍等症，并用于癫痫，痰厥，热病神昏，健忘，气闭耳聋，心胸烦闷，胃痛，腹痛，风寒湿痹，痈疽肿毒，跌打损伤等。用量 3～9g。

【混伪品】

同科植物藏菖蒲（水菖蒲）*Acorus calamus* 常与石菖蒲混淆，主要区别为：藏菖蒲植株高大，根茎粗大；叶剑形，中肋明显（参见"藏菖蒲"项）。

龙胆 Longdan

【来源】 龙胆为龙胆科（Gentianaceae）植物龙胆、三花龙胆、条叶龙胆和坚龙胆的根和根茎。前三种习称"龙胆"，后一种习称"坚龙胆"。

【原植物】 1、龙胆 *Gentiana scabra* Bge. 别名：龙胆草，观音草。

多年生草本，全株绿色稍带紫色，高 30～60cm。根茎短，簇生多数细长根，长达 30cm，稍肉质，淡棕黄色。茎直立，单一，稀 2～3 茎丛生，不分枝，有粗毛。叶对生，无柄；基部稍抱茎，茎基部叶 2～3 对，甚小，鳞片状，中部叶较大，卵形或卵状披针形，长 3～7cm，宽 1～2cm，先端尖，基部圆形或楔形，叶缘及叶脉粗糙。花数朵簇生茎顶或上部叶腋，苞片披针形；花萼钟形，萼管平截，长约 2.5cm，先端 5 裂，裂片线形；花冠钟形，蓝色或深蓝色，长约 5cm，5裂，裂片卵形，先端尖，裂片间褶三角形，先端尖，稀有 2 齿；雄蕊 5，花丝基部有宽翅；子房上位，花柱短，柱头 2 裂。蒴果长圆形，有短柄。种子多数，细小而扁，有网纹，边缘有翅。花期 9～10 月。果期 10 月。

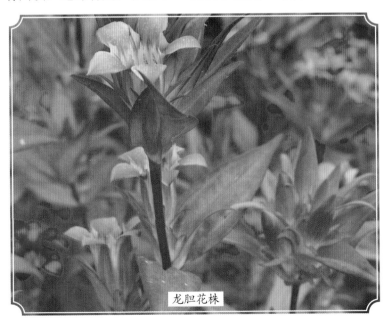

龙胆花株

2、三花龙胆 *Gentiana triflora* Pall. 别名：狭叶龙胆。

与龙胆相似，多年生草本。根茎短，簇生数条细长肉质根。茎直立，不分枝，光滑无毛。叶对生，无柄；下部叶成鳞片状，基部合生成短鞘，中部及上部叶条状披针形或窄条形，先端渐尖或钝尖，边缘稍反卷，绿色，稍带灰色，有光泽，主脉1条。花1～3朵，稀5朵成束，着生于茎顶及上部叶腋，腋生花常1～2朵，无花梗；基部有3～5片叶状苞片所包围；苞片披针形或线状披针形；花冠深蓝色，钟形，顶端5裂，裂片卵形，顶端钝尖，裂片间褶较短，三角形，先端有细齿；子房柄基部腺体黄色。蒴果长圆形，有短柄。花期8～9月。果期9～10月。

区别：本种植株高40～80cm；叶披针形或线形，长5～10cm，先端钝，边缘不反卷。花3～5朵束生于茎端，腋生花1～3朵，基部有叶状苞片3～5片。长于花，花冠裂片先端圆或钝，裂片间褶短，先端有细齿。花期8月。果期9～10月。

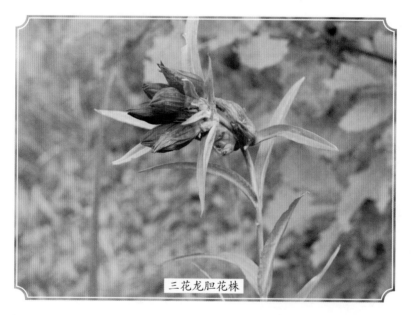

三花龙胆花株

3、条叶龙胆 *Gentiana manshurica* Kitag 别名：东北龙胆，山龙胆，水龙胆。

全株绿色，不带紫色；茎叶不粗糙，叶披针形或线状披针形，长3～7.5cm，宽3～10mm，边缘光滑常反卷，全缘；花1～3朵顶生，或生于茎上部的叶腋，花蓝紫色，花萼裂片短于萼管，花冠裂片三角形，先端尖，裂片间褶呈短小三角形，具不规则的细齿。种子具翅。花期8～9月，果期9～10月。

4、坚龙胆 *Gentiana regescens* Franch 别名：滇龙胆，川龙胆，青鱼胆，苦草，小秦艽。

多年生草本，高15～25cm，根状茎极短，近棕黄色，干时较坚硬，易折断。茎草质，常带紫棕色。叶革质，倒卵形至倒卵状披针形，先端圆或钝，基部渐窄下延成叶柄，全缘光滑；茎上部叶不呈总苞状，主脉三出。聚伞花序顶生或腋生，紫红色，花冠裂片先端急尖，裂片间褶不等边三角形。种子不具翅，有蜂窝状网隙。

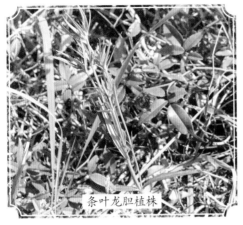
条叶龙胆植株

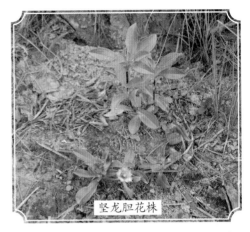
坚龙胆花株

【生境分布】 龙胆　生于向阳山坡草丛或灌丛中，分布于东北、华北及新疆、山东、江苏、浙江、江西、福建、湖南、广东、四川等省、自治区。

三花龙胆　生于及林间空地上，分布于东北及内蒙古等省区。

条叶龙胆　生于山坡草丛、湿草甸或路旁，海拔 100 ～ 1100m，分布于安徽、福建、广东、广西、海南、河北、黑龙江、河南、湖北、湖南、江苏、江西、吉林、辽宁、内蒙古、宁夏、陕西、山东、山西、浙江、台湾等地。

坚龙胆　生于山坡草丛、山谷、灌丛或林间，海拔 1100 ～ 3000m，分布于贵州、四川和云南等省区。

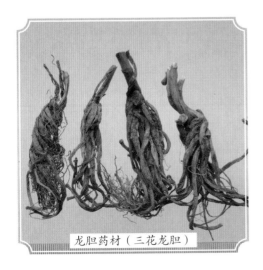
龙胆药材（三花龙胆）

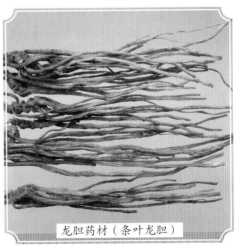
龙胆药材（条叶龙胆）

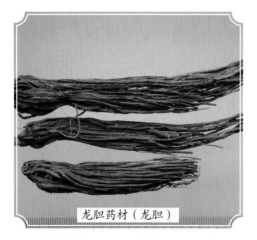
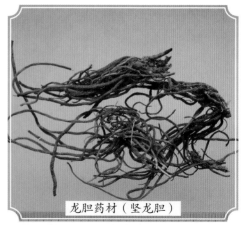

<table>
<tr><td>龙胆药材（龙胆）</td><td>龙胆药材（坚龙胆）</td></tr>
</table>

【采收加工】 春、秋两季采挖根及根茎，除去泥土杂质，晒干或切段晒干。

【药材性状】 1、龙胆　根茎呈不规则的块状，长 1～3cm，直径 03～1cm；暗灰棕色或深棕色，上端有茎痕或残留茎基，周围和下端着生多数细长的根。根圆柱形，略扭曲，长 10～20cm，直径 0.2～0.5cm；表面淡黄色或黄棕色，上部多有显著的横皱纹，下部较细，有纵皱纹及支根痕。质脆，易折断，断面略平坦，皮部黄白色或淡黄棕色，木部色较浅，呈点状环列。气微，味甚苦。

2、坚龙胆　表面无横皱纹，外皮膜质，易脱落，木部黄白色，易与皮部分离。

【炮制及饮片】 除去杂质，洗净，润透，切段，干燥。

【性味功能】 味苦，性寒。有清肝火，除湿热，健胃的功能。

【主治用法】 用于目赤头疼，耳聋，胸胁疼痛，口苦，咽喉肿痛，惊痫抽搐，湿热疮毒，湿疹，阴肿，阴痒，小便淋痛，食欲不振，高血压，头晕耳鸣等症。用量 3～6g。

龙眼肉 Longyanrou

【来源】 龙眼肉为无患子科 (Sapindaceae) 植物龙眼的干燥假种皮。

【原植物】 龙眼 *Dimocarpus longan* Lour. 别名：桂圆，桂元肉。

常绿大乔木，高 20m。树皮茶褐色，粗糙，纵裂或片裂；茎上部多分枝，小枝有锈色柔毛。双数羽状复叶，互生，长 15 ～ 20cm，小叶 2 ～ 6 对，互生或近对生，革质，长椭圆形或长椭圆状披针形，长 6 ～ 15cm，宽 2 ～ 5cm，先端钝尖或钝，基部偏斜，全缘或波状。花杂性或两性，顶生或腋生圆锥花序，长 12 ～ 15cm，密生锈色星状毛；花小，直径 3 ～ 5mm；花萼 5 深裂，花瓣 5，匙形，淡黄色，内面有毛；花盘明显，浅裂；雄蕊 8，花丝有毛。子房上位，2 ～ 3 室，每室 1 胚株，但只有 1 胚株发育。果球形，核果状，直径 1 ～ 2.5cm，果皮薄，干后近木质，黄褐色，幼时粗糙，老时近平滑。种子球形，黑色有光泽，外有白色、肉质、甜味的假种皮。花期 3 ～ 4 月。果期 7 ～ 9 月。

【生境分布】 生于热带和亚热带，多栽培于丘陵地、庭园。分布于浙江、福建、台湾、广东、海南、广西、四川、云南、贵州等省区。

【采收加工】 7 ～ 9 月果实成熟时采收，晒干或烘干，剥去果皮，取假种皮晒至不粘；或将采收的果实，去果皮及核，直接晒干。

【药材性状】 假种皮呈不规则块片或圆筒块片，片长 1 ～ 1.5cm，宽 1 ～ 4cm，厚约 1mm。棕褐色，半透明，外面（靠果皮的一面）皱缩不平，内面（紧贴种子的一面）光亮，有细纵皱纹。质柔润，有粘性。气微香，味甚甜。

【性味功能】 味甘，性温。有补益心脾，益气，养血，安神的功能。

【主治用法】 用于心脾两亏，气血不足之健忘，惊悸，怔忡，失眠，食少体倦，头晕目眩，大便下血，妇女月经过多。用量 9 ～ 15g。

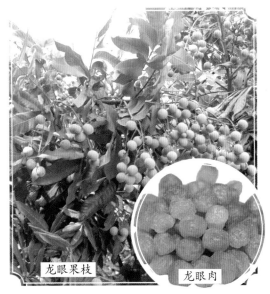

龙眼果枝

龙眼肉

平贝母 Pingbeimu

【来源】 平贝母为百合科（Liliaceae）植物平贝母的鳞茎。

【原植物】 平贝母 *Fritillaria ussuriensis* Maxim. 别名：平贝，贝母。

多年生草本。鳞茎扁圆形。茎高 40～60cm。叶轮生或对生，中上部叶常兼有互生，线形，长 9～16cm，宽 2～6.5mm，先端不卷曲或稍卷曲。花 1～3 朵，紫色，具浅色小方格，顶花具叶状苞片 4～6，先端极卷曲；外轮花被片长约 3.5cm，宽约 1.5cm，内花被片稍短而狭，蜜腺窝在背面明显凸出；雄蕊 6；花柱具乳突，柱头 3 深裂，裂片长约 5mm。蒴果宽倒卵形，具圆棱。花期 5～6 月。

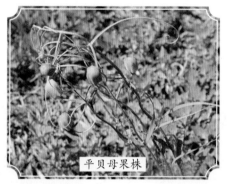
平贝母果株

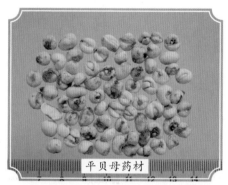
平贝母药材

【生境分布】 生于林中、林缘、灌丛及草甸。分布于黑龙江、吉林、辽宁等省。

【采收加工】 5～6 月地上枯萎时，挖取 3～4 年生鳞茎，除去残茎、须根及泥沙，稍晾干，拌上草木灰或石灰在温度不高的炕上烘干，后筛去石灰，挑出成品。

【药材性状】 鳞茎扁圆形，厚 0.5～1cm，直径 0.8～2cm。表面乳白色或淡黄色，有圆棱，外层 2 瓣鳞叶肥厚，大小相近或 1 片稍大，相对抱合，顶端略平或稍凹入，常稍开裂，中央鳞片小。质实脆，断面粉性。气微，味苦。

【炮制及饮片】 除去杂质，用时捣碎。

【性味功能】 味微苦、甘，性微寒。有清肺，化痰，止咳的功能。

【主治用法】 用于肺热咳嗽，痰多胸闷，咯痰带血，肺炎，肺痈，急、慢性支气管炎，瘿瘤，瘰疬，喉痹，乳痈等。用量 5～10g。反乌头，草乌。

🌿【混伪品】

平贝母的小型鳞茎易与川贝母混淆，参见"川贝母"项。

北豆根 Beidougen

【来源】 北豆根为防己科（Menispermaceae）植物蝙蝠葛的根茎。

【原植物】 蝙蝠葛 *Menispermum dauricum* DC. 别名：山地瓜秧，蝙蝠藤。

缠绕藤本。茎木质化，长达数米，无毛。根茎粗，黄褐色。茎圆形，具纵条纹。叶盾状三角形至七角形，长、宽均约 7～10cm，先端尖或短渐尖，基部心形，裂片钝圆或三角形，上面绿色，下面灰白色，两面无毛；叶柄长 6～10cm。花单性异株，成腋生圆锥花序。雄花黄绿色。萼片 6，狭倒卵形，膜质。花瓣 6～8，较萼片为小，卵圆形，带肉质；雄蕊 12～18，花药球形。核果，扁球形，径约 0.9cm，黑色。花期 5～6 月，果期 7～8 月。

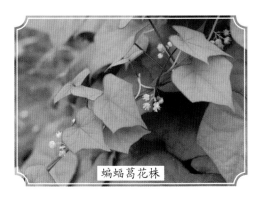
蝙蝠葛花株

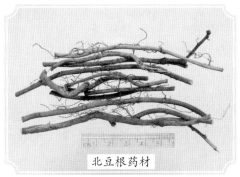
北豆根药材

【生境分布】 生于山地、灌丛、攀援岩石。分布于东北及河北、河南、山东、山西、内蒙古、江苏、安徽、浙江、江西、陕西、宁夏、四川等省区。

【采收加工】 春、秋二季采挖，除去须根及泥沙，干燥。

【药材性状】 细长圆柱形，弯曲，有分枝，长达 50cm，直径 0.3～0.8cm。黄棕色至暗棕色，有弯曲的细根，并可见突起的根痕及纵皱纹，外皮易剥落。质韧，不易折断，断面不整齐，纤维细，木部淡黄色，呈放射状排列，中心有髓。气微，味苦。

【炮制及饮片】 除去杂质，洗净，润透，切厚片，干燥。

【性味功能】 味苦，性寒；有小毒。有清热解毒，消肿止痛，通便的功能。

【主治用法】 用于急性咽喉炎，扁桃体炎，牙龈肿痛，肺热咳嗽，温热黄疸，哮喘，痢疾，湿疹，疥癣，痈疮肿毒，便秘。用量 3～9g。

北沙参 Beishashen

【来源】 北沙参为伞形科（Umbelliferae）植物珊瑚菜的根。

【原植物】 珊瑚菜 *Glehnia littoralis* F. Schmidt ex Miq. 别名：莱阳沙参，海沙参。

多年生草本。株高 10 ～ 20cm。主根圆柱形。茎直立，少分枝。基生叶卵形或宽三角状卵形，长 6 ～ 10cm，宽 2.5 ～ 4cm，三出羽状分裂或 2 ～ 3 回羽状深裂，最终裂片倒卵形，缘具小牙齿或分裂，质较厚；叶柄长约 10cm。茎上部叶卵形，边缘具三角形圆锯齿。复伞形花序，总梗长 4 ～ 10cm，伞辐 10 ～ 14。小伞形花序有花 15 ～ 20 朵，小总苞片 8 ～ 12，条状披针形；萼齿小，长 0.5 ～ 1mm；花瓣白色，倒卵状披针形，先端内曲，花柱长 1.5 ～ 2mm。双悬果，圆球形或椭圆形，长约 4mm，密生棕色粗毛。花期 6 ～ 7 月。

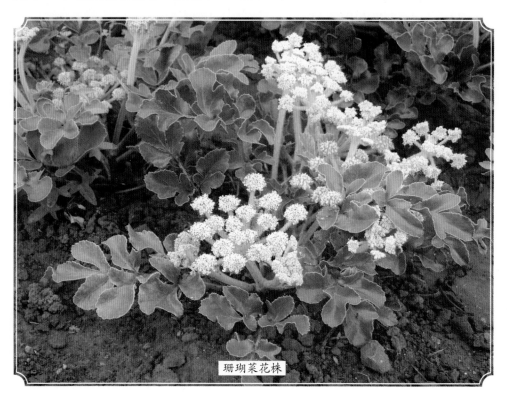

珊瑚菜花株

［生境分布］ 生于海边沙滩或栽培于肥沃疏松的沙质土壤。分布于辽宁、河北、山东、江苏、浙江、福建、广东、广西、海南、台湾等地。

［采收加工］ 夏、秋二季采挖，除去须根，洗净，稍晾，置沸水中烫后，除去外皮，干燥，或洗净直接干燥。

［药材性状］ 细长圆柱形，偶有分枝，长 15～45cm，直径 0.4～1.2cm。淡黄白色，略粗糙，全体有细纵皱纹及纵沟，并有棕黄色点状细根痕。顶端常留有黄棕色根茎残基，上端稍细，中部略粗，下部渐细。质脆，易折断，断面皮部浅黄白色，木部黄色。气特异，味微甘。

［炮制及饮片］ 除去残茎及杂质，略润，切段，晒干。

［性味功能］ 味微甘，性微寒。有养阴清肺，祛痰止咳功能。

［主治用法］ 用于阳虚肺热干咳，虚痨久咳，热病伤津，咽干口渴等症。用量 5～10g。不宜与藜芦同用。

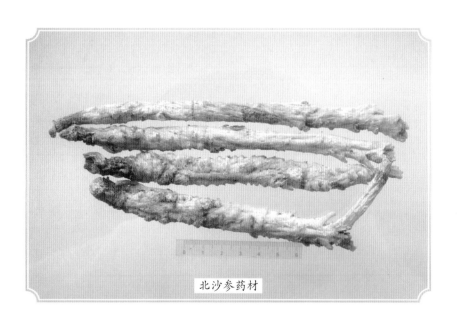

北沙参药材

🌿**【混伪品】**

北沙参与南沙参偶有混淆，参见"南沙参"项。

生姜 Shengjiang

【来源】 生姜为姜科（Zingiberaeeae）植物姜的新鲜根状茎。

【原植物】 姜 *Zingiber officinale* Rosc. 参见"干姜"项。

【生境分布】 原产亚洲热带，我国除东北外，大部分地区有栽培。

【采收加工】 立秋至冬至前采挖根茎，去除茎叶及须根，贮于阴湿处或埋于沙土中备用。

【药材性状】 呈扁平状，长 4～10cm，厚 1～2cm，有指状分枝，顶端有凹陷茎痕或芽痕，表面淡棕色，有明显环节。折断有液汁渗出，纤维性强，有刺激性香气和辣味。

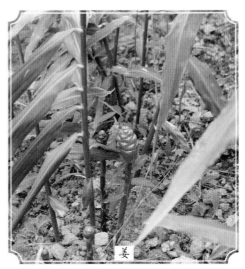

姜

【炮制及饮片】 生姜 除去杂质，洗净，用时切厚片。

姜皮 取净生姜，削取外皮。

【性味功能】 味辛，性微温。有发汗解表，温中止呕，解毒的功能。

【主治用法】 用于风寒感冒，咳嗽，胃寒呕吐以及由生半夏、生南星中毒引起的喉舌肿痛麻木等。用量 3～9g。生姜挥发油注射液用于治疗风湿性关节炎，类风湿性关节炎、关节、软组织伤痛等症。

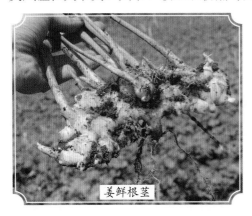

姜鲜根茎

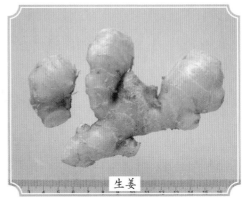

生姜

仙茅 Xianmao

【来源】 仙茅为仙茅科 (Hypoxidaceae) 植物仙茅的干燥根茎。

【原植物】 仙茅 *Curculigo orchioides* Gaertn.

多年生草本，高 10 ～ 40cm。根茎向下直生，圆柱形，长达 30cm，粗约 1cm，肉质，外皮褐色；须根常丛生，两端细，中间粗，长达 6cm，肉质，具环状横纹。地上茎不明显。叶基生，3 ～ 6 枚，披针形，长 10 ～ 30cm，宽 0.1 ～ 2.5cm，先端渐尖，基部下延成柄，柄基部扩大成鞘状，叶脉明显，两面疏生长柔毛，后渐光滑。花葶极短，隐藏于叶鞘内；花杂性、上部为雄花，下部为两性花；苞片披针形，膜质，被长柔毛；花黄色，直径约 1cm，下部花筒线形，长约 2.5cm，上部 6 裂，裂片披针形，长 8 ～ 12mm，被长柔毛；雄蕊 6 枚，子房下位，被长柔毛，花柱细长，柱头棒状。浆果长矩圆形，稍肉质，长约 1.2cm，先端宿存有细长的花被筒，呈喙状，被长柔毛。种子稍呈球形，亮黑色，有喙，表面有波状沟纹。

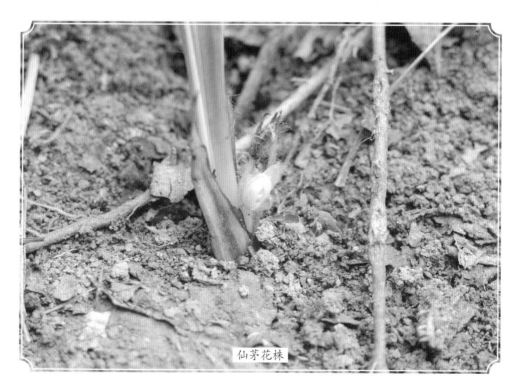

仙茅花株

【生境分布】 生于海拔 1600m 的林下草地或荒坡上。分布于浙江、福建、江西、台湾、湖南、湖北、广东、广西、四川、贵州、云南等省区。

【采收加工】 秋冬两季采挖，除去根头及须根，洗净，干燥。

【药材性状】 根茎呈圆柱形，略弯曲，长 3～10cm，直径 0.4～0.8cm，黑褐色或棕褐色，粗糙，有纵沟及横皱纹与细孔状的粗根痕。质硬脆，易折断，断面平坦略呈角质状，淡褐色或棕褐色，近中心处色较深，并有一深色环。气微香，味微苦辛。

【炮制及饮片】 除去杂质，洗净，切段，干燥。

【性味功能】 味辛，性热。有小毒。有补肾阳、祛寒湿的功能。

【主治用法】 用于腰膝冷痛、四肢麻痹、阳痿。用量 3～9g。

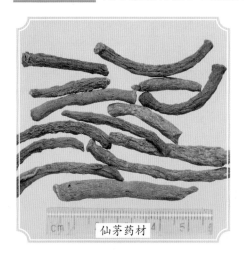

仙茅药材

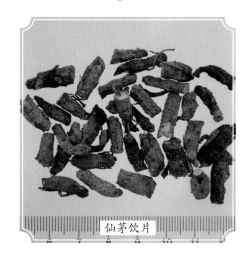

仙茅饮片

仙鹤草 Xianhecao

【来源】 仙鹤草为蔷薇科 (Rosaceae) 植物龙牙草的干燥地上部分。

【原植物】 龙牙草 *Agrimonia pilosa* Ledeb. 别名：地仙草，九龙牙。

多年生草本，高 40 ～ 130cm。根茎短，常生 1 或数个根芽。茎直立，有长柔毛及腺毛。奇数羽状复叶，小叶 3 ～ 5 对，无柄；托叶大，镰形，稀为半圆形，边缘有锐锯齿，叶 3 ～ 5 片在叶轴上对生或近对生，各对小叶间常杂有成对或单生小型小叶，倒卵形或倒卵状披针形，长 2 ～ 5cm，宽 1 ～ 2.5cm，先端尖或长渐尖，基部楔形，边缘有粗锯齿，上面有疏毛，下面脉上伏生疏柔毛。总状花序单一或 2 ～ 3 个生于茎顶，花小，黄色，有短梗；苞片 2，基部合生，先端 3 齿裂；花萼基部合生，萼片 5，三角状披针形；花瓣 5，长圆形，黄色；雄蕊 5 ～ 15；花柱 2，柱头 2 裂。瘦果生于杯状或倒卵状圆锥形花托内，果托有纵棱，先端钩刺幼时直立，果实成熟时向内靠合。花期 5 ～ 10 月。果期 8 ～ 10 月。

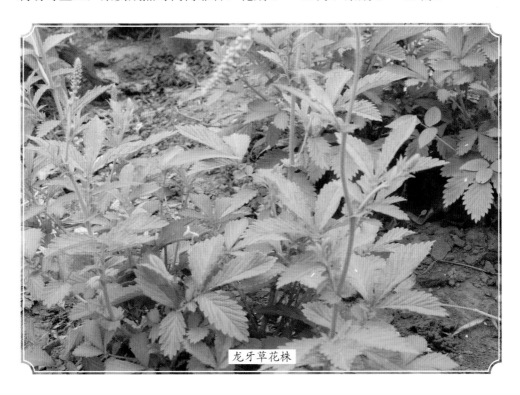

龙牙草花株

【生境分布】 生于溪边、路旁、草地或疏林下。分布于全国大部分地区。

【采收加工】 夏、秋二季茎叶茂盛时采割，除去杂质，晒干。

【药材性状】 地上部分长40～80cm，有白色柔毛。茎下部圆柱形，直径4～6mm，木质化，红棕色，上部方柱形，绿褐色，有纵沟及棱线，有节，节间长0.2～2.5cm，向上节间渐长；体轻，质硬，易折断，断面中空。单数羽状复叶互生，干缩卷曲，暗绿色，质脆，易碎，茎中、下部叶多脱落，小叶片大小不一，相间生于叶轴上，顶端小叶较大，小叶展平后为倒卵形或倒卵状披针形，下面毛较多，有时有细长总状花序；花小，花瓣5，黄色。少有带果实者。气微，味微苦涩。

【炮制及饮片】 除去残根及杂质，洗净，稍润，切段，干燥。

【性味功能】 味苦、涩，性平。有收敛止血，补虚，截疟，止痢，解毒的功能。

【主治用法】 用于咳血，吐血，便血，崩漏下血，疟疾，血痢，痈肿疮毒，劳伤脱力，跌打损伤，创伤出血。用量15～30g。水煎服。外用适量，研末外敷患处。

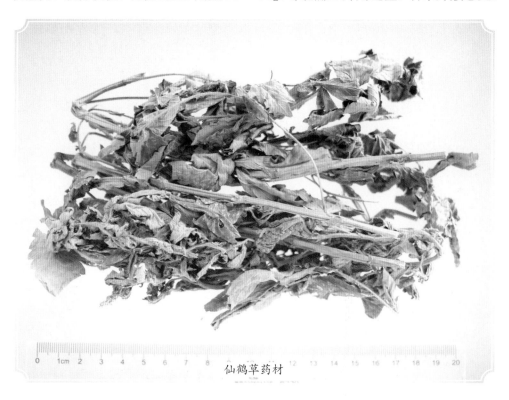

仙鹤草药材

白及 Baiji

【来源】 白及为兰科（Orchidaceae）植物白及的块茎。

【原植物】 白及 *Bletilla striata*(Thunb.)Reichb.f. 别名：白及子，白鸡儿。

多年生草本，高 20～60cm。块茎扁球形或不规则菱形，肉质黄白色，上有环纹，常数个连生，有多数须根。茎直立，基生叶 3～5 片，披针形或宽披针形，长 10～30cm，宽 1.5～4cm，先端渐尖，基部下延成长鞘状，全缘。总状花序顶生，有花 3～8 朵，苞片长圆状披针形，长 2～3cm，早落；花紫色或淡紫红色，直径 3～4cm，萼片狭长圆形，长约 3cm，唇瓣倒卵形，长达 2.8cm，白色或有紫色脉纹，上部 3 裂，中裂片边缘有波状齿，中央有 5 条褶片，侧裂片合抱蕊柱，伸向中裂片；雌蕊与雄蕊结合为蕊柱，两侧有狭翅，柱头顶端着生 1 雄蕊，花粉块 4 对，扁长；子房下位，圆柱形，扭曲。蒴果纺锤状有 6 纵肋。花期 4～5 月。果期 7～9 月。

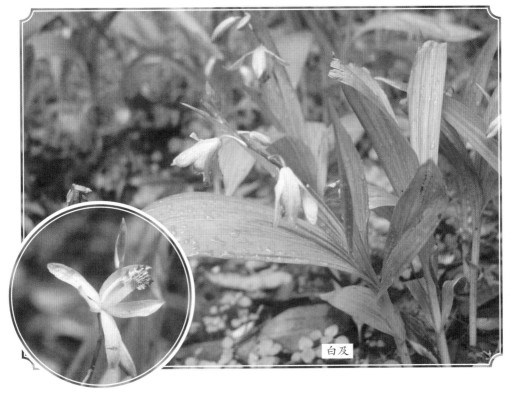

白及

【生境分布】 生于山野、山谷较潮湿处，常于山谷地带成片生长。分布于河北、陕西、甘肃、山西、河南、山东、江苏、安徽、浙江、江西、福建、湖北、湖南、广东、广西、四川和贵州等省区。

【采收加工】 8～10月挖取块茎，除去残茎和须根，洗净泥土，立即加工，否则易变黑色。加工时分拣大小，然后投入沸水中烫（或蒸）3～5分钟，至内无白心时，晒至半干，除去外皮，再晒至全干。

【药材性状】 块茎呈不规则扁圆或菱形，有2～3个分歧，长1.5～5cm，厚0.5～1.5cm，灰白色或黄白色，有细皱纹，上面有凸起的茎痕，下面有连接另一块茎痕迹，茎痕周围有数个棕褐色同心花纹。质坚硬，不易折断，断面近白色，半透明，角质样，有维管束点。无臭，气微，味苦，嚼之有粘性。

【炮制及饮片】 洗净，润透，切薄片，晒干。

【性味功能】 味苦、涩，性微寒。有收敛止血，补益肺胃，消肿生肌的功能。

【主治用法】 用于肺结核，肺虚久咳，咯血，吐血，鼻衄，便血，外伤出血，痈肿溃疡，烫伤，皮肤燥裂。用量6～15g，研粉吞服3～6g。外用适量。不宜与乌头类药材同用。

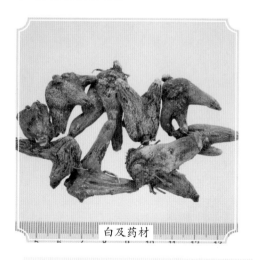

白及药材

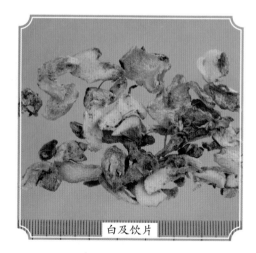

白及饮片

🌺【混伪品】

　　白及为常用中药，同属植物形态差异小，容易混淆，在药材市场常见。白及及混淆品基源植物检索表：

　　1、萼片及花瓣黄白色，或其背面黄绿色，内面为黄白色，罕为近白色。叶长圆状披针形‥‥‥‥‥‥‥‥ 黄花白及 *Bletilla ochracea*

1、萼片及花瓣紫红色或粉红色，罕为白色

2、萼片及花瓣长均 1.5～2.1cm，唇瓣的中裂片先端中部常不凹缺，叶线状披针形 ·············· 小白及 *Bletilla formosana*

2、萼片及花瓣长均 2.3～3cm，唇瓣的中裂片先端中部常凹缺，叶长圆状披针形或狭长圆形 ········· 白及 *Bletilla striata*

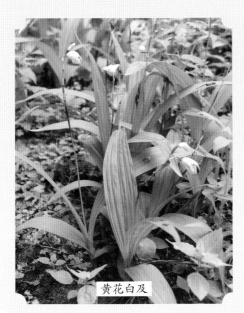

黄花白及

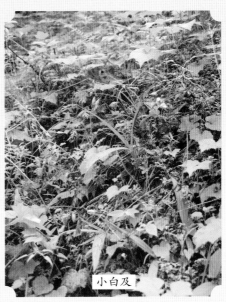

小白及

白术 Baizhu

【来源】 白术为菊科（Compositae）植物白术的根茎。

【原植物】 白术 *Atractylodes macrocephala* Koidz. 别名：于术、冬术、浙术。

多年生草本，高 30 ～ 80cm。根状茎肥厚，拳状，分枝，灰黄色。茎直立，上部分枝，基部稍木质，有纵槽。叶互生，茎下部叶有长柄，3 裂或羽状 5 深裂，裂片椭圆形或卵状披针形，顶端裂片最大，边缘有刺状齿；茎上部叶柄短，叶片椭圆形至卵状披针形，不分裂，长 4 ～ 10cm，宽 1.5 ～ 4cm，先端渐尖，基部狭，下延成柄，边缘有刺。头状花序单生于枝顶，总苞钟状，总苞片 5 ～ 7 层，总苞有一轮羽状深裂的叶状总苞片所包围；花多数全为管状花，花冠紫红色，先端 5 裂，开展或反卷，雄蕊 5，聚药；子房下位，花柱细长，柱头头状。瘦果椭圆形，稍扁，有黄白色毛，冠毛羽状，长约 1.5cm。花期 9 ～ 10 月。果期 10 ～ 11 月。

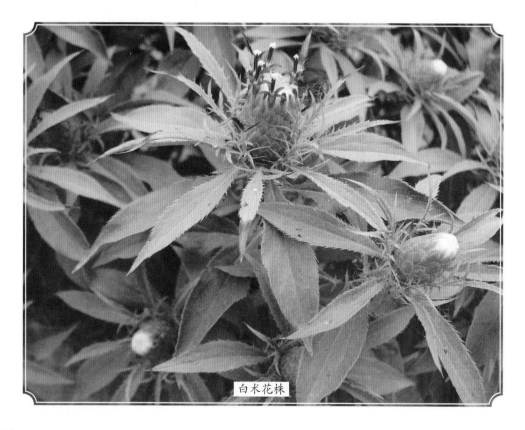

白术花株

【生境分布】 野生于山坡林边或灌木林中。分布于陕西、安徽、江苏、浙江、江西、湖北、湖南、四川等省。全国各地多有栽培。

【采收加工】 立冬前后于下部叶枯黄时，采挖生长 2～3 年生植株根部，除去地上部、须根、泥土，烘干称为白术或烘术。鲜时切片或整个晒干，称为晒术或冬术。

【药材性状】 根状茎肥厚呈拳状或不整齐的圆柱状块形，下部两侧膨大，长 4～10cm，直径 3～6cm，灰黄色或灰棕色，有瘤状突起及纵皱纹和须根痕，顶端有茎基和芽痕。质坚硬，不易折断，断面不平坦，淡黄色或淡棕色，并有棕色油室。膨大部分的横切面，油室多而明显。气清香，味甜微辛，稍带粘液性。

【炮制及饮片】 白术　除去杂质，洗净，润透，切厚片，干燥。

　　土白术　取白术片，用伏龙肝细粉炒至表面挂有土色，筛去多余的土。每 100kg 白术片，用伏龙肝细粉 20kg。

　　炒白术　将蜜炙麸皮撒入热锅内，待冒烟时加入白术片，炒至焦黄色、逸出焦香气，取出，筛去蜜炙麸皮。每 100kg 白术片，用蜜炙麸皮 10kg。

【性味功能】 味甘、苦，性温。有益气，健脾，燥湿利水，止汗，安胎的功能。

【主治用法】 用于脾虚食少，消化不良，慢性腹泻，倦怠无力，痰饮水肿，自汗，胎动不安。用量 4.5～9g。

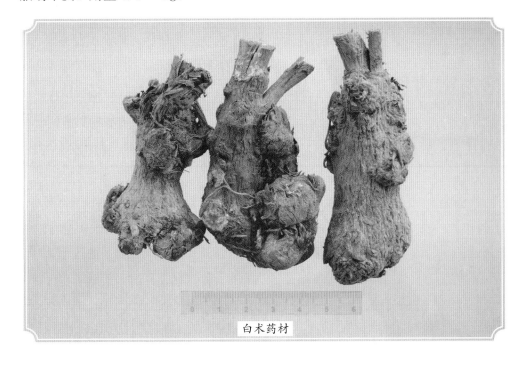

白术药材

白头翁 Baitouweng

【来源】　白头翁为毛茛科（Ranunculaceae）植物白头翁的干燥根。

【原植物】　白头翁　*Pulsatilla chinensis*（Bge.）Rgl. 别名：毛姑朵花，老公花。

　　多年生草本，高达50cm，全株密生白色长柔毛。主根粗壮圆锥形，有时扭曲，外皮黄褐色，粗糙有纵纹。基生叶4～5；叶柄长5～7cm，基部较宽或成鞘状；叶3全裂，顶生裂片有短柄，宽倒卵形，基部楔形，3深裂，裂片先端有2～3圆齿，侧生小叶无柄，两面生伏毛。花茎1～2，高达15cm，花后伸后，密生长柔毛；总苞有3小苞片组成，基部抱茎，小苞片3深裂；花单朵顶生，钟形；萼片6，排成2轮，花瓣状，蓝紫色，卵状长圆形，长3～5cm，宽约1.5cm，密生长绵毛；雄蕊多数；雌蕊多数，心皮离生，花柱丝状，果时延长，密生白色羽状毛。瘦果多数，密集成球状，瘦果有宿存羽毛状花柱，长3.5～6cm。花期3～5月，果期5～6月。

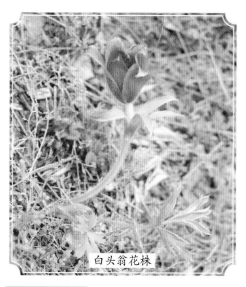

白头翁花株

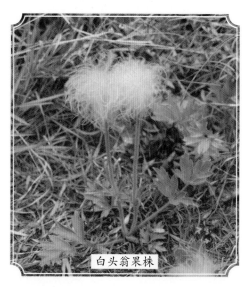

白头翁果株

【生境分布】　生于山野、山坡、田野间，喜生阳坡。分布于东北及河北、河南、山东、山西、内蒙古、江苏、安徽、浙江、湖北、陕西、甘肃、青海等省区。

【采收加工】　春季4～6月或秋季8～10采挖，除去叶及残余花茎和须根，保留根头白绒毛，除净泥土，洒干。

【药材性状】 类圆柱形或圆锥形，稍扭曲，长 6 ～ 20cm，直径 0.5 ～ 2cm。黄棕色，具不规则纵皱纹或纵沟，皮部易脱落，露出黄色的木部，近根头处常有朽状凹洞。根头部稍膨大，有白色绒毛，有的可见鞘状叶柄残基。质硬而脆，断面皮部黄白色或淡黄棕色，木部淡黄色。气微，味微苦涩。

【炮制及饮片】 除去杂质，洗净，润透，切薄片，干燥。

【性味功能】 味苦，性寒。有清热解毒，凉血止痢的功能。

【主治用法】 用于细菌性痢疾，阿米巴痢疾，鼻血，痔疮出血等。用量 9 ～ 15g。

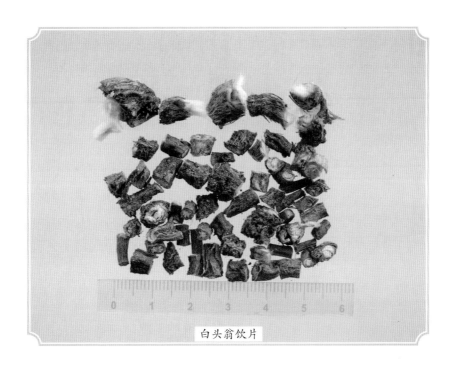

白头翁饮片

白芍 Baishao

【来源】 白芍为毛茛科（Ranunculacea）植物芍药的除去外皮的干燥根。

【原植物】 芍药 *Paeonia lactiflora* Pall. 别名：白芍，赤芍（野生品），毛果芍药。

多年生草本，高 50 ～ 80cm，根肉质粗肥，圆柱形或略呈纺锤形。茎直立，上部有分枝。叶互生，叶柄长 6 ～ 10cm；茎下部叶 2 回三出复叶，小叶窄卵形或披针形，长 7.5 ～ 12cm，宽 2 ～ 4.5cm，先端尖，基部楔形，全缘，边缘密生有骨质细乳突，下面沿脉疏生短柔毛。花单生于花茎分枝顶端和腋生，花径 5.5 ～ 10cm，每花茎有花 2 ～ 5 朵；苞片 4 ～ 5，叶状，披针形，长 3 ～ 6cm；萼片 3 ～ 4，叶状；花瓣 10 片或更多，栽培者多为重瓣，白色、粉红色，倒卵形，长 4 ～ 5cm，宽 1 ～ 2.5cm；雄蕊多数，花药黄色；心皮 3 ～ 5，分离。蓇葖果 3 ～ 5，卵形长约 2cm，先端钩状，外弯，无毛。花期 5 ～ 6 月。果期 7 ～ 9 月。

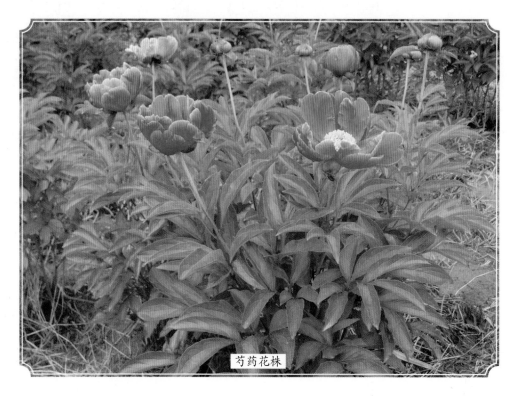

芍药花株

【生境分布】 生于山地草坡、灌木丛中。分布于东北、华北、西北等省。河南、山东、安徽、浙江、贵州、四川等地有较大量栽培。

【采收加工】 栽后4～5年，8～10月间挖根，洗净，除去根茎及须根，置沸水中煮至透心，立即捞出冷水浸泡，刮去外皮（不刮皮作赤芍用），晒1日，再堆放，反复操作至内外均干。

【药材性状】 根圆柱形，粗细均匀，平直或稍弯曲，两头平截，长10～20cm，直径2.5cm。近白色或淡红棕色，光洁或有纵皱纹及须根痕，偶有残留棕褐色斑痕。质坚实，不易折断，断面灰白色或微带棕色，木部放射线呈菊花心状。气无，味微苦酸。

【炮制及饮片】 白芍　洗净，润透，切薄片，干燥。

炒白芍　白芍片用文火炒至微黄为度。

酒白芍　白芍片用黄酒喷淋均匀稍润，炒至微黄。

【性味功能】 味苦、酸，性微寒。有养血柔肝，缓急止痛的功能。

【主治用法】 用于头痛眩晕，胸胁疼痛，胃肠痉挛性疼痛，泻痢腹痛，手足痉挛疼痛，月经不调，痛经，崩漏，自汗盗汗，阴虚发热。用量4.5～9g。白芍不宜与藜芦同用。

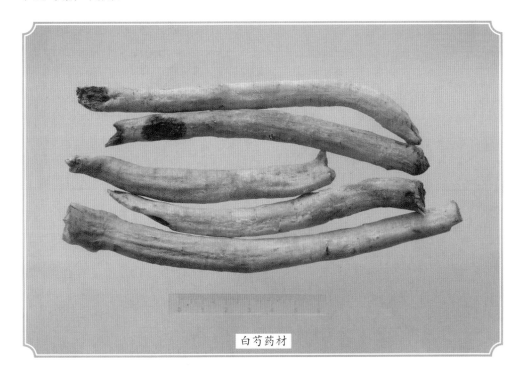

白芍药材

白芷 baizhi

【来源】 白芷为伞形科 (Umbelliferae) 植物白芷和杭白芷的干燥根。

【原植物】 1、白芷 *Angelica dahurica* (Fisch. ex Hoffm.) Benth. et Hook. f. var. *formosana* (Boiss.) Shan et Yuan 别名：祁白芷，禹白芷。

多年生草本，高1～2.5m。根粗大，圆柱形，黄褐色。茎粗2～5cm或可达7～8cm，常带紫色。茎下部叶羽状分裂，有长柄；茎中部叶2～3回羽状分裂，叶柄下部囊状膨大成膜质鞘，稀有毛；末回裂片长圆形、卵形或披针形，基部沿叶轴下延成翅，边缘有不规则白色软骨质粗锯齿；茎上部叶有膨大的囊状鞘。复伞形花序，花序梗长达20cm，伞辐多达70，无总苞片或有1～2，长卵形，膨大成鞘状，小总苞片5～10或更多；花小，无萼齿；花瓣5，白色，先端内凹；雄蕊5；子房下位，2室。双悬果长圆形至卵圆形，黄棕色或带紫色，长5～7mm，宽4～6mm，背棱扁、钝圆，较棱槽为宽，侧棱翅状，棱槽中有油管1，合生面2。花期7～9月。果期9～10月。

2、杭白芷 *Angelica dahurica* (Fisch. ex Hoffm.) Benth. et Hook. f. 别名：香白芷，兴安白芷。

与白芷很相近，但植株矮小，通常高不超过2m，茎及叶鞘多为黄绿色；茎上部近方形，灰棕色，皮孔样突起大而突出。小总苞片长约5mm；花黄绿色，花瓣窄卵形。

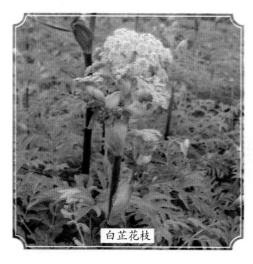

白芷花枝

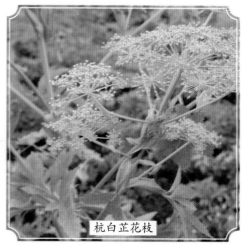

杭白芷花枝

【生境分布】 白芷生于湿草甸中、灌木丛中、河旁沙土中，分布于东北、华北等地区，北方多有栽培。杭白芷浙江、福建、台湾、湖北、湖南、四川等省有栽培。

【采收加工】 夏、秋间叶黄时，采挖根部，除去地上部、须根，洗净泥沙，晒干或低温干燥。

【药材性状】 1、白芷　根圆锥形，长 7～20cm，直径 1.5～2cm，灰黄色或黄棕色，根头部钝四棱形或近圆形，具皱纹、支根痕及皮孔样的横向突起，顶端有凹陷的茎痕。质硬，坚实，断面白色或灰白色，粉性，皮部散生多数棕色油点，形成层环圆形，棕色。气芳香，味辛，微苦。

2、杭白芷　根圆锥形，长 10～20cm，直径 2～2.5cm，上部近方形，灰棕色，有多数较大皮孔样突起，排列成近四纵行，有 4 条棱脊。质硬较重，断面白色，粉性足，皮部密布棕色油点，形成层环近方形。气芳香，味辛，微苦。

【炮制及饮片】 除去杂质，分开大小个，略浸，润透，切厚片，干燥。

【性味功能】 味辛，性温。有祛风，祛寒，燥湿，通窍止痛，消肿排脓的功能。

【主治用法】 用于风寒感冒头痛，眉棱骨痛，鼻塞，鼻渊，牙痛，白带，疮疡肿痛。用量 3～9g。水煎服。

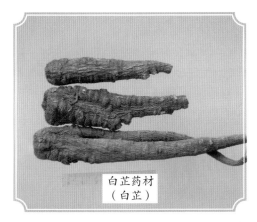

白芷药材
（白芷）

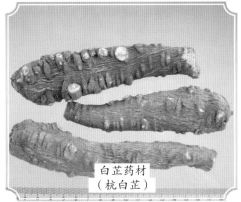

白芷药材
（杭白芷）

🌱【混伪品】

　　白芷与杭白芷植物学名的争论已久，《Flora of China》将 *Angelica dahurica* (Fisch. ex Hoffm.) Benth. et Hook. f. var. *formosana* (Boiss.) Shan et Yuan 及 *Angelica dahurica* (Fisch. ex Hoffm.) Benth. et Hook. f. 作为 *Angelica dahurica* var. *dahurica* 异名。本书依《中华人民共和国药典》进行描述。

白附子 Baifuzi

【来源】 白附子为天南星科（Araceae）植物独角莲的干燥块茎。

【原植物】 独角莲 *Typhonium giganteum* Engl. 别名：禹白附（通称），牛奶白附（河北）。

多年生草本，高15～50cm。植株光滑无毛。块茎倒卵形、卵状椭圆形或椭圆形，直径2～5cm，密被褐色鳞片，具6～8条环状节。叶基生，1～2年生通常只有1叶，初生叶卷成尖角状，后展开；3～4年生有3～4叶；叶柄肥大，肉质，长20～40cm；叶戟状箭形或卵状宽椭圆形，长10～30cm，宽7～20cm，先端渐尖，基部箭形，全缘或波状。花序从块茎处生出，花梗肥厚，圆柱形，长8～15cm，绿色，常有紫色纵条斑纹；肉穗花序顶生，佛焰苞长10～15cm，上部展开，下部筒状，筒长4～5cm；肉穗花序长8～10cm，顶端附属器圆柱状，紫色，长约5cm，先端钝，基部无柄，花单性，雌雄同株，雄花部分在上，长约1.5cm，花药2，药室顶孔开裂，中部着生中性花，中部上段的中性花棒状，下段的中性花钻状；雌花部分在下，长约1.5cm，子房圆柱形，顶端近六角形，1室，基生胚珠2～3。浆果卵圆形，红色。花期6～7月。果期8～9月。

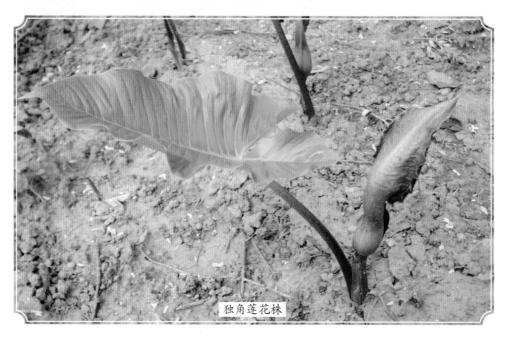

独角莲花株

【生境分布】 生于林下、山涧湿地。分布于吉林、辽宁、河北、山西、河南、山东、江苏、湖南、湖北、陕西、宁夏、四川、西藏等省区。

【采收加工】 秋季挖取块茎，除去残茎、须根，撞去或用竹刀削去外皮，或有不去皮的，晒干。斜切成片，用姜片浸蒸，再晒干。

【药材性状】 块茎卵圆形或椭圆形，长 2 ~ 5cm，直径 1 ~ 3cm。白色或淡黄色，稍粗糙，有环纹及须根痕，顶端有茎痕或芽痕。质坚硬，断面白色，粉性。无臭，味淡，麻辣刺舌。

【炮制及饮片】 生白附子 除去杂质。

制白附子 取净白附子，分开大小个，浸泡，每日换水 2 ~ 3 次，数日后如起黏沫，换水后加白矾（每 100kg 白附子，用白矾 2kg），泡 1 日后再进行换水，至口尝微有麻舌感为度，取出。将生姜片、白矾粉置锅内加适量水，煮沸后，倒入白附子共煮至无白心，捞出，除去生姜片，晾至六七成干，切厚片，干燥。每 100kg 白附子，用生姜、白矾各 12.5kg。

本品为类圆形或椭圆形厚片，周边淡棕色，切面黄色，角质。味淡，微有麻舌感。

【性味功能】 味辛、甘，性大温，有毒。有祛风痰，逐寒湿，镇痉，止痛的功能。

【主治用法】 用于中风，口眼歪斜，半身不遂，面神经麻痹，偏头痛，破伤风；外用于淋巴结结核，痈肿。一般炮制后用，用量 3 ~ 4.5g，水煎服；外用生品适量捣烂，熬膏或研末以酒调敷患处。孕妇忌服。生者内服宜慎。

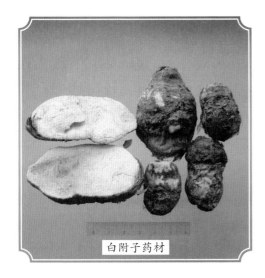

白附子药材

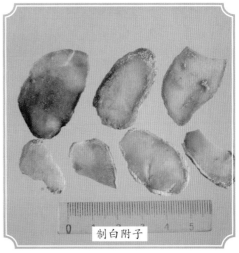

制白附子

【混伪品】

附子为毛茛科植物乌头 *Aconitum carmichaeli* 块根的加工品；关白附为毛茛科植物黄花乌头 *Aconitum coreanum* 的干燥块根，由于相互之间药材名相似，容易混淆，应注意鉴别。

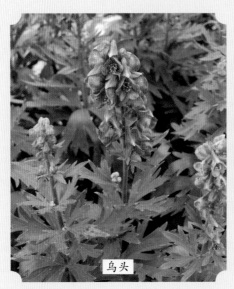
乌头

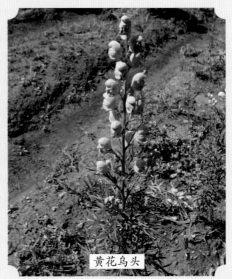
黄花乌头

白茅根 Baimaogen

【来源】 白茅根为禾本科 (Gramineae) 植物白茅的干燥根茎。

【原植物】 白茅 *Imperata cylindrica* (L.) Beauv. var. *major* (Nees) C. E. Hubb. 别名：茅根，白茅花。

多年生草本，高 20～80cm。根状茎横走，白色，有节，密生鳞片，有甜味。秆直立，形成疏丛，有节 2～3，节上有白色柔毛，或上部边缘和鞘口具纤毛，老时常破碎成纤维状；基部有多数枯叶及残留叶鞘。叶线形或线状披针形，根出叶长，茎生叶较短，宽 3～8mm，叶鞘褐色，叶舌短，干膜质，主脉明显，向背部突出，顶生叶片很短小。顶生圆锥花序紧缩呈穗状，长达 20cm，宽达 2.5cm，小穗披针形或长圆形，在花序枝轴上成对排列，其中一小穗梗较长，另一小穗梗较短，每小穗有 1 花，基部有白色细柔毛；两颖相等或第一颖片稍短且狭，有 3～4脉，第二颖较宽，有 4～6脉；稃膜质，第一外稃卵状长圆形，内稃缺，第二外稃披针形，与内稃等长；雄蕊 2；雌蕊 1，花柱较长，柱头羽毛状。颖果椭圆形，暗褐色，成熟果序生白色长柔毛。花期 5～6 月。果期 6～7 月。

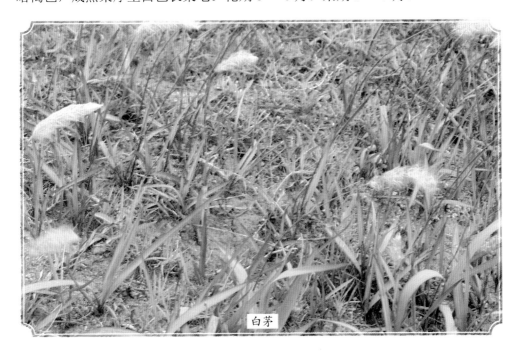

白茅

【生境分布】 生于向阳山坡、路边草地上。分布于东北、华北、华东、中南及陕西、甘肃、贵州、四川、云南等省区。

【采收加工】 春、秋季采挖，除地上部分、叶鞘、鳞叶及须根，洗净泥沙，晒干或鲜用。

【药材性状】 根茎细长，长圆柱形，不分枝，长 30～50cm，直径 0.2～0.4cm。黄白色或浅棕黄色，有光泽，具纵皱纹，环节明显，节上有残留鳞叶、根及芽痕，节间长 1.5～3cm。质轻而韧，不易折断，断面纤维性，黄白色，皮部有多数裂隙，易与中柱剥离，中心有一小孔。气微，味微甜。

【炮制及饮片】 白茅根　洗净，微润，切段，干燥，除去碎屑。

　　茅根炭　取净白茅根段，照炒炭法（附录Ⅱ D）炒至焦褐色。

【性味功能】 味甘，性寒。有清热利尿，凉血止血，生津止渴的功能。

【主治用法】 用于急性肾炎水肿，泌尿系感染，血热吐血，衄血，尿血，热病烦渴，黄疸，水肿，热淋涩痛，呼吸道感染咳嗽，呕吐。用量 9～30g；鲜品 30～60g。水煎服。

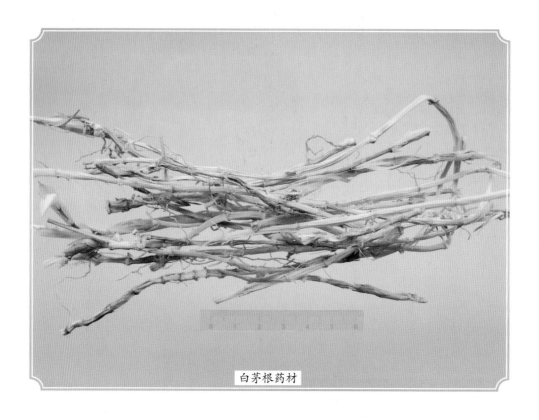

白茅根药材

白果 Baiguo

【来源】　白果为银杏科（Ginkgoaceae）植物银杏除去外种皮的干燥成熟种子。

【原植物】　银杏　*Ginkgo biloba* L. 别名：白果树、公孙树。

落叶大乔木，高达 40m。树干直立，树皮淡灰色，有纵裂纹，分有长枝及短枝两种，长枝横生或下垂，短枝密集成环，顶部叶片簇生。单叶互生，叶柄长 2～7cm，叶扇形，长 3～7cm，宽 6～9cm，叶上部边缘有波状圆齿或不规则浅裂，中央 2 裂，基部楔形，无明显中脉，有多数 2 分叉平行脉，黄绿色。花单性，雌雄异株；雄花序为短荑黄花序，2～6 个着生于短枝叶腋中，有多数雄蕊，花药成对生于花柄顶端，黄绿色；雌花 2～3 生于短枝顶端，有长柄，顶端分 2 叉，各生一环状座，每座着生 1 胚株，只有 1 枚发育成种子。种子核果状，椭圆形或卵圆形，长 2～3.2cm，淡黄色或金黄色，微有白粉状蜡质，外种皮肉质，有辛辣味，臭气。花期 4～5 月。果期 9～10。

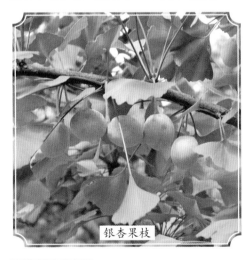
银杏果枝

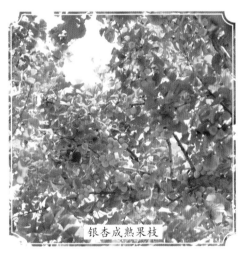
银杏成熟果枝

【生境分布】　生于向阳，湿润肥沃的壤土及砂壤土中。分布于全国在部分地区。栽培于辽宁、河北、陕西、河南、山东、江苏、安徽、浙江、江西、福建、台湾、湖北、湖南、广东、广西、四川、云南等省区。

【采收加工】　秋季种子成熟时采收，除去肉质外种皮，洗净，稍蒸或略煮后，烘干。除去硬壳为白果仁。

【药材性状】　略呈椭圆形，一端稍尖，另端钝，长 1.5～2.5cm，宽 1～2cm，厚约 1cm。表面黄白色或淡棕黄色，平滑，具 2～3 条棱线。中种皮（壳）骨质，坚硬。内种皮膜质，种仁宽卵球形或椭圆形，一端淡棕色，另端金黄色，横断面外层黄色，胶质样，内层淡黄色或淡绿色，粉性，中间有空隙。无臭，味甘、微苦。

【炮制及饮片】 白果仁　取白果，除去杂质及硬壳，用时捣碎。

　　炒白果仁　取净白果仁，清炒至有香气，用时捣碎。

【性味功能】 味甘、苦、涩，性温，有毒。有敛肺、定喘，止带浊，缩小便的功能。

【主治用法】 用于痰多喘咳，带下白浊，遗尿、尿频等。用量 4.5～9g。

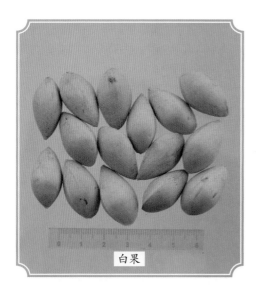

白果

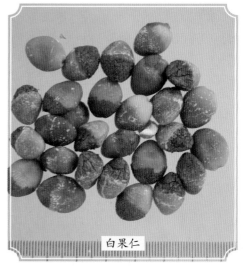

白果仁

白前 Baiqian

【来源】 白前为萝摩科（Asclepiadaceae）植物柳叶白前和芫花叶白前的根状茎及根。

【原植物】 1、柳叶白前 *Cynanchum stauntonii* （Decne.）Schlfr. ex Levl. 别名：竹叶白前。

多年生草本，直立，高 30～70cm。根茎细长，横长或斜生，中空，节上丛生纤细状弯曲须根。茎单一，圆柱形，灰绿色，有细棱，基部木质化。叶对生，有短柄；叶片稍革质，披针形或线状披针形，长 3～12cm，宽 0.3～1.4cm，先端渐尖，基部渐狭，全缘，中脉明显。聚伞花序腋生，有花 3～8 朵，小苞片多数；花萼 5 深裂，内面基部有腺体；花冠辐状，5 深裂，裂片线形，紫红色，内面有长柔毛，副花冠裂片杯状，较蕊柱短；雄蕊 5，与雌蕊合生成蕊柱，花药 2 室，每室有 1 下垂花粉块，淡黄色；子房上位，由 2 离生心皮组成，2 花柱顶端连合成盘状柱头。蓇葖果狭披针形，长达 9cm。种子多数，黄棕色，顶端有白色丝状毛。花期 5～8 月。果期 9～10 月。

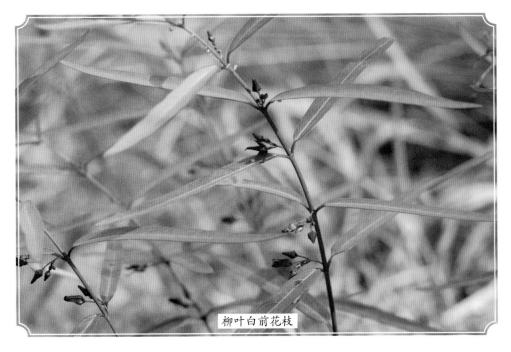

柳叶白前花枝

2、芫花叶白前 *Cynanchumglaucescens*（Decne.）Hand.-Mazz. 别名：沙消。

直立矮灌木，高达 50cm；茎具二列柔毛。叶无毛，长圆形或长圆状披针形，长 1～5cm，宽 0.7～1.2cm，顶端钝或急尖，基部楔形或圆形，近无柄；侧脉不明显，约 3～5 对。伞形聚伞花序腋内或腋间生，比叶短，无毛或具微毛，有花 10 余朵；花萼 5 深裂，内面基部有腺体 5 个，极小；花冠黄色，幅状；副花冠浅杯状，裂片 5，肉质，卵形，龙骨状内向，其端部倾倚于花药；花粉块每室 1 个，下垂；柱头扁平。菁葖果单生，纺锤状，先端渐尖，基部紧窄，长 6cm，直径 1cm，种子扁平，宽约 5mm；种毛白色绢质，长 2cm。花期 5～11 月，果期 7～11 月。

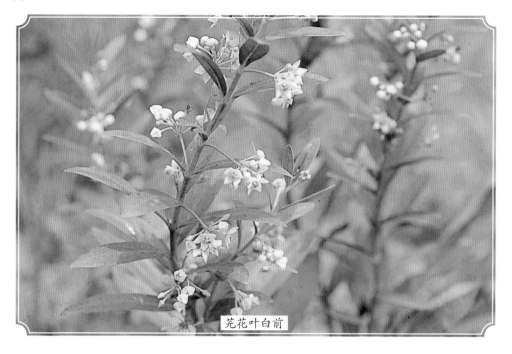

芫花叶白前

【生境分布】 柳叶白前生于山谷湿地、溪边、江边沙地浸水中。芫花叶白前生于江边、河岸、沙石间或路旁丘陵地。分布于江苏、安徽、浙江、江西、福建、湖北、湖南、广东、广西、四川等省、自治区。

【采收加工】 白前 秋季采挖，除去地上部分，洗净，切段晒干，即为白前。

鹅管白前 如除去须根，留用根茎则为鹅管白前。

草白前 如将带根全草洗净后直接晒干入为草白前。

【药材性状】 1、柳叶白前 根茎长圆柱形，长 4～15cm，直径 1.5～4mm，黄白色、棕黄色或棕色，有细纵皱纹。有节，节间长 2～4cm。质脆，折断面中空，节处丛生细根，长达 10cm，直径不及 1mm，须根分枝交织成团。气微，味甜。

2、芫花叶白前　根茎圆柱形，较短小，稍呈块状，灰绿色或淡黄色，节间长 1～2cm；质较坚硬，折断面髓腔较小。须根稍粗长，长 5～15cm，直径约 1mm，分枝须根少。质脆，易折断。

【炮制及饮片】　白前　除去杂质，洗净，润透，切段，干燥。

　　蜜白前　取净白前，加入适当蜂蜜，炒至不粘手。

【性味功能】　味辛、甘，性平。有清肺化痰，止咳平喘的功能。

【主治用法】　用于感冒咳嗽，支气管炎，气喘，水肿，小便不利，喘咳痰多。用量 5～10g；外用适量，鲜草捣烂敷患处。

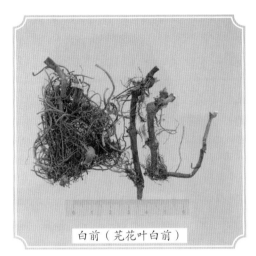

白前（芫花叶白前）

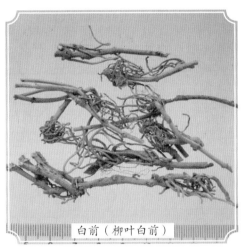

白前（柳叶白前）

白扁豆 Baibiandou

【来源】 白扁豆为豆科（Leguminosae）植物扁豆的干燥成熟种子。

【原植物】 扁豆 *Dolichos lablab* L. 别名：茶豆，白眉豆。

一年生缠绕草质藤本，长达6m。茎常呈淡紫色或淡绿色，光滑。三出羽状复叶，互生，叶柄长4～12cm；托叶小，披针形，顶生小叶宽三角状卵形，长5～9cm，宽4～10cm，先端急尖，基部广楔形或截形，全缘，两面有疏毛，侧生小叶较大，斜卵形。总状花序腋生，长15～25cm，直立；花2至多朵丛生于花序轴的节上；小苞片2，早落；花萼钟状，萼齿5，上部2齿几完全合生；花冠蝶形，白色、淡黄色或紫色，长约2cm。旗瓣基部两侧有2个附属体，并下延为2耳；翼瓣斜倒圆形；龙骨瓣舟形；雄蕊10，2束；子房线形，有绢毛，基部有腺体，花柱先端有髯毛。荚果倒卵状长椭圆形，微弯，扁平，长5～8cm，先端有弯曲的喙。种子2～5，长方状扁圆形，白色、黑色或红褐色。花期7～8月。果期8～10月。

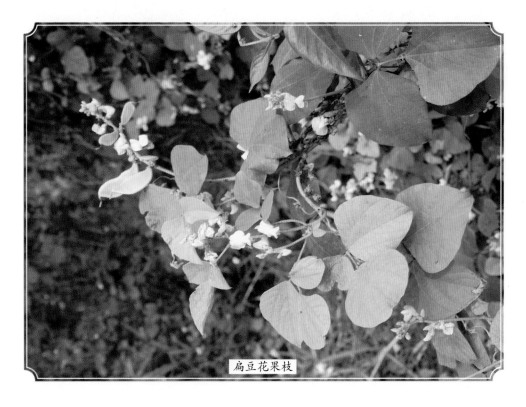

扁豆花果枝

【生境分布】 全国各地均有栽培。

【采收加工】 9～10月采收成熟果实，晒干，取出种子，再晒干。

【药材性状】 种子扁椭圆形或扁卵圆形，长8～13mm，宽6～9mm，厚约7mm。淡黄白色或淡黄色，平滑，略有光泽，一侧边缘有隆起白色半月形种阜，剥去种皮有凹陷种脐，另端有种脊。质坚硬。种皮薄而脆，子叶2，肥厚，黄白色。气微，味淡，嚼之有豆腥味。

【炮制及饮片】 白扁豆 除去杂质。用时捣碎。

炒白扁豆 取净白扁豆，炒至微黄色具焦斑。用时捣碎。

【性味功能】 味甘，性平。有健脾化湿，和中消暑的功能。

【主治用法】 用于脾胃虚弱，食欲不振，大便溏泻，白带过多，暑湿吐泻，胸闷腹胀。炒扁豆健脾化湿，用于脾虚泄泻，白带过多。用量9～15g。

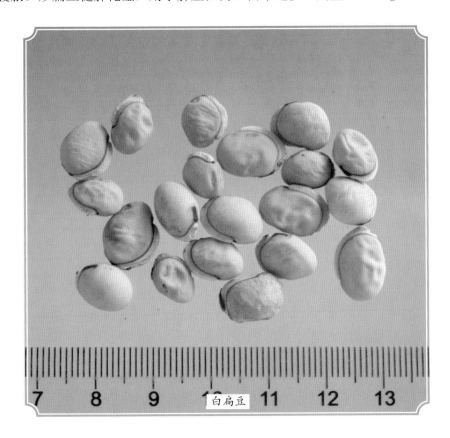

白扁豆

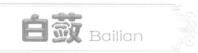

白蔹 Bailian

【来源】 白蔹为葡萄科 (Vitaceae) 植物白蔹的干燥块根。

【原植物】 白蔹 *Ampelopsis japonica* (Thunb.) Makino 别名：猫儿卵，山地瓜。

木质藤本。茎草质或带木质。枝褐绿色，无毛。卷须与叶对生，常单一，枝端卷须常渐变成花序。具纺锤形块根。叶为掌状复叶，长 6～10cm，宽 7～12cm；小叶 3～5，一部分羽状分裂，一部分为羽状缺刻；裂片卵形至披针形，中间裂片最大，两侧的较小，常不分裂；叶轴和小叶柄有狭翅，裂片基部有关节，两面无毛；叶柄长 2～6cm，无毛。聚伞花序小，花序梗长 3～8cm，细长；花小，黄绿色；花萼 5 浅裂，花瓣 5；雄蕊 5，对瓣；花盘边缘稍分裂。浆果，球形，直径 5～7mm，熟时蓝色或白色，有凹点。花期 6～7 月。

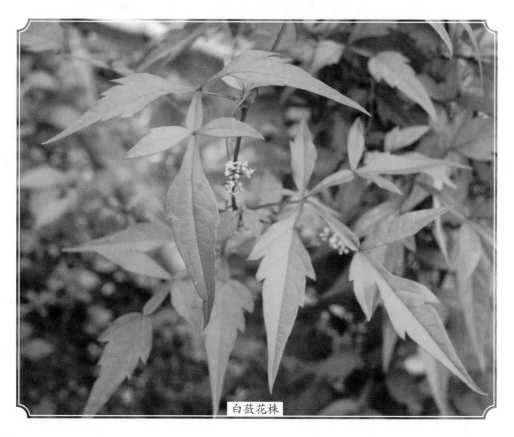

白蔹花株

【生境分布】 生于荒山灌木丛中。分布于东北农河北、河南、山东、山西、内蒙古、江苏、安徽、浙江、江西、湖南、湖北、陕西、宁夏、四川等省区。

【采收加工】 春、秋二季采挖，除去泥沙及细根，切成纵瓣或斜片，晒干。

【药材性状】 纵瓣呈长圆形或近纺锤形，长 4 ～ 10cm，直径 1 ～ 2cm；切面周边常向内卷曲，中部有 1 凸起的棱线；外皮红棕色或红褐色，有纵皱纹、细横纹及横长皮孔，易层层脱落，脱落处呈淡红棕色。斜片呈卵圆形，长 2.5 ～ 5cm，宽 2 ～ 3cm，切面类白色或浅红棕色，可见放射状纹理，周边较厚，微翘起或略弯曲。体轻，质硬脆，易折断，折断时，有粉尘飞出。气微，味甘。

【炮制及饮片】 除去杂质，洗净，润透，切厚片，晒干。

【性味功能】 味苦，性微寒。有清热解毒，消痈散结的功能。

【主治用法】 用于痈疽发背，疔疮，瘰疬，烫伤，扭伤。用量 4.5 ～ 9g。

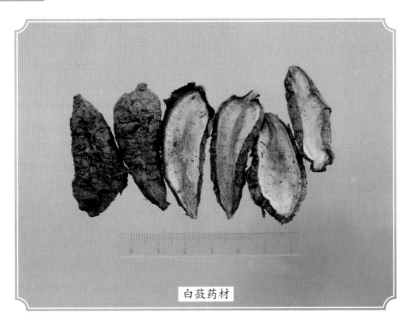

白蔹药材

🌿 【混伪品】

　　萝藦科植物隔山消（隔山牛皮消）*Cynanchum wilfordii* Hemsl. 的块根称"川白蔹"入药。隔山消全体具白色乳汁，叶心形，易区别。

白鲜皮 Baixianpi

【来源】 白鲜皮为芸香科（Rutaceae）植物白鲜的干燥根皮。

【原植物】 白鲜 *Dictamnus dasycarpus* Turcz. 别名：八股牛、八挂牛、好汉拔。

多年生草本，高 1m，全株具特异气味。根数条丛生，长圆柱形，具较强烈的羊膻样气味，外皮灰白色或近灰黄色，内面白色，木心坚硬，新鲜时易与皮部分离。茎直立，下部呈灌木状，通常无毛；上部多分枝，淡黄绿色，外皮略带革质，常被白色细柔毛和腺体。奇数羽状复叶，互生，叶柄长 2.5～4cm；小叶通常 9，有时可至 13 片，基部一对小叶最小，无柄，小叶片卵形至椭圆形，长 3～11cm，宽 1.5～4.5cm，先端短渐尖，基部略带楔状或左右稍不对称，边缘具细锯齿，上面不空绿色，下面淡绿色，羽脉于下面突起，两面沿脉有细柔毛，尤以下面较多，叶柄及叶轴两侧有狭翼，透光观察叶片及叶翼密布明亮的油点。总状花序顶生，长至 30cm；花梗长 1～2.5cm，基部有一线状苞片，中部以上有狭披针形小苞片 1～2；萼片 5，宿存，披针形，长约 1cm，基部愈合；花轴、花梗、苞片及萼片均密被细柔毛和腺体；花瓣 5，长圆形，淡红色或白色，带淡红紫色的脉纹，上面 4 片等长，向上伸展，下面一片较大，略向下弯曲，长 2～3cm，宽 0.5～0.8cm，先端突尖，基部具爪；雄蕊 10，着生于环状花盘的基部，花丝扁线形，长约 3cm，紧接花药处细瘦，被腺体，下部被细柔毛，花药黄色，近球形；子房具短柄，上位，卵圆形，长宽约 4mm，5 室，表面具 5 深沟，密被短柔毛和腺体，花柱线形，长约 5mm，被细柔毛，柱头头状，短小而不明显。蒴果，成熟时沿腹缝线 5 裂，每一瓣呈扁囊状，外面被柔毛及棕黑色腺毛；内含种子 2～3

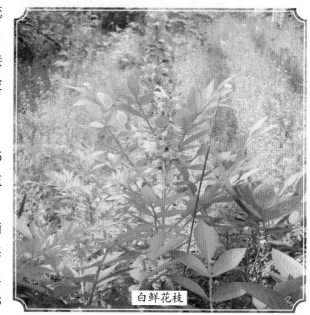

白鲜花枝

粒，近球形，直径约3mm，黑色有光泽。花期4～7月，果期6～8月。

［生境分布］ 生于山阳坡疏林或灌木丛中，开阔的多石山坡及平原草地。分布于东北及河北、河南、山东、山西、内蒙古、江苏、安徽、江西、湖北、陕西、甘肃、四川、贵州等省自治区。

［采收加工］ 春、秋季采挖，以春季采挖者为佳。将根挖出后，洗净，除去细根及外面粗皮，纵向割开，抽去木心，晒干。

［药材性状］ 干燥根皮卷筒状或双卷筒状，长7～12cm，直径1～2cm，厚2～5mm。黄白色至淡棕色，稍光滑，有时有纵皱和侧根痕。内面淡黄色，光滑而有侧根形成的圆孔。质松脆，易折断，断面乳白色，呈层状。在日光或灯光下，可见闪烁的白色细小结晶物。气膻，味微苦。

［炮制及饮片］ 除去杂质，洗净，稍润，切厚片，干燥。

［性味功能］ 味苦，性寒。有清热燥湿、祛风解毒的功能。

［主治用法］ 用于湿热疮毒、黄水疮、湿疹、风疹、疥癣、疮癞、风湿痹、黄疸尿赤等症。用量4.5～9g。外用适量，煎汤洗或研粉敷。

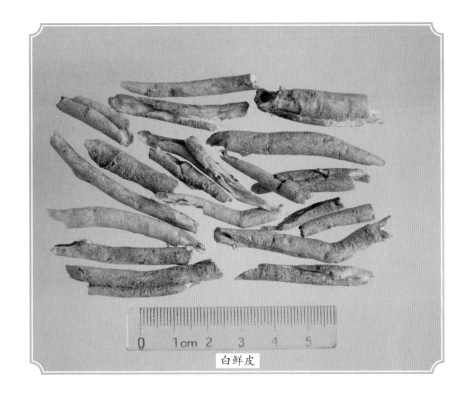

白鲜皮

白薇 Baiwei

【来源】 白薇为萝摩科（Asclepiadaceae）植物白薇和蔓生白薇的根及根茎。

【原植物】 1、白薇 *Cynanchum atratum* Bge. 别名：老鸹飘根，白马尾，直立白薇。

多年生草本，高30～70cm，有香气。植株体有白色乳汁。根茎短，下端簇生多数细长条状根，长近20cm，直径约3mm，淡黄色。茎直立，圆柱形，绿色，不分枝，密生灰白色短毛。叶对生，有短柄，叶卵形或卵状长圆形，长5～12cm，宽3～8cm，先端短渐尖，基部圆形，全缘，两面均生白色绒毛，尤以叶下面及脉上为密。花多数，在茎顶叶腋密集成伞形聚伞花序，无总花梗，花暗紫色，直径约1cm；花萼5深裂，裂片披针形，绿色，外有绒毛，内面基部有3个小腺体；花冠辐状，5深裂，外有短毛及缘毛；副花冠5裂，裂片盾状，与合蕊柱等长；雄蕊5，花药顶端有1膜片，花粉块每药室1个，长圆状膨大，下垂；子房上位，柱头扁平。蓇葖果单生，角状长椭圆形，长5～10cm，直径5～15mm。种子多数，卵圆形，有狭翅，种毛白色，长约3cm。花期5～7月，果期8～10月。

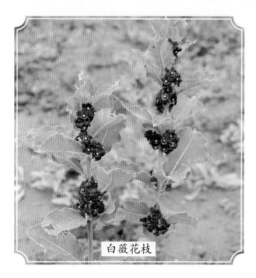

白薇花枝

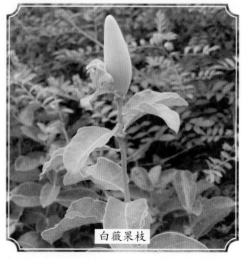

白薇果枝

2、蔓生白薇 *Cynanchum versicolor* Bunge 别名：蔓白薇，变色白薇。

与白薇的区别为：茎上部蔓生，花较小，直径1cm，初开时黄绿色，后渐变为黑紫色。副花冠小形，较蕊柱短。植株体无白色乳汁。茎下部直立，上部缠绕。

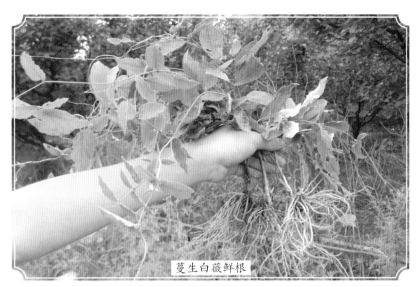

蔓生白薇鲜根

【生境分布】 薇生于河边、荒地、草丛中、山坡及林缘，分布于东北及河北、山西、陕西、河南、山东、江苏、福建、台湾、湖北、湖南、广东、广西、贵州、四川、云南等省、自治区。蔓生白薇生于山地，分布于辽宁、河北、山西、山东、安徽、河南等省。

【采收加工】 春、秋季采挖根部，除去地上部分，洗净泥土，晒干。

【药材性状】 1、白薇　根茎近圆柱形，有结节，长1.5～5cm，直径0.5～1.5cm，上面有数个茎痕，有时有茎基，下面及两侧簇生多数细长的根，根细圆柱形，长5～20cm，直径1～2mm，稍弯曲，黄棕色或棕色，平滑或有细皱纹。质脆，易折断，断面平坦，皮部黄白色，中央木部小，黄色。气微，味微苦。

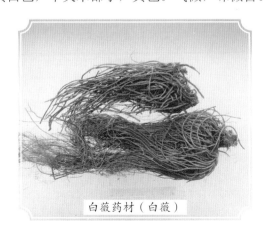

白薇药材（白薇）

2、蔓生白薇　根茎较细，长 2～6cm，直径 4～8mm。残存茎基较细，直径 5mm，根多弯曲。

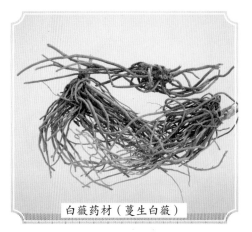

白薇药材（蔓生白薇）

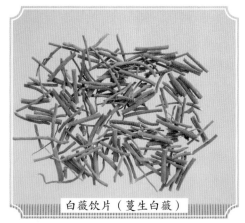

白薇饮片（蔓生白薇）

【炮制及饮片】 除去杂质，洗净，润透，切段、干燥。

【性味功能】 味苦、咸，性寒。有清热凉血，利尿通淋，解毒疗疮的功能。

【主治用法】 用于温邪伤营发热，阴虚发热，骨蒸劳热，产后血虚发热，热淋，血淋，痈疽肿毒。用量 4.5～9g。

【混伪品】

一、白前与白薇在某些地区有颠倒错用情况。

二、除上述两种植物作白薇外，合掌消、竹灵消、华北白前、徐长卿在一些地方或民间也混作白薇使用。

三、白前与白薇类似品原植物检索表：

1、茎缠绕或下部直立，上部缠绕。··················· 蔓生白薇 *Cynanchum versicolor*

1、茎直立。

2、花冠内面被毛。

3、叶卵形，卵状长圆形或宽椭圆形，宽 1.5～5cm。······ 合掌消 *Cynanchum amplexicaule*

3、叶线形或线状披针形，宽 0.8～1.7cm············· 柳叶白前 *Cynanchum stauntonii*

2、花冠内面无毛。

4、叶卵形、卵状长圆形或宽椭圆形。

　　5、叶两面密被白色绒毛;花冠深紫色· 白薇 *Cynanchum atratum*

　　5、叶两面无毛或仅脉被微毛 ; 花冠黄或白色。· · · · · · · · · · 竹灵消 *Cynanchum inamoenum*

4、叶线形、窄椭圆形或长披针形。

　　6、叶无毛。

　　　7、茎被单列柔毛或无毛 ; 叶卵状披针形, 先端长渐尖 ; 花冠紫或深红色· · · · · · 华北白前 *Cynanchum mongolicum*

　　　7、茎被二列柔毛 ; 叶长圆形或长圆状披针形, 先端钝 ; 花冠黄色· · · · · · · · · 白前 *Cynanchum glaucescens*

　　6、叶常被毛。· · · · · · · · · · · · 徐长卿 *Cynanchum paniculatum*

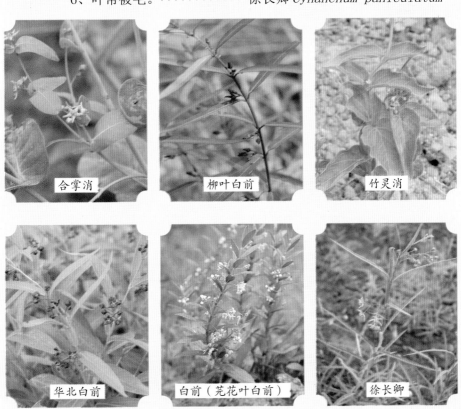

| 合掌消 | 柳叶白前 | 竹灵消 |
| 华北白前 | 白前（芫花叶白前） | 徐长卿 |

瓜蒌 Gualou

【来源】 瓜蒌为葫芦科（Cucurbitaceae）植物栝楼和双边栝楼的果实。

【原植物】 1、栝楼 *Trichosanthes kirilowii* Maxim.，参见"天花粉"项。

2、双边栝楼 *Trichosanthes rosthornii* Harms，参见"天花粉"项。

【生境分布】 参见"天花粉"项

【采收加工】 秋季采摘成熟果实，除去果梗，放通风处阴干。

【药材性状】 1、栝楼　果宽椭圆形至球形，长 7～10.5cm，果瓤橙黄色，粘稠，与多数种子粘结成团，果梗长 4～11cm。果皮外表面橙红色或深橙黄色，顶端钝圆，柱基短小，梗端稍窄，梗基径 8～10mm，周围有纵皱纹，其余部分皱纹围成不规则多角形的皱格，此格长 5～8mm，宽 2～6mm；内表面黄白色，有筋脉纹。种子卵状椭圆形，扁平，长 11～16mm，宽 7～12mm，厚 3～3.5mm。黄棕色至棕色，种脐端稍窄微凹，另端钝圆，表面平滑，沿边缘有一圈棱线，两侧稍不对称，种脊生于较突出一侧。

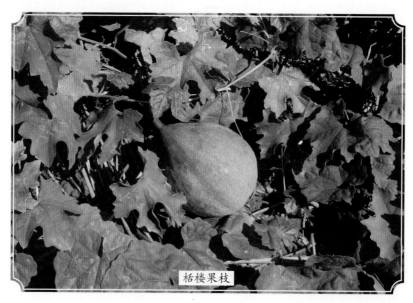

栝楼果枝

2、双边栝楼　果宽椭圆形，长 8～22cm，直径 6.5～10cm，果瓤橙黄色，粘稠，与多数种子粘结成团，果梗长 4.5～8cm。果皮较薄浅棕色，不甚皱至皱缩，皱格呈不规则长方形，长 8～20mm，果梗痕较大。种子矩状椭圆形，甚扁平，长

15～18mm，宽8～9mm，厚4～5mm，深棕色，略粗糙，距边缘稍远处有一圈明显棱线。

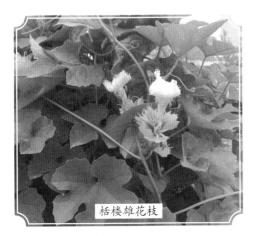

栝楼雄花枝

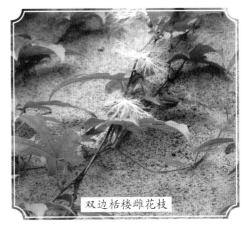

双边栝楼雌花枝

【炮制及饮片】　除去梗及泥沙，压扁，切丝或切块。

【性味功能】　味甘苦，性寒。有清热涤痰，宽胸散结，润燥滑肠的功能。

【主治用法】　用于痰热咳嗽，心胸闷痛，肋痛，黄疸，糖尿病，便秘，乳腺炎，痈肿疮毒。用量9～15g。不宜与乌头类同用。

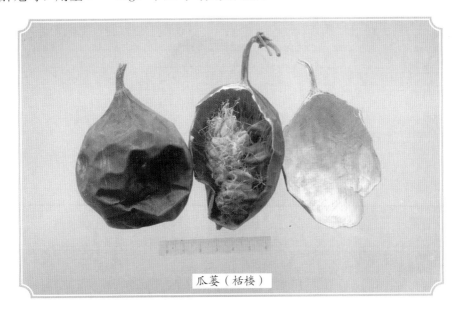

瓜蒌（栝楼）

瓜蒌子 Gualouzi

【来源】 瓜蒌子为葫芦科（Cucurbitaceae）植物栝楼和双边栝楼的干燥成熟种子。

【原植物】 1、栝楼 *Trichosanthes kirilowii* Maxim.，参见"天花粉"项。

2、双边栝楼 *Trichosanthes rosthornii* Harms，参见"天花粉"项。

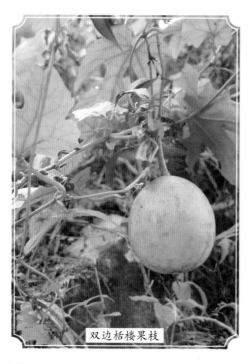

双边栝楼果枝

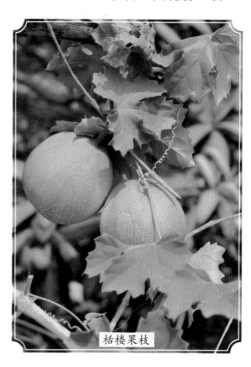

栝楼果枝

【生境分布】 参见"天花粉"项

【采收加工】 秋季采摘成熟果实，收集种子，洗净，晒干。

【药材性状】 1、栝楼 种子卵状椭圆形，扁平，长 11 ～ 16mm，宽 7 ～ 12mm，厚 3 ～ 3.5mm。黄棕色至棕色，种脐端稍窄微凹，另端钝圆，表面平滑，沿边缘有一圈棱线，两侧稍不对称，种脊生于较突出一侧。

2、双边栝楼 种子矩状椭圆形，甚扁平，长 15 ～ 18mm，宽 8 ～ 9mm，厚 4 ～ 5mm，深棕色，略粗糙，距边缘稍远处有一圈明显棱线。

【炮制及饮片】 瓜蒌子 除去杂质及干瘪的种子，洗净，晒干；用时捣碎。

炒瓜蒌子　取净瓜蒌子，清炒至微鼓起；用时捣碎。

【性味功能】味甘，性寒。有润肺化痰，滑肠通便的功能。

【主治用法】用于咳嗽粘痰不易咳出，糖尿病，痈肿，乳少，便秘。用量9～15g。不宜与乌头类药物同用。

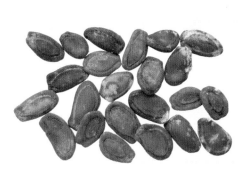

瓜蒌子（双边栝楼）

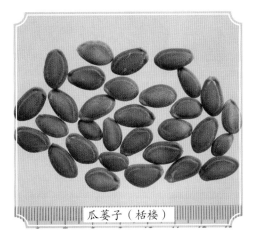

瓜蒌子（栝楼）

瓜蒌皮 Gualoupi

【来源】 瓜蒌皮为葫芦科（Cucurbitaceae）植物栝楼和双边栝楼的果皮。

【原植物】 1、栝楼 *Trichosanthes kirilowii* Maxim.，参见"天花粉"项。

2、双边栝楼 *Trichosanthes rosthornii* Harms，参见"天花粉"项。

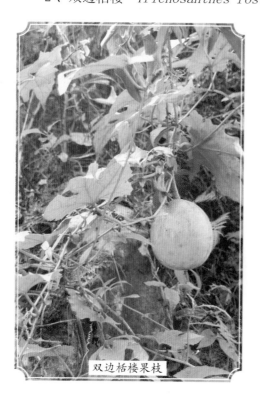

双边栝楼果枝

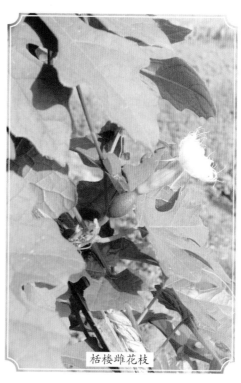

栝楼雌花枝

【生境分布】 参见"天花粉"项。

【采收加工】 秋季采摘成熟果实，鲜果纵剖成瓣，去果瓤及种子，阴干。

【药材性状】 1、栝楼　栝楼壳半球形或椭圆形，内卷，外表面橙红色或深橙黄色，顶端钝圆，柱基短小，梗端稍窄，梗基径 8～10mm，周围有纵皱纹，其余部分皱纹围成不规则多角形的皱格，此格长 5～8mm，宽 2～6mm；内表面黄白色，有筋脉纹。质较脆，易破裂，断面类白色。气臭焦糖样；味淡，微酸。

2、双边栝楼　与栝楼相似，但果皮较薄，浅棕色，不甚皱至皱缩，皱格呈不规则长方形，长 8～20mm，果梗痕较大。

【炮制及饮片】 洗净，稍晾，切丝，晒干。

【性味功能】 味甘，性寒。有清化热痰，利气宽胸的功能。

【主治用法】 用于痰热咳嗽，心胸闷痛，肋痛，黄疸，糖尿病，便秘，乳腺炎，痈肿疮毒。用量9～15g。不宜与乌头类同用。

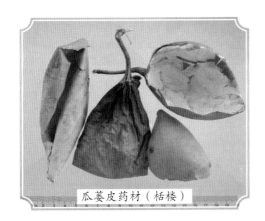

瓜蒌皮药材（栝楼）

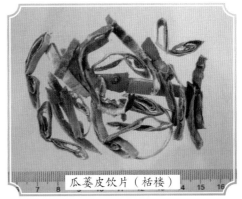

瓜蒌皮饮片（栝楼）

冬瓜皮 Dongguapi

【来源】 冬瓜皮为葫芦科（Cucurbitaceae）植物冬瓜的干燥果皮。

【原植物】 冬瓜 *Benincasa hispida*（Thunb.）Cogn. 别名：白瓜、白瓜皮。

一年生攀援草本。茎粗壮，密生黄褐色刺毛，卷须2～3分叉。叶互生，叶柄粗长，叶5～7掌状浅裂达中部，五角状宽卵形或肾状，长宽均15～30cm，先端尖，基部心形，边缘有细锯齿，两面有粗硬毛。花雌雄同株，单生于叶腋，花梗有硬毛；花萼管状，5裂，裂片三角状卵形，反曲，边缘有齿；花冠黄色，5裂至基部，外展；雄花有雄蕊3，花丝分生，药室呈"S"形折曲；雌花子房长圆筒状或卵形，密生黄褐色长硬毛，柱头3。瓠果大型，长圆柱状或近球形，长25～60cm，直径18～35cm，果皮淡绿色，有毛及蜡质白粉。种子多数，卵形或长卵形，白色或黄白色，扁平，有狭翅。花期5～6月。果期7～9月。

【生境分布】 全国各地均有栽培。

【采收加工】 食用冬瓜时，洗净，削取外层果皮，晒干。

【药材性状】 为不规则的碎片，常向内卷曲，大小不一。灰绿色或黄白色，被有白霜，有的较光滑而不被白霜；内表面较粗糙，有的可见筋脉状维管束。体轻，质脆。无臭，味淡。

【炮制及饮片】 除去杂质，洗净，切块或宽丝，晒干。

【性味功能】 味甘，性凉。有清热利尿，消肿的功能。

【主治用法】 用于水肿胀满，小便不利，暑热口渴，小便短赤。用量9～30g。

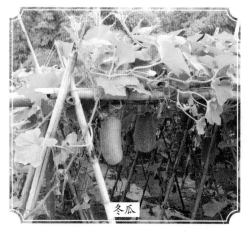

冬瓜

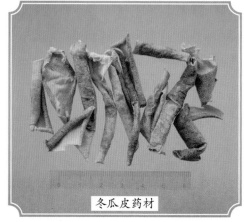

冬瓜皮药材

冬虫夏草 Dongchongxiacao

【来源】 冬虫夏草为麦角菌科（Clavicipitaceae）真菌冬虫夏草寄生在蝙蝠蛾科昆虫的子座及幼虫尸体的复合体。

【原植物】 冬虫夏草 *Cordyceps sinensis*（Berk.）Sacc. 别名：虫草，冬虫草。

冬虫夏草菌菌丝侵入冬季垫居于土中蝙蝠蛾的幼虫体内，吸取其养分，使幼虫体内充满菌丝而死。夏季子囊菌的子实体从寄主幼虫的头部生出土外，常单一，或偶有 2 ～ 3 个，呈细长棍棒状，全长 4 ～ 11cm，顶端膨大部分为子座，下面不育柄长 3 ～ 8cm。子座近圆筒形，灰棕色，长 1.5 ～ 3.5cm，直径 2 ～ 4mm，幼时内部中间充塞，成熟后中空。柄基部留在土中与幼虫头部相连，幼虫深黄色，细长圆柱状，长 3 ～ 5cm，有 20 ～ 30 节，腹足 8 对，形似蚕。

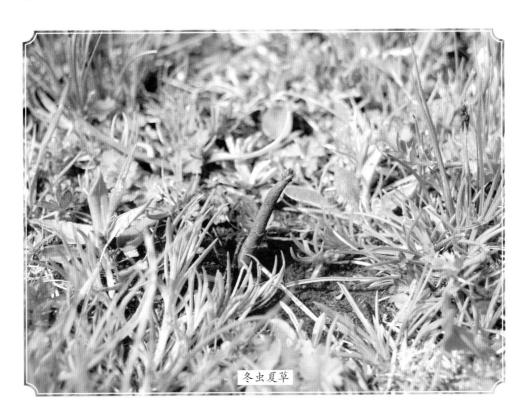

冬虫夏草

【生境分布】 寄生在生于海拔 3000 ～ 4200m 高山草甸地带鳞翅目的幼虫上。分布于甘肃、青海、四川、贵州、云南、西藏等省区。

【采收加工】 6 ～ 7 月间，当子座露出土面，孢子未发散时挖出，刷去泥土及虫体外层粗皮，烘干或晒干。或喷黄酒使虫体变软，整直虫体，7 ～ 8 条扎成小把，再用微火烘干。

【药材性状】 虫体全长 5 ～ 14.5cm，分为虫体与真菌子实体相连而成。虫体似幼蚕，长2.7 ～ 4.8cm，直径3 ～ 4mm，表面深黄色至棕黄色，有环状皱纹20 ～ 30 个，近头部环纹较细；头部红棕色，有足 3 对，中部有足 4 对，较明显，尾部 1 对。质脆，易折断。子实体深棕色，细圆柱形，长 2.5 ～ 8cm，上部膨大部处为子座，直径 2 ～ 4mm。子座顶端有一突起，长约 3mm，为不育部分。气微腥，味微苦。

【性味功能】 味甘，性温。有补肺益肾，止喘咳，补精气，扶正抑癌，提高免疫力的功能。

【主治用法】 用于癌症晚期出现肾上腺皮质及甲状腺功能低下而呈现脾肾阳虚证假者；用于久咳虚喘，劳嗽咯血，阳痿遗精，腰膝酸痛。用量 3 ～ 9g。阴虚火旺者，不宜单独使用。

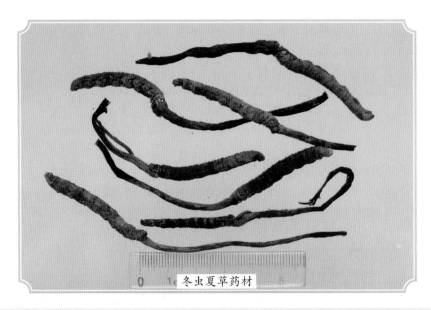

冬虫夏草药材

🌿【混伪品】

常见的伪品为用面粉经加工压模而的伪冬虫夏草。伪品无冬虫夏草之功效，应坚决取缔。

玄参 Xuanshen

【来源】　玄参为玄参科 (Scrophulariaceae) 植物玄参的干燥根。

【原植物】　玄参 *Scrophularia ningpoensis* Hemsl. 别名：元参，浙玄参。

多年生草本，高 60～120cm。根肥大，圆锥形或纺锤形，下部常分叉，外皮灰黄色或灰褐色，干时内部变黑，茎直立四棱形，常带暗紫色，有腺状柔毛。下部叶对生，上部叶有时互生，均有柄，叶卵形或卵状披针形，长 7～20cm，宽 3.5～12cm，先端尖，基部圆形或近截形，边缘有细锯齿。聚伞花序顶生，疏散开展，圆锥状，总花梗长 1～3cm，花序轴及花梗有腺毛；花萼 5 深裂，裂片近圆形，边缘膜质；花冠暗紫色，管部斜壶状，先端 5 裂，上面 2 裂片较长而大，侧面 2 裂片次之，下面 1 裂片最小；雄蕊 4，2 强，退化雄蕊鳞片状，贴生于花冠管上；子房上位，2 室，花柱细长。蒴果卵球形，长 8～9mm，先端有喙。花期 7～8 月。果期 8～9 月。

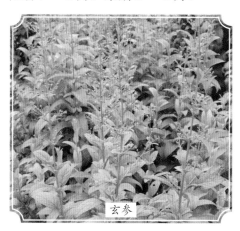
玄参

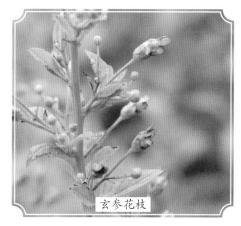
玄参花枝

【生境分布】　生于溪边、山坡、林下及草丛。分布于河南、山西、江苏、安徽、浙江、江西、福建、湖北、湖南、广东北部、陕西、四川、贵州等省，现各地有栽培。

【采收加工】　冬季采挖，除去根茎、幼芽、须根及泥沙，晒或烘至半干，堆放 3～6天，反复数次至干燥。

【药材性状】　根近圆柱形，中部稍粗，有的微弯，长 6～20cm，直径 1～3cm。灰黄色或棕褐色，有纵沟和横向皮孔，偶有短细根或细根痕。质坚实，难折断，断面稍平坦，乌黑色，稍有光泽。有焦糖气，味甘、微苦。以水浸泡，呈墨黑色。

【**炮制及饮片**】除去残留根茎及杂质，洗净，润透，切薄片，干燥；或微泡，蒸透，稍晾，切薄片，干燥。

【**性味功能**】味苦、咸，性寒。有滋阴降火、解毒、生津、润燥的功能。

【**主治用法**】用于阴虚火旺，热病烦毒，失眠，潮热，盗汗，目赤，发斑，齿龈炎，扁桃体炎，咽喉炎，痈肿，疮毒，瘰疬，急性淋巴结炎，淋巴结结核，肠燥便秘。用量 6～12g。不宜与藜芦同用。

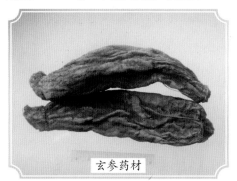

玄参药材

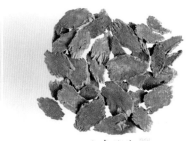

玄参饮片

【混伪品】

玄参科植物北玄参 *Scrophularia buergeriana* 容易与玄参混淆，主要区别点为：聚伞花序集成顶生穗状花序或近头状花序，花黄色。

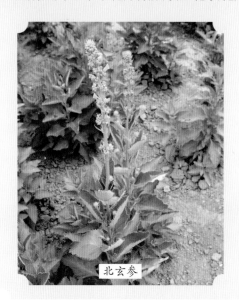

北玄参

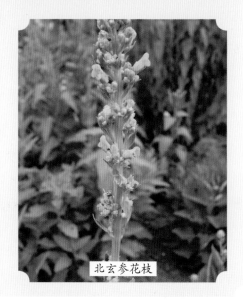

北玄参花枝

冬凌草 Donglingcao

【来源】 本品为唇形科植物碎米桠 Labiaceae 的干燥地上部分。

【原植物】 冬凌草 *Rabdosia rubescebs* (Hemsl) Hara

小灌木，高 30 ～ 100cm。茎直立，四棱形，密生绒毛。叶对生，菱形，长先端短尖，基部下延成假翅，边缘有粗齿，上面有柔毛及腺点。聚伞花序 3 ～ 7 花，在枝顶组成窄圆锥花序；花萼钟形，紫红色；花冠淡蓝色或淡紫红色，二唇形，花冠基部上方呈浅囊状；雄蕊 4，2 强；花柱 2 浅裂。小坚果倒卵状三棱形，褐色，无毛。花期 8 ～ 10 月。果期 9 ～ 11 月。

【生境分布】 生于山坡、谷地、灌丛、林地等处。分布于河南、河北、山西、甘肃及南方大部分省区。

【采收加工】 夏、秋采割地上部分，除去杂质泥土，晒干。

【药材性状】 本品茎基部近圆形，上部方柱形，长 30 ～ 70cm。表面红紫色，有柔毛；质硬而脆，断面淡黄色。叶对生，有柄；叶片皱缩或破碎，完整者展平后呈卵形或卵形菱状，长 2cm ～ 6cm，宽 1.5cm ～ 3cm；先端瑞尖或渐尖，基部宽楔形，急缩下延成假翅，边缘具粗锯齿；上表面棕绿色，下表面淡绿色，沿叶脉被疏柔毛。有时带花，聚伞状圆锥花序顶生，花小，花萼筒状钟形，5 裂齿，花冠二唇形。气微香，味苦、甘。

【性味功能】 味苦、甘，性微寒。有清热解毒，活血止痛的功能。

【主治用法】 用于咽喉肿痛，扁桃体炎，感冒头痛，气管炎，慢性肝炎，关节风湿痛，毒蛇咬伤。用量 30 ～ 60g，水煎服。

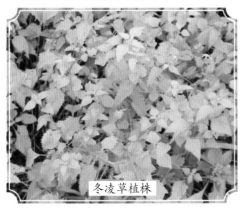

冬凌草植株

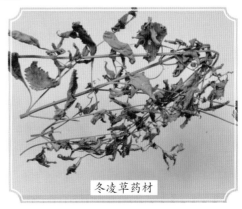

冬凌草药材

半边莲 Banbianlian

【来源】 本品为桔梗科 Campanulaceae 植物半边莲的干燥全草。

【原植物】 半边莲 *Lobelia chinensis* Lour. 别名：长虫草、细米草、小急解锁。

多年生矮小匍匐草本，有乳汁。叶互生，狭小，披针形或线状披针形。小花腋生，花萼5裂，花冠筒状，淡红色或淡红紫色，5裂片向一边开裂，中央3裂片较浅，两侧裂片深裂达基部。蒴果熟时三瓣开裂，有宿萼。花期5～8月。果期8～10月。

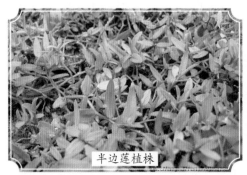
半边莲植株

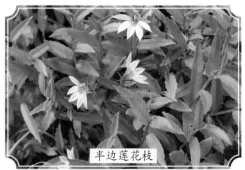
半边莲花枝

【生境分布】 生于水田边、沟边、湿草地。分布于中南及安徽、江苏、浙江、江西、福建、台湾、贵州、四川等地区。

【采收加工】 夏季采收，带根拔起，洗净，晒干或鲜用。

【药材性状】 本品常缠结成团。根茎直径1～2mm，表面淡棕黄色，平滑或有细纵纹。根细小，黄色，侧生纤细须根。茎细长，有分枝，灰绿色，节明显，有的可见附生的细根。叶互生，无柄，叶片多皱缩，绿褐色，展平后叶片呈狭披针形，长1～2.5cm，宽0.2～0.5cm，边缘具疏而浅的齿。花梗细长，花小，单生于叶腋，花冠基部筒状，上部5裂，偏向一边，浅紫红色，花冠筒内有白色茸毛。气微特异，味微甘而辛。

【性味功能】 味辛、甘，性微寒。有清热解毒，利尿消肿的功能。

【主治用法】 用于晚期血吸虫病腹水，肝硬化水肿，毒蛇咬伤，肾炎水肿等。用量9～15g，水煎服。外用适量，研末调敷或鲜品捣敷。孕妇或患严重胃肠病者慎用。

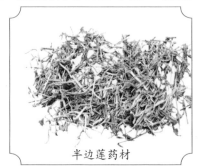
半边莲药材

半枝莲 banzhilian

【来源】 半枝莲为唇形科（Labiatae）植物半枝莲的干燥全草。

【原植物】 半枝莲 *Scutellaria barbata* D. Don 别名：狭叶韩信草，并头草，对叶草。

多年生直立草本，高 15～50cm。茎四棱形，多分枝，下部匍匐生根。叶交互对生，有短柄；叶三角状长卵形或披针形，长 1.5～3cm，宽 0.6～1.5cm，先端稍钝，基部截形或近心形，边缘有波状疏钝锯齿，上面被稀柔毛，下面仅叶脉及边缘有稀柔毛。花顶生于茎及分枝上部，每轮有花 2 朵并生，集成偏向一侧的总状花序；花萼钟状，萼筒外密生短柔毛，内面无毛，萼片 5，二唇形，上唇背部附有盾片，高约 1mm，果时增大；花冠蓝紫色，长约 1.3cm，外面密生长柔毛，内面无毛，冠筒基部前方囊状，下唇中间裂片盔状；雄蕊 4，2 强；花柱着生于子房基部，柱头 2 裂。果实成熟时上萼筒开裂而脱落，下萼筒宿存，小坚果 4，扁球形，有小瘤状突起。花期 5～10 月。果期 6～11 月。

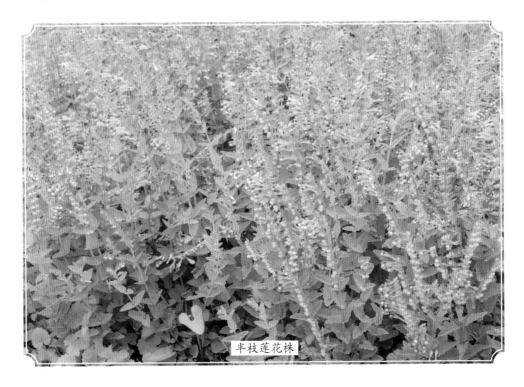

半枝莲花株

【生境分布】 生于溪滩边、田岸及林区路旁。分布于河北、河南、山西、安徽、江苏、江西、浙江、福建、台湾、湖北、陕西、云南、贵州及四川等地。

【采收加工】 夏、秋二季茎叶茂盛时割取全草，洗净，晒干或鲜用。

【药材性状】 长15～35cm，无毛或花轴上疏被毛。根纤细。茎丛生，较细，方柱形，暗紫色或棕绿色。叶对生，有短柄；叶片多皱缩，展平后呈三角状卵形或披针形，长1.5～3cm，宽0.5～1cm；先端钝，基部宽楔形，全缘或有少数不明显的钝齿；上表面暗绿色，下表面灰绿色。花单生于茎枝上部叶腋，花萼裂片钝或较圆；花冠二唇形，棕黄色或浅蓝紫色，长约1.2cm，被毛。果实扁球形，浅棕色。气微，味微苦。

【炮制及饮片】 除去杂质，洗净，切段。

【性味功能】 味辛、微苦，性平。有清热解毒，散瘀止血，消肿止痛，利尿消肿的功能。

【主治用法】 用于吐血，衄血，血淋，赤痢，肺痈，肠痈，黄疸，咽喉肿痛，疔疮肿毒，跌打损伤，毒蛇咬伤，水肿，黄疸。用量15～30g；鲜品30～60g；外用鲜品适量，捣烂敷患处。

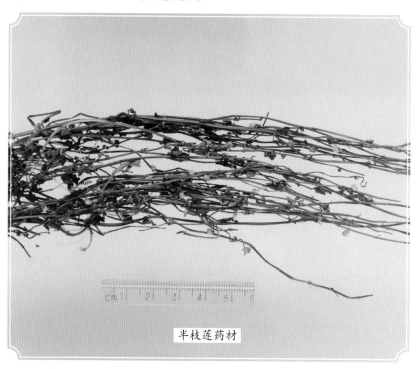

半枝莲药材

半夏；法半夏

Banxia；Fabanxia

【来源】 半夏为天南星科（Araceae）植物半夏的干燥块茎。

【原植物】 半夏 *Pinellia ternate* (Thunb.) Breit. 别名：三叶半夏,三步跳,地雷公。

多年生草本，高 15～30cm。块茎圆球形，直径 1～2cm。叶常 1～2，叶柄长 10～20cm，叶柄下部及叶的基部各生 1 白色或紫色珠芽；幼苗为单叶，卵状心形，长 2～3cm，高 2～2.5cm；2～3 年生老叶为 3 全裂，裂片长椭圆形或披针形，中间裂片较大，长 3～10cm，宽 2～4cm，两侧裂片较短，先端锐尖，基部楔形，全缘或微波状圆齿。花单性同株，肉穗花序，柄长于叶柄，佛焰苞绿色或绿白色，管部圆柱形；长 6～7cm，肉穗花序先端附属物青紫色，细长而尖，长 6～10cm，稍呈 " 之 " 字形弯曲，伸出佛焰苞这外；雄花着生于肉穗花序上部；雌花在下部，二者相距 5～8mm。浆果卵状椭圆形或卵圆形，绿色，长 4～5mm，花柱宿存。花期 5～7 月。果期 8～9 月。

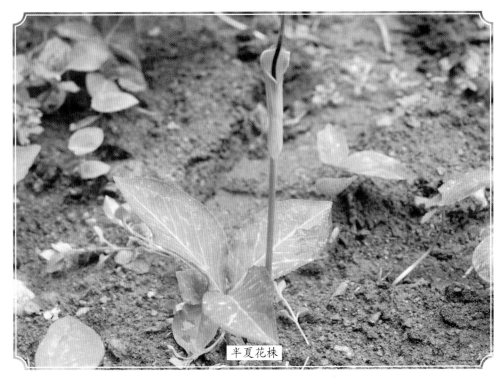

半夏花株

【生境分布】 生于草地，田边、荒地或河边。除内蒙古、新疆、西藏外，全国均有分布。

【采收加工】 夏、秋二季均可采挖，洗净泥土，除去外皮及须根，晒干。本品有毒，用前需炮制。商品有制半夏、法半夏之分。

【药材性状】 半夏　块茎近球形或有的偏斜，直径 1～1.5cm，白色或浅黄色，顶端有凹陷茎痕，周围有麻点状根痕，下部钝圆，光滑。质坚实，断面白色，富粉性，无臭，味辛辣，麻舌刺喉。

　　法半夏　呈类球形或破碎成不规则颗粒状。淡黄白色、黄色或棕黄色。质较松脆或硬脆，断面黄色或淡黄色，颗粒者质稍硬脆。气微，味淡略甘、微有麻舌感。

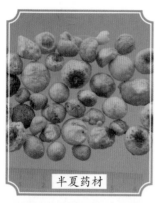 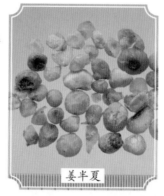 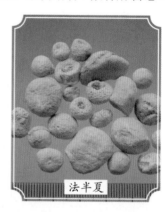

半夏药材　　　　　　姜半夏　　　　　　法半夏

【炮制及饮片】 生半夏　除去杂质，用时捣碎。

　　清半夏　取净半夏，大小分开，用 8% 白矾溶液浸泡至内无干心，口尝微有麻舌感，取出，洗净，切厚片，干燥。每 100kg 半夏，用白矾 20kg。本品为椭圆形、类圆形或不规则片状，切面淡灰色至灰白色，可见灰白色点状或短线状维管束迹，有的残留栓皮处下方显淡紫红色斑纹。质脆，易折断，断面略呈角质样。气微，味微涩、微有麻舌感。

　　姜半夏　取净半夏，大小分开，用水浸泡至内无干心时；另取生姜切片煎汤，加白矾与半夏共煮透，取出，晾至半干，切薄片，干燥。每 100kg 半夏，用生姜 25kg、白矾 12.5kg。

　　本品为片状、不规则颗粒状或类球形。表面棕色至棕褐色。质硬脆，断面淡黄棕色，常具角质样光泽。气微香，味淡、微有麻舌感，嚼之略粘牙。

　　法半夏　取净半夏，大小分开，用水浸泡至内无干心，取出；另取甘草适量，加水煎煮二次，合并煎液，倒入用适量水制成的石灰液中，搅匀，加入上述已浸透的半夏，浸泡，每日搅拌 1～2 次，并保持浸液 pH 值 12 以上，至剖面黄色均匀，口尝微有麻舌感时，取出，洗净，阴干或烘干，即得。每100kg净半夏，用甘草15kg、生石灰10kg。

【性味功能】　味辛、性温，有毒。有燥湿化痰，降逆止呕、消痞散结的功能。

【主治用法】　用于痰饮喘咳，咳嗽气逆，胸脘痞闷，恶心呕吐，眩晕，痛阻。用量3～9g；生品外用消痈肿，适量研末调敷。注意：内服必须泡制后；反乌头。

🌱【混伪品】

1、天南星科植物水半夏 *Typhonium flagelliforme* 的块茎冒充半夏被大量使用，该植物叶片箭状长圆或箭状披针形。

2、天南星科植物虎掌 *Pinellia pedatisectat* 的小块茎在部分地区混入半夏，该植物叶片鸟足状7～11裂。

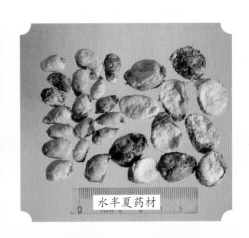

水半夏药材

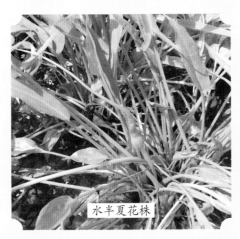

水半夏花株

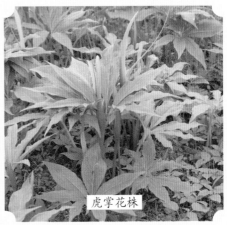

虎掌花株

丝瓜络 Sigualuo

【来源】 丝瓜络为葫芦科（Cucurbitaceae）植物丝瓜的干燥成熟果实的维管束。

【原植物】 丝瓜 *Luffa cylindrica* （L.）Roem. 别名：菜瓜。

　　一年生攀援草本。茎细长，有棱角，有粗毛，粗糙，卷须常3裂。叶互生，叶柄多角形，有柔毛；叶三角形或近圆形，长8～30cm，5～7裂，裂片近三角形，基部心形，边缘有波状浅齿，光滑无毛，老叶粗糙。花单性，雌雄同株；雄花聚成总状花序，先开放；雌花单生，有长柄；花萼绿色，5深裂，裂片倒卵形；雄花雄蕊5，花药2室，多回折弯曲，花丝分离；雌花子房下位，柱头3。瓠果长圆柱形，下垂，无棱角，长20～60cm，幼时肉质，有纵向浅沟或条纹，黄绿色，内有坚韧网状丝络。种子长卵形，扁压，黑色，边缘有狭翅。花期5～7月。果

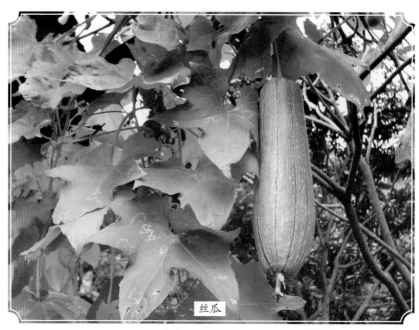

丝瓜

期6～9月。

【生境分布】 全国各地均有栽培。

【采收加工】 夏、秋二季果实成熟、果皮变黄、内部干枯时采摘，除去外皮及果肉，洗净，晒干，除去种子。

【药材性状】 丝瓜络为丝状维管束交织而成的多层细密、坚韧网络状物，全体多为长棱形或长圆筒形，两端细，稍弯曲，长30～70cm，直径7～10cm。淡黄白色，极粗糙，有残存果皮及膜状果肉。体轻，质韧，富弹性，不能折断。横切面可见子房3室形成的3个孔腔。气微，味淡。

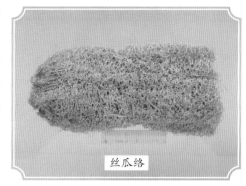

丝瓜络

【炮制及饮片】 除去残留种子及外皮，切段。

【性味功能】 味甘，性平。有通经活络，清热化痰，活血，祛风的功能。

【主治用法】 用于痹痛拘挛，胸胁胀闷，肢体酸痛，肺热咳痰，妇女闭经，乳汁不通，乳腺炎，水肿等症。用量4.5～9g，（鲜品60～120g），水煎服。外用适量，捣汁或研末敷。

【混伪品】

葫芦科植物广东丝瓜（棱丝瓜）*Luffa acutangula* 的干燥成熟果实的维管束，在部分地区混入丝瓜络，该植物瓠果长圆柱形，具明显棱角。

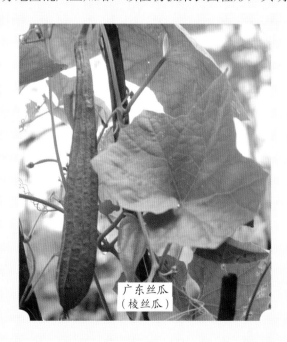

广东丝瓜
（棱丝瓜）

老鹳草 Laoguancao

【来源】 老鹳草为牻牛儿苗科 (Geraniaceae) 植物牻牛儿苗，老鹳草或野老鹳草的干燥地上部分。

【原植物】 1、牻牛儿苗 *Erodium stephanianum* Willd. 别名：长嘴老鹳草。

一或二年生草本。株高 10～50cm。茎半卧或斜升，分枝多，具柔毛。叶对生。叶柄长 4～8cm。托叶线状披针形，有缘毛。叶卵形或椭圆状三角形，长 6～7cm，二回羽状深裂；羽片 2～7 对，基部下延至叶轴。小羽片线形或有 1～3 粗齿，两面具柔毛。伞形花序，腋生，花序梗长 5～15cm，有 2～5 花。萼片椭圆形或长圆形，长 6～7mm，先端具芒尖。花冠淡紫色或蓝紫色。花瓣倒卵形，比萼稍长或近等长。雄蕊花丝较短，仅 5 枚有花药。蒴果，长 3～4cm，先端具长喙，成熟时 5 个果瓣与中轴分离，喙部呈螺旋状卷曲。花期 4～5 月，果期 6～8 月。

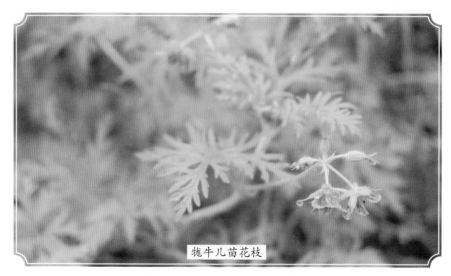

牻牛儿苗花枝

2、老鹳草 *Geranium wilfordii* Maxim. 别名：短嘴老鹳草

多年生草本。茎直立，下部稍匍匐，密生细柔毛。叶对生，叶柄长 1.5～4cm；叶片 3～5 深裂，略呈五角形，长约 3～5cm，宽 4～6cm，中央裂片倒卵形，有缺刻或浅裂，先端尖，两面有毛。花对生于叶腋，花梗长 2～3cm；萼片 5，卵形或卵状披针形，先端有芒，密生柔毛；花瓣 5，淡红色，有红色纵脉；雄蕊 10；子房上位，5 室，花柱 5，连合成喙状。蒴果球形，成熟时由下向上开裂。

种子长圆形。花期 7 ～ 8 月。果熟期 10 月。

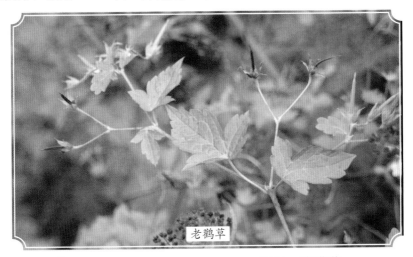

老鹳草

3、野老鹳草 *Geranium carolinianum* L. 别名：鹭嘴草

一年生草本，高 20 ～ 50cm。根细，暗棕色，长 4 ～ 7cm。茎直立或上升，具分枝，被向下的柔毛，有沟。叶片轮廓肾状圆形，长 2 ～ 3cm，宽 4 ～ 7cm，下部叶互生，上部叶对生，5 ～ 7 深裂几达基部，裂片再 3 ～ 5 深裂，小裂片条形，锐尖，两面被柔毛；下部叶具长达 10cm 的柄，向上叶柄渐短。聚伞花序有 2 花；花序梗极短，密聚于茎顶或叶腋；苞片线状钻形；花梗长 1 ～ 1.5cm，被腺毛，但腺体常早落；萼片卵形或长圆状卵形，长 5 ～ 7mm，果时增大，开展，先端具长 1 ～ 1.5mm 的尖头，被长白毛；花瓣淡红色，与萼片等长或略长。分果长约 2cm，顶端具长喙，成熟时 5 果瓣裂开并向上卷曲，通常被毛；种子表面呈蜂巢状。

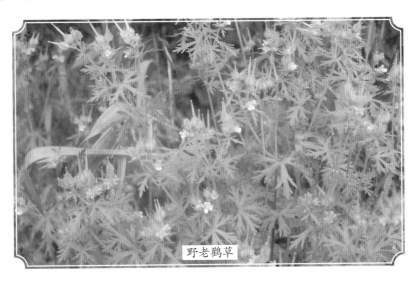

野老鹳草

【生境分布】 牻牛儿苗生于草坡或沟边，分布于东北、华北及山东、安徽、江苏、浙江、湖南、江西、陕西、甘肃、青海、四川、云南、贵州。老鹳草生于山坡草丛，平原路边和树林下，分布于黑龙江、吉林、辽宁、河北、江苏、安徽、湖南、四川、云南、贵州等省。野老鹳草逸生于丽江，江苏、浙江、江西、河南、四川也有逸生。

【采收加工】 夏、秋二季果实近成熟时采割，捆成把，晒干。

【药材性状】 1、牻牛儿苗（长嘴老鹳草） 全株有白色柔毛，茎长30～50cm，直径0.3～0.7cm，多分枝，节膨大；灰绿色或带紫色，有纵沟及疏茸毛，质脆，断面黄白色，中空。叶对生，有长柄，叶卷曲皱缩，易碎，完整叶二回羽状深裂，裂片披针形。果实长椭圆形，长0.5～1cm，宿存花柱长2.5～4cm，形似鹳喙，有的裂成5瓣，呈螺旋状卷曲。无臭，味淡。

2、老鹳草（短嘴老鹳草） 茎较细短，叶圆形，3～5深裂，裂片较宽，边缘具缺刻。果实球形，长0.3～0.5cm，宿存花柱长1～1.5cm，5裂向上卷曲，呈伞形。气微弱，味淡。

3、野老鹳草 叶片掌状5～7深裂，裂片条形，每裂片又3～5深裂。

【炮制及饮片】 除去残根及杂质，略洗，切段，晒干。

【性味功能】 味苦、辛，性平。有祛风，活血，清热解毒的功能。

【主治用法】 用于风湿痹痛，拘挛麻木，痈疽肿毒，跌打损伤，肠炎痢疾。用量9～15g。

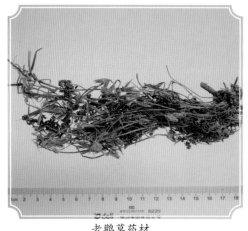

老鹳草药材
（牻牛儿苗）

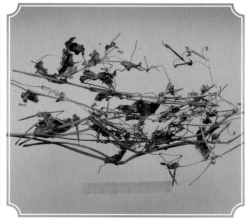

老鹳草药材
（老鹳草）

【混伪品】

除上述3种植物作老鹳草外，还有尼泊尔老鹳草、鼠掌老鹳草在一些地方或民间也混作白薇使用。5种老鹳草基源原植物检索表：

1、叶二回羽状深裂·······················牻牛儿苗 *Erodium stephanianum*

1、叶掌状分裂

2、一年生草本····················野老鹳草 *Geranium carolinianum*

2、多年生草本

3、茎生叶3裂，植株有时被腺毛·············老鹳草 *Geranium wilfordii*

3、叶5裂或茎上部叶3裂，植株无腺毛

4、花白色或淡紫红色，有深紫色脉纹；花序每梗具1花，稀2花；叶裂片先端尖·········鼠掌老鹳草 *Geranium sibiricum*

4、花紫红色；花序每梗具2花，稀1花；叶裂片先端钝圆·······尼泊尔老鹳草 *Geranium nepalense*

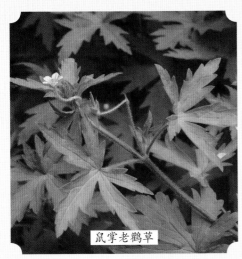

鼠掌老鹳草

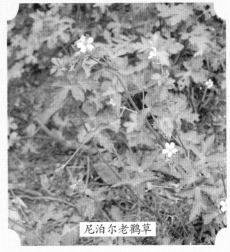

尼泊尔老鹳草

地肤子 Difuzi

【来源】 地肤子为藜科 (Chenopodiaceae) 植物地肤的干燥成熟果实。

【原植物】 地肤 *Kochia scoparia* (L.) Schrad. 别名：扫帚子，扫帚草，扫帚苗。

一年生草本。株高 50 ～ 100cm。根略成纺锤形。茎直立，多分枝，淡绿色或带紫红色，具多数纵棱。叶披针形或线状披针形，长 2 ～ 5cm，宽 3 ～ 7mm，先端短渐尖，基部渐狭，常具 3 条明显的主脉，边缘具疏生的锈色绢状缘毛；茎上部叶较小，无柄，1 脉。花两性或雌性，常 1 ～ 3 个簇生于叶腋，构成穗状圆锥花序；花被近球形，淡绿色，花被裂片近三角形；翅端附属物三角形至倒卵形，有时近扇形，膜质，边缘微波状或具缺刻；花丝丝状，花药淡黄色；柱头 2，丝状，紫褐色。胞果扁球形。种子卵形，黑褐色，稍有光泽；胚环形，外胚乳块状。花期 6 ～ 9 月，果期 7 ～ 10 月。

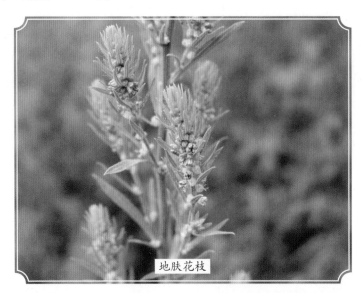

地肤花枝

【生境分布】 生于山野荒地、田野、路旁或庭院栽培，分布于全国各地区。

【采收加工】 秋季果实成熟时采收植株，晒干，打下果实，除去杂质。

【药材性状】 地肤子扁球状五角星形，直径 1 ～ 3mm。外被宿存花被，灰绿色或浅棕色，周围具 5 枚三角状膜质小翅，先端有缺刻状浅裂，下面中心有微突起点状果梗痕及放射状脉纹 5 ～ 10 条；果皮膜质，半透明，质脆易剥离；种子扁卵形，褐棕色，有网状皱纹，长约 1.5mm，黑色。胚绿黄，油质，胚乳白色。气微，味微苦。

【性味功能】 味辛、苦，性寒。有清热利湿，祛风止痒的功能。

【主治用法】 用于小便涩痛，阴痒带下，风疹，湿疹，皮肤瘙痒，荨麻疹。用量 9 ～ 15g。外用适量，煎水洗患处。

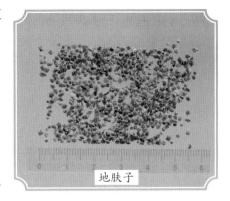

地肤子

🌿【混伪品】

　　地肤子的伪品桃金娘科植物岗松 *Baeckea frutescens* 的干燥成熟果实，在我国南方地区使用。岗松为灌木，稀有小乔木，高 1 ～ 2m。叶对生，有短柄或无柄；有油点。花单生于叶腋；花瓣 5，黄白色，倒卵圆形。蒴果细小，半圆形。

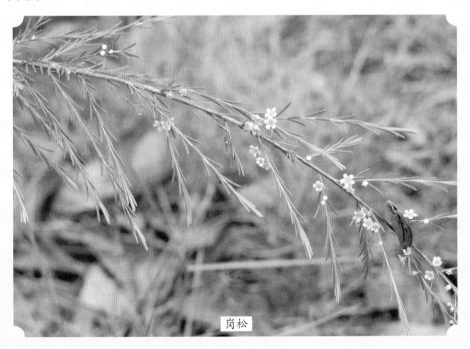

岗松

地骨皮 Digupi

【来源】 地骨皮为茄科 (Solanaceae) 植物枸杞或宁夏枸杞的干燥根皮。

【原植物】 1、枸杞 *Lycium chinense* Mill.

　　落叶灌木，高达 2m。主根长，有支根。茎多分枝，枝条细长，幼枝有棱，浅灰黄色，无毛，常具棘刺，生于叶腋，长 0.5～2cm。叶互生或 2～3 片簇生，叶柄短，长 0.5～1cm，叶卵形，卵状菱形或卵状披针形，长 2～5cm，宽 0.5～2.5cm，栽培者长达 10cm，宽 4cm，先端锐尖或急尖，基部楔形，全缘，两面无毛。花在长枝上生，或双生在短枝上簇生，花梗长 1～2cm；花萼长 3～4mm，先端 3 中裂或 4～5 齿裂，裂片有缘毛，基部有耳；花冠漏斗状，长 9～12mm，管下部急缩，后向上扩大，5 裂，裂片与筒部等长或稍短筒部，长卵形，边缘具缘毛，花冠筒内雄蕊着生处具绒毛一轮；雄蕊 5，着生于花筒内，花药丁字形着生，花丝伸出花筒外，长约 7mm；花盘 5 裂；子房长卵形，花柱细，伸出花冠筒处，柱头头状。浆果卵圆形或长圆形，长 7～15mm，深红色。种子多数，长扁肾形，长约 2.5～3mm，黄色。花期 6～9 月。果期 7～11 月。

　　2、宁夏枸杞 *Lycium barbarum* L. 参见"枸杞子"项。

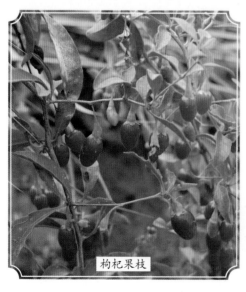

枸杞果枝

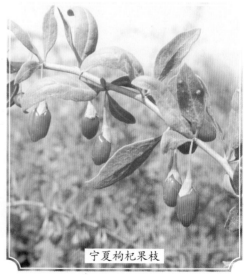

宁夏枸杞果枝

【生境分布】 枸杞生于荒山坡，路边或丘陵地带。分布于全国大部分省区。宁夏枸杞生于干山坡、渠畔，分布于河北、内蒙古、山西、陕西、甘肃、宁夏、青海、新疆等省区。宁夏有大量栽培。

【采收加工】 全年可采挖，一般在立冬至次年清明前采挖根部，洗净泥土，剥取根皮，晒干。

【药材性状】 干燥根皮呈筒状或槽状卷片，大小不一，一般长 3～10cm，宽 0.5～2cm，厚 1～4mm。外表面灰黄色或黄棕色，粗糙，栓皮疏松，有不规则的纵裂纹，易呈鳞片脱落。内表面黄白色或灰黄色，较平坦，有细纵纹。质轻脆，易折断，断面不平坦，外层栓皮黄棕色，内层灰白色。气微香，味微甜而后稍苦。

【炮制及饮片】 除去杂质及残余木心，洗净，晒干。

【性味功能】 味甘，淡，性寒。有清虚热，清肺火，凉血止血的功能。

【主治用法】 用于虚劳发热，有汗骨蒸，肺热咳嗽，喘息，血热吐血，小便出血，咯血，衄血，消渴等症。用量：9～15g。

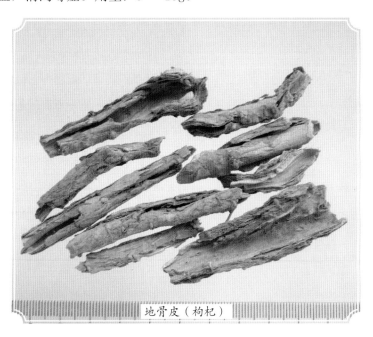

地骨皮（枸杞）

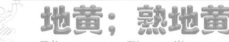

地黄；熟地黄
Dihuang；Shoudihuang

【来源】 地黄为玄参科 (Scrophulariaceae) 植物地黄的新鲜或干燥块根。熟地黄为生地黄的炮制加工品。

【原植物】 地黄 *Rehmannia glutinosa* Libosch. 别名：蜜蜜罐，野生地。

多年生草本，高 10～35cm，全株密生灰白色长柔毛及腺毛。根肥厚肉质，圆柱形或纺锤形。叶基生成丛，倒卵状披针形，长 3～10cm，宽 1.5～4cm，先端钝，基部渐狭下延成长柄，叶面多皱，边缘有不整齐钝齿。花茎圆柱形，单生或 2～3 枝丛生；苞片叶状；总状花序，花萼钟状，先端 5 裂，花冠宽筒状，稍弯曲，长 3～4cm，外面暗紫色，内面带黄色，有明显紫纹，先端 5 浅裂，稍二唇状；雄蕊 4，二强，着生于花冠筒基部；子房上位，卵形，2 室，花后渐变 1 室，柱头膨大。蒴果球形或卵圆形，先端尖，上有宿存花柱，外为宿存花萼所包。种子多数。花期 4～5 月。果期 5～6 月。

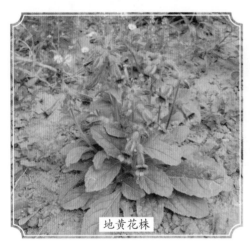

地黄花株

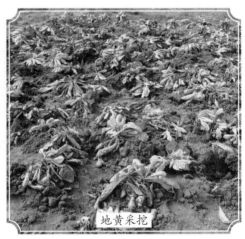

地黄采挖

【生境分布】 生于山坡、路旁或栽培。分布于华北及辽宁、陕西、河南、山东、安徽、江苏、浙江、湖北、湖南、四川等省区。

【采收加工】 秋季采收，除去芦头、须根及泥沙，鲜用；或将鲜生地缓缓烘焙至八成干。前者习称"鲜地黄"，后者称"生地黄"。

【药材性状】 1、鲜地黄 为纺锤形或条状，长 8～24cm，直径 2～9cm，外皮薄，浅黄色，具弯曲的纵皱纹、横长皮孔及不规则疤痕。肉质，易断，断面皮部淡黄白色，木部黄白色，导管呈放射状排列。气微，味微甜、微苦。

2、生地黄　为不规则的团块状或长圆形，中间膨大，两端稍细，长 6～12cm，直径 3～6cm。有的细小，长条状，稍扁而扭曲。棕黑色或棕灰色，极皱缩，具不规则的横曲纹。体重，质较软而韧，不易折断，断面棕黑色或乌黑色，有光泽，具粘性。无臭，味微甜。

3、熟地黄　为不规则的块片、碎块，大小、厚薄不一。乌黑色，有光泽，黏性大。质柔软而带韧性，不易折断，断面乌黑色，有光泽。无臭，味甜。

【炮制及饮片】　生地片　将鲜地黄缓缓烘焙至八成干时，捏成团块，切片后干燥。

熟地黄　1、蒸熟地黄　取生地置容器内蒸至黑润为度，取出晒至八成干，切片，再晒干。

2、酒熟地黄　取生地置罐内容器内，加黄酒（生地每 100kg 加黄酒 50kg），盖严，隔水蒸至酒被吸尽，取出晒至外皮粘液稍干时，切片晒干。

【性味功能】　鲜地黄　味甘、苦，性大寒。有清热生津，凉血止血的功能。

生地黄　味甘、苦，性寒。有滋阴清热，凉血止血的功能。

熟地黄　味甘，性微温。有滋阴补血，益精填髓的功能。

【主治用法】　鲜地黄　用于热病热盛，烦燥口渴，发斑发疹，吐血，衄血，尿血，咽喉肿痛。用量 12～30g。

生地黄　用于热病烦躁，发斑发疹阴虚低热，消渴，吐血，衄血，尿血，崩漏。用量 9～15g。

熟地黄　用于肝肾阴虚，腰膝酸软，骨蒸潮热，盗汗遗精，内热消渴，血虚萎黄，心悸怔忡，月经不调，崩漏下血，眩晕，耳鸣，须发早白。用量 9～15g。

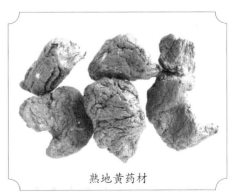

鲜地黄

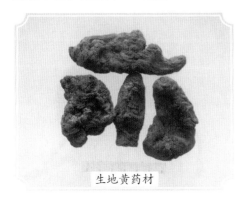

生地黄药材

熟地黄药材

地榆 Diyu

【来源】 地榆为蔷薇科（Rosaceae）植物地榆和长叶地榆的干燥根。

【原植物】 1、地榆 *Sanguisorba officinalis* L. 别名：黄瓜香，马猴枣。

多年生草本，高 50～150cm。根茎粗壮，生多数纺锤形或长圆柱形根。茎上部分枝。单数羽状复叶，基生叶有长柄；小叶 4～6 对，小叶卵圆形或长圆状卵形，先端尖或钝圆，基部心形或微心形，边缘粗锯齿，小叶柄基部有小托叶；茎生叶有短柄，小叶长圆形或长圆状披针形，长 2～7cm，宽 0.5～3cm，基部心形或楔形，托叶镰刀状抱茎，有齿。花密集成近球形或短圆柱形穗状花序，花序长 1～4cm，直径约 1cm，花暗紫色、紫红色或红色；每小花有膜质苞片 2；萼片 4，短小，宿存；无花冠；雄蕊 4，花丝丝状；花药黑紫色；子房上位。瘦果暗棕色，有细毛。花期 6～7 月。果期 8～9。

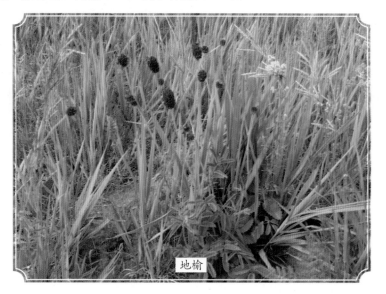

地榆

2、长叶地榆 *Sanguisorba officinalis* L. var. *longifolia* (Bert.) Yu et Li 别名：绵地榆。

与地榆的主要区别：根富纤维性，折断面呈细毛状。基生小叶线状长圆形至线状披针形，基部微心形至宽楔形，茎生叶与基生叶相似，但较细长。穗状花序圆柱形，长 2～6cm，直径通常 0.5～1cm。花果期 8～11 月。

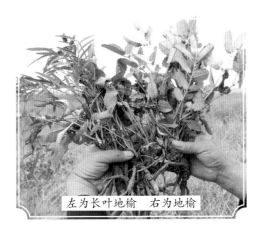
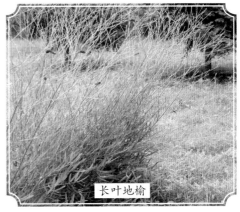

左为长叶地榆　右为地榆

长叶地榆

【**生境分布**】地榆生于山坡、林缘、草原、灌丛或田边，分布于东北、华北及陕西、甘肃、河南、山东、江苏、浙江、江西、湖北、四川、贵州、云南等省区；长叶地榆生于山坡草地、溪边、灌丛、湿草地，分布于黑龙江、辽宁、河北、山西、河南、山东及长江以南各地区。

【**采收加工**】春季返青或秋季枯萎后采挖，除去根茎及须根，洗净，晒干或趁鲜切片晒干。

【**药材性状**】1、地榆　根圆柱形，中、下部常膨大成不规则纺锤形，稍弯曲，长5～20cm，直径0.5～2cm；棕色或暗棕紫色，粗糙，有多数纵皱纹或有细根。质硬脆，断面较平坦，粉红色或淡黄色，木部色淡，放射状纹理。气微，味微苦而涩。

2、长叶地榆　常自粗短根茎分出数条长圆柱形根。棕色至暗紫色，粗糙，有多数纵皱纹。质坚硬，断面较平坦，粉红色，木部色淡。无臭，味微苦而涩。

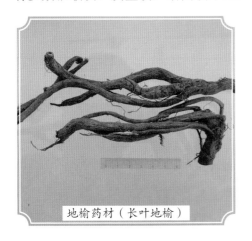
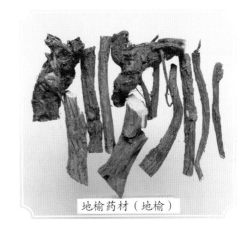

地榆药材（长叶地榆）

地榆药材（地榆）

【炮制及饮片】 地榆　除去杂质；未切片者，洗净，除去残茎，润透，切厚片，干燥。

地榆炭　取净地榆片，炒至表面焦黑色、内部棕褐色。

【性味功能】 味苦、酸，性微寒。有凉血止血，清热解毒，生肌敛疮功能。

【主治用法】 用于月经过多，关节炎，便血，血痢，痔疮出血，尿血，崩漏，痈肿疮毒，烧伤，烫伤。用量9～15g。水煎服或入丸散。外用适量，研末调敷患处。

【混伪品】

耗牛儿苗科紫地榆 *Geranium strictipes* 的干燥根在昆明、丽江地区入药。紫地榆为多年生草本，高15～30cm。茎直立，带红色，下部有规则的2～3次二叉分枝，疏被伸展的短硬毛和混生长腺毛，下部毛极稀疏。叶片轮廓通常肾状五角形，掌状5深裂达5／6。聚伞花序腋生，有2花；花瓣红紫色，有深色的脉。

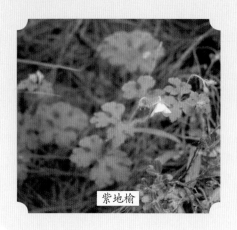
紫地榆

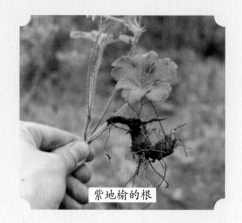
紫地榆的根

地锦草 Dijincao

【来源】 地锦草为大戟科 (Euphorbiaceae) 植物地锦或斑地锦的干燥全草。

【原植物】 1、地锦 *Euphorbia humifusa* Willd. 别名：血见愁，铺地锦。

一年生草本。茎纤细，多分枝，平卧，常带红色，具疏柔毛或无毛。叶对生，长圆形，长 5～10mm，宽 3～7mm，先端钝圆，基部偏斜，叶缘具细齿；叶柄短；托叶细锥形，羽状细裂。杯状聚伞花序，单生于分枝的叶腋，总梗短或无梗。总苞倒圆锥形，长约 1mm，顶端 4 裂；裂片膜质，长三角形，裂片间有腺体。腺体扁椭圆形，具花瓣状附属物。子房 3 室；花柱 3，顶端 2 裂。蒴果，近球形，径约 2mm，无毛。种子卵形，长约 1mm，具灰白色细毛。花期 6～9 月，果期 7～10 月。

2、斑地锦 *Euphorbia maculata* L. 别名：血筋草。

极似地锦草，但斑地锦茎密被白色细柔毛，叶上面中央有长线状紫红色斑。叶和蒴果被稀疏白色短柔毛，种子灰红色。

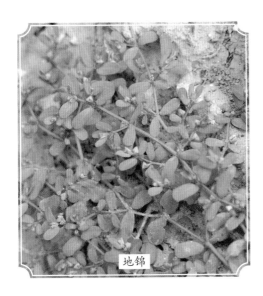

地锦

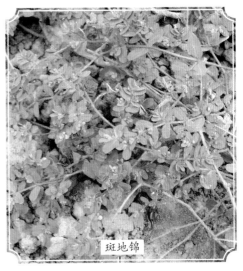

斑地锦

【生境分布】 地锦生于原野荒地、路旁、田间，分布几遍全国；斑地锦生于荒地、路旁、田间，分布于山东、江苏、安徽、浙江、江西、福建、广东、广西。

【采收加工】 夏、秋二季采收，除去杂质，晒干。

【药材性状】 常皱缩卷曲，根细小。茎细，呈叉状分枝，表面带紫红色，光滑无毛或疏生白色细柔毛；质脆，易折断，断面黄白色，中空。单叶对生，具短柄或几无柄；叶片多皱缩或已脱落，展平后呈长椭圆形，长 5～10mm，宽 4～6mm；绿色或带紫红色，通常无毛或疏生细柔毛；先端钝圆，基部偏斜，边缘具小锯齿或呈微波状。杯状聚伞花序腋生，细小。蒴果三棱状球形，表面光滑。种子细小，卵形，褐色。无臭，味微涩。

【炮制及饮片】 除去杂质，喷淋清水，稍润，切段，晒干。

【性味功能】 味辛，性平。有清热解毒，凉血止血的功能。

【主治用法】 用于痢疾，肠炎，咳血，尿血，便血，崩漏，疮疖痈肿，湿热黄疸，乳汁不下。用量 9～20g，鲜品 30～60g。

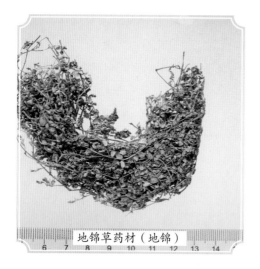

地锦草药材（地锦）

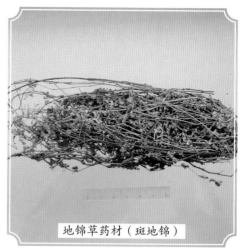

地锦草药材（斑地锦）

亚麻子 Yamazi

【来源】 亚麻子为亚麻科 (Linaceae) 植物亚麻的干燥成熟种子。

【原植物】 亚麻 *Linum usitatissimum* L. 别名：野胡麻，胡麻仁，大胡麻。

一年生草本，高 30～100cm。茎直立，上部分枝，基部稍木质，有纵纹。叶互生，无柄，线形或线状披针形，长 1.8～3.2cm，宽 2～5mm，先端锐尖，基部渐窄，全缘，3 出叶脉。花单生于枝顶及上部叶腋，花梗长 2～3cm；萼片 5，绿色，卵形，顶端渐尖，基部近圆形，有脉 3 条，萼宿存；花瓣 5，蓝色或白色，长 7～10mm，宽 5～7mm，边缘稍有波状缺刻；雄蕊 5，与花瓣互生，退化雄蕊 5，仅留齿状痕迹，与雄蕊互生；子房椭圆状卵形，5 室，花柱 5，分离，柱头长条状。蒴果球形，稍扁，淡褐色，长 6～8mm，宽 6～10mm，成熟时顶端 5 瓣裂。种子扁平，卵形或椭圆状卵形，长约 6mm，宽约 3mm，黄褐色，有光泽。花期 6～7 月。果期 7～9 月。

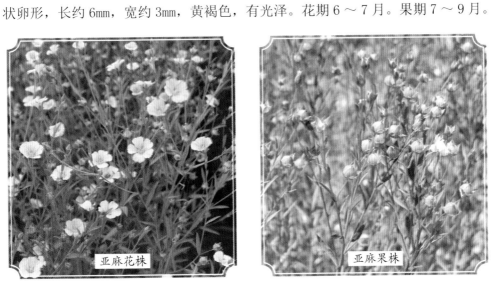

亚麻花株

亚麻果株

【生境分布】 生于干燥的山坡或草原上。主要分布于黑龙江、吉林、辽宁、河北、河南、山西、内蒙古、山东、湖北、陕西、四川、云南等省区。

【采收加工】 秋季果实成熟时采收植株，晒干，打下种子，除去杂质，再晒干。

【药材性状】 种子扁平卵圆形，长 4～7mm，宽 2～3mm。红棕色或灰褐色，平滑，有光泽，一端钝圆，另端尖而略偏斜，有微小凹点，种脐位于尖端凹陷处，种脊位于一侧的边缘。种皮薄脆，胚乳膜质，棕色，子叶黄白色，富油性。用水浸泡后，种皮中粘液质膨胀成透明粘液膜，包围整个种子。气无，嚼之有豆腥味。

【炮制及饮片】除去杂质，生用捣碎或炒研。

【性味功能】味甘，性平。有润燥，通便，养血，祛风的功能。

【主治用法】用于皮肤干燥瘙痒，麻风，眩晕，便秘，疮疡湿疹，毛发枯萎脱落等。用量4.5～9g。

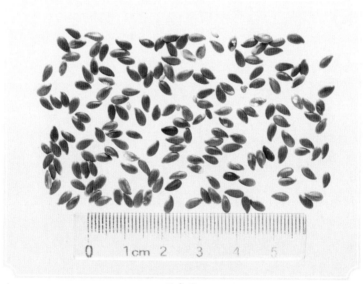

亚麻子

西红花 Xihonghua

【来源】　西红花为鸢尾科（Iridaceae）植物番红花的柱头。

【原植物】　番红花　*Crocus sativus* L. 别名：藏红花，西红花。

多年生宿根草本，无地上茎。地下茎球形，直径 1 ～ 10cm，有褐色膜质鳞叶。叶基生，由球茎生出 7 ～ 15 片，无柄；叶线形，长 15 ～ 25cm，宽 2 ～ 4mm，先端尖，叶缘反卷，上面绿色有细毛；基部由 4 ～ 5 片膜质鳞片包围。花生于鳞茎顶端，1 ～ 2 朵，直径 3 ～ 5cm；花被 6 片，长圆形或倒卵圆形，淡紫色，花被管细管状，长 4 ～ 6cm；喉部有毛；雄蕊 3，花药黄色，基部箭形，比花丝长；雌蕊 3，子房下位，心皮 3，合生成 3 室，花柱细长，淡黄色，先端 3 深裂，伸出花筒外，下垂，深红色，柱头顶部略膨大成漏斗状，边缘有不整齐的锯齿，一侧具一裂隙。蒴果长圆形，有 3 钝棱，长约 3cm，宽约 1.5cm。种子多数，圆球形，革质。花期 10 ～ 11 月。果期 11 ～ 12 月。

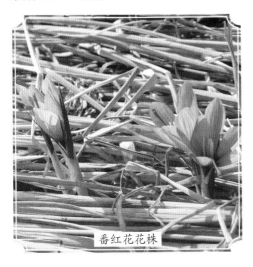

番红花花株

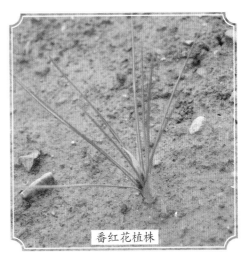

番红花植株

【生境分布】　主要栽培于山东、江苏、浙江、江西、北京等地。

【采收加工】　10 ～ 11 月下旬，晴天早晨日刚出时采花，然后摘取柱头，随即晒干，或 55 ～ 60℃烘干。

【药材性状】　柱头为弯曲的细丝状，深红色或暗红棕色，无油润光泽，长 2 ～ 3cm。水浸后有黄色物质溶出，柱头膨大，分 3 叉，顶端边缘有不整齐锯齿，内侧有一段花柱，干后不光泽。质轻脆，易断。气特异，微有刺激性，味微苦。

【性味功能】味甘，性平。有活血化瘀，凉血解毒，解郁安神的功能。

【主治用法】用于痛经，经闭，癥瘕，产后瘀阻，温毒发斑，忧郁痞闷，惊悸发狂，吐血，跌打肿痛等。用量 1.5 ～ 3g。月经过多及孕妇忌用。

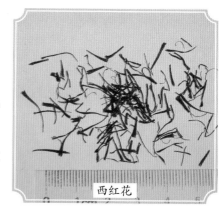

西红花

🌸【混伪品】

药材易混淆菊科植物红花 Carthamus tinctorius 的干燥花（见"红花"项），也有不法商贩有意掺假，注意鉴别。

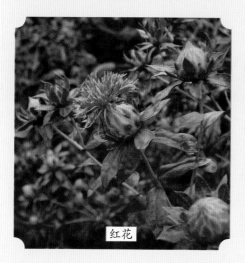

红花

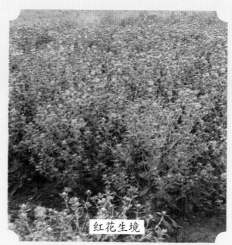

红花生境

西洋参 Xiyangshen

【来源】 西洋参为五加科 (Araliaceae) 植物西洋参的干燥根。

【原植物】 西洋参 *Panax quinquefolium* L. 别名：花旗参，洋参。

多年生草本，高达 60cm。根茎短；主根肉质，圆柱形或纺锤形，有分枝。茎单一，有细纵条纹或略具棱。掌状 5 出复叶，通常 3 ～ 4 轮生于茎端，叶柄长 5 ～ 7cm，5 小叶膜质，小叶柄长约 1.5cm，最下 2 小叶近无柄；叶广卵形或倒卵形，长 6 ～ 12cm，宽 4 ～ 9cm，先端急尖，基部楔形，边缘有不规则粗锯齿，两面无毛或有时仅上面有极少刚毛。总花梗由茎端中央抽出；伞形花序顶生，有花多数，总花梗与叶柄近等长，小花梗基部有卵形小苞片 1；花萼绿色，钟状，5 齿裂；花瓣 5，绿白色，长圆形；雄蕊 5，与药瓣互生，花药卵形至矩圆形；子房下位，2 室；花柱下部合生，上部分离呈叉状；花盘肉质，环状。浆果扁球形，熟时鲜红色，果柄伸长。花期 7 ～ 8 月。果期 9 月。

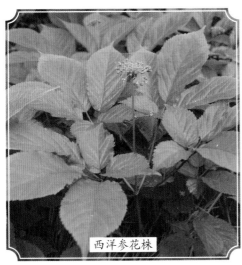
西洋参花株

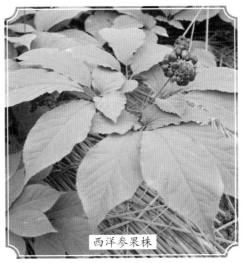
西洋参果株

【生境分布】 原产于美国、加拿大，我国吉林、山东、北京、陕西等地有栽培。

【采收加工】 秋季采挖生长 4 年的参根，除去泥土，切去分枝、须尾，晒干。

【药材性状】 根圆柱形或纺锤状，长 5 ～ 10cm，直径 0.4 ～ 1.5cm；土黄色，有细横纹及不规则纵皱，顶端有较密的细纹，呈环状。断面平坦，淡黄色，有暗色形成层环，有多数红棕色树脂管及细管。质硬。气清香，味甘，微苦。

【炮制及饮片】 去芦，润透，切薄片，干燥或用时捣碎。

【性味功能】 味甘、微苦，性凉。有益肺阴，清虚火，生津液，除烦倦的功能。

【主治用法】 用于肺虚久咳，失血，咽干口渴，虚热烦倦。用量6～9g。水煎服，另煎和服或泡茶饮。反藜芦，实证、火郁之证忌服。

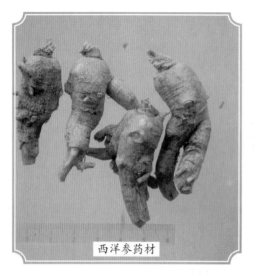

西洋参药材

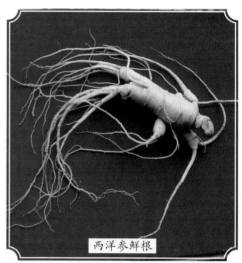

西洋参鲜根

【混伪品】

不法药商将同科植物人参 *Panax ginseng* 的根被冒充西洋参。植物人参与西洋参相似，区别点为叶片椭圆形、长椭圆形，先端长渐尖（参见"人参"项）。

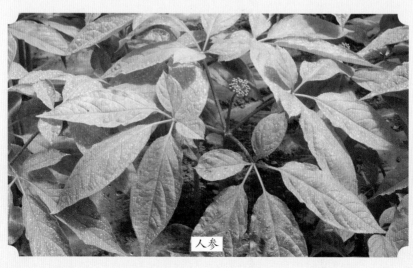

人参

百合 Baihe

[来源] 百合为百合科 (Liliaceae) 植物卷丹、百合或细叶百合的干燥肉质鳞叶。

[原植物] 1、卷丹 *Lilium lancifolium* Thunb. 别名：山百合。

多年生草本。鳞茎宽卵状球形，白色，鳞片叶宽卵形。茎直立，常带紫色条纹，具白色绵毛。叶互生，长圆状披针形或披针形，两面近无毛，先端具白毛，叶缘具乳头状突起，具5～7脉，上部叶腋具珠芽。花3～6朵或更多，苞片叶状，卵状披针形；花下垂，花被片披针形，反卷，橙红色，具紫黑色斑点，蜜腺两边具乳头状突起；雄蕊6，向四面开张，淡红色；子房圆柱形；柱头膨大，3裂。蒴果，狭长卵形，长3～4cm。花期7～8月，果期8～10月。

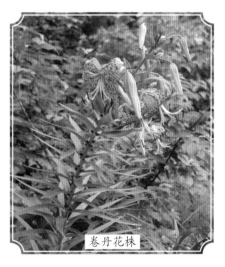
卷丹花株

2、百合 *Lilium brownii* F. E. Brown var. *viridulum* Baker 别名：野百合。

鳞茎球形，直径2～4.5cm；鳞片披针形，长1.8～4cm，宽0.8～1.4cm，无节，白色。茎高0.7～2m，有的有紫色条纹，有的下部有小乳头状突起。叶散生，通常自下向上渐小，叶倒披针形至倒卵形，长7～15cm，宽 (0.6～)1～2cm，先端渐尖，基部渐狭，有5～7条脉，全缘，两面无毛。花单生或几朵排成近伞形；花梗长3～10cm，稍弯；苞片披针形，长3～9cm，宽0.6～1.8cm；花喇叭状，有香气，乳白色，外面稍带紫色，无斑点，向外张开或先端外弯而不卷，长13～18cm；外轮花被片宽2～4.3cm，先端尖；内轮花被片宽3.4～5cm，蜜腺两边有乳头状突起；

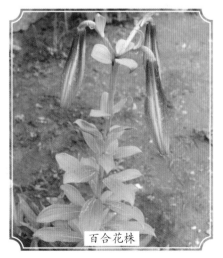
百合花株

雄蕊向上弯，花丝长 10～13cm，中部以下密被柔毛，少有具稀疏的毛或无毛；花药长椭圆形，长 1.1～1.6cm；子房圆柱形，长 3.2～3.6cm，宽 4mm；花柱长 8.5～11cm，柱头 3 裂。蒴果矩圆形，长 4.5～6cm，宽约 3.5cm，有棱，具多数种子。花期 5～6 月，果期 9～10 月。

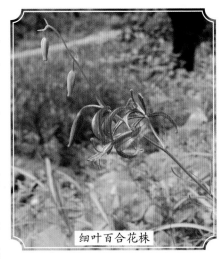
细叶百合花株

3、细叶百合 *Lilium pumilum* DC. 别名：山丹。

草本，高 30～60cm。鳞茎圆锥形，高 2.5～4cm，直径 1.8～3.5cm。茎细，圆柱形，绿色。叶密集，互生，无柄，窄条形，长 3～14cm，宽 1～3mm，先端锐尖。花 1～3 朵，下垂，鲜红色，花被片长 3～4.5cm，宽 5～7mm，反卷，无斑点；花药红色；柱头浅裂。蒴果椭圆形，长 2～3cm，直径 1.7～2.2cm。花期 6～8 月。果期 8～9 月。

【生境分布】卷丹生于林缘路旁，山坡草地，多有栽培，分布于河北、河南、陕西、山西、山东、江苏、安徽、浙江、江西、湖北、湖南、广西、甘肃、青海、四川等省区。百合生于山坡、灌木林下、路边或溪旁或石缝中，分布于广东、广西、湖南、湖北、江西、安徽、福建、浙江、四川、云南、贵州、陕西、甘肃和河南等省区。细叶百合生于向阳山坡；或有栽培，分布于东北及河北、河南、山东、山西、内蒙古、陕西、宁夏、甘肃、青海等省区。

【采收加工】7～9 月地上部枯萎时，挖取鳞茎，除去地上部分，洗净，剥取鳞叶；或于近鳞茎基部横切一刀，鳞叶自然分开，置沸水中略烫后，晒干、烘干或用硫磺熏后晒干。生用或蜜炙百合用。

【药材性状】卷丹 鳞叶长椭圆形，顶端尖，基部较宽，边缘薄，微波状，向内卷，长 2～3.5cm，宽 1～1.5cm，厚 1～3mm。乳白色或淡黄棕色，半透明，有纵脉纹 7～8 条。质坚脆，易断。无嗅，味微苦。

细叶百合 鳞叶长至 5.5cm，宽至 2.5cm，厚至 3.5mm，色较黯，脉纹大多不明显。质硬脆，易折断，断面较平坦，角质样。无臭，味微苦。

【炮制及饮片】百合 除去杂质。

蜜百合 取净百合，加蜜炒至不粘手。每 100kg 百合，用炼蜜 5kg。

【性味功能】 味微苦，性平。有养阴润肺，清心安神的功能。

【主治用法】 用于阴虚久咳，痰中带血，虚烦惊悸，失眠多梦，精神恍惚。用量 4.5～9g。

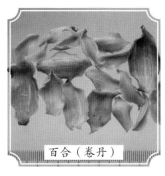
百合（卷丹）

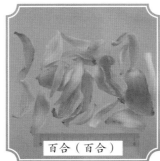
百合（百合）

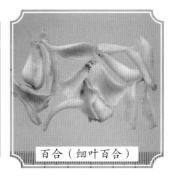
百合（细叶百合）

【混伪品】

除上述 3 种植物作百合外，同科多种植物的干燥肉质鳞叶在一些地方或民间也作百合使用。百合与常见百合类似品原植物检索表：

1、花喇叭形或钟形。

2、花喇叭形。

3、蜜腺两侧有乳头状突起；茎上部叶腋无珠芽；花丝中部以下密被柔毛。

4、叶披针形、窄披针形或线形 ·············· 野百合 *Lilium brownii*

4、叶倒披针形或倒卵形 ·············· 百合 *Lilium brownii* var. *viridulum*

3、蜜腺两侧无乳头状突起。

5、茎上部叶腋无珠芽。

6、叶线形，宽 2～3mm ······················· 岷江百合 *Lilium regale*

6、叶披针形或长圆状披针形，宽 0.6～1.8cm，茎无毛 ······· 麝香百合 *Lilium longiflorum*

5、茎上部叶腋有珠芽 ····················· 淡黄花百合 *Lilium sulphureum*

2、花钟形，花被片无斑点 ·····················渥丹 *Lilium concolor*

1、花非喇叭形或钟形。

7、花被片蜜脉两侧无乳头状突起，叶长圆状披针形，基部近圆，宽2～2.7cm；蒴果长4～4.5cm，径约3.5cm，褐色·····················湖北百合 *Lilium henryi*

7、花被片蜜腺两侧有乳头状突起。

8、茎上部叶腋无珠芽。

9、花鲜红色，常无斑点，稀有斑点 ·················细叶百合 *Lilium pumilum*

9、花淡紫红、橙黄色，有紫色斑点 ············川百合 *Lilium davidii*

8、茎上部叶腋有珠芽；花橙黄色，有紫黑色斑点 ···············卷丹 *Lilium tigrinum*

岷江百合

麝香百合

淡黄花百合

渥丹

湖北百合

川百合

百部 Baibu

【来源】百部为百部科（Stemonaceae）植物直立百部、蔓生百部或对叶百部的干燥块根。

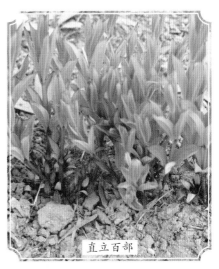

直立百部

【原植物】1、直立百部 *Stemona sessilifolia* (Miq.) Miq. 别名：百部袋。

多年生草本，高 30～60cm。块根肉质，常呈纺锤形，数个至数十个簇生。茎直立，不分枝。叶常 3～4 片轮生，偶有 5 片，或 2 片对生；叶片卵形或椭圆形，长 4～6cm，宽 2～4cm，先端短尖，基部渐窄成短柄或近无柄，全缘，主脉 3～5（～7）条，中间 3 条明显。花多数生于茎下部鳞叶腋间，苞片稍大；雄蕊 4，紫色，药隔先端膨大成披针形附属物，花药线形，顶端具窄卵形附属物；子房三角形，柱头短，无花柱。蒴果扁卵形，二裂。花期 4～5 月，果期 7 月。

2、蔓生百部 *Stemona japonica* (Bl.) Miq. 别名：药虱药。

多年生缠绕草本。块根成束，肉质，长纺锤形。茎长 100cm 左右。叶 2～4（～5）片轮生，叶柄长 1.5～3cm；叶片卵形至卵状披针形，长 3～9cm，宽 1.5～4cm，先

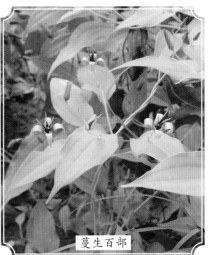

蔓生百部

端渐尖，基部圆形或宽楔形，边缘常微波状，叶脉 5～9 条，两面隆起。花单生或数朵排成聚伞花序，总花梗完全贴生于叶片中脉上；花被 4 片，开放后向外反卷，雄蕊花药顶端有一短钻状附属物。蒴果卵状，稍扁，长 1～1.4cm，宽 4～8mm。种子深紫褐色。

3、对叶百部 *Stemona tuberosa* Lour. 别名：大百部。

多年生缠绕草本，高达 5m。块根肉质，黄白色或淡棕色，纺锤形或圆柱形，数至数十个簇生，长 15～30cm。茎下部木质化。叶常对生，卵形，长 8～30cm，宽 2.5～10cm，先端渐尖，基部浅心形，全缘或微波状，叶脉 7～11 条。花大，腋生，花梗与叶分离；花被片成二轮，披针形，黄绿色带紫色条纹；雄蕊 4，附属物呈钻状。蒴果倒卵形而扁；种子椭圆形，暗紫褐色。花期夏季。

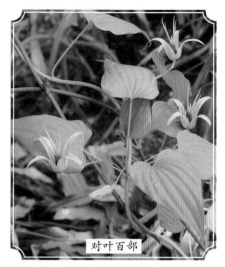
对叶百部

【生境分布】 直立百部生于山地林下或栽培，分布于陕西、河南、山东、安徽、江苏、浙江、江西、福建、湖北、湖南、四川等省；蔓生百部生于灌木林下、河边、路边，分布于华东及湖南、湖北、陕西、四川等；对叶百部野生于山坡丛林中，分布于福建、台湾、江西、湖北、湖南、广西、广东、四川、贵州、云南等省区。

【采收加工】 春、秋二季采挖，除去须根，洗净，置沸水中略烫或蒸至无白心，取出晒干。

【药材性状】 1、直立百部　呈纺锤形，上端较细长，皱缩弯曲，长 5～12cm，直径 0.5～1cm。黄白色或淡棕黄色，有不规则深纵沟，间或有横皱纹。质脆，易折断，断面平坦，角质样，淡黄棕色或黄白色，皮部较宽，中柱扁缩。气微，味甘、苦。

2、蔓生百部　两端稍狭细，表面多不规则皱褶及横皱纹。

3、对叶百部　呈长纺锤形或长条形，长 8～24cm，直径 0.8～2cm。浅黄棕色至灰棕色，具浅纵皱纹或不规则纵槽。质坚实，断面黄白色至暗棕色，中柱较大，髓部类白色。均以条粗壮、质坚实者为佳。

【炮制及饮片】 百部　除去杂质，洗净，润透，切厚片，干燥。本品呈不规则厚片、或不规则条形斜片；表面灰白色、棕黄色，有深纵皱纹；切面灰白色、淡黄棕色或黄白色，角质样；皮部较厚、中柱扁缩。质韧软。气微、味甘、苦。

蜜百部　取百部片，每 100kg 百部，用炼蜜 12.5kg，炒至不粘手。本品形同百部片，表面棕黄色或褐棕色、略带焦斑，稍有黏性。味甜。

【性味功能】 味甘、苦，性微温。有润肺止咳，杀虫的功能。

【主治用法】 用于寒热咳嗽，肺结核咳嗽，百日咳；外用于头虱，蛲虫病，阴痒等症。用量 3～9g。

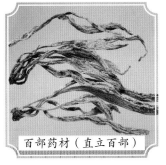 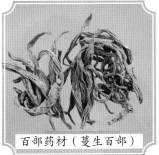 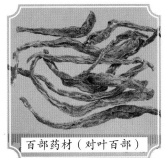

百部药材（直立百部）　　百部药材（蔓生百部）　　百部药材（对叶百部）

【混伪品】

除上述3种植物作百部外，还有细花百部、羊齿天门冬在一些地方或民间也混作百部使用。百部与百部混伪品原植物检索表：

1、具正常的枝及叶。

2、茎直立，不分枝；花多数生于茎下部鳞叶腋间·········· 直立百部 *Stemona sessilifolia*

2、茎缠绕，常分枝；花生于叶腋或贴生于叶柄。

3、叶全互生，叶窄披针形··········· 细花百部 *Stemona parviflora*

3、叶对生、轮生或兼有少数互生。

4、花序梗贴生于叶片中脉········· 蔓生百部 *Stemona japonica*

4、花序梗腋生，与叶柄分离········· 对叶百部 *Stemona tuberosa*

1、小枝近叶状，常数枚成簇········· 羊齿天门冬 *Asparagus filicinus*

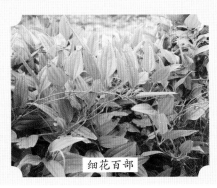 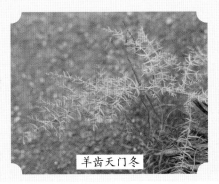

细花百部　　　　　　　　　　羊齿天门冬

当归 Danggui

【来源】 当归为伞形科 (Umbelliferae) 植物当归干燥根。

【原植物】 当归 *Angelica sinensis* (Oliv.) Diels.

多年生草本，高 30～100cm。全株有特异香气。主根粗短，肥大肉质。茎直立，带紫色，有纵沟。叶互生，叶柄长 3～13cm，基部膨大呈鞘状抱茎；叶为 2～3 回奇数羽状复叶，最终裂片卵形或椭圆形，小叶 3 对，近顶端的一对无柄，1～2 回分裂，裂片边缘有缺刻。复伞形花序，顶生，伞梗 10～14 枚，长短不等，基部有 2 枚线形总苞片或缺；小总苞片 2～4 枚，线形；每一小伞形花序有花 12～36 朵，小伞梗长 3～15mm，密被细柔毛；萼齿 5，细卵形；花瓣 5，白色，长卵形，先端狭尖略向内折；雄蕊 5，花丝向内弯；子房下位，花柱短，花柱基部圆锥形。双悬果椭圆形，长 4～6mm，宽 3～4mm，成熟后易从合生面分开；分果有果棱 5 条，背棱线形隆起，侧棱发展成宽而薄的翅，翅边缘淡紫色，背部扁平，每棱槽有 1 个油管，接合面 2 个油管。花期 7 月，果期 8～9 月。

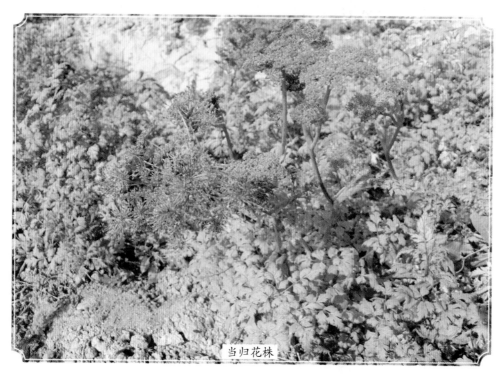

当归花株

【生境分布】 生于海拔 1800～2500m 的高寒阴湿地方。栽培于甘肃、四川、云南、湖北、陕西、贵州等省区。

【采收加工】 秋末采挖，除去须根及泥沙，待水分稍蒸发后，捆成小把，上棚，用烟火慢慢熏干。当归不宜太阳晒。

【药材性状】 主根粗短，肥大肉质，圆柱形，下部有多数粗长支根，黄棕色，具纵皱纹及横长皮孔。根头（归头）直径 1.5～4cm，具环纹，上端圆钝，有紫色或黄绿色的茎及叶鞘的残基；主根（归身）表面凹凸不平；支根（归尾）直径 0.3～1cm，上粗下细，多扭曲，有少数须根痕。质柔韧，断面黄白色或淡黄棕色，皮部厚，有裂隙及多数棕色点状分泌腔，木部色较淡，形成层环黄棕色。有浓郁的香气，味甘、辛、微苦。

【炮制及饮片】 当归　除去杂质，洗净，润透，切薄片，晒干或低温干燥。

　　酒当归　取净当归片，照酒炙法（附录Ⅱ D）炒干。本品为类圆形或不规则薄片，切面有浅棕色环纹，质柔韧，深黄色，略有焦斑。味甘、微苦，香气浓厚，有酒香气。

【性味功能】 味甘、辛，性温。有补血活血，调经止痛，润肠通便的功能。

【主治用法】 用于血虚萎黄，眩晕心悸，月经不调，经闭痛经，虚寒腹痛，肠燥便秘，风湿痹痛，跌扑损伤，痈疽疮疡。用量 4.5～9g，水煎服。

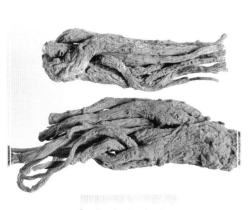

当归药材

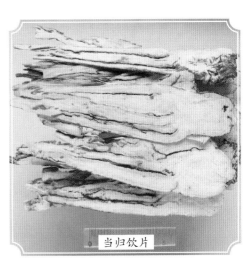

当归饮片

【混伪品】

同科植物朝鲜当归、日本当归的干燥根在一些地方或民间也作当归使用。当归与混伪品原植物检索表：

1、基生叶为1～2回3裂·············日本当归 *Angelica acutiloba*

1、基生叶为2～3回羽裂或全裂

2、叶的小裂片小，长1～2cm···········当归 *Angelica sinensis*

2、叶的小裂片较大，长4～15cm···········朝鲜当归 *Angelica gigas*

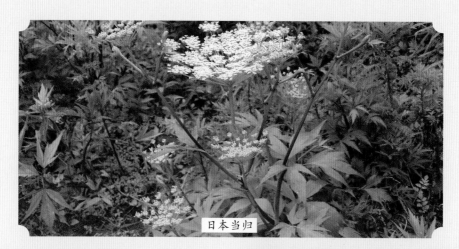

日本当归

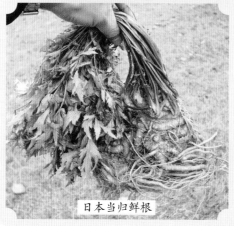

日本当归鲜根

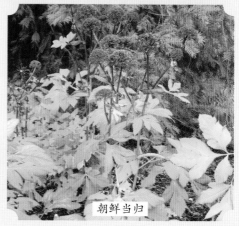

朝鲜当归

肉豆蔻 Roudoukou

【来源】 肉豆蔻为肉豆蔻科（Myristicaceae）植物肉豆蔻的种仁。

【原植物】 肉豆蔻 *Myristica fragrans* Houtt. 别名：肉果，玉果、顶头肉。

常绿大乔木，高达15m。全株无毛。叶互生，叶柄长6～12mm；叶革质，椭圆状披针形，长4～15cm，宽1.5～6cm，先端尾状，基部急尖，全缘，上面暗绿色，下面灰绿色。总状花序腋生，花单性，雌雄异株。雄花的总状花序长2.5～5cm；花疏生，花被壶形，3裂，黄白色，长约6mm，下垂；雄蕊8～12，花丝连合成圆柱状有柄的柱，花药合生；雌花子房1室，柱头无柄，合生成一外2裂体。果实梨形或近于圆球形，悬挂，长4～7cm，淡红色或淡黄色，成熟后纵裂成2瓣，显出绯红色不规则分裂的假种皮。种子卵圆形或长圆形，长2～3cm，径约2cm，种仁红褐色至深棕色，质坚，有浅色纵行沟纹及不规则肉状沟纹，断面显大理石样花纹，极芳香。花期4～5月。果期6～8月。

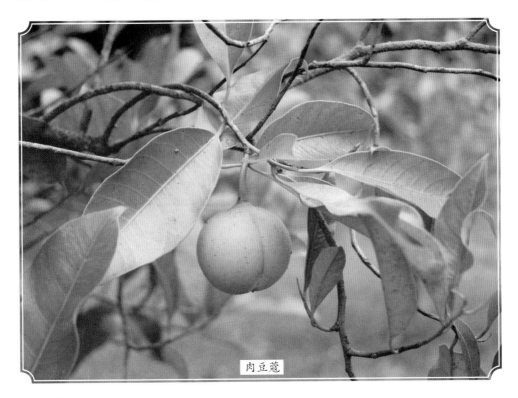

肉豆蔻

【生境分布】 主产热带。我国台湾、海南、广东、云南等省有引种栽培。

【采收加工】 4～6月及11～12月各采一次。早晨摘取成熟果实，剖开果皮，剥去假种皮，再敲脱壳状的种皮，取出种仁用石灰乳浸一天后，缓火烘干或晒干。

【药材性状】 种仁卵圆形或椭圆形，长约3cm，径约1.5～2.5cm。外表面棕色至暗棕色，粗糙，有网状沟纹，常被有白粉。质坚硬。纵切面可见表层的暗棕色的外胚乳向内伸入类白色的内胚乳，交错而成大理石样花纹。气芳香而强烈，味辣而微苦。以个大，体重，坚实、香浓者为佳。

【炮制及饮片】 肉豆蔻　除去杂质，洗净，干燥。

　　煨肉豆蔻　取净肉豆蔻用面粉加适量水拌匀，逐个包裹或用清水将肉豆蔻表面湿润后，如水泛丸法裹面粉3～4层，倒入已炒热的滑石粉或沙中，拌炒至面皮呈焦黄色时，取出，过筛，剥去面皮，放凉。每100kg肉豆蔻，用滑石粉50kg。

【性味功能】 味辛，性温。有温中，止泻，行气，消食的功能。

【主治用法】 用于虚寒久泻，食欲不振，脘腹冷痛，呕吐、宿食不消等。用量2.5～5g。

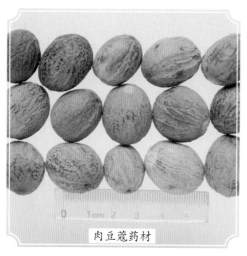

肉豆蔻药材

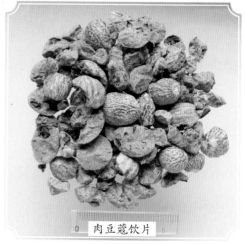

肉豆蔻饮片

肉苁蓉 Roucongrong

【来源】肉苁蓉为列当科 (Orobanchaceae) 植物肉苁蓉及管花肉苁蓉的干燥带鳞叶的肉质茎。

【原植物】1、肉苁蓉 *Cistanche deserticola* Y. C. Ma 别名：大芸、苁蓉、荒漠肉苁蓉。

多年生寄生草本。茎肉质，黄色，高 10～45cm。叶鳞片状，黄褐色，覆瓦状排列，卵形或卵状披针形，在下部排列较紧密。穗状花序，长 5～20cm，宽达 5cm，密生多花；苞片卵状披针形，长 1.5cm；小苞片 2，狭披针形，与萼近等长；花萼钟状，5 浅裂，裂片近圆形；花冠近唇形，顶端 5 裂，裂片蓝紫色，筒部白色，筒内面离轴方向具 2 条凸起的黄色纵纹；雄蕊 4，花丝基部和花药上被毛；丁字形侧膜胎座，4 室。蒴果椭圆形，2 裂，花柱宿存。

2、管花肉苁蓉 *Cistanche tubulosa* Wight 别名：新疆肉苁蓉。

与肉苁蓉相似，区别点为：肉质茎扁纺锤形或纺锤形，茎下部鳞叶较疏，上部密集，鳞叶三角形，基部宽阔，多数断落留下极密的叶基痕；茎横断面维管束点状散布。

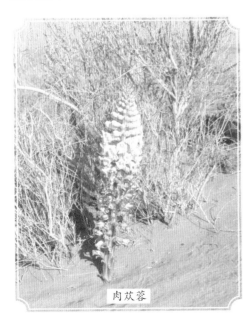

肉苁蓉

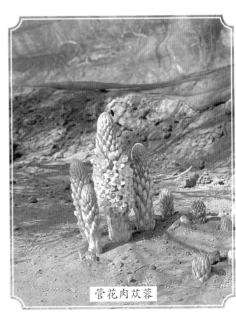

管花肉苁蓉

【生境分布】 肉苁蓉生于荒漠中，寄生在藜科植物梭梭 Haloxylon ammodendron（C. A. Mey.）Bge. 的根上。分布于内蒙古、陕西、甘肃、宁夏、青海、新疆等省、自治区。管花肉苁蓉生于荒漠中，寄生在柽柳属 Tamarix spp. 植物根上。分布于新疆莎东、于田县。

【采收加工】 3～5月采挖为佳，过时则中空。采挖后，置沙土中半埋半露，比曝晒干得块，或采后切段，晒干。

【药材性状】 1、肉苁蓉 圆柱形，稍弯曲，长3～20cm，直径2～8cm。暗棕色或灰棕色，密被覆瓦状排列的肉质鳞叶，通常鳞叶脱落或断落，留有鳞叶痕。体重，质坚硬，稍有韧性，不易折断。断面暗棕色或黑棕色，有淡棕色点状维管束，排列成波状环纹，有时中空。气微，味甜，微苦。

2、管花肉苁蓉 与肉苁蓉相似，区别点为：肉质茎扁纺锤形或纺锤形；茎横断面维管束点状散布。

【炮制及饮片】 肉苁蓉片 除去杂质，洗净，润透，切厚片，干燥。本品为不规则形切片，厚约3mm。表面棕褐色或灰棕色。有的可见肉质鳞叶。切面黄棕色、灰棕色或棕褐色，有淡棕色或棕黄色点状维管束，排列成不规则的波状环纹，或排成条状而散列。气微，味甜、微苦。

酒苁蓉 取净肉苁蓉片，酒炖或酒蒸至酒吸尽。

【性味功能】 味甘、咸，性温。有补肾阳，益精血，润肠通便的功能。

【主治用法】 用于腰膝萎软，阳痿，遗精，不孕，赤白带下，腰酸背痛，肠燥便秘。用量6～9g。水煎服或入丸剂。

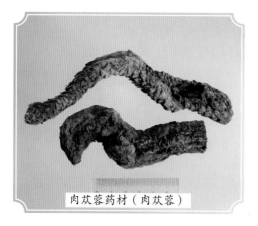

肉苁蓉药材（肉苁蓉）

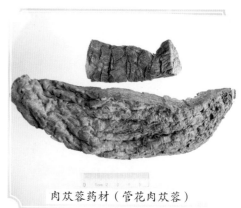

肉苁蓉药材（管花肉苁蓉）

肉桂 Rougui

【来源】　肉桂为樟科 (Lauraceae) 植物肉桂的干燥树皮。

【原植物】　肉桂　*Cinnamomum cassia* Prsch.　别名：桂树，桂皮树。

常绿乔木，高 10～15m。树皮灰棕色，有细皱纹及小裂纹，皮孔椭圆形，内皮红棕色，芳香而味甜辛。幼枝有不规则的四棱，幼枝、芽、花序、叶柄均被褐色茸毛。叶互生或近对生，叶柄稍膨大；叶革质，长椭圆形或披针形，长 8～20cm，宽 4～5.5cm，全缘，上面绿色，有光泽，下面灰绿色，微被柔毛，离基 3 出脉。圆锥花序，腋生或近顶生，分枝未端为 3 花的聚伞花序；花被 6 片，内外两片密被黄色绒毛，花丝被柔毛，第一、二轮雄蕊花丝扁平，花室内向，第三轮雄蕊花丝上方 1/3 处有 1 对圆状肾形腺体，花室外向，退化雄蕊 3，位于最内轮而短；子房卵球形，花柱纤细，柱头小。浆果状核果椭圆形，成熟时黑紫色，无毛，果托成杯状，边缘截平或略有齿裂。花期 6～8 月。果期 10～12 月。

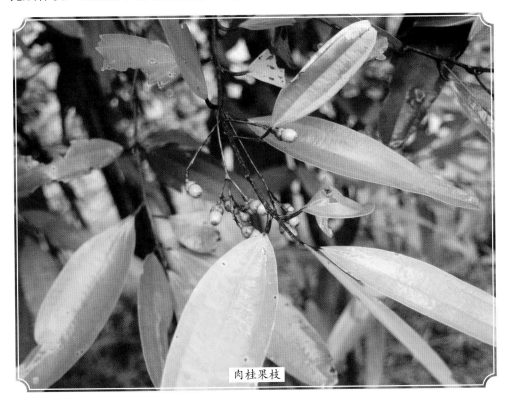

肉桂果枝

【生境分布】 栽培于沙土或山地。分布于福建、台湾、广东、海南、广西、云南等省、自治区

【采收加工】 栽培5～10年后可剥皮，以秋季7～8月剥的皮品质为好，晒干。

【药材性状】 卷筒状或不规则板块，长约10～30cm，径1～3cm，板块状宽至7cm，厚1～3cm。外表面灰棕色，有细皱纹，内表面红棕色或暗红棕色，有细皱纹。质硬而脆，断面外侧棕色内侧棕红色。中间有一条浅黄色棕色线纹，气香，味甜，微辛辣。

【炮制及饮片】 除去杂质及粗皮。用时捣碎。

【性味功能】 味辛，性温。有暖脾胃，散风寒，通脉的功能。

【主治用法】 用于脘腹冷痛，虚寒泄泻，肾阳不足，寒痹腰痛，肺寒喘咳，经闭癥瘕，阳痿，尿频，瘀血，经闭，痛经。用量1.5～6g。研末服1～2g或入丸散。阴虚、实热及孕妇忌服。

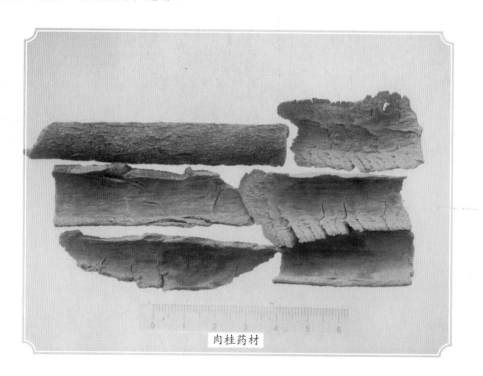

肉桂药材

竹节参 Zhujieshen

【来源】 竹节参为五加科（Araliaceae）植物竹节参的干燥根茎。

【原植物】 竹节参 *Panax japonicus* C. A. Mey. 别名：竹节人参，竹鞭三七，罗汉三七。

多年生草本，高 50～100cm。根茎横卧，呈竹鞭状，肉质，结节间具凹陷茎痕，生长年限短的下部生出肉质的细萝卜状根，白色。茎直立，圆柱形，有条纹，光滑无毛。掌状复叶 3～5 枚轮生于茎端；叶柄长 8～11cm，具条纹，无毛，基部稍扁；小叶通常 5，两侧的较小，薄膜质，倒卵状椭圆形至长椭圆形，长 5～18cm，宽 2～6.5cm，先端渐尖至长渐尖，稀为尾状渐尖，基部阔楔形至近圆形，两侧的稍偏斜，边缘呈细锯齿或重锯齿，两面沿脉上疏被刚毛。伞形花序单生于茎端，有花 50～80 朵或更多；总花梗长 12～21cm，有条纹，无毛或稍被短柔毛；花小，淡绿色；小花梗长 7～12mm，稍被短柔毛；花萼具 5 齿，齿三角状卵形，无毛；花瓣 5，长卵形，覆瓦状排列；雄蕊 5，花丝较花瓣为短；子房下位，2～5 室，花柱 2～5，中部以下连合，果时向外弯。果近球形，成熟时红色，径 5～7mm，具种子 2～5 粒，白色，三角状长卵形，长 4.5mm，厚 3mm。花期 5～6 月，果期 7～9月。

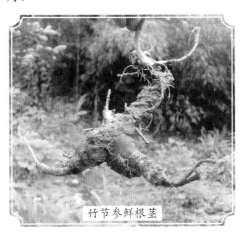

竹节参鲜根茎

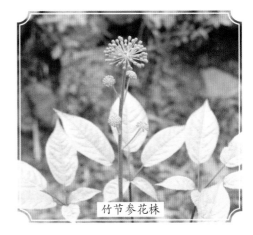

竹节参花株

【生境分布】 生于海拔 1800～3200m 的山谷阔叶林中。分布于云南、四川、贵州、广西、浙江、安徽等省区。

【采收加工】 秋季采挖，除去主根及外皮，干燥。

309

【药材性状】 略呈圆柱形，稍弯曲，有的具肉质侧根。长 5～22cm，直径 0.8～2.5cm。黄色或黄褐色，粗糙，有致密的纵皱纹及根痕。节明显，节间长 0.8～2cm，每节有 1 凹陷的茎痕。质硬，断面黄白色至淡黄棕色，黄色点状维管束排列成环。无臭，味苦、后微甜。

【炮制及饮片】 除去杂质。用时捣碎。

【性味功能】 味甘、微苦，性温。有滋补强壮，散瘀止痛，止血祛痰的功能。

【主治用法】 用于病后虚弱，劳嗽咯血，咳嗽痰多，跌扑损伤。用量 6～9g。

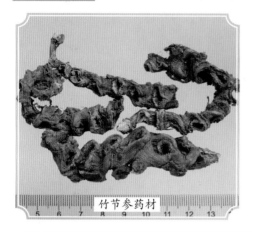
竹节参药材

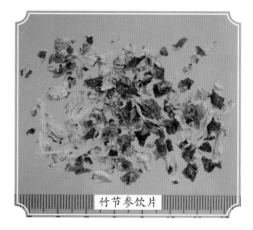
竹节参饮片

【混伪品】

同科植物珠子参、羽叶竹节参与竹节参相象。以上原植物检索表：

1、根茎呈竹鞭状···············竹节参 Panax japonicus

1、根茎串珠状或串珠疙瘩状。

　2、根茎串珠状，小叶不裂···············珠子参 Panax japonica var. major

　2、根茎串珠疙瘩状，小叶羽状裂·······羽叶竹节参 Panax japonicus var. bipinnatifidus

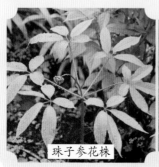
珠子参花株

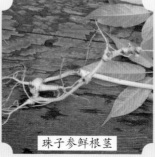
珠子参鲜根茎

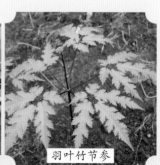
羽叶竹节参

延胡索 Yanhusuo

【来源】 延胡索为罂粟科 (Papaveraceae) 植物延胡索的干燥块茎。

【原植物】 延胡索 *Corydalis yanhusuo* W. T. Wang 别名：玄胡索，元胡。

多年生草本，高 10～20cm。块茎扁球状，直径 0.5～2.5cm，黄色。茎纤细，稍肉质。基生叶与茎生叶同形，有柄；茎生叶互生，2 回三出，第 2 回深裂，末回裂片披针形、长圆形或狭椭圆形，长 2～3.5cm，宽 6～8mm，先端钝或锐尖，全缘或有缺刻。总状花序顶生或与叶对生；苞片阔披针形，全缘或有少数牙齿或 3～5 裂，花红紫色，长约 2cm，小花梗长约 6mm；萼片 2，早落；花瓣 4，外轮 2 片稍大，上部 1 片边缘波状，顶端微凹，凹部中央有突尖，尾部延伸成长距，距长约占全长的一半，内轮 2 片比外轮 2 片小；雄蕊 6，花丝连合成两束；子房扁柱形，花柱细短，柱头似蝴蝶状。蒴果线形。花期 4 月。果期 5～6 月。

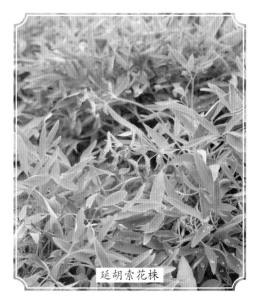

延胡索花株

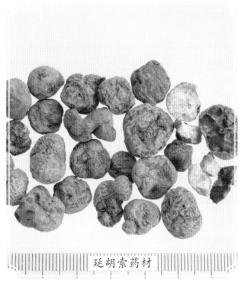

延胡索药材

【生境分布】 生长于沿溪两岸或山脚的沙质壤土或沙土中，分布于陕西、江苏、安徽、浙江、河南、湖北等省。全国多数地区有栽培，主产于浙江。

【采收加工】 栽培元胡 5～6 月间采挖，收获最适宜，折干率较高。采挖后分别装在竹箩里，洗净泥土，放入开水中略煮 3～6 分钟至块茎内部中心有芝麻样小白点时为度，立即捞起晒干。野生土元胡一般在植物生长末期或花期采挖，因为过迟难于寻找，但此时采挖药材质量较差，总碱含量较低。

【药材性状】 块茎扁圆形或倒圆锥形，直径 0.5 ～ 2cm。灰黄或黄棕色，表皮脱落处显灰棕色。上端凹陷，有茎痕，底部中央稍凹陷脐状或底部呈圆锥状突起。质坚硬脆，断面金黄色，角质样，有蜡样光泽。气微，味极苦。

【炮制及饮片】 延胡索 除去杂质，洗净，干燥，切厚片或用时捣碎。

醋延胡索 取净延胡索，加入适量醋，炒干或煮至醋吸尽，切厚片或用时捣碎。

【性味功能】 味苦、辛，性温。有活血散瘀，利气止痛功能。

【主治用法】 用于全身各部气滞血瘀之痛，痛经，经闭，癥瘕，产后瘀阻，跌扑损伤，疝气作痛。用量 3 ～ 9g。孕妇忌服。

🌿【混伪品】

同科植物齿瓣延胡索 *Corydalis turtschaninovii* 的干燥块茎在部分地区用作延胡索。齿瓣延胡索的区别点：叶 2 回三出深裂或全裂，小裂片披针形、狭卵形或狭倒卵形，先端 2 ～ 3 浅裂或齿裂，基部楔形。总状花序多花，排列紧密，少排列稀疏；苞片常分裂，基部楔形。

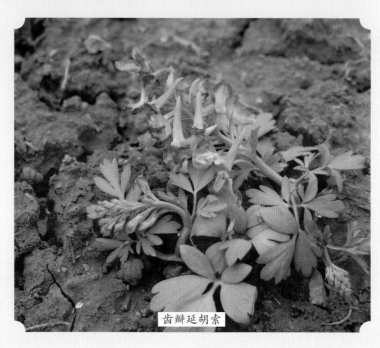

齿瓣延胡索

合欢皮 Hehuanpi

【来源】 合欢皮为豆科 (Leguminosae) 植物合欢的干燥树皮。

【原植物】 合欢 *Albizia julibrissin* Durazz. 别名：绒花树，芙蓉花。

落叶乔木，高 6～16m。树皮灰褐色，不裂或浅裂。小枝灰褐色，有棱，皮孔明显。2 回双数羽状复叶互生；托叶早落，羽片 5～15 对；每羽片小叶 10～30 对，无柄；小叶镰刀状长圆形，长 6～12mm，宽 1～4mm，先端尖，基部圆截形，不对称，全缘，夜晚闭合；叶缘及下面中脉有短柔毛，托叶线状披针形，早落。头状花序多数腋生或顶生枝端呈伞房状；花淡红色；花萼小，筒状，有毛，先端 5 裂；花冠漏头状，疏生短柔毛，5 裂，裂片三角状卵形；雄蕊多数，基部结合成管状包围子房，上部分离，花丝细长，上部淡红色，伸出花冠管外；子房上位，花柱细长，几与花丝等长，柱头圆柱状。荚果扁平，长 8～15cm，宽 1～2.5cm，黄褐色，幼时有毛。种子椭圆形而扁平，褐色。花期 6～8 月。果期 8～10 月。

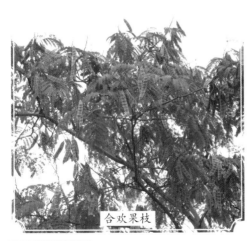

合欢果枝

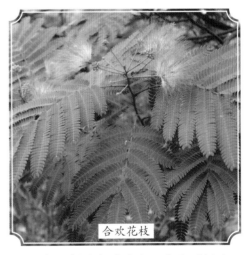

合欢花枝

【生境分布】 生于山谷、林缘。山坡地。多栽培于庭园中或路旁。分布于辽宁、河北、甘肃、宁夏、陕西、山东、河南及长江以南各省、自治区。

【采收加工】 夏、秋二季采收，剥取树皮，晒干。

【药材性状】 合欢皮呈卷曲筒状或半筒状，长 40～80cm，厚 0.1～0.3cm。外表面灰棕色，稍有纵皱纹，有的成浅裂纹，密生明显的椭圆形横向皮孔，棕色或棕红色，偶有突起的横棱或较大的圆形枝痕，常附有地衣斑；内表面淡黄棕色或黄白色，平滑，有细密纵纹。质硬而脆，易折断，断面纤维性片状，淡黄棕色或黄白色。气微香，味淡、微涩、稍刺舌。

【炮制及饮片】 除去杂质，洗净，润透，切丝或块，干燥。

【性味功能】 味甘，性平。有解郁安神，活血消肿，抗肿瘤的功能。

【主治用法】 用于心神不安，忧郁失眠，健忘，肺脓疡，咯脓痰，痈肿，心胃气痛，风火眼疾，咽痛，瘰疬，筋骨折伤，跌扑伤痛。用量 6 ～ 12g。

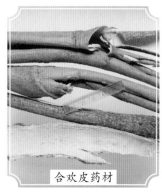

合欢皮药材

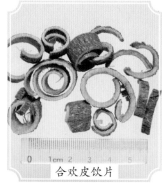

合欢皮饮片

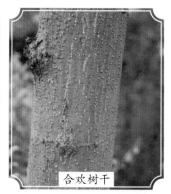

合欢树干

🌿【混伪品】

　　豆科植物山槐（山合欢）*Albizia kalkora* 的干燥树皮在部分地区用作合欢皮。与合欢的区别点：羽片2～3对；每羽片小叶5～11对；花白色。

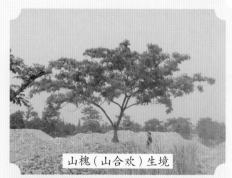

山槐（山合欢）生境

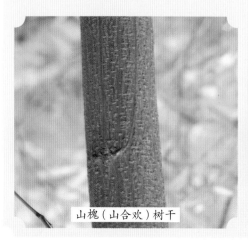

山槐（山合欢）树干

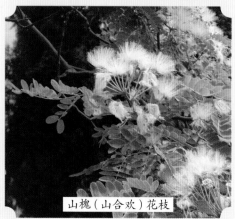

山槐（山合欢）花枝

合欢花 Hehuanhua

【来源】 合欢花为为豆科（Leguminosae）植物合欢的干燥花序。

【原植物】 合欢 *Albizia julibrissin* Durazz. 见"合欢皮"项。

【生境分布】 见"合欢皮"项。

【采收加工】 夏季花开放时选择晴天采收，及时晒干。

【药材性状】 合欢花头状花序，皱缩成团。花细长而弯曲，长 0.7～1cm，淡黄棕色至淡黄色，具短梗。花萼筒状，先端有 5 小齿；花冠筒长约为萼筒的 2 倍，先端 5 裂，裂片披针形；雄蕊多数，花丝细长，黄棕色，下部合生，上部分离，伸出花冠筒外。气微香，味淡。

【性味功能】 味甘，性平。有舒郁，理气，安神，活络，解郁安神的功能。

【主治用法】 用于心神不安，忧郁失眠。用量 4.5～9g。

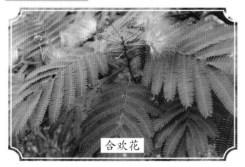

合欢花

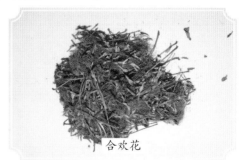

合欢花

🌿【混伪品】

豆科植物山槐（山合欢）*Albizia kalkora* 的干燥花序在部分地区作合欢花使用。与合欢的区别点：羽片 2～3 对；每羽片小叶 5～11 对；花白色。

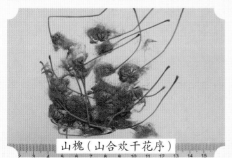

山槐（山合欢干花序）

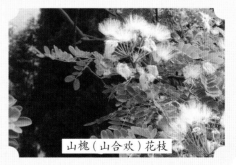

山槐（山合欢）花枝

决明子 Juemingzi

【来源】 决明子为豆科 (Leguminosae) 植物决明或小决明的干燥成熟种子。

【原植物】 1、决明 Cassia obtusifolia L. 别名：大决明子，草决明

一年生亚灌木状草本。株高 1～2m。偶数羽状复叶，叶柄无腺体，在叶柄顶端 1 对小叶之间的叶轴上有 1 钻形腺体。小叶 6 枚，倒卵形或倒卵状长圆形，长 1.5～6.5cm，宽 1～3cm，先端圆形，基部楔形，幼时疏生柔毛。花通常 2 朵生于叶腋。萼片 5，卵形或卵状披针形；外面有毛。花瓣倒卵形或椭圆形，基部有短爪，黄色。雄蕊 10，上面 3 枚退化；子房具柄，被毛。荚果直，细长，长 15～24cm，具四棱，稍弯曲。种子多粒，近菱形。花期 7～8 月，果期 9 月。

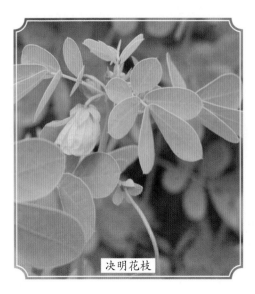

决明花枝

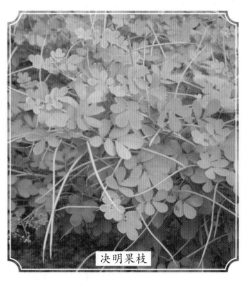

决明果枝

2、小决明 Cassia tora L. 别名：决明

一年生亚灌木状草本，高 50～150cm，多分枝，被短柔毛。叶互生，偶数羽状复叶，叶柄上无腺体，在各对小叶间的叶轴上有 1 钻形暗红色腺体。小叶 3 对，倒卵形或倒卵状长圆形，长 2～6cm，宽 1.5～3.2cm，先端圆，基部楔形，全缘，幼时疏生柔毛。花成对腋生，顶部聚生，苞片线形，萼片 5，卵形或卵状披针形；外面有毛；花冠黄色，花瓣 5，基部有爪，下面 2 片稍长。雄蕊 10，3 个退化。荚果细长，四棱柱状，稍弯曲，长 8～15～24cm，宽 2～6mm，果梗长 2～4cm。

种子多粒，棱柱形，褐绿色，光亮。花期6～8月。果期8～10月。

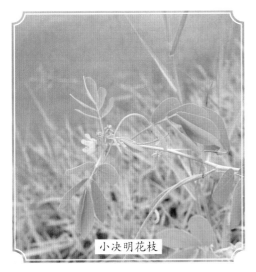

小决明花枝

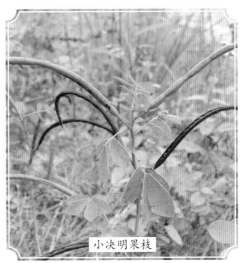

小决明果枝

【生境分布】 决明生于村边、路旁、山坡，全国各地均有栽培。主要分布于江苏、安徽、四川。小决明生于村边、路旁、山坡等地。全国各地均有栽培。

【采收加工】 秋季采收成熟果实，晒干，打下种子，脱粒，除去杂质。

【药材性状】 决明 略呈菱方形或短圆柱形，两端平行倾斜，长3～7mm，宽2～4mm。表面绿棕色或暗棕色，平滑有光泽。一端较平坦，另端斜尖，背腹面各有1条突起的棱线，棱线两侧各有1条斜向对称而色较浅的线形凹纹。质坚硬，不易破碎。种皮薄，子叶2，黄色，呈"S"形曲折并重叠。气微，味微苦。

小决明 呈短圆柱形，较小，长3～5mm，宽2～3mm。表面棱线两侧各有1片宽广的浅黄棕色带。

【炮制及饮片】 决明子 除去杂质，洗净，干燥。用时捣碎。

炒决明子 取净决明子，清炒至微有香气。用时捣碎。

【性味功能】 味苦、甘、咸，微寒。有清肝明目，润肠通便的功能。

【主治用法】 用于高血压，头痛，眩晕，目赤涩痛，目暗不明，急性眼结膜炎，角膜溃疡，视物不清，青光眼，大便秘结，痈疖疮疡。用量10～15g。

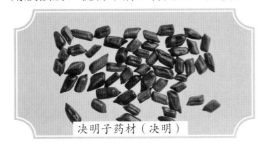

决明子药材（决明）

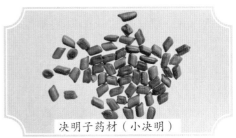

决明子药材（小决明）

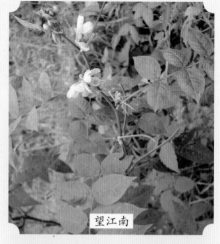

望江南

【混伪品】

同科植物望江南 Cassia occidentalis、槐叶决明（茳茫决明）Cassia sophora 的干燥成熟种子在一些地方或民间也作决明子使用。

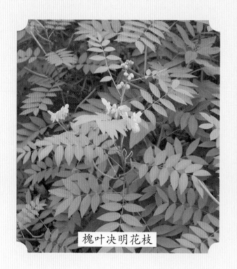

槐叶决明花枝

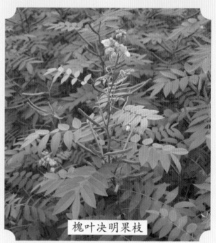

槐叶决明果枝

关黄柏 Guanhuangbai

【来源】 关黄柏为芸香科 (Rutaceae) 植物黄檗的干燥树皮。

【原植物】 黄檗 *Phellodendron amurense* Rupr. 别名：关黄柏。

落叶乔木，高 10 ～ 20m，胸径达 70cm。枝扩展，树皮外层灰色或灰褐色，具厚栓皮，有弹性，内层鲜黄色，小枝灰褐色或淡棕色，无毛。单数羽状复叶对生；小叶 5 ～ 13，小叶柄短或近无柄，叶片长圆状披针形、卵状披针形或近卵形，长 5 ～ 11cm，宽 3 ～ 4cm，先端长渐尖或稍尾状，基部宽楔形，边缘有波状细钝锯齿及缘毛，齿缘有腺点，上面深绿色，无毛，下面灰绿色，中脉基部有白色长柔毛。聚伞形圆锥花序顶生，花轴及花枝有毛；花单性，雌雄异株；萼片 5，卵状三角形；花瓣 5，长圆形，黄白色；雄花的雄蕊 5，长于花瓣；花丝线形，基部被毛；雌花退化雄蕊鳞片状，子房倒卵形，有短柄。浆果状核果圆球形，直径 0.8 ～ 1cm，熟时紫黑色，有特殊香气。花期 5 ～ 6 月，果期 9 ～ 10 月。

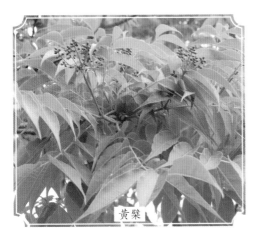
黄檗

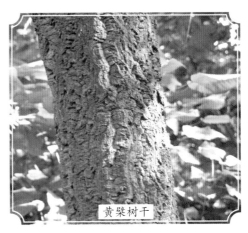
黄檗树干

【生境分布】 黄檗生于山地杂木林中或山间河谷及溪流处。分布于东北、华北及山东、江苏等省区。

【采收加工】 常在 3 ～ 6 月间剥取树皮。选 10 年以上的树，轮流部分剥取，晒至半干，压平，刮净外层栓皮至露出黄色内皮，晒干。

【药材性状】 厚 2 ～ 4mm。外表面黄绿色或淡棕黄色，较平坦，有不规则的纵裂纹，皮孔痕小而少见，偶有灰白色的粗皮残留。内表面黄色或黄棕色。体轻，质较硬，断面鲜黄色或黄绿色。

【炮制及饮片】 关黄柏　除去杂质，喷淋清水，润透，切丝，干燥。

盐关黄柏　取黄柏丝，加盐水拌匀，闷透，置锅内，以文火加热炒干，取出，放凉。每100kg 黄柏丝用食盐 2kg。

关黄柏炭　取黄柏丝，置热锅内，用武火炒至内部焦黄色或表面焦黑色，喷淋清水少许，熄灭火星，取出，晾干。

【性味功能】 味苦，性寒。有清热燥湿，泻火除蒸，解毒疗疮的功能。

【主治用法】 用于湿热泻痢，黄疸，带下，热淋，脚气，骨蒸劳热，盗汗，遗精。外用于疮疡肿毒，湿疹，瘙痒，口疮，黄水疮，烧、烫伤。用量 3 ～ 12g。盐黄柏有滋阴降火的功能。用于阴虚火旺，盗汗骨蒸。

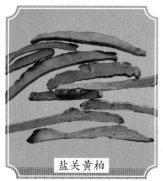

盐关黄柏

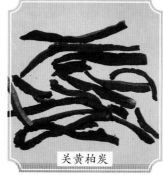

关黄柏炭

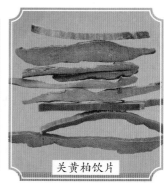

关黄柏饮片

【混伪品】

黄檗曾与同科植物黄皮树 *Phellodendron chinense* 同为中药黄柏的基源植物。参见"黄柏"项。

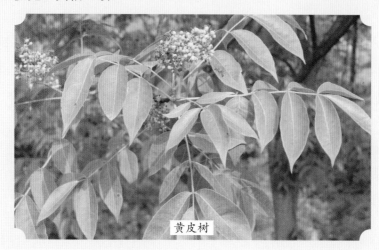

黄皮树

灯心草 Dengxincao

【来源】灯心草为灯心草科（Juncaceae）植物灯心草的茎髓。

【原植物】灯心草 *Juncus effusus* L.

多年生草本，高 40～100cm。根茎横走，具多数须根。茎丛生，直立，圆柱状，直径 1.5～4mm，绿色，具纵条纹；髓部白色，下部鞘状叶数枚，长至 15cm，红褐色或淡黄色，上部的绿色，有光泽；叶片退化呈刺芒状。花序聚伞状，假侧生，多花，密集或疏散；总苞圆柱状，直立，长 5～20cm；花小，淡绿色，具短柄；花被片 6，2 轮，条状披针形，外轮稍长，边缘膜质；雄蕊 3，稀为 6，较花被短；雌蕊 1，子房上位，3 室，柱头 3 裂。蒴果卵状三棱形或椭圆形，3 室，顶端钝或微凹，略与花被等长或稍长。种子多数，卵状长圆形，长约 0.4mm，褐色。花期 5～6 月，果期 6～7 月。

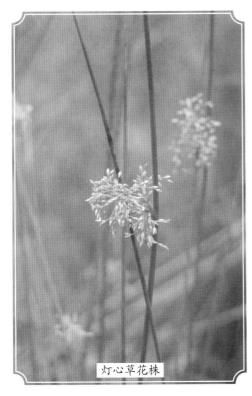

灯心草花株

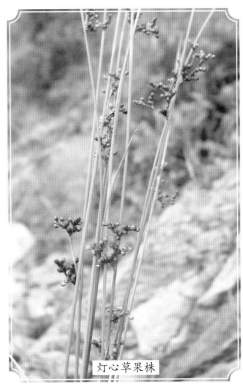

灯心草果株

【生境分布】 生于湿地，沼泽边，溪边，田边等潮湿地带。分布于全国各地。

【采收加工】 夏、秋季采收地上部，晒干，用刀顺茎划开皮部，剥出髓心，捆把。

【药材性状】 呈细长圆柱形，长可达90cm，直径1～3mm，表面乳白色或淡黄色，有凸起的细纵纹及极细的孔隙。质轻而柔软，有弹性，易拉断，断面不平，白色。

【炮制及饮片】 灯心草　除去杂质，剪段。

　　　灯心炭　取净灯心草，焖煅至透，放凉，取出。

【性味功能】 味甘、淡，性微寒。有清心火，利小便的功能。

【主治用法】 用于心烦失眠，尿少涩痛，口舌生疮。用量1～3g。

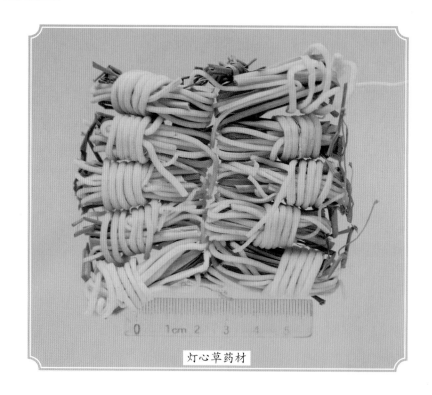

灯心草药材

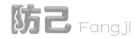

防己 Fangji

【来源】 防己为防己科 (Menispermaceae) 植物粉防己的干燥块根。

【原植物】 粉防己 *Stephania tetrandra* S. Moore 别名：石蟾蜍，汉防己，金丝吊鳖。

多年生落叶缠绕藤本。根通常圆柱形或长块状，直径 3 ～ 10cm，外皮淡棕色或棕褐色，具横行纹理。茎柔弱，纤细，圆柱形，有扭曲的细长纵条纹。叶互生，叶柄盾状着生，长 5 ～ 6cm，薄纸质，三角宽卵形，长 4 ～ 6cm，宽 5 ～ 6cm，先端钝，具细小突尖，基部截形，或略呈心形，上面绿色，下面灰绿色至粉白色，两面均被短柔毛，以下面较密，全缘，掌状脉 5 条。花小，雌雄异株，雄花聚集成头状聚伞花序，呈总状排列；雄花绿色，花萼 4，萼片匙形，长 1mm，宽 0.5mm，基部楔形；花瓣 4 枚，倒卵形，长约 0.9mm，宽约 0.7mm，肉质，边缘略向内弯，有时具短爪；雄蕊 4 枚，花丝愈合成柱状体，上部盘状，花药着生其上；雌花成缩短的聚伞花序，萼片、花瓣与雄花同数，子房椭圆形，长约 1mm，花柱 3，乳头状。核果球形，熟时红色，直径 5 ～ 6mm，内果皮骨质，呈扁平马蹄形，长、宽均为 4 ～ 5mm，两侧中央下陷，背部隆起，有小瘤状突起及横槽纹 15 ～ 17 条。种子环形。花期 5 ～ 6 月，果期 7 ～ 9 月。

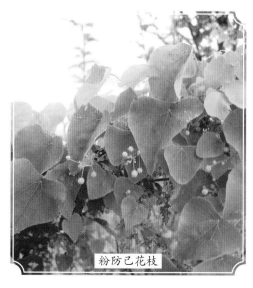

粉防己花枝

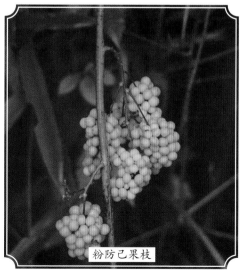

粉防己果枝

【生境分布】生于山坡、丘陵地带的草丛及灌木林的边缘。分布于江苏、安徽南部、浙江、江西、福建、台湾、湖北、湖南、广东和广西等省区。

【采收加工】秋季采挖，洗净，除去粗皮，晒至半干，切段，个大者再纵切，干燥。

【药材性状】块根呈不规则圆柱形、半圆柱形块状或块片状，常弯曲如结节样，长 3～10cm，直径 1～5(～6)cm。去栓皮的药材表面淡灰黄色，可见残留的灰褐色栓皮，弯曲处有深陷的横沟。体重、质坚实，断面平坦，灰白色至黄白色，富粉性，有排列较稀疏的放射状纹理，纵剖面浅灰白色，维管束浅棕色，呈弯曲筋脉状纹理。气微，味苦。以质坚实、粉性足者为佳。

【炮制及饮片】防己片 除去杂质，稍浸，洗净，润透，切厚片，干燥。本品为类圆形或破碎的厚片，周边色较深，切面灰白色，粉性，有稀疏的放射状纹理。气微，味苦。

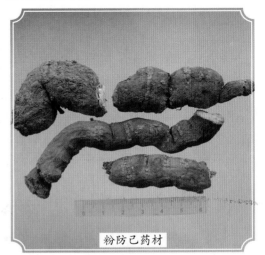

粉防己药材

【性味功能】味苦、辛，性寒。有利水消肿、祛风止痛的功能。

【主治用法】用于水肿、小便不利、风湿痹痛、下肢湿热。外用于痈肿疮毒、湿疹等。用量4.5～9g。

【混伪品】

1、防己科植物木防己 *Cocculus orbiculatus* 的干燥块根在一些地区作防己入药。

木防己为缠绕性落叶木质藤本。叶互生，有短柄；叶片宽卵形或卵状长圆形，先端多形，基部圆形、楔形或略呈心形，全缘或3浅裂，中央裂片较长。小花淡黄色，组成腋生圆锥聚伞花序；花瓣6，二轮。核果近球形，蓝黑色，有白粉。

2、马兜铃科植物广防己 *Aristolochia fangchi* 的干燥块根作防己入药已有很长时间，近年发现广防己含有毒物质马兜铃酸而被禁用。广防己为多年生攀援藤本，长3～4m。根部粗大，圆柱形，栓皮发达。茎细长少分枝，灰褐色或棕黑色，密生褐色绒毛。叶互生；叶长圆形或卵状长圆形，先端渐尖或钝，基部心形或圆形，全缘，幼时两面均被灰白色绒毛，后渐脱落，质稍厚。花单生于叶叶腋，花被筒状，紫色，上有黄色小斑点，中部收缩成管状，略弯曲，外面被毛。蒴果长圆形或圆柱形。

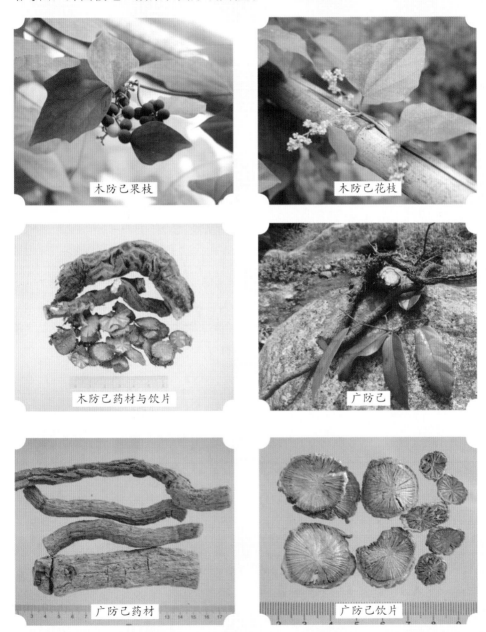

木防己果枝

木防己花枝

木防己药材与饮片

广防己

广防己药材

广防己饮片

防风 fangfeng

【来源】 防风为伞形科（Umbelliferae）植物防风的干燥根。

【原植物】 防风 *Saposhnikovia divaricata*（Turcz.）Schischk. 别名：关防风。

多年生草本，高 30 ~ 80cm。根粗壮，根颈处密生纤维状叶残基。茎单生，两岐分枝，分枝斜上升，与主茎近等长，有细棱。基生叶簇生，有长柄，基部鞘状，稍抱茎；叶卵形或长圆形，2 ~ 3 回羽状深裂，第一次裂片卵形，有小叶柄，第二次裂片在顶部的无柄，在下部的有短柄，再分裂成狭窄的裂片，先端尖锐；茎生叶较小，有较宽叶鞘。复伞形花序，花多数，形成聚伞状圆锥花序，伞辐 5 ~ 7，不等长，无总苞片，小总苞片 4 ~ 6，披针形；萼齿三角状卵形；花瓣 5，白色；雄蕊 5；子房下位，2 室，花柱 2，花柱基部圆锥形。双悬果卵形，幼时具疣状突起，成熟时光滑，每棱槽中常有油管 1，合生面有油管 2。花期 8 ~ 9 月。果期 9 ~ 10 月。

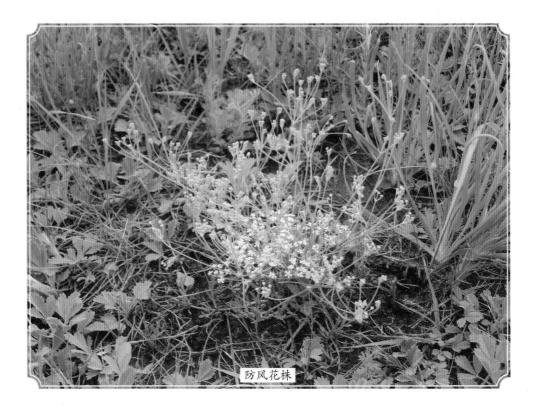

防风花株

【生境分布】 生于草原、丘陵、多石砾的山坡。分布于黑龙江、吉林、辽宁、河北、山东、山西、内蒙古、陕西、宁夏等。

【采收加工】 春秋二季采挖未抽花茎植株的根，除去须根及泥沙，晒干。

【药材性状】 根长圆锥形或长圆柱形，稍弯曲，长 20 ～ 30cm，直径 0.5 ～ 2cm。根头部粗糙，有剥落栓皮，具明显密集环纹，节上有黑棕色毛状残存叶基，长达 5cm。根灰棕色或棕色，皱缩而粗糙，有纵皱纹和致密横纹，并有多数横长皮孔及细根痕。体轻，质松，易折断，断面皮部棕黄色，疏松，裂隙较多，散生黄棕色油点，木部浅黄色。气特异，味微甘。

【炮制及饮片】 除去杂质，洗净，润透，切厚片，干燥。

【性味功能】 味甘、辛，性温。有发表，祛风，除湿的功能。

【主治用法】 用于感冒，头痛，发热，无汗，风湿痹痛，四肢拘挛，皮肤搔痒，破伤风等。用量 4.5 ～ 9g。

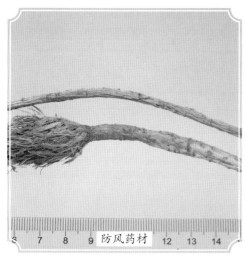

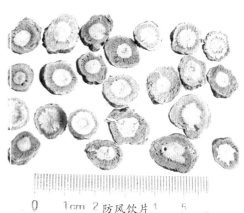

红豆蔻 Hongdoukou

【来源】 红豆蔻为姜科（Zingiberaceae）植物红豆蔻的果实。

【原植物】 红豆蔻 *Alpinia galanga* (L.) Willd. 别名：大高良姜，大良姜，红扣。

多年生草本。根状茎粗壮而横走，块状，淡棕红色，有多数环节，稍有香气。茎直立，高 1～2m。叶排为 2 列，具细短柄；叶鞘长而抱茎；叶片长圆形至长披针形，长 30～60cm，宽 7～15cm，两面无毛，有光泽；叶舌短而圆，生毛。圆锥花序顶生，长 15～30cm；花多数，直立，花序轴密生短柔毛，有多数双叉分枝，每分枝基部有长圆状披针形的苞片 1 枚，长约 1～2mm；花绿白色稍带淡红色条纹，子房外露。果短圆形，熟后橙红色，直径约 9mm，顶端有宿存花萼。种子多数，黑色，有香辣味。花期夏、秋季。

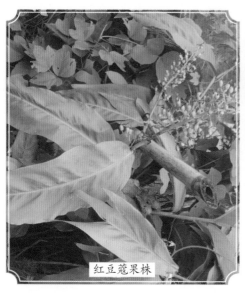
红豆蔻果株

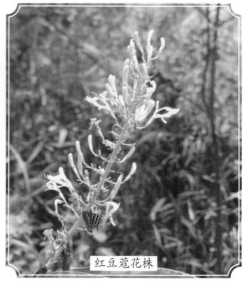
红豆蔻花株

【生境分布】 多生于山野沟谷阴湿林下或灌木丛和草丛中。分布于广西、广东、台湾、云南等省区。

【采收加工】 9～10 月间，果实近成熟时采收，晒干。

【药材性状】 果实椭圆形，中间稍收缩，长 0.8～1.5cm，直径 0.7～1cm；红棕色或淡红棕色，光滑或有皱纹，顶端有淡黄色的残留花被，长 2～5mm，基部有果柄痕。果皮薄而脆，易破碎，内面淡黄色；子房 3 室，中轴胎座，每室有种子 2 枚，种子块往往与果皮脱离。种子呈四面体，背面稍隆起，长宽约 0.4～0.5cm；表面黑棕色或红棕色，外被浅棕色膜状假种皮；胚乳灰白色。气香，味辛辣。以粒大、饱满、不破碎、气味浓者为佳。

【炮制及饮片】 除去杂质。用时捣碎。

【性味功能】 味辛，性温。有温中散寒，行气止痛，燥湿散寒、醒脾消食的功能。

【主治用法】 用于胃寒疼痛，呕吐，泄泻，消化不良，腹部胀痛。用量 3～6g。

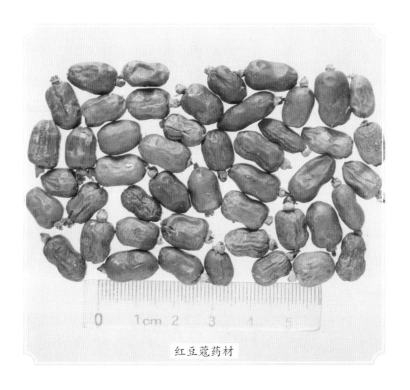

红豆蔻药材

红花 Honghua

【来源】红花为菊科 (Compositae) 植物红花的干燥花。

【原植物】红花 *Carthamus tinctorius* L. 别名：草红花，刺红花，红蓝花。

一年生草本，高 30～100cm。茎基部木质化，上部分枝。叶互生，无柄，稍抱茎，叶长椭圆形或卵状披针形，长 4～12cm，宽 1～3.5cm，先端尖，基部渐狭，边缘有齿裂，齿端有尖刺。上部叶渐小，边缘不分裂，成苞片状包围头状花序，有尖刺，边缘有针刺，直径 2～3cm；总苞近球形，总苞片数轮，外 2～3 轮，叶状，边缘有针刺；内层数轮，苞片卵形，边缘无刺，膜质；最内层为线形鳞片状，透明膜质。花多数，生于扁平花托上，全为管状花，长 2～2.5cm，先端 5 裂，线形，初开时黄色，渐变桔红色，成熟时变为深红色；雄蕊 5，花丝短，着生于花冠口部，花药合生成管状，包围雌蕊；花柱伸出花药管外，柱头 2 浅裂。子房下位，椭圆形。瘦果椭圆形或倒卵形，具 4 棱，基部稍斜，白色。花期 5～8 月。果期 7～9 月。

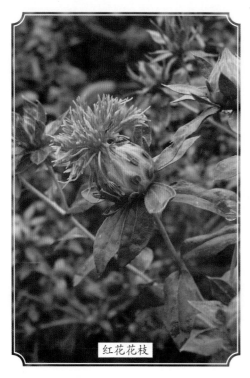

红花花枝

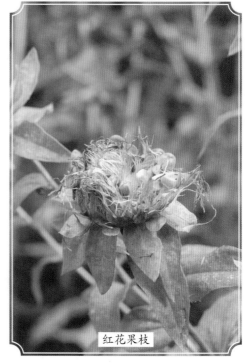

红花果枝

【生境分布】 生于温暖干燥气候，排水良好的砂质壤土。我国多有栽培。

【采收加工】 夏季当花冠由黄变红时采摘管状花（勿伤基部子房，以便结子），除去杂质，阴干、烘干或晒干。

【药材性状】 为不带子房的管状花，长 1 ～ 2cm。红黄色或红色。花冠筒细长，先端 5 裂，裂片呈狭条形，长 5 ～ 8mm。雄蕊 5，花药聚合成筒状，黄白色；柱头长圆柱形，顶端微分叉。质柔软。气微香，味微苦。

【性味功能】 味辛，性温。有活血通经，散瘀止痛，抗癌的功能。

【主治用法】 用于经闭，痛经，难产，死胎，产后恶露不行，癥瘕痞块，跌扑损伤，疮疡肿痛。用量 3 ～ 6g。孕妇慎服。

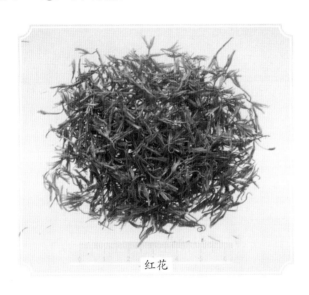

红花

红芪；炙红芪

Hongqi；Zhihongqi

【来源】 红芪为豆科 (Leguminosae) 植物多序岩黄芪的干燥根。炙红芪为红芪的炮制加工品。

【原植物】 多序岩黄芪 *Hedysarum polybotrys* Hand.-Mazz.

多年生草本，高 100～120cm。根为直根系，粗壮，深长，粗约 1～2cm，外皮暗红褐色。茎直立，丛生，多分枝；枝条坚硬，无毛，稍曲折。叶长 5～9cm；托叶披针形，棕褐色干膜质，合生至上部；通常无明显叶柄；小叶 11～19，具长约 1mm 的短柄；小叶片卵状披针形或卵状长圆形，长 18～24mm，宽 4～6mm，先端圆形或钝圆，通常具尖头，基部楔形，上面无毛，下面被贴伏柔毛。总状花序腋生，高度一般不超出叶；花多数，长 12～14mm，具 3～4mm 长的丝状花梗；苞片钻状披针形，等于或稍短于花梗，被柔毛，常早落；花萼斜宽钟状，长 4～5mm，被短柔毛，萼齿三角状钻形，齿间呈宽的微凹，上萼齿长约 1mm，下萼齿长为上萼齿的 1 倍；花冠淡黄色，长 11～12mm，旗瓣倒长卵形，先端圆形，微凹，翼瓣线形，等于或稍长于旗瓣，龙骨瓣长于旗瓣 2～3mm；子房线形，被短柔毛。荚果 2～4 节，被短柔毛，节荚近圆形或宽卵形，宽 3～5mm，两侧微凹，具明显网纹和狭翅。花期 7～8 月，果期 8～9 月。

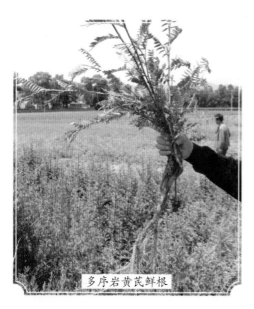

多序岩黄芪鲜根

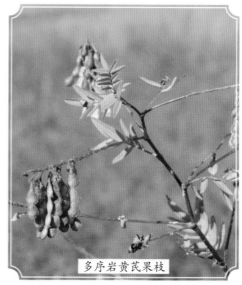

多序岩黄芪果枝

[生境分布] 生于山地石质山坡或灌丛、林缘等。分布于甘肃、四川省等地。

[采收加工] 于10月中旬采挖。深挖根部，去掉茎基和须根，晒至柔软时，用手揉搓理顺根条，扎成小把，晾晒至干透即可。

[药材性状] 红芪 呈圆柱形，少有分枝，上端略粗，长10～50cm，直径0.6～2cm。表面灰红棕色，有纵皱纹、横长皮孔及少数支根痕，外皮易脱落，剥落处淡黄色。质硬而韧，不易折断，断面纤维性，并显粉性，皮部黄白色，木部淡黄棕色，射线放射状，形成层环浅棕色。气微，味微甜，嚼之有豆腥味。

炙红芪 呈圆形或椭圆形厚片，直径0.4～1.5cm，厚0.2～0.3cm；外表皮红棕色，略有光泽，可见纵皱纹及残留少数支根痕。切片表面多具曲折裂隙，皮部浅黄色，形成层环浅棕色，木质部浅黄棕色至浅棕色，可见放射状纹理。具蜜香气，味甜，略带黏性，嚼之有豆腥味。

[炮制及饮片] 红芪 除去杂质，大小分开，洗净，润透，切厚片，干燥。

炙红芪 取净红芪片，加入适量蜂蜜，炒至不粘手。

[性味功能] 味甘，性温。红芪有补气固表，利尿托毒，排脓，敛疮生肌的功能。炙红芪有补中益气的功能。

[主治用法] 红芪用于气虚乏力，食少便溏，中气下陷，久泻脱肛，便血崩漏，表虚自汗，气虚水肿，痈疽难溃，血虚萎黄，内热消渴，慢性肾炎蛋白尿，糖尿病。炙红芪用于气虚乏力，食少便溏。用量9～30g。

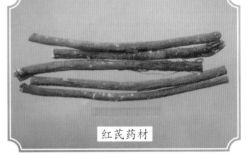

红芪药材

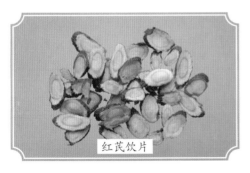

红芪饮片

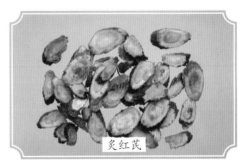

炙红芪

🌸【混伪品】

本品常与黄芪混淆，见"黄芪"项。

麦冬 Maidong

【来源】 麦冬为百合科（Liliaceae）植物麦冬的块根。

【原植物】 麦冬 *Ophiopogon japonicus* (L. f.) Ker-Gawl. 别名：麦门冬、寸麦冬。

多年生常绿草本，茎短，高 15～40cm。须根中部或先端常有膨大部分，形成纺锤形肉质块根。叶丛生，狭长线形，基部有多数纤维状老叶残基；叶长 15～40cm，宽 1.5～4mm，先端急尖或渐尖，基部稍扩大，绿白色，边缘有膜质透明叶鞘。花葶比叶短，长 7～15cm，总状花序顶生，穗状，长 3～8cm，小苞片膜质，每苞片腋生 1～3 朵；花梗长 3～4mm，关节位于中部以上或近中部；花微下垂，花被片 6，不展开，披针形，长约 5mm，淡紫色或白色；雄蕊 6，着生于花被片基部，花药三角状披针形；子房半下位，3 室，花柱长约 4mm，基部宽阔稍呈圆锥形。果实浆果状，球形，直径 5～7mm，成熟时黑蓝色。花期 5～8 月。果期 7～9 月。

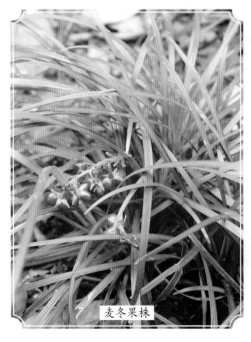
麦冬果株

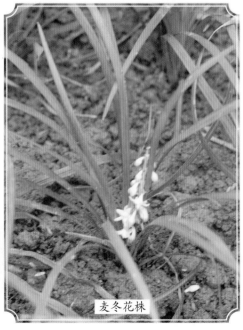
麦冬花株

【生境分布】 生于林下，山沟边或阴湿的山坡草地。分布于河北、河南、山东、江苏、安徽、浙江、江西、福建、台湾、湖北、湖南、广东、广西、陕西、四川、贵州、云南等省区。

【采收加工】 夏季采挖，除去地上部分，带根切下，洗净泥沙，反复暴晒、堆积，晒至七八成干，除去须根，晒干。

【药材性状】 块根呈纺锤形或长园形，两端稍尖，中部肥满，稍弯，表面黄白色或淡黄色，半透明，具不规则细纵皱纹，一端常有细小中柱外露。质硬脆，易折断，断面黄白色，角质样，中央有细小中柱。气微香，味微甜。

【炮制及饮片】 除去杂质，洗净，润透，轧扁，干燥。

【性味功能】 味甘、微苦，性寒。有养阴润肺，养胃生津，清心除烦的功能。

【主治用法】 用于肺燥干咳，肺痨咳嗽，津伤口喝，心烦失眠，内热消渴，肠燥便秘，咽白喉，肺结核咯血。用量 6～12g。

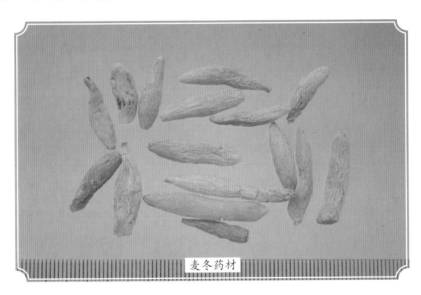

麦冬药材

🌿【混伪品】

本品易与山麦冬混淆，见"山麦冬"项。

麦芽 Maiya

【来源】 麦芽为禾木科（Gramineae）植物大麦的发芽颖果。

【原植物】 大麦 *Hordeum vulgare* L.

一年生或二年生草本，高 50 ～ 100cm。秆粗状，直立，光滑无毛。叶鞘无毛，先端两侧具弯曲钩状的叶耳；叶舌小，长 1 ～ 2mm，膜质；叶片扁平，长披针形，长 8 ～ 18cm，宽 6 ～ 18mm，上面粗糙，下面较平滑。穗状花序直立，长 3 ～ 8cm，每节生 3 枚结实小穗；颖线形，无脉，长 8 ～ 14mm，顶端延伸成 8 ～ 14mm 的芒；外稃无毛，5 脉，芒粗糙，长 8 ～ 13cm；颖果成熟后与稃体粘着不易脱粒，顶端具毛。花期 3 ～ 4 月，果期 4 ～ 5 月。

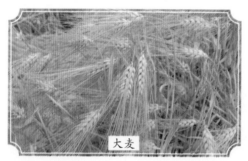

大麦

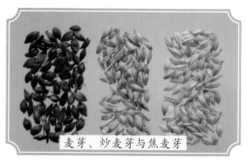

麦芽、炒麦芽与焦麦芽

【生境分布】 全国各地均有栽培。

【采收加工】 全年可生产。将大麦洗净，浸泡 4 ～ 6 小时，装缸或箩内盖好，每天洒水保持湿润，至芽长 6 ～ 9mm 时取出晒干。

【药材性状】 颖果稍呈棱形，长约 1cm，直径约 3mm。表面黄色，背面为外稃包围，先端长芒断落；腹面为内稃包围。果皮黄色，背面基部胚处长出胚芽及须根，胚芽紧帖颖果，长披针状线形，黄白色，长约 5mm，须根数条，细而卷曲；腹面具纵沟一条。质硬，断面粉性，白色。气无，味微甘。

【炮制及饮片】 麦芽 除去杂质。炒麦芽 取净麦芽，清炒至棕黄色，放凉，筛去灰屑。焦麦芽 取净麦芽，清炒至焦褐色，放凉，筛去灰屑。

【性味功能】 味甘，性平。有健脾开胃，行气消食，回乳的功能。

【主治用法】 用于食积不消，脘腹胀痛，脾虚食少，乳汁郁积，乳房胀痛，妇女断乳。生麦芽健脾和胃，疏肝行气。炒麦芽行气消食回乳。焦麦芽消食化滞。用量 9 ～ 15g；回乳炒用 60g。

远志 Yuanzhi

【来源】 远志为远志科(Polygalaceae)植物远志或卵叶远志的干燥根或根皮。

【原植物】 1、远志 *Polygala tenuifolia* Willd. 别名：细叶远志，小草，小草根。

多年生草本。株高 15～40cm。茎丛生，直立或斜生。叶互生，近无柄。叶片线形或线状披针形，长 1～4cm，宽 1～3mm，全缘，两端尖，通常无毛。总状花序，偏侧生于小枝顶端。花淡蓝色或蓝紫色，长 6mm；花梗细长，与花等长或短。苞片 3，易脱落。萼片 5，外轮 3 片小，内轮 2 片花瓣状，长圆状倒卵形，长 5～6mm。花瓣 3；中央 1 瓣呈龙骨瓣状，长 5～6mm，下面顶部有鸡冠状附属物；侧瓣长约 4mm，基部与雄蕊管贴生。雄蕊 8，结合成长 8mm 的雄蕊管。蒴果，近圆形，径约 4mm，顶端凹陷。种子 2 粒，长圆形，长约 2mm。花期 5～7 月，果期 6～9 月。

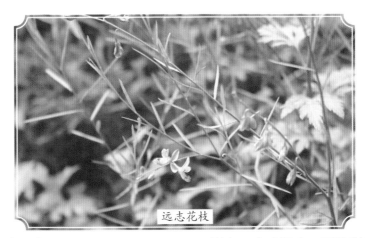

远志花枝

2、卵叶远志 *Polygala sibirica* L. 别名：宽叶远志，西伯利亚远志。

多年生草本，株高 10～40cm。茎直立，丛生，有毛。单叶，互生，无柄或有短柄；叶片披针形、线状披针形、卵状披针形或长圆形长 1～2cm，宽 3～6mm，先端渐尖或急尖，基部宽楔形；下部叶常比上部叶宽。总状花序，腋生，最上一个假顶生，常高出茎的顶端；花蓝紫色，长约 6mm，萼片宿存，外轮 3 片小，内轮 2 片花瓣状，花瓣 3，下面中央 1 片龙骨瓣状，其下面顶部有撕裂成条的鸡冠状附属物，两侧瓣下部 1/3 与雄蕊管连生，里面有柔毛，雄蕊 8，花丝下部 2/3

合生。蒴果，近倒心形，长约 6mm，周围具窄翅且有短睫毛。种子 2，密生白绢毛，有假种皮。花期 5 ～ 7 月，果期 7 ～ 9 月。

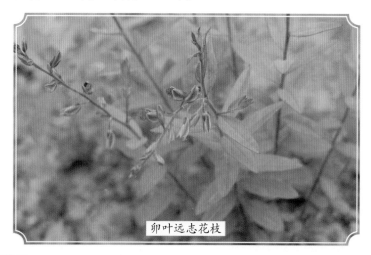

卵叶远志花枝

【生境分布】 远志生于向阳带石砾或砂质干山坡、路旁或河岸谷地，有栽培，分布于东北、华北、西北及河南、山东、安徽、江苏、浙江、江西等省区。卵叶远志生于向阳山坡或平地带石砾或砂质干燥地，分布于东北、华北、西北及河南、山东、内蒙古、陕西、宁夏、甘肃、青海、新疆、四川、云南、贵州、西藏等等省、自治区。

【采收加工】 春、秋季采挖（栽培者种植后 3 ～ 4 年采收），除去泥土、地上部分，晒至皮部稍皱缩，用手揉搓抽去木心，晒干，称 " 远志筒 " 。或将皮部剖开，除去木部，称 " 远志肉 " ；细的不去木部，称 " 远志棍 " 。

【药材性状】 1、远志 根皮（远志肉或远志筒）圆柱形或双卷筒状，稍弯曲，长 2 ～ 15cm，直径 2 ～ 7mm，厚约 1mm。灰黄色至灰棕色，光滑或有横皱纹及裂纹，或有细小疙瘩状支根痕，偶有皮孔。质脆，易折断，断面平坦，黄白色。气微，味苦微辛。有刺喉感。根（远志棍）的中央有坚硬的木部，断面粗糙。

2、卵叶远志 根呈圆柱形，长 4 ～ 18cm，直径 2 ～ 8mm；表面灰棕色或灰黑色，少呈灰黄色，纵向沟纹较多，横向沟纹较少。质较硬，不易折断，断面木质部大，皮部较薄。

【炮制及饮片】 远志 除去杂质，略洗，润透，切段，干燥。

制远志 取甘草，加适量水煎汤，去渣，加入净远志，用文火煮至汤吸尽，取出，干燥。每 100kg 远志，用甘草 6kg。

【性味功能】 味苦、辛，性温。有安神化痰，消痈肿的功能。

【**主治用法**】 用于神经衰弱，惊悸健忘，多梦失眠，寒痰咳嗽，痰湿痈肿，支气管炎，腹泻，膀胱炎等症。用量 3 ～ 9g。

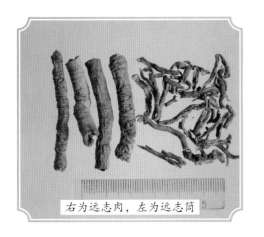

右为远志肉，左为远志筒

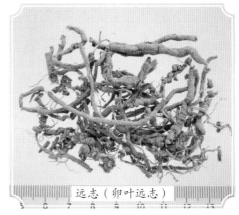

远志（卵叶远志）

【混伪品】

同科植物瓜子金的干燥根或根皮有时被混入远志使用。3 种植物的检索表：

1、花丝全部合生成鞘······ 瓜子金 *Polygala japonica*

1、花丝 2/3 以下合生成鞘，以上分离或中间 2 枚分离，两侧各 3 枚合生。

  2、叶线形或线状披针形，宽 0.5 ～ 1(3)mm；果球形，具窄翅，无缘毛······ 远志 *Polygala tenuifolia*

  2、茎下部叶卵形，上部叶披针形或椭圆状披针形，宽 3 ～ 6mm 以上；果近倒心形或近球形。········· 卵叶远志 *Polygala sibirica*

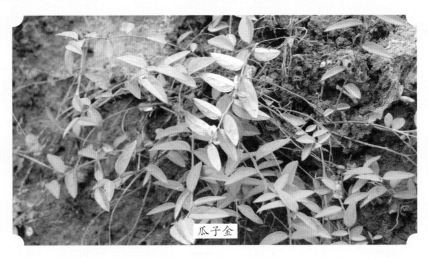

瓜子金

赤小豆 Chixiaodou

【来源】　赤小豆为豆科（Leguminosae）植物赤豆及赤小豆的干燥成熟种子。

【原植物】　1、赤豆　*Phaseolus angularis* Wight.

一年生直立草本。全株有倒生的硬毛。三出羽状复叶，叶柄长 5～8cm。托叶披针形，长 9～13mm，基部以上着生。顶生小叶菱卵形或卵形，长 5～10cm，宽 4～8cm，先端急尖或渐尖，基部宽楔形或圆形，全缘或三浅裂。侧生小叶斜卵形，有硬毛。总状花序，腋生，2～6 朵花。萼钟状，萼齿三角形；萼下小苞片披针形，比萼稍长。花冠比萼长，黄色。旗瓣扁圆形或肾形；翼瓣比龙骨瓣宽，有短爪和耳；龙骨瓣上端卷曲近半圈，其中一片在中部以下有一角状突起。荚果，圆柱形，稍扁，近无毛，长 6～10cm，直径 5～6mm。种子 6～10 粒，长圆形，长 5～8mm，直径 4～5mm，多为暗红色，种脐不凹陷。花期 6～7 月，果期 8～9 月。

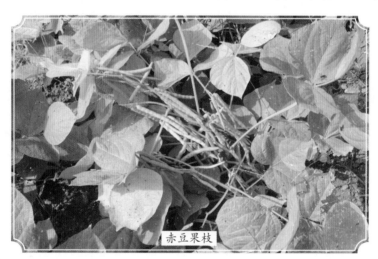

赤豆果枝

2、赤小豆　*Phaseolus calcaratus* Roxb.

一年生草本。茎直立或上部缠绕状，高 20～70cm。三出羽状复叶，叶柄长 5～7cm。托叶披针形，基部以上着生。顶生小叶披针形或长圆状披针形，长 4～8cm，宽 2～5cm，先端渐尖，基部圆形或近截形。侧生小叶比顶生小叶略小；小托叶线形。总状花序，腋生或顶生，有 2～3 朵花。萼钟状，长 3～4mm，萼齿披针形。花冠黄色，长约 1cm。荚果，细圆柱形，长 6～10cm，直径约 5mm，无毛。种子 6～10 粒，长圆形，长 6～7mm，直径 3～3.5mm，暗红色，种脐凹陷。花期6～7月，果期8～9月。

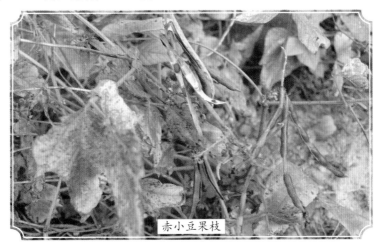

赤小豆果枝

【生境分布】 全国各地栽培。主要分布于吉林、北京、河北、陕西、安徽、江苏、浙江、江西、广东、四川、云南等省区。

【采收加工】 秋季果实成熟而未开裂时拔取全株，晒干，打下种子，除去杂质，再晒干。

【药材性状】 1、赤小豆 呈长圆形而稍扁，长5～8mm，直径3～5mm。表面紫红色，无光泽或微有光泽；一侧有线形突起的种脐，偏向一端，白色，约为全长2/3，中间凹陷成纵沟；另侧有1条不明显的棱脊。质硬，不易破碎，子叶2，乳白色。无臭，味微甘。

2、赤豆 呈短圆柱形，两端较平截或钝圆，直径4～6mm。表面暗棕红色，有光泽，种脐不突起。

【性味功能】 味甘、酸，性平。有利水消肿，解毒排脓的功能。

【主治用法】 用于水肿胀满，脚气肢肿，黄疸尿赤，风湿热痹，痈肿疮毒，肠痈腹痛。用量：9～30g。外用适量，研末调敷。

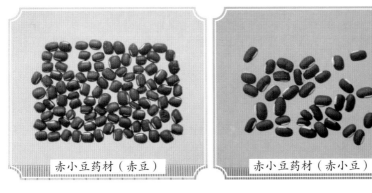

赤小豆药材（赤豆）

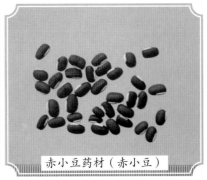

赤小豆药材（赤小豆）

赤芍 Chishao

【来源】 赤芍为毛茛科（Ranunculaceae）植物芍药、川赤芍的不去外皮的干燥根。

【原植物】 1、芍药 *Paeonia lactiflora* Pall. 别名：白芍。

多年生草本。根粗壮，分枝黑褐色。茎高 40～70cm，无毛。下部茎生叶为二回三出复叶，上部茎生叶为三出复叶；小叶狭卵形、椭圆形或披针形，先端渐尖，基部楔形或偏斜，边缘具白色骨质细齿，两面无毛，背面沿叶脉疏生短柔毛。花数朵，生茎顶和叶腋，有时仅顶端一朵开放，而近顶端叶腋处有发育不好的花芽，直径 8～11.5cm；苞片 4～5，披针形，大小不等；萼片 4，宽卵形或近圆形，长 1～1.5cm，宽 1～1.7cm；花瓣 9～13，倒卵形，长 3.5～6cm，宽 1.5～4.5cm，白色，有时基部具深紫色斑；花丝长 0.7～1.2cm，黄色；花盘浅杯状，包裹心皮基部，顶端裂片钝圆；心皮 4～5（～2），无毛。蓇葖果长 2.5～3cm，直径 1.2～1.5cm，顶端具喙。种子圆形，黑色。花期 5～6月，果熟 8～9月。

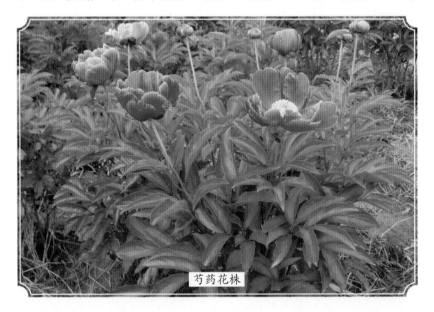

芍药花株

2、川赤芍 *Paeonia veitchii* Lgnch 别名：毛果赤芍，赤芍，条赤芍。

多年生草本，高 50～80cm。根圆柱形，单一或有分枝。茎直立，圆柱形，稍带紫色，有纵棱。有柄；叶互生，小叶为 2 回三出复叶，长达 30cm；小叶常 2 回深裂，小裂片条状披针形或披针形，宽 0.6～1.8cm，先端急尖或锐尖，沿脉疏生短毛。花 2 ～ 4 朵顶生或腋生，直径 6 ～ 9cm，萼片 5，绿色；花瓣 6 ～ 9，紫红色或粉红色，宽倒卵形，先端凹陷；雄蕊多数，花丝淡黄色或淡红色，心皮 2 ～ 5，离生。蓇葖果 2 ～ 5，密生黄色毛。花期 6 ～ 7 月。果期 7 ～ 9 月。

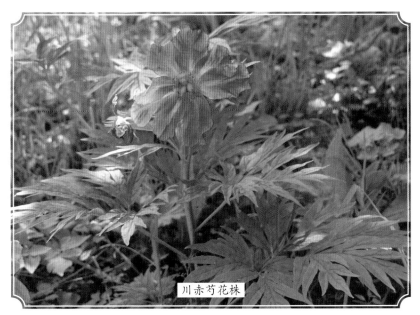

川赤芍花株

【生境分布】 芍药生于山坡草地及林缘，分布于东北、华北、西北等省区，河南、山东、安徽、浙江、四川、贵州、台湾等有大量栽培。川赤芍分布于陕西、山西、甘肃、四川、青海等省区。

【采收加工】 春、秋二季采挖，除去根茎、须根及泥沙，晒至半干时，捆成小把，晒至足干。

【药材性状】 1、赤芍 根圆柱形，稍弯曲，长 10 ～ 40cm，直径 0.6 ～ 3cm。暗棕色至黑棕色，粗糙，有横向凸起的皮孔及根痕，有粗深纵皱纹，外皮易脱落，显白色或淡棕色皮层。质硬脆，易折断，断面平坦，粉白色或黄白色，断面皮部窄，近粉红色，木部占根的大部分，放射状纹理明显，有裂隙。气微香，味微苦涩。

2、川赤芍 根圆柱形长 5 ～ 20cm，直径 0.7 ～ 2.5cm。刮去外皮者，表面淡紫红色或肉白色，有顺向皱纹，内有淡黄色射线。未去外皮者，形状相似，但有叉枝，外表粗皮，棕红色或棕褐色，有纵皱纹。

【炮制及饮片】 除去杂质，分开大小，洗净，润透，切厚片，干燥。

【性味功能】 味苦，性微寒。有活血散瘀，清热凉血的功能。

【主治用法】 用于胸肋疼痛，腹痛，痛经，经闭，热入营血，吐血，衄血，目赤，痈肿，跌打损伤等症。用量 4.5 ～ 9g。不宜与藜芦同用。孕妇慎用。

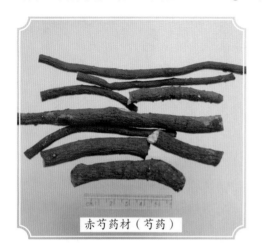

赤芍药材（芍药）

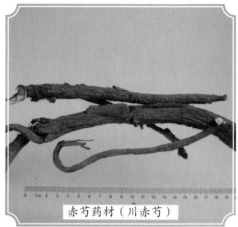

赤芍药材（川赤芍）

🌿【混伪品】

　　同科植物草芍药的的干燥根在一些地方也作赤芍使用。赤芍与混伪品原植物检索表：

　　1、小叶不裂

　　2、单花顶生；叶全缘；常为野生种·····················草芍药 *Paeonia obovata*

　　2、花常数朵，有时仅顶生花开放；小叶窄卵形、椭圆形或披针形，具骨质细齿··············芍药 *Paeonia lactiflora*

　　1、小叶分裂··············川赤芍 *Paeonia veitchii*

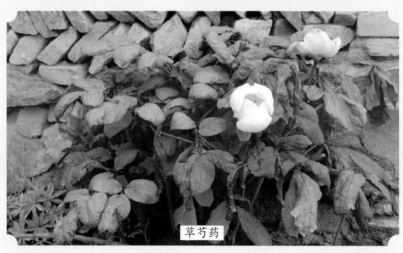

草芍药

芫花 Yuanhua

【来源】 芫花为瑞香科（Thymelaeaceae）植物芫花的花蕾。

【原植物】 芫花 *Daphne genkwa* Sieb. et Zucc. 别名：药鱼草，九龙花，闹鱼花。

落叶灌木，高 1m。枝条稍带紫褐色，幼时有绢状柔毛。叶对生或偶互生，叶柄短，有密短柔毛；叶椭圆形、长椭圆形或宽披针形，长 2.5～6cm，宽 0.5～2cm，先端尖，基部楔形，全缘，幼时下面密生淡黄色绢状柔毛，老叶除叶脉外无毛。花先叶开放，常 3～7 花簇生腋间，以枝端为多，花丛基部常有数片冬芽和外鳞，紫色；花被筒状，淡紫色，长约 1cm，先端 4 裂，外生白色绢毛状短柔毛；雄蕊 8，生于花被筒内面，上下 2 轮，无花丝；子房上位，瓶状，1 室，外密生白色柔毛，花柱极短或无花柱，柱头头状，红色。核果白色，革质，状如绿豆。花期 3～4 月。果期 6～7 月。

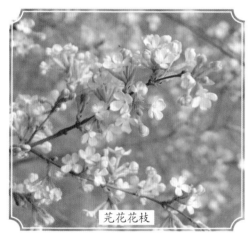
芫花花枝

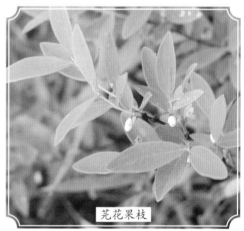
芫花果枝

【生境分布】 生于山地、路旁及山坡向阳草丛中。分布于河北、山西、陕西、甘肃、山东、江苏、安徽、浙江、江西、福建、台湾、河南、湖北、湖南、四川、贵州等省区。

【采收加工】 春季 4 月当花木开放前采摘花蕾，拣去杂质，晒干或烘干，入药多用炮制品。

【药材性状】 花蕾常 3～7 朵簇生于短花轴上，基部有卵形苞片 1～2 片，多脱落为单朵，完整单朵呈棒槌状，多弯曲，长 1～1.7cm，直径约 1.5mm；花被筒淡黄色或灰绿色，密生短柔毛，先端 4 裂，状如花冠，淡紫色或黄棕色。质软。气微，味甘、辛辣。

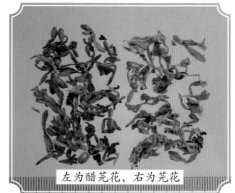

【炮制及饮片】 芫花　除去杂质。

醋芫花　取净芫花，加醋炒至醋吸尽。每 100kg 芫花，用醋 30kg。

【性味功能】 味辛、苦，性寒，有毒。有泻水逐饮，解毒杀虫的功能。

【主治用法】 用于肺癌结块，痰饮癖积，喘咳，水肿，胁痛，心腹症结胀痛，痈肿。用量 1.5～3g，水煎或入丸、散。

左为醋芫花，右为芫花

【混伪品】

同科植物狼毒（瑞香狼毒）*Stellera chamaejasme* 的花蕾在许多地区混作芫花使用。狼毒为多年生草本，高 20～50cm。茎直立，数茎丛生。圆头状花序顶生，未开时象一束火柴头；总苞绿色；花黄色或白色、淡红色。花期夏季。

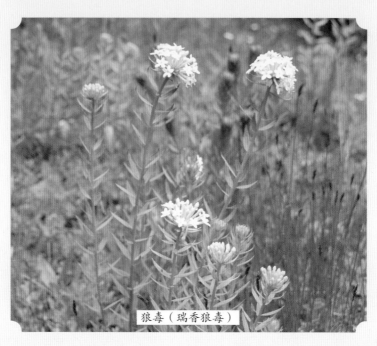

狼毒（瑞香狼毒）

花椒 Huajiao

【来源】 花椒为芸香科（Rutaceae）植物青椒或花椒的干燥成熟果皮。

【原植物】 1、青椒 *Zanthoxylum schinifolium* Sieb. Et Zucc.

灌木，高 1～3m，茎枝木质，灰褐色，疏生硬直的皮刺。奇数羽状复叶，互生，叶轴具狭窄的翼，中间下陷成小沟状，小叶 15～21，对生或近对生，小叶柄极短，小叶片呈不对称的卵形至椭圆状披针形，长 1～3.5cm，宽 0.5～1cm，先端急尖，有钝头，基部楔形，有时歪斜不整齐，边缘有细钝锯齿，齿间有腺点，表面绿色，背面淡绿色，有腺点，主脉下陷，侧脉不明显。伞房状圆锥花序顶生，花单性，雌雄异或杂性，花小而多，青色；花萼 5，广卵形，长 0.5mm；花瓣 5，长圆形或长卵形，长 1～1.5mm，两端狭而钝；雄花有雄蕊 5，退化心皮细小；雌花中雄蕊退化为鳞片状，心皮 1～3，几无花梗，柱头头状。蓇葖果草绿色至暗绿色，表面有细皱纹，腺点色深呈点状下陷，先端有极短的喙状尖。种子卵圆形，黑色，光泽。花期 8～9 月，果期 10～11 月。

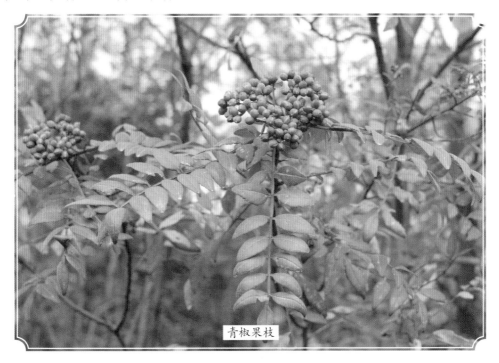

青椒果枝

2、花椒 *Zanthoxylum bungeanum* Maxim. 别名:川椒、红椒、蜀椒、椒目。

落叶灌木或小乔木,高 3 ～ 7m。茎上有增大的皮刺,枝木质而坚硬,灰色或褐灰色,有细小的皮孔及略斜向上的皮刺,基部略扁平。奇数羽状复叶,互生,叶轴两侧有小叶翼,背面着生向上的小皮刺;小叶 5 ～ 9,有时 3 或 11,对生,近无柄,纸质,卵形或卵状长圆形,长 1.5 ～ 7cm,宽 1 ～ 3cm,先端急尖或短渐尖,基部圆或钝,有时两侧稍不对称,边缘有细钝齿,齿缝处着生腺点,上面中脉基部有锈褐色长柔毛。聚伞状圆锥花序顶生,花小,单性,异株,花被 4 ～ 8,三角状披针形;雄花有雄蕊与花被同,有退化心皮 2;雌花心皮 3 ～ 4,分离,仅 2 ～ 3 或 1 心皮成熟。蓇葖果红色至紫红色,外面密生疣状突起的腺体。沿背腹缝线开裂。种子圆球形,黑色,有光泽。花期 3 ～ 5 月。果期 7 ～ 10 月。

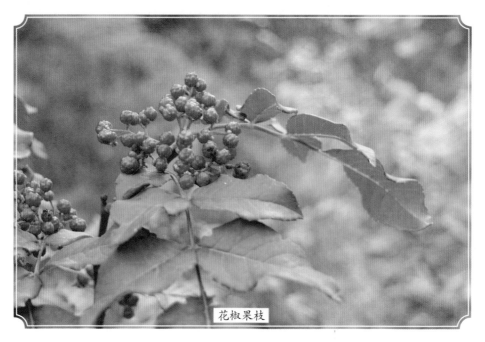

花椒果枝

【生境分布】青椒生于林缘、灌木丛中或坡地石旁,分布于辽宁、河北、河南、山东、江苏、安徽、浙江、江西、湖南、广东、广西等省、自治区;花椒生于山坡灌木丛或路旁或栽培于庭园,分布于河北、甘肃、陕西、河南、山东、江西、湖北、湖南、广东、广西及西藏等省、自治区。

【采收加工】秋季果实成熟时采摘或连小枝剪下,晾晒干,除去枝叶杂质,将果皮与种子分开,生用或微火炒用。

【药材性状】青椒 多为 2 ～ 3 个上部离生的小蓇葖果,集生于小果梗上,蓇蓇葖果球形，沿腹缝线开裂，直径 3 ～ 4mm。外表面灰绿色或暗绿色，散有多数油点及细密的网状隆起皱纹；内表面类白色，光滑。内果皮常由基部与外果皮分离。残存种子呈卵形，长 3 ～ 4mm，直径 2 ～ 3mm，表面黑色，有光泽。气香，味微甜而辛。

花椒　蓇葖果多单生，直径 4 ～ 5mm。外表面紫红色或棕红色，散有多数疣状突起的油点，直径 0.5 ～ 1mm，对光观察半透明；内表面淡黄色。香气浓，味麻辣而持久。

【炮制及饮片】　花椒　除去椒目、果柄等杂质。

炒花椒　取净花椒，清炒至有香气。

【性味功能】　味辛，性温。有温中助阳，散寒燥湿，止痒，驱虫的功能。

【主治用法】　用于脘腹冷痛，呕吐，腹泻，阳虚痰喘，蛔虫症，蛲虫病。外用于皮肤瘙痒、疮疥等。用量 3 ～ 6g。水煎服。外用适量，水煎洗患处。

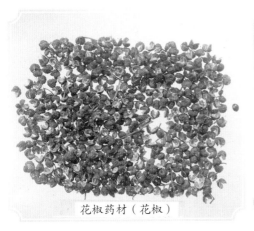

花椒药材（花椒）

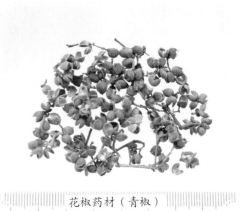

花椒药材（青椒）

【混伪品】

同科植物野花椒 Zanthoxylum simulans、竹叶花椒 Zanthoxylum armatum 的干燥成熟果皮在一些地方或民间也作花椒使用。花椒与混伪品原植物检索表：

1、花萼 5 裂，花瓣～ 5，2 轮·················· 青椒 Zanthoxylum schinifolium

1、花被片 4 ～ 8，1 轮，无萼片与花瓣之分。

2、果瓣基部圆，非短柄状。

3、叶轴具翅或具绿色窄边···························竹叶花椒 *Zanthoxylum armatum*

3、叶轴无翅，或具窄边，叶轴上面具浅纵沟···············花椒 *Zanthoxylum bungeanum*

2、果瓣基部骤缢窄下延成短柄；小叶密被油腺点···············野花椒 *Zanthoxylum simulans*

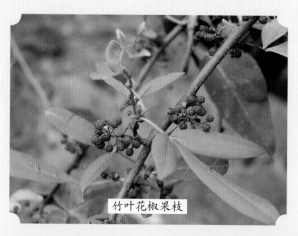

竹叶花椒果枝

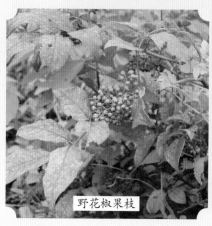

野花椒果枝

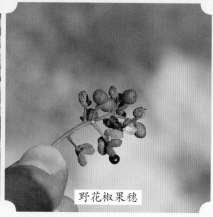

野花椒果穗

芥子 Jiezi

【来源】 芥子为十字花科 (Cruciferae) 植物白芥或芥的干燥成熟种子。前者习称"白芥子"，后者习称"黄芥子"。

【原植物】 1、白芥 *Sinapis alba* L.

一或二年生草本，高达 1m。茎较粗壮，全体被稀疏粗毛。叶互生，茎基部的叶具长柄，叶片宽大，倒卵形，长 10～15cm，最宽处达 5cm 以上，琴状深裂或近全裂，裂片 5～7，先端大，向下渐小，茎上部的叶具短柄，叶片较小，裂片较细，近花序之叶常小裂。总状花序顶生，花黄色，小花梗长 1cm 左右；萼片 4，绿色，直立，花瓣 4，长方卵形，基部有直立长爪；雄蕊 6，4 长 2 短；子房长方形，密被白毛，花柱细长，柱头小。长角果广条形，长 2～3cm，密被粗白毛，先端有喙。种子圆形，淡黄白色，直径 1.5～2mm。花期夏季。

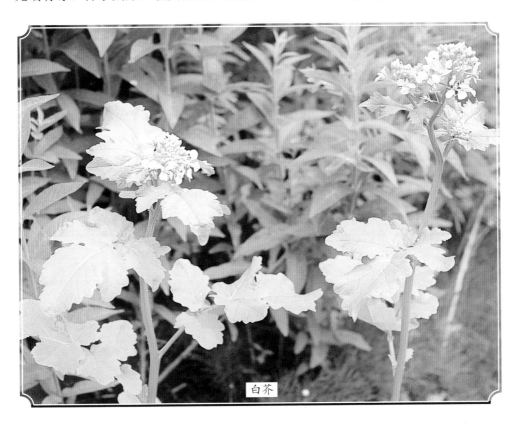

白芥

2、芥 *Brassica juncea*(L.)Czern. et Coss. 别名：芥菜。

一年或二年生草本，高30～150cm，常无毛，有时幼茎及叶具刺毛，带粉霜，有辣味。茎直立，有分枝。基生叶少，密生，短而宽，无皱，宽卵形至倒卵形，长10～20cm，有3对裂片或不裂，边缘有缺刻或牙齿，叶柄长3～9cm，具小裂片；下部茎生叶较小，边缘有缺刻或牙齿，有时具圆钝锯齿，不抱茎；上部茎生叶窄披针形，长2.5～5cm，宽0.4～0.9cm，边缘具不明显疏齿或全缘。总状花序顶生；花直径7～10mm；花梗长4～10mm；萼片淡黄色，长圆状椭圆形，长4～5mm，直立开展；花瓣黄色，倒卵形，长8～10mm，具长爪。长角果线形，长3～3.5cm，宽2～3.5mm，果瓣具1突出的中脉，喙长6～12mm；果梗长5～15mm；种子圆球形，直径约1mm，紫褐色。花期3～5月，果期5～6月。

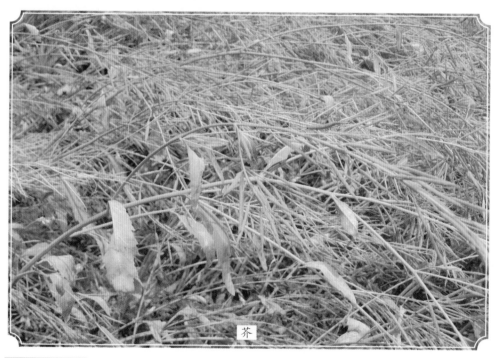

芥

【生境分布】 栽培于园圃中。我国部分地区有栽培。

【采收加工】 7～8月待果实大部分变黄时，割下全株晒干，打下种子，簸除杂质。

【药材性状】 1、白芥子 种子近球形，直径2～2.5mm，表面淡黄色，光滑，在放大镜下观察，可见细微的网纹，一端具一圆形淡褐色的种脐。去掉种皮可见2肥厚子叶，油质、相互纵向摺叠，胚根包藏于其间。气微，味辛辣。以粒大、饱满，色黄白，纯净者为佳。

2、黄芥子 较小，直径1～2mm。表面黄色至棕黄色，少数呈暗红棕色。

研碎后加水浸湿，则产生辛烈的特异臭气。

【炮制及饮片】 芥子　除去杂质。用时捣碎。

炒芥子　取净芥子，清炒至深黄色有香辣气。用时捣碎。

【性味功能】 味辛，性温。有利气豁痰，散寒，消肿止痛平肝明目、止血的功能。

【主治用法】 用于支气管哮喘，慢性支气管炎，胸胁胀满，寒性脓肿；外用治神经性疼痛，扭伤，挫伤。用量3～9g；外用适量，研粉，醋调敷患处。

白芥子（白芥）

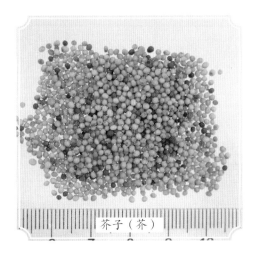

芥子（芥）

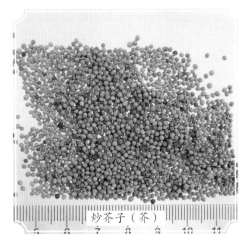

炒芥子（芥）

苍术 Cangzhu

【来源】 苍术为菊科（Compositae）植物茅苍术的干燥根茎。

【原植物】 茅苍术 *Atractylodes lancea*（Thunb.）DC. 别名：茅术、南苍术。

多年生草本，高30～80cm。根茎横生，结节状，粗大不整齐。茎不分枝或上部少分枝。叶互生，革质，长3～8cm，先端渐尖，基部渐狭，上面深绿色，下面浅绿色，边缘有细锯齿，上部叶无柄，多不分裂，最宽处在叶片中部以上；下部叶不裂或3裂，全缘、羽状半裂或深裂。头状花序顶生，总苞羽裂叶状，苞片6～8层；花多数，两性花与单性花多异株；两性花有多数羽状长冠毛，花冠白色；雄蕊5；子房下位，密生白色柔毛；单性花均为雌花，退化雄蕊5，先端卷曲。瘦果长圆形，有白色羽状冠毛。花期8～10月。果期9～10月。

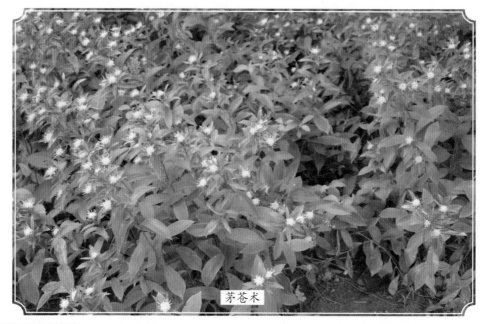

茅苍术

【生境分布】 生于山坡灌丛、草丛中，分布于吉林、辽宁、内蒙古、河北、河南、山东、山西、陕西、宁夏、甘肃、安徽、江苏、浙江、江西、湖北、四川等省、自治区。

【采收加工】 春、秋二季采挖，以秋季采挖质量最好。挖取根茎，除去茎叶及须根，抖净泥土，晒干后撞去须根。

【药材性状】 根茎连珠状、疙瘩状或结节状圆柱形，略弯曲，长 3 ～ 10cm，直径 1 ～ 2cm。灰棕色或黑棕色，有根痕、须根及残留茎痕。质坚实，断面平坦，黄白色或灰白色，有多数红棕色油点，暴露稍久，析出白色细针状结晶。气特异，味微甘而苦。

【炮制及饮片】 苍术　除去杂质，洗净，润透，切厚片，干燥。

　　麸炒苍术　取麸皮，撒在热锅中，加热至冒烟时，加入净苍术片，迅速翻动，炒至表面深黄色时，取出，筛去麸皮，放凉。本品呈类圆形或条形厚片。

【性味功能】 味辛、苦，性温。有健脾燥湿，祛风，散寒，明目的功能。

【主治用法】 用于湿阻脾胃，食欲不振，消化不良，寒湿吐泻，胃腹胀痛，水肿，风寒湿痹，湿痰留饮，风寒感冒，雀目夜盲，湿疹等。用量 3 ～ 9g。

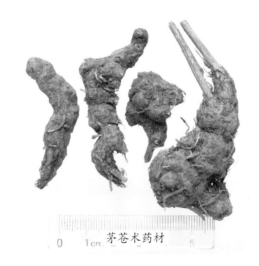

茅苍术药材

🌱【混伪品】

　　一、依 2015 年版《中华人民共和国药典》记载，苍术为菊科植物茅苍术 *Atractylodes lancea* 和北苍术 *Atractylodes chinensis* 的干燥根茎。《中国植物志》及《中国高等植物》认为北苍术 *Atractylodes chinensis* 为茅苍术 *Atractylodes lancea* 的异名。

　　二、我国苍术属植物共 5 种，其中 4 种植物的根茎结节状粗大，入药。苍术属 4 种药用植物检索表：

　　　　1、叶不分裂

　　　　2、叶通常披针形或卵状披针形，间或有椭圆形；最宽处在叶片中部以

下或中部‧‧‧‧‧‧‧‧‧‧‧ 朝鲜苍术 *Atractylodes koreana*

　　2、叶倒卵形或长倒卵形，倒披针形或长倒披针形；最宽处在叶片中部以上‧‧‧‧‧‧‧‧‧ 茅苍术 *Atractylodes lancea*

　　1、叶羽状半裂或深裂

　　3、叶无柄，大头羽状深裂或半裂‧‧‧‧‧‧‧‧‧‧‧ 茅苍术 *Atractylodes lancea*

　　3、叶具柄，3～5羽状全裂

　　4、头状花序小；小花黄色或白色‧‧‧‧‧‧‧‧‧‧‧ 关苍术 *Atractylodes japonica*

　　4、头状花序大；小花红色‧‧‧‧‧‧‧‧‧‧‧‧‧‧ 白术 *Atractylodes macrocephala*

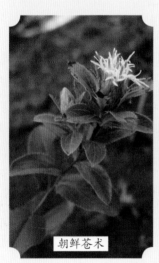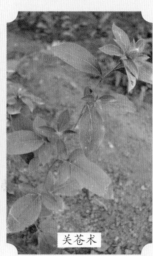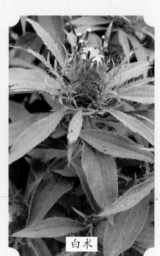

朝鲜苍术　　　　　　关苍术　　　　　　白术

苍耳子 Cangerzi

【来源】 苍耳子为菊科（Compositae）植物苍耳干燥成熟带总苞的果实。

【原植物】 苍耳 *Xanthium sibiricum* Patr. 别名：老苍子，刺儿棵。

一年生草本，高 30～90cm。全体密生白色短毛。叶互生，有长柄。叶卵状三角形或心形，长 5～10cm，宽 4～9cm，先端尖，基部浅心形，边缘有锯齿或3 浅裂，两面有短粗毛。花单性，雌雄同株；头状花序顶生或腋生；雄花序球状，生于上部叶腋，雄蕊 5，有退化雌蕊。雌花序卵形，总苞片 2～3 列，连合成椭圆形囊状体，密生钩刺，先端 2 喙，内有小花 2 朵，无花冠；子房下位，卵形，2 室，柱头 2 深裂。瘦果 2，纺锤形，包在有刺的总苞内，连同喙部总苞长 1.2～1.5cm，宽 0.4～0.7cm，瘦果内有种子 1。花期 7～10 月。果期 8～11 月。

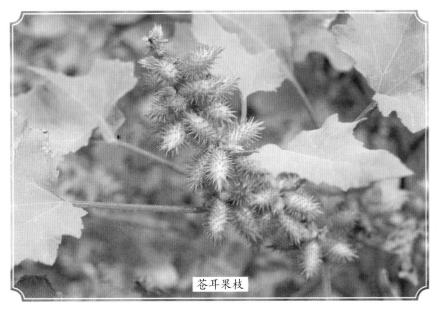

苍耳果枝

【生境分布】 生于荒野、草地、路旁等地向阳处。分布于全国各地。

【采收加工】 秋季果实成熟时采收，干燥，除去梗、叶等杂质。

【药材性状】 果实苞于总苞内，纺锤形或卵圆形，长 1.2～1.5cm，直径 0.4～0.7cm。黄棕色或黄绿色，有钩刺。顶端有 2 枚粗刺，分离或相连，基部有果梗痕。质硬而韧，横切面中央有纵隔膜，分 2 室，各有 1 枚瘦果。瘦果纺锤形，一面平坦，顶端有1花柱基，果皮薄，灰黑色，有纵纹。种皮膜质，浅灰色，有纵纹，子叶2，有油性。气微，味微苦。

【炮制及饮片】 苍耳子 除去杂质。

炒苍耳子 取净苍耳子，置热锅中，用文火炒至黄褐色时，去刺，筛净，放凉。

【性味功能】 味辛、苦，性温；有小毒。有散风湿，通鼻窍的功能。

【主治用法】 用于风寒头痛，鼻炎，鼻窦炎，过敏性鼻炎，鼻渊流涕，风疹瘙痒，湿痹拘挛，麻风等。用量3～9g。

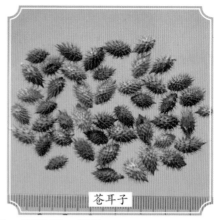

苍耳子

【混伪品】

菊科植物蒙古苍耳 *Xanthium mongolicum* 干燥成熟带总苞的果实在部分地区作苍耳入药。与苍耳的区别点：成熟的具瘦果的总苞大，连同喙部总苞长1.8～2.0cm，宽0.8～1.0cm。

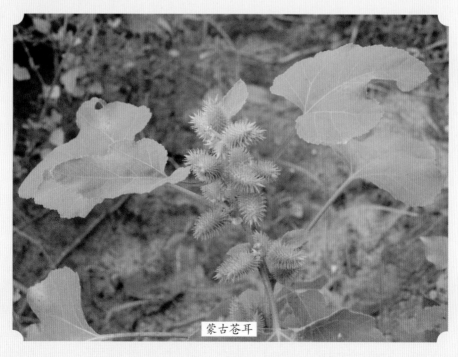

蒙古苍耳

芡实 Qianshi

［来源］ 芡实为睡莲科（Nymphaeaceae）植物芡的种仁。

［原植物］ 芡 *Euryale ferox* Salisb. 别名：鸡头米，鸡头果。

一年水生草本。全株有多尖刺，须根白色。叶着生于短缩而肥厚的根茎上；叶柄长，密生针刺；初生叶小，膜质，箭形，具长柄，沉水；次生叶椭圆状肾形，一侧有缺刻，浮水。再次出生的叶盾状圆形，缺刻渐小或无，直径 60～130cm，浮于水面，边缘向上卷折，上面浓绿色，多隆起及皱褶，叶脉分岐处有刺，下面浓绿或带紫色，掌状网状脉呈板状突起，密生绒毛，脉上有刺。花单一顶生，沉于水中或半露或伸出水面，半开，花梗长，多刺；花蕾似鸡头状，昼开夜合；萼片 4，肉质；内面紫色，外面绿色；花瓣多数，紫色；雄蕊多数；子房下位，胚珠多数，着生于肉质的胎座上。浆果球形，有宿存萼片，海绵质，污紫红色，密生尖刺，形似鸡头。种子球形，直径 1～1.5cm，假种皮的外层较薄，密布紫红色纹理，内层稍厚，污蓝色或紫黑色，外种皮坚硬，暗灰色或暗灰褐色，有不规则乳突，顶端四周凹陷，中央为圆形突起的种孔及椭圆形的种脐。花期 6～9 月。果期 8～10 月。

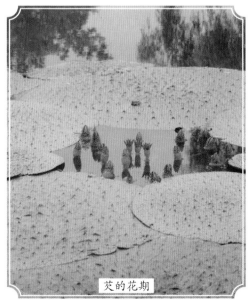

芡的花期

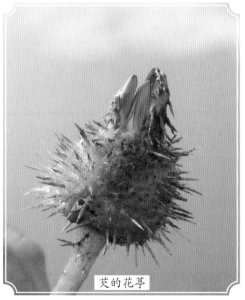

芡的花葶

【生境分布】生于池沼及湖泊有淤泥处。分布于东北及河北、河南、山东、安徽、江苏、江西、福建、台湾、湖北、湖南、广东、广西、四川、贵州、云南等省、自治区。

【采收加工】秋季采，堆积沤烂果皮，取出种子，洗净晒干，磨开硬壳取净仁，晒干。

【药材性状】芡实近球形，完整者直径5～8mm，多破碎成小块，内种皮薄膜状，棕红色或暗紫色，一端淡黄色，点全体约1/3，有凹点状的种脐痕，除去内种皮显白色。质较硬，断面白色，粉性。气无，味淡。

【炮制及饮片】芡实　除去杂质。

麸炒芡实　取麸皮，撒在热锅中，加热至冒烟时，加入净芡实，迅速翻动，炒至表面微黄色时，取出，筛去麸皮，放凉。

【性味功能】味甘、涩，性平。有益肾固精，补脾止泻，祛湿止带的功能。

【主治用法】用于梦遗滑精，遗尿尿频，脾虚久泻，食欲不振，白带、白浊等。用量9～15g。

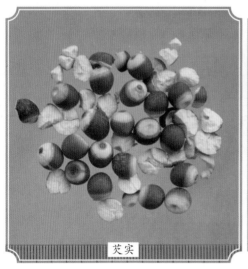

芡实

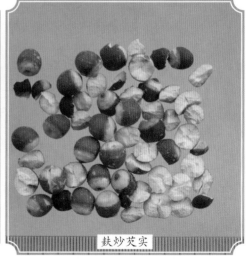

麸炒芡实

芦根 Lugen

【来源】 芦根为禾本科植物芦苇的新鲜或干燥根茎。

【原植物】 芦苇 *Phragmites australis* (Cav.) Trin. ex Steud. (*Phragmites communis* Trin.) 别名：苇子。

多年生水生草本。葡匐根状茎粗壮；秆高 1～3m，径 2～10mm，节下具白粉。叶鞘圆筒形；叶舌有毛；叶片长 15～45cm；宽 1～3.5cm。圆锥花序，顶生，疏散，长 10～40cm，稍下垂，下部枝腋具白柔毛；小穗通常含 4～7 花，长 12～16mm；颖具 3 脉，第一颖长 3～7mm，第二颖长 5～11mm；第一花通常为雄性，外稃长 8～15mm，内稃长 3～4mm，脊上粗糙。颖果，长圆形。花、果期 7～11 月。

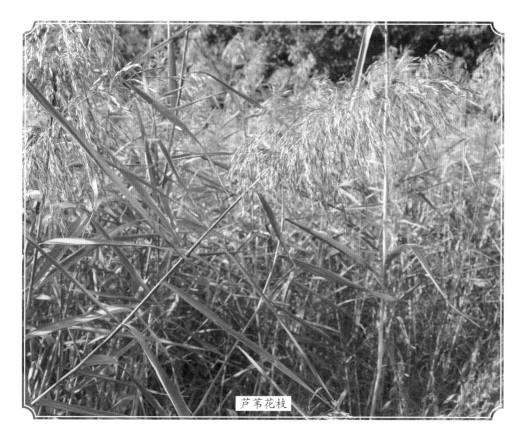

芦苇花枝

【生境分布】 生于池沼地、河边、湖边、湿地等。分布于全国各地。

【采收加工】 常在 6 ～ 10 月挖取根茎，去净泥土、芽和须根，晒干。鲜用可在采挖后用湿沙堆藏，以供应用。

【药材性状】 鲜芦根　呈长圆柱形，有的略扁，长短不一，直径 1 ～ 2cm。黄白色，有光泽，外皮疏松可剥离。节呈环状，有残根及芽痕。体轻，质韧，不易折断。切断面黄白色，中空，壁厚 1 ～ 2mm，有小孔排列成环。无臭，味甘。

干芦根　呈扁圆柱形。节处较硬，节间有纵皱纹。

【炮制及饮片】 除去杂质，洗净，切段或切后晒干。

【性味功能】 味甘，性寒。有清热，生津，止呕，利小便的功能。

【主治用法】 用于热病烦渴，胃热呕哕，肺热咳嗽，肺痈吐脓，热淋涩痛，吐血，衄血等。用量 15 ～ 30g；鲜品用量加倍，或捣汁用。

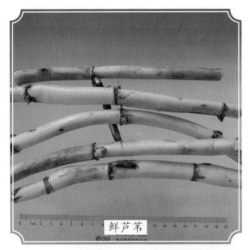
鲜芦苇

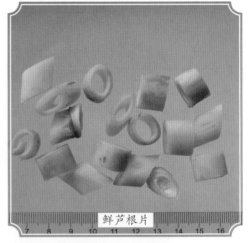
鲜芦根片

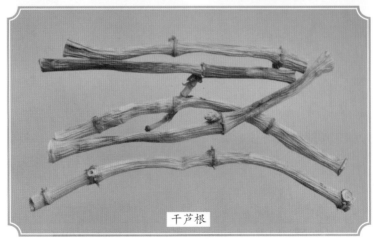
干芦根

苏木 Sumu

【来源】 苏木为豆科（Leguminosae）植物苏木的干燥心材。

【原植物】 苏木 *Caesalpinia sappan* L. 别名：红苏木，苏方木、红柴。

灌木或小乔木，高 5～10m。树干及枝条有刺，新枝幼时被细柔毛，皮孔凸出圆形。2 回双数羽状复叶互生，有柄，羽片 7～13 对，长 6～15cm，小叶10～17 对，长圆形，长 10～15mm，宽约 5mm，先端钝圆或微凹，基部截形，全缘，两面无毛，下面有腺点。圆锥花序顶生或腋生，与叶近等长，有短柔毛；花两性，花萼 5 裂，4 片相等，下面 1 片较小；雄蕊 10，花丝上部细，扭曲，中部以下被密绵毛；雌蕊 1；子房上位，密生灰色绒毛，花柱细长，短于雄蕊。荚果，扁斜状倒卵圆形，先端截形而有尾尖，厚革质，长 6～10cm，宽 3～4cm，成熟后红棕色，有短柔毛，背缝线处明显，不裂开。种子 3～5，椭圆形或长圆形，长约2cm，宽 1cm，褐黄色或暗黄色。花期 4～6 月。果期 8～11 月。

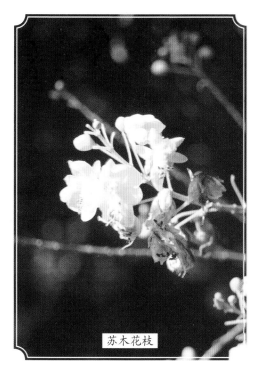
苏木花枝

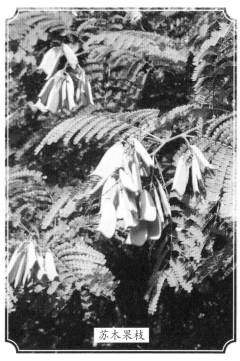
苏木果枝

【**生境分布**】 生于高温高湿，阳光充足的山坡、路旁、村旁。分布于福建、台湾、广东、海南、广西、贵州、四川、云南等省区。

【**采收加工**】 种植8年后即可采伐，5～7月间，将树干砍下，除去粗皮及边材，取心材，晒干，用时切成薄片。

【**药材性状**】 苏木为不规则稍弯曲的长条状或长圆棒形，长80～100cm，直径3～10cm，暗红色或黄棕色，可见红黄相间的纵向裂缝，有刀削痕和及细小的凹入油孔，质坚硬而沉重，致密，横断面纤维性强，横断面有显著类圆形同心环，中央有黄白色的髓，并有点状的闪光结晶体。气微香，味微甘涩。

【**炮制及饮片**】 锯成长约3cm的段，再劈成片或碾成粗粉。

【**性味功能**】 味甘、咸、微辛，性平。有活血通经，消肿止痛的功能。

【**主治用法**】 用于经瘀血腹刺痛，经闭，痛经，产后瘀阻，慢性肠炎，吐血，黄疸型肝炎，痢疾，贫血，尿路感染，刀伤出血，外伤肿痛，胸腹刺痛。用量3～9g。孕妇忌服。

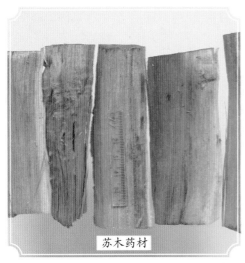

苏木药材

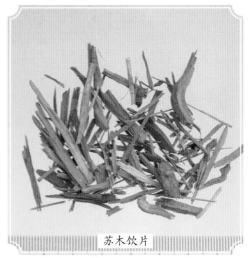

苏木饮片

杜仲 Duzhong

【来源】 杜仲为杜仲科 (Eucommiaceae) 植物杜仲的干燥树皮。

【原植物】 杜仲 *Eucommia ulmoides* Oliv. 别名：丝棉木，丝棉皮、玉丝皮。

　　落叶乔木。高约 10m。树皮灰色，折断后有银白色橡胶丝。小枝无毛，淡褐色至黄褐色，枝具片状髓心。单叶互生，卵状椭圆形或长圆状卵形，长 6～16cm，宽 3～7cm，先端锐尖，基部宽楔形或圆形，边缘有锯齿，表面无毛，背面脉上有长柔毛，。雌雄异株，无花被。花常先叶开放，生于小枝基部。雄花具短梗，长约 9mm；雄蕊 4～10，花药线形，花丝极短。雌花具短梗，长约 8mm；子房狭长，顶端有 2 叉状花柱，1 室，胚珠 2。果为具翅小坚果，扁平，连翅长 3～4cm。花期 4～5 月，果期 9～10 月。

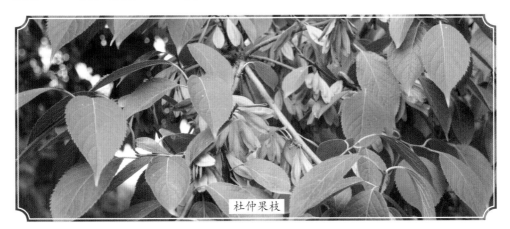

杜仲果枝

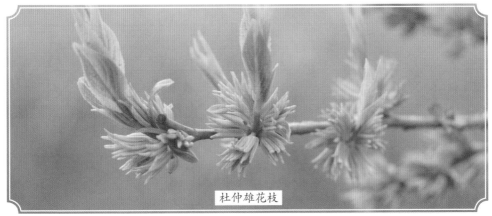

杜仲雄花枝

【生境分布】 生于山地林中或栽培。分布于陕西、甘肃、河南、浙江、江西、湖南、广东、广西、四川、贵州、云南等省区。

【采收加工】 春季4～5月间采用局部剥皮。选生长多年粗大树干，从树皮周围锯开，再用刀纵切，剥下树皮，刮去粗皮，晒干；或将树皮内面相对层叠，埋入稻草内发汗，6～7天后，内皮呈黑褐色时，取出晒干。

【药材性状】 树皮为平整板片状或两端稍向内卷，长短不一，厚2～8mm。外面淡灰棕色，粗糙，有不规则槽沟及裂纹，有的附有灰绿色地衣，刮去粗皮者较平坦，有纵皱、裂痕。内面暗紫色或紫褐色，平滑。质脆，易折断，断面有细密银白色橡胶丝相连，丝有弹性。气微，味微苦，嚼之有胶状残留物。

【炮制及饮片】 杜仲　刮去残留粗皮，洗净，切块或丝，干燥。

　　盐杜仲　取杜仲块或丝，加盐水拌匀，闷透，置锅内，以文火加热，炒至断丝、表面焦黑色时，取出，放凉。一般每100kg杜仲块或丝用食盐2kg。本品为块或丝状，表面焦黑色，折断时橡胶丝弹性较差。味微咸。

【性味功能】 味甘、微辛，性温。有补肝肾，强筋骨，安胎，降血压的功能。

【主治用法】 用于肾虚腰痛，筋骨痿弱，阳痿，梦遗，肾虚尿频，胎动不安，妊娠漏血，小便余沥，阴下湿庠，高血压病，头晕目眩等症。用量6～10g。

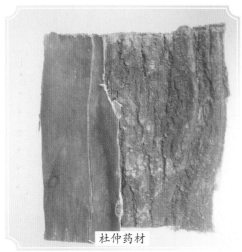

杜仲药材

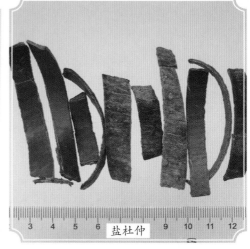

盐杜仲

巫山淫羊藿 Yingyanghuo

【来源】 巫山淫羊藿为小檗科（Berberidaceae）植物巫山淫羊藿的干燥地上部分。

【原植物】 巫山淫羊藿 *Epimedium wushanense* T. S. Ying

多年生常绿草本，植株高 50～80cm。根状茎结节状，粗短。一回三出复叶基生和茎生；叶片革质，小叶披针形至狭披针形，长 9～23cm，宽 1.8～4.5cm，叶背面具柔毛或无毛，叶面无毛，先端渐尖或长渐尖，边缘具刺齿，基部心形，顶生小叶基部具均等的圆形裂片，侧生小叶基部的裂片偏斜，内边裂片小，圆形，外边裂片大，三角形，渐尖，上面无毛，背面被绵毛或秃净，叶缘具刺锯齿；花茎具 2 枚对生叶。圆锥花序顶生，长 15～30cm，偶达 50cm，具多数（25～70）花朵，花序轴无毛；花梗长 1～2cm，疏被腺毛或无毛；花淡黄色，直径达 3.5cm；萼片 2 轮，外萼片近圆形，长 2～5mm，宽 1.5～3mm，内萼片阔椭圆形，长 3～15mm，宽 1.5～8mm，先端钝；花瓣呈角状距，淡黄色，向内弯曲，基部浅杯状，有时基部带紫色，长于内侧萼片，长 0.6～2cm；雄蕊长约 5mm，花丝长 1～1.5mm，花药长约 4mm，瓣裂，裂片外卷；雌蕊长约 5mm，子房斜圆柱状，含胚珠 10～12 枚。蒴果长约 1.5cm。花期 4～5 月，果期 5～6 月。

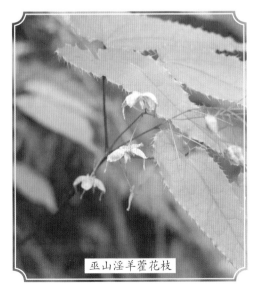

巫山淫羊藿花枝

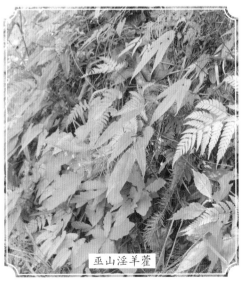

巫山淫羊藿

【生境分布】 生于海拔 300 ～ 1700m 的林下、灌丛、草丛或石缝中。分布于湖北、广西、四川、贵州。

【采收加工】 夏、秋季茎叶茂盛时采割，除去粗梗及杂质，晒干或阴干。

【药材性状】 本品呈一回三出复叶，小叶片披针形至狭披针形，长 9 ～ 23cm，宽 1.8 ～ 4.5cm，先端渐尖或长渐尖，边缘具刺齿，侧生小叶基部的裂片偏斜，内边裂片小，圆形，外边裂片大，三角形，渐尖。下表面被绵毛或秃净。近革质。气微，味微苦。

【炮制及饮片】 巫山淫羊藿 除去杂质，摘取叶片，喷淋清水，稍润，切丝，干燥。

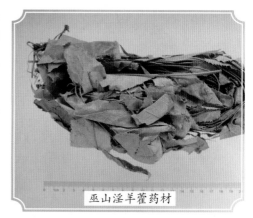

巫山淫羊藿药材

炙巫山淫羊藿 取羊脂油加热熔化，加入巫山淫羊藿丝，用文火炒至均匀有光泽，取出，放凉。每 100kg 巫山淫羊藿，用羊脂油（炼油）20kg。

【性味功能】 味辛、甘，性温。有补肾阳，强筋骨，祛风湿的功能。

【主治用法】 用于阳痿遗精，筋骨痿软，风湿痹痛，麻木拘挛；更年期高血压。用量 3 ～ 9g。阴虚阳旺者忌用。

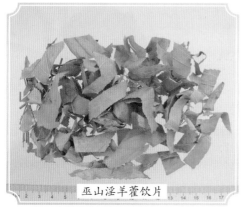

巫山淫羊藿饮片

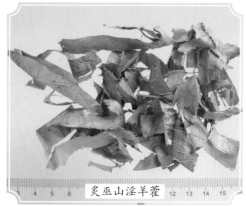

炙巫山淫羊藿

豆蔻 Doukou

【来源】豆蔻为姜科（Zingiberaceae）植物白豆蔻或爪哇白豆蔻的干燥成熟果实。

【原植物】1、白豆蔻 Amomum kravanh Pierre ex Gagnep. 别名：豆蔻。

多年生草本，高2m。根茎粗壮，棕红色。叶二列；叶鞘边缘薄纸质，有棕黄色长柔毛；叶舌圆形，长3～5mm，被粗长柔毛；叶片狭椭圆形或披针形，长40～60cm，宽5～9cm，先端尾尖，基部楔形。花序2至多个从茎基处抽出，椭圆形或卵形，长7～14cm，径3～4.5cm；总苞片宽椭圆形或披针形，长2～3cm，宽1～1.8cm，膜质或薄纸质，黄色，有柔毛，纵细条纹多数；花着生于苞片腋内；花萼管状，先端膨大，3齿裂，有细柔毛；花冠管稍长于花萼管，裂片3，白色，椭圆形；唇瓣椭圆形，勺状，白色，中肋处加厚，黄色，先端钝圆，2浅裂；雄蕊1，花药隔附属体3裂；子房下位，有柔毛，花柱细长。蒴果黄白色或稍带污红色，球形，稍三棱形，易开裂。种子团3瓣，每瓣有种子7～10粒，呈不规则多面体，直径3～4mm，暗棕色，气味芳香而辛凉。花期4～5月。果期7～8月。

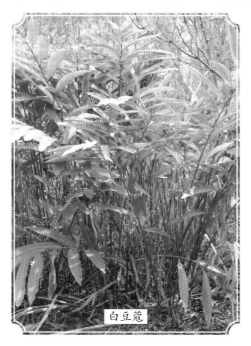

白豆蔻

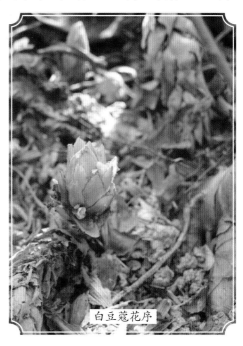

白豆蔻花序

2、爪哇白豆蔻 Amomum compactum Soland ex Maton.

与白豆蔻的主要区别：多年生丛生草本，高 1.4～1.7m。花序 2 至多个从茎基处抽出，椭圆形或卵形，长 3～7cm，径 2.5～4.5cm；总苞片宽椭圆形或披针形，长 1.8～2.5cm，宽 0.8～1.6cm，花期 4～6 月。果期 7～8 月。

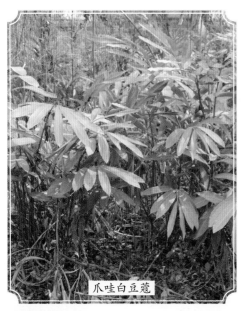

爪哇白豆蔻

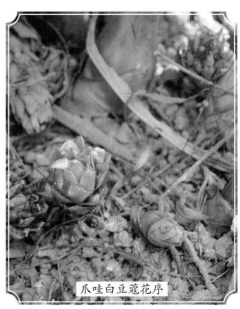

爪哇白豆蔻花序

【生境分布】 白豆蔻生于山沟阴湿处，多栽培于树荫下，福建、海南、广东、云南和广西等省区有引种栽培。爪哇白豆蔻生于沟谷或林下阴湿处，多栽培于疏林或荫棚下。海南、云南南部等省区引种栽培。

【采收加工】 多于 7～8 月间果实即将黄熟但未开裂时采集果穗，去净残留的花被和果柄后晒干；或再用硫黄熏制漂白，使果皮呈黄白色。

【药材性状】 1、白豆蔻 近球形，直径 1.2～1.8cm。黄白色至淡黄棕色，具 3 条纵向槽纹，顶端有凸起的柱基，基部有凹下果柄痕，两端有浅棕色绒毛。果皮体轻，质脆，易纵向裂开，内分 3 室，每室有种子 7～10 粒，纵向排列于中轴胎座上，种子呈不规则多面形，背面稍隆起，直径 3～4mm，被类白色膜状假种皮，种皮灰棕色，有细致的波纹；种脐呈圆形的凹点，位于腹面一端。气芳香，味辛凉，似樟脑气。

2、爪哇白豆蔻 蒴果类球形，具三钝棱，直径 0.8～1.2cm；每一棱上的隆起线（维管束）较白豆蔻明显；果皮木质，无光泽；果实 3 室，每室有种子 2～4 枚。种子形状如白豆蔻。

【炮制及饮片】 除去杂质。用时捣碎。

【性味功能】 味辛，性温。有化湿消痞，行气宽中，开胃消食，止呕的功能。

【主治用途】 用于胃痛，腹胀，脘闷噫气，吐逆反胃，消化不良，湿温初起，胸闷不饥，寒湿呕逆，食积不消等症。用量 2 ～ 5g。

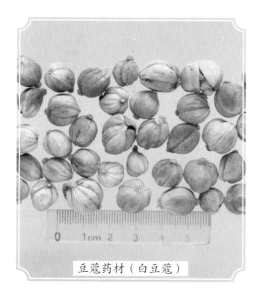

豆蔻药材（白豆蔻）

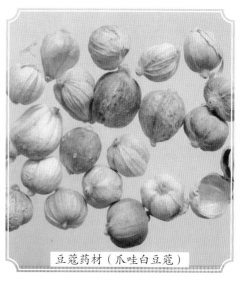

豆蔻药材（爪哇白豆蔻）

两面针 Liangmianzhen

【来源】 两面针为芸香科 (Rutaceae) 植物光叶花椒的根。

【原植物】 两面针 *Zanthoxylum nitidum* (Roxb.) DC. 别名：上山虎、入地金牛。

　　木质藤本，长 3～5m。根棕黄色。茎、枝、叶轴上面、叶柄及主脉上着生下弯皮刺。茎棕褐色，有皮孔。单数羽状复叶互生，叶轴上无翼或近无翼，小叶 5～11，对生，卵形或卵状长圆形，坚纸质或厚革质，上面暗绿色，下面黄绿色，干后发亮，先端具骤狭的短尖头，钝圆或凹入，基部圆形或宽楔形，边缘有疏圆齿或近全缘。伞房状圆锥花序腋生，花单性，苞片细小，锥形；萼片 4，宽卵形，花瓣 4，卵状长圆形；雄花有雄蕊 4；雌花雄蕊退化，心皮 4，近离生，柱头头状。蓇葖果 2，紫红色，有粗大油腺点，顶端有短喙；种子卵圆形，黑色光亮，味麻辣。花期 3～4 月。果期 9～10 月。

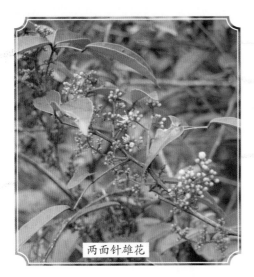
两面针雄花

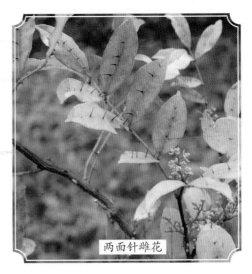
两面针雌花

【生境分布】 生于山野向阳的杂木林中。分布于浙江、福建、台湾、广东、海南、广西、湖南、贵州、四川、云南等省区。

【采收加工】 栽培 5～6 年后采收。全年可挖取根部，以冬季采挖为佳。除去枝叶及泥土，洗净，切片或段，晒干。

【药材性状】 根近圆柱形，长 5～20cm，直径 0.5～6cm。淡棕黄色或淡黄色，皮孔近圆形，黄色。商品多切成不规则块片或段，厚 1 ～ 4mm，切面皮部淡棕色，木部淡黄色。质坚，气微香，味辛辣而苦，有麻舌感。

【性味功能】 味辛、苦，性微寒，有小毒。有活血，行气，祛风止痛，解毒消肿的功能。

【主治用法】 用于风湿骨痛，风寒湿痹及里寒或气滞所致的胃痛，腹痛，疝痛，牙痛，咽喉肿痛，骨折，跌打损伤，毒蛇咬伤。用量 9 ～ 15g。水煎服。

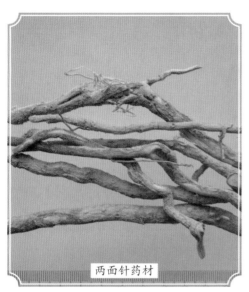

两面针药材

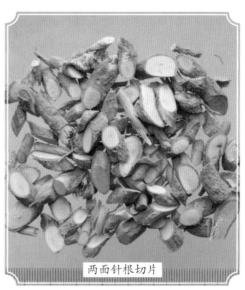

两面针根切片

连钱草 Lianqiancao

【来源】 连钱草为唇形科（Labiatae）植物活血丹的全草。

【原植物】 活血丹 *Glechoma longituba* (Nakai) Kupr. 别名：金钱草、肺风草、透骨消。

多年生匍匐草本，高 5～35cm。茎细长柔弱，匍匐，淡绿带红色，四棱形，有分枝，茎节着地生根，枝稍直立，无毛或幼时疏生柔毛。叶对生，叶柄长 0.5～10cm，有短柔毛；叶肾形、圆心形或长圆心形，直径 0.5～2.5cm，先端钝，基部心形或近圆形，边缘有粗钝圆齿。轮伞花序腋生，每轮有花 2～6 朵，多为 2 朵；苞片钻形，先端有芒；花萼筒状，长 8～25mm，先端 5 齿，齿端有芒，萼片外和齿缘上均有白色细毛；花冠淡红紫色，长 1～2.5cm，二唇形，上唇短，先端深凹，下唇 3 裂，中裂片较大，先端凹；雄蕊 4，2 强，花丝顶端二歧，1 枝着生花药，药室叉开成直角；子房 4 裂，花柱细，光滑，柱头 2 裂。小坚果长圆形，褐色，细小。花期 4～5 月。果期 5～6 月。

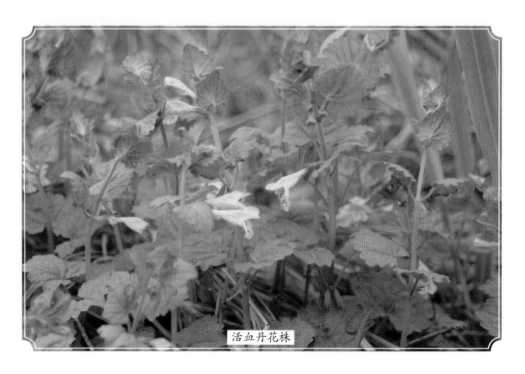

活血丹花株

【生境分布】 生于田野、林缘、路边及林间草地，溪边河畔或村旁潮湿的沟分布于除甘肃、新疆、青海外，全国大部分地区。

【采收加工】 夏季植株生长茂盛时，拔取全株，去净泥沙，晒干或洗净鲜用。

【药材性状】 连钱草多缠绕成团状。茎细长，四棱形，直径约 2mm，常扭曲。黄绿色或紫红色，四棱间有细纵纹，有短毛，断面中空。叶对生，叶片多已脱落，仅见细长叶柄，完整叶片浸软展平为肾形或心形，先端圆钝，基部心形，边缘有圆齿，上面绿黑色，下面淡绿色，两面脉上有短柔毛。质脆易碎。气微香，味淡。

【炮制及饮片】 除去杂质，洗净，切段，干燥。

【性味功能】 味辛、微甘，性寒。有清热解毒，利尿通淋，散瘀消肿的功能。

【主治用法】 用于黄疸型肝炎，腮腺炎，胆囊炎，尿路结石，肝胆结石，疳积，淋症，多发性脓疡，疮疡肿毒，跌打损伤。用量 15～60g。

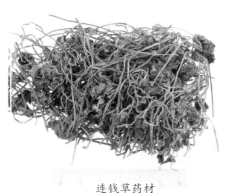

连钱草药材

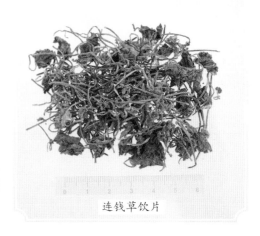

连钱草饮片

连翘 Lianqiao

【来源】 连翘为木犀科（Oleaceae）植物连翘的干燥果实。

【原植物】 连翘 *Forsythia suspense* （Thunb.）Vahl 别名：空壳，黄花条，落翘。

落叶灌木，高 2～3m。茎丛生，枝条细长，展开或下垂。小枝稍四棱形，节间中空，节部有髓。单叶或 3 裂至三出复叶；叶卵形或宽卵形，长 5～10cm，宽 2～5cm，先端锐尖，基部阔楔形或圆形，叶缘除基部外有不整齐锯齿。花先叶开放，单生或 2 至 6 花簇生于叶腋。花萼基部合生成管状，4 深裂，裂片边缘有睫毛；花冠金黄色，直径约 3cm，4 裂片，卵圆形，花冠管内有橘红色条纹；雄蕊 2，着生于花冠基部，花丝极短；子房卵圆形，花柱细长，柱头 2 裂。蒴果狭卵形或卵状长椭圆形，稍扁，木质，散生瘤点，2 室，长约 2cm，先端尖，熟时顶端 2 裂。种子多数，狭椭圆形，棕色扁平，一侧有薄翅。花期 3～5 月。果期 7～8 月。

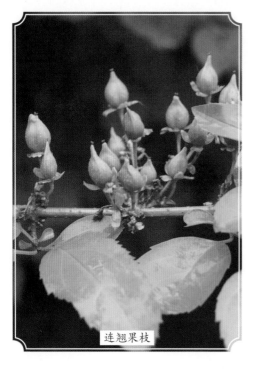

连翘果枝

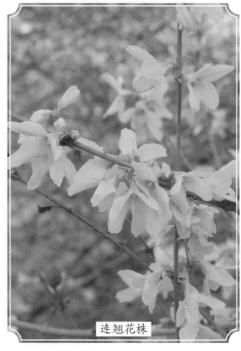

连翘花株

【生境分布】 生于山野，荒坡，多有栽培。分布于辽宁、河北、河南、山西、山东、江苏、湖北、陕西、甘肃、云南等省区。

【采收加工】 秋季果实初熟尚带绿色时采收，除去杂质，蒸熟，晒干，习称"青翘"；果实熟透时采收，晒干，除去杂质，习称"老翘"。

【药材性状】 果实长卵形或卵形，稍扁，长 1.5～2.5cm，直径 0.5～1.3cm。有不规则纵皱纹及多数凸起小斑点，两面各有 1 条纵沟，顶端锐尖，基部有残留小果梗痕。"青翘"多不开裂，绿褐色，凸起小斑点较小，质硬，种子多数，黄绿色，一侧有翅。"老翘"，自顶部开裂或裂成两瓣，黄棕色或红棕色，内面多浅黄棕色，有纵隔；质脆；种子棕色，脱落。气微香，味苦。

【性味功能】 味苦，性微寒。有清热解毒，散结消肿的功能。

【主治用法】 用于风热感冒，温病初起，咽喉肿痛，斑疹，丹毒，痈结肿毒，淋巴结结核，高烧烦渴，神昏发斑，瘰疬，尿路感染等症。用量 6～15g。

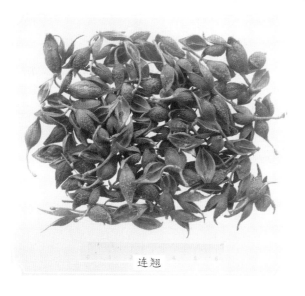

连翘

🌸【混伪品】

同属金钟花为常见庭园观赏植物，秦连翘果实在少数地区混充连翘入药，它们与植物连翘主要区别见如下检索表：

1、枝条空心；萼裂片长（5～）6～7mm；果柄长7～20mm······ 连翘 *Forsythia suspense*

1、枝条具片状髓；萼裂片长少于5mm；果柄长少于7mm

　2、叶缘具锯齿················· 金钟花 *Forsythia viridissima*

　2、叶缘全缘或偶有小齿············ 秦连翘 *Forsythia giraldiana*

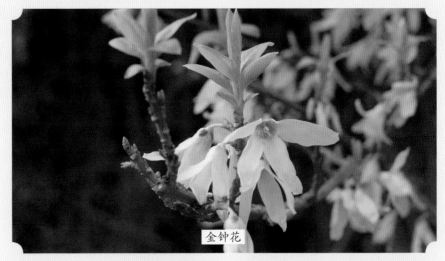

金钟花

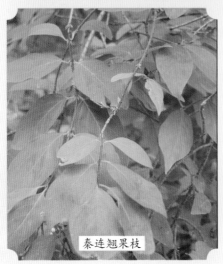

秦连翘果枝

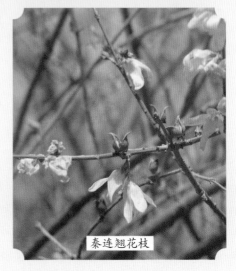

秦连翘花枝

吴茱萸 Wuzhuyu

【来源】 吴茱萸为芸香科（Rutaceae）植物吴茱萸的干燥近成熟果实。

【原植物】 吴茱萸 Tetradium ruticarpum (A. Jussieu) T. G. Hartley 别名：吴萸，曲药子，气辣子。

常绿灌木或小乔木，高3～10m。树皮灰褐色；幼枝、叶轴及花序轴生锈色绒毛，小枝紫褐色。单数羽状复叶对生，小叶5～9片，椭圆形或卵形，长5.5～15cm，宽3～7cm，先端短尖或渐尖，基部楔形或宽楔形，全缘或有不明显钝锯齿，两面有淡黄褐色长柔毛及粗大透明油点。花单性异株，聚伞状圆锥花序顶生；花轴粗壮，密生黄褐色长柔毛，花轴基部有叶片状对生苞片2；萼片5，广卵形；花瓣5，黄白色；雄花有雄蕊5，花丝粗短，有毛；退化子房先端4～5裂；雌花密集成簇，花瓣较雄花瓣大，退化雄蕊鳞片状；子房上位，长圆形，心皮5，有油腺点，柱头4～5浅裂。成熟果序密集成团，蒴果扁球形，成熟时裂开5果瓣，蓇葖果状，紫红色，有油腺点。种子1，黑色，卵圆形，有光泽。花期6～8月。果期9～11月。

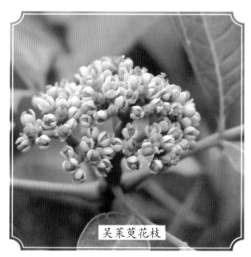
吴茱萸花枝

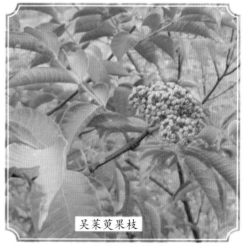
吴茱萸果枝

【生境分布】 生于山地、疏林下或林缘处，分布于陕西、甘肃及长江以南各地区。

【采收加工】 8～11月果实未裂时，剪下果枝，晒干或微火炕干，除去杂质。

【药材性状】 球形或略呈五角状扁球形，直径2～5mm。暗黄绿色至褐色，粗糙，有多数点状突起或凹下的油点。顶端有五角星状的裂隙，基部残留被有黄色茸毛的果梗。质硬而脆，横切面可见子房5室，每室有淡黄色种子1粒。气芳香浓郁，味辛辣而苦。

【炮制及饮片】 吴茱萸：除去杂质。

制吴茱萸：取甘草捣碎，加适量水，煎汤，去渣，加入净吴茱萸，闷润吸尽后，炒至微干，取出，晒干。每100kg吴茱萸，用甘草6kg。

【性味功能】 味辛、苦，性热，有小毒。有温中散寒，疏肝止痛的功能。

【主治用法】 用于脘腹冷痛，呃逆吞酸，厥阴头痛，经行腹痛，呕吐腹泻，疝痛，痛经。外治口疮。用量1.5～4.5g；外用适量，研末醋调敷脚心。阴虚火旺者忌服。

【混伪品】

1、《中国药典》记载芸香科植物吴茱萸、石虎或疏毛吴茱萸同为药材吴茱萸的基原植物，《Flora of China》将石虎 *Euodia rutaecarpa* （Juss.）Benth. var. *officinalis* （Dode）Huang，疏毛吴茱萸 *Euodia rutaecarpa* （Juss.）Benth. var. *bodinieri* （Dode）Huang 与 *Euodia rutaecarpa* （Juss.）Benth. 合并，同时拉丁学名修订为吴茱萸 *Tetradium ruticarpum* （A. Jussieu）T. G. Hartley。本卷依此处理。

2、同属植物臭辣树 *Evodia fargesii* 的果实在少数地区混充吴茱萸入药，臭辣树为乔木，小叶片无腺点，上面常无毛区别于吴茱萸。

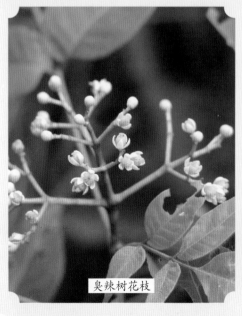

臭辣树花枝

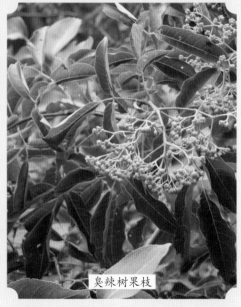

臭辣树果枝

牡丹皮 Mudanpi

【来源】 牡丹皮为毛莨科（Ranunculaceae）植物牡丹的干燥根皮。

【原植物】 牡丹 *Paeonia suffruticosa* Andr. 别名：丹皮、凤丹。

　　落叶小灌木，高 1 ～ 2m。根皮厚，灰褐色或紫棕色。树皮黑灰色。枝短粗。叶互生；叶柄长 6 ～ 10cm；叶为 2 回三出复叶；小叶卵形或广卵形，顶生小叶宽卵形，常 3 裂，侧生小叶 2 浅裂或不裂，近无柄，上面绿色，下面带白粉，沿叶脉有白色短柔毛或近无毛。花单生于枝端，直径 10 ～ 20cm；苞片 5，长椭圆形；萼片 5，宽卵形，大小不等；花瓣 5，栽培者多为重瓣，通常倒卵形，长 5 ～ 8cm，宽 4.5 ～ 6cm，先端有凹缺。品种不同而有白色、紫红色、粉红色、黄色等多种颜色。雄蕊多数，花丝红色，花盘怀状，紫红色；心皮 2 ～ 5，密生短毛，柱头叶状。蓇葖果 2 ～ 5 个，长卵圆形，密生褐色硬毛。花期 5 月。果期 6 月。

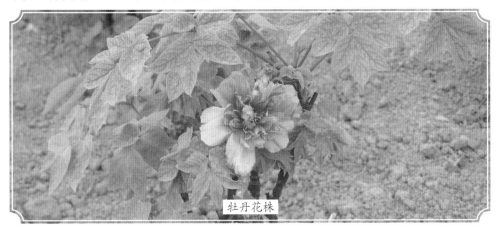

牡丹花株

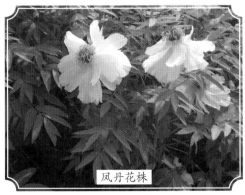

凤丹花株

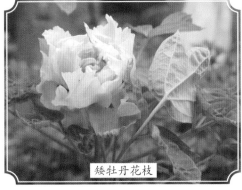

矮牡丹花枝

【生境分布】 生于向阳坡及土壤肥沃处。山东、安徽、陕西、甘肃、四川、贵州、湖北、湖南等省有大量栽培。

【采收加工】 秋季采挖根部，除去细根，剥取根皮，晒干。

【药材性状】 根皮圆筒状、半筒状或破碎块状，有纵剖裂缝，两边稍向内卷曲或张开，长5～20cm，直径0.5～1.4cm，厚0.2～0.4cm。外面灰褐色或黄褐色，有皮孔及细根痕，栓皮脱落处粉红色；内面淡灰黄色或浅棕色，有细条纹。质硬脆，易折断，断面较平坦，粉性，淡红色，有发亮结晶。气芳香，味微苦而涩。以条粗、肉质、断面色白、粉性足、香气浓、亮星多者为佳。

【炮制及饮片】 迅速洗净，润后切薄片，晒干。

【性味功能】 味苦、辛，性微寒。有清热凉血，活血散瘀，通经止痛的功能。

【主治用法】 用于温毒发斑，吐血衄血，夜热早凉，无汗骨蒸，经闭痛经，头痛，烦热，气血凝滞，痈肿疮毒，跌打损伤，产后恶血，急性阑尾炎，高血压病，神经性皮炎，过敏性鼻炎等症。用量6～12g，孕妇慎用。

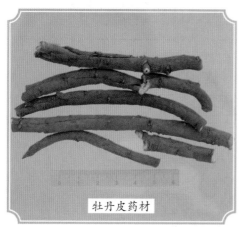
牡丹皮药材

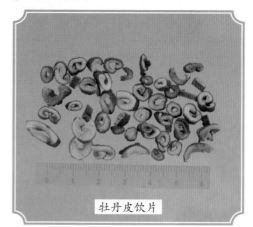
牡丹皮饮片

【混伪品】

同属植物凤丹与牡丹同为中药牡丹皮的主流基源植物，矮牡丹、卵叶牡丹、紫斑牡丹及滇牡丹的根皮在少数地区混充牡丹皮入药，它们与植物牡丹主要区别见如下检索表：

1、花单朵顶生，上举；花盘革质，全包或半包心皮。

2、叶为二回三出复叶；小叶常9枚。

3、小叶长卵形、卵形或近圆形，多分裂，绿色；花瓣基部无斑块。

4、小叶长卵形或卵形，顶生小叶 3 深裂，并另有 1 至几个小裂片，侧生小叶 2～3 裂，个别小叶不裂；裂片先端急尖：叶下面无毛·················· 牡丹 *Paeonia suffruticosa*

4、小叶卵圆形至圆形，全部小叶 3 深裂，裂片再分裂，裂片先端急尖至圆钝；叶下面脉上被绒毛················· 矮牡丹 *Paeonia jishanensis*

3、小叶卵形或卵圆形，多不裂，上面常带红色；花瓣基部有红色斑块······卵叶牡丹 *Paeonia qiui*

2、最发育的叶为羽状复叶：小叶多于 9，长卵形至披针形，多数不裂，较少卵圆形，多数分裂。

5、叶为二回羽状复叶：小叶不超过 15，卵形或卵状披针形、多全缘；花瓣纯白色，无紫斑················· 凤丹 *Paeonia ostii*

5、叶为三回（少二回）羽状复叶；小叶 (17)19～33，披针形或卵状披针形，多不裂或卵形至卵圆形，多数分裂····················· 紫斑牡丹 *Paeonia rockii*

1、花常 2 或 3 朵顶生兼腋生，多少下垂；花盘肉质，仅包心皮基部；心皮常 2～5(～7)··········· 滇牡丹 *Paeonia delavayi*

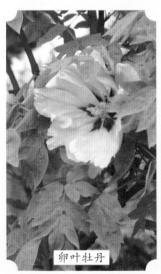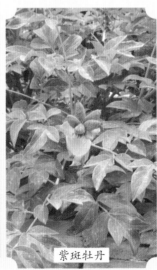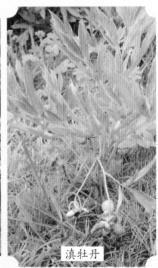

卵叶牡丹　　　　　　紫斑牡丹　　　　　　滇牡丹

何首乌；制何首乌
Heshouwu；Zhiheshouwu

【来源】 何首乌为蓼科 (Polygonaceae) 植物何首乌的干燥块根。制何首乌为其炮制加工品。

【原植物】 何首乌 *Polygonum multiflorum* Thunb. 别名：首乌，田猪头。

多年生缠绕草本。根细长，先端膨大成肥大的块根，红褐色至暗褐色。茎缠绕，基部稍木质化，中空，上部多分枝，枝草质。叶互生，有长柄；托叶鞘膜质，长4～7mm，褐色，抱茎，顶端易破碎；叶狭卵形或心形，长4～9cm，宽2.5～5cm，先端渐尖，基部心形或耳状箭形，全缘或微波状。花小，多数，密集成圆锥花序，基部膜质小苞片卵状披针形，内生小花2～4朵或更多；花绿白色或白色，花被片5，外侧3片背部有翅；雄蕊8，不等长；子房卵状三角形，柱头3裂。瘦果椭圆形，有三棱，黑色而光亮，包于宿存增大翅状花被内，倒卵形，下垂，直径5～6mm。花期8～9月。果期9～11月。

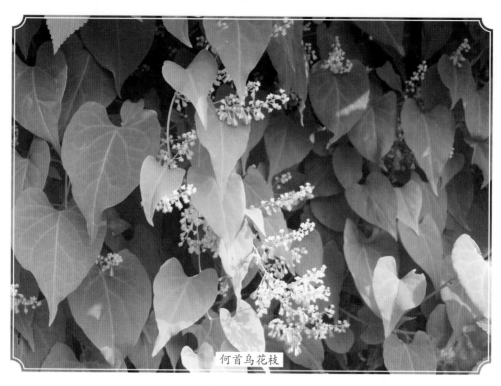

何首乌花枝

【生境分布】 生于山坡石缝中、篱边、林下，山脚阳处或灌丛中。分布于河北、河南、山东以及长江以南各省。

【采收加工】 立秋后采挖，洗净，切去两端，大块根可对剖开或切成块片，晒干。

【药材性状】 块根纺锤形或团块状，长 6～15cm，直径 4～12cm。红棕色或红褐色，凹凸不平，有不规则皱缩及纵沟和皮孔及连线条纹，两端各有断痕，露出纤维状维管束。质坚硬，不易折断，断面浅黄棕色或浅红棕色，粉性，皮部有近圆形异型维管束环列，形成 " 云锦花纹 "，中央木部较大或呈木心。气微，味微苦而甘涩。

【炮制及饮片】 何首乌 除去杂质，洗净，稍浸，润透，切厚片或块，干燥。

制何首乌 取首乌片或块，用黑豆汁拌匀，置非铁质容器内，炖至汁液吸尽并显棕红色。每 100kg 首乌，用黑豆 10kg。

【性味功能】 何首乌 味微苦，性平。有润肠通便，解疮毒的功能。

制何首乌 味甘、涩，性微温。有补肝肾，益精血的功能。

【主治用法】 何首乌 用于瘰疬，疮痈或阴血不足引起的大便秘结。用量: 6～12g。

制何首乌 用于阴虚血少，眩晕，失眠，头发早白，腰膝酸软等。用量:6～12g。

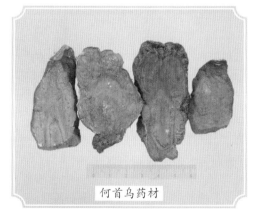

何首乌药材

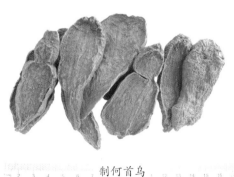

制何首乌

【混伪品】

1、少数不法商贩为获取高额利润，将薯蓣 Dioscorea sp. 种植于特制模型中，根茎生长受限形成 "人体" 形，号称 "千年何首乌" 高价出售。

2、同科植物木藤蓼 *Polygonum aubertii*、翼蓼 *Pteroxygonum giraldii* 形状与何首乌相近，且均具硕大块根，常被混淆采集使用。

3、萝藦科多种植物的块根作白首乌入药应用，如牛皮消 *Cynanchum auriculatum*、白首乌 *Cynanchum bungei*、隔山消 *Cynanchum wilfordii* 等。

以上多种植物的检索表：

1、瘦果；植株无白色乳汁。

  2、瘦果具翅……………… 翼蓼 *Pteroxygonum giraldii*

  2、瘦果无翅。

    3、多年生缠绕草本；叶单生……………… 何首乌 *Polygonum multiflorum*

    3、半灌木；叶常簇生……………… 木藤蓼 *Polygonum aubertii*

1、蓇葖果；植株具白色乳汁。

  4、副花冠冠筒或裂片内面具舌状或各式裂片附属物。

    5、花序梗较花梗长；花冠辐状，裂片长 (4.5～)5.5～8(～10) mm… 牛皮消 *Cynanchum auriculatum*

    5、花序梗与花梗等长或稍长；叶戟形………… 白首乌 *Cynanchum bungei*

  4、副花冠冠筒或裂片内面无附属物。

    6、副花冠裂片薄肉质，5裂，高不及合蕊冠………… 隔山消 *Cynanchum wilfordii*

    6、副花冠膜质，5～10裂，高于合蕊冠……… 青羊参 *Cynanchum otophyllum*

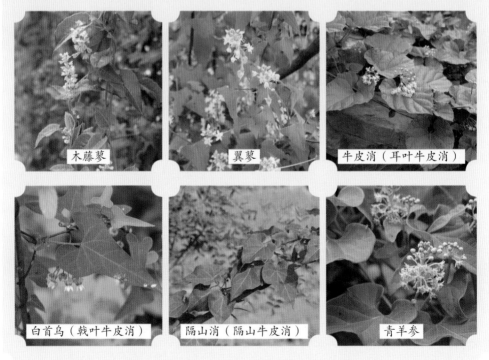

木藤蓼	翼蓼	牛皮消（耳叶牛皮消）
白首乌（戟叶牛皮消）	隔山消（隔山牛皮消）	青羊参

伸筋草 Shenjincao

【来源】 伸筋草为石松科（Lycopodiaceae)植物石松的全草。

【原植物】 石松 *Lycopodium japonicum* Thunb. 别名：筋骨草，过山龙。

多年生草本。主茎下部伏卧，生根，直立茎高 15～30cm，营养枝为多回分叉。叶小，多列密生。叶线状钻形，长 3～7mm，宽约 1mm，顶端芒状，螺旋状排列，全缘或微锯齿。孢子枝从第二或第三年营养枝上生出，高出营养枝。孢子囊穗棒状，长 2～5cm，有柄，单生或 2～6 个着生于孢子枝上部；孢子叶卵状三角形，边缘有不规则锯齿，孢子囊肾形，淡黄褐色，有密网纹及小突起。孢子期 6～8 月。

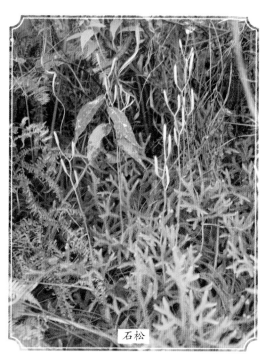

石松

【生态分布】 生于疏林及溪边酸性土壤中。分布于吉林、内蒙古、陕西、新疆、河南、山东及长江以南各省区。

【采收加工】 均为野生，夏、秋季茎叶繁茂时连根拔起，除起泥土、杂质，晒干。

【药材性状】 葡匐茎圆柱形，细长，弯曲，长达 2m，直径 2～5mm；浅绿色或黄色，质韧，不易折断，断面浅黄色，中央有白色木心。葡匐茎下有多数黄白色不定根，二歧分枝，叶密生，皱缩，弯曲，长 3～5mm，宽 0.3～0.8mm；黄绿色或灰绿色。枝端时有 1 直立棒状孢子囊穗。气无，味淡。

【炮制及饮片】 除去杂质，洗净，切段，干燥。

【性味功能】 味微苦、辛，性温。有祛风寒，除湿消肿，舒筋活络的功能。

【主治用法】 用于风寒湿痹，关节酸痛，皮肤麻木，四肢软弱，水肿，跌打损伤。用量 3～12g。外用适量，捣敷患处。

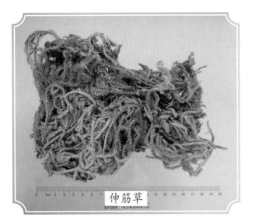

伸筋草

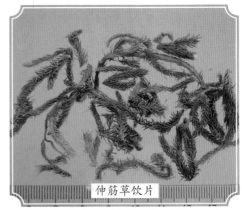

伸筋草饮片

【混伪品】

石松科植物灯笼草 *Palhinhaea cernua* 的干燥全草在我国南部有被混用。

该植物主茎直立（基部有次生匍匐茎），高 30 ～ 50(100)cm，上部多分枝，小枝细弱，有时顶端呈弯钩形。叶螺旋状排列，线状钻形，长 2 ～ 4mm，宽 0.2 ～ 0.3mm，顶端芒刺状，全缘，通常向上弯曲。孢子囊穗小，单生于小枝顶端，无柄，长圆形或圆柱形，长 8 ～ 20mm，成熟时下指；孢子叶覆瓦状排列，阔卵圆形，顶端急狭，长渐尖头，边缘流苏状，顶端芒刺状。孢子囊近圆形。孢子钝三角形至三角状圆形，表面有不规则的拟网状饰纹，由弯曲小条形成，不甚明显。

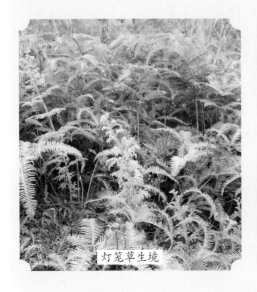

灯笼草生境

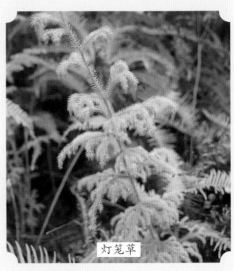

灯笼草

佛手 Foshou

【来源】 佛手为芸香科 (Rutaceae) 植物佛手的干燥果实。

【原植物】 佛手 *Citrus medica* L. var. *sarcodactylis* Swingle 别名：佛手柑、手柑、五指柑。

常绿小乔木或灌木，高 3～4m。老枝灰绿色，幼枝微带紫红色，有短硬刺。叶互生，革质有透明油点；叶柄短，无翅，顶端无关节；叶长椭圆形或倒卵状长圆形，长 5～16cm，宽 2.5～7cm，先端钝或有时凹缺，基部近圆形或楔形，叶缘有浅波状钝锯齿。花单生，簇生或为短总状花序；花萼杯状，5 浅裂，裂片三角形；花瓣 5，内面白色，外面紫色；雄蕊多数；子房椭圆形，上部狭尖。柑果卵形、长圆形或矩圆形，长 10～25cm，顶端分裂如拳状，或张开如指状，故称"佛手"，表面橙黄色，粗糙，果肉淡黄色。种子 7～8 粒，卵形，先端尖，有时不完全发育。花期 4～5 月。果熟期 10～12 月。

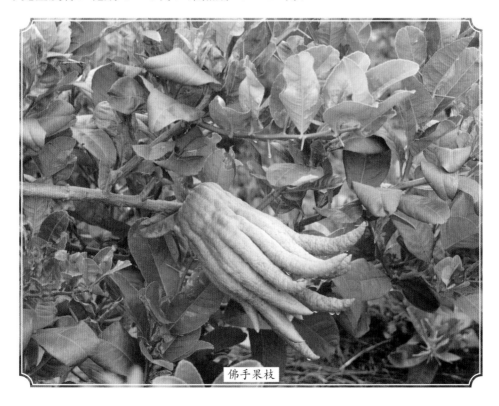

佛手果枝

【生境分布】 生于热带、亚热带、阳光充足的砂质壤土，或栽培于庭园或果园，分布于安徽、浙江、江西、福建、台湾、广东、广西、云南、四川等省区。

【采收加工】 秋季果实尚未变黄或变黄时采收，纵切成薄片，晒干或低温干燥。

【药材性状】 鲜佛手下部圆形，近柄处略窄。上部分枝，如手指状，屈伸不一，顶端稍尖或扭曲，橙黄色，有深皱及疣状突起，果肉类白色或黄白色，质较软而韧，气芳香，味酸苦。佛手片为椭圆形或卵圆形的薄片，大小不一，常皱缩或卷曲。顶端稍宽，常有 3～5 个手指状的裂瓣，基部略窄，有的可见果梗痕。外皮黄绿色或橙黄色，有皱纹及油点。果肉浅黄白色，散有凹凸不平的线状或点状维管束。质硬而脆，受潮后柔韧。气香，味微甜后苦。

【性味功能】 味辛、苦、酸，性温。有舒肝和胃，行气止痛，消食化痰的功能。

【主治用法】 用于胸闷气滞，胸胁胀痛，食欲不振，胃脘疼痛，呕吐，痰饮咳喘等症。用量 3～9g。

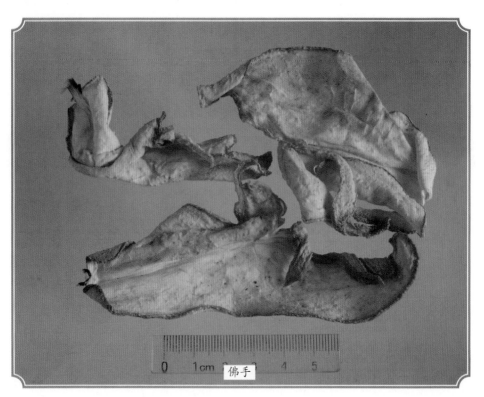

佛手

皂角刺 Zao jiaoci

【来源】 皂角刺为豆科 (Leguminocae) 植物皂荚的棘刺。

【原植物】 皂荚 *Gleditsia sinensis* Lam. 别名：皂角、天丁。

落叶乔木，高达 15m。树干有坚硬的棘刺，常分枝。偶数羽状复叶，近革质；小叶 3～8 对，对生或互生，有短柄；小叶片长卵状或卵形，长 3～8cm，宽 1～4cm，先端钝，顶有细尖，基部宽楔形或近圆形，稍偏斜，边缘有小波状细锯齿，两面均有短柔毛，下面网脉明显。总状花序顶生或腋生，花杂性；花梗长 3～10mm，被短柔毛；花萼钟状，先端 4 裂；花瓣 4，椭圆形；雄蕊 6～8，3～4 枚较长；子房扁平，有短柄，胚株多数。荚果长条状，长 12～25cm，宽 2～3.5cm，紫黑色，质坚硬，有光泽，边缘平滑，有灰色粉霜。种子 10 余粒，长椭圆形，长 10～20mm，宽约 8mm，棕褐色，光滑而有光泽，质坚硬。花期 5 月。果期 10 月。

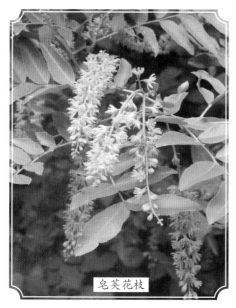

皂荚花枝

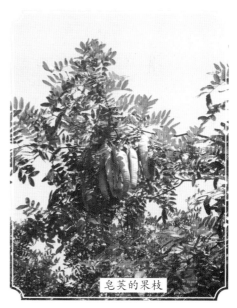

皂荚的果枝

【生境分布】 生于山坡林中、山谷或栽培。分布于华北、华东、中南、西南及陕西、甘肃等省。

【采收加工】 9 月至翌年 3 月，剪下棘刺，晒干或鲜时纵切成片，晒干。

【药材性状】 皂角刺 完整者为主刺及 1～2 次分枝，全体紫棕色，光滑或有细皱纹，有时带灰白色地衣斑块，扁圆形，长 5～18cm，基部粗约 8～12mm，末端尖锐；分枝刺螺旋形排列，上有更小的刺，基部内侧呈小阜状隆起。体轻质坚硬，不易折断。商品皂角刺多切成斜薄片，长披针形，长 2～6cm，宽 3～7mm，厚 1～3mm。带有尖细的刺端，切面木部黄白色，中心髓部质松，淡红色。质脆，易折断。无臭，味淡。

【炮制及饮片】除去杂质；未切片者略泡，润透，切厚片，干燥。

【性味功能】味辛，性温。有活血消肿，排脓通乳的功能。

【主治用法】用于痈肿疮毒初起或脓成不溃，乳汁不下，急性扁桃腺炎等。痈肿已溃及孕妇忌用。用量 4.5～9g。

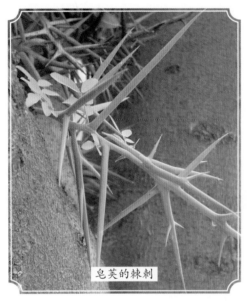

皂荚的棘刺

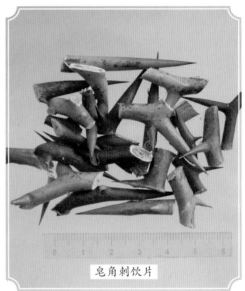

皂角刺饮片

余甘子 Yuganzi

【来源】余甘子为大戟科（Euphorbiaceae）植物余甘子的干燥果实。

【原植物】余甘子 *Phyllanthus emblica* L. 别名：柚柑，滇橄榄、油柑、牛甘子。

落叶灌木或小乔木，高达 8m。树皮灰褐色，皮薄易脱落，裸露出红色内皮，小枝细，有锈色短柔毛。单叶互生，几无柄，线状披针形，叶密生，2 排，形似羽状复叶；叶长圆形，长 1 ～ 2cm，宽 3 ～ 6cm，先端钝，基部圆或偏斜，全缘。花单性，雌雄同株，花小，黄色，3 ～ 6 朵呈团伞花序，簇生于叶腋，每花簇有 1 朵雌花和数朵雄花；萼片 6，倒卵状长圆形，花盘腺体 6，分离，与萼片互生，雄蕊 3 ～ 5，花丝合生；花盘杯状，边缘撕裂状，包着子房达一半以上，子房 3 室。蒴果球形或扁圆形，6 棱，成熟时淡黄色或紫红色，干后裂成 6 片。种子 6，外种皮褐色，稍 3 棱形，有 3 个突起。花期 4 ～ 5 月。果期 9 ～ 11 月。

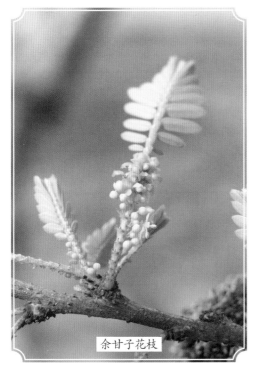

余甘子花枝

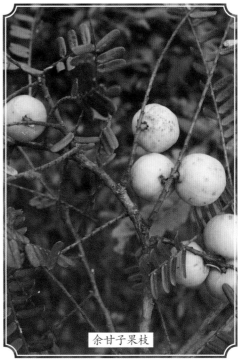

余甘子果枝

【生境分布】 生于疏林下、灌木丛中或山坡向阳处。分布于福建、台湾、广东、广西、四川、贵州、云南等省、自治区。

【采收加工】 秋季果熟果采摘，鲜用或浸渍后用。根全年可采挖，晒干。

【药材性状】 果实球形或扁球形，直径 1.2～2cm。棕褐色或墨绿色，有浅黄色颗粒状突起，有皱纹及不明显 6 棱，果梗长约 1mm。中果皮厚 1～4mm。内果皮黄白色，硬核样，3 室，稍有 6 棱，背缝线偏上部有数条维管束，干后裂成 6 瓣。种子 6，棕色，腹面有种脐。气微，味酸涩，回甜。

【性味功能】 味甘、酸、涩，性凉。有清热凉血，消食健胃，生津止咳的功能。

【主治用法】 用于血热血瘀，高血压，肝胆病，消化不良，腹痛，咳嗽，喉痛，口干，烦渴，牙痛，维生素丙缺乏症。用量 3～9g。多入丸散服。

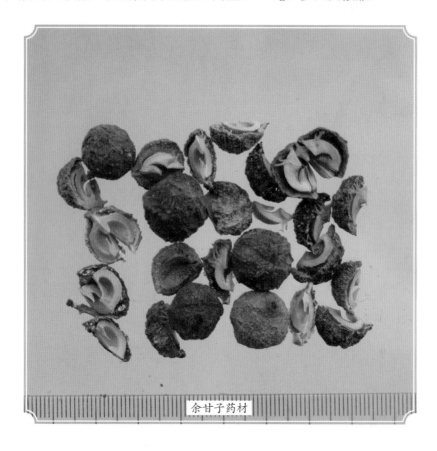

余甘子药材

谷芽 Guya

【来源】 谷芽为禾本科（Gramineae）植物粟的颖果经发芽加工而得。

【原植物】 粟 *Setaria italica* (L.) Beauv. 别名：粟芽。

一年生草本，高 1 ～ 1.5m，有时可达 2m。秆直立，粗壮，光滑。叶片披针形或条状披针形，长 10 ～ 30cm，宽 1 ～ 3cm，先端渐尖，基部近园形，边缘粗糙，近基部处较平滑，上面粗糙，下面光滑；叶鞘除鞘口外光滑无毛；叶舌长 1.5 ～ 5mm，具纤毛。顶生柱状园锥花序长 10 ～ 40cm，直径 2 ～ 3cm，小穗长约 3mm，簇生于缩短的分枝上，基部有刚毛状小枝 1 ～ 3 条，成熟时自颖与第一外稃分离而脱落；第一颖长为小穗的 1/2 ～ 1/3；第二颖略短于小穗；第二外稃有细点状皱纹。花期 6 ～ 8 月。果期 9 ～ 10 月。

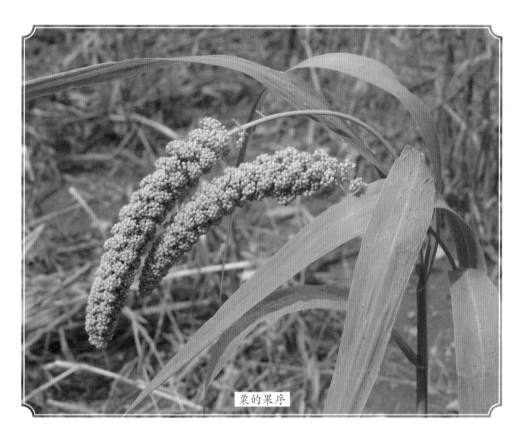

粟的果序

【生境分布】 我国北方地区广为栽培。

【采收加工】 于次年春加工，用水将粟谷浸泡后，置于能排水的容器中，盖好，每日淋水 1～2 次，待须根长到 3～5mm 长时，取出，晒干。

【药材性状】 谷芽细小球形，直径 1～2mm，表面淡黄色，为壳状的外稃与内稃包围，多数已裂出，露出初生根，长 3～5mm。去外壳后的种子红黄白色、基部有黄褐色的胚，质坚，断面粉质。气无，味甘。

【炮制及饮片】 谷芽　除去杂质。

炒谷芽　取净谷芽，置热锅中，用文火炒至深黄色时，取出，放凉。

焦谷芽　取净谷芽，置热锅中，用中火炒至表面焦褐色时，取出放凉。

【性味功能】 味甘，性温。有健胃、消食的功能。

【主治用法】 用于积食不化，消化不良，胸闷腹胀，妊娠呕吐等症。用量 9～15g。

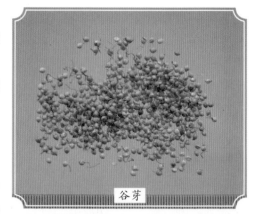

谷芽

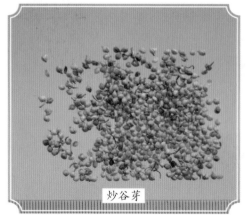

炒谷芽

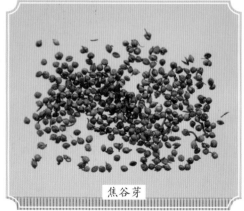

焦谷芽

谷精草 Gujingcao

【来源】 谷精草为谷精草科（Eriocaulaceae）植物谷精草带花茎的头状花序。

【原植物】 谷精草 *Eriocaulon buergerianum* Koern. 别名：文星草，移星草，谷精珠。

一年生小草本。叶基部簇生，长披针状线形，长6～20cm，基部宽0.3～0.6cm，先端稍钝，无毛，有13～17条纵脉，亦有横脉。花茎多数，长短不一，高者达30cm，具5～6条纵棱，稍扭转，鞘筒状，长4～10cm。头状花序近半球形，直径4～6mm，总苞片宽倒卵形或近圆形，长2.5mm，宽2mm，草黄色；花苞片倒卵形，顶端骤尖，膜质，长约2.2mm，宽约1.5mm，背面的上部及边缘密生白色短毛。雌花苞片先端短尖锐；花托有柔毛；雄花少数，生于花托中央，有短花梗，外轮花被片合生成倒卵形佛焰苞状，顶端3浅裂，钝，有短毛；内轮花被片合生成倒圆锥形筒状，雄蕊6，花药黑色，长0.2mm；雌花多数，生于花序周围，几无花梗，外轮花被片合生成椭圆形佛焰苞状，先端3小裂，中央裂片先端钝，两侧先端锐尖，边缘有由两个细胞组成的棍状短毛；内轮花被片3，离生，等长，匙形，内面有细长毛，顶端有黑色腺体，雌蕊1枚，子房3室。蒴果长约1mm，3裂。种子长椭圆形，有毛茸。花期6～8月，果期8～11月。

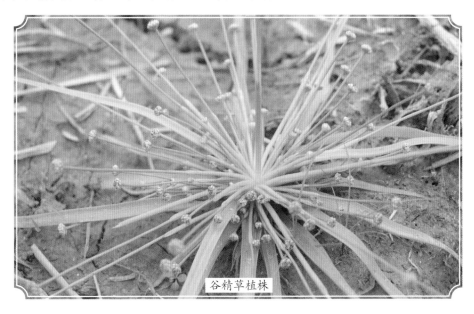

谷精草植株

【生境分布】 生于湖沼地、溪沟、田边潮湿处。分布于陕西、江西、安徽、江苏、浙江、福建、台湾、湖北、湖南、广东、广西、贵州、云南、四川等省区。

【采收加工】 秋季开花时采收，将花序连同花茎拔出，洗净晒干，扎成小把。

【药材性状】 谷精草为带花茎的头状花序或带茎叶的全草，多扎成小把，少数散开，全体呈淡棕色。花茎纤细，长短不一，长

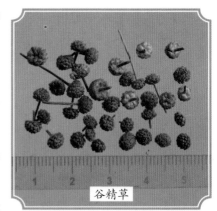

谷精草

14～24cm，直径1mm以下，淡黄绿色，具4～5条扭曲棱线，有光泽，质柔软。头状花序呈半球形，直径4～5mm；底部有黄白色总苞，总苞片层层紧密排列呈盘状，有光泽，淡黄色，上部边缘密生白色短毛，花序顶部灰白色。用针层层挑开，可见有数十朵雌、雄花，揉碎时有多数黑色花药及细小黄绿色未成熟的果实。气微，味淡。以花序（珠）多、大而紧密，色灰白，花茎短、色青绿而肥，整齐无根叶及杂质者佳。

【炮制及饮片】 除去杂质，切段。

【性味功能】 味辛、甘，性平。有疏散风热，明目，退翳的功能。

【主治用法】 用于风热目赤，肿痛羞明，眼生翳膜，风热头痛。用量4.5～9g。

【混伪品】

谷精草除上种外，有些地方用白药谷精草 *Eriocaulon cinereum*、江南谷精草 *Eriocaulon faberi* 入药。

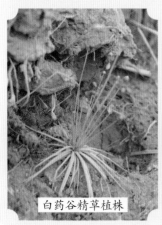

白药谷精草植株

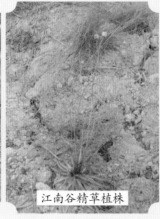

江南谷精草植株

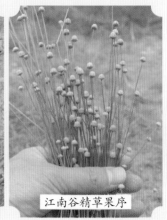

江南谷精草果序

辛夷 Xinyi

【来源】辛夷为木兰科（Magnoliaceae）植物望春玉兰、玉兰或武当玉兰的干燥花蕾。

【原植物】1、望春玉兰 *Magnolia biondii* Pamp. 别名：望春花。

落叶乔木，高 6 ～ 12m。树皮淡灰色，小枝细长。叶互生，叶柄长 1 ～ 2cm；叶长圆状披针形，长 10 ～ 18cm，宽 3.5 ～ 6.5cm，先端尖，基部宽楔形或圆形，初有毛，后渐无毛，全缘。花单生于幼枝顶，长 1.7 ～ 2.5cm，直径 1 ～ 1.2cm，苞片密生灰白色或黄色长柔毛；花先叶开放，长 6 ～ 8cm，花被片 9，白色，外面基部带紫色，排成 3 轮，外轮 3 片近宽线形，约 1cm，内两轮近匙形，长 4 ～ 5cm；雄蕊与心皮多数，花柱顶端微弯。聚合果柱形，稍扭曲，长 8 ～ 14cm。蓇葖果球形，黑色，两侧扁，密生小瘤点。种子扁圆状卵形，鲜红色，干后暗红色。花期 4 月。果期 8 ～ 9 月。

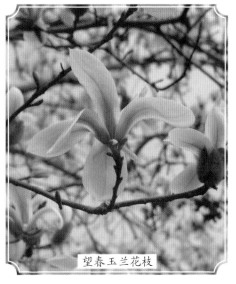

望春玉兰花枝

2、玉兰 *Magnolia denudata* Desr. 别名：白玉兰。

落叶乔木。株高 15m。小枝淡灰褐色或灰黄色，嫩枝有柔毛；冬芽密生灰绿色或灰黄色绒毛。叶互生，叶柄长 2 ～ 2.5cm。托叶膜质，脱落后小枝上留一环状托叶痕。叶倒卵形至倒卵状长圆形，长 8 ～ 18cm，宽 6 ～ 10cm，先端突尖，基部楔形或宽楔形，全缘，上面绿色，有光泽，下面淡

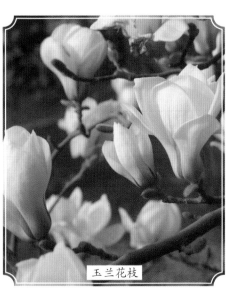

玉兰花枝

绿色，叶脉上被柔毛。花单生于小枝顶端，先叶开放，白色或紫红色，有芳香，花径 12～15cm，花被 9 片，萼片与花瓣无明显区别。花被片倒卵状长圆形，长 6～8cm，宽 2～4cm，每 3 片排成 1 轮；雄蕊多数，在伸长的花托下部螺旋状排列；雌蕊多数，排列在花托上部。聚合果圆柱形，淡褐色，果梗被毛，gudu 顶端圆形，长 8～12cm。花期 4 月初，果期 5 月。本种植物与望春玉兰区别：叶宽倒卵形或倒卵状椭圆形，先端宽圆，有尖头，基部渐窄成楔形。花直径 10～20cm，基部带淡红色纵纹。花期 3～4 月。果期 8～9 月。

3、武当玉兰 *Magnolia sprengeri* Pamp. 别名：湖北木兰，迎春树。

本种与望春玉兰、玉兰的区别在于树于淡褐色，老树皮成小块片状剥落。叶倒卵形或倒卵状长圆形，先端急尖或急短尖，基部楔形，有时稍不对称。花蕾被灰黄绿色长绢毛。花杯状，直径 12～22cm，花被片 12（～14），几相等，花被外面玫瑰红色，内面较淡，有深紫色条纹，花药紫红色，雌蕊花柱玫瑰红色。花期 4 月，果期 9 月。

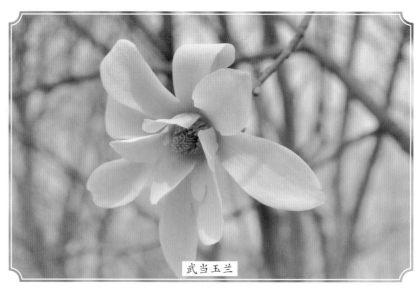

武当玉兰

【生境分布】望春玉兰野生于森林中，或多栽培于庭院，分布于陕西、甘肃、河南、湖北、四川等省区。

玉兰多栽培或野生于阔叶林中，分布于全国大部分省区。

武当玉兰生于海拔 1300～2000m 山地常绿或落叶、阔叶树混交林中，分布于河南西南部，陕西、甘肃南部，湖北西部，四川东部及东北部。

【采收加工】冬末春初花未开放时采收，除去枝叶，阴干。

[药材性状] 1、望春花 呈长卵形,似毛笔头,长1.2～2.5cm,直径0.8～1.5cm。基部常具短梗,长约5mm,梗上有类白色点状皮孔。苞片2～3层,每层2片,两层苞片间有小鳞芽,苞片外表面密被灰白色或灰绿色茸毛,内表面类棕色,无毛。花被片9,类棕色,外轮花被片3,条形,约为内两轮长的1/4,呈萼片状,内两轮花被片6,每轮3,轮状排列。雄蕊和雌蕊多数,螺旋状排列。体轻,质脆。气芳香,味辛凉而稍苦。

2、玉兰 长1.5～3cm,直径1～1.5cm。基部枝梗较粗壮,皮孔浅棕色。苞片外表面密被灰白色或灰绿色茸毛。花被片9,内外轮同型。

3、武当玉兰 长2～4cm,直径1～2cm。基部枝梗粗壮,皮孔红棕色。苞片外表面密被淡黄色或淡黄绿色茸毛,有的最外层苞片茸毛已脱落而呈黑褐色。花被片10～12（15）,内外轮无显著差异。

[性味功能] 味辛,性温。有散风寒,通鼻窍的功能。

[主治用法] 用于风寒头痛,鼻塞,鼻渊,鼻疮,鼻流浊涕,齿痛等。用量3～9g;外用适量,研末塞鼻或水浸蒸馏滴鼻。

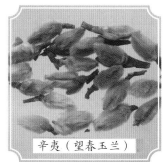
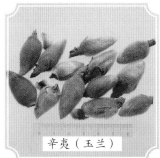
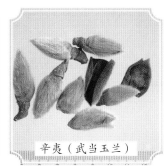

辛夷（望春玉兰） 　　辛夷（玉兰） 　　辛夷（武当玉兰）

🌿【混伪品】

同属植物紫玉兰曾作为辛夷正品被列入早期《中华人民共和国药典》,二乔玉兰现广泛种植于庭园。由于多种植物性状相仿,容易引起混淆,主要区别见检索表:

1、花被片大小近相等,非萼片状;先叶开放。

2、花被片12～14,玫瑰红色,具深紫色纵纹················· 武当木兰Magnolia sprengeri

2、花被片9～12。

3、花被片白色，有时基部带粉红色，外轮与内轮近等长；花调谢后发叶·············· 玉兰 *Magnolia denudata*

3、花被片淡红或深红色，外轮稍短或为内轮长2/3；花期延至出叶·············· 二乔玉兰 *Magnolia soulangeana*

1、花被片外轮与内轮不等，外轮萼片状，常早落；先叶开放、与叶同放或稍后叶开放。

4、先叶开花；叶基部不下延，托叶痕长不及叶柄1/2·········· 望春玉兰 *Magnolia biondii*

4、花叶同放或稍后叶开放；叶基部下延，托叶痕长达叶柄长1/2；瓣状花被片紫或紫红色·············· 紫玉兰 *M. liliflora*。

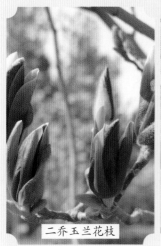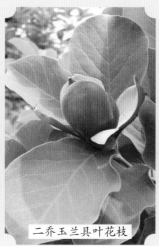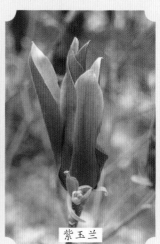

| 二乔玉兰花枝 | 二乔玉兰具叶花枝 | 紫玉兰 |

羌活 Qianghuo

【来源】 羌活为伞形科 (Umbelliferae) 植物羌活或宽叶羌活的干燥根茎及根。

【原植物】 1、羌活 *Notopterygium incisum* Ting ex H. T. Chang 别名：蚕羌，裂叶羌活。

多年生草本，根茎粗壮。茎直立，中空，表面淡紫色，有纵直细条纹。基生叶及茎下部叶有长柄，叶柄由基部向两侧扩展成膜鞘，抱茎；叶片为三出三回羽状复叶，小叶 3～4 对，末回裂片边缘缺刻状浅裂至羽状深裂；茎上部简化成鞘状，近于无柄，顶端有羽状分裂的小叶片。复伞形花序顶生或腋生。花白色；分果长圆形，主棱均扩展为宽约 1mm 的翅，油管明显。

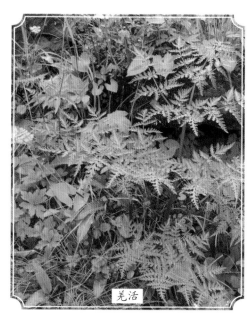

羌活

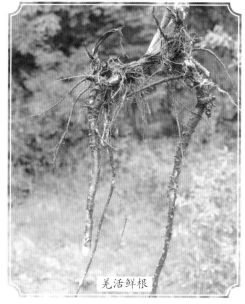

羌活鲜根

2、宽叶羌活 *Notopterygium forbesii* Boiss. 别名：大头羌，福氏羌活。

本种与羌活不同之处在于植株高 80～180cm。叶片大，三出二至三回羽状复叶，末回裂片长圆卵形至卵形，长 3～7cm，宽 1～2.5cm，边缘有粗锯齿，脉上及叶缘稍有毛，茎上部叶简化成紫色叶鞘，有的仅有 3 小叶。复伞形花序，伞幅 10～23，花瓣淡黄色。分果近圆形，长约 5mm，宽约 4mm，每棱槽内有油管 3～4，合生面 4。花期 7～8 月，果期 8～9 月。

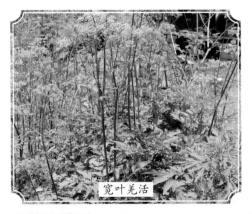

宽叶羌活

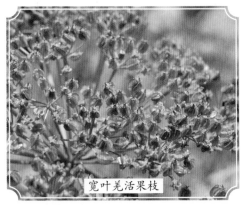

宽叶羌活果枝

【生境分布】 生于海拔 2000 ～ 4200m 的林缘、灌丛下、沟谷草丛中。分布于陕西、甘肃、青海、四川、云南、西藏等省区。

【采收加工】 春、秋两季均可采挖，以秋季质量好。采挖根茎及根后，除去泥土及须根，晒干。

【药材性状】 羌活 为圆柱状略弯曲的根茎，长 4 ～ 13cm，直径 0.6 ～ 2.5cm。顶端具茎痕。表面棕褐色至黑褐色，外皮脱落处呈黄色。节间缩短，呈紧密隆起的环状，形似蚕习称"蚕羌"；节间延长，形如竹节状，习称"竹节羌"。节上有多数点状或瘤状突起的根痕及棕色破碎鳞片。体轻，质脆，易折断。断面不平整，有多数裂隙，皮部黄棕色至暗棕色，油润，有棕色油点，木部黄白色，射线明显，髓部黄色至黄棕色。气香，味微苦而辛。

宽叶羌活 为根茎及根。根茎类圆柱形，顶端具茎及叶鞘残基，根类圆锥形，有纵皱纹及皮孔；表面棕褐色，近根茎处有较密的环纹，长 8 ～ 15cm，直径 1 ～ 3cm，习称"条羌"。有的根茎粗大，不规则结节状，顶部具数个茎基，根较细，习称"大头羌"。质松脆，易折断。断面略平坦，皮部浅棕色，木部黄白色。气味较淡。

【炮制及饮片】 除去杂质，洗净，润透，切厚片，晒干。

【性味功能】 味辛、苦，性温。有解表散寒，除湿止痛的功能。

【主治用法】 用于风寒感冒头痛，风湿痹痛，肩背酸痛。用量 3 ～ 9g。

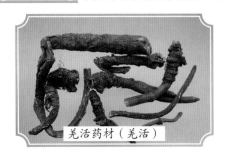

羌活药材（羌活）

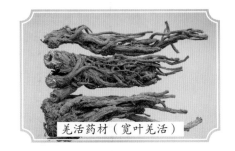

羌活药材（宽叶羌活）

中草药真伪鉴别

原色图谱

编委会

主　编　林余霖　李葆莉　魏建和

编著者　胡炳义　张本刚　李　标　王　瑀　彭　勇　胡灏禹

　　　　张　昭　陈菁瑛　李学兰　吕惠珍　凯撒·苏来曼

　　　　宋经元　赵鑫磊　姚　辉　黄林芳　冯璟璐　潘佳韵

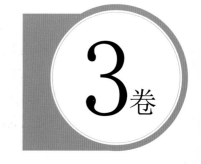

3 卷

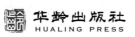

华龄出版社
HUALING PRESS

沙苑子 Shayuanzi

【来源】 沙苑子为豆科（Leguminosae）植物扁茎黄芪的种子。

【原植物】 扁茎黄芪 *Astragalus complanatus* R. Br. ex Bunge. 别名：蔓黄芪。

多年生草本,高30～100cm。根粗壮,暗褐色,全体疏生柔毛。茎稍扁,多分枝,基部倾斜。羽状复叶互生；叶柄短；托叶小,狭披针形；小叶9～21,椭圆形,长0.7～2cm,宽3～8mm,先端钝或微缺,有小尖,基部圆形,全缘。总状花序腋生,有花3～9朵；花萼钟状,萼齿5,披针形,与萼筒等长,萼下有线形小苞片2；花冠蝶形,旗瓣近圆形,先端凹,基部有短爪,翼瓣稍短,龙骨瓣与旗瓣等长；雄蕊10,9枚合生,1枚分离；雄蕊较雌蕊短；子房上位,密生白色柔毛；花柱无毛,柱头有髯毛。荚果纺锤形,稍膨胀,长2.5～3.5cm,先端有喙,背腹稍扁,疏生短毛。种子20～30粒,圆肾形。花期8～9月。果期9～10月。

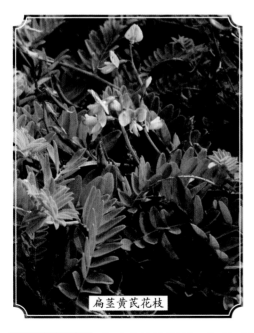
扁茎黄芪花枝

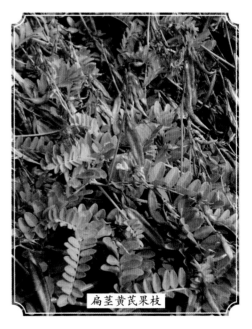
扁茎黄芪果枝

【生境分布】 生于路边潮湿地、阳坡或灌丛中,分布于东北、华北及陕西、宁夏、甘肃等省区。

【采收加工】 秋末冬初果实成熟尚未开裂时,连茎割下,晒干打下种子,除去杂质,晒干。

【药材性状】 种子扁圆形或肾形，长 2～2.5mm，宽 1.5～2mm，厚约 1mm。灰褐色或绿褐色，光滑，腹面凹陷处有种脐。质坚硬，子叶 2 枚，淡黄色及弯曲胚根。气微弱，味淡，嚼之有豆腥气。

【炮制及饮片】 沙苑子 除去杂质，洗净，干燥。

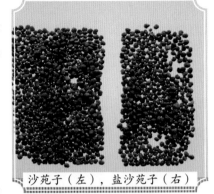

沙苑子（左），盐沙苑子（右）

盐沙苑子 取净沙苑子，加盐水拌匀，闷透，置锅内，以文火加热，炒干，取出，放凉。每 100kg 净沙苑子用食盐 2kg。

【性味功能】 味甘、性温。有补肾，固精，缩尿，养肝明目的功能。

【主治用法】 用于头晕目昏，肾虚腰痛，遗精早泄，白浊带下，遗尿尿频，小便余沥，尿血，痔漏等症。用量 6～9g。

【混伪品】

华黄芪 *Astragalus chinensis* 的果实在少数地区混充沙苑子入药。

华黄芪与扁茎黄芪相似，主要区别为：茎直立，有棱。小叶 21～31，椭圆形或卵状椭圆形，长 1.2～2.5cm，宽 0.5～0.9cm。荚果椭圆形，有密横纹，膨胀，长 1～1.5cm，宽 0.8～1cm，无毛，成熟开裂。种子 10～12，肾形，花期 5～6 月。果期 7～8 月。

种子为较规则的肾形，饱满，长 2～2.5mm，宽 1.8～2mm，厚 1mm。暗绿色或棕绿色，中央凹陷处有种脐。质坚硬。气微，味淡。

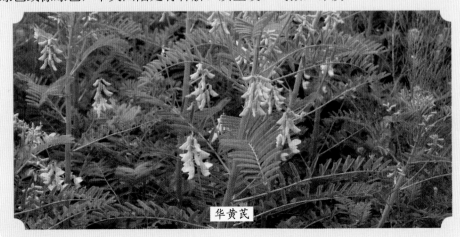

华黄芪

忍冬藤 Rendongteng

【来源】 忍冬藤为忍冬科 (Caprifoliaceae) 植物忍冬的干燥茎枝。

【原植物】 忍冬 *Lonicera japonica* Thunb. 参见"金银花"项。

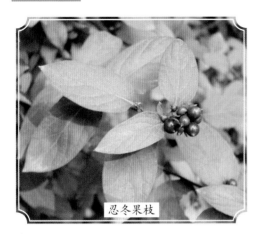
忍冬果枝

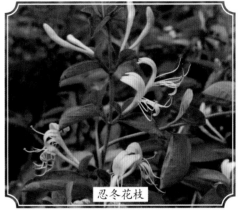
忍冬花枝

【生境分布】 生于山坡灌丛或疏林中、田埂、路边等处。分布于全国大部分省区。

【采收加工】 秋、冬二季采割，晒干。

【药材性状】 呈长圆柱形，多分枝，常缠绕成束，直径 1.5～6mm。表面棕红色至暗棕色，有的灰绿色，光滑或被茸毛；外皮易剥落。枝上多节，节间长6～9cm，有残叶及叶痕。质脆，易折断，断面黄白色，中空。无臭，老枝味微苦，嫩枝味淡。

【炮制及饮片】 除去杂质，洗净，闷润，切段，干燥。

【性味功能】 味甘，性寒。有清热解毒，疏风通络的功能。

【主治用法】 用于温病发热，热毒血痢，痈肿疮疡，风湿热痹，关节红肿热痛。用量 9～30g。

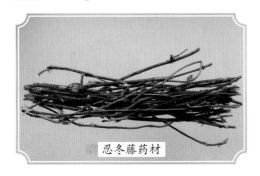
忍冬藤药材

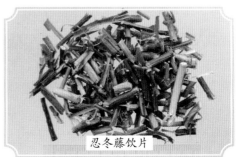
忍冬藤饮片

鸡血藤 Jixueteng

【来源】 鸡血藤为豆科（Leguminosae）植物密花豆的干燥藤茎。

【原植物】 密花豆 *Spatholobus suberectus* Dunn 别名：血藤，猪血藤、血龙藤。

攀援木质大藤本，长可达 20～30m。枝圆柱形，灰绿色，老茎扁圆柱形，灰棕褐色，砍断后有鲜红色汁液流出。叶互生，近革质，叶柄较长，小叶 3，小叶柄上面有一条纵槽，被疏短毛；顶生小叶片阔椭圆形，长 12.5～22cm，宽 7.5～15cm，先端短渐尖，基部圆楔形，全缘，上面绿色，下面淡绿色，侧生小叶偏斜卵形。圆锥花序生于枝顶的叶腋内，花萼筒状，萼片 5，二唇形，肉质，上面 2 萼齿合生，两面均被淡黄色短柔毛；蝶形花冠黄白色，旗瓣肉质，近圆形，长约 8mm，具爪，无耳；翼瓣同龙骨瓣，长约 7mm，具爪及耳；雄蕊 10，合生成二组，长约 1cm；花柱稍向上弯，长约 4mm，柱头小，头状，子房上位，密被白色短毛，长约 5mm。荚果扁平，长 8～11cm，顶端圆形。花期 7 月，果期 8～10 月。

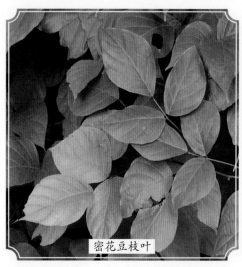
密花豆枝叶

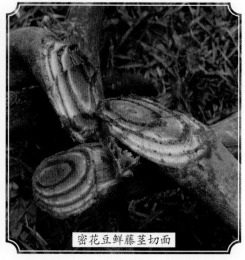
密花豆鲜藤茎切面

【生境分布】 生于林中、灌丛中或山谷林中。分布于福建、广东、广西、云南、贵州等省、自治区。

【采收加工】 秋、冬二季采收藤茎，除去枝叶，切片或切成短段，晒干。

【药材性状】 鸡血藤茎扁平板状圆形或圆柱形，多切成椭圆、长圆形或不规则的斜切片，厚 0.2～3cm。栓皮灰棕色，有灰白色斑块，栓皮脱落处显红棕色。横切面韧皮部与木质部相间排列，呈 3～8 个偏心性环。韧皮部有红棕色至黑棕色的树脂分泌物，木部红棕色或棕色，有多数导管形成小孔；髓部偏向一侧。质坚硬。气微，味涩。

【炮制及饮片】 除去杂质，洗净，润透，切碎，晒干。

【性味功能】 味苦、甘，性温。有补血，活血，通络的功能。

【主治用法】 用于月经不调，血虚萎黄，麻木瘫痪，风湿痹痛。用量 9～15g。

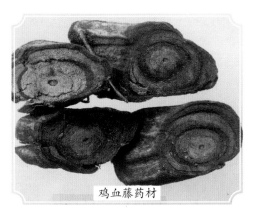
鸡血藤药材

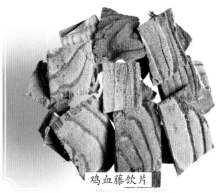
鸡血藤饮片

【混伪品】

本品易与大血藤科植物大血藤 *Sargentodoxa cuneata* 混淆。参见"大血藤"项。

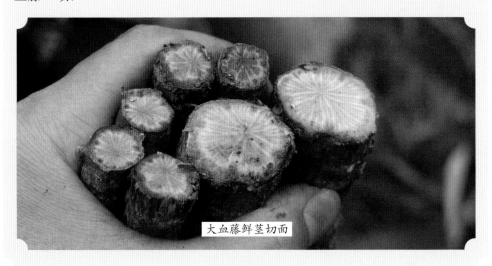
大血藤鲜茎切面

鸡骨草 Jigucao

【来源】鸡骨草为豆科（Leguminosae）植物鸡骨草的干燥全株。

【原植物】鸡骨草 *Abrus cantoniensis* Hance 别名：广州相思子、大黄草，红母鸡草。

小灌木，长45～100cm。根细长，有分枝；茎细。偶数羽状复叶互生，托叶线状披针形；小叶8～12对，膜质，长圆形或倒卵形，长6～12mm，宽4～6mm，先端平截，有小尖头，基部宽楔形或圆形，上面被疏毛，下面被紧贴的粗毛，小脉在两面均凸起；小叶柄极短。总状花序腋生，总轴密被棕黄色柔毛，花3～5朵聚生于花序的短枝上，花长6～8mm；花萼黄绿色，杯状；花冠淡紫红色，旗瓣宽椭圆形，翼瓣狭，龙骨瓣弓形；雄蕊9，花丝合生成一管，第10个雄蕊缺。荚果长圆形，扁平，先端有喙，长2.5～3cm。种子4～6，长圆形，扁平，褐黑色，光滑。花期8月。

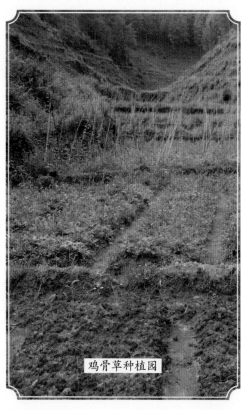

鸡骨草种植园

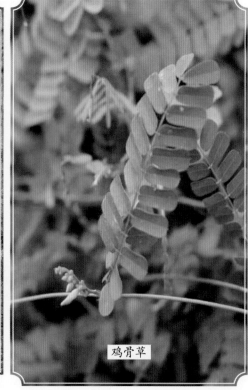

鸡骨草

【生境分布】 鸡骨草生于旱坡地区性灌丛边或草丛中；分布于广东、广西等地、自治区。

【采收加工】 全年均可采挖，除去泥沙及荚果，晒干。

【药材性状】 根圆柱形或圆锥形，有分枝，长短不一，直径0.3～1.5cm；灰棕色，粗糙，有瘤状突起，质硬。根茎结节状，长1～2cm。茎丛生，长45～100cm，直径1～2mm，灰棕色至紫褐色，小枝疏生茸毛。双数羽状复叶互生，小叶长圆形，长0.6～12cm，宽4～6mm，下面有伏毛。气微，味微苦。

【炮制及饮片】 除去杂质及荚果，切段。

【性味功能】 味微甘，性凉。有清热利湿，舒肝止痛，活血散瘀的功能。

【主治用法】 用于慢性肝炎，肝硬化腹水，胃痛，小便刺痛，风湿骨痛，跌打损伤，毒蛇咬伤，乳腺炎。用量30～60g。

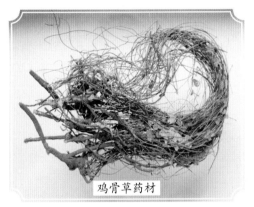

鸡骨草药材

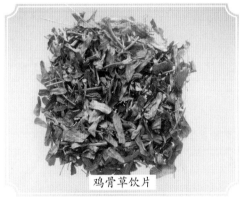

鸡骨草饮片

【混伪品】

同科植物毛鸡骨草 *Abrus mollis* 常与鸡骨草混淆。与鸡骨草的主要区别点：缠绕藤本，全株密被黄色长柔毛。小叶11～16对，顶端1对为倒卵形，长12～24mm，宽5～8mm，小脉不明显。荚果长3.5～4.5cm，宽8～9mm。种子6～8，卵形，暗褐色。

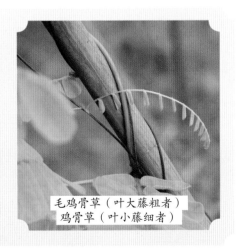

毛鸡骨草（叶大藤粗者）
鸡骨草（叶小藤细者）

411

鸡冠花 Jiguanhua

【来源】 鸡冠花为苋科（Amaranthaceae）植物鸡冠花的干燥花序。

【原植物】 鸡冠花 *Celosia cristata* L. 别名：鸡冠头花，鸡骨子花，鸡公花。

一年生草本，高 60～90cm。植株无毛。茎直立，粗壮，绿色或带红色，有纵棱条。单叶互生，叶柄红色；叶长椭圆形至卵状披针形，长 5～13cm，宽 3.5～6.5cm，先端渐尖，基部狭尖成叶柄，全缘。穗状花序，生于茎的先端或分枝末端，扁平鸡冠状，上部有多数条状小鳞片，中部以下密生多数小花；苞片、小苞片、花被紫红色、红色、淡红色、黄色、黄白色或白色等；花密生，每花苞片 3；花被片 5，椭圆状卵形至广披针形，长 5～8mm，先端尖，干膜质，透明；雄蕊 5，花丝下部合生成杯状。子房上位，柱头 2 浅裂。胞果卵形，成熟时盖裂。种子细小，扁圆形或肾形，黑色，2 至数粒包于宿存的花被内。花期 7～9 月。果期 9～10 月。

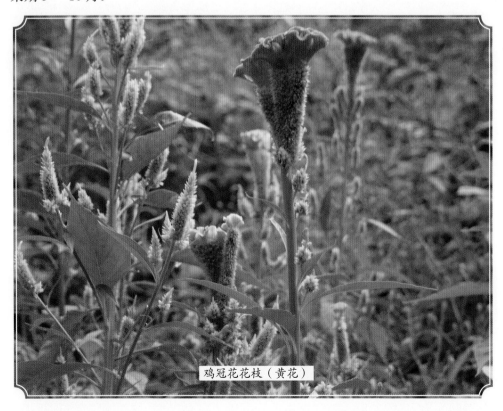

鸡冠花花枝（黄花）

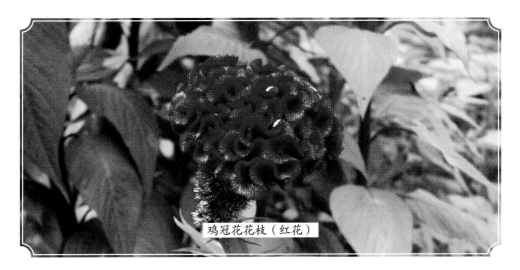

鸡冠花花枝（红花）

【生境分布】 多栽培。分布于全国各地区。

【采收加工】 8～10 月，花盛开，花序充分膨大时采收，剪下全部花序，晒干。

【药材性状】 为带有短茎段扁平而肥厚的穗状花序，上部多扩大肥厚皱折，边缘波形，形似鸡冠，密生线状绒毛，上部密生细小线状鳞片，下部常有岐出穗状花序，长 5～10cm，宽 5～12cm，紫色、红色或黄白色等；中部以下密生多数小花，各小花有膜质苞片及花被片。成熟果实盖裂，种子黑色，有光泽，细小，圆形或稍肾形。体轻，质柔韧。气微，味淡。

【炮制及饮片】 鸡冠花　除去杂质及残茎，切段。

　　鸡冠花炭　取净鸡冠花，置热锅内，用武火炒至焦黑色时，熄灭火星，取出，晾干。

【性味功能】 味甘，性凉。有清热利湿，凉血，止血，止带，止痢的功能。

【主治用法】 用于吐血，咳血，痔疮出血，崩漏，赤白痢疾，赤白带下，血淋，产后瘀血腹痛等病。用量 10～15g。

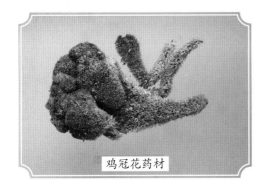

鸡冠花药材

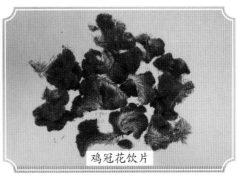

鸡冠花饮片

玫瑰花 Meiguihua

【来源】 玫瑰花为蔷薇科 (Rosaceae) 植物玫瑰的干燥花蕾。

【原植物】 玫瑰 *Rosa rugosa* Thunb. 别名：红玫瑰，刺玫瑰。

灌木，高约2m。茎粗壮，多分枝，小枝密生短绒毛，疏生腺毛及皮刺。单数羽状复叶，互生；叶柄和叶轴疏生小皮刺及刺毛；托叶2，附着于总叶柄上，披针形，无锯齿，边缘有腺点。小叶5～9，长椭圆形或椭圆形，长2～5cm，宽1～2cm，先端尖或钝，基部圆形或宽楔形，边缘有钝锯齿，上面暗绿色，光亮，多皱，下面密生柔毛及腺体。花单生或2～3朵簇生；花梗长3～5cm，有绒毛、腺毛及刺；花托及花萼有腺毛；萼片5，长尾状尖，内面及边缘有线状毛；花瓣5或重瓣，紫红色；雄蕊多数，着生于花托边缘的花盘上；雌蕊多数，包于花托内。聚合果扁球形，直径2～2.5cm，暗橙红色，内有多数小瘦果，萼片宿存。花期5～8月。果期8～9月。

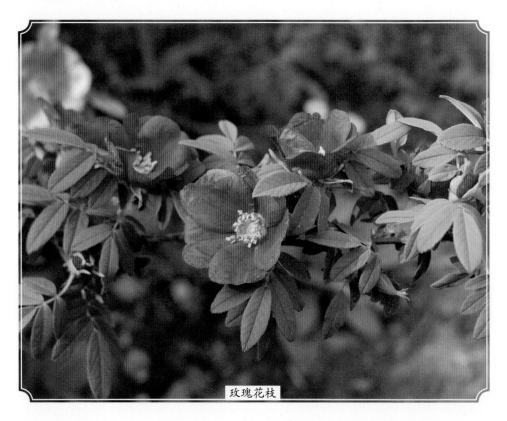

玫瑰花枝

【**生境分布**】 生于低山丛林及沟谷中或栽培于庭园。全国各地普遍栽培。

【**采收加工**】 4～6月间，当花蕾将开放时，分批采收，摊放薄层，用文火烘干或晒干。

【**药材性状**】 玫瑰呈球形或不规则团状，直径 1.5～2cm。花托半球形，与花萼基部合生；萼片 5，披针形，黄绿色或棕绿色，被有细柔毛；花瓣 5 或 10，展平后宽卵形，呈覆瓦状排列，紫红色，有的黄棕色；雄蕊多数，黄褐色。体轻，质脆，气芳香浓郁，味微苦涩。

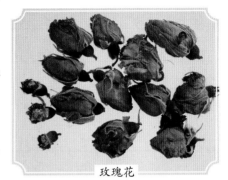

玫瑰花

【**性味功能**】 味甘、微苦，性温。有舒肝理气，和血调经，止痛的功能。

【**主治用法**】 用于肝胃气痛，新久风痹，吐血咯血，月经不调，赤白带下，赤白痢疾，乳痈肿痛，跌扑损伤等。用量 3～6g。

【混伪品】

同科植物月季 *Rosa chinensis* 的干燥花蕾为中药月季花，原植物叶片光亮，不皱；雌蕊多数，花柱外伸，约与雄蕊等长的特征可与玫瑰区别。参见"月季花"。

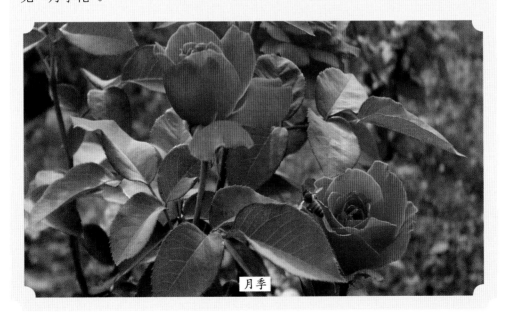

月季

青风藤 Qingfengteng

【来源】 青风藤为防己科植物青藤的干燥藤茎。

【原植物】 青藤 *Sinomenium acutum* (Thunb.) Rehd et Wils. 别名：青风藤，风龙。

多年生木质落叶藤本。枝条圆形，灰褐色，有光泽，无毛，具纵行的细沟纹。单叶互生，叶形变化大，广卵形或 3～5～7 浅裂，长 7～12cm，宽 5.5～12cm，先端渐尖或钝圆，基部心形、截形或圆形，全缘，上面浓绿色，具光泽，无毛，下面灰绿色，无毛或微具稀疏短毛，基出脉 5～7，支脉网状，厚纸质；叶柄基部有略膨大的关节。雄花序长 13～20cm，雌花序条 8～20cm，花序被黄色细柔毛，花柄基部有一枚三角形苞片，背面密生细柔毛，花小，淡绿色；雄花萼淡黄色，具面具细柔毛；花瓣 6，肉质，光滑，先端波状，内卷；雌花与雄花相似，具退化雄蕊 9。核果扁球形，蓝黑色，长 5～6mm，宽约 4mm，内果皮扁平，马蹄形，两侧中央下陷而近圆形，边缘凸出，具众多小瘤状突起，背部隆起。花期 6～7 月，果期 8～10 月。

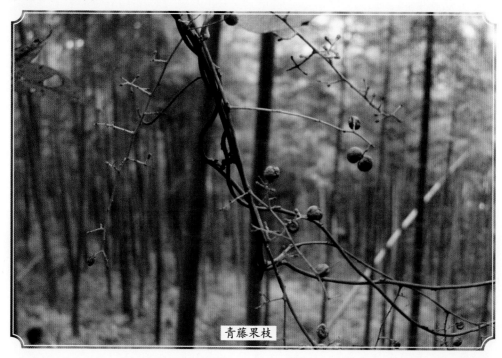

青藤果枝

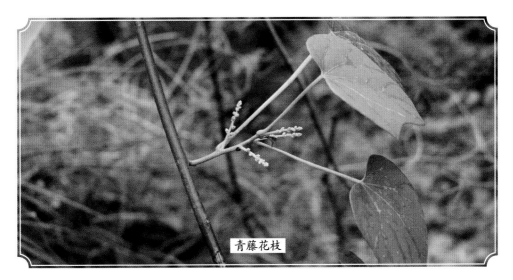

青藤花枝

[生境分布] 青藤生于山坡、丘陵地带,分布于陕西、河南、湖北、湖南、江苏、安徽、浙江、江西、福建、四川、贵州、云南等省自治区。

[采收加工] 秋末冬初采割藤茎,扎成把或切长段,晒干。

[药材性状] 青风藤呈长圆柱形,常微弯曲,长20～70cm或更长,直径0.5～2cm。绿褐色至棕褐色,有的灰褐色,有细纵纹及皮孔。节部稍膨大,有分枝。体轻,质硬而脆,易折断,断面不平坦,灰黄色或淡灰棕色,皮部窄,木部射线呈放射状排列,髓部淡黄白色或黄棕色。气微,味苦。

[炮制及饮片] 除去杂质,略泡,润透,切厚片,干燥。

[性味功能] 味苦、辛,性平。有祛风湿,通经络,利小便的功能。

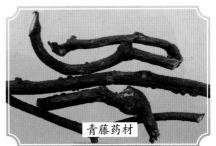

青藤药材

[主治用法] 用于风湿痹痛,关节肿胀,麻痹瘙痒。用量6～12g。

🌿【混伪品】

《中华人民共和国药典》记载,青风藤为防己科植物青藤及毛青藤 *Sinomenium acutum* var. *cinereum* 的干燥藤茎,《中华高等植物》经修订,认为毛青藤为青藤的异名。

青皮 Qingpi

【来源】 青皮为芸香科 (Rutaceae) 植物橘及其栽培变种的干燥幼果或未成熟果实的果皮。栽培变种主要有茶枝柑 *Citrus reticulata* 'Chachi'（广陈皮）、大红袍 *Citrus reticulata* 'Dahongpao'、温州蜜柑 *Citrus reticulata* 'Unshiu'、福橘 *Citrus reticulata* 'Tangerina'

【原植物】 橘 *Citrus reticulata* Blanco 参见"陈皮"。

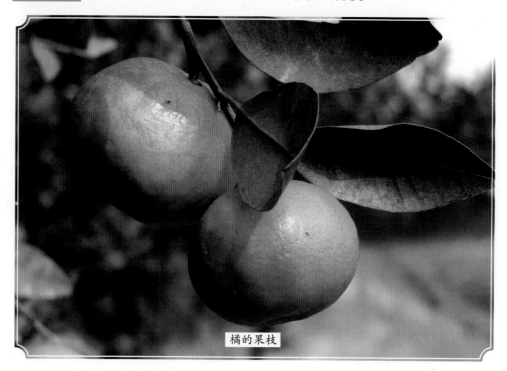

橘的果枝

【生境分布】 参见"陈皮"。

【采收加工】 5～6月收集自落的幼果，晒干，习称"个青皮"；7～8月采收未成熟的果实，在果皮上纵剖成四瓣至基部，除尽瓤瓣，晒干，习称"四花青皮"。

【药材性状】 四花青皮 果皮剖成4裂片，裂片长椭圆形，长4～6cm，厚0.1～0.2cm。外表面灰绿色或黑绿色，密生多数油室；内表面类白色或黄白色，粗糙，附黄白色或黄棕色小筋络。质稍硬，易折断，断面外缘有油室1～2列。气香，味苦、辛。

个青皮　呈类球形，直径 0.5 ～ 2cm。表面灰绿色或黑绿色，微粗糙，有细密凹下的油室，顶端有稍突起的柱基，基部有圆形果梗痕。质硬，断面果皮黄白色或淡黄棕色，厚 0.1 ～ 0.2cm，外缘有油室 1 ～ 2 列。瓤囊 8 ～ 10 瓣，淡棕色。气清香，味酸、苦、辛。

【炮制及饮片】　除去杂质，洗净，闷润，切厚片或丝，晒干。

　　醋青皮　取青皮片或丝，加醋拌匀，闷透，置锅内，炒微黄色时，取出，放凉。一般每 100kg，青皮用醋 15kg。

【性味功能】　味苦、辛，性温。有疏肝破气，消积化滞的功能。

【主治用法】　用于胸胁胀痛，疝气，乳核，乳痈，食积腹痛。用量 3 ～ 9g。

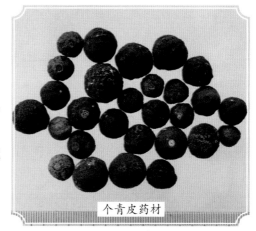

个青皮药材

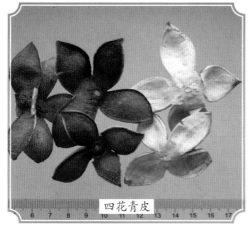

四花青皮

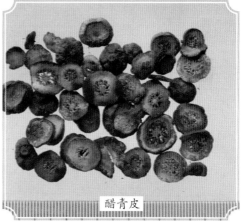

醋青皮

青果 Qingguo

【来源】 青果为橄榄科（Burseraceae）植物橄榄的果实。

【原植物】 橄榄 *Canarium album* （Lour.）Raeusch. 别名：橄榄子、青果。

常绿乔木，高达 20m，树干粗壮，树皮灰褐色，有粘性芳香树脂。幼芽、新枝、叶柄及叶轴有短毛。单数羽状复叶互生，长 15 ～ 30cm，小叶 9 ～ 15 对生，革质，椭圆状披针形，长 6 ～ 15cm，宽 2.5 ～ 5cm，先端渐尖，基部偏斜，全缘，网脉明显有小窝点。圆锥花序顶生或腋生，与叶等长或稍短。花小，两性或杂性；花梗短，萼杯状，3 浅裂，少有 5 裂，花瓣 3 ～ 5，白色，倒卵形，芳香，先端钝；雄蕊 6，基部合生成管状，生于花盘边缘，花盘肉质，有柔毛，花丝短粗；子房上位，3 室。核果卵状纺锤形，长约 3cm，直径 1.3 ～ 2cm，初为青绿色或黄绿色，后变黄白色。果核坚硬，两端钝尖，有棱槽。种子 1 ～ 3 枚。花期 5 ～ 7 月。果期 8 ～ 10 月。

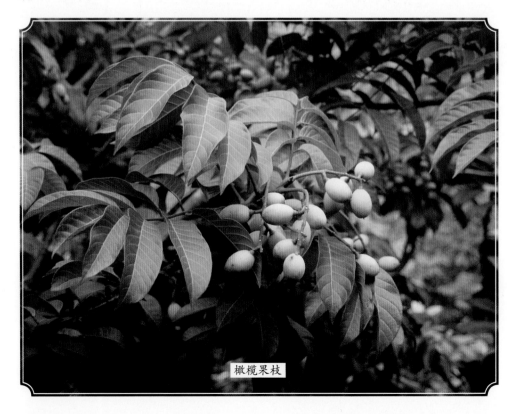

橄榄果枝

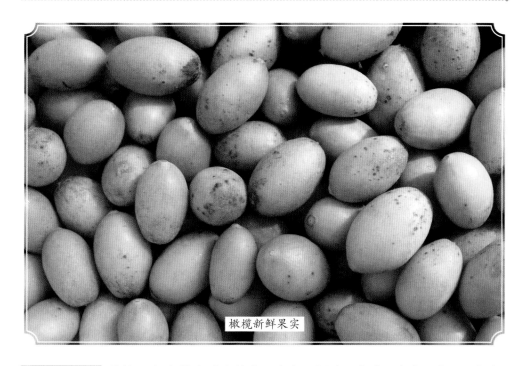

橄榄新鲜果实

【生境分布】 栽培于杂木林中或山坡上。分布于福建、台湾、广东、广西、海南、四川及云南等省区。

【采收加工】 秋季果实成熟后采摘,晒干或阴干,或用盐水浸渍或开水烫后,晒干。

【药材性状】 果实纺锤形,两端钝尖,长2.5～4cm,直径1～1.5cm。棕黄色或黑褐色,有不规则深皱纹。果肉灰棕色或棕褐色。果核梭形,质硬,暗红棕色,有纵棱3条,各有2条弧形弯沟,破开内分3室,各有种子1粒。种皮黄色,紧附于内果皮上。内种皮红棕色,膜质,胚乳薄,紧贴种皮上,内有白色子叶2。气无,果肉味涩,久嚼微甜。

【炮制及饮片】 除去杂质,洗净,晒干。用时打碎。

【性味功能】 味甘、涩、酸,性平。有清热,利咽,生津,解毒的功能。

【主治用法】 用于咽喉肿痛,咳嗽,烦渴,肠炎腹泻,癫痫,鱼、蟹、酒中毒等症。用量4.5～9g。

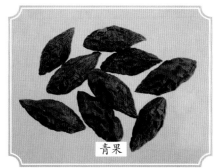

青果

青葙子 Qingxiangzi

【来源】 青葙子为苋科(Amaranthaceae)植物青葙的干燥成熟种子。

【原植物】 青葙 *Celosia argentea* L. 别名：野鸡冠花、狼尾巴。

一年生草本,高30～100cm。茎直立,多分枝,绿色或紫红色,有条纹。叶互生,纸质,披针形或长圆状披针形,长5～9cm,宽1～3cm,先端渐尖,基部狭,下延成叶柄,全缘。穗状花序圆锥状或圆柱状,顶生或腋生,长3～10cm。花甚密,苞片、小苞片披针形,干膜质,白色。花被片5,长圆状披针形,初为淡白色,顶端淡红色,后变为银白色；雄蕊5,花丝基部合生成杯状,花药粉红色。子房长圆形,1室,胚珠多数,柱头2裂。胞果卵状椭圆形,盖裂,包于宿存花被片内,种子多数,扁圆形,黑色,有光泽。花期5～7月。果期8～9月。

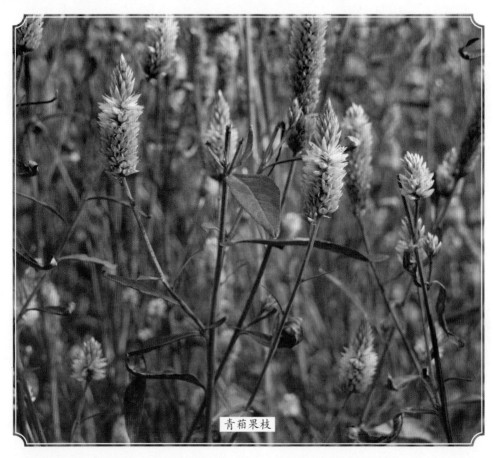

青葙果枝

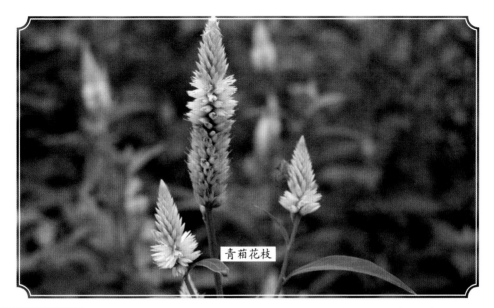

青葙花枝

【生境分布】 生于坡地、路旁干燥向阳处。分布于全国各地，也有栽培。

【采收加工】 秋季果实成熟时采割植株或摘取果穗，晒干，收集种子，除去杂质。

【药材性状】 种子扁圆形，中间微隆起，直径 1 ～ 1.5mm。黑色或红黑色，平滑有光亮，有细网状花纹，侧面微凹处有种脐，顶端有丝状花柱。种皮薄而脆，易破碎，内有近白色胚乳。气无，味淡。

【性味功能】 味苦，性微寒。有清肝，明目，退翳，降血压的功能。

【主治用法】 用于目赤肿痛，角膜炎，角膜云翳，虹膜睫状体炎，肝火眩晕，高血压，鼻衄，皮肤风热瘙痒，疥癣等症。用量 9 ～ 15g。青光眼患者，瞳孔散大者禁用。

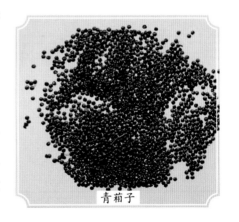

青葙子

🌸【混伪品】

同科植物鸡冠花 *Celosia cristata* 的干燥成熟种子与青葙子十分相象，应注意区别。参见"鸡冠花"

青蒿
Qinghao

【来源】青蒿为菊科（Compositae）植物黄花蒿的干燥地上部分。

【原植物】黄花蒿 *Artemisia annua* L. 别名：臭蒿，臭青蒿，草蒿。

一年生草本。株高 40～100cm。茎直立，具纵沟棱，无毛，多分枝。基部叶及茎下部叶花时常枯萎；中部叶卵形，长 4～7cm，宽 3～5cm，2～3 回羽状全裂，呈栉齿状，小裂片长圆状线形或线形，先端锐尖，全缘或具 1～2 锯齿，上面绿色，下面淡绿色，两面无毛或被微毛，密布腺点；上部叶小，常 1～2 回羽状全裂。头状花序，球形，直径 1.5～2mm，有短梗，下垂，苞叶线形，极多数密集成扩展而呈金字塔形的圆锥状。总苞无毛，2～3 层；外层苞片狭长圆形，绿色，边缘狭膜质；内层苞片卵形或近圆形，边缘宽膜质。花筒状，黄色；边花雌性，10～20 朵；中央花两性，10～30 朵，均结实。花托长圆形，无托毛。瘦果，长圆形，长约 0.7mm，无毛。花、果期 8～10 月。

【生境分布】生于旷野、山坡、路边、河岸。分布于全国各地。

【采收加工】夏季花开前枝叶茂盛时，割取地上部分，除去老茎，阴干。

【药材性状】黄花蒿茎呈圆柱形，上部多分枝，长 30～80cm，直径 0.2～0.6cm；表面黄绿色或棕黄色，具纵棱线；质略硬，易折断，断面中部有髓。叶互生，暗绿色或棕绿色，卷缩易碎，完整者展平后为三回羽状深裂，裂片及小裂片矩圆形或长椭圆形，两面被短毛。气香特异，味微苦。

【炮制及饮片】除去杂质，喷淋清水，稍润，切段，晒干。

【性味功能】味苦、辛，性寒。有清热解毒，除蒸，截疟的功能。

【主治用法】用于暑邪发热，痢疾，骨蒸劳疟疾寒热，湿热黄疸。用量 4.5～9g。

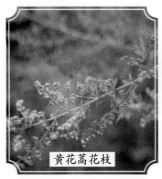
黄花蒿花枝

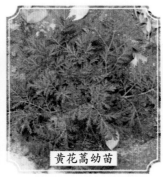
黄花蒿幼苗

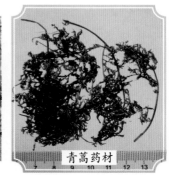
青蒿药材

板蓝根 Banlangen

【来源】 板蓝根为十字花科 (Cruciferae) 植物菘蓝的干燥根。

【原植物】 菘蓝 *Isatis indigotica* Fort. 参见"大青叶"。

【生境分布】 多为栽培，分布于全国各地。

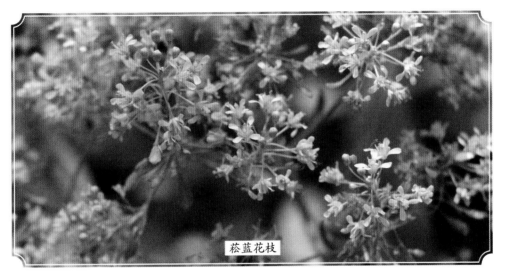

菘蓝花枝

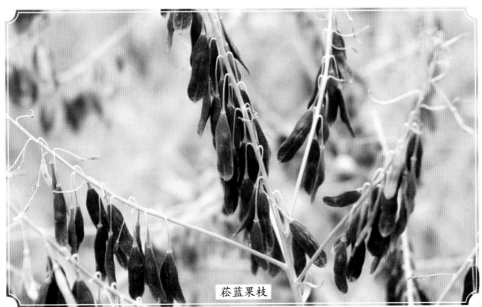

菘蓝果枝

【采收加工】 秋季挖根，去净茎秆，洗净，顺直，晒至七八成干，捆成小把，再晒干。

【药材性状】 根圆柱形，扭曲，长 10～20cm，直径 0.3～1.2cm。灰黄色或淡棕黄色，有纵皱纹，支根痕及皮孔。根头稍膨大，有轮状排列暗绿色叶柄残基、叶柄痕及疣状突起。质实而脆，折断面平坦，皮部淡棕色，木部黄色。气微，味微甜而后涩。

【炮制及饮片】 除去杂质，洗净，润透，切厚片，干燥。

【性味功能】 味苦，性寒。有清热解毒，凉血利咽的功能。

【主治用法】 用于温病发热，发斑，风热感冒，咽喉肿烂，流行性脑膜炎，流行性乙型脑炎，肺炎，腮腺炎，喉痹。用量 10～30g。

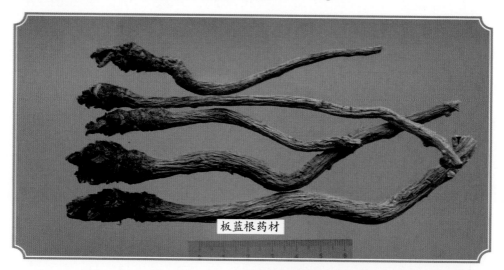

板蓝根药材

【混伪品】

1、植物菘蓝 *Isatis indigotica* Fort. 的干燥叶为大青叶。参见"大青叶"

2、爵床科植物马蓝 *Baphicacanthus cusia*（异名 *Strobilanthes cusia*）的干燥根为南板蓝根。参见"南板蓝根"

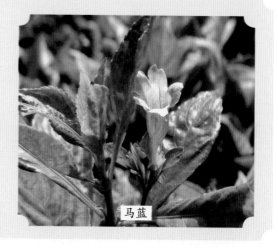

马蓝

苦木 Kumu

【来源】 苦木为苦木科（Simaroubaceae）植物苦木的干燥枝及叶；根及树皮也入药。

【原植物】 苦木 *Picrasma quassioides*（D.Don）Benn. 别名：苦皮树，苦胆木，苦皮子。

　　落叶小乔木或灌木，高 7 ～ 10m。树皮有苦味，灰黑色，平滑，有灰色皮孔和斑纹，幼枝绿色，有明显黄色皮孔。单数羽状复叶互生：小叶 9 ～ 15，近无柄，对生；叶卵形或卵状椭圆形，长 4 ～ 10cm，宽 2 ～ 4.5cm，先端锐尖，基部楔形，偏斜，边缘有钝锯齿，叶下中脉有柔毛。聚伞花序腋生，有花 6 ～ 8 朵，总花梗长，有柔毛；花杂性异株，黄绿色，簇生，雄花萼片 4 ～ 5，背面有细毛；花瓣4 ～ 5，卵形或倒卵形，与萼片对生；雄蕊 4 ～ 5，着生于花盘基部，花丝有毛；雌花较雄花小；雌花萼片、花瓣与雄花相等；心皮 4 ～ 5，合生。核果倒卵形，3 ～ 4个并生，成熟时蓝绿色至红色。花期 5 ～ 6 月。果期 8 ～ 9 月。

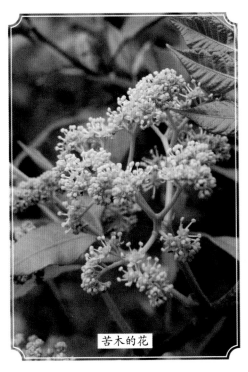

苦木的花

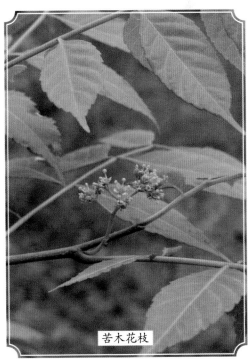

苦木花枝

【生境分布】 生于山坡、林缘、溪边及路旁。分布于全国大部分省区。

【采收加工】 春秋季采收，剥取树皮、根皮及茎木，晒干。

【药材性状】 本品枝呈圆柱形，长短不一，直径0.5～2cm；表面灰绿色或棕绿色，有细密的纵纹及多数点状皮孔；质脆，易折断，断面不平整，淡黄色，嫩枝色较浅且髓部较大。叶为单数羽状复叶，易脱落；小叶卵状长椭圆形或卵状披针形，近无柄，长4～16cm，宽1.5～6cm；先端锐尖，基部偏斜或稍圆，边缘具纯齿；两面通常绿色，有的下表面淡紫红色，沿中脉有柔毛。气微，味极苦。

树皮为卷筒状、槽状、长片状，厚2～4mm。栓皮较平坦，褐色，有灰色皮孔和斑纹，质脆易折断，断面稍纤维状。气微，味极苦。

【炮制及饮片】 除去杂质，枝洗净，润透，切片，晒干；叶喷淋清水，稍润，切丝，晒干。

【性味功能】 味苦，性寒，有毒。有清热燥湿，解毒，杀虫的功能。

【主治用法】 用于菌痢，胃肠炎，胆道感染，蛔虫病，急性化脓性感染，疥癣、湿疹、烧伤、毒蛇咬伤等症。用量0.35～1.5g。外用适量，捣烂外敷或煎水洗。

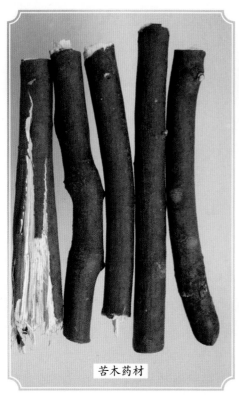

苦木药材

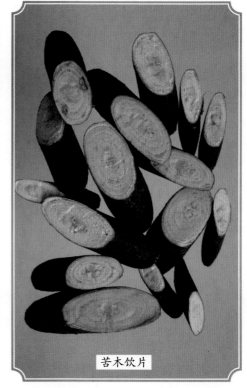

苦木饮片

苦地丁 Kudiding

【来源】 苦地丁为罂粟科（Papaveraceae）植物布氏紫堇的干燥全草。

【原植物】 布氏紫堇 *Corydalis bungeana* Turcz.

多年生或栽培为二年生草本。株高 10～40cm，无毛，微被白粉。地下具细长主根。基生叶和茎下部叶长 3～10cm，具长柄。叶片轮廓卵形，长 2～4cm，2 回羽状全裂，一回裂片 2～3 对，末回裂片狭卵形至线形，宽 0.5～1.2mm，先端钝圆或成短突尖，两面灰绿色，无毛。总状花序，上有花数朵。苞片叶状，羽状深裂。花梗长 1～2mm。萼片小，2 枚，近三角形，鳞片状，长 1～2mm，早落。花瓣 4，淡紫色，倒卵状长椭圆形；外 2 片大，前面 1 片平展，倒卵状匙形，先端兜状，背面具宽翅；后 1 片先端兜状，基部延伸成距，距长 4.5～6.5mm；内 2 瓣较小，先端连合。蒴果，长圆形，扁平。种子黑色，有光泽。花期 4～5 月。

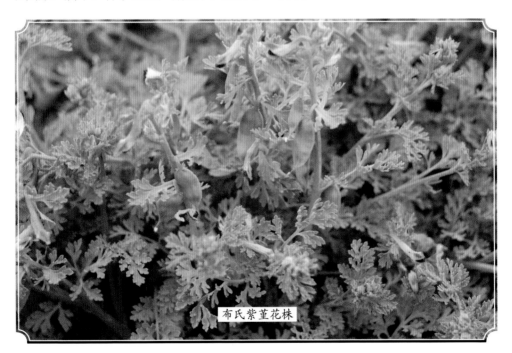

布氏紫堇花株

【生境分布】 生于山沟、旷地、林缘。分布于辽宁、河北、内蒙古、山东、山西、陕西、甘肃、宁夏等。

【采收加工】 春、夏采挖带根全草，除去泥沙及杂草，晒干。

【**药材性状**】 多为皱缩成团的干燥全草,伸展后长5～30cm。地上部分柔软,疏松,呈暗绿色或灰绿色。地下部分浅棕黄色或黄白色。主根扁圆柱形,长3～5cm,直径1～1.5～3mm,有纵沟及皱纹,常呈二股扭曲状。有支根和须根,表面较粗糙,偶可见圆形突起的皮孔,质较硬,易折断,断面平坦,黄白色,中心棕色。根茎较短,一般长2～5mm,较根略粗,有节,可见叶痕,质硬,断面黄白色,中心有白色的髓或中空。茎基部丛生,纤细,有5个棱脊及纵纹,灰绿色或黄绿色,长5～20cm,直径1～2.5mm,节间较长,质柔软,易压扁,断面中空,略呈纤维性。叶多皱缩破碎,淡紫色。蒴果多见,灰绿色或黄绿色,扁平,长椭圆形,果皮质脆,常破碎或裂成2片,但留有2条棕黄色的种框。种子扁心形,黑色,有光泽,质坚硬,种脐附近着生有黄白色叶状膜质种阜;种皮表面有网状纹理,坚硬,不易破裂,内有黄白色油质胚乳,胚细小直立。气青草样,味苦而持久。

【**炮制及饮片**】 除去杂质,洗净,稍润,切段,干燥。

【**性味功能**】 味辛、苦,性寒。有清热解毒,凉血消肿的功能。

【**主治用法**】 用于痈肿疔疮,风热感冒,火眼,支气管炎,肠炎,肝炎。用量9～15g。

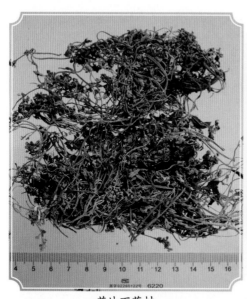

苦地丁药材

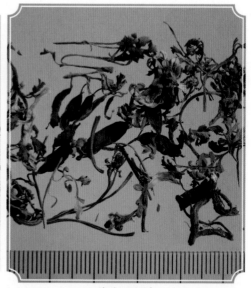

苦地丁饮片

【混伪品】

参见"紫花地丁"项。

苦杏仁 Kuxingren

【来源】 苦杏仁为蔷薇科（Rosaceae）植物杏、山杏、西伯利亚杏或东北杏的干燥成熟种子。

【原植物】 1、杏 *Prunus armeniaca* L. 别名：杏树。

落叶乔木，高5～10m。树皮暗红棕色，有纵裂纹。单叶互生，叶柄长达4.5cm，基部有1～6个腺点；叶宽卵圆形或近圆形，长5～9cm，宽7～8cm，先端短尖，基部圆形或近心形，边缘有圆钝齿，脉腋间有柔毛。花先叶开放，单生于枝端，较密，有极短柄；花萼圆筒状，基部疏生短柔毛，萼片5，花后反卷；花瓣5，卵形或倒卵形，有短爪，白色或粉红色，直径约3cm，有3～5条紫红色脉纹；雄蕊多数，生于萼筒边缘；雌蕊单心皮，生于萼筒基部，子房有柔毛，柱头头状。核果卵圆形，直径3～4cm，侧面有1浅凹沟，黄色、黄红色或白色，微带红晕。核扁圆形，腹缝中部有龙骨状棱，两侧有扁棱或浅沟。花期3～4月。果期4～6月。

2、山杏 *Prunus armeniaca* L. var. *ansu* Maxim. 别名：野杏、苦杏。

叶片基部楔形或宽楔形。花常2朵，淡红色。果实近球形；核卵球形，离肉，表面粗糙而有网纹，腹棱常锐利。种子扁心形，味苦。

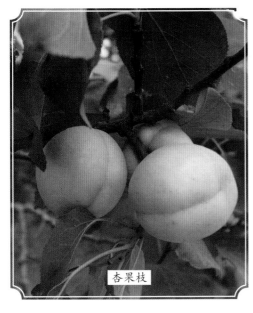
杏果枝

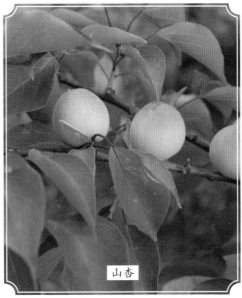
山杏

3、西伯利亚杏 *Prunus sibirica* L. 别名：山杏。

灌木或小乔木；果实干燥，成熟时开裂。核基部常不对称。

4、东北杏 *Prunus mandshurica* (Maxim.) Koehne.

叶边缘具不整齐细长尖锐重锯齿，宽卵形或宽椭圆形，先端渐尖或尾尖；核果熟时黄色或向阳处有红晕。

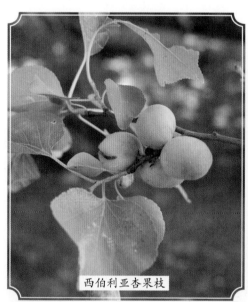
西伯利亚杏果枝

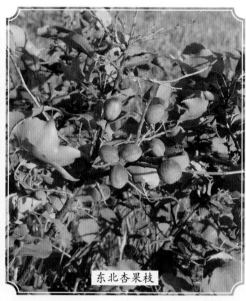
东北杏果枝

【生境分布】 杏多栽培于低山地或丘陵山地，分布于东北、华北、西北及河南、山东、江苏、台湾等地区。山杏生于山坡、丘陵地，分布于辽宁、河北、内蒙古、山西、陕西、宁夏、甘肃、山东、江苏、西藏等省区。西伯利亚杏生于干旱阳坡、丘陵草原或灌丛中，分布于东北、内蒙古、河北、山西、新疆及青海。东北杏生于向阳山坡的灌丛中或疏乔木林中。分布于东北及内蒙古。

【采收加工】 夏季采收成熟果实，除去果肉及果壳，取出种子，晒干。

【药材性状】 1、杏、山杏、东北杏 种子性状特征相似：种子扁心形，顶端尖，基部钝圆肥厚，左右稍不对称，长 1.2～1.7cm，宽 1～1.3cm，厚 4～6mm。黄棕色至深棕色，尖端一侧有深色短线形种脐，基部有一椭圆形合点，上有多数绿棕色脉纹。种皮薄，子叶肥厚，白色。气无，味苦。

2、西伯利亚杏 种子扁心形。

【炮制及饮片】 苦杏仁 除去杂质，用时捣碎。

焯苦杏仁 取净苦杏仁，投入沸水中，焯至种皮由皱缩至舒展、能搓去时，捞出，放入冷水中，除去种皮，晒干。用时捣碎。

炒苦杏仁　取净苦杏仁,置热锅中,用文火炒至黄色时,取出,放凉。用时捣碎。

【性味功能】味苦,性温,有小毒。有降气,止咳平喘,润肠通便的功能。

【主治用法】用于咳嗽气喘,胸满痰多,血虚津枯,肠燥便秘等症。用量4.5～9g。

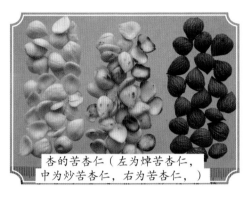

杏的苦杏仁(左为焯苦杏仁,
中为炒苦杏仁,右为苦杏仁,)

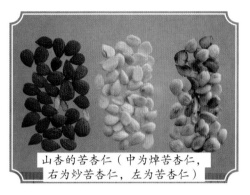

山杏的苦杏仁(中为焯苦杏仁,
右为炒苦杏仁,左为苦杏仁)

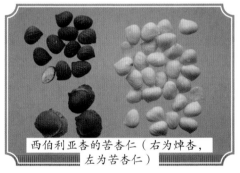

西伯利亚杏的苦杏仁(右为焯杏,
左为苦杏仁)

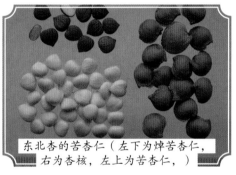

东北杏的苦杏仁(左下为焯苦杏仁,
右为杏核,左上为苦杏仁,)

【混伪品】

以上4种苦杏仁的原植物检索表:

1、叶边缘具不整齐细长尖锐重锯齿;核果熟时黄色或向阳处有红晕··········· 东北杏 Prunus mandshurica

1、叶边缘具钝圆或锐单锯齿

　2、果实干燥,成熟时开裂··········· 西伯利亚杏 Prunus sibirica

　2、果实肉质,具汁液,成熟时开裂

　　3、叶片基部楔形或宽楔形····· 山杏 Prunus armeniaca var. ansu

　　3、叶片基部基部圆形或近心形············ 杏 Prunus armeniaca

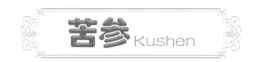

【来源】 苦参为豆科 (Leguminosae) 植物苦参的根。

【原植物】 苦参 *Sophora flavescens* Ait. 别名：野槐，山槐，地参。

落叶灌木，高 0.5～1.5m。根圆柱形，黄色。幼枝生黄色细毛。单数羽状复叶，互生，长 12～25cm，叶轴生细毛，托叶线形，长 5～8mm；小叶片 11～25，有短柄，长椭圆形或长椭圆状披针形，长 2～4.5cm，宽 0.8～2cm，先端渐尖，基部圆形或宽楔形，上面无毛，下面疏生柔毛。总状花序顶生，长 10～20cm，有短柔毛；小苞片线形；花萼钟状，疏生短毛或无毛，先端 5 裂；花冠淡黄白色，旗瓣匙形，稍长于其他花瓣，翼瓣无耳，先端近圆形，龙骨瓣离生；雄蕊 10，离生，基部联合；子房上位，有毛，具短柄，花柱细长。荚果线形，长 5～12cm，种子之间稍缢缩，稍呈念珠状，先端有长喙，成熟后不开裂。种子 1～5，近球形，棕黄色。花期 5～7 月。果期 8～9 月。

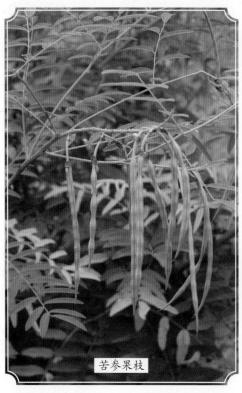

苦参果枝

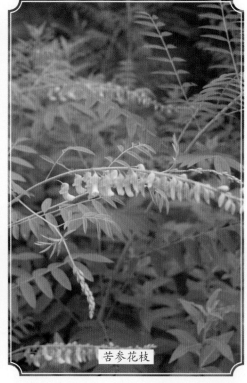

苦参花枝

【生境分布】 生于山地、平原、沙地或红壤地等处。除新疆、青海外，全国大部分省区均有分布。

【采收加工】 春、秋季采挖根部，切去根头及小支根，洗净，晒干，或趁鲜切片晒干。

【药材性状】 根圆柱形，下部有分枝，长 10 ～ 30cm，直径 1 ～ 2.5cm。棕黄色或灰棕色，有明显纵皱纹及横长皮孔，栓皮薄，多破裂向外弯曲，易剥落而现黄色光滑的内层栓皮。质坚韧，难折断，断面纤维性，黄白色，切断面有微细放射状纹理及裂隙。气微，味极苦。

【炮制及饮片】 除去残留根头，大小分开，洗净，浸泡至约六成透时，润透，切厚片，干燥。

【性味功能】 味苦，性寒。有清热利尿，燥湿，杀虫的功能。

【主治用法】 用于血痢，便血，黄疸，浮肿，小便不利，肠炎；外用于疥疮瘙痒。用量 3 ～ 10g，水煎服。外用适量，煎水洗患处。

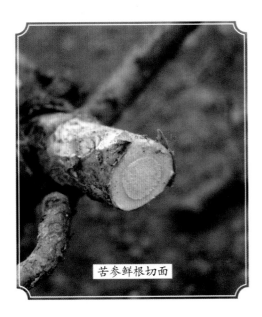

苦参鲜根切面

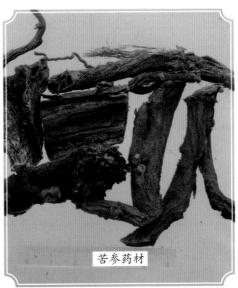

苦参药材

苦楝皮 Kulianpi

【来源】 苦楝皮为楝科（Meliaceae）植物楝树、川楝树的树皮及根皮。

【原植物】 1、楝树 *Melia azedarach* L. 别名：苦楝。

落叶乔木，高 15～20m。树皮纵裂，小枝绿色，有星状细毛，老枝紫褐色。叶互生；叶柄基部膨大；2～3 回羽状复叶，长 20～40cm，小叶卵形或椭圆形，长 3～7cm，宽 2～3cm，先端长尖，基部圆形，两侧常不等，边缘有深浅不一的锯齿，嫩叶有星状毛。圆锥伞形花序腋生或顶生；花淡紫色或紫色；花萼 5 裂片披针形，有柔毛；花瓣 5，宽线形或倒披针形，平展或反曲，有柔毛；雄蕊 10，花丝合生成筒状，暗紫色，雌蕊着生于花盘上，子房上位，5 室，每室胚珠 2。核果椭圆形或近球形，长 1.5～2cm，直径 1～1.5cm，熟时淡黄色；内果皮坚硬，有 5～6 棱。种子线状棱形，黑色。花期 4～5 月。果期 10～11 月。

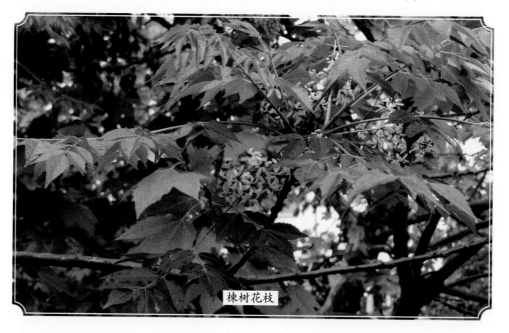

楝树花枝

2、川楝树 *Melia toosendan* sieb. et Zucc. 参见"川楝子"

【生境分布】 楝树生于山坡、路旁、田野，多有栽培，分布于河北、陕西、甘肃、河南、山东及长江以南各地区。川楝树生于平原，丘陵或栽培，分布于陕西、甘肃、河南、湖北、湖南、贵州、四川、云南等省区。

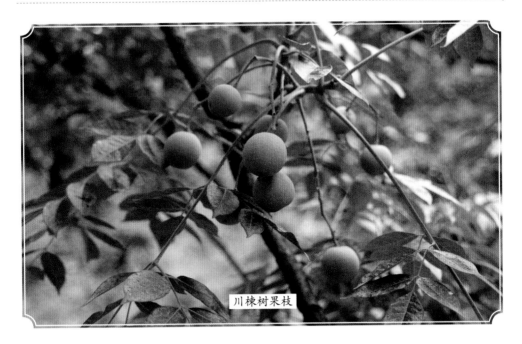

川楝树果枝

【采收加工】 根皮及树皮春秋季采剥，除去粗皮，晒干。

【药材性状】 树皮　稍呈槽状、卷筒状或不规则板片状。长 30～100cm，宽 3～6mm。上面灰褐色或灰棕色，粗糙，有纵裂纹及点状皮孔，除去粗皮显淡黄色；内面白色或淡黄色。质韧，不易折断，断面纤维性，层片状，易剥离。无臭，味苦。

根皮　狭长呈不规则条块状、卷筒状、槽状，厚 2～3mm。木栓层鳞片状，剥落后砖红色。内面淡黄白色。质坚韧，断面纤维性，层片状，易剥离。气弱，味苦。

【炮制及饮片】 除去杂质，洗净，润透，切丝，干燥。

【性味功能】 味苦，性寒。有毒。有清热，燥湿，杀虫的功能。

【主治用法】 用于蛔虫病，钩虫病，蛲虫病，阴道滴虫病，风疹，疥癣等症。用量 4.5～9g；外用适量，研末，用猪脂调敷患处。肝炎，肾炎患者慎用。

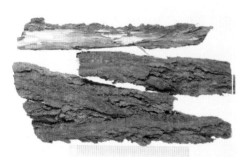

苦楝皮药材（楝树）

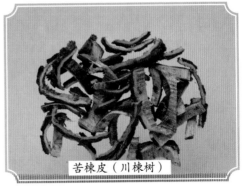

苦楝皮（川楝树）

苘麻子 Qingmazi

【来源】 苘麻子为锦葵科（Malvaceae）植物苘麻的干燥成熟种子。

【原植物】 苘麻 *Abutilon theophrastii* Medic. 别名：青麻，白麻，磨盘草。

一年生草本，高 1～2m，全株密生柔毛和星状毛。茎直立，上部分枝。单叶互生；叶柄长达 14cm；托叶早落；叶圆心形，直径 7～18cm，先端渐尖，基部心形，边缘有粗锯齿，两面密生星状柔毛，掌状叶脉 3～7 条。花单生于叶腋，花梗长 1～3cm，近端处有节；萼片 5，卵形，绿色，先端锐尖，基部连合成管状；花冠黄色，花径 1～1.2cm，花瓣 5，有浅棕色脉纹，宽倒卵形，先端平凹，基部与雄蕊筒合生；雄蕊多数，花丝连合成筒状；雌蕊心皮 15～20，轮状排列，密被软毛，花柱离生成束，包于雄蕊筒内，柱头头状。蒴果半球形，磨盘状，密生星状毛，成熟后开裂成分果，每分果顶端有 2 长芒（长 3mm 以上），种子 3，黑色，三角状扁肾形，长约 4mm，直径约 3mm。花期 6～9 月。果期 8～10 月。

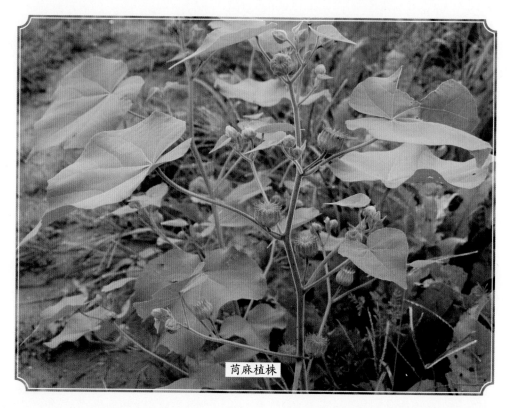

苘麻植株

【**生境分布**】 生于田野、山坡或栽培。广布于全国各地。

【**采收加工**】 秋季采收成熟果实，晒干，打下种子，除去杂质。

【**药材性状**】 种子三角状扁肾形，一端较尖，长 3.5～6mm，宽 2.5～4mm，厚 1～2mm。灰黑色或暗褐色，散有白色稀疏短毛，边缘凹陷处有淡棕色种脐，周边有放射状细纹。种皮坚硬，剥后可见圆柱形胚根，子叶 2，折叠成"W"字形，富油性，气微，味淡。

【**性味功能**】 味苦、性平。有清湿热，解毒，退翳的功能。

【**主治用法**】 用于赤白痢疾，淋病涩痛，痈肿，目翳，小便涩痛等症。用量 3～9g。

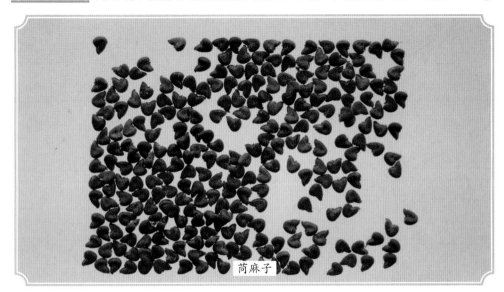

苘麻子

【混伪品】

同科植物磨盘草 *Abutilon indicum* 与苘麻性状相近而混淆，应注意鉴别。主要区别点：磨盘草花梗长 1～3cm；分果顶端具短芒，芒长 1mm 以下。

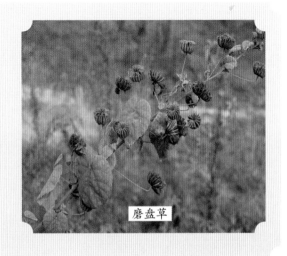

磨盘草

枇杷叶 Pipaye

【来源】 枇杷叶为蔷薇科（Rosaceae）植物枇杷的叶。

【原植物】 枇杷 *Eriobotrya japonica* (Thunb.) Lindl. 别名：卢橘。

常绿小乔木，高达 10m。小枝粗壮，黄褐色，密生锈色绒毛。叶互生，革质；叶柄短或近无柄，托叶 2，三角形，渐尖或短渐尖；叶长椭圆形至倒卵状披针形，长 15～30cm，宽 4～7cm，先端短尖或渐尖，基部楔形，边缘有疏锯齿，上面深绿色，下面密生锈色绒毛。圆锥花序顶生，密生锈色绒毛，花密集，白色，直径约 1.2cm；苞片钻形，长 2～5mm，有浅褐色绒毛，萼筒壶形，黄绿色，密生绒毛，5 浅裂；花瓣 5，倒卵形，长约 8mm，宽约 4mm；内面近基部有毛；雄蕊 20～25，短于花瓣，花丝基部较粗，稍呈三角形；子房下位，有长绒毛，5 室，每室胚珠 2，花柱 5，柱头头状。梨果球形、卵形或长圆形，长 4～6cm，直径 3～5cm；黄色或橙色。种子 1～5，圆形或扁圆形，棕褐色，光亮。花期 9～11月。果期翌年 4～5 月。

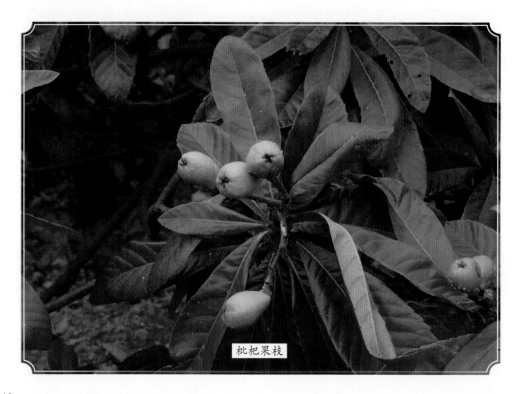

枇杷果枝

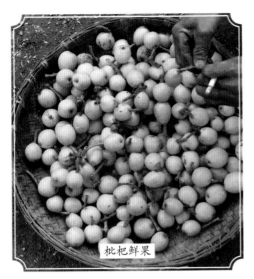

枇杷鲜果

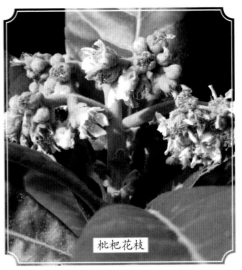

枇杷花枝

【生境分布】 多栽培于村边，平地或坡地。分布于陕西及长江以南各省区。

【采收加工】 全年可采收，多在 4～5 月间采收，或拾取自然落叶，晒至七八成干时，扎成小把，再晒干。

【药材性状】 叶片长椭圆形至倒卵状披针形，长 12～30cm，宽 4～9cm，先端渐尖，基部楔形，边缘有疏锯齿，近基部全缘。上面平滑或稍皱缩，有光泽，棕褐色至灰绿色，下表面密生锈色绒毛，叶脉在下面显著突起，侧脉羽状；叶柄短或近无柄。托叶 2 或破裂。叶革质而脆，易折断。气无，味微苦。

【炮制及饮片】 枇杷叶　除去绒毛，用水喷润，切丝，干燥。

　　蜜枇杷叶　将炼蜜加适量沸水稀释后，加入净枇杷叶丝拌匀，闷透，置锅内，用文火炒至不粘手时，取出，放凉。每 100kg 枇杷叶丝，用炼蜜 20kg。

【性味功能】 味甘、苦，性平。有清肺止咳，和胃降气的功能。

【主治用法】 用于肺热咳嗽，气逆喘急，胃热呕吐，烦热口渴，支气管炎。用量 4.5～9g。

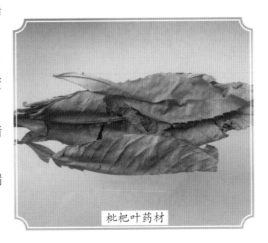

枇杷叶药材

松花粉 Songhuafen

【来源】 松花粉为松科（Pinaceae）植物马尾松、油松或同属数种植物的干燥花粉。

【原植物】 1、马尾松 *Pinus massoniana* Lamb.

　　常绿乔木，高达 45m。一年生枝淡黄棕色，无毛，树冠宽塔形或伞形；冬芽卵状圆柱形或圆柱形，暗棕色，顶端尖，芽鳞边缘丝状，先端尖或成渐尖头，微反曲。针叶 2 针一束，稀 3 针一束，长 12～20cm，细柔；横切面树脂道 4～8 个，边生；叶鞘初呈棕色，后渐变成灰黑色，宿存。雄球花淡红棕色，圆柱形，弯垂，长 1～1.5cm，聚生于新枝下部苞腋，穗状，长 6～15cm；雌球花单生或 2～4 个聚生于新枝近顶端。球果卵圆形或圆锥状卵圆形，长 4～7cm，直径 2.5～4cm，下垂，绿色，成熟时变棕色；中部珠鳞近长圆状倒卵形或近长方形，长约 3cm；种子长卵圆形，长 4～6mm，连翅长 2～2.7cm。花期 4～5 月。

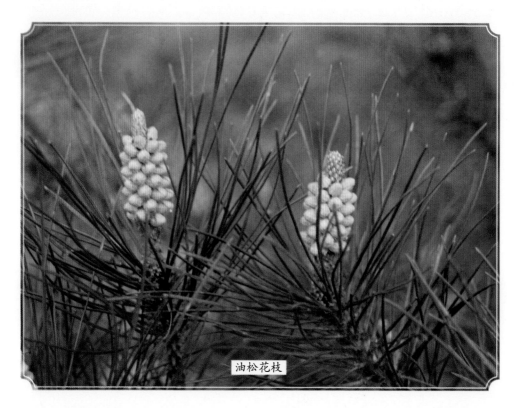

油松花枝

2、油松 *Pinus tabulaeformis* Carr.

常绿乔木。株高25m。一年生枝淡褐色或淡灰黄色,无毛。冬芽红褐色,有树脂。叶2针一束粗硬,长10～15cm。树脂道5～8或更多。叶鞘初为淡褐色,后变成黑褐色,宿存。球果卵球形,长4～9cm,熟后开裂,可在树上宿存数年不落。种鳞的鳞盾肥厚,呈扁菱形或菱状多角形,横脊明显,鳞脐凸起,有短尖头。种子卵形或长卵形,连翅长1.5～1.8cm。花期4～5月,球果次年9～10月成熟。

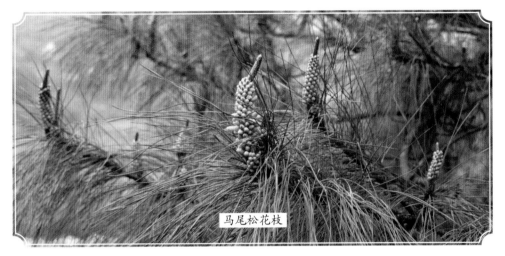

马尾松花枝

【生境分布】 马尾松生于山地,分布于淮河流域及长江流域各省以及福建、广东、云南等省区。油松生于山地,分布于吉林、辽宁、内蒙古、河北、山东、陕西、青海、山西、四川、云南等省区。

【采收加工】 春季花刚开时,采摘花穗,晒干,收集花粉,除去杂质。

【药材性状】 为淡黄色的细粉。体轻,易飞扬,手捻有滑润感。气微,味淡。

【性味功能】 味甘,性温。有燥湿,收敛止血的功能。

【主治用法】 用于湿疹,黄水疮,皮肤糜烂,脓水淋漓;婴儿尿布性皮炎。外伤出血,撒敷患处。用量3～6g。外用适量。

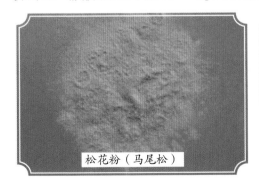

松花粉（马尾松）

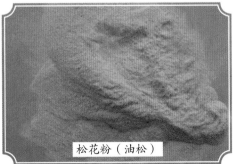

松花粉（油松）

刺五加 Ciwujia

【来源】 为五加科 (Araliaceae) 植物刺五加的根及根状茎。

【原植物】 刺五加 *Acanthopanax senticosus* (Rupr. et Maxim.) Harms 别名：五加皮，老虎镣子，刺木棒。

　　落叶灌木，高达 2m。茎直立，生细长倒刺。掌状复叶互生，叶柄长 3.5～12cm，有细刺或无刺，生疏毛或无毛；小叶 5，稀 4 或 3，小叶柄长 0.5～2cm，生褐色毛。小叶椭圆状倒卵形或长圆形，长 6～13cm，宽 2～6cm，先端渐尖或急尖，基部楔形，边缘有尖锐重锯齿或锯齿，上面暗绿色，稍生短毛或无毛，下面淡绿色，沿脉上密生淡褐色短柔毛。伞形花序顶生或 2～4 聚生，花多而密，总花梗长达 8cm；花梗长 1～2cm；花萼绿色，与子房合生，萼齿 5；花瓣 5，卵形，黄色带紫；雄蕊 5；子房 5 室，花柱细柱状。核果浆果形，紫黑色，近球形或卵形，干后明显 5 棱，先端有宿存花柱。种子 4～6，扁平，新月形。花期 6～7 月。果期 7～9 月。

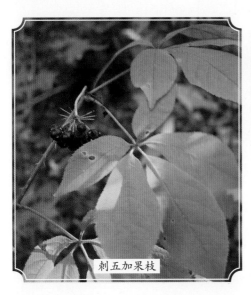

刺五加果枝

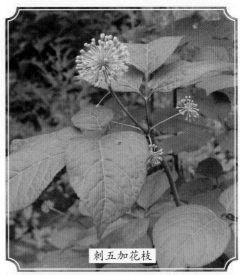

刺五加花枝

【生境分布】 生于森林或灌丛中。分布于黑龙江、吉林、辽宁、河北和山西等省。

【采收加工】 春、秋二季挖取根部，洗净泥土，晒干。

【药材性状】 根茎圆柱形，直径 1.4～4.2cm，有分枝，上端有不定芽发育的细枝，下部与根相接；灰棕色，有纵皱纹及密集横皱纹，皮孔横长，微突起而色淡。

根圆柱形，多分枝，直径 0.3～1.5cm；纵皱明显，有皮孔。质硬，不易折断，断面黄白色。气微香，味微辛、苦。

【性味功能】 味辛、微苦，性温。有益气健脾，补肾安神，祛风湿，强筋骨的功能。

【主治用法】 用于脾肾阳虚，腰膝酸软，体虚乏力，关节炎，风湿性腰痛，阳痿，遗精，遗尿，失眠，多梦，食欲不振，跌打损伤。用量 9～12g。

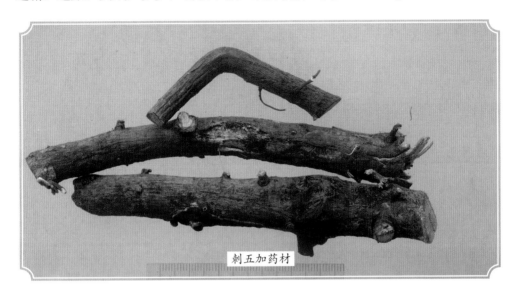

刺五加药材

🌿【混伪品】

同科植物无梗五加 *Acanthopanax sessiliflorus* Seem. 形态及生境与刺五加相近，采挖时常混杂。无梗五加与刺五加主要区别点：茎上皮刺非细长倒刺；花、果无梗。

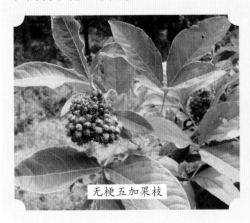

无梗五加果枝

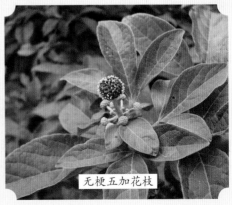

无梗五加花枝

郁李仁 Yuliren

【来源】 郁李仁为蔷薇科（Rosaceae）植物欧李、郁李或长柄扁桃的干燥成熟种子。

【原植物】 1、欧李 *Prunus humilis* Bge. 别名：小李仁。

落叶灌木，高 1～1.5m。树皮灰褐色，多分枝，幼枝黄棕色，生短柔毛。叶互生，几无柄；托叶 2，线形，篦状分裂，早落；叶椭圆形或长圆形，长 2～5cm，宽 1～2cm，先端尖或短渐尖，基部楔形，边缘有细锯齿。花先叶开放或同时开放，单生或 2 朵并生于叶腋；花梗长 6～8mm；花萼钟状，萼片 5，花后反卷，边缘疏生乳头状齿；花瓣 5，白色或浅粉红色，有网纹，倒卵形或长倒卵形，先端钝圆微内弯；雄蕊多数，花丝线形，不等长。子房长圆形，花柱无毛。核果近球形，直径约 1.5cm，熟时鲜红色，果核倒卵形。种子卵形，微扁，浅棕色或黄白色。花期 4～5 月。果期 5～6 月。

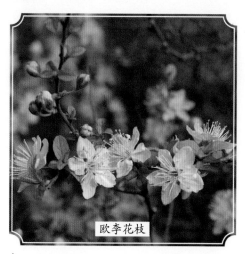
欧李花枝

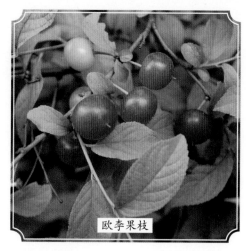
欧李果枝

2、郁李 *Prunus japonica* Thunb. 别名：麦李。

落叶灌木，高约 1.5m。树皮灰褐色，有规则纵条纹，小枝细，光滑，幼枝黄棕色，无毛。叶互生，叶柄长 2～3mm，被短柔毛；托叶 2，线形，早落；叶长卵形或卵圆形，少有卵状披针形，长 5～6cm，宽约 2.5～3cm，先端渐尖，基部圆形，边缘有不整齐锐重锯齿，上面深绿色，无毛，下面浅绿色，沿叶脉生短柔毛。花先叶开放或与叶同时开放，2～3 朵族生，粉红色或白色；花梗约 1mm，有棱，疏生短柔毛，基部被数枚茶褐色的鳞片包围，长圆形，密生锈色绒毛，先端边缘具短柔毛；花萼钟形，萼片5，反卷，先端渐尖，边缘疏生乳突状锯齿；花瓣5，倒卵形，浅红色或近白色或，具浅褐色的网纹，边缘疏生浅齿；雄蕊多数；子房长圆形，1室，花柱被柔毛。核果近球形，直径约1cm，深红色，光滑无沟；核圆形或近圆形，黄白色。种子上端尖，下端钝圆，种皮红棕色。花期4～5月。果期5～6月。本种植物与欧李相似，主要区别：叶柄长2～3mm，有短柔毛；叶长卵形或卵圆形，长5～6cm，宽2.5～3cm，先端渐尖，基部圆形，边缘有锐重锯齿。花梗长5～10mm；花柱有柔毛。花期4～5月。果期7月。

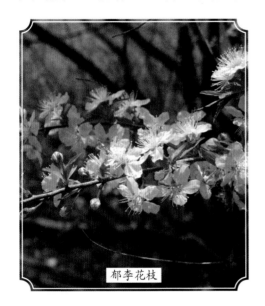

郁李花枝

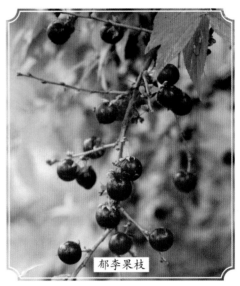

郁李果枝

3、长柄扁桃 *Prunus pedunculata* Maxim. 别名：大李仁。

灌木。短枝上之叶密集簇生；一年生枝的叶互生，椭圆形、近圆形或倒卵形，先端尖或圆钝，基部宽楔形，生短柔毛，叶缘具不整齐粗锯齿。花先于叶开放，单生，粉红色；花瓣近圆形。果实近球形或卵球形，顶端具小尖头，暗紫红色，果皮干燥，甚薄，成熟时开裂，离核。种子宽卵形，棕黄色。花期5月，果期7～8月。

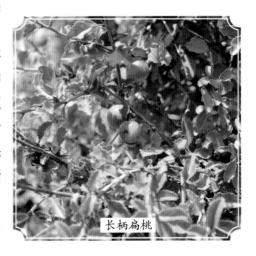

长柄扁桃

【生境分布】 欧李生于向阳山坡砂地、灌丛中，分布于东北、河北、内蒙古、陕西、宁夏、甘肃、河南、山东、江苏、四川等省区。郁李生于山野灌木丛中或山坡路旁，分布于河北、山西、河南、湖北、广东及华东地区等省。长柄扁桃生于丘陵地区的向阳石质山坡、干旱草原及荒漠草原，分布于内蒙古、陕西、宁夏。

【采收加工】 夏、秋季采收成熟果实，除去果肉及果壳，取出种子，晒干。

【药材性状】 1、欧李仁　种子长卵形或卵圆形，长 5～8mm，直径 3～5mm。浅棕色或黄白色，顶端尖，基部圆。尖端一侧有线形种脐，自合点处散出数条维管束脉纹。种皮薄，子叶 2，乳白色，富油性。气微，味微苦。

2、郁李仁　呈卵形，长 5～8mm，直径 3～5mm。表面黄白色或浅棕色，一端尖，另端钝圆。尖端一侧有线形种脐，圆端中央有深色合点，自合点处向上具多条纵向维管束脉纹。种皮薄，子叶 2，乳白色，富油性。气微，味微苦。

3、长柄扁桃　种子长 6～10mm，直径 5～7mm，表面黄棕色。

【炮制及饮片】 除去杂质。用时捣碎。

【性味功能】 味辛、苦、甘，性平。有润燥滑肠，下气，利水，消肿的功能。

【主治用法】 用于津枯肠燥，食积气滞，腹胀便秘，水肿，小便不利，脚气等症。用量 3～5g。孕妇慎用。

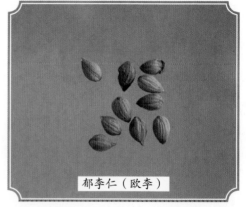

郁李仁（欧李）

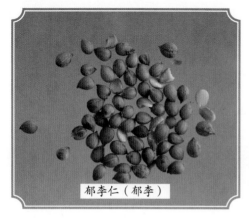

郁李仁（郁李）

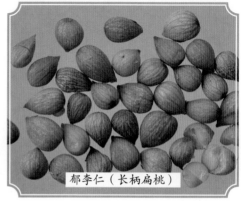

郁李仁（长柄扁桃）

🌿【混伪品】

1、《Flora of China》及《中国高等植物》已将欧李 *Prunus humilis*、长柄扁桃 *Prunus pedunculata* 及郁李 *Prunus japonica* 的拉丁名分别修订为欧李 *Cerasus humilis*、长柄扁桃 *Amygdalus pedunculata* 及郁李 *Cerasus japonica*。

2、常有其他同科植物的干燥成熟种子混淆：榆叶梅 *Amygdalus triloba*（异名 *Prunus triloba*）、毛叶欧李 *Cerasus dictyoneura*（异名 *Prunus dictyoneura*）、麦李 *Cerasus glandulosa*（异名 *Prunus glandulosa*）、毛樱桃 *Cerasus tomentosa*（异名 *Prunus tomentosa.*）、李 *Prunus salicina*。

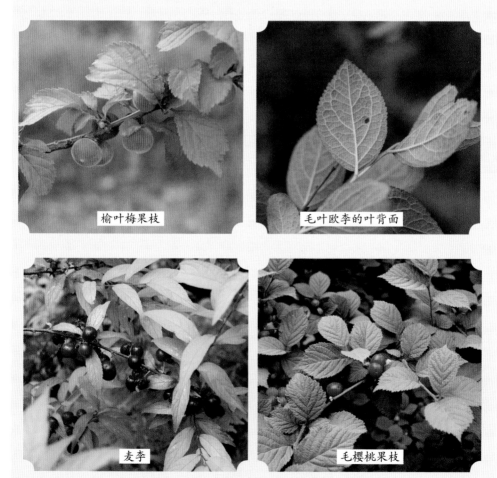

榆叶梅果枝

毛叶欧李的叶背面

麦李

毛樱桃果枝

中药郁李仁的基源植物检索表：

1、乔木；核果有深沟，外被蜡粉·················李 *Prunus salicina*

1、灌木；核果无深沟，不被蜡粉

2、叶先端常有3浅裂·············榆叶梅 *Amygdalus triloba*

2、叶先端常不裂

3、果皮干燥，甚薄，成熟时开裂·················长柄扁桃 *Amygdalus pedunculata*

3、果皮肉质多汁，成熟时不开裂

4、萼筒管状，长大于宽；花梗极短，近无·············毛樱桃 *Cerasus tomentosa*

4、萼筒钟状，长宽近相等；花梗明显

5、叶中部以下最宽，卵形或卵状披针形，先端渐尖，基部圆；花柱无毛···郁李 *Cerasus japonica*

5、叶上部以上最宽，基部楔形或宽楔形

6、叶下面被微硬毛或仅脉上被疏柔毛，倒卵状椭圆形，花柱基部无毛·········毛叶欧李 *Cerasus dictyoneura*

6、叶下面无毛或被稀疏短柔毛

7、叶中部以上最宽，倒卵状长椭圆形或倒卵状披针形，先端急尖或短渐尖，花柱无毛···········欧李 *Cerasus humilis*

7、叶中部或近中部最宽，长圆状披针形或椭圆状披针形，先端渐尖；花柱基部无毛或有疏柔毛···········麦李 *Cerasus glandulosa*

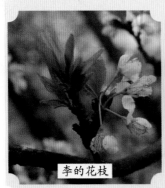
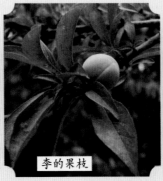
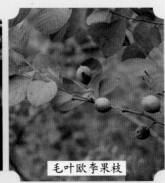

李的花枝　　　李的果枝　　　毛叶欧李果枝

郁金 Yujin

【来源】 郁金为姜科 (Zingiberaceae) 植物温郁金、姜黄、广西莪术或蓬莪术的干燥块根。前两者分别习称"温郁金"和"黄丝郁金"，其余按性状不同习称"桂郁金"或"绿丝郁金"。

【原植物】 1、温郁金 *Curcuma wenyujin* Y. H. Chen et Ling 别名：温莪术、黑郁金。

　　多年生草本。块根肉质纺锤状，白色。根茎长圆锥形，侧根茎指状，内黄色。叶二列，叶柄长约为叶片之半或更短；叶宽椭圆形，长 35～75cm，宽 14～22cm，先端渐尖或短尾状，基部下延至叶柄，绿色，无毛。花序于根茎处先叶抽出，圆锥状；冠部苞片长椭圆形，淡紫红色，腋内无毛，中下部苞片宽卵形，绿白色，腋内有 1～2 花，花外侧有小苞片数枚，膜质，花萼筒状，有 3 齿；花冠白色，裂片 3，长椭圆形，上方 1 裂片较大，先端微兜状，近顶端处有粗毛；侧生退化雄蕊花瓣状，黄色，唇瓣倒卵形，黄色；发育雄蕊 1，花丝短扁，花药基部有距；子房下位，密生长柔毛，花柱细长。花期 4～6 月。

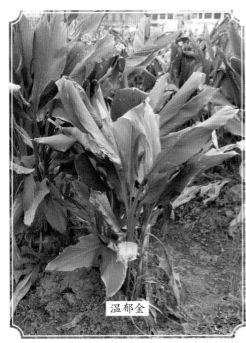

温郁金

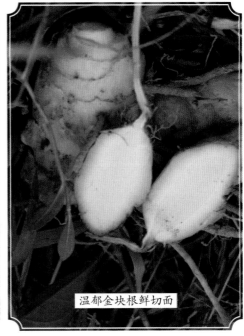

温郁金块根鲜切面

2、姜黄 *Curcuma longa* L. 别名：黄丝郁金、郁金、黄姜。

多年生草本。块根纺锤形。根茎肥厚，卵形或圆锥形，侧根茎指状，断面橙黄色。叶二列，叶柄与叶片等长或稍短；叶狭椭圆形，长 20～50cm，宽 8～15cm，先端渐尖，基部狭，下延至叶柄，上面黄绿色，下面浅绿色，两面无毛。穗状花序于叶鞘中央抽出，圆柱状，长 12～20cm，冠部苞片粉红色或淡红紫色，长椭圆形，腋内无花，中下部苞片卵形至近圆形，腋内有花数朵，小苞片长椭圆形，白色透明；花萼绿白色，有 3 齿；花冠管漏斗形，喉部密生柔毛，裂片 3，淡黄色，上方 1 片较大，椭圆形，先端兜状，两侧裂片长椭圆形；侧生退化雄蕊花瓣状，黄色，唇瓣近圆形，先端微 3 浅裂，黄色，中间棕黄色；能育雄蕊 1，花丝基部有距；子房下位，有柔毛，花柱基部有 2 棒状体。花期 7～8 月。

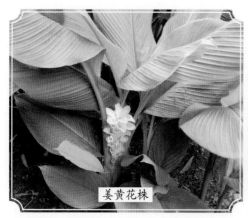

姜黄花株

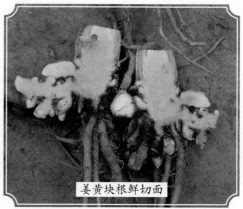

姜黄块根鲜切面

3、广西莪术 *Curucma kwangsiensis* S. G. Lee et C. F. Liang 别名：桂莪术、毛莪术、莪苓。

多年生草本。高 50～110cm。块根肉质纺锤形，断面白色。主根茎卵圆形至卵形，较小，侧根茎指状，断面白色或微黄色。叶片 4～7，二列，叶柄短，长约为叶片的 1/4；叶片长椭圆形，长 15～35cm，宽 5～7cm，两面密被粗柔毛，有的类型沿中脉两侧有紫晕。穗状花序圆柱状先叶或与叶同时从根茎上抽出，或从叶鞘中央抽出，长约 8～13cm，径约 4cm；缨部苞片长椭圆形至卵状披针形，先端粉红色至淡紫色，腋内无花；中下部苞片卵圆形，淡绿色，腋内有花 2～数朵；苞片数枚，椭圆形；萼筒白色，先端具 3 齿；花冠近漏斗形，长约 2.5cm，花瓣 3，粉红色，长圆形，上方一片较大，先端成兜状，侧生退化雄蕊形状与花瓣相似，淡黄色，唇瓣近圆形，淡黄色，先端微凹；花药基部有距；子房下位，花柱细长，基部有棒状附属体二枚。花期 4～9 月。

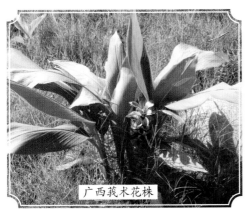

广西莪术花株

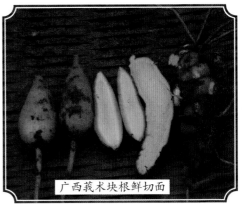

广西莪术块根鲜切面

4、蓬莪术 *Curcuma phaeocaulis* Val. 别名：绿丝郁金、黑心姜、蓝心姜。

多年生草本。根茎圆柱形，内淡蓝色或黄绿色，侧根茎指状。叶柄、叶鞘下部暗紫色，微生柔毛；叶长圆状椭圆形或长圆状披针形，上面沿中脉两侧有紫色带直至基部，下面疏生短柔毛。穗状花序由根茎上抽出，冠部苞片长卵形或长椭圆形，先端深红色，苞片近圆形，绿白色至白色，花冠裂片红色，退化雄蕊较唇瓣小，唇瓣黄色，子房有毛。花期4～6月。果期6～8月。

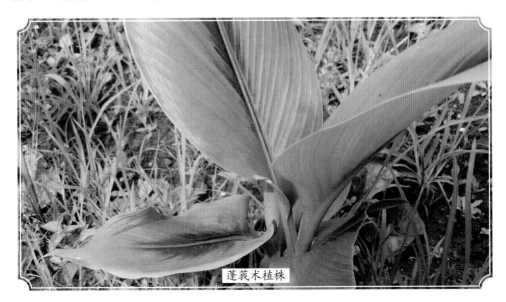

蓬莪术植株

【生境分布】温郁金栽培或野生，生于湿润田园或水沟边，分布于浙江南部。姜黄栽培或野生，多栽培土壤肥沃的田园，分布于陕西、江西、福建、台湾、湖北、广东、海南、广西、四川、云南等省区。广西莪术生于山坡草地、林缘或灌丛中，亦有栽培，分布于广西、云南、四川等省区。蓬莪术生于山坡、村旁或林下，亦有栽培，分布于浙江、江西、福建、台湾、湖南、广东、广西、四川、云南等省区。

【采收加工】 冬末春初茎叶枯萎后采挖，除去茎叶、须根、鳞叶及泥土，蒸或煮至透心，干燥。

【药材性状】 1、温郁金　长纺锤形或长圆形，两端渐尖，长 3 ～ 6cm，直径 1 ～ 1.5cm，深灰棕色，有纵皱纹。质坚硬，断面棕黑色，有蜡样光泽，内皮层明显。气芳香，味微苦。

2、黄丝郁金　纺锤形或圆锥形，一端肥大，长 2 ～ 4cm，直径 1 ～ 1.8cm，灰黄色，有皱纹，断面透明状，外周深黄色，内心金黄色。气芳香，味辛辣。

3、桂郁金　长圆锥形或长圆形，长 4 ～ 7cm，直径 1 ～ 1.5cm，浅棕黄色，有纵皱纹。质坚硬，断面颗粒状或角质状，浅棕黄色，内皮层明显。气微，味淡。

4、绿丝郁金　长椭圆形，长 2 ～ 4.5cm，直径 1 ～ 1.5cm，有粗皱纹，断面半角质。味辛。

【炮制及饮片】 洗净，润透，切薄片，干燥；或洗净，干燥，打碎。

【性味功能】 味辛、苦，性寒。有解郁，行气化瘀，止痛，化痰，凉血清血，利胆退黄的功能。

【主治用法】 用于胸胁胀痛，胸脘痞闷，痛经，月经不调，产后瘀阻腹痛，吐血，衄血，尿血，黄胆，热病神昏，癫痫。用量 3 ～ 9g。不宜与公丁香、母丁香同用。

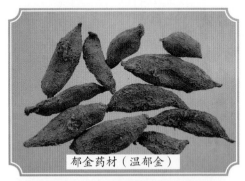

郁金药材（温郁金）

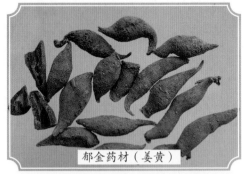

郁金药材（姜黄）

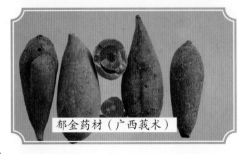

郁金药材（广西莪术）

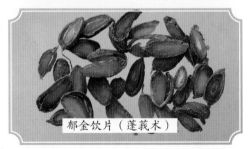

郁金饮片（蓬莪术）

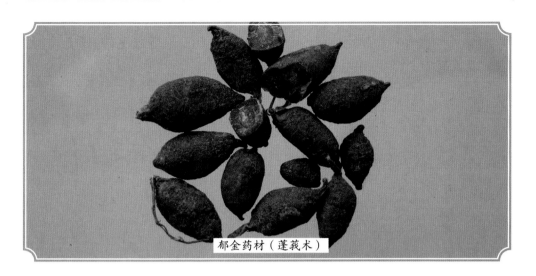

郁金药材（蓬莪术）

🌱【混伪品】

1、依照《Flora of China》的研究成果，许多中文书籍及文献中记载的物种 Curcuma zedoaria 为 Curcuma phaeocaulis 的错误鉴定。

2、同科植物郁金 Curcuma aromatica 的干燥块根在一些地方也用作中药"郁金"。

郁金的5种基源植物检索表如下：

1、叶两面密被粗柔毛或背面被毛

  2、叶宽 10～20cm；叶背面被毛；根茎切面黄色·········郁金 Curucma aromatica

  2、叶宽 5～7cm；叶两面被毛；根茎切面白色····广西莪术 Curucma kwangsiensis

1、叶两面无毛

  3、秋季开花；穗状花序于茎顶抽出；根茎切面橙黄色········姜黄 Curcuma longa

  3、春季开花；穗状花序自根茎抽出；根茎切面类黄色或白色

    4、叶片中央有紫色斑块··············蓬莪术 Curcuma phaeocaulis

    4、叶片中央无紫色斑块············温郁金 Curcuma wenyujin

虎杖 *Huzhang*

【来源】 虎杖为蓼科（Polygonaceae）植物虎杖的根茎及根。

【原植物】 虎杖 *Polygonum cuspidatum* Sieb. et Zucc. 别名：酸汤杆，山大黄，斑杖，花斑竹，阴阳莲。

多年生草本，高 1～2m。根茎粗大，木质，棕色，断面黄色。茎直立，丛生，中空，基部木质化，散生红色或紫红色斑点，节结明显，上有膜质托叶鞘。叶有短柄，叶卵状椭圆形或宽卵形，长 6～12cm，宽 5～9cm，先端短聚尖，基部圆形或近楔形。花单性，雌雄异株，密集成圆锥花序腋生；花小，花被 5，白色或淡绿白色，2 轮排列，外轮 3 片在果期增大，背部有翅；雄花有雄蕊 8，有退化雌蕊；雌花有退化雄蕊，子房上位，花柱 3，分离，柱头扩展呈鸡冠状。瘦果卵状三棱形，长 3～4mm，黑褐色，光亮，包于宿存翅状花被内，翅倒心状卵形，长 6～10mm，基部楔形，下延至果梗。花期 6～8 月。果期 9～10 月。

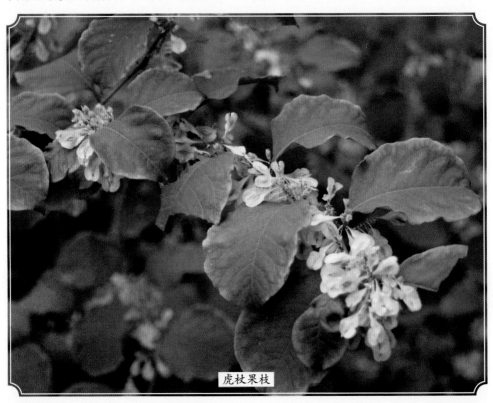

虎杖果枝

【生境分布】 生于湿润深厚土壤，常见于山坡、溪谷两岸灌丛边或沟边草丛中。分布于河北、河南、山东及长江以南各省区。

【采收加工】 春秋季采挖根部，除去须根、尾梢，洗净后趁鲜切短段，粗者纵切3～4片，晒干。

【药材性状】 根茎及根稍圆柱形，有分枝，弯曲，长短不一，直径0.5～2.5cm。棕褐色或棕红色。有纵皱纹、须根和须根痕。根茎有节，节间长2～3cm。质坚硬。不易折断，断面棕黄色，纤维性，皮部薄，木部占大部分，放射状，皮部与木部易分离；根茎断面中央有髓或空洞状。气微，味微苦、涩。

【炮制及饮片】 除去杂质，洗净，润透，切厚片，干燥。

【性味功能】 味微苦，性微凉。有活血定痛，清利湿热，止咳化痰的功能。

【主治用法】 用于关节疼痛，经闭，湿热黄疸，慢性气管炎，高血脂症。外用于烫火伤，跌扑损伤，痈肿疮毒。孕妇慎服。用量9～15g。

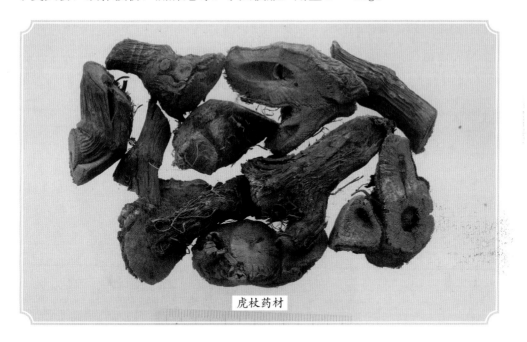

虎杖药材

明党参 Mingdangshen

【来源】 明党参为伞形科 (Umbelliferae) 植物明党参的干燥根。

【原植物】 明党参 *Changium smyrnioides* Wolff.

多年生草本，高 60～100cm。根肥厚，圆柱形或粗短纺锤形。茎直立，上部分枝。基生叶有长柄，基部扩大呈鞘状而抱茎；叶为二至三回三出复叶，第二回分裂具 3～4 对羽状小叶片，小裂片披针形；茎上部的叶缩小呈鳞片状或叶鞘状。复伞形花序，总花梗长 3～10cm，伞辐 6～10，无总苞片；小总苞片数个，钻形；小伞形花序有花 10～15，侧枝花序雌蕊常不发育；花白色，萼齿小；花瓣 5，卵状披针形，有一明显紫色中脉，顶端尖锐，内折，凹入；雄蕊 5；子房下位。双悬果近圆形或卵状长圆形而扁，光滑，有纵纹。果棱不明显，分果侧面扁，断面近圆形，胚乳腹面有深槽，果棱槽有油管 3，合生面有油管 2。花期 4～5月，果期 5～6月。

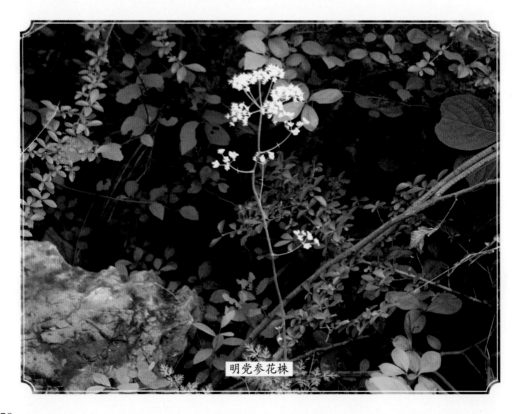

明党参花株

【生境分布】 生于山野、林下、岩石上、山坡。分布于江苏，安徽，浙江等省。

【采收加工】 3～5月采挖根部，除去须根，洗净，置沸水中煮至无白心，取出，刮去外皮，漂洗，干燥。

【药材性状】 明党参细长圆柱形、长纺锤形或不规则条块，长6～20cm，直径0.5～2cm。黄白色至淡棕色，光滑或有纵沟纹及须根痕，有的具红棕色斑点。质硬而脆，断面角质样，皮部较薄，黄白色，有的易与木部剥离，木部类白色。气微，味淡。

【炮制及饮片】 洗净，润透，切厚片，干燥。

【性味功能】 味甘、微苦，性微寒。有润肺化痰，养阴和胃，平肝，解毒的功能。

【主治用法】 用于肺热咳嗽，呕吐反胃，食少口干，目赤眩晕，疔毒疮疡。用量6～12g。

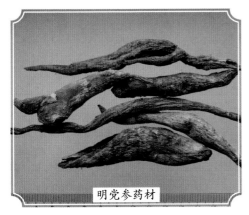
明党参药材

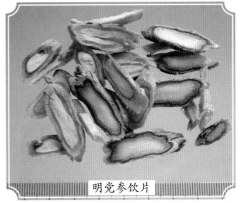
明党参饮片

🌿【混伪品】

同科植物川明党 *Chuanminshen violaceum* Sheh et Shan 在四川有很长栽培历史，其干燥根入药，称"川明党"或"明党"。川明党植物与明党参主要区别：伞辐极不等长；胚乳腹面平直。

罗布麻叶 Luobumaye

【来源】 罗布麻叶为夹竹桃科（Apocynaceae）植物罗布麻的干燥叶。

【原植物】 罗布麻 *Apocynum venetum* L. 别名：牛茶，野茶，红麻。

多年生草本，株高 1～2m，全株含乳汁。茎直立，上部黄绿色，下部紫红色，无毛。叶柄短，叶对生，长圆状披针形，长 2～5cm，宽 0.5～1.5mm，先端钝，基部楔形或圆形，边缘稍反卷，两面无毛，下面有白粉。聚伞花序顶生于茎端或分枝上；苞片小，膜质，先端尖；萼 5 裂，有短毛；花冠钟状，粉红色或浅紫色，钟形，下部筒状，有短毛，先端 5 裂，花冠里面基部有副花冠；花盘边缘有蜜腺；雄蕊 5，花药孔裂；柱头 2 裂。蓇葖果长角状，熟时黄褐色，带紫晕，长 15～20cm，直径 3～4mm，成熟后沿粗脉开裂，散有种子，种子多数，黄褐色，先端簇生白色细长毛。花期 6～7 月。果期 8～9 月。

【生境分布】 生于河岸、山沟、山坡等。分布于吉林、辽宁、内蒙古、甘肃、陕西、山西、山东、河南、河北等省。

【采收加工】 栽种当年 8 月份收获一次，从第二年起在 6 月和 9 月份各采收 1 次叶片，除去杂质，晒干或阴干。

【药材性状】 罗布麻叶多皱缩卷曲，完整叶片展平后呈椭圆状披针形或卵圆状披针形，长 2～5cm，宽 0.5～2cm，淡绿色或灰绿色，先端钝，有小芒尖，基部钝圆或楔形，边缘具细齿，常反卷，两面无毛，叶脉于下表面突起；叶柄细，长约 4mm。质脆。气微，味淡。

【性味功能】 味甘、苦，性凉。有平肝安神，清热利水的功能。

【主治用法】 用于肝阳眩晕，心悸失眠，浮肿尿少；高血压病，神经衰弱，肾炎浮肿等。用量 6～12g。

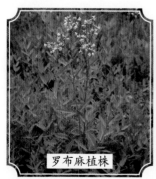
罗布麻植株

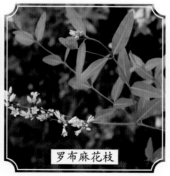
罗布麻花枝

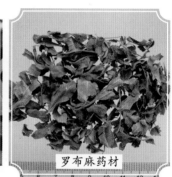
罗布麻药材

罗汉果 Luohanguo

【来源】 罗汉果为葫芦科（Cucurbitaceae）植物罗汉果的果实。

【原植物】 罗汉果 *Momordica grosvenori* Swingle 别名：拉汉果。

多年生草质藤本，长达 5cm。有块根，茎细，暗紫色，有纵棱，被白色或黄色柔毛，卷须 2 裂几达中部。叶互生；叶柄长 4～7cm，稍扭曲，有短柔毛；叶心状卵形，膜质，长 10～15cm，宽 4～12cm，先端急尖或渐尖，基部宽心形或耳状心形，全缘，两面有白柔毛，下面有红棕色腺毛。花单性，雌雄异株；雄花腋生，数朵排成总状花序，长达 12cm，有柔毛及腺毛，花梗长达 3cm，有小苞片 1，花萼漏斗状，被柔毛，5 裂，先端有线状长尾，花冠 5 全裂，橙黄色，先端渐尖，外生白色杂有棕色柔毛；雄蕊 3，有白色柔毛；雌花单生或 2～5 花簇生于叶腋，成短总状花序。子房下位，有柔毛，花柱 3，柱头 2 分叉，有退化雄蕊 3。瓠果圆形或长圆形，有黄色及黑色茸毛，有纵线 10 条。种子扁长圆形，淡黄色，边缘有缺刻，中央稍凹。花期 6～8 月。果期 8～10 月。

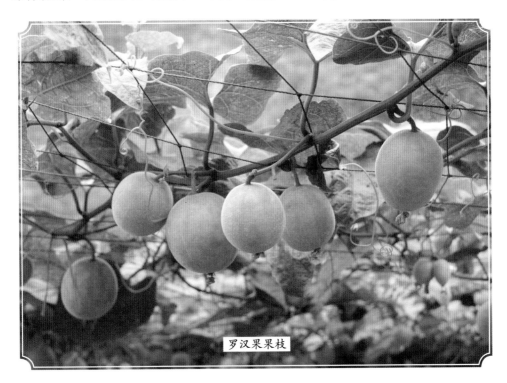

罗汉果果枝

【生境分布】 生于山区海拔较低处。多为栽培种。分布于江西、广东、广西、贵州等省区。

【采收加工】 9～10月果实成熟采摘，放置8～10天果皮由青转黄时，用火烘干，常翻动，5～6天取出。

【药材性状】 罗汉果圆球形或长圆形，长6～8cm，直径5～6.5cm。棕绿色或黄褐色，有深棕色斑纹和木栓斑点，全体有白色毛茸，有8～10条纵纹。果实顶端有圆点状柱基，基部有果柄痕。体轻，质脆，易碎；果瓢干缩，淡黄色或淡棕色，质松如海绵。种子多数，扁圆形，中央微凹陷，边缘有糟，黄色。气微，味甜。

【性味功能】 味甘，性凉。有清热解暑，润肺止咳，滑肠通便的功能。

【主治用法】 用于伤风感冒，咳嗽，百日咳，咽痛失音，急慢性气管炎，急慢性扁桃腺炎，咽喉炎，急性胃炎，暑热口渴，肠燥便秘等症。用量9～15g。

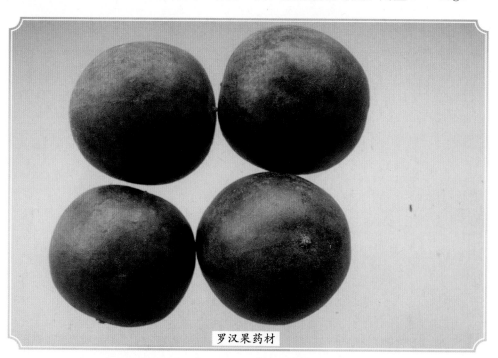

罗汉果药材

知母 Zhimu

【来源】 知母为百合科 (Liliaceae) 植物知母的干燥根茎。

【原植物】 知母 *Anemarrhena asphodeloides* Bge. 别名：羊胡子。

多年生草本。根茎肥厚，横生，有残留多数黄褐色纤维状旧叶残基，下部生多数肉质须根。叶基生，线形，质稍硬，长 20～70cm，宽 3～7mm，基部扩大成鞘状，上部淡绿色，下面深绿色。花葶直立，不分枝，高 50～100cm 或更长，其上疏生鳞片状小苞片；2～6 花成一簇，散生在花序轴上，排成长穗状；花黄白色或淡紫色，有短梗，夜间开花，有香气；花被片 6，2 轮，长圆形，外轮有紫色脉纹，内轮淡黄色；雄蕊 3，着生于内轮花被片中央，花药黄色；子房长卵形，3 室。蒴果长圆形，长 10～15mm，直径 5～7mm，有纵棱 6 条，3 室，每室有种子 1～2。种子长三棱形，黑色，两侧有翼，长 8～12mm。花期 5～8 月。果期 8～9 月。

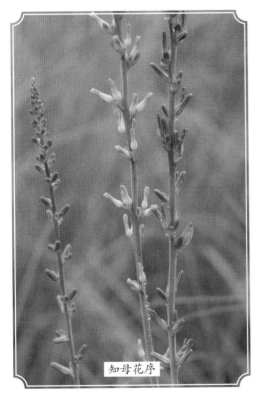

知母花序

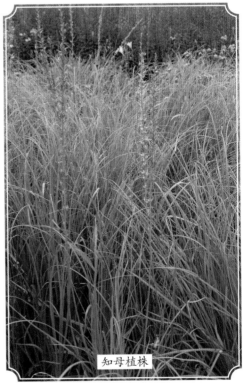

知母植株

【生境分布】 生于山坡、干燥丘陵或草原地带。分布于东北及河北、内蒙古、山西、河南、山东、陕西、甘肃等省区。

【采收加工】 春、秋二季采挖，除去须根及泥沙，晒干，习称"毛知母"；鲜时剥去外皮晒干，习称"光知母"或"知母肉"。

【药材性状】 毛知母 根茎长条状，稍扁，微弯曲，少有分枝，长 3～15cm，直径 0.5～1.5cm。棕色，一端较粗，有淡黄色花葶及叶残基，习称"金包头"。上面有 1 凹沟，有紧密排列的环状节，节上密生黄棕色的残存叶基，由两侧向根茎上方生长；下面稍隆起，并有凹陷或突起的点状根痕。质硬，易折断，断面黄白色。气微，味微甜、稍苦，嚼之带粘性。

光知母 外皮已除去，黄白色，有扭曲的沟纹，有残留叶基及凹点状根痕。

【炮制及饮片】 知母 除去杂质，洗净，润透，切厚片，干燥，去毛屑。

盐知母 取知母片，加盐水拌匀，闷透，置锅内，以文火加热，炒干，取出，放凉。每 100kg 知母片用食盐 2kg。

【性味功能】 味苦、甘，性寒。有清热泻火，生津润燥的功能。

【主治用法】 用于外感热病，高热烦渴，骨蒸潮热，内热消渴，肠燥便秘等。用量 6～12g，水煎服。

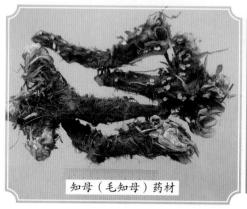

知母（毛知母）药材

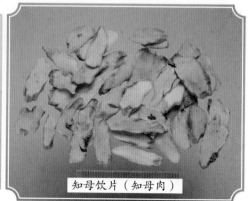

知母饮片（知母肉）

委陵菜 Weilingcai

【来源】 委陵菜为蔷薇科（Rosaceae）植物委陵菜的干燥全草。

【原植物】 委陵菜 *Potentilla chinensis* Ser. 别名：白头翁，老鸹爪，鸡爪草。

多年生草本，高30～60cm，全株密生长柔毛。主根圆锥形或圆柱形，木质化。茎直立或斜生。单数羽状复叶，先端小叶最大，两侧小叶渐小，有托叶；基生叶常有小叶15～31，连叶柄长30cm，叶柄被长绵毛；托叶披针形或椭圆状披针形，基部与叶柄连生；茎生叶小叶3～13，小叶长圆形或长圆状倒卵形，长1.5～6cm，宽0.6～1.5cm，先端尖，边缘缺刻状羽状深裂，裂片三角形，反卷，上面绿色，有疏短柔毛，下面灰白色，密生白色绵毛。聚伞花序顶生；花萼5，宽卵圆形，副萼线状披针形，与花萼互生；花瓣5，深黄色；雄蕊多数。花丝短；子房近卵形，花柱侧生，较短。瘦果卵圆形，有毛，多数，聚生于有绵毛的花托上，花萼宿存。花期5～8月。果期6～9月。

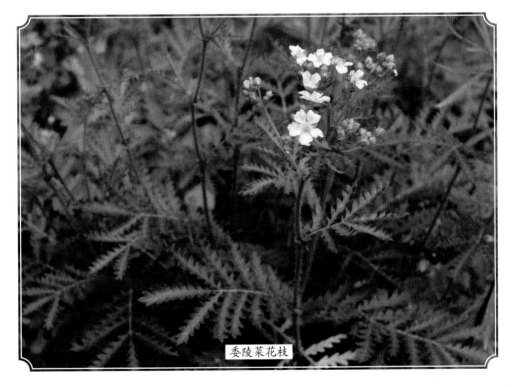

委陵菜花枝

【生境分布】 生于向阳山坡或荒地。分布于全国大部分省区。

【采收加工】 4～8月间均可采挖，带根全草除去花枝及果枝，晒干。或将地上部分茎叶全除去，仅用根，也可将根叶分别入药，晒干。

【药材性状】 委陵菜根呈圆柱形或类圆锥形，略扭曲，有的有分枝，长5～17cm，直径0.5～1cm；表面暗棕色或暗紫红色，有纵纹，粗皮易成片状剥落，根头部稍膨大；质硬，易折断，断面皮部薄，暗棕色，常与木部分离，射线呈放射状排列。叶基生，单数羽状复叶，有柄；小叶狭长椭圆形，边缘羽状深裂，下表面及叶柄均密被灰白色柔毛。气微，味涩、微苦。

【炮制及饮片】 除去杂质，洗净，润透，切段，晒干。

【性味功能】 味苦，性寒。有清热解毒，凉血止血，祛痰止咳的功能。

【主治用法】 用于赤痢腹痛，久痢不止，咯血，痔疮出血，咽喉炎，百日咳，吐血，咯血，痈肿疮毒等。用量9～15g；

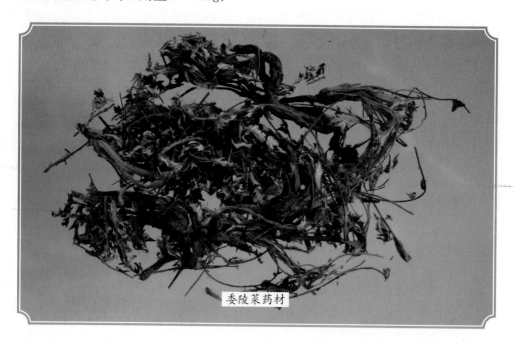

委陵菜药材

垂盆草 Chuipencao

【来源】 垂盆草为景天科（Crassulaceae）植物垂盆草的干燥全草。

【原植物】 垂盆草 *Sedum sarmentosum* Bunge 别名：狗牙齿，鼠牙半支、白蜈蚣。

多年生肉质草本，高 10 ～ 20cm。茎平卧或上部直立，光滑无毛，延伸长达 30cm，不育枝和花枝细弱，匍匐地面易生不定根，长 10 ～ 25cm。3 叶轮生，无柄；叶倒披针形或长圆形，长 15 ～ 25mm，宽 3 ～ 5mm，先端稍急尖，基部延茎下延成耳状，有距，全缘，肉质。聚伞状花序顶生或腋生，直径 5 ～ 6cm，有 3 ～ 5 个分枝；无花梗；萼片 5，披针形或长圆形，长 3.5 ～ 5mm，先端稍钝，基部无距；花瓣 5，淡黄色，披针形或长圆形，长 5 ～ 8mm，先端有较长短尖头；雄蕊 10，稍短于花瓣，排成 2 轮，鳞片小，楔状四方形；心皮 5，稍叉开，长 5 ～ 6mm，成熟后沿腹线开裂。蓇葖果，种子多数、细小，卵圆形，有细乳头突起。花期 4 ～ 5 月。果期 6 ～ 7 月。

【生境分布】 生于低山坡岩石上，山谷，阴湿处；也有栽培。 分布于吉林、辽

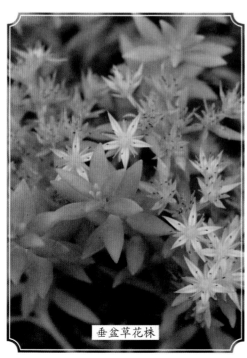
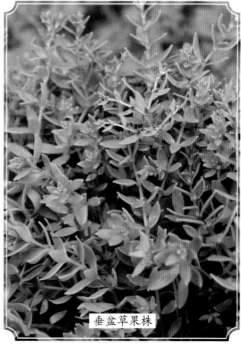

垂盆草花株　　　　　　　　垂盆草果株

宁、河北、河南、山西、陕西、山东、江苏、安徽、浙江、江西、福建、湖北、四川、贵州等省。

【采收加工】 春秋季均可采收全株，但以秋季质量较佳。晒干或鲜用。

【药材性状】 晒干的垂盆草全草稍卷缩，根细短；茎棕绿色，长 4～8cm，直径 0.1～0.2cm，质地较韧或脆，断面中心淡黄色，上有稍外凸的棕褐色的环状茎节 10 余个，偶有残留不定根；干叶片皱缩，褐绿色，质较脆，易脱落破碎，完整叶片呈倒披针形至矩圆形，棕绿色，长 1.5cm，宽 0.4cm。如低温（60～70℃）烘干的全草，全株黄绿色，叶片表面鼓起，性脆，易脱落，破碎成碎块状，剩棕绿色的茎，有的带花，聚伞状花序顶生，小花黄白色。气微，味微苦。

【炮制及饮片】 除去泥沙杂质，干品切段。

【性味功能】 味甘、淡，性凉。有清热，消肿利湿，解毒，排脓生肌，降低谷丙转氨酶的功能。

【主治用法】 用于急性肝炎，迁延性肝炎，慢性肝炎，咽喉肿痛，口腔溃疡，痢疾，烧烫伤，痈肿疮疡，带状疱疹，毒蛇咬伤。用量 15～30g，鲜品 250g。外用鲜品适量。

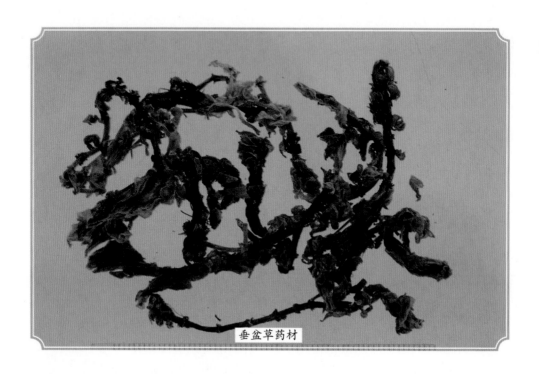

垂盆草药材

使君子 Shijunzi

【来源】 使君子为使君子科（Combretaceae）植物使君子的干燥成熟果实。

【原植物】 使君子 *Quisqualis indica* L. 别名：留球子、索子果。

落叶藤状灌木，高 2 ～ 8m，幼株生黄褐色柔毛。叶对生，薄纸质；叶柄长约 1cm，下部有关节，有毛，基部刺状；叶长椭圆状披针形，长 5 ～ 15cm，宽 2 ～ 6cm，先端渐尖，基部圆形或微心形，全缘，两面有黄褐色短柔毛，脉上尤多。穗状花序顶生，有花 10 余朵，着生较疏，下垂；每花下有苞片 1，披针形或线形；萼筒细管状长约 7cm，先端 5 裂，裂片三角形，有柔毛及腺毛；花瓣 5，长圆形或倒卵形，长 1.5 ～ 2cm，先端圆，基部宽楔形，初放时白色，后渐转紫红色，雄蕊 10，排为上下 2 轮，上轮 5 枚外露；子房下位，圆柱状纺锤形，有 5 条纵棱，花柱丝状，下部与萼筒合生，柱头短。果实橄榄状，稍木化，长约 3cm，黑褐色或深棕色，有 5 棱，种子 1。花期 5 ～ 9 月。果期 6 ～ 10 月。

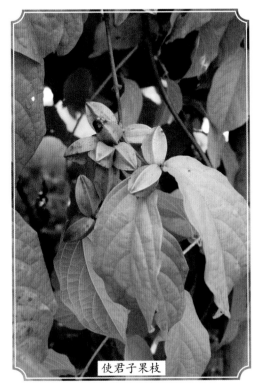

使君子果枝

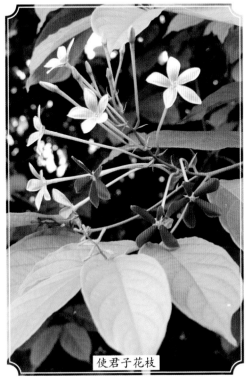

使君子花枝

【生境分布】 生于平地、山坡、路旁等向阳灌丛中，亦有栽培。分布于江西、福建、台湾、湖南、广东、广西、云南、贵州、四川等省区。

【采收加工】 秋季果实成熟未开裂时采收，晒干或微火烘干，为"使君子"，除去果皮后为"君子仁"。

【药材性状】 使君子呈椭圆形或卵圆形，具5条纵棱，偶有4～9棱，长2.5～4cm，直径约2cm。黑褐色至紫黑色，平滑，微具光泽。顶端狭尖，基部钝圆，有明显圆形的果梗痕。质坚硬，横切面多呈五角星形，棱角处壳较厚，中间呈类圆形空腔。种子长椭圆形或纺缍形，长约2cm，直径约1cm；表面棕褐色或黑褐色，有多数纵皱纹；种皮薄，易剥落；子叶2，黄白色，有油性，断面有裂纹。气微香，味微甜。

【炮制及饮片】 使君子　除去杂质。用时捣碎。

　　使君子仁　取净使君子，除去外壳。

　　炒使君子仁　取使君子仁，置热锅中，用文火炒至有香气时，取出，放凉。

【性味功能】 味甘，性温，有毒。有杀虫，消积，健脾的功能。

【主治用法】 用于虫积腹痛，小儿疳积，乳食停滞，腹胀，泻痢等症。用量4.5～9g。捣碎入煎剂或入丸散或单用作1～2次服。小儿每岁一粒半，总量不超过20粒。空腹连服2～3天，去壳取仁炒香嚼服。服药时，忌饮热茶。

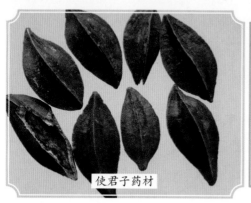

使君子药材

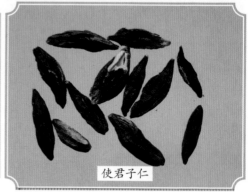

使君子仁

侧柏叶 Cebaiye

【来源】 侧柏叶为柏科（Cupressaceae）植物侧柏的干燥枝梢及叶。

【原植物】 侧柏 *Platycladus orientalis*（L.）Franco 别名：扁柏、柏树。

常绿乔木，高达 20m，或灌木状。树皮浅纵裂，成薄片状脱落；分枝密，小枝扁平，排成平面，直展，叶鳞片状，绿色：叶交互对生，紧贴于枝上；叶片斜方形，气孔在两侧成 2～4 行。雌雄同株，球花单生于头年短枝顶端；雄球花黄褐色，雄蕊 6～12；雌球花有 3 或 4 对球鳞，覆瓦状排列。球果卵状椭圆形，成熟前肉质，蓝绿色，被白粉，成熟后红褐色，木质，开裂，种鳞 4 对，扁平，背部顶端有反曲的尖头，中部种鳞各有种子 1～2；种子卵圆形或长卵形，无翅或有棱脊。花期 3～4 月。种熟期 9～10 月。

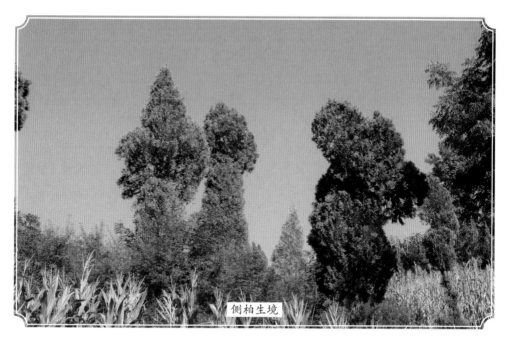

侧柏生境

【生境分布】 生于平原、山坡或山崖。分布于除青海、新疆外的全国各地。

【采收加工】 全年可采，以 9～10 月采收为好，剪下枝叶，阴干。

【药材性状】 侧柏叶多分枝，小枝扁平。叶细小，鳞片状，交互对生，紧贴伏于枝上，深绿色或黄绿色，质脆。气微清香，味苦涩、微辛。

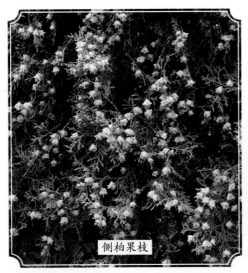

侧柏果枝

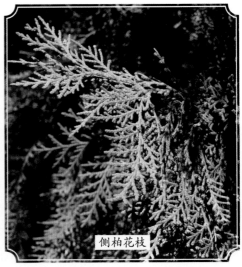

侧柏花枝

【炮制及饮片】 侧柏叶 除去硬梗及杂质。

侧柏炭 取净侧柏叶，置热锅内，用武火炒至表面焦褐色，内部焦黄色时，取出，晾干。

【性味功能】 味苦、涩，性微寒。有凉血，止血，清利湿热，生发乌发，祛痰止咳的功能。

【主治用法】 用于吐血、衄血，咯血，便血，血痢，崩漏下血，风湿痹痛，血热脱发，须发早白，咳嗽等症。用量 6 ～ 12g。

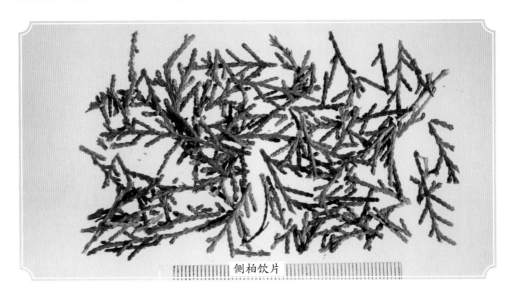

侧柏饮片

佩兰 Peilan

【来源】 佩兰为菊科 (Compositae) 植物佩兰的全草。

【原植物】 佩兰 *Eupatorium fortunei* Turcz. 别名：杭佩兰。

多年生草本，高 50～100cm。茎带紫红色。叶对生，下部叶常枯萎，中部叶有短枝；叶 3 全裂或深裂，中裂片长椭圆形或长椭圆状披针形，长 5～10cm，宽 1.5～2.5cm，上部叶常不分裂或全部不分裂，先端渐尖，边缘有粗齿或不规则锯齿，两面光滑或沿脉疏生柔毛，无腺点。头状花序顶生，排成复伞房花序，总苞钟状，总苞片 2～3 层，外层短，卵状披针形，中、内层苞片渐长，苞片紫红色或带淡红色，无毛，无腺点；每头状花序含 4～6 花，白色或带微红色，全为管状花，两性，花冠外无腺点，5 齿裂；雄蕊 5，聚药；子房下位，柱头 2 裂。瘦果圆柱形，熟时黑褐色，无腺点，冠毛白色。花期 7～11 月。果期 8～12 月。

【生境分布】 佩兰生于路旁灌丛中或溪边，分布于陕西、山东及长江以南大部地区。

【采收加工】 夏秋季采收，割取地上部分，除净泥土，阴干或洗净，捞出稍润，去根，切段，晒干。

【药材性状】 茎圆柱形，长 30～100cm，直径 2～5mm，黄棕色，有节及纵棱，断面髓部白色或中空。叶对生，皱缩或破碎，完整叶展平后 3 裂，裂片长圆形或长圆状披针形，边缘有粗锯齿，绿褐色或暗绿色，无腺点。气香，味微苦。

【炮制及饮片】 除去杂质，洗净，稍润，切段，晒干。

【性味功能】 味微苦，性寒。有发表去湿，和中化浊的功能。

【主治用法】 用于伤暑头痛，无汗发热，胸闷腹满，口中甜腻，口臭等症。用量 4.5～9g。阴虚、气虚者不宜用。

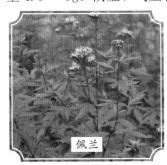

佩兰

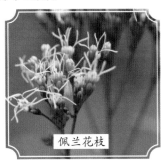

佩兰花枝

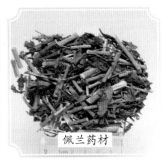

佩兰药材

金果榄 Jinguolan

【来源】 金果榄为防己科 (Menispermaceae) 植物青牛胆的干燥块根。

【原植物】 青牛胆 *Tinospora sagittata* (Oliv.) Gagnep. 别名：金牛胆，苦地胆，金果榄。

　　草质，常绿藤本，具连珠状块根，膨大部分不规则球形，干时带灰色，有皱纹，断面黄色；枝纤细，常被柔毛或近无毛。叶纸质，披针状或长圆状箭形，偶有近戟形，长 7～15cm 或稍过之，顶端渐尖或尾尖，两面通常近无毛；掌状脉5条。聚伞花序腋生，疏散，通常有花数朵，单生或簇生，长约 2～5cm，总梗、分枝和花梗均丝状；小苞片 2；雄花：萼片 6，外轮小，长约 1mm，内轮倒卵形或阔倒卵形，长约 3mm 或稍过之，顶端钝或圆；花瓣 6，稍肉质，长约 1mm 或稍过之；雄蕊 6，与花瓣近等长或稍长；雌花：萼片与雄花相似；花瓣较小，常楔形；不育雄蕊 6，棒状；心皮 3，近无毛。核果红色，近球形，内果皮近半球形，宽约 6～8mm。花期 4 月，果期秋末。

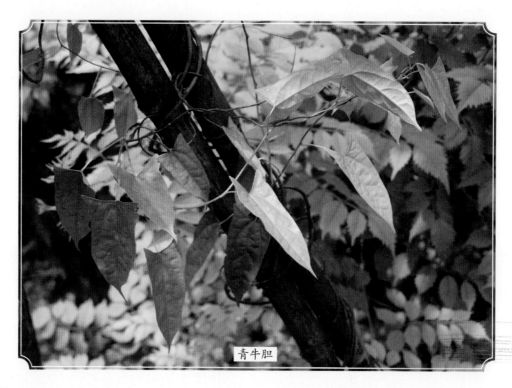

青牛胆

【生境分布】 苦地胆生于山谷、溪边、疏林下、山坡草丛或石缝中，分布于云南，广西等省区。

【采收加工】 秋季采挖块根，洗净切片，烘干或晒干。

【药材性状】 金果榄呈不规则圆块状，长 5 ～ 10cm，直径 3 ～ 6cm。棕黄色或淡褐色，粗糙不平，有深皱纹。质坚硬，不易击碎，破开，横断面淡黄白色，导管束略呈放射状排列，色较深。无臭，味苦。

【炮制及饮片】 除去杂质，浸泡，润透，切厚片，干燥。

【性味功能】 味苦，性寒。有清热解毒，利咽，止痛的功能。

【主治用法】 用于急性咽喉炎，扁桃体炎，口腔炎，急性胃肠炎，胃痛，细菌性痢疾等。用量 3 ～ 9g。

🌿【混伪品】

《中华人民共和国药典》记载金果榄为防己科植物青牛胆 *Tinospora sagittata*（Oliv.）Gagnep. 或金果榄 *Tinospora capillipes* Gagnep. 的干燥块根。《中国植物志》将金果榄 *Tinospora capillipes* Gagnep. 作为青牛胆 *Tinospora sagittata*（Oliv.）Gagnep. 的异名。

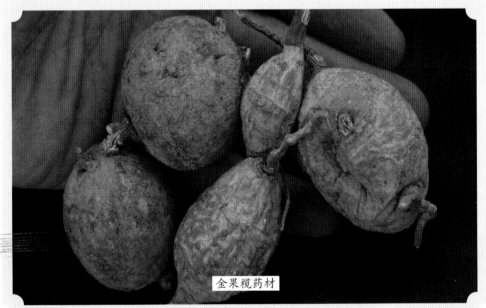

金果榄药材

金佛草 Jinfocao

【来源】金佛草为菊科 (Compositae) 植物条叶旋覆花或旋覆花的干燥地上部分。

【原植物】1、条叶旋覆花 *Inula linariifolia* Turcz. 别名：线叶旋覆花。

多年生草本，被疏柔毛。基部叶花期多枯萎；上部叶互生，线状披针形或线形，长 3～10cm，宽 0.5～1cm，先端尖，基部渐窄，无小耳，全缘，边缘常反卷，下面有腺点及蛛丝状柔毛或长伏毛；无柄。头状花序枝顶单生或 3～5 朵呈伞房状排列；总苞半球形，总苞片 4 层，内层苞片除中脉外全为干膜质，有睫毛；边花舌状，黄色，先端 3 裂，背面有腺点；管状花先端 5 齿裂。瘦果圆柱形，被短粗毛，冠毛白色。花期 7～9 月。果期 8～10 月。

2、旋覆花 *Inula japonica* Thunb. 参见"旋覆花"项。

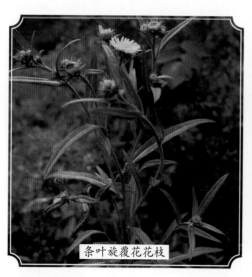
条叶旋覆花花枝

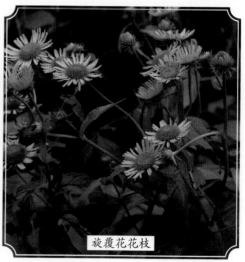
旋覆花花枝

【生境分布】条叶旋覆花生于山坡路旁，河岸田边，分布于我国东北、华北、华中、华东地区。旋覆花生于河滩、山谷、田梗、草丛及路边湿地，分布于东北、华北、西北、华东及湖北、湖南、广东、贵州、四川等地。

【采收加工】夏、秋二季采割，晒干。

【药材性状】条叶旋覆花 茎呈圆柱形，上部分枝，长 30～70cm，直径 0.2～0.5cm；绿褐色或棕褐色，疏被短柔毛，有多数细纵纹；质脆，断面黄白色，髓部中空。叶互生，叶片条形或条状披针形，长 5～10cm，宽 0.5～1cm，先端尖，基部抱茎，全缘，边缘反卷，上表面近无毛，下表面被短柔毛。头状花序顶生，直径 0.5 ～ 1cm，冠毛白色，长约 0.2cm。气微，味微苦。

　　旋覆花　叶片椭圆状披针形，宽 1 ～ 2.5cm，边缘不反卷。头状花序较大，直径 1 ～ 2cm，冠毛长约 0.5cm。

【炮制及饮片】　除去杂质，略洗，切段，干燥。

【性味功能】　味苦、辛、咸，性温。有降气，消痰，行水，止呕的功能。

【主治用法】　用于风寒咳嗽，痰饮蓄结，痰壅气逆，胸膈痞满，喘咳痰多；外治疔疮肿毒。用量 4.5 ～ 9g。外用鲜品适量，捣汁涂患处。

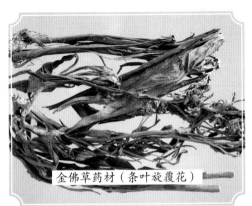

金佛草药材（条叶旋覆花）

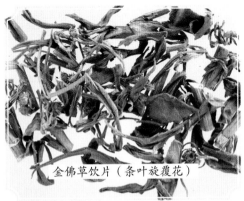

金佛草饮片（条叶旋覆花）

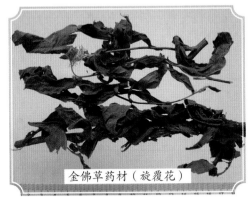

金佛草药材（旋覆花）

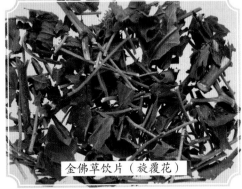

金佛草饮片（旋覆花）

【混伪品】

　　同科植物欧亚旋覆花 *Inula britanica*、湖北旋覆花 *Inula hupehensis*、水朝阳旋覆花 *Inula helianthus-aquatica* 的的干燥地上部分混为金佛草使用，它们主要区别点见"旋覆花"项。

金荞麦 Jinqiaomai

【来源】 金荞麦为蓼科（Polygonaceae）植物野荞麦的根茎。

【原植物】 野荞麦 *Fagopyrum dibotrys* Hara 别名：金荞麦，金锁银开，荞麦三七。

多年生草本。主根粗大，呈结节状，横走，红棕色。茎直立，常微带红色。叶互生，具长柄，托叶鞘筒状，膜质，灰棕色；叶片戟状三角形，先端长渐尖或尾尖状，基部戟状心形。花小，聚伞花序顶生或腋生，花被片5，白色；雄蕊8，花药红色，花柱3，向下弯曲。小坚果卵状三角棱形，表面平滑，角棱锐利。花期7～9月，果期10～11月。

【生境分布】 生于荒地、路旁、河边阴湿地。分布于河南、江苏、安徽、浙江、江西、湖北、湖南、广东、广西、陕西、甘肃、西藏等省区。

【采收加工】 秋季挖取根茎，洗净，阴干。

【药材性状】 金荞麦呈不规则块状，常具瘤状分枝，长短不一。深灰褐色，有环节及纵皱纹，有点状皮孔，有凹陷的圆形根痕及须根残余；瘤状分枝顶部有茎残基。质坚硬，不易折断，切面淡黄白色至黄棕色，有放射状纹理，中央有髓。气微，味微涩。

【炮制及饮片】 除去杂质，洗净，润透，切厚片，晒干。

【性味功能】 味微辛、涩，性凉。有清热解毒，排脓祛瘀的功能。

【主治用法】 用于肺脓疡，咽炎，扁桃体炎，痢疾，无名肿毒，跌打损伤，风湿关节炎等。用量15～45g。

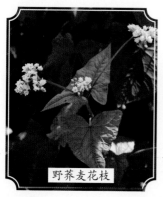

野荞麦花枝

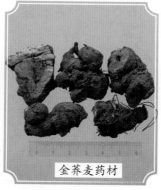

金荞麦药材

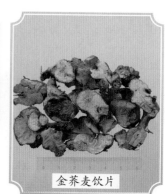

金荞麦饮片

金钱草 Jinqiancao

【来源】金钱草为报春花科（Primulaceae）植物过路黄的全草。

【原植物】过路黄 *Lysimachia christinae* Hance 别名：大金钱草，一串钱，铜钱草，对座草，路边黄。

多年生草本。茎柔弱，匍匐地面，长 20～60cm，淡绿带红色，无毛或微具短柔毛。叶对生，叶柄与叶片约等长；叶片心形或宽卵形，长 1.5～4cm，宽 1～3.5cm，先端钝尖或钝形，基部心形或近圆形，全缘，两面均有黑色腺条，无毛或微具短柔毛，主脉 1，于叶之背面隆起。花成对腋生，花梗较叶柄稍长或长达叶端；花萼 5 深裂，裂片披针形，长约 4mm，通常绿色，外面有黑色腺条；花冠 5 裂，黄色，基部相连，裂片椭圆形，长约 1cm，先端尖，有明显的黑色腺条；雄蕊 5，与花瓣对生，花丝不等长，上部分离，基部联合成筒状；花柱单一，圆柱状，柱头圆形，子房上位，卵圆形，1 室，特立中央胎座，胚珠多数。蒴果球形，直径约 2.5mm，有黑色短腺条。花期 5～7 月，果期 6～8 月。

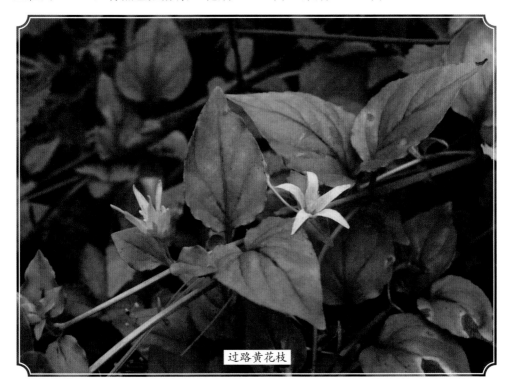

过路黄花枝

【生境分布】 生长于路边、沟边及山坡、疏林、草丛阴湿处。分布于河南、山西、江苏、安徽、浙江、江西、福建、台湾、湖北、湖南、广东、广西、陕西、云南、贵州、四川等省区。

【采收加工】 4～6月采收，拔取全草，除去杂质，切段，晒干备用或鲜用。

【药材性状】 过路黄常缠结成团，无毛或被疏柔毛。茎扭曲，面棕色或暗棕红色，有纵纹，部茎节上有时具须根，断面实心。叶对生，多皱缩，展平后呈宽卵形或心形，长1～4cm，宽1～5cm，基部微凹，全缘；上表面灰绿色或棕褐色，下表面色较浅，主脉明显突起，用水浸后，对光透视可见黑色或褐色条纹；叶柄长1～4cm。有的带花，花黄色，单生叶腋，具长梗。蒴果球形。气微，味淡。

【炮制及饮片】 除去杂质，略洗，切段，晒干。

【性味功能】 味甘、咸，性微寒。有清热解毒，利尿排石，活血散瘀的功能。

【主治用法】 用于胆结石，胆囊炎，黄疸型肝炎，泌尿系结石，水肿，毒蛇咬伤，毒蕈及药物中毒；外用治化脓性炎症，烧烫伤。用量15～60g。

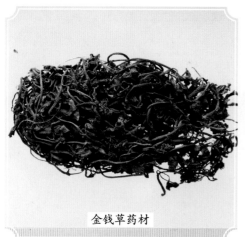

金钱草药材

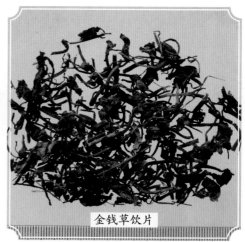

金钱草饮片

【混伪品】

1、广金钱草为豆科植物广金钱草 *Desmodium styracifolium* Merr. 的干燥全草，传统上与金钱草同等入药。

2、同科植物点腺过路黄 *Lysimachia hemsleyana*、聚花过路黄 *Lysimachia congestiflora* 形状与过路黄相象，易混淆。

中药过路黄的基源植物检索表：

1、3 小叶‥‥‥‥‥‥‥ 广金钱草 *Desmodium styracifolium*

1、单叶

  2、花单生叶腋或成顶生疏散总状花序

    3、叶和花冠具暗红色腺点 ············ 点腺过路黄 *Lysimachia hemsleyana*

    3、叶和花冠具紫或黑色腺条,花冠裂片稍厚,具粗长腺条 ······ 过路黄 *Lysimachia christinae*

佩兰 2、花排成顶生伞形或头状花序 ··············· 聚花过路黄 *Lysimachia congestiflora*

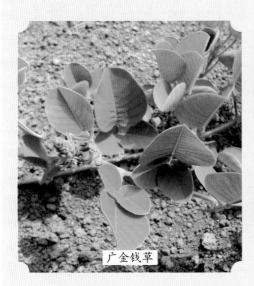

广金钱草

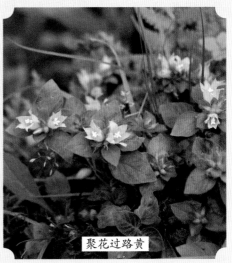

聚花过路黄

金银花 Jinyinhua

【来源】 金银花为忍冬科 (Caprifoliaceae) 植物忍冬花蕾或带初开的花。

【原植物】 忍冬 *Lonicera japonica* Thunb. 别名：二花（通称），忍冬藤，银花藤。

半常绿缠绕灌木。茎似藤蔓，中空，多分枝，幼枝绿色或暗红褐色，密生黄褐色、开展的硬直糙毛，并杂有腺毛和柔毛；老枝红棕色，毛少或光滑。叶对生；叶柄长 4～10mm；叶卵形或长卵形，长 2.5～8cm，宽 1～5.5cm，先端短渐尖或钝，基部圆形，或近心形，全缘，两面有短柔毛。花成对腋生，初开白色，后渐变黄色；花梗密生短柔毛；苞片叶状，1 对，卵形或椭圆形，长 2～3cm；小苞片长约 1mm，离生；花萼筒状，短小，5 裂，先端尖，有长毛；花冠筒状，长 3～4cm，白色，基部向阳面稍带紫色，后变黄色，外面有倒生开展或半开展糙毛和长腺毛，唇形，上唇 4 裂，下唇反转；雄蕊 5；子房上位，花柱和雄蕊超出花冠。浆果球形，熟时黑色，有光泽。花期 4～6 月。果期 7～10 月。

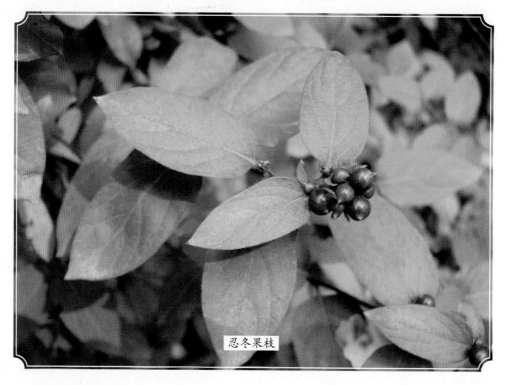

忍冬果枝

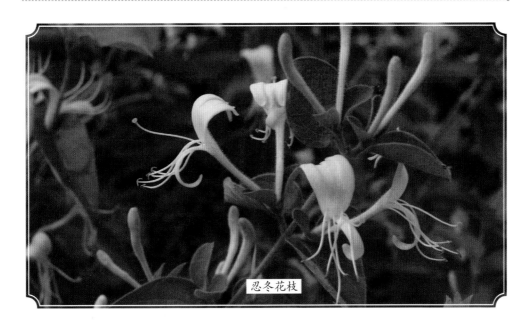

忍冬花枝

【生境分布】 生于山坡灌丛或疏林中、田埂、路边等处。分布于全国大部分省区。

【采收加工】 夏初花开放前采收，干燥；或用硫磺熏后干燥。

【药材性状】 呈棒状，上粗下细，略弯曲，长 2 ～ 3cm，上部直径约 3mm，下部直径约 1.5mm。表面黄白色或绿白色，密被短柔毛。偶见叶状苞片。花萼绿色，先端 5 裂，裂片有毛，长约 2mm。开放者花冠筒状，先端二唇形；雄蕊 5 个，附于筒壁，黄色；雌蕊 1 个，子房无毛。气清香，味淡、微苦。

【性味功能】 味甘，性寒。有清热解毒，凉散风热，抗癌的功能。

【主治用法】 用于温病发热，风热感冒，热毒血痢，痈肿疔疮，喉痹，丹毒，扁桃体炎，急性乳腺炎，急性结膜炎，钩端螺旋体病，子宫颈糜烂，肺脓疡，大叶性肺炎，外伤感染等症。用量 6 ～ 15g。

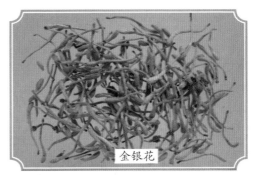

金银花

🌱【混伪品】

同科植物多种忍冬的花蕾或带初开的花为中药"山银花"。参见"山银花"项。

金樱子 Jinyingzi

【来源】 金樱子为蔷薇科 (Rosaceae) 植物金樱子的果实。

【原植物】 金樱子 *Rosa laevigata* Michx. 别名：糖罐子，刺梨，刺橄榄，倒挂金钩。

常绿攀援灌木，高达 5m。茎有倒钩状皮刺和刺毛。叶单数羽状互生；叶柄长达 2cm，有棕色脉点及细刺；托叶条形，与叶柄分离，早落；小叶 3 或 5 片，椭圆状卵形或披针状卵形，革质，长 2～7cm，宽 1.5～4.5cm，先端尖，基部宽楔形，边缘有细锐锯齿，上面光泽，下面中脉、叶柄和叶轴有小皮刺和刺毛。花大，单生于侧枝顶端，直径 5～9cm；花梗长达 3cm，有直刺；花托膨大，有细刺；萼片 5，卵状披针形，宿存；花瓣 5，白色，平展倒广卵形；雄蕊多数；雌蕊有数心皮，离生，有绒毛。花柱线形。柱头圆形。蔷薇果梨形或倒卵形，熟时黄红色，外有直刺，顶端有长弯宿萼，内有多数瘦果。花期 3～4 月。果期 6～12 月。

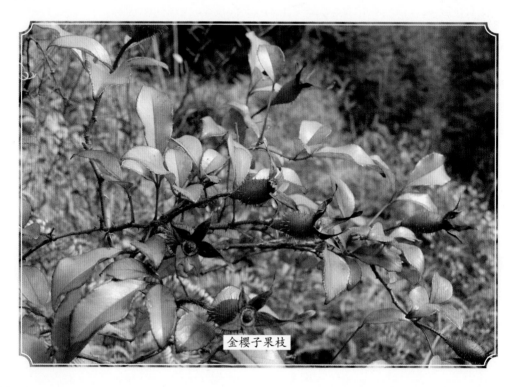

金樱子果枝

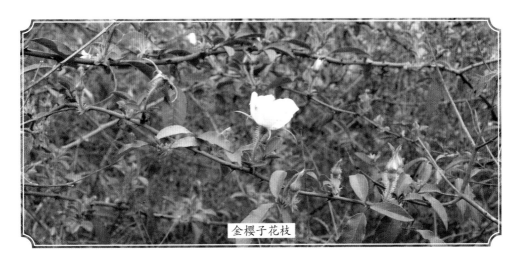

金樱子花枝

【生境分布】 生于向阳多石山坡灌木丛中，或山谷两旁。分布于华东、华中、华南及四川、贵州、云南等地区。

【采收加工】 秋季采收成熟果实，晾晒后放入桶内搅动，搓去毛刺，晒干。

【药材性状】 金樱子倒卵形，长 2～3.5cm，直径 1～2cm。黄红色至棕红色，具光泽，上有多数刺状刚毛脱落后残基形成的棕色的小突起；上端宿存花萼如盘状，中央稍隆起有黄色花柱基，下端尖细，间有残留果柄。质坚硬，切开后可见花萼筒壁厚 1～2mm，内壁附有淡黄色有光泽的绒毛，瘦果多数，扁平，淡黄棕色，木质坚硬。气微，味甘，微涩。

【炮制及饮片】 金樱子　除去杂质，洗净，干燥。

金樱子肉　取净金樱子，略浸，润透，纵切两瓣，除去毛、核，干燥。

【性味功能】 味酸、甘、涩，性平。有益肾，涩精，止泻，缩尿，止带的功能。

【主治用法】 用于遗精滑精，遗尿，尿频，崩漏带下，久泻久痢，子宫脱垂等症。用量 6～12g。

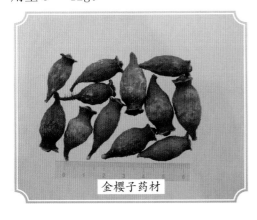

金樱子药材

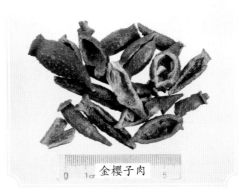

金樱子肉

狗脊 Gouji

【来源】 狗脊为蚌壳蕨科 (Dicksoniaceae) 植物金毛狗脊的根茎。

【原植物】 金毛狗脊 *Cibotium barometz* (L.) J. Smith. 别名：金毛狗、金毛狮子，猴毛头。

多年生大型蕨类植物，高达 3m。根茎粗壮，顶端同叶柄基部密生金黄色长柔毛，有光泽。叶簇生，叶柄粗壮，基部扁三角状，扭曲，凹面密生鳞毛；叶片近革质，阔卵状三角形，长达 2cm，3 回羽状分裂；羽片互生，下部羽片卵状披针形，长 30～80cm，上部羽片逐渐短小；小羽片线状披针形，渐尖，羽状深裂至全裂，末回裂片镰状披针形，边缘具浅锯齿；上面暗绿色，下面粉绿色，小羽轴两面略有短毛，侧脉单一，或在不育裂片为 2 叉。孢子囊群生于裂片侧脉顶端，每裂片上有 1～6 对，囊群盖 2 瓣，内瓣较小，双唇状，形如蚌壳，棕褐色，成熟时侧裂。

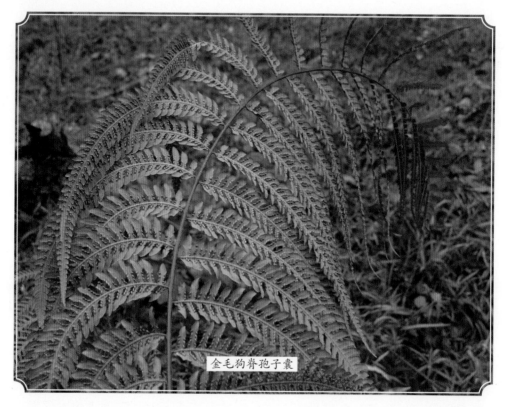

金毛狗脊孢子囊

【生境分布】 生于山脚沟边及林下阴处酸性土壤中。分布于浙江、江西、福建、台湾、湖北、湖南、广东、广西、四川、贵州、云南等省区。

【采收加工】 秋末至冬季采收质量为好。掘出根茎，除去地上部及金黄色柔毛，洗净后直接晒干，称生狗脊条；或趁鲜切片晒干，称生狗脊片。也可用水煮或蒸后晒至六七成干，再切片晒干，称熟狗脊片。

【药材性状】 狗脊为不规则块状，长8～30cm，直径3～8cm。有金黄色长柔毛，毛长1～1.5cm；顶端有数个棕红色叶柄残基，叶柄背部有凸起棱脊，断面可见分体中柱排列呈双卷形，根茎中部及末端丛生多数棕黑色细根。质坚硬，难折断。气无，味微涩。

狗脊片长圆形、圆形或椭圆形，长6～20cm，宽2～8cm，外皮有未除净的金黄色长柔毛，近外皮处有一棕黄色凸起木质部圈。质坚硬，可折断。生狗脊片白色或淡棕色，熟狗脊片黑棕色或棕黄色。

【炮制及饮片】 狗脊　除去杂质；未切片者，洗净，润透，切厚片，干燥。

烫狗脊　取洁净河砂置锅内，一般用武火炒热后，加入生狗脊片，不断翻动，烫至表面鼓起时，取出，筛去河砂，放凉后除去残存绒毛。

【性味功能】 味苦、甘，性温。有补肝肾，强腰膝，除风湿的功能。

【主治用法】 用于风寒湿痹，腰背强痛，足膝无力，小便失禁，白带过多。用量4.5～9g。肾虚有热，小便不利或短涩黄赤，口苦舌干者忌服。

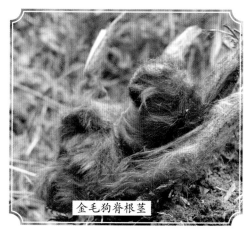
金毛狗脊根茎

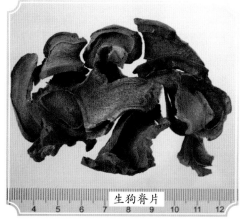
生狗脊片

肿节风 Zhongjiefeng

【来源】 肿节风为金粟兰科 (Chloranthaceae) 植物草珊瑚的全草。

【原植物】 草珊瑚 *Sarcandra glabra* (Thunb.) Nakai 别名：接骨金粟兰、九节风，九节茶，九节兰，节骨茶。

常绿半灌木，高 45～150cm，全体无毛。茎数枝丛生，绿色，节部明显膨大。单叶，对生，近革质，亮绿色。叶柄长 0.5～1.5cm，两叶柄基部略合生；托叶小，锐三角形。叶片卵状披针形或长椭圆形，长 5～18cm，宽 2～7cm，先端渐尖，基部楔形，叶缘有粗锐锯齿，齿尖具 1 腺体；穗状花序常 3 枝，顶生，连总花梗长 1.5～4.5cm，在中间又复分 2 或 3 枝，侧生者不分枝。花两性，无花梗，苞片 2，黄绿色，钝三角状，宿存，无花被；雄蕊 1，部分贴生于心皮的远轴一侧，药发达，肉质肥厚，棒状全圆柱状，或背腹压扁，花药 2 室，纵裂，白色，生于药隔上部两侧，侧向或有时内向；雌蕊 1，由 1 心皮组成；子房下位，球形或卵形，1 室，具下垂直生胚珠 1，无花柱，柱头近头状。核果球形，亮红色，直径 3～4mm。胚乳丰富，胚微小。花期 6～7 月，果期 8～10 月。

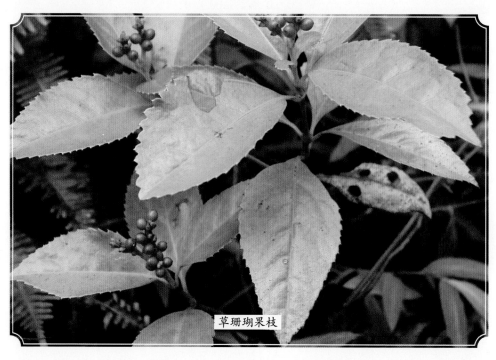

草珊瑚果枝

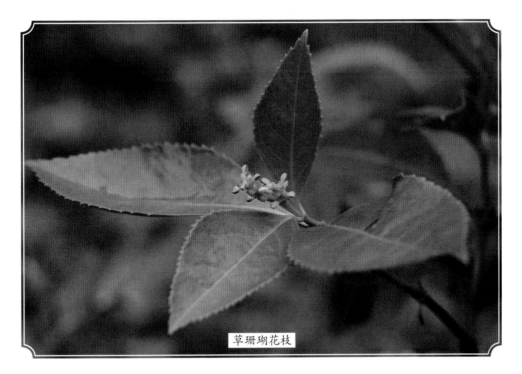

草珊瑚花枝

【生境分布】 生于山沟溪谷旁林下阴湿处。分布于安徽、浙江、江西、福建、台湾、湖南、广东、广西、云南、贵州、四川等省区。

【采收加工】 夏、秋季采收，除去杂质，晒干或鲜用。

【药材性状】 肿节风长 50 ～ 120cm。根茎较粗大，密生细根。茎圆柱形，多分枝，直径 0.3 ～ 1.3cm；暗绿色至暗褐色，有明显细纵纹，散有纵向皮孔，节膨大；质脆，易折断，断面有髓或中空。叶对生，叶片卵状披针形至卵状椭圆形，长 5 ～ 15cm，宽 3 ～ 6cm；表面绿色、绿褐色至棕褐色或棕红色，光滑；边缘有粗锯齿，齿尖腺体黑褐色，叶柄长约 1cm；近革质。穗状花序顶生，常分枝。气微香，味微辛。

【炮制及饮片】 除去杂质，洗净，润透，切段，晒干。

【性味功能】 味苦、辛，性微温。有祛风通络，活血去瘀，接骨，抗菌消炎的功能。

【主治用法】 用于风湿性关节炎、腰腿痛、跌打损伤、肺炎、阑尾炎、急性蜂窝组织炎、肿瘤。用量 9 ～ 30g。外用适量，鲜品捣烂或干品研粉，以酒调敷患处。

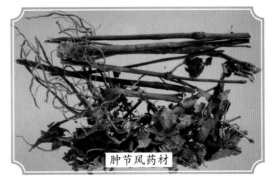

肿节风药材

鱼腥草 Yuxingcao

【来源】 鱼腥草为三白草科 (Saururaceae) 植物蕺菜的干燥地上部分。

【原植物】 蕺菜 *Houttuynia cordata* Thunb. 别名：狗腥草，侧耳根，臭菜。

多年生草本，高 15～50cm，全株有鱼腥臭味，茎下部伏地。节上生根，上部直立，茎叶常带紫红色。托叶膜质，线形，长 1～1.5cm；叶柄长 3～5cm；单叶互生，心形或宽卵形，长 3～8cm，宽 4～6cm，先端短渐尖，基部心形，全缘，上面绿色，下面常紫红色，有多数腺点，叶脉 5～7 条，脉上有柔毛；下部叶常与叶柄合生成鞘，有缘毛，基部扩大抱茎。穗状花序顶生，与叶对生；总苞 4，长圆形或倒卵形，长 1～1.5cm，宽 5～6mm，白色，花瓣状，花小而密，无花被，仅有极小的 1 小苞片；雄蕊 3，花丝下部与子房合生；雌蕊由 3 个下部合生心皮组成，子房上位，1 室，胚珠多数，花柱 3，柱头侧生。蒴果卵形，长约 3mm，顶端开裂。种子多数，卵形，有条纹。花期 5～7 月。果期 7～9 月。

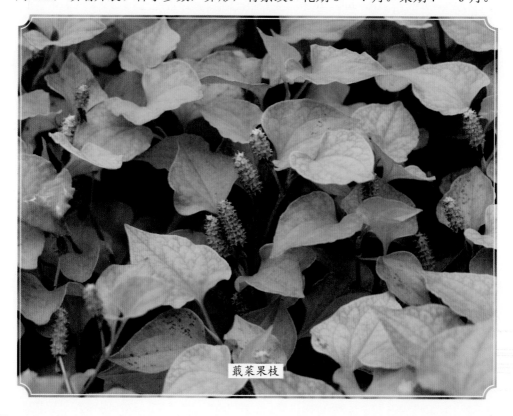

蕺菜果枝

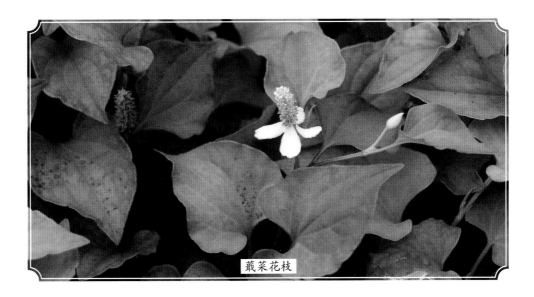

蕺菜花枝

【生境分布】 生于山地沟边、林边阴湿地。分布于华北、西北、华中及长以南部各省区。

【采收加工】 夏季茎叶茂盛花穗多时采割，除去杂质，晒干。

【药材性状】 鱼腥草扁圆柱形，扭曲，长 20～35cm，直径 0.2～0.3cm；棕黄色，具纵棱数条，节明显，下部节上有残存须根；质脆，易折断。叶互生，叶片卷折皱缩，展平后呈心形，长 3～5cm，宽 3～4.5cm；先端渐尖，全缘；上表面暗黄绿色至暗棕色，下表面灰绿色或灰棕色；叶柄细长，基部与托叶合生成鞘状。穗状花序顶生，黄棕色。搓碎有鱼腥气，味微涩。

【炮制及饮片】 除去杂质，迅速洗净，切段，晒干。

【性味功能】 味辛，性微寒。有清热解毒，利尿消肿的功能。

【主治用法】 用于肺脓疡，痰热咳嗽，肺炎，水肿，脚气，尿道感染，白带过多，痈疖肿毒，化脓性中耳炎，痢疾，乳腺炎，蜂窝组织炎，毒蛇咬伤等。用量 15～30g，鲜品 30～60g。

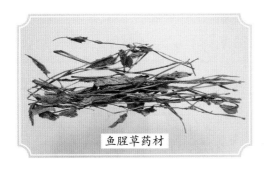

鱼腥草药材

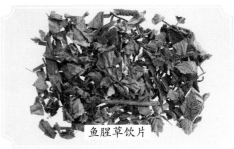

鱼腥草饮片

京大戟 Jingdaji

【来源】 京大戟为大戟科（Euphorbiaceae）植物大戟的根。

【原植物】 大戟 *Euphorbia pekinensis* Rupr. 别名：龙虎草，九头猫儿眼，膨胀草。

多年生草本，高 30～80cm，全株含乳汁。根细长，圆锥状。茎直立，上部分枝，被白色短柔毛，基部稍紫色。叶互生，近无柄，长圆状披针形或披针形，长 3～8cm，宽 0.5～1.4cm，先端尖，基部稍狭，全缘，边缘反卷。伞形聚伞花序顶生，常有 5 伞梗，伞梗顶端着生 1 杯状聚伞花序，基部有卵形或卵状披针形苞片，5 片轮生，较宽大，杯状花序总苞坛形，先端 4 裂，腺体 4，椭圆形；无花瓣状附属物；花小，黄绿色，单性同株，生于杯状总苞中。雄花多数，雄蕊 1；花丝细柱形；雌蕊 1，子房球形，3 室，花柱 3，顶端 2 浅裂，伸出总苞外而下垂。蒴果三棱状球形，有疣状突起。种子卵形，光滑，灰褐色。花期 4～5 月。果期 6～7 月。

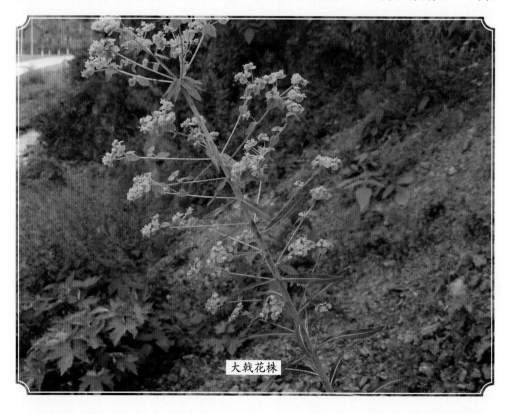

大戟花株

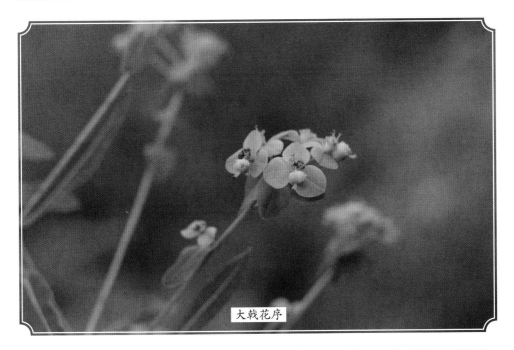

大戟花序

【生境分布】 生于山坡、路旁、荒地、草丛、林缘及疏林下。除新疆及西藏外，分布几遍全国。

【采收加工】 春、秋季挖取根部，洗净，晒干。

【药材性状】 大戟不规则长圆锥形，略弯曲，常有分枝，长 10 ～ 20cm，直径 0.5 ～ 2cm，根头常带有茎的残基及芽痕。灰棕色或棕褐色，粗糙，有纵直沟纹及横向皮孔，支根少而扭曲。质坚硬，不易折断，断面类棕黄色或类白色，纤维性。气微，味微苦涩。

【炮制及饮片】 京大戟　除去杂质，洗净，润透，切厚片，干燥。

　　醋京大戟　取京大戟加醋浸拌，放锅内与醋同煮，至将醋吸尽，切段，晒干。每京大戟 100kg 用醋 30 ～ 50kg。

【性味功能】 味苦，性寒，有毒。有泻水逐饮，消肿散结的功能。

【主治用法】 用于水肿胀满，痰饮积聚，胸膜炎积水，气逆喘咳，二便不利，晚期血吸虫病腹水，肝硬化腹水及精神分裂症；外治疔疮疖肿。用量醋制品 1.5 ～ 3g；研粉吞服 0.3 ～ 1g，外用适量，研末调敷。孕妇忌服，体弱者慎用。不宜与甘草同用。

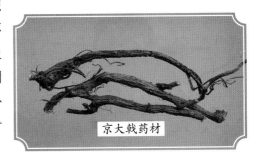

京大戟药材

闹羊花 *Naoyanghua*

【来源】 闹羊花为杜鹃花科 (Ericaceae) 植物羊踯躅的花。

【原植物】 羊踯躅 *Rhododendron molle* (Bl.) G. Don 别名：黄牯牛花，黄杜鹃。

　　落叶灌木，高 1～2m。幼枝密生短柔毛及刚毛，老枝灰褐色，光滑无毛。单叶互生，叶柄长 2～6mm，有白色柔毛；叶纸质，长椭圆形、长椭圆状披针形或倒披针形，长 5～12cm，宽 2～4cm，先端钝，有凸尖，基部楔形，全缘，常反卷，边缘有睫毛，上面疏生粗状毛，下面密生灰白色短柔毛。花多数，集成顶生伞形总状花序，花先叶开放或同时开放；花萼 5 浅裂，裂片小，半圆形，宿存，密生短毛；花冠钟状漏斗形，直径 4～5cm，不整齐 5 中裂，金黄色，上 1 裂片较大，有绿色斑点，先端稍反卷，外疏生短柔毛；雄蕊 5，与花冠等长或伸出花冠外，花药顶孔开裂；雌蕊长于雄蕊，子房上位，卵形，密生白色，5 室。蒴果长椭圆形，长约 3cm，熟时深褐色，有疏硬毛。种子多数，有膜质薄翅。花期 4～5月。果期 6～7月。

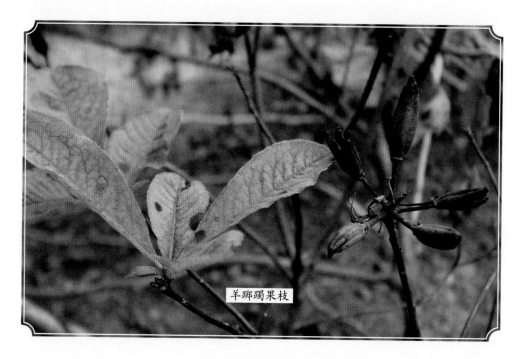

羊踯躅果枝

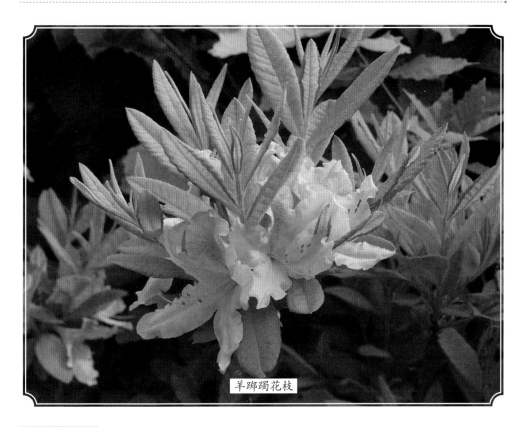

羊踯躅花枝

【生境分布】 生于山坡、丘陵地灌木丛中，适酸性土壤。分布于河南、安徽、江苏、浙江、江西、福建、湖北、湖南、贵州、四川等省。

【采收加工】 4～5月花盛开时采收，鲜用或阴干或晒干，如遇雨天可用文火焙干。

【药材性状】 羊踯躅数朵簇生于一总柄上，多脱落为单朵，灰黄色或黄褐色，皱缩；萼片5裂，半圆形或三角形，边缘有细毛；花冠钟状，筒部较长，长约2.5cm，先端卷折，裂片5，宽卵形，先端钝或微凹；雄蕊5，花丝卷曲，等长或稍长于花冠，中部以下有柔毛，花药红棕色，顶端孔裂；雌蕊子房圆锥形，有灰色长毛，柱头头状；花梗长1～2.8cm，棕褐色，有短柔毛。气微，味微麻。

【性味功能】 味辛，性温，有大毒。有祛风除湿，散瘀定痛，杀虫的功能。

【主治用法】 用于风湿痹痛，跌打损伤，皮肤顽癣，龋齿痛。用量0.6～1.5g。浸酒或丸散；外用适量，水煎洗或鲜品捣烂敷患处。

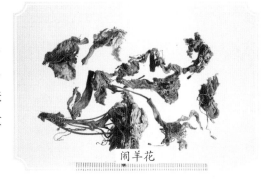

闹羊花

卷柏 Juanbai

【来源】 卷柏为卷柏科（Selaginellaceae）植物卷柏、垫状卷柏的干燥全草。

【原植物】 1、卷柏 *Selaginella tamariscina* Spring 别名：九死还魂草、见水还阳草。

多年生常绿草本。主茎短，直立。须根聚生成短干。枝丛生成莲座状，干后内卷如拳。2～3次羽状分枝，背腹扁平，高5～15cm。叶二形，侧叶斜卵状钻形，长2.5～3mm，宽1.5mm，先端具长芒，外缘向下面反卷，具微细锯齿，内缘薄，宽膜质；中叶两排，斜向排列，内缘不形成二平行线，斜卵状披针形，长约2mm，先端具长芒。孢子囊穗生枝顶，四棱形；孢子叶卵状三角形，先端具长芒。

2、垫状卷柏 *Selaginella pulvinata* Maxim. 别名：回生草。

多年生常绿草木，高5～15cm，全株成莲座状，干后内卷如拳。根散生，不聚生成干。主茎短，分枝多而密，中叶先端直向，形成2平行线，叶缘厚，全缘。孢子囊穗着生枝顶，四棱形，孢子叶卵状三角形；孢子囊圆肾形。

【生境分布】 生于山坡岩石缝中或岩石上。卷柏分布于全国各地；垫状卷柏分布于河北、河南、湖北、广西及西南地区等省区。

【采收加工】 全年均可采收，除去须根及泥沙，晒干。

【药材性状】 1、卷柏 本品卷缩似拳状，长3～10cm。枝丛生，扁而有分枝，

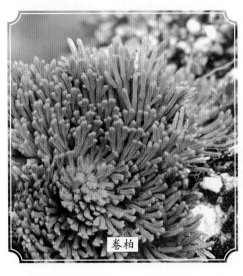

卷柏

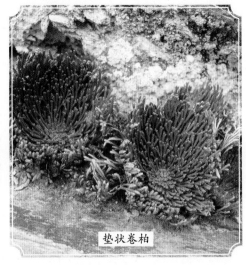

垫状卷柏

绿色或棕黄色，向内卷曲，枝上密生鳞片状小叶，叶先端具长芒，中叶（腹叶）两行，卵状矩圆形，斜向上排列，叶缘膜质，有不整齐的细锯齿。背叶（侧叶）背面的膜质边缘常呈棕黑色。基部残留棕色至棕褐色须根，散生或聚生成短干状。质脆，易折断。无臭，味淡。

2、垫状卷柏　须根多散生。中叶（腹叶）两行，卵状披针形，直向上排列。叶片左右两侧不等，内缘较平直，外缘常因内折而加厚，呈全缘状。

【炮制及饮片】　卷柏　除去残留须根及杂质，洗净，切段，晒干。
卷柏炭　取净卷柏，置热锅内，用武火炒至表面焦黑色，取出，晾干。

【性味功能】　味辛，性平。有活血止血的功能。生用活血，炒用止血。

【主治用法】　生用于经闭，癥瘕，跌打损伤。炒用于咯血，吐血，便血，尿血，脱肛，经血过多，创伤出血，子宫出血。用量4.5～9g。水煎服，浸酒或入丸、散。外用适量，捣烂或研末调敷。孕妇忌服。

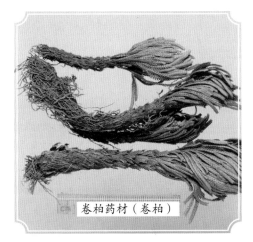

卷柏药材（卷柏）

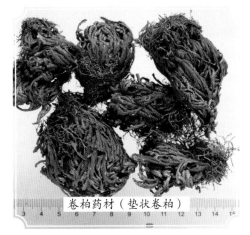

卷柏药材（垫状卷柏）

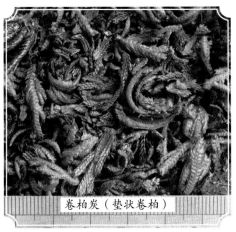

卷柏炭（垫状卷柏）

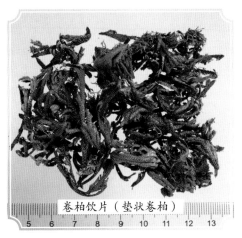

卷柏饮片（垫状卷柏）

泽兰 Zelan

【来源】 泽兰为唇形科 (Labiatae) 植物毛叶地瓜儿苗的干燥地上部分。

【原植物】 毛叶地瓜儿苗 *Lycopus lucidus* Turcz. var. *hirtus* Regel.

多年生草本。根茎横走，具节，节上密生须根，先端肥大成圆柱形。茎直立，通常不分枝。叶为长圆状披针形，长 4～8cm，宽 1.2～2.5cm，先端渐尖，基部渐狭，叶缘具锐尖粗牙齿状锯齿，两面均无毛，侧脉 6～7 对。轮伞花序，多花密集；苞片卵圆形至披针形，先端具刺尖；花萼钟形，长 3mm，两面无毛，外面具腺点，萼齿 5，披针状三角形，具刺尖头，边缘具小缘毛；花冠白色，长约5mm，冠檐为不明显的二唇形，上唇近圆形，下唇 3 裂，中裂片较大；雄蕊仅前对能育，超出于花冠，后对雄蕊退化，先端棍棒状；花柱先端具相等的 2 浅裂，裂片线形。小坚果，倒卵圆状四边形，褐色，边缘加厚。花期 6～9 月，果期 8～10月。

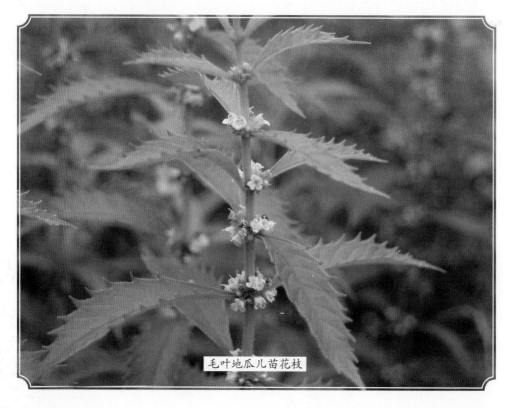

毛叶地瓜儿苗花枝

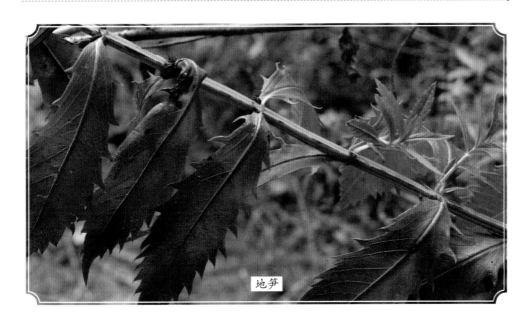

地笋

【生境分布】 生于沼泽地，水边等潮湿处。亦有栽培。分布于全国大部分省区。

【采收加工】 夏、秋间茎叶茂盛时采割，晒干。

【药材性状】 泽兰茎呈方柱形，少分枝，四面均有浅纵沟，长 50～100cm，直径 0.2～0.6cm；黄绿色或带紫色，节紫色明显，有白色茸毛；质脆，断面黄白色，髓部中空。叶对生，有短柄；叶片多皱缩，展平后呈披针形或长圆形，长 5～10cm；上表面黑绿色，下表面灰绿色，密具腺点，先端尖，边缘有锯齿。花簇生叶腋成轮状，花冠多脱落，苞片及花萼宿存，黄褐色。无臭，味淡。

【炮制及饮片】 除去杂质，略洗，润透，切段，干燥。

【性味功能】 味苦、辛，性微温。有活血化瘀，行水消肿的功能。

【主治用法】 用于月经不调，经闭，痛经，产后瘀血腹痛，水肿，痈肿疮毒，跌打损伤等。用量 6～12g。

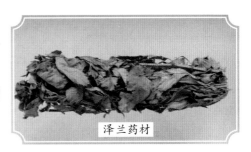

泽兰药材

🌿【混伪品】

同科植物地笋 *Lycopus lucidus* 的干燥地上部分也作泽兰入药。与毛叶地瓜儿苗主要区别点：茎光滑，仅在节上有毛；叶无毛或脉上疏生白毛。

泽泻 Zexie

【来源】 泽泻为泽泻科 (Alismataceae) 植物泽泻的干燥块茎。

【原植物】 泽泻 *Alisma orentalis* (Sam.) Juzep. 别名：水泽、如意菜，水白菜。

多年生沼泽生草本植物，高 50～100cm。块茎球形，直径达 4.5cm，皮褐色，密生多数须根。叶基生；叶柄长 10～40cm，基部膨大呈鞘状；叶卵状椭圆形，长 5～18cm，宽 2～10cm，先端短尖，基部心形或圆形，全缘，光滑无毛。花茎由叶丛中生出，花序常有 5～7 轮分枝，集成大型轮生状圆锥花序；总苞片和小苞片 3～5，披针形或线形，先端长渐尖；外轮花被片 3，萼片状，绿色，宽卵形，内轮花被片 3，花瓣状，白色，倒卵形；雄蕊 6；雌蕊心皮多数，分离，子房倒卵形，侧扁，花柱侧生，弯曲。瘦果多数，扁平，倒卵形，长 1.5～2mm，褐色，花柱宿存。花期 6～8 月。果期 7～9 月。

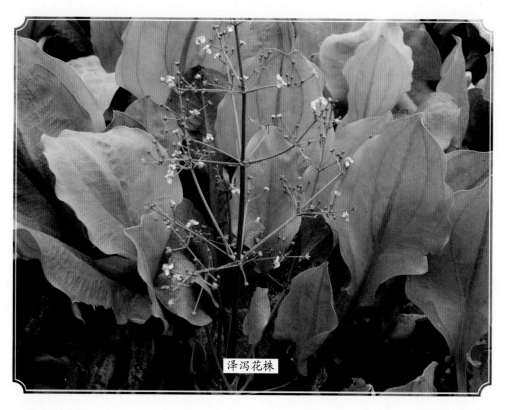

泽泻花株

【生境分布】 生于浅沼泽地、水稻田及潮湿地。多有栽培。分布于全国大部分省区。

【采收加工】 冬季采挖块茎；去除茎叶，洗净泥沙，用火焙 5～6 天，干后装入竹笼内，往来撞擦，除去须根及粗皮，晒干。

【药材性状】 泽泻呈类圆形、长圆形或倒卵形，长 4～7cm，直径 3～5cm。黄白色，未去尽粗皮者显淡棕色，有不规则的横白环状凹陷，并散有多数突起的须根痕，于块茎底部尤密。质坚实，折断面黄白色，颗粒性，于放大镜下观察薄壁组织海绵样，有多数细孔，并可见纵横散生的棕色维管束。气微香，味微苦。

【炮制及饮片】 泽泻 除去杂质，稍浸，润透，切厚片，干燥。

盐泽泻 取泽泻片，加盐水拌匀，闷透，置锅内，以文火加热，炒干，取出，放凉。每 100kg 净泽泻片用食盐 2kg。

【性味功能】 味甘，性寒。有利尿，渗湿，清热的功能。

【主治用法】 用于小便不利，水肿胀满，泄泻尿少，痰饮眩晕，热淋涩痛，呕吐，尿血，脚气，高血脂症等。用量 6～9g。

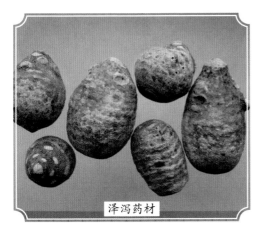

泽泻药材

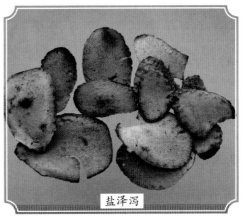

盐泽泻

细辛 Xixing

【来源】 细辛为马兜铃科 (Aristolochiaceae) 植物北细辛、汉城细辛或华细辛的干燥根茎及根。前二种习称"辽细辛"。

【原植物】 1、北细辛 *Asarum heterotropoides* Fr. Schmidt var. *mandshuricum* (Maxim.) Kitag. 别名：辽细辛，细辛，烟袋锅花。

多年生草本植物，高 10～30cm。根状茎横走，直径约 3mm，顶端生长数棵植株，下生多数细长黄白色的根，根约 1mm，手捻之有辛香。叶每株约 2～3 片，生于基部；叶片呈卵状心形或近肾形，长 4～9cm，宽 6～12cm，先端圆钝或急尖，基部心型至深心型，两侧圆耳状，上下两面均多少有疏短毛，下面的毛较密。芽苞叶近圆形。花单一，由两叶间抽出，花紫棕色、稀紫绿色；花梗长 3～5cm，花期在近花被管处呈直角弯曲，果期直立；花被管壶状杯形或半球形，直径约 1cm，喉部稍缢缩，花被裂片三角状卵形，长约 7mm，宽约 9mm，由基部向外反折，贴靠于花被管上。雄蕊 12，交错排列在子房中下部，药隔不伸出，花丝与花药近等长；子房半下位或几近上位，近球形，花柱 6，顶端分叉为二，柱头着生于裂槽外侧。蒴果浆果状，半球形，长约 10mm，直径约 12mm，成熟后不开裂，常于腐烂后破裂。种子多数，呈椭圆状船形，有硬壳，灰褐色，长约 3mm，宽约 1.5mm，背面凸，腹面的边缘常向内卷呈槽状，种皮硬，被黑色肉质假种皮。花期 5 月，果期 6 月。

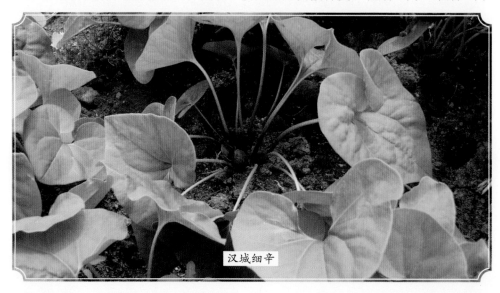

汉城细辛

2、汉城细辛 *Asarum sieboldii* Miq. var. *seoulense* Nakai 别名：辽细辛。

本种与华细辛十分相似，区别在于：本变种叶柄疏被毛，叶下面通常密被短毛。

3、华细辛 *Asarum sieboldii* Miq. 别名：白细辛，盆草细辛，金盆草。

本种与北细辛相似，但本种根茎较长，节间距离均匀。叶顶端短渐尖或尖，叶上面疏被短毛，叶下面仅脉上有毛或被疏毛，叶柄无毛；花被片直立或平展，不反折。

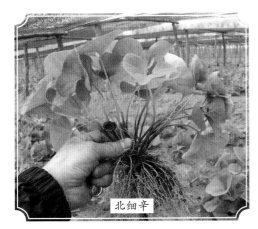
北细辛

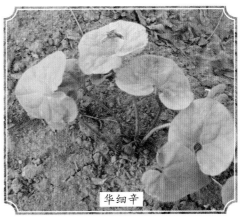
华细辛

【生境分布】 北细生于潮湿环境，在排水良好，腐植质较厚，湿润肥沃的土壤中最多。

分布于东北，辽宁有人工栽培。汉城细辛生于林下阴湿地及沟底灌丛间。分布于辽宁和吉林两省东南部，辽宁有少量栽培。华细辛生于海拔 1200 ～ 2100m 的林下阴湿地。分布于河南、山东、安徽、浙江、江西、湖北、陕西、四川等省。

【采收加工】 细辛移栽后生长 3 ～ 5 年，直播田生长 5 ～ 6 年后于 8 月中旬至 9 月中旬采收。以 9 月中旬采收质量最佳。采收时，挖出植株全部根系，去掉泥土，至于阴凉通风处阴干即可。或至半干时捆成小把再晾至全干，储藏。

【药材性状】 北细辛 常卷缩成团。根茎横生呈不规则圆柱形，具短分枝，长 1 ～ 10cm，直径 0.2 ～ 0.4cm；灰棕色，粗糙，有环形的节，节间长 0.2 ～ 0.3cm，分枝顶端有碗状的茎痕。根细长，密生节上，长 10 ～ 20cm，直径 0.1cm；表面灰黄色，平滑或具纵皱纹，有须根及须根痕。基生叶 1 ～ 3，具长柄，表面淡绿色，光滑；叶片多破碎，完整者心形至肾状心形，全缘，先端急尖，基部深心形，长 4 ～ 10cm，宽 6 ～ 12cm。有的可见花，多皱缩，钟形，暗紫色，花被顶裂片由基部反卷与花被筒几全部相贴。果实半球形。气辛香，味辛辣、麻舌。栽培品的根茎多分枝，长5～15cm，直径0.2～0.6cm。根长15～40cm，直径0.1～0.2cm。叶甚多。

汉城细辛　根茎直径0.1～0.5cm，节间长0.1～1cm。基生叶多为2，叶柄有毛，叶片较厚，花被裂片开展。果实半球形。

华细辛　根茎长5～20cm，直径0.1～0.2cm，节间长0.2～1cm。基生叶1～2，叶片较薄，心形，先端渐尖。花被裂片开展。果实近球形。气味较弱。

【炮制及饮片】除去杂质，喷淋清水，稍润，切段，阴干。

【性味功能】味辛，性温。有祛风散寒，通窍止痛，温肺化饮的功能。

【主治用法】用于风寒感冒，头痛，牙痛，鼻塞鼻渊，风湿痹痛，痰饮喘咳等症。用量1～3g；外用适量。

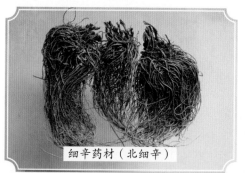
细辛药材（北细辛）

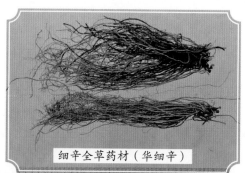
细辛全草药材（华细辛）

【混伪品】

一、旧版《中华人民共和国药典》记载：细辛为马兜铃科植物北细辛、汉城细辛或华细辛的干燥全草。

二、本科多种植物混充细辛入药，其区别点见如下检索表：

1、花被片分离或基部合生成极短的花被筒，花丝较长，花柱合生成柱状，柱头6裂。

　2、花被片分离，直伸…………… 尾花细辛 *Asarum caudigerum*

　2、花被片基部合生成极短的花被筒。花被片尾尖长约3～4mm… 短尾细辛 *Asarum caudigerellum*

1、花被片合生成花被筒；雄蕊花丝极短，稀花线较长；花柱离生或基部合生。

　3、花丝与花药近等长或稍长，稀较短，子房近上位或半下位，花柱短，花被筒喉部无膜环，花被片基部无乳突或垫状斑块。

4、花被片直伸或近平展，花丝与花药近等长或稍长；叶先端短渐尖或尖，叶上面疏被短毛。

      5、叶下面脉被毛，叶柄无毛 …………… 华细辛 *Asarum sieboldii*

      5、叶下面密被短毛，叶柄疏被毛………… 汉城细辛 *Asarum sieboldii*

4、花被片反折，花丝较花药短；叶先端尖或钝，上面仅脉被毛，下面密被短毛，叶柄无毛………… 北细辛 *Asarum heterotropoides* var. *mandshuricum*

3、花丝较花药短，子房下位或半下位，稀近上位，花柱较长，花被筒喉部具膜环，花被片基部被乳突或垫状斑块，稀无。

6、花被筒浅杯状或半球状，喉部径约1.5cm，膜环不明显，花被片基部具半圆形乳突皱褶；叶卵状心形、长卵形或近戟形……… 青城细辛 *Asarum splendens*

6、花被筒钟状圆筒状，喉部径4～6cm，膜环明显，花被片基部具无乳突皱褶或垫状斑块；叶宽心形或肾状心形………………… 杜衡 *Asarum forbesii*

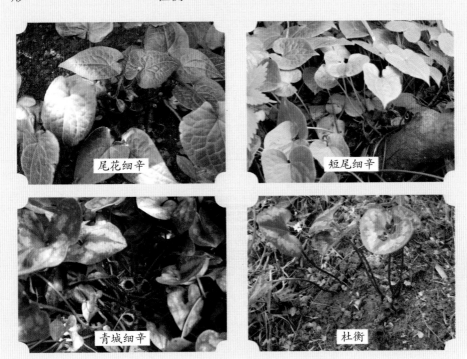

尾花细辛　　　　　　　短尾细辛

青城细辛　　　　　　　杜衡

荆芥 Jing jie

【来源】荆芥为唇形科（Labiatae）植物荆芥的干燥地上部分。

【原植物】荆芥 *Schizonepeta tenuifolia*（Benth.）Briq. 别名：香荆芥，四棱杆蒿。

一年生草本，高 50～80cm，有强烈香气，全株有灰白色短柔毛。茎直立，四棱形，基部棕紫色，上部多分枝。叶对生，茎基部叶无柄或近无柄，羽状深裂，裂片 5，中部及上部叶无柄，羽状深裂，裂片 3～5，线形，长 1.5～2cm，宽 2～4mm，全缘，两面均有白色柔毛，背面具凹陷腺点。轮伞花序多轮密集枝顶成穗状花序，长 3～8cm，基部花序较疏散，苞片线形，无柄，长 0.5～1.7cm，宽 1～3mm；花小，浅红紫色，花萼漏斗状，倒圆锥形，有白色柔毛及黄绿色腺点，先端 5 齿裂，裂片卵状三角形；花冠二唇形，上唇较小，下唇较大，3 裂。雄蕊 4，2 强；子房 4 纵裂，花柱基生，柱头 2 裂。小坚果，卵形或椭圆形，长约 1mm，光滑，棕色。花期 6～7 月。果期 8～9 月。

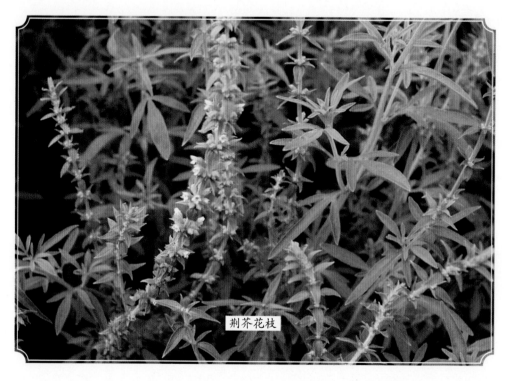

荆芥花枝

【生境分布】 生于山麓或村庄附近，多为栽培。分布于东北、华北、华东、中南及陕西、甘肃、青海、广西、贵州、四川、云南等省、自治区。

【采收加工】 秋季花开到顶，花穗绿色时采割，除去杂质，晒半干捆成小把，再晒全干。

【药材性状】 荆芥茎呈方柱形，上部有分枝，长50～80cm，直径0.2～0.4cm；淡黄绿色或淡紫红色，被短柔毛；体轻，质脆，断面类白色。叶对生，多已脱落，叶片3～5状分裂，裂片细长。穗状轮伞花序顶生，长2～9cm，直径约0.7cm。花冠多脱落，宿萼钟状，先端5齿裂，淡棕色或黄绿色，被短柔毛；小坚果棕黑色。气芳香，味微涩而辛凉。

【炮制及饮片】 荆芥 除去杂质，喷淋清水，洗净，润透，切段，晒干。

荆芥穗 摘取花穗。

荆芥炭 取荆芥段，置热锅内，用武火炒至表面黑褐色时，取出，晾干。

芥穗炭 取净荆芥穗，置热锅内，用武火炒至表面黑褐色时，取出，晾干。

【性味功能】 味辛，性微温。生用有解表散风，透疹的功能。炒炭有止血的功能。

【主治用法】 用于感冒，发热，头痛，咽喉肿痛，麻疹不透，荨麻疹初期，疮疡初起，瘰疬等。炒炭用于吐血，衄血，便血，崩漏，产后血晕等。用量4.5～9g。

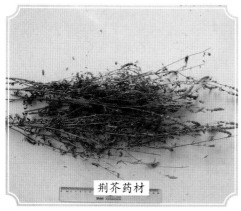

荆芥药材

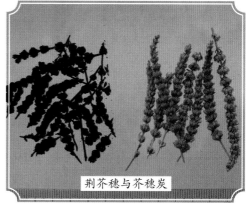

荆芥穗与芥穗炭

茜草 Qiancao

【来源】 茜草为茜草科（Rubiaceae）植物茜草的干燥根及根茎。

【原植物】 茜草 *Rubia cordifolia* L. 别名：小活血，娘娘全全，涩拉秧。

多年生攀援草本，长 1～3m。根丛生，数条或数十条，圆柱形，外皮紫红色或橙红色。茎四棱形，棱上生多数倒生小刺。叶 4 片轮生，有长柄，叶片卵状心形或三角状卵形、宽卵形至窄卵形，变化较大，长 2～6cm，宽 1～4cm，先端急尖，基部心形，下面沿中脉及叶柄生倒钩刺，全缘，基出脉 5。聚伞花序圆锥状，腋生或顶生；花小，淡黄白色；花冠辐状，5 裂，裂片卵状三角形，基部联合；雄蕊 5，生于花冠管上，花丝较短，子房下位，2 室，花柱上部 2 裂。浆果球形，肉质，熟时红色转黑色。花期 6～9 月。果期 8～10 月。

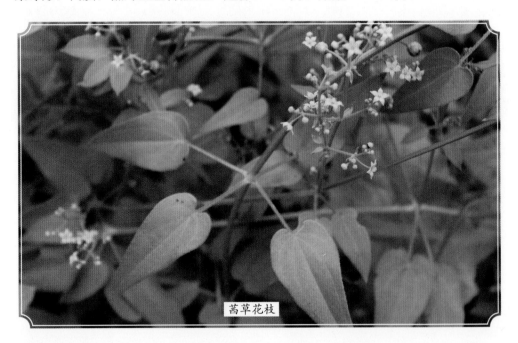

茜草花枝

【生境分布】 生于山坡、路旁、沟边、田边，灌丛中及林缘。分布于全国各省区。

【采收加工】 秋季采挖，除去茎苗、须根，洗净泥土，晒干或烘干。

【药材性状】 茜草根茎呈结节状，丛生粗细不等的根。根呈圆柱形，略弯曲，长 10～25cm，直径 0.2～1cm；表面红棕色或暗棕色，具细纵皱纹及少数细根痕；

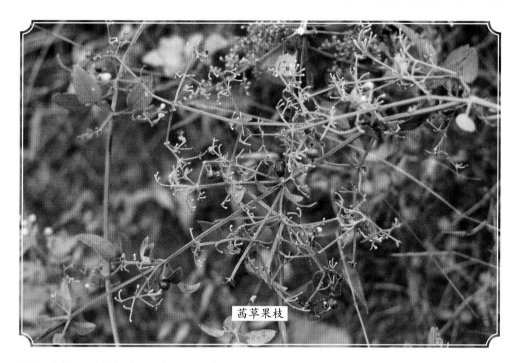

茜草果枝

皮部脱落处呈黄红色。质脆，易折断，断面平坦皮部狭，紫红色，木部宽广，浅黄红色，导管孔多数。无臭，味微苦，久嚼刺舌。

【炮制及饮片】 茜草 除去杂质，洗净，润透，切厚片或段，干燥。

茜草炭 取茜草片或段，置热锅内，用武火炒至表面焦黑色时，取出，晾干。

【性味功能】 味苦，性寒。有凉血，止血，活血祛瘀，通经活络，止咳化痰功能。

【主治用法】 用于吐血，衄血，尿血，便血，崩漏，经闭腹痛，月经不调，风湿关节痛，跌打损伤，瘀滞肿痛，黄疸，慢性气管炎，神经性皮炎。用量6～9g。外用适量，研粉调敷或煎水洗患处。

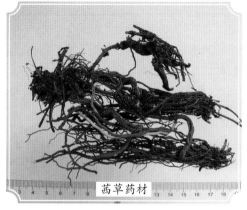

茜草药材

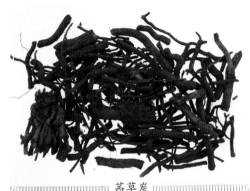

茜草炭

澄茄子 Chengqiezi

【来源】 澄茄子为樟科(Lauraceae)植物山鸡椒的果实。

【原植物】 山鸡椒 *Litsea cubeba* (Lour.) Pers. 别名：荜澄茄，山苍树，山姜，木姜。

落叶灌木或小乔木，高 3～10m。树皮幼时黄绿色，老则灰褐色；小枝细长，绿色，无毛，有香气。叶互生；薄纸质，叶柄长 4～12mm，叶片披针形或长椭圆形，长 4～11cm，宽 1.5～2.5cm，先端尖，基部楔形，全缘，上面深绿色，下面带绿苍白色，无毛。雌雄异株，花成腋生的伞形束状聚伞花序，先叶而出，总花梗纤细，有花 4～6 朵；花小，花被片 6，椭圆形，长约 2mm，雄花具能育雄蕊 9，内向，3 轮，每轮 3 枚，第 3 轮雄蕊基部有 2 腺体，花药 4 室，瓣裂，中央有退化雌蕊；雌花具有退化雄蕊 6～12，呈舌状，柱头呈头状而扁宽，花柱短，子房卵圆形。浆果核果近球形，直径 4～5mm，熟时黑色，果梗长 3～5mm，总梗长 7～10mm。花期 4～5 月，果期 7～11 月。

【生境分布】 生于向阳山坡、丘陵、林缘灌丛及疏林中。分布于江苏、浙江、江西、福建、湖北、湖南、广东、广西、云南、贵州、四川等省。

【采收加工】 秋季果实成熟时采收，除去杂质，晒干。

【药材性状】 澄茄子类球形，直径 4～6mm。棕褐色至黑褐色，有网状皱纹。基部偶有宿萼及细果梗。除去外皮可见硬脆的果核，种子 1，子叶 2，黄棕色，富油性。气芳香，味稍辣而微苦。

【性味功能】 味辛，性温。有温中下气，散寒止痛的功能。

【主治用法】 用于胃寒呕吐呃逆，气滞胸腹胀痛，寒疝腹痛，寒证小便不利，小便浑浊等。用量 1.5～3g。

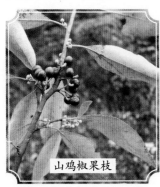

山鸡椒果枝

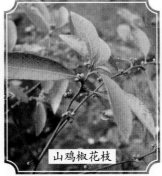

山鸡椒花枝

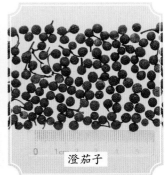

澄茄子

草乌；制草乌 Caowu；Zhicaowu

【来源】 草乌为毛茛科（Ranunculaceae）植物北乌头的干燥块根；制草乌为草乌的炮制加工品。

【原植物】 北乌头 *Aconitum kusnezoffii* Reichb. 别名：草乌、五毒根。

多年生草本，高 70～150cm。块根倒圆锥形，长 2.5～5cm，直径 1～1.5cm，黑褐色。茎直立，粗壮。叶互生，有柄，坚纸质，轮廓卵圆形，长 6～14cm，宽 8～19cm，3 全裂，几达基部，裂片菱形，再裂深浅不等的羽状缺刻状分裂，最终裂片三角状披针形或线状披针形，先端尖，上面疏生短毛。花序总状，或有时成狭圆锥花序，花序轴无毛或花梗上生短毛；花萼 5，蓝紫色，上萼片盔形，长 1.5～2cm；侧萼片倒卵状圆形，长 1.4～1.7cm，下萼片长圆形，长 1～1.5cm；密叶 2，有长爪，距拳卷；雄蕊多数；心皮 5，无毛。蓇葖果长 1.3～1.6cm。种子有膜质翅。花期 7～8 月。果期 8～9 月。

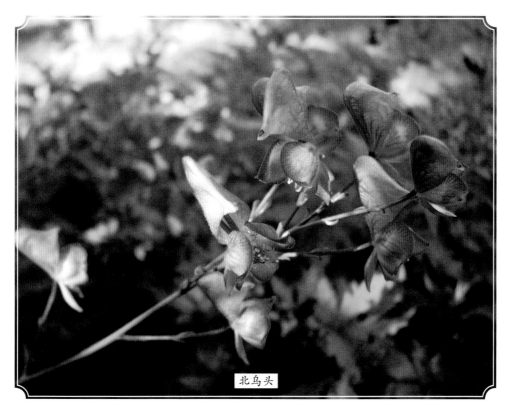

北乌头

【生境分布】 生于山地、丘陵草地、林下。分布于河北、山东、山西、安徽、湖北、湖南、陕西、四川、贵州、云南等。

【采收加工】

草乌 秋季茎叶枯萎时采挖，除去须根泥沙，干燥。

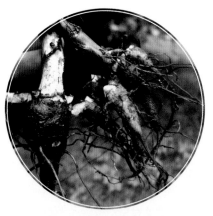

制草乌 将生草乌按大、小或主侧根分开，用凉水或生石灰水浸泡润透，无干心为止。取出，用水煮沸4～6小时后，拣大个切开，见无白心，口尝无麻或稍麻舌感取出。切片，晒干或烘干。有些地区加甘草、鲜姜等辅料与草乌同蒸，有些地区用豆腐、甘草、金银花、鲜姜或皂角等辅料与草乌同蒸。

【药材性状】 草乌 呈不规则长圆锥形，略弯曲，长2～7cm，直径0.6～1.8cm。顶端常有残茎和少数不定根残基；表面灰褐色或黑棕褐色，皱缩，有纵皱纹、点状须根痕和数个瘤状侧根。质硬，断面灰白色或暗灰色，有裂隙，形成层环纹多角形或类圆形，髓部较大或中空。无臭，味辛辣、麻舌。

制草乌 本品为不规则圆形或近三角形的片。表面黑褐色，有灰白色多角形形成层环及点状维管束，并有空隙，周边皱缩或弯曲。质脆。无臭，味微辛辣，稍有麻舌感。

【炮制及饮片】 生草乌 除去杂质，洗净，干燥。

制草乌 取净草乌，大小个分开，用水浸泡至内无干心，取出，加水煮至取大个切开内无白心、口尝微有麻舌感时，取出，晾至六成干后切薄片，干燥。

【性味功能】 味辛，性热。有大毒。有祛风，除湿，散寒，止痛，去痰，消肿，麻醉的功能。

【主治用法】 用于风寒湿痹，肢体关节冷痛或麻木瘫痪，心腹冷痛，大骨节病，手足拘挛，坐骨神经痛，跌打肿痛，破伤风，头风，痰癖等症；外用于痈疽疔癣。用量炮制品1.5～4.5cm。宜先煎、久煎。外用适量，研末涂敷患处或煎水洗。生品内服宜慎，需炮制后用。孕妇忌服。反半夏、栝楼、白蔹、白芨、贝母；畏犀牛角。

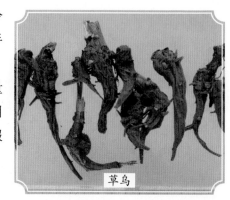

草乌

草豆蔻
Caodoukou

【来源】 草豆蔻为姜科（Zingiberaceae）植物草豆蔻的干燥近成熟种子。

【原植物】 草豆蔻 *Alpinia katsumadai* Hayata　别名：草蔻、草蔻仁，扣仁。

多年生丛生草本，高 1 ～ 2m。根茎粗壮，红棕色。茎绿色，粗壮。叶二列，有短柄，长约 2cm，叶鞘抱茎，叶舌革质，卵形，有粗柔毛；叶片狭椭圆形或披针形，长 45 ～ 60cm，宽 4 ～ 10cm，先端渐尖，基部楔形，全缘，有缘毛，两面有疏毛或无毛。总状花序顶生，总梗长达 30cm，花序轴密被黄白色粗柔毛；花疏生，花梗被柔毛；苞片白色，宽椭圆形，先端钝圆，有短尖头，基部连合，被粗毛；萼钟形，白色，长 1.5 ～ 2cm，顶端 3 钝齿，外生疏长柔毛，宿存；花冠白色，裂片 3，长圆形，上部裂片较大，长约 3.5cm，宽约 1.5cm；唇瓣三角状卵形，白色，长约 4cm，宽约 3.5cm，先端 2 浅裂，边缘有缺刻，前部有红色或红黑色条纹，后部有淡紫色斑点；雄蕊 1，花丝扁平；子房下位，被绢毛，有附属体，柱头锥状，有缘毛。蒴果圆球形，直径 3.5cm，不开裂，有粗毛，熟时黄色。花期 4 ～ 6 月。果期 6 ～ 8 月。

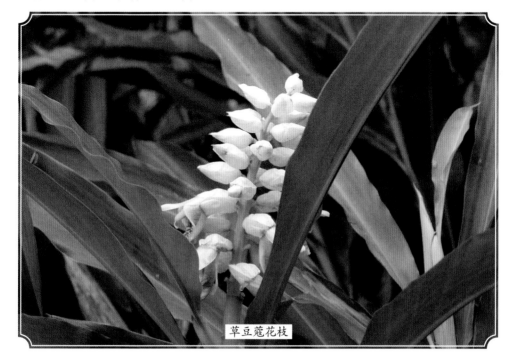

草豆蔻花枝

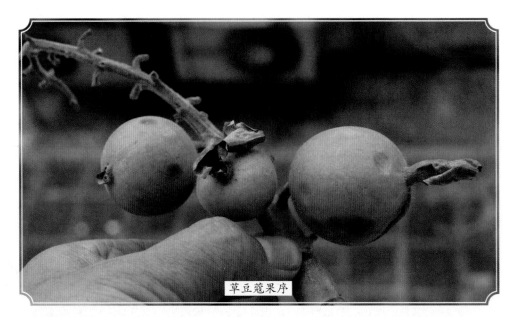

草豆蔻果序

【生境分布】 生于沟谷、河边、林缘阴湿处或草丛中。分布于广东、海南、广西等省、自治区。

【采收加工】 夏、秋二季采收，晒至九成干，或用水略烫，晒至半干，除去果皮，取出种子团，晒干。

【药材性状】 草豆蔻长圆形或圆球形，直径 1.5～3cm。灰棕色或灰褐色，中间有黄白色隔膜，将种子团分成 3 瓣，每瓣有种子多枚，粘连在一起，不易散落。种子为卵圆状多面体，长 3～5mm，直径约 3mm，外被淡棕色腊质假种皮，种脊有 1 条纵沟，一端有种脐。质坚，种仁灰白色。气香，味辛、微苦。

【炮制及饮片】 除去杂质。用时捣碎。

【性味功能】 味辛，性温。有燥湿健脾，温胃止呕的功能。

【主治用法】 用于胃寒腹痛，脘腹胀满，冷痛，嗳气，呕吐，呃逆，食欲不振等症。用量 3～6g。

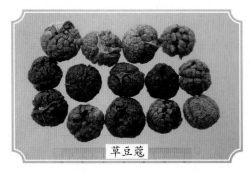

草豆蔻

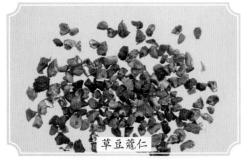

草豆蔻仁

草果 Caoguo

【基源】 草果为姜科（Zingiberaceae）植物草果的成熟干燥果实。

【原植物】 草果 *Amomum tsao-ko* Crevost et Lemarie.

多年生丛生草本，全株有辛辣气味。根茎短粗，横走，绿白色。茎粗壮，直立或稍倾斜。叶二列；叶鞘开放，抱茎，淡绿色，被疏柔毛，边缘膜质；叶舌先端圆形，膜质，锈褐色，被疏柔毛；叶片长椭圆形或披针状长圆形，40～70cm，宽5～18cm，先端渐尖，基部楔形，全缘，边缘干膜质。花序从茎基部抽出，卵形或长圆形；苞片长圆形至卵形，先端钝圆，浅橙色；花冠白色；唇瓣中肋两侧具紫红色条纹。蒴果长圆形或卵状椭圆形，顶端具宿存的花柱残基，果皮熟时红色，干后紫褐色，有不规则的纵皱纹（维管束）；基部有宿存的苞片。花期4～5月，果期6～9月。

【生境分布】 生于山坡疏林下。有栽培。分布于广西、云南和贵州等省区。

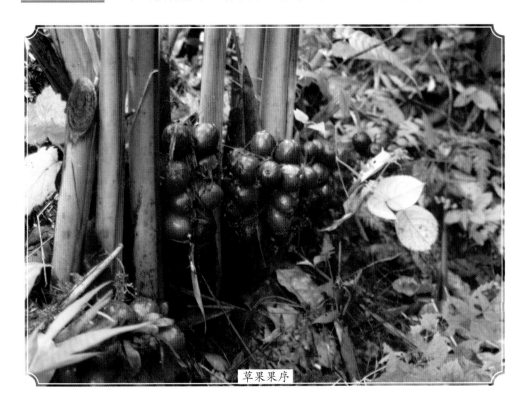

草果果序

【采收加工】 8～9月果熟时摘取果实，晒干。过晚则果实开裂。

【药材性状】 本品呈长椭圆形，具三钝棱，长2～4cm，直径1～2.5cm。表面灰棕色至红棕色，具纵沟及棱线，顶端有圆形突起的柱基，基部有果梗或果梗痕。果皮质坚韧，易纵向撕裂。剥去外皮，中间有黄棕色隔膜，将种子团分成3瓣，每瓣有种子多为8～11粒。种子呈圆锥状多面体，直径约5mm；表面红棕色，外被灰白色膜质的假种皮，种脊为一条纵沟，尖端有凹状的种脐；质硬，胚乳灰白色。有特异香气，味辛、微苦。

【炮制及饮片】 草果仁　取草果，清炒至焦黄色并微鼓起，去壳，取仁。用时捣碎。

　　姜草果仁　取净草果仁，加适量姜汁，炒干。用时捣碎。

【性味功能】 味辛、性温。有燥湿温中，除痰截疟的功能。

【主治用法】 用于寒湿内阻，脘腹胀痛，痞满呕吐，疟疾寒热。用量：3～6g。

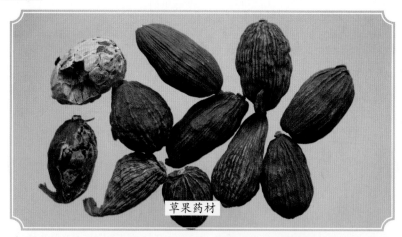

草果药材

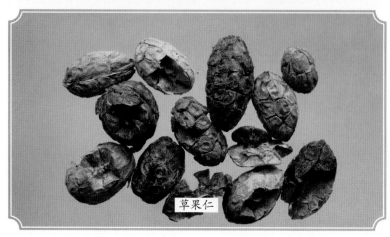

草果仁

茵陈 Yinchen

【来源】 茵陈为菊科植物（Compositae）茵陈蒿和滨蒿的干燥地上部分。

【原植物】 1、茵陈蒿 *Artemisia capillaris* Thunb. 别名：茵陈蒿，白蒿，绒蒿。

多年生草本，或基部木质而成半灌木状。植株高 40～100cm。茎直立，具纵沟棱，有多数直立而开展的分枝。当年生，叶 2 回羽状分裂，下部叶裂片较宽短，常被短绢毛；中部以上的叶长达 2～3cm，裂片细，毛发状，宽仅 0.3～1mm，近无毛，先端微尖；上部叶羽状分裂，3 裂或不裂；不育枝叶向上部渐长大，1～2 回羽状全裂，裂片丝状线形，先端具 1～2 齿状裂片，密被绢毛。头状花序，卵形，长 1.5～2mm，直径约 1.5mm，下垂，极多数在茎顶排列成扩展的圆锥状；花梗短，苞片丝状线形；总苞无毛，总苞片 3～4 层，边缘膜质，背面稍绿色。边缘小花雌性，4～6 朵；中央小花两性，2～5 朵；花托凸起，无托毛。瘦果，长圆形，长约 0.8mm，无毛。花期 8～9 月，果期 9～10 月。

2、滨蒿 *Artemisia scoparia* Waldst. et Kit. 别名：猪毛蒿。

一或二年生草本，高约 30～60cm。主根单一，狭纺锤形，半木质化。基生叶有长柄，较窄，叶片宽卵形，长 2.5～7cm，裂片稍卵状，疏高；茎生叶线形，老时无毛，叶脉丝状。8～9 月开花，头状花序直径约 1～1.5mm，无梗或有短梗，偏侧着生成短穗，总苞片有宽膜质边缘。外层雌花 5～15 朵，以 10～12 个为常见，

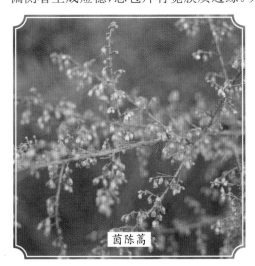

茵陈蒿

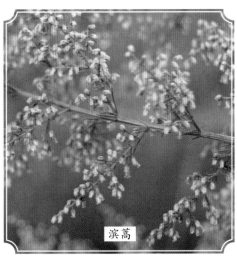

滨蒿

中部两性花3～9朵。

【生境分布】 茵陈蒿　生于山坡、荒地、路边草地上，分布于全国各地。

滨蒿　喜生于沙地、河岸及盐碱地，分布于东北、华北、西北及台湾、湖北、广西、云南等地。

【采收加工】 春季幼苗高6～10cm时采收或秋季花蕾长成时采割，除去杂质及老茎，晒干。春季采收的习称"绵茵陈"，秋季采割的称"茵陈蒿"。

【药材性状】 茵陈蒿茎呈圆柱形，多分枝，长30～100cm，直径2～8mm；表面淡紫色或紫色，有纵条纹，被短柔毛；体轻，质脆，断面类白色。叶密集，或多脱落。下部叶二至三回羽状深裂，裂片条形或细条形，两面密被白色柔毛；头状花序卵形，多数集成圆锥状，长1.2～1.5mm，直径1～1.2mm，有短梗；总苞片3～4层，卵形，苞片3裂；外层雌花4～6个，内层两性花2～5个；瘦果长圆形，黄棕色。气芳香，味微苦。

【炮制及饮片】 除去残根及杂质，搓碎或切碎。绵茵陈筛去灰屑。

【性味功能】 味苦、辛，性微寒。有清热利湿，利胆，退黄疸的功能。

【主治用法】 用于黄疸尿少，湿疮瘙痒，传染性黄疸型肝炎，胆囊炎。用量6～15g，水煎服。

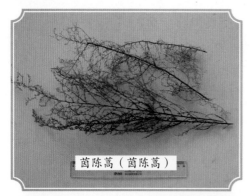

茵陈蒿（茵陈蒿）

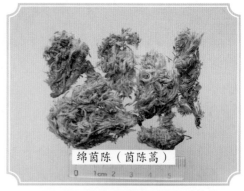

绵茵陈（茵陈蒿）

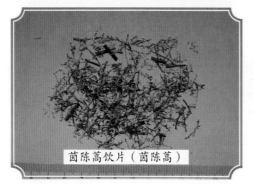

茵陈蒿饮片（茵陈蒿）

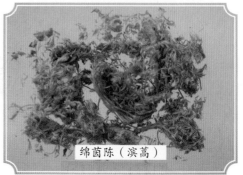

绵茵陈（滨蒿）

茯苓 Fuling

【来源】 茯苓为多孔菌科 (Polyporaceae) 真菌茯苓的菌核。

【原植物】 茯苓 *Poria cocos* (Schw.) Wolf.

菌核有特殊臭味，深入地下 20～30cm，球形至不规则形，大小不一，小者如拳，大者直径 20～30cm 或更长。新鲜时较软，干燥后坚硬。外面为淡灰棕色至深褐色，具瘤状皱缩的皮壳；内部由多数菌丝体组成，粉粒状，外层淡粉红色，内部白色。子实体平卧于菌核表面，厚 3～8mm，白色，老熟或干燥后，变浅褐色，管孔多角形至不规则形，深 2～3mm，直径 0.5～2mm，孔壁薄，孔缘渐变为齿状。于显微镜下观察，担子棒状，担孢子椭圆形至圆柱形，稍屈曲，一端斜尖，壁表面平滑，无色。

【生境分布】 生于向阳、温暖的山坡，疏松、排水良好的砂质土壤。多寄生于赤松、马尾松、黑松、云南松等松属植物较老的根部。分布于辽宁、河北、河南、山西、山东、江苏、安徽、浙江、江西、福建、广东、广西、湖南、湖北、陕西、四川、贵州、云南等省自治区。

【采收加工】 野生茯苓多在 7 月至次年 3 月采挖。人工培植者，于接种后第二年 7～9 月起窖。采收时应选晴天，以利加工，挖出茯苓团后，洗净，擦干，堆置于密闭不透风处，垫草盖，"发汗"5～8 天，再"发汗"，反复数次，至变褐色，亦有皱纹，水分散失，阴干，称"茯苓个"，将外皮剥掉，称"茯苓皮"。鲜茯苓切成块，阴干，制成"茯苓块"，将棕红色或淡红色部分切成片状或小方块，称"赤茯苓"。切成平片，晒干，称茯苓片。抱木而生（切片中央有木心），称"茯神"。

【药材性状】 茯苓个　近圆形、椭圆形或不规则团块，大小圆扁不等，长 10～30cm，皮薄粗糙棕褐色或棕黑色，有皱纹。质坚实而重，难破碎，重常在 1～1.5kg，小者 0.5kg，大者如子，重者达 10kg 多。断面稍颗粒状，外层淡棕色，内白色，有的中间抱有松根（习称茯神）。味淡，粘牙。

茯苓片　方形、长方形块片，大小不一，厚约 1.5mm。切片平坦而薄，白色或灰白色，易折断破碎。气味同上。

茯苓块　去外皮后切的块片，大小不一，厚 0.4～0.6mm，长宽均在 3cm 以上，白色、灰白色。茯苓皮：茯苓的外皮，形状、大小不一，棕褐色或黑之间，白色或淡棕色，质松软。

【炮制及饮片】 取茯苓个，浸泡，洗净，润后稍蒸，及时切取皮和块或切厚片，晒干。

【性味功能】 味甘、淡，性平。有利水渗湿，健脾宁心的功能。

【主治用法】 用于水肿，尿少，痰饮眩悸，脾虚食少，便溏泄泻，心宁不安，惊性失眠。用量9～15g。水煎服或入丸散。

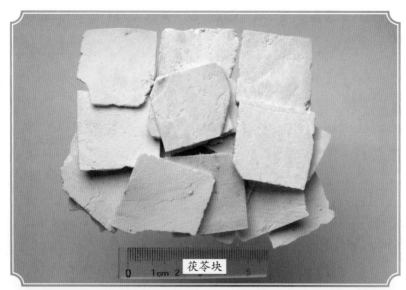

茯苓块

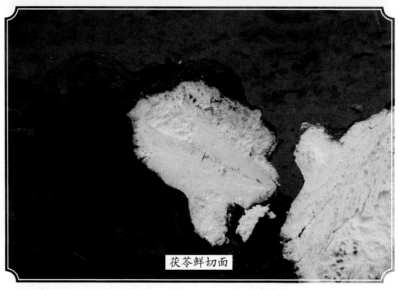

茯苓鲜切面

茺蔚子 Chongweizi

【来源】 茺蔚子为唇形科（Labiatae）植物益母草的干燥成熟果实。

【原植物】 益母草 *Leonurus japonicus* Houtt. 别名：茺蔚，益母蒿。

一年生或二年生草本，高达120cm。茎直立，四棱形，有节，有倒生糙伏毛，多分枝。叶对生，叶柄长2～3cm，上部叶柄短；叶形不一，茎下部叶轮廓卵形，基部宽楔形，掌状3裂，裂片长圆状菱形或卵圆形，两面密生细毛；茎中部叶轮廓为菱形，分裂成3个或多个长圆状线形裂片；上部叶羽状深裂，花序上部苞叶近无柄，线形或线状披针形，全缘或有疏齿。轮伞花序腋生，有8～15花，无花梗；苞片刺状，短于萼筒；花萼钟形，外贴生疏毛，内面上部有柔毛，萼齿5，二唇形；花冠粉红色或淡紫红色，花冠筒外有柔毛；雄蕊4，2强，花丝被鳞状毛；子房4裂。小坚果长圆状三棱形，淡褐色，光滑。花期6～9个月。果期9～10个月。

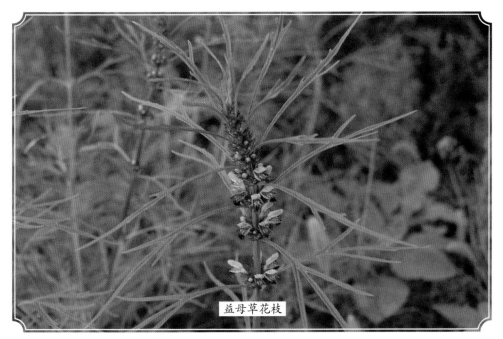

益母草花枝

【生境分布】 益母草生于山坡草地、田边、溪边等处。分布于全国各地。

【采收加工】 秋季果实成熟时采割地上部分，晒干，打下果实，除去杂质。

【药材性状】 茺蔚子呈三棱形，长2～3mm，宽约1.5mm。灰棕色至灰褐色，有深色斑点，一端稍宽，平截状，另一端渐窄而钝尖。果皮薄，子叶类白色，富油性。无臭，味苦。

【炮制及饮片】 茺蔚子 除去杂质，洗净，干燥。

炒茺蔚子 取净茺蔚子，置热锅中，用文火炒至有爆声时，取出，放凉。

【性味功能】 味辛、苦，性微寒。有活血调经，清肝明目的功能。

【主治用法】 用于月经不调，经闭，痛经，目赤翳障头晕胀痛。用量4.5～9g。

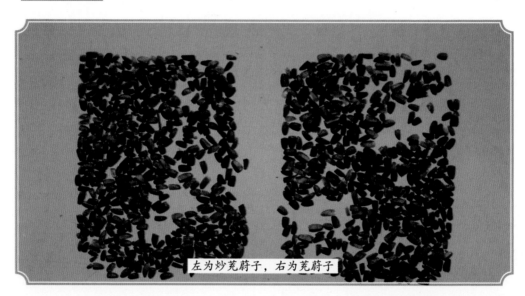

左为炒茺蔚子，右为茺蔚子

【混伪品】

同科植物细叶益母草 *Leonurus sibiricus* 的干燥成熟果实易与之混淆。

细叶益母草与益母草相近，主要区别：叶分裂为小裂片线形，宽1～3mm；花序上苞片3深裂，裂片线形；花冠较大，长约1.8cm，外有长柔毛，下唇短于上唇。花萼外面中部密生柔毛。

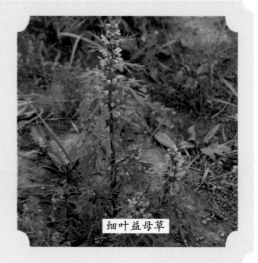

细叶益母草

胡芦巴 Huluba

【来源】 胡芦巴为豆科 (Leguminosae) 植物胡芦巴的干燥成熟种子。

【原植物】 胡芦巴 *Trigonella foenum-graecum* L. 别名：苦豆，芦巴子，香豆子。

一年生草本，高 40 ～ 80cm，全株有香气。茎直立，中空，多丛生，被疏毛。叶互生，三出羽状复叶，具柄；托叶与叶柄相连合，宽三角形，先端急尖，全缘；小叶 3，小叶柄短，长不及 1mm，小叶片长卵形或卵状披针形，长 1 ～ 3.5cm，宽 0.5 ～ 1.5cm，先端钝圆，基部楔形，上部边缘有锯齿，下部全缘，两面均生疏柔毛。花 1 ～ 2 朵生于叶腋，无梗，淡黄白色或白色；花萼筒状，长约 7mm，有白色柔毛，萼齿披针形；花冠蝶形，基部稍带堇色，长 1.3 ～ 1.8cm，旗瓣长圆形，翼瓣狭长圆形，龙骨瓣长方倒卵形；雄蕊 10，不等长，9 枚合生成束，1

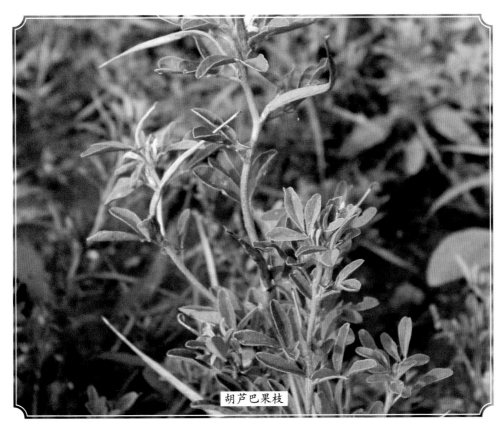

胡芦巴果枝

枚分离；子房线形，花柱不明显；柱头小，向一侧稍弯。荚果条状圆筒形，长5.5～11cm，直径约0.5cm，先端成尾状，直伸或稍弯，被疏柔毛，具明显的纵网脉。种子10～20，长圆形，黄棕色。花期4～7月，果期7～9月。

【生境分布】 生长于温和气候，耐干旱，肥沃和排水良好的土壤中。分布于东北及河北、河南、安徽、浙江、湖北、广东、广西、陕西、甘肃、新疆、四川、贵州、云南等省区。

【采收加工】 8～9月种子成熟时，割取全株，晒干、搓下种子、除去杂质。

【药材性状】 胡芦巴略呈斜方形或矩形，长3～4mm，宽2～3mm，厚约2mm。黄绿色或淡黄棕色。平滑，两侧各有一深斜沟，相接处有点状种脐。种皮薄，胚乳半透明，有粘性，2片淡黄色子叶，胚根长，肥大，弯曲。质坚硬，不易破碎。气香，味微苦。

【炮制及饮片】 胡芦巴 除去杂质，洗净，干燥。

盐胡芦巴 取净胡芦巴，加盐水拌匀，闷透，置锅内，以文火加热，炒至鼓起，有香气时，取出，放凉。用时捣碎。每100kg净胡芦巴，用食盐2kg。

【性味功能】 味苦，性温。有温肾阳，逐寒湿，止痛的功能。

【主治用法】 用于肾脏虚冷，小腹冷痛，小肠疝气，寒湿脚气，阳痿等症。用量3～10g。孕妇慎用。

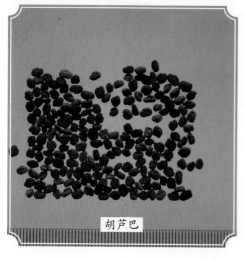

胡芦巴

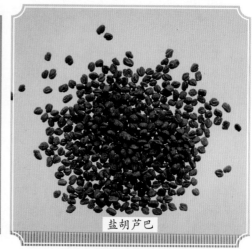

盐胡芦巴

胡椒 Hujiao

【来源】　胡椒为胡椒科 (Piperaceae) 植物胡椒的果实。因采收期和加工方法不同而分黑胡椒与白胡椒。

【原植物】　胡椒　*Piper nigrum* L. 别名：白胡椒、黑胡椒。

攀援状藤本，茎长数米，节外多膨大，常生不定根。叶互生，革质；叶柄长 1.5～3.5cm；叶鞘延长为叶柄之半，叶阔卵形、卵状长圆形或椭圆形，长 6～16cm，宽 4～9cm，先端短尖，基部稍偏斜，全缘，两面无毛；基出脉 5～7 条，在下面隆起，其间有网状脉。花杂性，无花被，雌雄同株，排成与叶对生穗状花序，花序短于叶或有时与叶等长；总花梗与叶柄等长；苞片匙状长圆形，长 3～3.5cm，顶端阔圆，浅杯状，基部贴生于肉质的花序轴上；雄蕊 2，花药肾形，花丝粗；子房上位，近球形，1 室，柱头 3～4 裂，稀有 5 裂。浆果球形，无柄，直径 3～4mm，果穗圆柱状，幼时绿色，熟时红黄色。花期 4～10 月。果期 10 至次年 4 月。

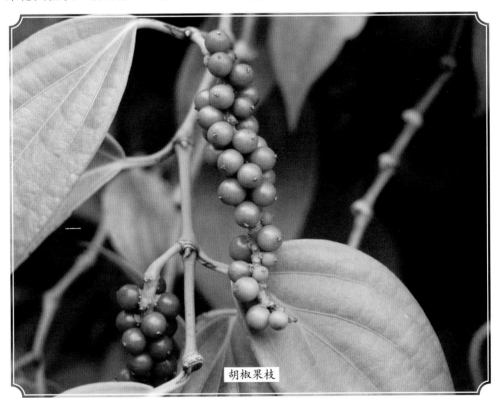

胡椒果枝

【生境分布】生于荫蔽处的树林中。海南、广西、福建、台湾、云南等省区有引种栽培。

【采收加工】当果实近于成熟，果穗基部的果实开始变红时，剪下，晒干或烘干。果皮皱缩，变棕褐色或黑褐色者为黑胡椒。当果实全部成熟，果皮均已变红时采收，用水或石灰水浸泡数日，将果肉擦去，洗净，晒干者为白胡椒。

【药材性状】黑胡椒　近球形，直径 3.5 ～ 6mm。表面黑褐色，具隆起网状皱纹，顶端有细小花柱残迹，基部有果柄脱落的疤痕。质硬，外果皮可剥离，内果皮灰白色或淡黄色。断面黄白色，粉性，中有小空隙。气芳香，味辛辣。

白胡椒　球形，直径 3 ～ 5mm。表面灰白色或淡黄白色，平滑，顶端与基部间有多数浅色线状条纹。

【炮制及饮片】除去杂质及灰屑。用时粉碎成细粉。

【性味功能】味辛，性热。有温中散寒，健胃止痛，消痰，解毒的功能。

【主治用法】用于胃寒呕吐，腹痛泄泻，食欲不振，癫痫痰多。外用于受寒腹痛，疟疾，冻伤，湿疹等症。用量 0.6 ～ 1.5g。外用适量，研末，加于膏药上贴之，亦可煎汤外洗。

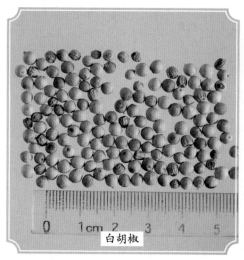

白胡椒

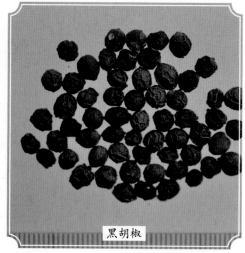

黑胡椒

荔枝核 Lizhihe

【来源】荔枝核为无患子科 (Sapindaceae) 植物荔枝的种子。

【原植物】荔枝 *Litchi chinensis* Sonn.

　　常绿乔木，高6～20m。树皮灰绿色，光滑，有褐色斑点，小枝有白色小斑点，微被柔毛。双数羽状复叶互生；小叶2～5对；小叶柄长4～8mm；小叶革质，长椭圆形至长圆状披针形，长6～16cm，宽3～6cm，先端渐尖，基部楔形，稍偏斜，全缘，上面亮绿色，有光泽，下面稍带白粉。圆锥花序顶生，花小，绿白色或淡黄色，杂性；花梗长2～4mm；花被杯状，4裂，密被锈色柔毛；雄蕊6～10，通常多为8，长4～6mm，着生于花盘上，花丝被柔毛，花盘环状，肉质；雌蕊着生于花盘中央，密被柔毛，子房2～3室，每室有1胚珠，通常只有1胚珠发育，花柱线形，先端2短裂。核果卵圆形，长3～4.5cm，果皮干硬而薄，表面有瘤状突起，熟时鲜红色或暗红色。种子外被白色假种皮，肉质。种子长圆形，有光泽。花期2～3月。果期6～7月。

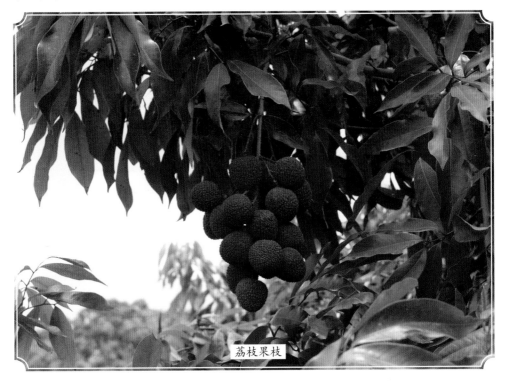

荔枝果枝

【生境分布】产亚热带地区，为栽培果树。分布于福建、台湾、浙江、广东、海南、广西、四川、云南等省区。

【采收加工】6～7月果皮变红时采摘，除去果皮及果肉，洗净晒干。

【药材性状】荔枝核长圆形或卵圆形，稍扁，长1.5～2.2cm，宽0.5～1.5cm，棕红色或紫棕色，有光泽，稍有凹陷的波纹；种脐类圆形或椭圆形，质坚硬，用水浸润剖开后，可见肥厚子叶2，橙黄色或棕黄色，与种皮紧密结合。气微，味微甘，苦，涩。

【炮制及饮片】荔枝核　除去杂质，洗净，干燥。用时捣碎。

盐荔枝核　取净荔枝核，捣碎后加盐水拌匀，闷透，置锅内，以文火加热，炒干，取出，放凉。每100kg净荔枝核，用食盐2kg。

【性味功能】味甘，微苦，涩，性温。有理气，祛寒，散结，止痛的功能。

【主治用法】用于胃脘痛，疝气痛，妇女气滞血瘀，腹痛。用量4.9～9g。体虚者忌服。

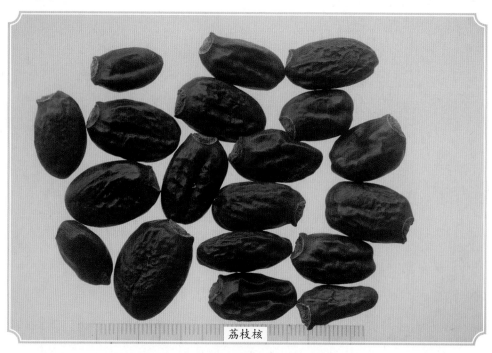

荔枝核

南五味子 Wuweizi

【来源】 南五味子为木兰科（Magnoliaceae）植物华中五味子的成熟果实。

【原植物】 华中五味子 *Schisandra sphenanthera* Rehd. et Wils. 别名：南五味子，香苏，红铃子。

落叶藤本，老枝灰褐色，皮孔明显，小枝紧红色。叶互生，纸质，叶柄长工1～3cm，带红色；叶倒卵形、宽卵形或倒卵状长椭圆形，最宽处在叶的中部以上，先端短尖或渐尖，基部楔形或圆形，波缘有疏生波状锯齿，上面绿色，下面淡绿色；网脉较明显。花单性，雌雄异株，橙黄色，单生或1～3朵簇生于叶腋；花被片5～8，排成2～3轮，雄蕊10～19，着生于花托上，花丝短；雌蕊群近球形，心皮多数。雌蕊群花托果时伸长，聚合果长穗状；小浆果近球形，成熟时鲜红色，种子2，肾形，种皮在脊背上有少数瘤状点。花期4～6月。果期8～9月。

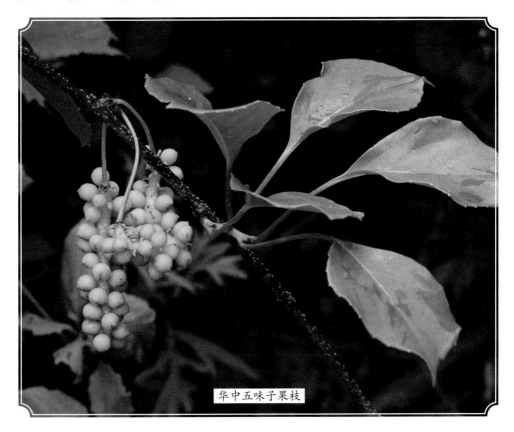

华中五味子果枝

【生境分布】 生于向阳旷地、灌丛中，路边及溪边沟。分布于陕西、甘肃、河南、江苏、安徽、浙江、江西、湖北、贵州、云南、四川等省区。

【采收加工】 秋季果实成熟尚未脱落时采摘，除去果枝及杂质，晒干。

【药材性状】 南五味子呈球形或扁球形，直径 4 ～ 6mm，棕红色或暗棕色，皱缩，干瘪，果肉常紧贴于种子上。种子 1 ～ 2，肾形，黄棕色，有光泽，种皮薄而脆。果肉气微，味微酸。

【炮制及饮片】 南五味子　除去杂质。用时捣碎。

　　醋南五味子　取净南五味子，加醋拌匀，置适宜的容器内，加热蒸透至黑色时，取出，干燥。用时捣碎。表面棕黑色，干瘪，果肉常紧贴种子上，无黏性。种子表面棕色，无光泽。

【性味功能】 味酸、甘，性温。有收敛固涩，益气生津，补肾宁心的功能。

【主治用法】 用于肺虚咳喘，梦遗滑精，津亏口渴，神经衰弱，久泻不止，自汗盗汗，津伤口渴，无黄疸型肝炎，心烦失眠等症。用量 1.5 ～ 6g。水煎服或入丸散用。

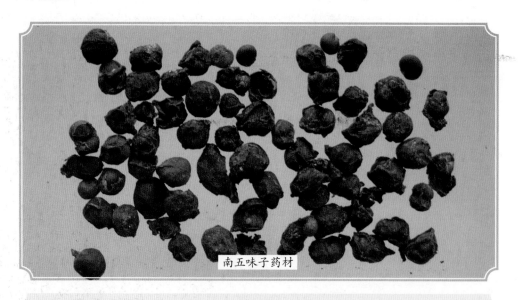

南五味子药材

🌿【混伪品】

　　同科植物南五味子 *Kadsura longipedunculata* Finet et Gagnep. 的成熟果实在安徽等地作"南五味子"入药。与华中五味子主要区别为：雌蕊群花托果时不伸长，聚合果球形或椭圆形。

南板蓝根 Nanbanlangen

【来源】南板蓝根为爵床科（Acanthaceae）植物马蓝根茎及根。

【原植物】马蓝 *Baphicacanthus cusia* (Nees) Bremek.

多年生草本，高可达100cm。主根木质化，细长，柱状，有分枝，节膨大，节上具须根，灰褐色，有髓或具空洞。茎直立，多分枝，茎节明显，有钝棱，下部梢木质化，幼嫩部分及花序被褐色柔毛。叶对生，叶柄长1～2cm；叶片倒卵状长园形至卵状长园形，长7～20cm，先端渐尖，基部稍狭，边缘有粗齿，两面无毛，上面绿色，下面灰绿色，幼叶时叶脉上有柔毛。穗状花序着生小枝顶；苞片叶状，对生，长1～2cm，早落；花萼5裂，4个裂片小，条形，1片较大；花冠筒状漏斗形，淡紫色，长4.5～5cm，花冠筒近中部弯曲，下部弯细，先端5裂，裂片短阔，长6～7cm，顶端微凹；雄蕊4，2强，着生于花冠筒的上方，花丝基部有膜相连；子房上位，花柱细长。蒴果棒状，长约2cm，梢具4棱。种子4粒，卵形，扁平，褐色。花期9～11月，果期10～12月。

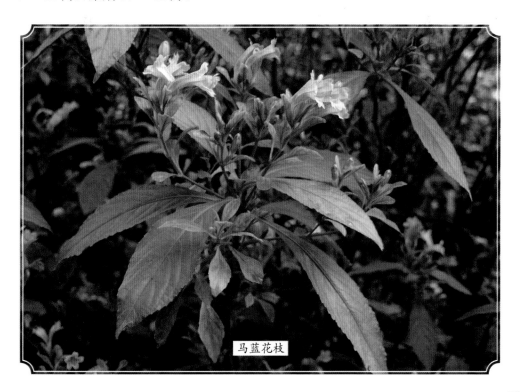

马蓝花枝

【生境分布】 生于林下潮湿处或溪旁阴湿地；分布于浙江、江苏、福建、广东、广西、湖南、湖北、云南、贵州、四川等省区。

【采收加工】 秋季挖取根部，去掉茎叶、泥土，晒干即可。

【药材性状】 南板蓝根茎呈类圆形，多弯曲，有分枝，长 10～30cm，直径 0.1～1cm。灰棕色，具细纵纹；节膨大，节上长有细根或茎残基；外皮易剥落，呈蓝灰色。质硬而脆，易折断，断面不平坦，皮部蓝灰色，木部灰蓝色至淡黄褐色，中央有髓。根粗细不一，弯曲有分枝，细根细长而柔韧。气微，味淡。

【炮制及饮片】 除去杂质，洗净，润透，切厚片，晒干。

【性味功能】 味苦，性寒。有清热解毒，凉血的功能。

【主治用法】 用于温病发斑，丹毒；流感，流脑。用量 9～15g。

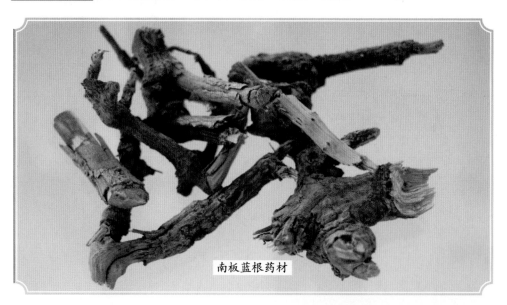

南板蓝根药材

【混伪品】

南板蓝根曾与十字花科植物菘蓝 *Isatis indigotica* Fort. 的干燥根同作"板蓝根"入药。参见"板蓝根"项。

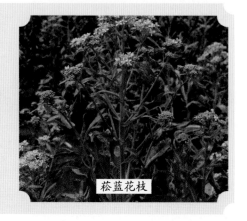

菘蓝花枝

枳壳 Zhiqiao

【来源】 枳壳为芸香料（Rutaceae）植物酸橙及其栽培变种的干燥未成熟果实。

【原植物】 酸橙 *Citrus aurantium* L. 别名：枸头橙。

常绿小乔木。茎枝三棱形，有长刺，长 0.5～2cm。叶互生，革质；叶柄有狭长形或倒心形叶翼，翼长 0.8～1.5cm，宽 3～6mm；叶倒卵状椭圆形或卵状长圆形，长 3.5～10cm，宽 1.5～5cm，先端短钝、渐尖或有微凹头，基部阔楔形或圆形，全缘或有微波状锯齿，有半透明油点，下面脉明显。总状花序，单生或数朵簇生于叶腋，白色；花萼杯状，5 裂，裂片阔三角形，有疏短毛；花瓣 5，长椭圆形；雄蕊多数，花丝基部部分合生；雌蕊稍短于雄蕊，子房上位，球形，9～13室，胚珠多数，花柱圆柱形，柱头头状。柑果圆形，稍扁，直径 7～8cm，果皮粗糙，橙黄色，汁酸。花期 4～5 月。果熟期 11 月。

【生境分布】 酸橙生于丘陵、低山地带、江河湖沿岸或平原，分布于长江流域及以南各省区。主要栽培于浙江、江西、湖南、四川等省。

【采收加工】 7～8 月摘取未成熟的绿色果实，自中部横切两瓣，晒干或烘干。

【药材性状】 枳壳 半球形，直径 3～5cm。外果皮棕褐色或褐色，有颗粒状突起，顶端有凹陷小油点，有花柱茎痕或果柄痕。切断中果皮黄白色，较光滑，稍向外翻，厚 0.6～1.2cm，边缘散有 1～2 列棕黄色油室。质坚硬，不易折断。瓤囊 7～12瓣，瓤内汁脆干缩呈棕色或棕褐色，内藏种子。气清香，味苦、微酸。

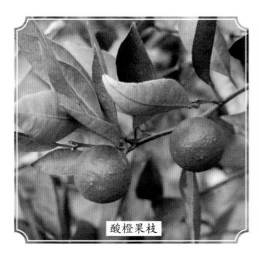

酸橙果枝

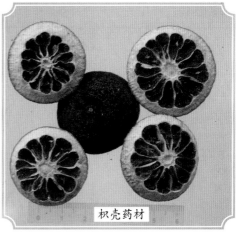

枳壳药材

【炮制及饮片】 枳壳　除去杂质，洗净，润透，切薄片，干燥后筛去碎落的瓤核。本品为不规则弧状条形薄片，长达 5cm，宽达 1.3cm。切面外果皮棕褐色至褐色，中果皮黄白色至黄棕色，近外缘有 1～2 列点状油室，内侧有的有少量紫褐色瓤囊。

　　麸炒枳壳　取麸皮，撒在热锅中，加热至冒烟时，加入净枳壳片，迅速翻动，炒至色变深时，取出，筛去麸皮，放凉。本品为不规则弧状条形薄片，色较深，有的有焦斑。

【性味功能】 味苦、辛、酸，性微寒。有理气宽中，行滞消胀的功能。

【主治用法】 用于胸腹满闷，腹胀腹痛，食积不化，痰饮内停，胃下垂，脱肛，子宫脱垂等症。用量 3～9g。孕妇慎用。

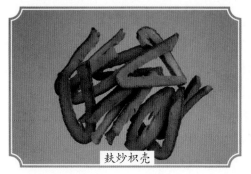
麸炒枳壳

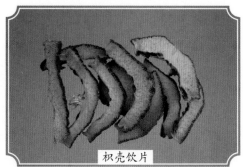
枳壳饮片

【混伪品】

　　本科多种植物的的干燥未成熟果实混充枳壳入药，常见有枸橘 *Poncirus trifoliata*、柚 *Citrus maxima*、甜橙 *Citrus sinensis*，它们与酸橙植物区别点参见"枳实"项。

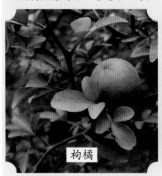
枸橘

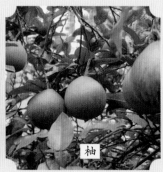
柚

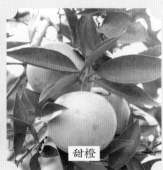
甜橙

枳实 Zhishi

【来源】 枳实为芸香科（Rutaceae）植物酸橙及其栽培变种或甜橙的干燥幼果。

【原植物】 1、酸橙 *Citrus aurantium* L. 别名：枸头橙。

常绿小乔木。茎枝三棱形，有长刺，长 0.5～2cm。单身复叶互生，革质；叶柄有狭长形或倒心形叶翼，翼长 0.8～1.5cm，宽 3～6mm；叶倒卵状椭圆形或卵状长圆形，长 3.5～10cm，宽 1.5～5cm，先端短钝、渐尖或有微凹头，基部阔楔形或圆形，全缘或有微波状锯齿，有半透明油点，下面脉明显。总状花序，单生或数朵簇生于叶腋，白色；花萼杯状，5 裂，裂片阔三角形，有疏短毛；花瓣 5，长椭圆形；雄蕊多数，花丝基部部分合生；雌蕊稍短于雄蕊，子房上位，球形，9～13 室，胚珠多数，花柱圆柱形，柱头头状。柑果圆形，稍扁，直径 7～8cm，果皮粗糙，橙黄色，汁酸。花期 4～5 月。果熟期 11 月。

2、甜橙 *Citrus sinensis* (L.) Osbeck.

常绿小乔木或灌木，枝少刺或近于无刺。小枝绿色，有棱。单身复叶互生，翼叶狭长，宽 2～3mm，叶片卵形至椭圆形，长 4～7(10)cm，宽 2～5cm，先端短尖或钝，基部楔形或宽楔形，全缘，上面深绿色，下面浅绿色，光滑无毛，具透明油点。花单生叶腋或数朵成总状花序；花萼通常 5 裂；花瓣 5，白色，雄蕊 20～25，花丝连合成数组，着生于花盘上；子房近球形，花柱粗壮，柱头增大。柑果圆球形、扁圆形或椭圆形，橙黄至橙红色，果皮较难剥离，瓢囊 9～12 瓣，

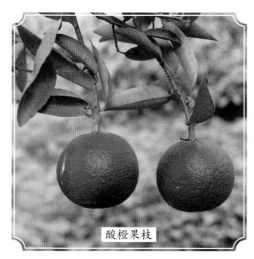

酸橙果枝

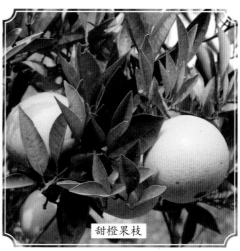

甜橙果枝

果心实或半充实，果肉淡黄、橙红或紫红，味甜或稍带酸。种子少或无，种皮略有肋纹，灰白色。花期 3～5 月。果期 10～12 月。

【生境分布】 酸橙 生于丘陵、低山地带、江河湖沿岸或平原，分布于长江流域及以南各省区，主要栽培于浙江、江西、湖南、四川等省。

甜橙 目前均为栽培。分布于长江以南各省区。

【采收加工】 5～6 月收集自落的果实，除去杂质，自中部横切为两半，晒干或低温干燥，较小者直接晒干或低温干燥。

【药材性状】 枳实呈半球形，少数为球形，直径 0.5～2.5cm。外果皮黑绿色或暗棕绿色，具颗粒状突起和皱纹，有明显的花柱残迹或果梗痕。切面中果皮略隆起，黄白色或黄褐色，厚 0.3～1.2cm，边缘有 1～2 列油室，瓤囊棕褐色。质坚硬。气清香，味苦、微酸。

【炮制及饮片】 枳实 除去杂质，洗净，润透，切薄片，干燥。本品为不规则弧状条形或圆形薄片，条片长达 2.5cm，宽达 1.2cm，圆片直径 0.3～1.5cm。切面外果皮黑绿色至暗棕色，中果皮部分黄白色至黄棕色，近外缘有 1～2 列点状油室，条片内侧或圆片中央具棕褐色瓤囊。

麸炒枳实 取麸皮，撒在热锅中，加热至冒烟时，加入净枳实片，迅速翻动，炒至色变深时，取出，筛去麸皮，放凉。本品为不规则弧状条形或圆形薄片，色较深，有的有焦斑。

【性味功能】 味苦、辛、酸，性温。有破气消积，化痰散痞的功能。

【主治用法】 用于积滞内停，痞满胀痛，泻痢后重，大便不能，痰滞气阻胸痹，结胸；胃下垂，脱肛，子宫脱垂。用量 3～9g。

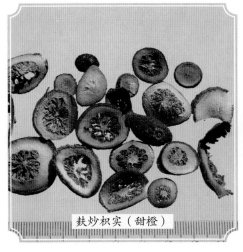

麸炒枳实（甜橙）

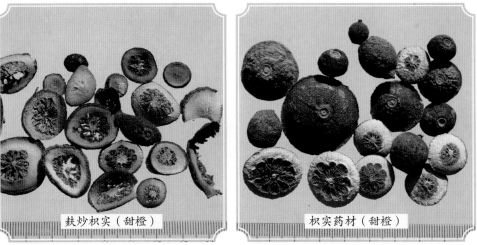

枳实药材（甜橙）

【混伪品】

本科多种植物的干燥幼果混充枳实入药，其基源植物区别点见如下检索表：

1、3数羽状复叶；果实表面被毛·········枸橘 *Poncirus trifoliata*

1、单身复叶；果实表面无毛

　　2、嫩枝上部、叶背至少在中脉下半段、花梗、花萼、子房均被柔毛，有时成熟之果也有毛；翼叶大；种子肥硕，有明显的肋状棱。········· 柚 *Citrus maxima*

　　2、各部无毛，或仅嫩叶的翼叶中脉上有稀疏短毛

　　　3、翼叶通常明显或较宽阔；总状花序或2至数朵簇生，稀单生腋内；果皮难或较难剥离

　　　　4、果肉味酸，有时带苦味或有特殊气味；果皮较粗糙·········· 酸橙 *Citrus aurantium*

　　　　4、果肉味甜或酸甜适中，很少带苦味；果皮平滑，不易与果肉分离··········· 甜橙 *Citrus sinensis*

　　　3、翼叶甚窄至仅具痕迹，但夏梢或徒长枝上的叶常有较明显的翼叶；单花或2～3朵簇生于叶腋；果皮甚易剥离······· 橘 *Citrus reticulata*

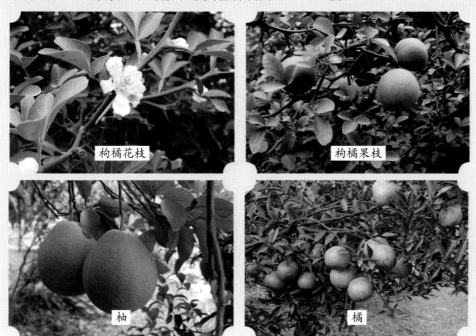

枸橘花枝　　　　　　　枸橘果枝

柚　　　　　　　　橘

柏子仁 Baiziren

【来源】 柏子仁为柏科（Cupressaceae）植物侧柏的干燥成熟种仁。

【原植物】 侧柏 *Platycladus orientalis* （L.）Franco 参见"侧柏叶"项。

【生境分布】 生于向阳山坡疏林中。除新疆、青海外，全国各地区多有栽植。

【采收加工】 秋、冬季采收成熟果实、晒干，除去果壳，收集种仁。

【药材性状】 种仁长卵形或长椭圆形，长 4～7mm，直径 1.5～3mm。淡黄色或黄白色，外包膜质内种皮，顶端略尖，有深棕色的小点，基部钝圆，质软，富油性。气微香，味淡，有油腻感。

【炮制及饮片】 柏子仁 除去杂质及残留的种皮。

柏子仁霜 取净柏子仁，加适量水共研细，再加多量水，搅拌，倾出湿悬液，残渣再按上法反复操作数次，合并湿悬液，静置，分取沉淀，干燥，研散。

【性味功能】 味甘，性平。有养心安神，润肠通便，止汗，止血，祛风清热的功能。

【主治用法】 用于虚烦失眠，心悸怔忡，阴虚盗汗，遗精，健忘，肠燥便秘等症。用量 3～9g。便溏者忌用。

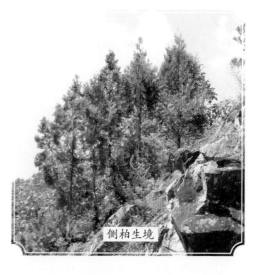

侧柏生境

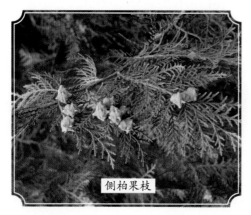

侧柏果枝

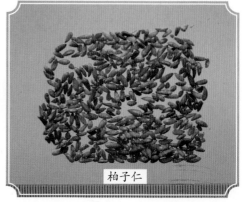

柏子仁

栀子；焦栀子 Zhizi；Jiaozhizi

【来源】 栀子为茜草科（Rubiaceae）植物栀子的干燥成熟果实。焦栀子为其炮制加工品。

【原植物】 栀子 *Gardenia jasminoides* Ellis 别名：黄栀子、山栀子。

常绿灌木，高60～200cm。幼枝有毛。叶对生或少有3叶轮生，有短柄；托叶2，生于叶柄内侧，膜质，连合成鞘包围小枝；叶革质，椭圆形、阔倒披针形或倒卵形，长6～12cm，宽2～4.5cm，先端急尖或渐尖，基部楔形，全缘。花大，腋生或顶生，花梗短；花萼下部连成圆筒形，有6～8条翅状纵棱，先端裂片6～8，线形，长1.5～1.6cm；花冠白色，后变乳黄色，高脚碟状，基部合生成筒，先端6～7裂，旋转排列，裂片阔倒披针形，长2～3cm，宽1～2cm；雄蕊与花冠裂片同数，着生于花冠喉部，花丝极短，花药线形；子房下位，1室，胚珠多数。蒴果大，淡黄色，倒卵形或长椭圆形，外果皮有6～8条肉质翅状纵棱，顶端有条状宿萼。种子多数，扁椭圆形或长圆形，黄色。花期5～7月。果期8～11月。

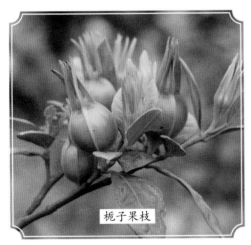
栀子果枝

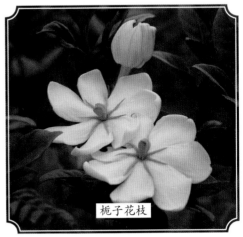
栀子花枝

【生境分布】 生于山坡、丘陵杂灌丛中，温暖阴湿处。分布于山东、江苏、安徽、浙江、江西、福建、台湾、湖北、湖南、广东、香港、广西、海南、四川、贵州和云南等省区，河北、陕西和甘肃有栽培。

【采收加工】 秋季果实成熟饱满呈黄色带红时采收，除去果柄等杂质，入瓮中微蒸或沸水（可加少量明矾）微煮，取出后晒干。果实不易干燥，故应经常翻动，使通风良好，避免发霉变质。

【**药材性状**】 栀子果实倒卵形、椭圆形或长圆形，长1.5～3.5cm，直径1～1.5cm。红棕色或红黄色，有翅状纵棱6～8条，每翅棱间有纵脉1条，顶端有暗黄绿色残存宿萼，先端有6～8条长形裂片，裂片长1～2.5cm，多碎断，果实基部收缩成果柄状，有果柄痕。果皮鲜黄色或红黄色，有光泽。折断面鲜黄色。种子多数，扁椭圆形或扁长圆形，聚成球状团块，棕红色，有细密凹入小点；胚乳角质，子叶2，胚根直立。气微，味微苦。

【**炮制及饮片**】 栀子 除去杂质，碾碎。

炒栀子 取净栀子，置热锅中，用文火炒至黄褐色时，取出，放凉。

焦栀子 取栀子，或碾碎，置热锅中，用中火炒至表面焦褐色或焦黑色，果皮内面和种子表面为黄棕色或棕褐色时，取出，放凉。本品表面焦褐色或焦黑色，果皮薄而脆，内表面棕色，种子团棕色或棕褐色。气微，味微酸而苦。

【**性味功能**】 味苦，性寒。栀子有泻火除烦，解毒，清热利湿，凉血散瘀的功能。焦栀子凉血止血的功能。

【**主治用法**】 用于热病高烧，心烦不眠，目赤，黄疸，热淋尿涩，实火牙疼，口舌生疮，衄血，吐血，尿血，眼结膜炎，热毒疮疡。外用于扭伤肿痛。焦栀子用于血热吐衄，尿血崩漏。用量6～9g，水煎服。

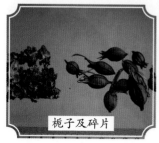 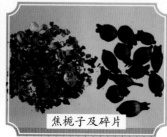 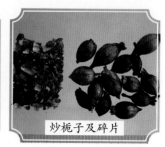

栀子及碎片　　　　　焦栀子及碎片　　　　　炒栀子及碎片

🌿【**混伪品**】

依照《中国植物志》，许多文献中记载栀子的变种水栀子 *Gardenia jasminoides* var. *radicans* (Thunb.) Makino 应为栀子的一个类型，传统认为果形较小的类型（山栀子）入药较好。

枸杞子 Gouqizi

【来源】 枸杞子为茄科 (Solanaceae) 植物宁夏枸杞的干燥成熟果实。

【原植物】 宁夏枸杞 *Lycium barbarum* L. 别名：中宁枸杞，甘枸杞，西枸杞。

落叶灌木，高 1～3m。茎直立，主枝多条，粗壮，淡灰黄色，上部分枝细长弱，先端弯曲下垂，短枝刺状，长 1～4cm。叶互生或数片簇生于短枝或长枝顶上；叶柄长 3～5mm；叶稍厚，狭披针形或披针形，长 2.5～6cm；宽 0.5～1.5cm，先端尖，基部楔形，下延成叶柄，全缘，上面深绿色，下面灰绿色，无毛。花单生或数朵簇生于长枝上部叶腋；花细，长 1.5～2cm；花萼杯状，先端 2～3 裂，先端边缘有纤毛；花冠漏斗状，筒部顶端 5 裂，裂片卵形，向后反卷，粉红色或浅紫红色，有暗紫色脉纹，边缘有纤毛；雄蕊 5，生于花冠中部，花丝细，不等长，花药长圆柱形，纵裂；子房上位，2 室，柱头头状。浆果倒卵形或卵形，红色或橘红色。种子多数，扁平肾形。花期 5～6 月。果期 6～11 月。

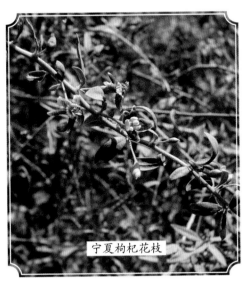

宁夏枸杞花枝

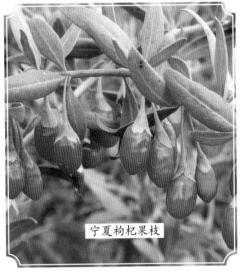

宁夏枸杞果枝

【生境分布】 生于干山坡、渠畔，分布于河北、内蒙古、山西、陕西、甘肃、宁夏、青海、新疆等省区，宁夏有大量栽培。

【采收加工】 夏、秋季果实成熟时于清晨或傍晚采摘，除去果柄，薄层摊放席上，阴至半干，再移至日光下晒至外皮干燥而果皮柔软。晾晒时不宜用于翻动，以免变黑。

【药材性状】 呈类纺锤形，略扁，长 6～18mm，直径 3～8mm。表面鲜红色或暗红色，顶端有小凸起状的花柱痕，基部有白色的果梗痕。果皮柔韧，皱缩；果肉肉质，柔润而有粘性；种子多数，扁肾形。无臭，味甜、微酸。

【性味功能】 味甘，性平。有滋补肝肾，益精明目的功能。

【主治用法】 用于虚劳精亏，腰膝酸痛，眩晕耳鸣，内热消渴，血虚萎黄，目昏不明，神经衰弱，糖尿病等症。用量 6～12g。

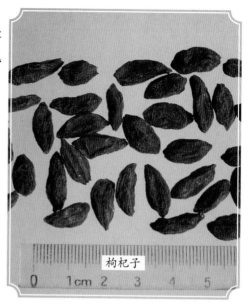

枸杞子

❧【混伪品】

同科植物枸杞 *Lycium chinense* 的干燥成熟果实也作枸杞子入药。与宁夏枸杞主要区别点：叶卵状披针形或菱状卵形，长 2～5cm，宽 0.6～2.5cm，先端钝尖或圆；花萼钟状，3～5 裂，裂片卵状三角形，基部有深紫色条纹。

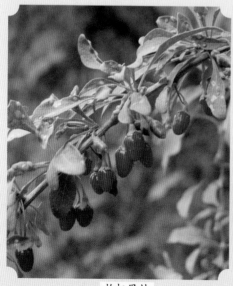

枸杞果枝

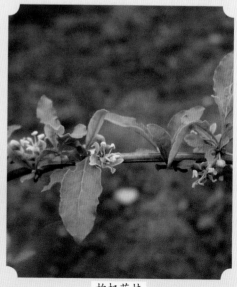

枸杞花枝

枸骨叶 Gouguye

【来源】 枸骨叶为冬青科（Aquifoliaceae）植物枸骨的干燥叶。

【原植物】 枸骨 *Ilex cornuta* Lindl. ex Paxt. 别名：苦丁茶，鸟不宿，八角刺。常绿灌木或小乔木。叶互生，硬革质，长椭圆状方形，先端扩大，长3～7.5cm，宽1～3cm，有2～3个硬刺尖，中央的刺向下反卷，基部平截，两侧各有1～2个硬刺。大树上的叶有短柄；叶圆形或长圆形，先端短尖，基部圆形，全缘，边缘无刺尖，上面深绿色，下面黄绿色，有光泽。伞形花序腋生，花杂性，4数，雄花与两性花同株，黄绿色；花萼杯状，裂片三角形，先端钝；花冠裂片4，倒卵形或长圆形，雄蕊4，与花瓣互生，花药纵裂；子房4室，花柱短，柱头4浅裂。核果球形，熟时鲜红色。种子4。花期4～5月。果期9～10月。

【生境分布】 生于山坡、山谷、溪间、路旁的杂木林或灌丛中；多有栽培。分布于甘肃、河南、江苏、安徽、浙江、江西、湖南、湖北、广东、广西、四川等省、自治区。

【采收加工】 秋季剪取叶，去净枝梗，晒干。

【药材性状】 枸骨叶近长方形或长圆状方形，长3～8cm，宽1～3cm，革质，边缘卷曲，先端有3个大的硬刺，顶端1枚反曲，基部平截或宽楔形，两侧有时各有刺齿1～3枚，边缘反卷；长卵圆形叶常无刺齿。表面黄绿色或黄褐色，背面灰黄色或灰绿色。叶脉羽状，叶柄较短。质硬厚。气无，味微苦。

【性味功能】 味苦，性凉。有清热养阴，平肝，益肾，止咳化痰的功能。

【主治用法】 用于肺痨咯血，骨蒸潮热，头晕，耳鸣，目眩，高血压症，腰膝酸痛。用量9～15g。

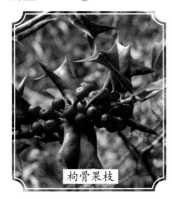
枸骨果枝

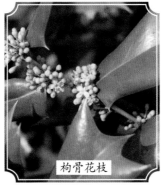
枸骨花枝

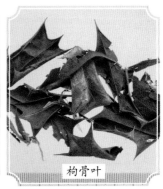
枸骨叶

柿蒂 Shidi

【来源】 柿蒂为柿树科（Ebenaceae）植物柿的干燥宿萼。

【原植物】 柿 *Diospyros kaki* Thunb.

落叶大乔木，高达 15m；树皮深灰至灰黑色，鳞片状开裂；小枝深棕色，有褐色柔毛。单叶互生；叶柄长 1～1.5cm，被柔毛；叶片革质，椭圆状卵形或倒卵形，长 6～18cm，宽 3～9cm，先端短尖，基部阔楔形或近圆形，全缘，上面深绿色，有光泽，下面淡绿色，被短柔毛，沿叶脉密生淡褐色绒毛。花杂性，雄花成短聚伞花序，雌花单生于叶腋；花梗短，花萼 4 深裂，被柔毛，果熟时增大；花冠钟形，黄白色，4 裂，被柔毛；雄花有雄蕊 16；雌花有退化雄蕊 8，子房上位，8 室，花柱自基部分离。浆果卵圆形或扁球形，直径 4～8cm，橙黄色、红色或深黄色，具宿存的木质花萼。花期 5 月，果期 9～10 月。

【生境分布】 全国各地栽培。主要分布于河南、山东等地。

【采收加工】 秋、冬季采集果实，并收集果蒂，洗净晒干。

【药材性状】 宿萼盘形，萼筒部喇叭形，裂片宽三角形，平展或向外反卷，直径 1.5～2.5cm；底部有果柄或圆形果柄痕。外表面红棕色，内表面黄棕色，萼筒部有褐色短绒毛，作放射状排列，具光泽，萼筒中心有暗棕色圆形隆起的果实脱落后的疤痕。质氢，萼筒木质，边缘裂片质脆易碎。气无，味微甜涩。

【炮制及饮片】 除去杂质，洗净，去柄，干燥或打碎。

【性味功能】 味苦，性温。有降气止呃的功能。

【主治用法】 用于胃寒气滞的呃逆。用量 4.5～9g。

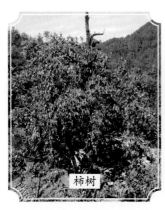
柿树

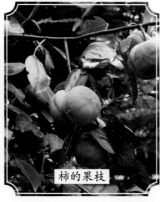
柿的果枝

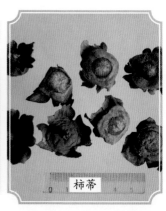
柿蒂

威灵仙 Weilingxian

【来源】 威灵仙毛茛科（Ranunculaceae）植物威灵仙、东北铁线莲和棉团铁线莲的根及根茎。

【原植物】 1、威灵仙 *Clematis chinensis* Osbeck 别名：老虎须。

藤本，高 3～10m，植物干时变黑。根丛生于块状根茎上，细长圆柱形。茎具明显条纹，近无毛。叶对生，一回羽状复叶，小叶 5，略带革质，狭卵形或三角状卵形，先端钝或渐尖，基部圆形或宽楔形，全缘，主脉 3 条，上面沿叶脉有细毛，下面无毛。圆锥花序顶生或腋生；总苞片窄线形，密生细长毛；萼片 4，有时 5，花瓣状，长圆状倒卵形，白色或绿白色，外被白色柔毛；雄蕊多数，花丝扁平；心皮多数，离生，子房及花柱上密生白毛。瘦果扁平，花柱宿存延长成白色羽毛状。花期 5～6 月，果期 6～7 月。

2、东北铁线莲 *Clematis manshurica* Rupr. 别名：山辣椒秧。

型态与威灵仙相似，区别在于：地上部干后不变黑。花直径约 1.5～2cm。瘦果黄褐色。攀缘藤本。除茎和分枝节上有白色柔毛外，其余无毛或近无毛。一回羽状复叶，小叶片全缘，近革质、卵形、长卵形或披针状卵形，先端渐尖或锐尖，很少钝，不微凹，上面无毛，网脉明显，下面近无毛。花序较长而挺直，长可达 25cm，花序梗，花梗近无毛或稍有短柔毛；萼片外面除边缘有绒毛外，其余无毛或稍有短柔毛。瘦果较小，长 4～6mm。花期 6～8 月，果期 7～9 月。

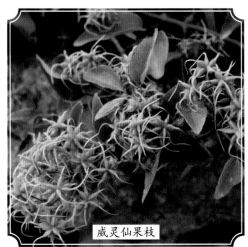

威灵仙果枝

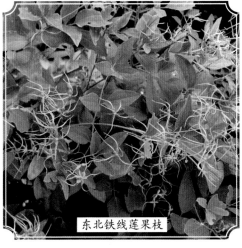

东北铁线莲果枝

3、棉团铁线莲 *Clematis hexapetala* Pall. 别名：山蓼。

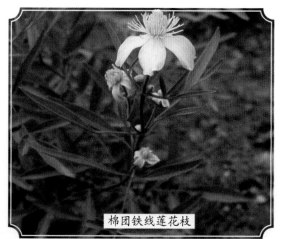

棉团铁线莲花枝

直立草本。株高 40 ～ 100cm。叶对生，1 ～ 2 回羽状全裂；叶柄长 0.5 ～ 3.5cm，疏被长柔毛；裂片基部再 2 ～ 3 裂，线状披针形、长椭圆状披针形至椭圆形，长 1.5 ～ 10cm，宽 0.1 ～ 2cm，先端锐尖或凸尖，有时钝，全缘，两面或沿脉疏生长柔毛或近无毛，网脉突出。聚伞花序腋生或顶生，通常 3 花；苞片线状披针形；花直径 2.5 ～ 5cm。萼片 6，白色，展开，狭倒卵形，长 1 ～ 2.5cm，外面密生棉毛。雄蕊多数，长约 9mm，无毛；心皮多数。瘦果，倒卵形，被柔毛，宿存花柱长 2.2cm，羽毛状。花期 6 ～ 8 月。

【生境分布】威灵仙生于山谷、山坡林缘或灌木丛中，分布于江苏、浙江、江西、福建、台湾、湖北、湖南、广东、广西、四川、贵州、云南等省区。东北铁线莲生于山坡灌木丛中，木林下或林边，分布于东北及内蒙古、山西等省区。棉团铁线莲生于草地、林缘、沟谷，分布于东北及内蒙古、河北、山西、陕西、甘肃、山东省区。

【采收加工】秋季采挖根部，除去地上部分及泥土，晒干。

【药材性状】1、威灵仙 根茎呈柱状，长 1.5 ～ 10cm，直径 0.3 ～ 1.5cm；淡棕黄色；顶端残留茎基；质较坚韧，断面纤维性；下侧着生多数细根。根呈细长圆柱形，稍弯曲，长 7 ～ 15cm，直径 0.1 ～ 0.3cm；表面黑褐色，有细纵纹，有的皮部脱落，露出黄白色木部；质硬脆，易折断，断面皮部较广，木部淡黄色，略呈方形，皮部与木部间常有裂隙。气微，味淡。

2、东北铁线莲 根茎呈柱状，长 1 ～ 11cm，直径 0.5 ～ 2.5cm。根较密集，长 5 ～ 23cm，直径 0.1 ～ 0.4cm；表面棕黑色；断面木部近圆形。味辛辣。

3、棉团铁线莲 根茎呈短柱状，长 1 ～ 4cm，直径 0.5 ～ 1cm。根长 4 ～ 20cm，直径 0.1 ～ 0.2cm；表面棕褐色至棕黑色；断面木部圆形。味咸。

【炮制及饮片】除去杂质，洗净，润透，切段，干燥。

【性味功能】味辛、咸，性温。有祛风湿，通经络，止痛的功能。

【主治用法】用于风湿痹痛，关节不利，四肢麻木，跌打损伤，骨哽咽喉，扁桃体炎，黄疸型急性传染性肝炎，食道异物，丝虫病；外用于牙痛，角膜溃烂。用量6～10g；外用适量。

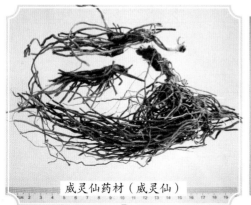

威灵仙药材（威灵仙）

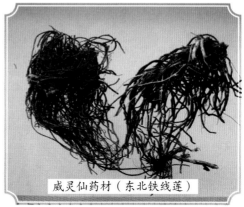

威灵仙药材（东北铁线莲）

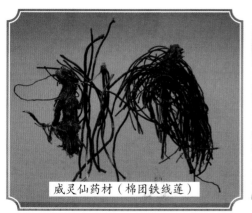

威灵仙药材（棉团铁线莲）

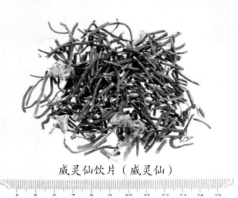

威灵仙饮片（威灵仙）

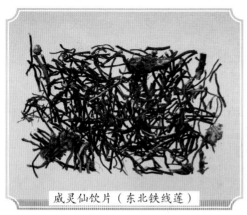

威灵仙饮片（东北铁线莲）

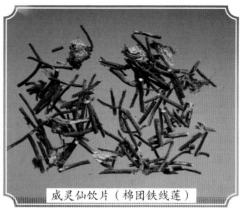

威灵仙饮片（棉团铁线莲）

厚朴 Houpu

【来源】 厚朴为木兰科 (Magnoliaceae) 植物厚朴、凹叶厚朴的干燥干皮、根皮及枝皮。

【原植物】 1、厚朴 *Magnolia officinalis* Rehd. et wils. 别名：川朴。

落叶乔木，高 5～15cm。树皮紫褐色，小枝幼时绿色，有绢毛，老枝灰棕色。冬芽大，圆锥状，芽鳞被淡黄褐色绒毛。单叶互生；叶柄长 3～4cm；叶革质，倒卵形或倒卵状椭圆形，长 35～45cm，宽 12～20cm，先端圆，有短尖，基部楔形，全缘或微波状，幼叶下面密生灰白色绒毛，老时呈白粉状。侧脉密生长毛，托叶大，早落。花与叶同时开放，单生枝顶，花大，杯状，直径 10～15cm，白色，芳香，花梗密生丝状白毛；花被片 9～12，或更多，厚肉质，外轮 3 片，淡绿色，长圆状倒卵形，内两轮乳白色，倒卵状匙形；雄蕊多数，螺旋状排列，花丝红色；雌蕊心皮多数，分离，子房长圆状。聚合果长椭圆状卵形，长 9～12cm，直径 5～6.5cm，熟后木质。蓇葖果每室有种子 1～2 枚，外皮鲜红色，内皮黑色。花期 5～6 月。果期 8～9 月。

2、凹叶厚朴 *Magnolia officinalis* Rehd et Wils. var. *biloba* Rehd. et Wils. 别名：庐山厚朴。

落叶乔木，高达 15m。树皮较薄，淡褐色。叶互生；叶柄长 2.5～5cm，生白色毛；叶片革质，狭倒卵形，顶端缺成 2 钝圆浅裂片，基部楔形，下面灰绿色。花单生枝顶，白色，芳香；花被片 9～12，披针状倒卵形或长披针形。聚合果圆柱状卵形；木质，有短尖头。花期 4～5 月，果期 10 月。本种植物与厚朴相似，主要区别：叶先

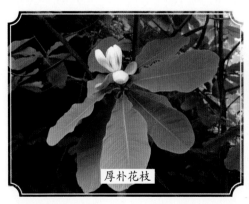

厚朴花枝

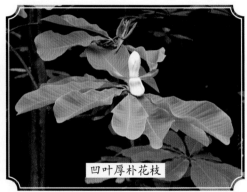

凹叶厚朴花枝

端凹陷，成2钝圆线裂；但幼苗期叶先端钝圆，不凹缺。聚合果基部较窄。花期4～5月。果期10月。

【生境分布】厚朴生于温暖、湿润、土壤肥沃，排水良好的山坡地，多栽培；分布于陕西、甘肃、安徽、浙江、江西、湖南、湖北、广西、四川、贵州、云南等省、自治区。凹叶厚朴生于山坡、山谷、山麓或溪边杂木林中，多栽培山麓或村舍附近；分布于江苏、安徽、浙江、江西、福建、湖北、湖南、广西等省、自治区。

【采收加工】树皮5～6月剥取生长15～20年或以上的树皮、根皮及枝皮；剥下的皮，堆成堆，或放在土坑上，上面用青草覆盖，使其"发汗"，而后取出晒干。用前刮去粗皮，洗净，润透，切片或切丝晒干。

【药材性状】1、厚朴　卷筒状或双卷筒状，长15～25cm，厚0.35～0.50cm。外面灰棕色，粗糙呈鳞片状，多纵裂，有明显椭圆形或圆形皮孔，内面紫棕色，有细密纹理，划之显油痕。质紧硬，不易折断，断面外层颗粒状，内层裂片状，在阳光下见闪光结晶。亦有横切加工成饮片，厚0.2～0.3cm，平面螺旋状，断面外侧淡棕色，内侧紫棕色。气芳香，味微辛苦。

2、凹叶厚朴　卷筒状。厚约0.4cm，外面淡棕色，多纵裂沟，皮孔大，开裂呈唇形。内面紫棕色，有密集纹理。折断后外层颗粒状，内层裂片状，阳光下见闪光点状结晶。气微芳香，味微苦。

【炮制及饮片】厚朴　刮去粗皮，洗净，润透，切丝，晒干。本品为弯曲丝条状，断面纤维性，外表面黄棕色，内表深紫褐色。

姜厚朴　取厚朴丝，加姜汁拌匀，置锅内，用文火炒至姜汁被吸尽至干时，取出，晾干。每100kg净厚朴，用生姜10kg或干姜3kg。本品为弯曲丝条状，断面纤维性，呈紫褐色。

【性味功能】味苦、辛，性温。有温中燥湿，下气散满，消积，破滞的功能。

【主治用法】用于胸腹胀满，反胃呕吐，食积不消，肠梗阻，痢疾，喘咳痰多等症。用量3～9g。

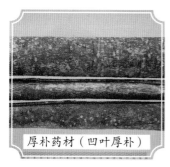
厚朴药材（凹叶厚朴）

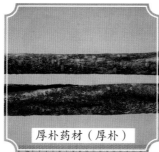
厚朴药材（厚朴）

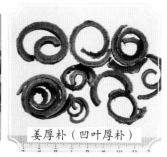
姜厚朴（凹叶厚朴）

砂仁 Sha ren

【来源】砂仁为姜科（Zingiberaceae）植物阳春砂、绿壳砂仁或海南砂的干燥成熟果实。

【原植物】1、阳春砂 *Amomum villosum* Lour. 别名：春砂仁。

多年生草本，高达2m。根茎匍匐，节上有鞘状膜质鳞片，芽鲜红色。叶二列，叶舌棕红色或绿色，无毛或有疏短柔毛；叶狭长椭圆形或线状披针形，长15～38cm，宽2～5.5cm，先端尾状急尖，基部狭，全缘，下面有微毛。花序从根状茎上生出，长7～15cm，总花梗长，有细柔毛；鳞片椭圆形，长达2.5cm，先端钝，淡棕色，基部连合成管状；穗状花序疏松，总苞片膜质，长椭圆形；苞片管状，白色，长约1cm，膜质，先端2裂，花萼管状，白色，长约1.5cm，先端3齿裂；花冠管长达2cm，3裂，裂片长圆形，白色，长约1.2cm，上方裂片先端兜状；唇瓣近圆形，白色，中央部分淡黄色，有红色斑点，先端2浅裂，边缘不整齐齿裂；唇瓣基部有侧生退化雄蕊2；雄蕊1，药隔附属体3裂，中央裂片反卷；子房下位，3室，有柔毛。蒴果球形或长圆形，有不分枝软刺，熟时棕红色。种子多数，芳香。花期3～6月。果期7～9月。

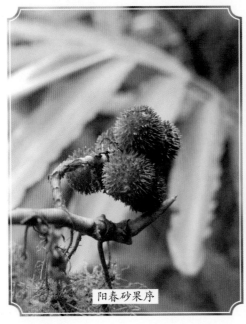

阳春砂果序

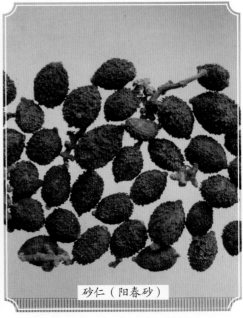

砂仁（阳春砂）

2、绿壳砂仁 *Amomum villosum* Lour. var. *xanthioides* T. L. Wu et Senjen 别名：缩砂蜜。

多年生草本，高 1～2m；具葡匐茎。叶片披针形或矩圆状披针形，长 20～30cm，宽 3～7cm，顶端具尾状细尖头，基部近圆形，无柄；叶舌长 3～5mm；叶鞘上可见凹陷的方格状网纹。穗状花序自根状茎发出，生于长 4～6cm 的总花梗上；花萼白色；花冠管长 1.8cm，裂片卵状矩圆形，长约 1.6cm，白色；唇瓣圆匙形，宽约 1.6cm，顶端具突出、2 裂、反卷、黄色的小尖头，中脉凸起，紫红色，其余白色；药隔顶端附属体半圆形，长约 3mm，两边具宽约 2mm 的耳状突起。果矩圆形，直径约 2cm，成熟时绿色。花期 3～7 月，果期 6～9 月。

本变种与正种砂仁相似，但变种根茎先端芽、叶舌多绿色；果熟时绿色。

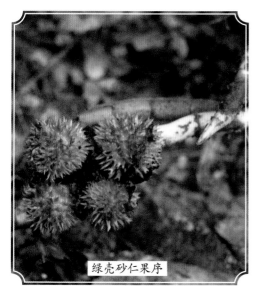

绿壳砂仁果序

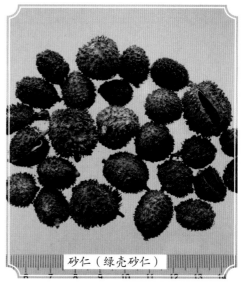

砂仁（绿壳砂仁）

3、海南砂 *Amomum longiligulare* T. L. Wu.

多年生草本，高 1～2m。叶片线形或线状披针形，顶端具尾状细尖头，基部渐狭，两面均无毛；叶舌披针形，长 2～4.5cm，膜质。苞片披针形；小苞片长约 2.2cm，下部结合；花萼白色，长约 2.5cm，下部管状，长约 2.2cm 顶端具 3 钝齿；花冠白色，长约 4cm，下部结合，顶端具 3 裂片，裂片长圆形，长约 1.5cm；唇瓣圆匙形，边缘白色，顶端 2 裂，具突出的黄色小尖头，中央隆起，紫色。退化雄蕊侧生，钻形，雄蕊 1，药隔附属体 3 裂；子房 3 室，外被柔毛。蒴果卵圆形，具钝三棱，长 1.5～2.2cm，宽 0.8～1.2cm，成熟时褐黑色，干时灰褐色或灰棕色，外被片状、分裂的短柔毛。花期 4～7 月，果期 6～9 月。

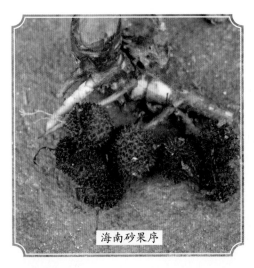

海南砂果序

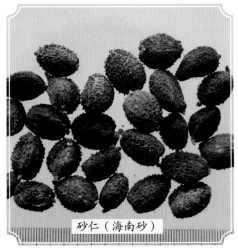

砂仁（海南砂）

【生境分布】 阳春砂生于山沟林下荫湿处，现多有栽培，分布于福建、广东、广西和云南等省、自治区。绿壳砂仁生于林下潮湿处，分布于云南南部。海南砂生于山谷密林中，海南，广东等省有栽培。

【采收加工】 夏秋间果实成熟时采收，晒干或低温干燥。

【药材性状】 阳春砂、绿壳砂 呈椭圆形或卵圆形，有不明显的三棱，长1.5～2cm，直径1～1.5cm。表面棕褐色，密生刺状突起，顶端有花被残基，基部常有果梗。果皮薄而软。种子结集成团，具三钝棱，中有白色隔膜，将种子团分成3瓣，每瓣有种子5～26粒。种子为不规则多面体，直径2～3mm；表面棕红色或暗褐色，有细皱纹，外被淡棕色膜质假种皮；质硬，胚乳灰白色。气芳香而浓烈，味辛凉、微苦。

海南砂 呈长椭圆形或卵圆形，有明显的三棱，长1.5～2cm，直径0.8～1.2cm。表面被片状、分枝的软刺，基部具果梗痕。果皮厚而硬。种子团较小，每瓣有种子3～24粒；种子直径1.5～2mm。气味稍淡。

【炮制及饮片】 除去杂质。用时捣碎。

【性味功能】 味辛，性温。有行气宽中，健胃消食，温脾止泻，理气安胎的功能。

【主治用法】 用于湿浊中阻，脘痞不饥，脾胃虚寒，呕吐泄泻，妊娠恶阻，胎动不安。用量3～6g，水煎服，入煎剂宜后下。

【混伪品】

同科植物山姜 *Alpinia japonica* 及华山姜 *Alpinia oblongifolia* 的成熟果实在福建用作土砂仁；贵州大面积种植艳山姜 *Alpinia zerumbet* 充土砂仁使用。以上多种植物的检索表如下：

1、花序从根状茎上生出

　2、叶舌披针形，长 2～4.5cm······ 海南砂 *Amomum longiligulare*

　2、叶舌长 3～5mm

　　3、根茎先端芽多绿色；果熟时绿色········ 绿壳砂仁 *Amomum villosum. var. xanthioides*

　　3、根茎先端芽多红色；果熟时棕红色··· 阳春砂 *Amomum villosum*

1、花序生于有叶的茎顶

　4、茎高 2～3m；小苞片椭圆形或长圆形；唇瓣长 4～6cm········· 艳山姜 *Alpinia zerumbet*

　4、茎高 1m 以下；小苞片平或内凹，有时极小或无

　　5、小苞片平或内凹，长 1mm 以上；有苞片 ········ 华山姜 *Alpinia oblongifolia*

　　5、小苞片无或极小，长不及 1mm；无苞片··········· 山姜 *Alpinia japonica*

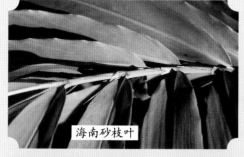

海南砂枝叶

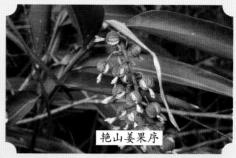

艳山姜果序

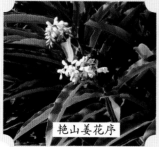

艳山姜花序

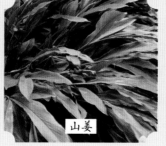

山姜

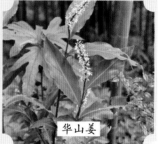

华山姜

牵牛子 Qianniuzi

【来源】 牵牛子为旋花科 (Convolvulaceae) 植物牵牛和圆叶牵牛的种子。种子黑色者称"黑丑"，淡黄白色者称"白丑"，两种混合者称"二丑"。

【原植物】 1、牵牛 *Pharbitis nil* (L.) Choisy 别名：喇叭花，黑丑，白丑。

一年生缠绕草本，长 2m 以上。茎左旋，被倒生短毛。叶互生，有长柄，叶柄常比总花梗长；叶片阔卵形，常 3 裂，基部心形，中裂片较长，长卵形，侧裂片底部阔圆，先端长尖，基部心形不收缩，两面均有毛。花 1～3 朵腋生，有总花梗，短于叶柄；苞片 2，花萼 5 深裂，裂片线状披针形，长 2～2.5cm，先端尾状长尖，基部有长毛；花冠漏斗状，紫色、淡红色、淡蓝色或蓝紫色，上部色深，下部色浅或为白色，早晨开放，中午花冠收拢；雄蕊 5，贴生于花冠基部，花丝基部有毛；雌蕊稍长于雄蕊，柱头 3 裂。蒴果球形，为宿存花萼所包被，3 室，每室有 2 种子。种子卵状三棱形，黑色或淡黄白色，平滑。花期 6～9 月。果期 7～10 月。

2、圆叶牵牛 *Pharbitis purpurea* (L.) Voigt 别名：毛牵牛、紫牵牛。

一年生草本。茎缠绕，植株被短柔毛和硬毛。叶为圆心形，全缘，柄长 5～9cm，被倒向柔毛。花腋生、单生或数朵组成伞形聚伞花序；花序柄比叶柄短或近等长，长 4～12cm，毛被与茎相同；苞片线形，长 6～7mm，被开展的长硬毛；萼片 5，长椭圆形，长 1～1.4cm；花冠漏斗状，直径为 4～5cm，紫红色或粉红色，花

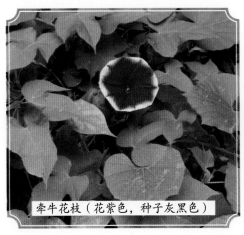

牵牛花枝（花紫色，种子灰黑色）

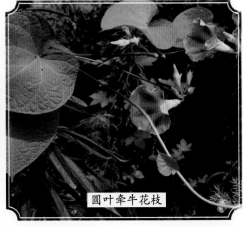

圆叶牵牛花枝

冠筒近白色；雄蕊5，不等长，花丝基部被毛；雌蕊由3个心皮组成，花柱稍长于雄蕊；子房无毛，3室，每室2胚珠，柱头3裂。蒴果，近球形，无毛；种子卵状三棱形，长约5mm。花期6～9月，果期9～10月。

【生境分布】牵牛野生于灌丛、墙边或栽培于庭院、菜圃及房屋旁，分布于东北、华北及河南、山东、江苏、浙江、台湾、广东、广西、贵州、四川等省区。

圆叶牵牛野生或栽培，分布于东北、华北、西北及河南、江苏、四川、云南等省区。

【采收加工】秋季果实成熟尚未开裂时采收。割取植株，晒干后打下种子，除去杂质即可。

【药材性状】种子似橘瓣状，略具三棱，长4～8mm，直径3～5mm。灰黑色（黑丑）或淡黄白色（白丑），背面有一条浅纵沟，腹面棱线近端处有1凹点状种脐，左右面平坦。质坚硬，横切面可见皱缩折叠子叶，黄色或淡黄色。水浸后，种皮龟裂状，自腹面棱线处胀裂，显黏液性。气无，味微辛稍黏，有麻舌感。

【炮制及饮片】牵牛子　除去杂质。用时捣碎。

炒牵牛子　取净牵牛子，置热锅中，用文火炒至稍鼓起时，取出，放凉。用时捣碎。

【性味功能】味苦，性寒；有小毒。有泻水，下气，驱虫的功能。

【主治用法】用于水肿，喘满，痰饮，脚气，虫积，大便秘结。用量3～6g。水煎服。胃弱气虚及孕妇忌用。不宜与巴豆同用。

【附注】《Flora of China》及《中国高等植物》将牵牛学名*Pharbitis nil* (L.) Choisy 修订为*Ipomoea nil* (Linnaeus) Roth，圆叶牵牛学名*Pharbitis purpurea* (L.) Voigt 修订为*Ipomoea purputea* (Linnaeus) Roth。

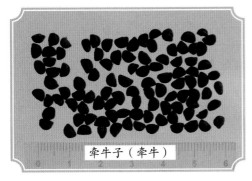
牵牛子（牵牛）

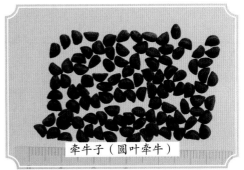
牵牛子（圆叶牵牛）

鸦胆子 Yadanzi

【来源】　鸦胆子为苦木科（Simaroubaceae）植物鸦胆子的干燥成熟果实。

【原植物】　鸦胆子 *Brucea javanica* (L.) Merr. 别名：苦参子，老鸦胆。

　　半常绿灌木，高达 3m。全株密被淡黄柔毛。单数羽状复叶，叶柄长达 14cm；小叶对生，7～11 片，有短柄，小叶长卵形形或长卵状披针形，长 4～11cm，宽 2～5cm，先端渐尖，基部圆形或楔形，常有偏斜，边缘有粗锯齿，两面被柔毛，下面脉上较密。圆锥花序腋生，花单性，雌雄异株或同株，稀两性，花小；雄花萼片 4，披针形，被柔毛，有腺体；花瓣 4，红黄色，披针形，外面中脉疏毛，边缘有柔毛和腺体；雄蕊 4，着生于花盘下与萼片对生，花盘 4 裂，花药基生；雌花萼片 4，三角形，被柔毛；子房 4 深裂，于花柱下弯处连合；两性花雄蕊几无花丝。核果长卵形或椭圆形，熟时黑色，干后皱缩。种子卵形。花期 3～8 月。果期 4～10 月。

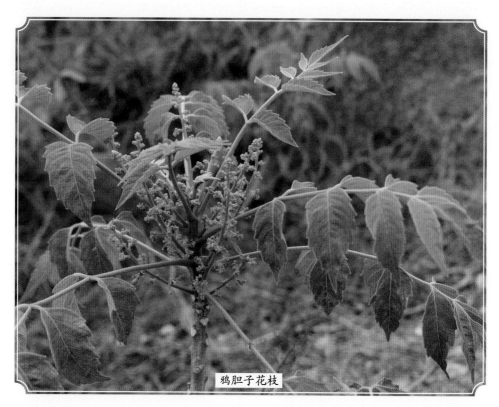

鸦胆子花枝

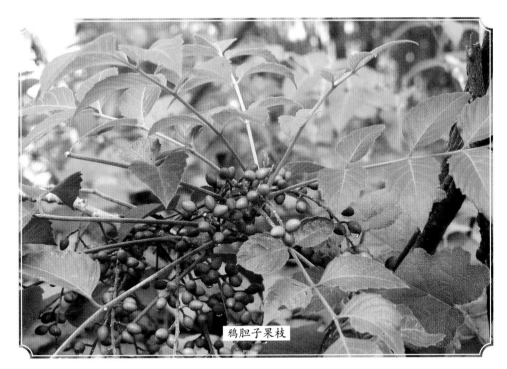

鸦胆子果枝

【生境分布】　生于海滨地带，丘陵地，林缘，灌丛中或平原。分布于福建、台湾、广东、海南、广西、云南等省区。

【采收加工】　8～10月果实成熟时采收果实，除去枝叶等杂质，晒干。

【药材性状】　鸦胆子卵形或椭圆形，稍扁，长0.6～1cm，直径4～7mm。黑色，未熟果实棕色或灰黄色，有皱纹，顶端有花柱残基，腹面两侧有棱线，基部圆；果肉易剥落，果梗坚硬，内面灰棕色。种子1，卵形，长4～7mm，直径3～5mm，乳白色或黄白色，有网纹，顶端短尖呈鸟嘴状，其下种脐长圆形，近基部有棕色合点，种脐与合点间有种脊，种皮薄，胚乳及胚多油性，气微特异，味极苦。

【炮制及饮片】　除去果壳及杂质。临用时去果皮，药用其种子。

【性味功能】　味苦，性寒，有毒。有清热燥湿，杀虫，解毒，止痢，止疟的功能。

【主治用法】　用于阿米巴痢疾，疟疾。外用有腐蚀作用，用于赘疣，鸡眼等。用量0.5～2g。用龙眼肉包裹或制成胶囊吞服。外用适量。种子捣烂敷患处。孕妇、小儿慎服；脾胃虚弱、呕吐者忌用。

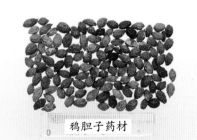

鸦胆子药材

韭菜子 Jiucaizi

【来源】 韭菜子为百合科 (Liliaceae) 植物韭菜的干燥成熟种子。

【原植物】 韭菜 *Allium tuberosum* Rottl. ex Spreng.

多年生草本。具倾斜的横生根状茎。鳞茎簇生，近圆柱形；鳞茎外皮黄褐色，破裂成网状或近网状的纤维质。叶线形，基生，扁平，实心，比花葶短，叶边缘平滑。花葶圆柱状，常具2纵棱，下部被叶鞘；总苞2裂，比花序短，宿存；伞形花序，半球形或近球形；花柄基部具小苞片；花白色或微带红色；花被片6，狭卵形至长圆状披针形；雄蕊6，花丝基部合生并与花被贴生；子房倒圆锥状球形，具3圆棱。蒴果，具倒心形的果瓣。花、果期7～9月。

【生境分布】 全国各地均有栽培。

【采收加工】 秋季果实成熟时采收果序，晒干，搓出种子，除去杂质。

【药材性状】 韭菜子扁卵形或近三角状扁卵形，稍扁，长2～4mm，直径宽1.5～3mm。黑色，一面凸起，粗糙，有细密的网状皱纹，另一面微凹，皱纹不甚明显。顶端钝，基部稍尖，有点状突起的种脐。质硬。胚乳灰白色，胚白色弯曲，子叶1。气特异，味微辛。

【炮制及饮片】 韭菜子 除去杂质。

盐韭菜子 取净韭菜子，加盐水拌匀，闷透，置锅内，以文火加热，炒干，取出，放凉。每100kg净韭菜子，用食盐2kg。

【性味功能】 味辛、甘，性温。有温补肝肾，暖腰膝，壮阳固精的功能。

【主治用法】 用于阳痿遗精，腰膝酸痛，遗尿，尿频，冷痛，白带过多，淋浊等。用量3～9g，水煎服，或入丸、散。

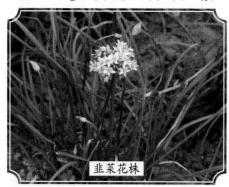

韭菜花株

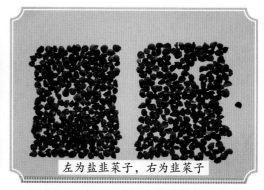

左为盐韭菜子，右为韭菜子

骨碎补 Gusuibu

【来源】 骨碎补为水龙骨科（Polypodiaceae）植物槲蕨的根茎。

【原植物】 槲蕨 *Drynaria fortunei* (Kunze) J. Smith 别名：爬岩姜。

多年生附生草本，高 20～40cm。根茎粗壮，肉质，横走，密生棕黄色钻状披针形鳞片，有睫毛。叶二型，营养叶多数，厚革质，红棕色或灰褐色，无柄，宽卵形，长 5～7cm，宽 3～6cm，边缘羽状浅裂，叶脉明显。孢子叶绿色，厚纸质，有短柄，柄有翅，叶长圆形或长椭圆形，长 20～40cm，宽 10～20cm，羽状深裂，裂片互生，披针形，长 4～10cm，宽 1.5～2.5cm，先端尖，边缘有不规则浅波状齿；叶脉网状。孢子囊群圆形，黄褐色，生于小脉交叉点，沿中脉两侧各排成2～3行，无囊群盖。

【生境分布】 槲蕨附生于树干、山林石壁或墙上，分布于浙江、江西、福建、台湾、湖北、湖南、广东、广西、贵州、四川、云南等省区。

【采收加工】 全年可采根茎，除去叶片及泥沙，晒干或蒸熟后晒干，或再用火燎毛茸。

【药材性状】 根茎扁平长条状，多弯曲，有分枝，长 4～15cm，宽 1～1.5cm，厚 2～4cm。表面淡棕色或暗棕色，密生棕色柔软如毛小鳞片，经火燎者呈棕色或暗褐色，两侧和上面有凸起叶痕及小数叶柄残基，下面残留短须根。质轻脆，易折断，断面红棕色，维管束黄色，排列成环状。气微，味淡，微涩。

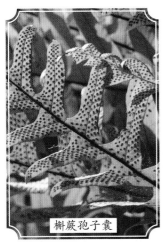

槲蕨孢子囊

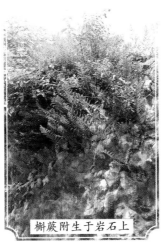

槲蕨附生于岩石上

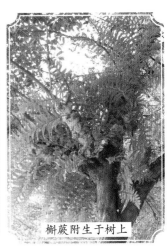

槲蕨附生于树上

【炮制及饮片】　骨碎补　除去杂质，洗净，润透，切厚片，干燥。

烫骨碎补　取洁净河砂置锅内，一般用武火炒热后，加入净骨碎补或片，不断翻动，烫至表面鼓起，取出，筛去河砂，放凉，撞去毛。

【性味功能】　味苦，性温。有补肾，壮骨，祛风湿，活血止痛的功能。

【主治用法】　用于肾虚腰痛，久泻，风湿性关节炎，跌打损伤，瘀血作痛，牙痛，耳鸣，阑尾炎；外用于斑秃，鸡眼。用量 3 ～ 10g。鲜品 6 ～ 15g。外用适量研末敷或酒浸涂患处，也可用鲜品切断擦或捣粒敷患处。

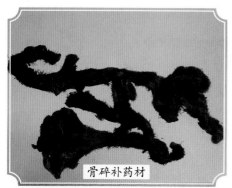

骨碎补药材

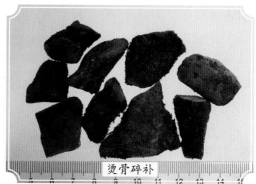

烫骨碎补

【混伪品】

1、《中国植物志》将槲蕨学名 *Drynaria fortunei* (Kunze) J. Smith 修订为 *Drynaria roosii* Diels。

2、同科植物中华槲蕨 *Drynaria sinica* Diels（异名 *Drynaria baronii* Diels）易与槲蕨混淆，曾与槲蕨同为骨碎补基源植物。主要区别为：孢子囊群在主脉两侧各排 1 行。

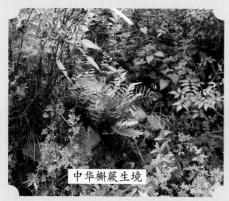

中华槲蕨生境

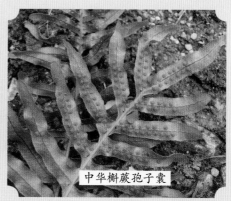

中华槲蕨孢子囊

钩藤 Gouteng

【来源】 钩藤为茜草科 (Rubiaceae) 植物钩藤、大叶钩藤、毛钩藤、无柄果钩藤和华钩藤的干燥带钩茎枝。

【原植物】 1、钩藤 *Uncaria rhynchophylla* (Miq.) Jacks. 别名：双钩藤，钩藤，圆钩藤。

攀援藤本，长达 10m。钩与枝光滑无毛，幼时有白粉，变态枝呈钩状，成对或单生于叶腋，钩长 1～2cm，向下弯曲，钩基部扁宽。叶对生，叶柄长 8～12mm，托叶 2 深裂，裂片线状锥形，长 6～12mm；叶纸质，椭圆形，长 6～11cm，宽 3～6cm，先端尾尖，基部宽楔形，全缘，上面光滑，下面脉腋内有束毛，稍带白粉，干后变褐红色。头状花序单生叶腋或为顶生总状花序，花序梗上有线形小苞片 4～6；花冠长管状漏斗形，黄色，先端 5 裂，外生粉末状柔毛；雄蕊 5；子房下位，2 室，花柱伸出花冠外。蒴果倒圆锥形，长 7～10mm，有疏柔毛。花期 5～7 月。果期 10～11 月。

2、大叶钩藤 *Uncaria macrophylla* Wall. 别名：钩藤，方钩藤。

藤本，长 12～15m；小枝稍扁，老枝四棱柱形。叶对生，革质，宽椭圆形或长椭圆形，长 10～16cm，宽 6～12cm，顶端急尖或圆，基部圆形或心形，上面光滑或沿中脉被短毛，下面被褐色短粗毛；叶柄粗壮，长 6～10mm；托叶 2 裂，

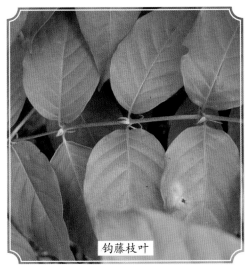

钩藤枝叶

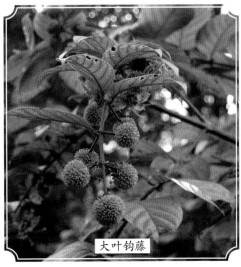

大叶钩藤

长8～10mm。头状花序球形,腋生和顶生,直径4～4.5cm;总花梗长3.5～6.5cm,
与叶柄同被黄色粗毛;花5数,被褐色粗毛,有香气;萼筒筒状,裂片条状披针
形,长约3mm;花冠淡黄色,长约15mm,裂片卵形,长约2mm。蒴果具明显的柄,
纺锤形,长10～15mm,被毛。

3、毛钩藤 *Uncaria hirsuta* Havil.

藤本,长3～5m;小枝四棱柱形或近圆柱形,初时与钩同被白毛,以后毛
逐渐脱落。叶对生,革质,椭圆形或卵状披针形,长8～12cm,宽4～7cm,基
部圆形或浅心形,上面近无毛或粗糙,下面被长粗毛;叶柄长5mm;托叶2裂。
头状花序,球形,单个腋生或顶生,直径4.5～5cm;总花梗被毛,长3～5cm,
中部着生6枚以上的苞片;花5数;花萼长6～8mm,密被粗毛;花冠淡黄或淡
红色,长1.5cm,外面密被粗毛;尤以裂片上较密。蒴果纺锤形,长10～12mm,
直径约5mm,被疏粗毛。

4、无柄果钩藤 *Uncaria sessilifructus* Roxb. 别名:白钩藤。

大藤本;嫩枝较纤细,略有4棱角或方柱形,微被短柔毛。叶近革质,卵形、
椭圆形或椭圆状长圆形,长8～12cm,宽4～6.5cm,顶端短尖或渐尖,基部圆
至楔形,两面均无毛,下面常有蜡被,干时常为粉白色;侧脉4～7对,下面脉
上无毛或被短柔毛,脉腋窝陷,其中有粘液毛;叶柄长5～10mm,无毛;托叶
窄三角形,深2裂达全长2/3以上,外面无毛或疏被短柔毛,内面基部有粘液
毛,裂片窄三角形。头状花序不计花冠直径5～10mm,单生叶腋,总花梗具一节,
或成单聚伞状排列,总花梗腋生,长达15cm;小苞片线形或有时近匙形;花无
梗;花萼管长1～2mm,外面有稠密苍白色毛,萼裂片线状长圆形,顶端钝,长

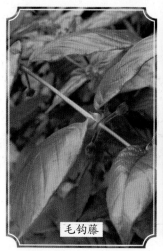

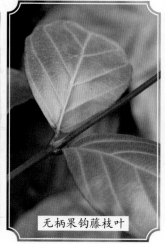

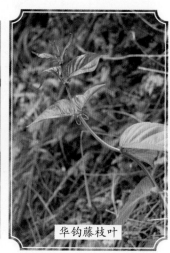

| 毛钩藤 | 无柄果钩藤枝叶 | 华钩藤枝叶 |

1mm，通常有稀疏或稠密短柔毛；花冠黄白色，高脚碟状，花管长 6～10mm，外面无毛或被疏柔毛，花冠裂片长圆形，长 2mm，外面有明显苍白色或金黄色的绢毛；花柱伸出冠喉外，柱头长棒状。果序直径 2.5～3.5cm；小蒴果长 10～14mm，微被短柔毛，宿存萼裂片舌状，长约 1mm，略呈星状展开。花果期 3～12 月。

5、华钩藤 Uncaria sinensis Havil.

木质藤本，高达 3m，小枝四方形，全体光滑无毛；钩近于叶腋生，长约 1.5cm. 叶对生；叶片卵形或卵状椭圆形，先端渐尖，基部圆形，全缘；叶柄长约 1cm；托叶膜质，圆形，外反. 头状花状；花序柄长 5～8cm，无毛；花萼管状，先端 5 裂，裂片长椭圆形或卵形，密被灰色小粗毛；花冠管状，先端 5 裂，裂片圆形；雄蕊 5，生于花冠管喉部，花丝比花药短；子房下位，花柱线形，伸出花冠管外. 蒴果棒状，被紧贴的长柔毛. 种子细小，两端有翅，花期 6～7 月，果期 10～11 月。

【生境分布】 钩藤 生于山谷疏林中，分布于陕西、安徽、浙江、江西、福建、台湾、湖北、湖南、广东、广西、四川、贵州、云南等省区。

大叶钩藤 生于潮湿林下或灌丛，分布于广东、广西、云南等省区。

毛钩藤 生于山谷林下，溪畔或灌丛中，分布于台湾、福建、广东、广西、贵州等省区。

无柄果钩藤 生于密林下或林谷灌丛中，分布于广西、云南等省区。

华钩藤 生于山谷疏林中，分布于湖南、湖北、广西、四川、贵州、云南等省区。

【采收加工】 春、秋季，割下带钩的藤，除去叶片，晒干，或置锅内蒸后再晒干，使真色泽油润光滑。

【药材性状】 钩藤茎枝呈圆柱形或类方柱形，长 2～3cm，直径 0.2～0.5cm。表面红棕色至紫红色者具细纵纹，光滑无毛，黄绿色至灰褐色者有时可见白色点状皮孔，被黄褐色柔毛。多数枝节上对生两个向下弯曲的钩（不育花序梗），或仅一侧有钩，另一侧为凸起的疤痕；钩略扁或稍圆，先端细尖，基部较阔；钩基部的枝上可见叶柄脱落后的窝点状痕迹和环状的托叶痕。质坚韧，断面黄棕色，皮部纤维性，髓部黄白色或中空。无臭，味淡。

【性味功能】 味甘，性凉。有清热平肝，息风定惊的功能。

【主治用法】 用于头痛眩晕，感冒夹凉，惊挛，惊痫抽搐，妊娠子痫；高血压症等。用量 3～12g。入煎剂宜后下。

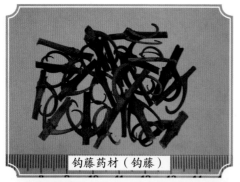

钩藤药材（钩藤）

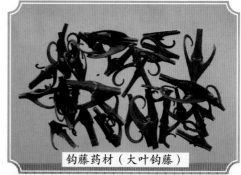

钩藤药材（大叶钩藤）

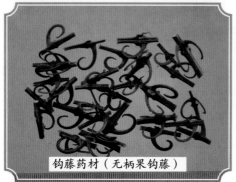

钩藤药材（无柄果钩藤）

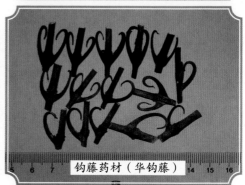

钩藤药材（华钩藤）

【混伪品】

以上5种钩藤基源植物检索表：

1、花有梗；蒴果有柄；托叶2深裂，叶近革质········· 大叶钩藤 *Uncaria macrophylla*

1、花无梗；蒴果无柄或近无柄。

  2、叶密被柔毛或硬毛，革质；幼枝被硬毛·············· 毛钩藤 *Uncaria hirsuta*

  2、叶两面无毛，或脉上及脉腋有疏柔毛、粘液毛。

    3、托叶全缘或微缺，宽三角形或半圆形·············· 华钩藤 *Uncaria sinensis*

    3、托叶2深裂，窄三角形、三角形、卵形。

      4、叶近革质，稍粉白色；花序梗长8～15cm·· 无柄果钩藤 *Uncaria sessilifructus*

      4、叶纸质或薄纸质；花序梗长4～7cm·············· 钩藤 *Uncaria rhynchophylla*

香加皮 Xiang jiapi

【来源】香加皮为萝摩科（Asclepiadaceae）植物杠柳的根皮。

【原植物】杠柳 *Periploca sepium* Bge. 别名：香加皮、北五加皮。

　　落叶蔓生灌木，高达 2m，全株有乳汁。茎深紫色或灰褐色，小枝多对生，有皮孔。叶对生，叶柄长约 3mm，叶卵状长圆形、披针形或长圆状披针形，长4～10cm，宽 1～2.5cm，先端渐尖，基部楔形，全缘，上面深绿色，有光泽。聚伞花序腋生，花数朵；总花梗细长、小花梗稍短；花萼 5 深裂，裂片卵圆形，花萼内面基部有 10 枚小腺体；花冠紫红色，5 深裂，裂片内有长柔毛，外有紫褐斑，近边缘密被白色细长毛，花开放后裂片向外卷；副花冠环状 10 裂，其中 5 裂延伸，丝状，被短柔毛；雄蕊 5，着生于副花冠内面并合生，花药粘连并包围柱头，背面被长柔毛。心皮离生，柱头盘状。骨突果 2，圆柱状，长 7～12cm，成熟时褐色。种子长圆形，长约 7mm，黑褐色，顶端有白色绢质种毛，长约 3cm。花期 5～6。果期 7～9 月。

【生境分布】生于山坡林缘、沟边或路旁。分布于吉林、辽宁、内蒙古、河北、山西、陕西、甘肃、河南、山东、江苏、江西、贵州、四川等省区。

【采收加工】春、秋两季采挖根部，趁湿敲打，抽取木心，晒干根皮。

【药材性状】香加皮单卷筒状、槽状或碎片状，长 3～15cm，直径 1～2cm，厚 1～5mm。外面灰棕色或黄棕色，粗糙，栓皮常呈层状剥落；内面淡黄色或黄棕色，平滑，有细纵纹。体轻，质脆，易折断，断面黄白色。有特异浓香气，味苦。

【炮制及饮片】除去杂质，洗净，润透，切厚片，晒干。

【性味功能】味辛、苦，性温。有毒。有祛风湿，壮筋骨，利小便的功能。

【主治用法】用于风湿筋骨疼痛，腰膝酸软，心悸气短，下肢浮肿，小儿筋骨软弱，脚步痿行迟，水肿小便不利等。用量 3～6g。本品有毒，服用不可过量。

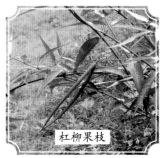

杠柳果枝

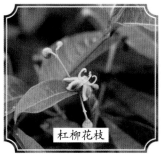

杠柳花枝

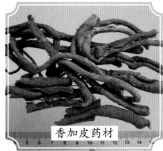

香加皮药材

香附 Xiangfu

【来源】 香附为莎草科（Cyperaceae）植物莎草的块茎。

【原植物】 莎草 *Cyperus rotundus* L. 别名：香附子。

多年生宿根草本，高 15～50cm。匍匐根茎细长，顶端或中部膨大成纺锤形块茎，块茎紫黑色，有棕毛或黑褐色毛状物。茎直立，三棱形，基部块茎状。叶基生，短于秆，叶鞘棕色，常裂成纤维状；叶片窄线形，长 20～60cm，宽 2～5mm，先端尖，全缘，具平行脉。苞片 2～4，叶状，长于花序；长侧枝聚伞花序单出或复出，有 3～6 个开展的幅射枝；小穗线形，3～10 个排成伞形；鳞片紧密，中间白色，两侧赤褐色；每鳞片内有 1 花，雄蕊 3，子房上位，柱头 3，伸出鳞片外。小坚果椭圆形，具 3 棱。花期 6～8 月，果期 7～11 月。

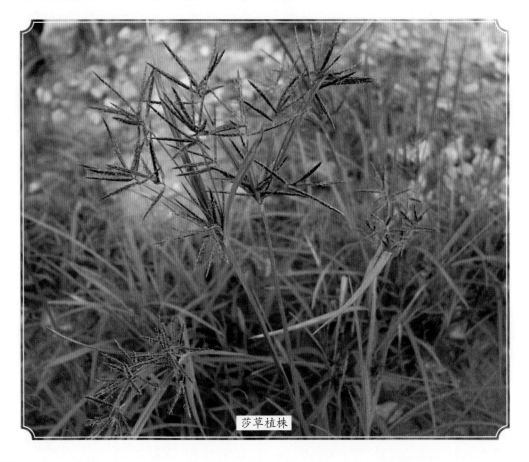

莎草植株

【生境分布】 生于山坡草地，路边荒地，田间沟边等向阳处。分布于全国大部分省区。

【采收加工】 春、秋采收块茎，用火燎去须根，沸水稍煮或蒸透后晒干，撞去毛须；或直接晒干后撞去毛须。

【药材性状】 香附纺锤形或稍弯曲，长 1.5～3.5cm，直径 0.5～1cm。紫棕色或焦黑色，有不规则纵皱纹，具 6～10 个隆起的环节，节间长 2～5mm，节上有未去尽毛须及须根断痕。质硬，断面较平坦，蒸煮者断面角质样，棕黄色或棕红色；生晒者断面粉性，类白色；内皮层棕色，皮层及中柱可见维管束点痕。气香，味苦、辛。

【炮制及饮片】 香附　除去毛须及杂质，碾碎或切薄片。

醋香附　取香附粒（片），加醋拌匀，闷透，置锅内，炒干，取出，放凉。每 100kg 净香附，用醋 20kg。

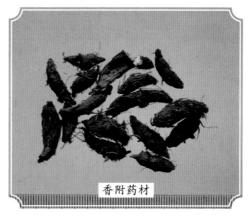

香附药材

【性味功能】 味辛、微苦、甘，性平。有理气解郁，调经止痛的功能。

【主治用法】 用于胸脘胀满，两胁疼痛，月经不调，痛经等症。用量 6～12g。水煎服。

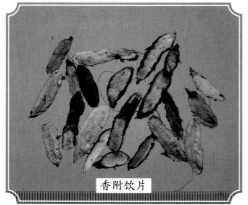

香附饮片

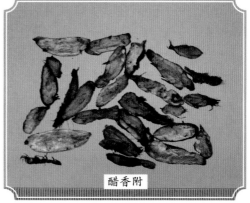

醋香附

香橼 Xiangyuan

【来源】 香橼为芸香科 (Rutaceae) 植物香圆和枸橼的干燥成熟果实。

【原植物】 1、香圆 *Citrus wilsonii* Tanaka 别名：陈香圆。

常绿乔木，高 4～6m，分枝较多，有短刺。叶互生，革质，单身复叶，叶柄有倒心形阔翼，翼长 1～4cm，宽 0.3～2cm；叶长椭圆形，长 5～12cm，宽 2～5cm，先端短钝或渐尖，基部钝圆，全缘或有波状锯齿，上面深绿色，下面淡绿色，两面有半透明腺点。花单生或 1～3 朵簇生，有时成总状花序，生于枝顶或叶腋，花萼杯状，裂片 5，三角形；雄蕊 25～36，生于花盘周围，花丝结合，长于柱头；子房上位，扁圆，10～12 室，花柱圆柱形，柱头头状。柑果圆形、长圆形或扁圆形，直径 5～7cm，顶端有乳头状突起，成熟时橙黄色，果皮粗糙而有皱纹或半滑，有香气，味酸苦。种子多数，扁卵形。花期 4～5 月。果期 10～11 月。

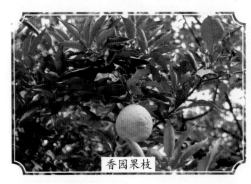

香园果枝

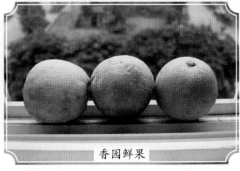

香园鲜果

2、枸橼 *Citrus medica* L. 别名：香橼。

常绿小乔木或灌木。枝有短硬棘刺，幼枝带紫红色。叶互生，有短叶柄，无叶翼或稍有痕迹，无明显关节；叶长圆形或倒卵状长圆形，长 8～15cm，宽

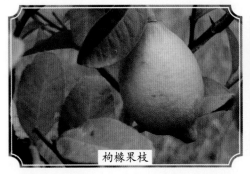

枸橼果枝

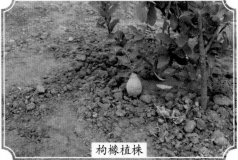

枸橼植株

3～6.5cm，边缘有锯齿，有半透明油点。总状花序或有3～10花丛生于叶腋；花两性或雌花退化为雄性花，有短柄；花萼浅杯状，5浅裂；花瓣5，外面淡紫色，内面白色；雄蕊多数；子房上位，10～13室，每室胚珠多数，花柱宿存，肥大。柑果长圆形，芳香，瓤囊小。种子卵圆形。花期4～5月。果期10～11月。

【生境分布】香圆栽培于园圃内、村旁，分布于陕西、江苏、浙江、江西、湖北、四川等省。枸橼栽培于低山带或丘陵，江苏、浙江、福建、台湾、湖北、湖南、广东、广西、四川、云南等省区均有栽培。

【采收加工】秋季果实成熟时采收，鲜时横切成片状或纵切片，晒干或低温干燥。亦可整个对剖两瓣晒干。

【药材性状】1、香圆　为类球形，半球形或圆片，直径4～7cm。表面黑绿色或黄棕色，密被凹陷的小油点及网状隆起的粗皱纹，顶端有花柱残痕及隆起的环圈，基部有果梗残基。质坚硬。剖面或横切薄片，边缘油点明显；中果皮厚约0.5cm，瓤囊9～11室，棕色或淡红棕色，间或有黄白色种子。气香，味酸而苦。

2、枸橼　为圆形或长圆形片，直径4～10cm，厚0.2～0.5cm。横切片外果皮黄色或黄绿色，边缘呈波状，散有凹入的油点；中果皮厚1～3cm，黄白色，有不规则的网状突起的维管束；瓤囊10～17室。纵切片中心柱较粗壮。质柔韧。气清香，味微甜而苦辛。

【炮制及饮片】未切片者，打成小块；切片者润透，切丝，晾干。

【性味功能】味辛、苦、酸，性温。有理气，舒肝，和胃止痛，化痰功能。

【主治用法】用于胸胁脘腹胀痛，胃脘痞满，食欲不振，嗳气，气逆呕吐，痰多咳嗽，胃痛，消化不良等。用量4.5～9g。

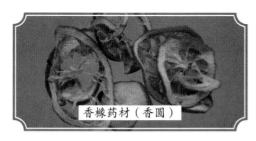

香橼药材（香圆）

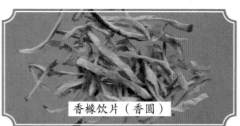

香橼饮片（香圆）

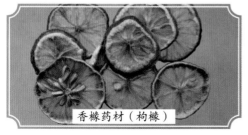

香橼药材（枸橼）

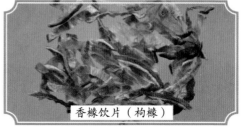

香橼饮片（枸橼）

香薷 Xiangru

【来源】 香薷为唇形科 (Labiatae) 植物石香薷全草。

【原植物】 石香薷 *Mosla chinensis* Maxim. 别名: 江香薷, 青香薷, 细叶香薷。

直立草本, 茎高 55 ~ 65cm, 基部分枝较长, 向上分枝渐短。茎四棱形, 基部类圆形, 中上部茎具细浅纵槽数条, 棱上疏生长柔毛, 槽内为卷曲柔毛。叶对生, 叶柄长 0.7 ~ 1cm。叶披针形, 长 3 ~ 6cm, 宽 0.6 ~ 1cm, 先端渐尖, 基部渐狭, 边缘具 5 ~ 9 个锐浅锯齿, 侧脉明显, 上面黄绿色, 被短柔毛, 间有长绵毛, 下面色较浅, 主脉上生长柔毛, 余为短柔毛, 两面均具凹陷腺点。总状花序密集成穗状, 长 2 ~ 3.5cm, 苞片覆瓦状排列, 倒卵圆形或圆卵形, 长 5 ~ 6mm, 宽 4 ~ 4.5mm, 先端短尾尖, 全缘, 边缘长睫毛, 7 ~ 9 条脉自基部掌状生出。花梗长 1 ~ 1.5mm, 被短柔毛。花萼钟形, 长 4mm, 宽 2 ~ 2.5mm, 外被白色柔毛及凹陷腺点, 内面在喉部以上被白色绵毛, 下部无毛, 萼齿 5, 钻形或披针形近相等, 约为全长 2/3, 果时基部膨大; 花冠淡紫色, 稀为白色, 长 0.6 ~ 0.8cm, 伸出苞外, 外被微柔毛, 内面在下唇之下方冠筒上簇生长柔毛, 冠筒基部具 1 圈

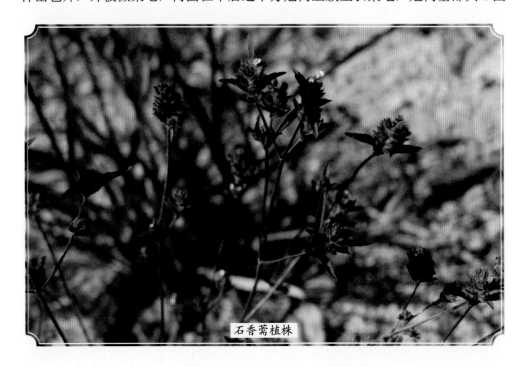

石香薷植株

长毛环，余部脉上具疏短毛茸，下唇中裂片边缘具不规则圆或尖锯齿，先端凹入。雄蕊、雌蕊内藏，退化雄蕊 2，发育 2 药室近相等，花丝极短无毛，着生于花冠筒内。柱头 2 裂，反卷。花盘前方指状膨大。小坚果扁圆球形，直径 0.9～1.4mm，表面具疏网纹。网眼内平坦，具疣状突起。花期 6 月。

【生境分布】 生长于荒地、田边、山边草丛等地；有栽培。分布于长江流域以南各省区。

【采收加工】 夏季开花前，采收全草。除去根部，晒干。

【药材性状】 香薷全长 26～30cm。茎方柱形或近圆形，直径 1～2mm，基部紫棕色，上部黄绿色，节间长 3～5cm。叶多皱缩或脱落，灰绿色或绿色，展开后叶片呈披针形，边缘有疏齿，两面被疏柔毛及腺点，总状花序头状。质脆易碎。气香，味辛凉。 以枝嫩，穗多，香气浓者为佳。

【炮制及饮片】 除去残根及杂质，切段。

【性味功能】 味辛，性微温。有发汗解表，祛暑化湿，利尿消肿的功能。

【主治用法】 用于暑湿感冒，发热无汗，头痛，腹痛吐泻，水肿。用量 3～9g。

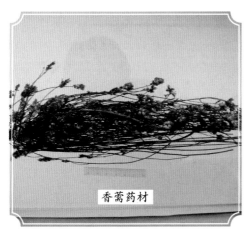

香薷药材

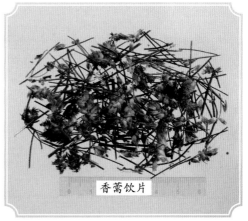

香薷饮片

重楼 Chonglou

【来源】 重楼为百合科（Liliaceae）植物华重楼、云南重楼的干燥根茎。

【原植物】 1、华重楼 *Paris polyphylla* Smith var. *chinensis* (Franch.) Hara 别名：七叶一枝花。

多年生草本，高30～100cm。根茎肥厚，黄褐色，结节明显，生须根，粗达3cm。茎直立，圆柱形，基部带紫红色，有1～3片膜质叶鞘包茎。叶5～8，通常7片轮生于茎顶；叶柄长0.5～1.8cm；叶片纸质或膜质，长圆状披针形或倒披针形，长7～17cm，宽2.5～5cm，先端渐尖，基部楔形。花黄绿色，花葶由茎顶抽出。花两性，外轮花被片4～6，叶状，长卵形或卵状披针形，长3～7cm；内轮花被片4～6，细线形，短于外轮花被片；雄蕊8～10，花丝较短，花药长为花丝的3～4倍；子房近球形，有棱；花柱短，有向外反卷的分枝，蒴果球形，成熟时瓣裂；种子多数，有鲜红色多汁外种皮。花期5～7月。果期8～9月。

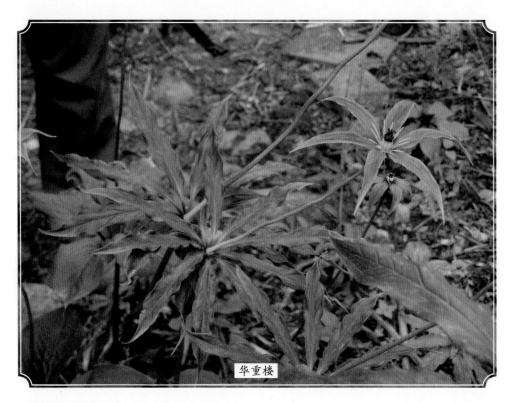

华重楼

2、云南重楼 *Paris polyphylla* Smith var. *yunnanensis* (Franch.) Hand. -Mazz. 别名：滇重楼、重楼一枝箭、一把伞。

根茎较粗壮，直径2～3.5cm,节结明显。叶6～10片轮生,叶柄长5～20mm,叶片厚纸质，披针形、卵状长圆形至倒卵形，长5～11cm，宽2～4.5cm。外轮花被片披针形或长卵形，绿色，长3.5～6cm；内轮花被片线形而略带披针形，黄色，长为外轮的1/2左右至近等长，中部以上宽2～6mm；雄蕊8～10，花药长1～1.5cm,花丝比花药短，药隔突出部分1～2mm。花期6～7月，果期9～10月。与华重楼区别，本种根茎较粗大，粗达3.5cm。叶6～10片轮生，叶披针形、卵状长圆形或倒卵形，长5～11cm，宽2～4.5cm。外轮花被片披针形或长卵形；内轮花被片线形或近披针形。花期6～7月。果期9～10月。

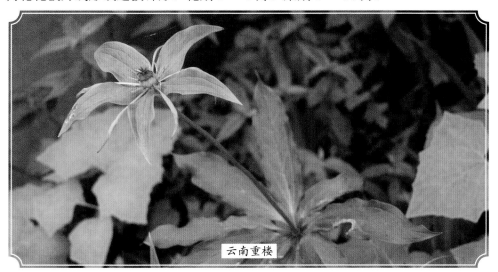

云南重楼

【生境分布】 七叶一枝花生于山坡林下或山谷溪边阴湿外，分布于华中、华南及江苏、浙江、江西、福建、台湾等省区。

云南重楼生于山地林下或路旁草丛中阴湿处，分布于分布于福建、湖北、湖南、广西、四川、贵州及云南等省区。

【采收加工】 全年均可采挖，以秋季采者为好。挖取根茎，洗净泥沙，晒干或切片晒干。

【药材性状】 重楼根茎圆柱形，稍扁，结节状；长2～12cm，直径1～3cm。黄棕色或棕褐色，有密生粗环纹，背面有须根及须根痕，顶端有茎残基及鳞叶。质坚硬，断面粉性，灰白色或浅棕色，稍角质状。气微，味微苦。

【炮制及饮片】 除去杂质，洗净，润透，切薄片，晒干。

【**性味功能**】味苦，性微寒。有小毒。有清热解毒，消肿止痛，熄风定惊的功能。

【**主治用法**】用于疔肿痈肿，咽喉肿痛，毒蛇咬伤，跌打伤痛，惊风抽搐，流行性乙型脑炎，胃痛，阑尾炎，淋巴结结核，扁桃体炎，腮腺炎，乳腺炎等症。用量 3～9g。外用适量，研末调敷。

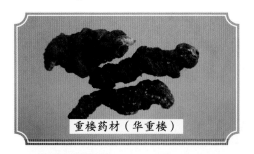

重楼药材（华重楼）

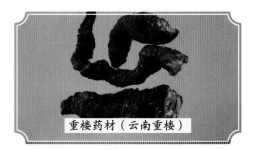

重楼药材（云南重楼）

【混伪品】

重楼类植物生长慢，市场需求量大，近年价格猛涨引发野生资源遭受严重破坏。重楼以根茎入药，因根茎形态相近很难区分，根茎稍大者均被采挖入药。

重楼属常见植物检索表：

1、根状茎细长，匍匐状，径 2.5～4mm，近等粗，节间长；萼片平展；花基数比叶少······ 北重楼 *Paris verticillata*

1、根状茎粗壮，径 1～3（～7.5）cm，密生环节；子房具棱，顶端有盘状花柱基，花柱分枝粗短；蒴果开裂。

　　2、子房 4 室以上，中轴胎座；种子一侧具海绵状假种皮或无假种皮······ 五指莲 *Paris axialis*

　　2、子房 1 室，侧膜胎座；外种皮肉质多汁

　　　3、药隔突出部分球形或横肾形，花瓣比萼片短········· 短瓣球药隔重楼 *Paris fargesii* var. *brevipetalata*

　　　3、药隔突出部分非球形和横肾形

　　　　4、植株被毛··················· 毛重楼 *Paris mairei*

　　　　4、植株无毛

　　　　　5、叶厚纸质；花瓣常较宽，上部窄匙形，宽 2～5mm········ 云南重楼 *Paris palyphylla* var. *yunnanensis*

　　　　　5、叶膜质；花瓣丝状，上部非窄匙形

6、蒴果常有疣状突起 ················· 宽叶重楼 *Paris polyphylla* var. *latifolia*

6、蒴果无疣状突起

7、药隔突出部分长 0.3～1.5cm ····· 长药隔重楼 *Paris polyphylla* var. *pseudothibetica*

7、药隔突出部分不明显.

8、花瓣常短于萼片，长不及萼片 1/2，常反折 ······· 华重楼 *Paris polyphylla* var. *chinensis*

8、花瓣常等长于或长于萼片，斜伸

9、叶长圆形、倒卵状披针形 ··········· 七叶一枝花 *Paris polyphylla*

9.叶线形，窄椭圆形 ·········· 狭叶重楼 *Paris polyphylla* var. *stenophylla*

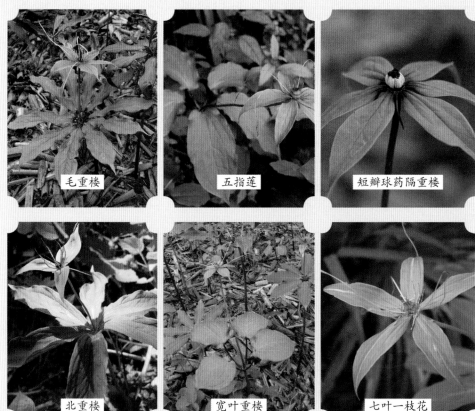

毛重楼　　　　　五指莲　　　　　短瓣球药隔重楼

北重楼　　　　　宽叶重楼　　　　　七叶一枝花

独活 Duhuo

【来源】 独活为伞形科 (Umbelliferae) 重齿当归的干燥根。

【原植物】 重齿当归 *Angelica biserrata* (Shan et Yuan) Yuan et Shan
别名：重齿毛当归。

多年生高大草本。根茎圆柱形，棕褐色，长至15cm，径1～2.5cm，有特殊香气。茎高1～2m，粗至1.5cm，中空，常带紫色，光滑或稍有浅纵沟纹，上部有短糙毛。叶二回三出式羽状全裂，宽卵形，长20～30(～40)cm，宽15～25cm；茎生叶叶柄长30～50cm，基部膨大成5～7cm的长管状、半抱茎的厚膜质叶鞘，开展，背面无毛或稍被短柔毛，末回裂片膜质，卵圆形至长椭圆形，长5.5～18cm，宽3～6.5cm，顶端渐尖，基部楔形，边缘有不整齐的尖锯齿或重锯齿，齿端有内曲的短尖头，顶生的末回裂片多3深裂，基部常沿叶轴下延成翅状，侧生的具

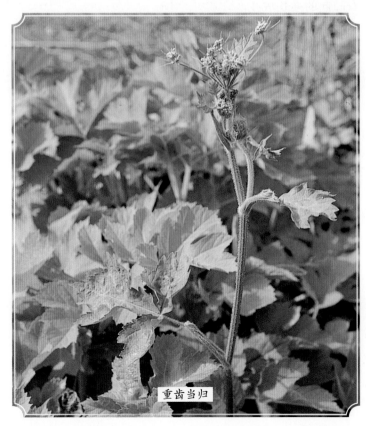

重齿当归

短柄或无柄，两面沿叶脉及边缘有短柔毛。序托叶简化成囊状膨大的叶鞘，无毛，偶被疏短毛。复伞形花序顶生和侧生，花序梗长 5 ～ 16（～ 20）cm，密被短糙毛；总苞片 1，长钻形，有缘毛；伞幅 10 ～ 25，长 1.5 ～ 5cm，密被短糙毛；伞形花序有花 17 ～ 28（～ 36）朵；小苞片 5 ～ 10，阔披针形，比花柄短，顶端有长尖，背面及边缘被短毛；花白色，无萼齿，花瓣倒卵形，顶端内凹，花柱基部扁圆盘状。果实椭圆形，长 6 ～ 8mm，宽 3 ～ 5mm，侧翅与果体等宽或略狭，背棱线形，隆起，棱槽间有油管（1 ～）2 ～ 3，合生面油管 2 ～ 4（～ 6）。花期 8 ～ 9 月，果期 9 ～ 10 月。

【生境分布】生于阴湿山坡，林下草丛中或稀疏灌丛中。分布于四川、湖北、江西、安徽、浙江等省。

【采收加工】春初苗刚发芽或秋末茎叶枯萎时采挖，除去须根及泥沙，烘至半干，堆置 2 ～ 3 天，发软后再烘至全干。

【药材性状】独活呈圆柱形，下部 2 ～ 3 分枝或更多，长 10 ～ 30cm。根头部膨大，圆锥状，多横皱纹，直径 1.5 ～ 3cm，顶端有茎、叶的残基或凹陷，灰褐色或棕褐色，具纵皱纹，有隆起的横长皮孔及稍突起的细根痕。质较硬，受潮则变软，断面皮部灰白色，有多数散在的棕色油室，木部灰黄色至黄棕色，形成层环棕色。有特异香气，味苦辛、微麻舌。

【炮制及饮片】除去杂质，洗净，润透，切薄片，晒干或低温干燥。

【性味功能】味辛、苦，性微温。有祛风除湿，通痹止痛的功能。

【主治用法】用于风寒湿痹，腰膝疼痛，少阴伏风头痛等症。用量 3 ～ 9g。

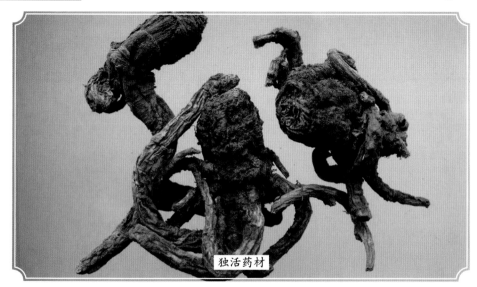

独活药材

【混伪品】

　　伞形科植物独活 *Heracleum hemsleyanum* Diels、渐尖叶独活 *Heracleum acuminatum* Franch 的干燥根以牛尾独活入药；五加科植物食用土当归 *Aralia cordata* Thunb.、九眼独活 *Aralia fargesii* Franch. 的干燥根以九眼独活入药。以上多种独活类药材的基源植物检索表：

　　1、伞形花序，果实为双悬果

　　　2、伞形花序的外缘花不具辐射瓣，花瓣不分裂···········重齿当归 *Angelica biserrata*

　　　2、伞形花序的外缘花具辐射瓣，辐射瓣常2分裂

　　　　3、裂片长卵形或披针形······················渐尖叶独活 *Heracleum acuminatum*

　　　　3、裂片宽卵形至卵圆形·····················独活 *Heracleum hemsleyanum*

　　1、圆锥状花序，果实为浆果

　　　4、花瓣白色·····················食用土当归 *Aralia cordata*

　　　4、花瓣紫色·····················九眼独活 *Aralia fargesii*

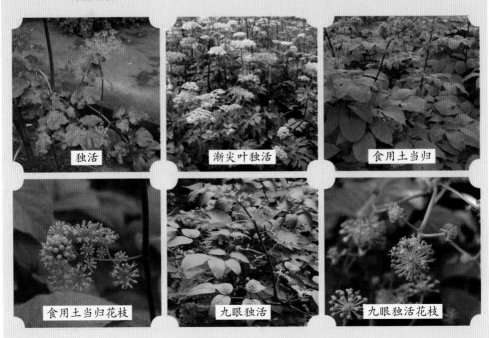

独活　　　　　　　渐尖叶独活　　　　　　食用土当归

食用土当归花枝　　　九眼独活　　　　　九眼独活花枝

胖大海 Pangdahai

【来源】 胖大海为梧桐科 (Sterculiaceae) 植物胖大海的干燥成熟种子。

【原植物】 胖大海 *Sterculia lychnophora* Hance　　别名：大海、大洞果、南安子。落叶乔木，高可达 40m。树皮粗糙，有细条纹。单叶互生；叶柄长 5 ~ 15cm；叶片革质，卵形或椭圆状披针形，长 10 ~ 20cm，宽 6 ~ 12cm，通常 3 裂，先端钝或锐尖，基部近圆形或近截形，全缘，光滑无毛，下面网脉明显。圆锥花序顶生或腋生，花杂性同株；花萼钟状，长 7 ~ 10mm，深裂，裂片披针形，宿存，外面被星状柔毛；雄花具 10 ~ 15 个雄蕊，花药及花丝均被疏柔毛，不育心皮被短柔毛；雌花具 1 枚雌蕊，由 5 个被短柔毛的心皮组成，具 1 细长纤弱的子房柄。果 1 ~ 5 个，呈船形，长可达 24cm，基部宽 5 ~ 6cm，在成熟前开裂。种子长 18 ~ 28mm，直径 12mm，深黑褐色，表面具皱纹，光滑无毛。

【生境分布】 生于热带地区。我国广东、海南、云南及广西等省区有少量引种栽培。

【采收加工】 四至六月果实成熟后采收、干燥。

【药材性状】 胖大海呈纺锤形或椭圆形，长 2 ~ 3cm，直径 1 ~ 1.5cm。先端钝圆，基部略尖而歪，具浅色的圆形种脐，表面棕色或暗棕色，微有光泽，具不规则的干缩皱纹。外层种皮极薄，质脆，易脱落。中层种皮较厚，黑褐色，质松易碎，遇水膨胀成海绵状。断面可见散在的树脂状小点。内层种皮可与中层种皮剥离，稍革质，内有 2 片肥厚胚乳，广卵形；子叶 2 枚，菲薄，紧贴于胚乳内侧，与胚乳等长。气微，味淡，嚼之有黏性。

【性味功能】 味甘、淡，性寒。有清肺热，利咽喉，润肠通便的功能。

【主治用法】 用于干咳无痰，咽痛音哑，慢性咽炎，热结便秘，头痛目赤。用量 4.5 ~ 9g。

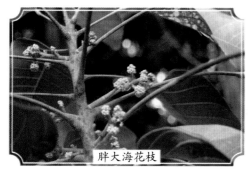

胖大海花枝

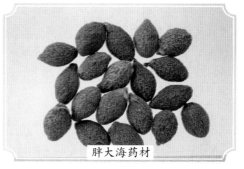

胖大海药材

急性子 Jixingzi

【来源】急性子为凤仙花科 (Balsaminaceae) 植物凤仙花的干燥成熟种子。

【原植物】凤仙花 *Impatiens balsamina* L. 别名：指甲花。

一年生草本，高达80cm。茎粗壮，肉质，有柔毛，节部带紫红色。叶互生，叶柄长1～3cm，上面有浅槽，两侧有腺体；叶阔披针形或披针形，长6～15cm，宽1.5～2.5cm，先端渐尖，基部楔形，边缘有尖锐锯齿，至先端渐变钝齿，两面无毛。花单生或数朵簇生于叶腋，花不整齐，萼片3，侧面2片小，绿色，下方大，囊状，基部有长距，花瓣状；花瓣5，2对合生而成3片，红色、粉红色、白色或紫红色，不等大，上面1片圆形，两侧2对合成，有1瓣大，倒心形，另1片较小，贴生于大瓣基部；花蕊5，花丝短（与重花中变为瓣状），花药粘合围着雌蕊；子房上位，椭圆形，5室，花柱短粗，柱头5浅裂。蒴果椭圆形，有白色短绒毛，果皮有弹力，果熟时开裂，弹出种子。种子多数，稍扁球形，长2～4mm，直径2～3mm，赤褐色或棕色，粗糙而有短条纹。花期7～9月。果期9～10月。

【生境分布】全国各地均有栽培。

【采收加工】秋季果实即将成熟时采收，晒干，除去果皮及杂质。

【药材性状】急性子椭圆形、扁圆形或卵圆形，有的稍有棱角，长2～3mm，宽1.5～2.5mm。棕褐色或灰褐色，粗糙，有稀疏的白色或浅黄棕色小点。种脐位于狭端，稍突出。质坚实，种皮薄，子叶2，灰白色，半透明，油质。无臭，味淡、微苦。

【性味功能】味微苦，性温。有小毒。有软坚，消积，活血通经的功能。

【主治用法】用于经闭，难产，腹部肿块，骨硬咽喉，噎膈。外疡坚块。用量6～9g。内服：煎汤；或入丸、散。外用研末吹喉，点牙，调敷或熬膏贴。孕妇忌服。

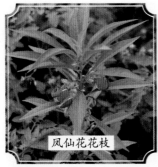
凤仙花花枝

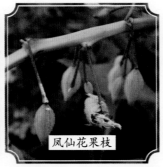
凤仙花果枝

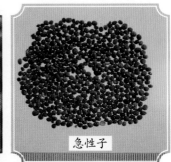
急性子

前胡 Qianhu

【来源】 前胡为伞形科 (Umbelliferae) 植物白花前胡的干燥根。

【原植物】 白花前胡 *Peucedanum praeruptorum* Dunn 别名：鸡脚前胡、山独活。

多年生草本，高 1m 左右。根直生，圆锥形，有少数分枝，根头处存留多数棕褐色枯鞘纤维。茎直立，圆柱形，上部分枝，被短柔毛，下部无毛。基生叶有长柄，基部扩大成鞘状抱茎；叶片宽三角状卵形，三出式二至三回羽状分裂，长 15～20cm，宽约 12cm，第一回羽片 2～3 对，最下方的 1 对有长柄，其他有短柄或无柄，末回裂片菱状卵形，基部楔形，长 3～6cm，宽 1.5～3cm，两面中脉上有短柔毛，边缘有粗锯齿；茎生叶和基生叶相似，较小，顶端叶片简化，但叶鞘宽大。复伞形花序顶生或侧生，伞幅 6～18，不等长，长 1.5～4.5cm，有柔毛；总苞片少数，花后脱落，线状披针形，长 0.7～1cm，边缘膜质，有柔毛，小花序有花约 20，花梗不等长，有柔毛；小总苞片 7～10，线状披针形，先端长渐尖，长约 3～5mm，宽 0.6～1mm，与花梗等长或超过，有柔毛；萼齿 5，细小；花瓣 5，白色，广卵形至近圆形；雄蕊 5，子房下位，花柱基扁圆锥形。果实卵状椭圆形，背部扁压，长约 4mm，宽约 3.5mm，有短柔毛，背棱和中棱线形，略突起，侧棱扩展成狭而厚的翅，棱槽内油管 3～5，合生面油管 6～10。花期 7～9 月，果期 9～10 月。

【生境分布】 生于山坡向阳草丛中或山坡林边，分布于江苏、安徽、江西、福建、

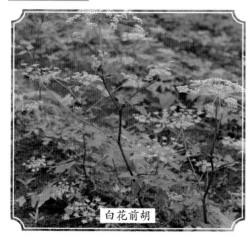

白花前胡

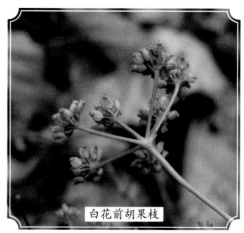

白花前胡果枝

台湾、湖北、湖南、四川等省区。

【采收加工】 秋末采挖，除去地上部茎叶及须根、泥土，晒干或微火炕干。

【药材性状】 呈不规则的圆柱形、圆锥形或纺锤形，稍扭曲，下部常有分枝，长3～15cm，直径1～2cm。黑褐色或灰黄色，根头部多有茎痕及纤维状叶鞘残基，上端有密集的细环纹，下部有纵沟、纵皱纹及横向皮孔。质较柔软，干者质硬，可折断，断面不整齐，淡黄白色，皮部散有多数棕黄色油点，形成层环纹棕色，射线放射状。气芳香，味微苦、辛。

【炮制及饮片】 前胡　除去杂质，洗净，润透，切薄片，晒干。

蜜前胡　将炼蜜加适量沸水稀释后，加入前胡片拌匀，闷透，置锅内，用文火炒至不粘手时，取出，放凉。每100kg净前胡，用炼蜜25kg。

【性味功能】 味苦、辛，性凉。有清热，散风，降气，化痰的功能。

【主治用法】 用于风热咳嗽多痰，痰热咳喘，胸膈满闷，呕逆，上呼吸道感染等症。用量3～9g。恶皂角。畏藜芦。

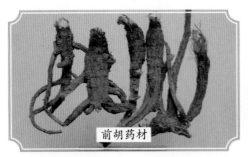
前胡药材

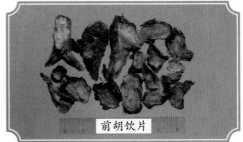
前胡饮片

【混伪品】

同科植物紫花前胡（别名：土当归，野当归，鸭脚前胡）*Peucedanum decursivum* Maxim. 曾与白花前胡同为中药前胡基源植物。主要区别为：未回裂片椭圆形或长卵形；复伞形花序紫色。

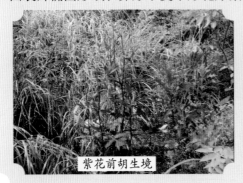
紫花前胡生境

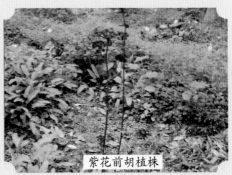
紫花前胡植株

首乌藤 Shouwuteng

【来源】 首乌藤为蓼科（Polygonaceae）植物何首乌的干燥藤茎。

【原植物】 何首乌 *Polygonum multiflorum* Thunb. 别名：夜交藤，田猪头，铁称陀。多年生草本。块根肥大。茎缠绕，多分枝，下部稍木质化，上部较细，有时成淡红色，具纵条纹，中空，无毛。叶卵状心形，长4～9cm，宽3～6cm，先端渐尖，基部心形或近心形，全缘，两面较粗糙，无毛。托叶鞘短筒状，膜质，无缘毛，常早落。花序圆锥状，顶生或腋生，开展，结果时长可达30cm；苞片卵形，中部绿色，边缘膜质透明，无毛；苞片内生白色小花2～4朵；花被5深裂，不等大，结果时外轮3片增大、肥厚，背部生宽翅，翅下延至花梗的节处；雄蕊8，短于花被；花柱3，柱头头状。瘦果3棱形，黑色，具光泽，包于宿存的花被内。花期6～9月，果期8～10月。

【生境分布】 生于山坡、石缝、林下。分布于河北、河南、山东、江苏、安徽、浙江、江西、福建、台湾、湖北、湖南、广东、广西、四川、贵州、云南等省。

【采收加工】 秋、冬二季采割，除去残叶，捆成把，干燥。

【药材性状】 首乌藤长圆柱形，稍扭曲，具分枝，长短不一，直径4～7mm。紫红色至紫褐色，粗糙，具扭曲的纵皱纹。节部略膨大，有侧枝痕。外皮菲薄，可剥离。质脆，易折断，断面皮部紫红色，木部黄白色或淡棕色，导管孔明显，髓部疏松，类白色。无臭，味微苦涩。

【炮制及饮片】 除去杂质，洗净，切段，晒干。

【性味功能】 味甘，性平。有养血安神，祛风通络的功能。

【主治用法】 用于失眠多梦，血虚身痛，风湿痹痛；外治皮肤瘙痒。用量9～15g；外用适量，煎水洗患处。

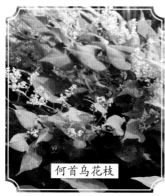
何首乌花枝

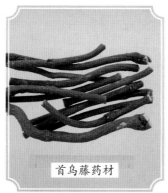
首乌藤药材

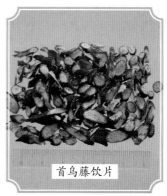
首乌藤饮片

583

姜黄 Jiang huang

【来源】　姜黄为姜科（Zingiberaceae）植物姜黄的干燥根茎。

【原植物】　姜黄　*Curcuma longa* L.　别名：黄丝郁金、郁金、黄姜。

　　多年生草本，高80～120cm。须根粗壮，末端膨大成纺锤状的块根。根茎肥厚，多汁，断面橙黄色。有叶片4～7，二列，叶柄与叶片等长或较短；叶片窄椭圆形，长20～50cm，宽5～15cm，先端渐尖，基部楔形，下延至叶柄，上面黄绿色，下面浅绿色，无毛。圆柱状穗状花序于叶鞘中央抽出，长12～20cm，缨部苞片粉红色或淡红紫色，长椭圆形，长4～6cm，宽1.0～1.5cm，腋内无花，中下部苞片卵形至近圆形，长3～4cm，先端圆或钝尖，嫩绿色或绿白色，腋内有花数朵；有小苞片数枚，长椭圆形，透明白色；花萼筒绿白色，具3齿；花冠管长约1.5cm，漏斗形，淡黄色，侧生退化雄蕊花瓣状，黄色；唇瓣近圆形，长约1.2cm，外折，先端具不明显的3浅裂，黄色，中间棕黄色；能育雄蕊1枚，花丝短而扁平，花药长圆形，基部有距；子房下位，柱头稍膨大。

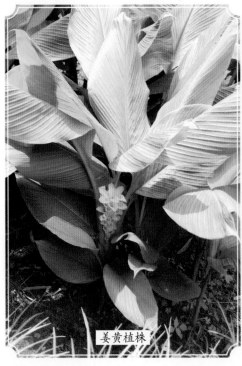

姜黄植株

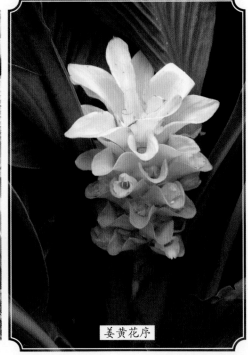

姜黄花序

【生境分布】　多栽培于田园。分布于福建、台湾、四川、云南、广东、广西、海南等省。

【采收加工】　冬季茎叶枯萎时采挖，洗净，煮或蒸至透心，晒干，除去须根。

【药材性状】　姜黄不规则卵圆形、圆柱形或纺锤形，常弯曲，有的具短叉状分枝，长 2 ～ 5cm，直径 1 ～ 3cm。深黄色，粗糙，有皱缩纹理和明显环节，并有圆形分枝痕及须根痕。质坚实，不易折断，断面棕黄色至金黄色，角质样，有蜡样光泽，内皮层环纹明显，维管束呈点状散在。气香特异，味苦、辛。

【炮制及饮片】　除去杂质，略泡，洗净，润透，切厚片，晒干。

【性味功能】　味辛、苦，性温。有破血行气，通经止痛，祛风的功能。

【主治用法】　用于血瘀气滞，胸肋刺痛，经闭腹痛，腹中肿块，跌打肿痛，产后瘀阻。用量 6 ～ 12g；外用适量，煎洗患处。

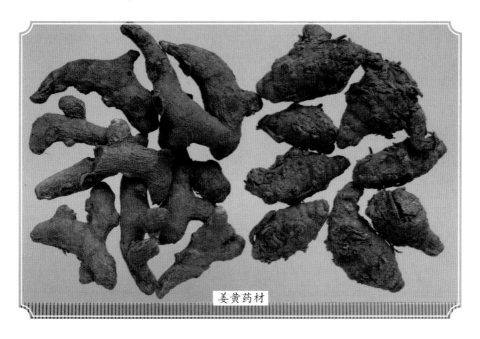

姜黄药材

洋金花 Yangjinhua

【来源】 洋金花为茄科（Solanaceae）植物白花曼陀罗的花。

【原植物】 白花曼陀罗 *Datura metel* L. 别名：南洋金花。

一年生草本，高0.5～2cm，全株近无毛。茎直立，上部叉状分枝，幼枝稍紫色，茎基部稍木质化。叶互生或上部近假对生，叶柄长2～6cm；叶卵形或宽卵形，长8～14cm，宽5～7cm，先端渐尖或锐尖，基部不对称楔形，全缘或有少数波状短齿，两面无毛或有疏毛，叶脉在背面隆起。花单生于枝叉间或叶腋；花梗有白色短柔毛；花萼筒状，长4～6.5cm，5裂，裂片狭三角形；花冠漏斗状，白色，先端直径5～7cm，裂片5，三角状；雄蕊5，内藏；花药扁线形；子房球形，疏生短刺毛，2室，柱头盾形。蒴果圆球形或稍扁球形，直径约3cm，疏生短刺，成熟时成向上部开裂。种子多数，扁三角状，淡褐色。花、果期4～10月。

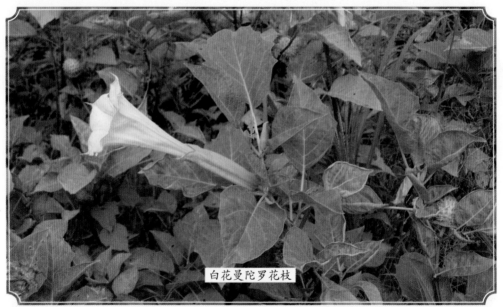

白花曼陀罗花枝

【生境分布】 生于山坡、草地、田间、路旁及水沟边，分布于长江以南各地区；

【采收加工】 夏季花初开时采收，每日早晨露水干后，将初开放花朵采下，摊在席上晒干、阴干或低温干燥，也可捆把晒干。

【药材性状】 洋金花花朵多皱缩成条状，花萼筒状，多摘除，少数留存。黄绿色，有茸毛；花冠漏头状，5 裂，长 12 ～ 13cm，黄棕色，陈者深棕色，花冠筒上有 5 条粗棱线，雄蕊约 1/2 长贴生于花冠上。气微，味微苦。

【性味功能】味辛，性温；有毒。有平喘止咳，麻醉，镇痛，解痉的功能。

【主治用法】用于哮喘咳嗽，脘腹冷痛，风湿痹痛，小儿慢惊；外科麻醉。用量 0.3 ～ 0.6g。外感及痰热咳喘、青光眼、高血压及心动过速患者禁用；肾功能不正常、体弱及孕妇慎用。

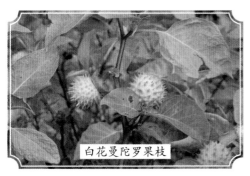
白花曼陀罗果枝

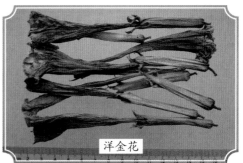
洋金花

【混伪品】

同科植物毛曼陀罗 *Datura innoxia* 与曼陀罗 *Datura stramonium* 易与白花曼陀罗混淆，它们主要区别为：

1、蒴果熟时规则 4 裂；花冠长不及 11cm ············ 曼陀罗 *Datura stramonium*

1、蒴果熟时上部作不规则开裂；花冠长于 11cm

 2、植株密被白色细腺毛及短柔毛 ············ 毛曼陀罗 *Datura innoxia*

 2、植株光滑无毛 ··············· 白花曼陀罗 *Datura metel*

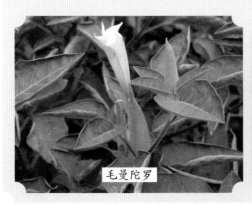
毛曼陀罗

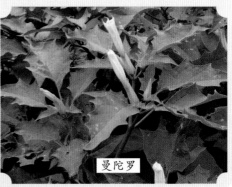
曼陀罗

穿心莲 Chuanxinlian

【来源】 穿心莲为爵床科（Acanthaceae）植物穿心莲的干燥地上部分。

【原植物】 穿心莲 *Andrographis paniculata*（Burm. f.）Nees 别名：一见喜、榄核莲、斩蛇剑、苦草。

多年生草本，高 50～100cm，全株味极苦。茎直立，多分枝，四棱形，绿色，节间长 4.5～6cm，节稍膨大，幼时节上有短柔毛，老时光滑，茎基无毛。单叶对生，纸质，叶柄长约 4mm，或近无柄；叶披针形至狭披针形，长 3～12cm，宽 0.5～5cm，先端渐尖，基部楔形而下延，全缘或浅波状，上面光亮，深绿色，下面灰绿色。圆锥形总状花序顶生或腋生，花梗长 3～6mm 或更长；苞片披针形，小苞片钻形；花萼裂片披针形，长 1.5～3mm，有腺毛；花冠二唇形，白色，上唇 2 齿裂，下唇 3 深裂，中裂片中央有 2 块紫黑色斑纹；雄蕊 2，花丝有长软毛，花药紫黑色；子房上位，基部稍有柔毛，2 室，每室胚珠多数。蒴果长椭圆形，长达 2cm，有纵槽 2 条，幼时有腺毛，果熟后开裂成 2 果瓣。种子多数，近正方形，有皱纹，黄色或深褐色。花期 8～9 月。果期 9～10 月。

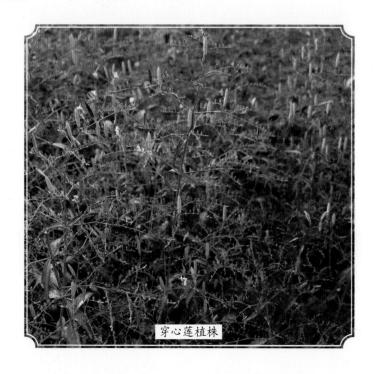

穿心莲植株

【生境分布】 生于湿热平原或丘陵地区，多为栽培。分布于安徽、浙江、江西、福建、湖南、广东、广西、四川、海南等省区。

【采收加工】 夏秋季茎叶茂盛时采集地上部分，除去杂质，晒干。

【药材性状】 穿心莲全草长 50～70cm。茎枝四棱形，多分枝，节膨大，质脆，易折断，节间长 4～6cm。单叶对生，叶柄短或近无柄；叶片皱缩或破碎。完整叶片展开披针形或卵状披针形，长 3～12cm，宽 2～5cm，先端渐尖，基部楔形而下延，全缘或浅波状；上面绿色，下面灰绿色，两面光滑。气微，味极苦。

【炮制及饮片】 除去杂质，洗净，切段，干燥。

【性味功能】 味苦，性寒。有清热，解毒，消炎，凉血，消肿的功能。

【主治用法】 用于感冒发热，扁桃腺炎，咽喉炎，支气管炎，肺炎，肠炎，泄泻痢疾，胆囊炎，化脓性中耳炎，尿路感染，痈肿疮疡，水火烫伤，热淋涩痛，外伤感染，阴囊湿疹，毒蛇咬伤。用量 3～9g，水煎服。外用适量。

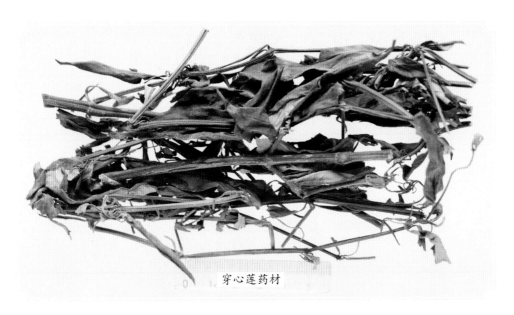

穿心莲药材

络石藤 Luoshiteng

【来源】 络石藤为夹竹桃科（Apocynaceae）植物络石藤的茎及叶。

【原植物】 络石藤 *Trachelospermum jasminoides* Lem. 别名：爬墙虎，石龙藤，感冒藤。

常绿木质藤本，长达 10cm，具乳汁。茎褐色，多分枝，嫩枝被柔毛。叶对生，具短柄，幼时被灰褐色柔毛，后脱落；叶片卵状披针形或椭圆形，长 2～10cm，宽 1～4.5cm，先端短尖或钝圆，基部宽楔形或圆形，全缘，表面深绿色，背面淡绿色，被细柔毛。聚伞花序腋生或顶生；花白色，高脚碟状，萼小，5 深裂；花管外被细柔毛，筒中部膨大；花冠反卷，5 裂，右向旋转排列，花冠外面和喉部也有柔毛；雄蕊 5，着生在花冠筒中部，花药顶端不伸出花冠喉部外；花盘环状 5 裂，与子房等长；心皮 2，胚珠多数。骨突果长圆形，长约 15mm，近于水平展开。种子线形而扁，褐色，顶端具种毛。花期 4～5 月，果熟期 10 月。

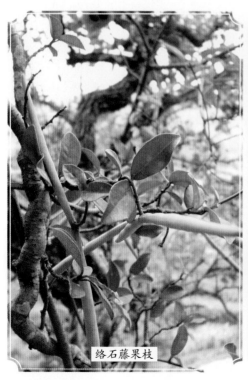

络石藤果枝

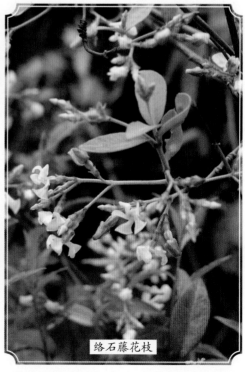

络石藤花枝

【生境分布】 常攀缓附生在石上、墙上或其它植物上。除新疆、青海、西藏及东北地区外，全国大部分省区均有分布。

【采收加工】 秋季落叶前，采收茎叶，晒干。

【药材性状】 络石藤圆柱形，弯曲，多分枝，长短不一，直径 1～5mm；红褐色，有点状皮孔及不定根；质硬，断面淡黄白色，常中空。叶对生，有短柄；展平后叶片呈椭圆形或卵状披针形，长 1～8cm，宽 0.7～3.5cm；全缘，略反卷，上表面暗绿色或棕绿色，下表面色较淡，革质。气微，味微苦。

【炮制及饮片】 除去杂质，洗净，稍润，切段，干燥。

【性味功能】 味苦，性平。有祛风通络，凉血消肿功能。

【主治用法】 用于风湿性关节痛，腰膝酸疼，扁桃体肿大，痈肿。用量 5～10g，水煎服。

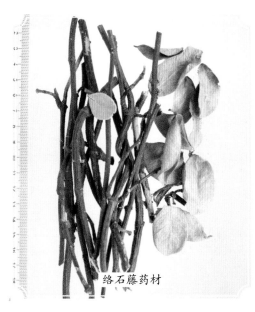

络石藤药材

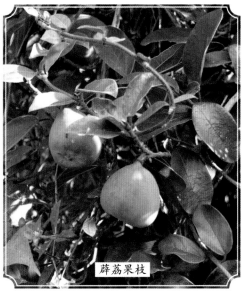

薜荔果枝

🌸【混伪品】

桑科植物薜荔 *Ficus pumila* 的的茎及叶常被混淆供药用。该植物为常绿攀援灌木，有乳汁。不育幼枝的叶小，互生，近于无柄；能育枝的叶革质椭圆形，先端钝，基部圆形或稍心脏形，全缘。隐头花序；花单性。花期 5～6月。

秦艽 Qinjiao

【来源】 秦艽为龙胆科 (Gentianaceae) 植物秦艽、粗茎秦艽、小秦艽和麻花秦艽的干燥根。

【原植物】 1、秦艽 *Gentiana macrophylla* Pall. 别名：大叶龙胆，鸡腿艽，西大艽。

多年生草本，高 20～50cm。主根粗长，扭曲，稍呈圆锥形；根颈部有多数纤维状残存叶基。茎直立或斜生。基生叶多数丛生，披针形，长达40cm，宽3～4cm，全缘，主脉5条；茎生叶3～4对，较小，对生，长圆状披针形。花多集成顶生及茎上部腋生轮伞花序；花萼管状，一侧裂开，稍呈佛焰苞状，萼齿4～5浅裂；花冠管状，长约2cm，深蓝紫色，先端5裂，裂片间有5片短小褶片；雄蕊5；子房长圆形，无柄。蒴果长圆形或椭圆形。种子椭圆形，光滑，深黄色，无翅。花期7～9月。果期8～10月。

2、粗茎秦艽 *Gentiana crassicaulis* Duthie ex Burk. 别名：萝卜艽，牛尾艽。

多年生草本，高 20～40cm。基生叶长圆状披针形，花茎粗壮，斜升，顶部茎生叶2对，卵形，形成总苞状围绕，顶生叶与中部叶大小相近。聚伞花序多花簇生呈头状，花萼一侧开裂，萼齿1～5，无齿，不明显；花冠较花萼长2倍，花冠蓝色或紫蓝色，花冠裂片5，裂片先端微尖，卵状三角形。蒴果椭圆形，具明显的柄，种子扁长圆形，具细网纹。花期6～9月。果期9～10月。

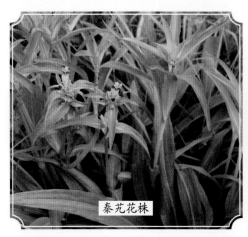

秦艽花株

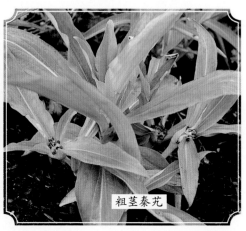

粗茎秦艽

3、小秦艽 *Gentiana dahurica* Fisch. 别名：达乌里秦艽、兴安龙胆、山秦艽，狗尾艽。

多年生草本，高10～15cm。根细长，圆柱形，单一或稍分枝。叶片窄披针形。聚伞花序疏散顶生或茎上部腋生；花常较多或1～3朵；花萼管部不开裂；花冠管状或近钟形，花冠深蓝色，裂片卵圆形，钝尖；雄蕊5，花丝几成翼状；子房长圆形，有短柄。蒴果椭圆形，与花冠几等长。花期7～8月。果期9～10月。

4、麻花秦艽 *Gentiana straminea* Maxim. 别名：大叶秦艽，麻花艽。

多年生草本。营养枝的莲座叶披针形或狭披针形，基部联合成鞘状，叶脉5～7，花枝对生叶线形。聚伞花序疏散顶生或茎上部腋生，具长梗；花冠钟状，裂片淡黄色，有时白色或淡绿色，花冠基部及喉部有绿色斑点。蒴果椭圆状披针形，种子狭长圆形。花期7～9月。果期8～10月。

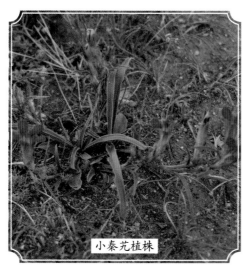

小秦艽植株

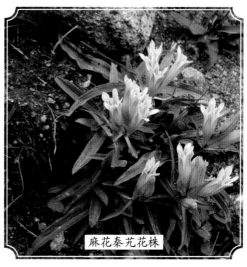

麻花秦艽花株

【生境分布】 秦艽 生于溪旁、山坡草地、路旁或灌丛中，分布于东北、华北及陕西、宁夏、甘肃、青海、山东、四川等省区。

粗茎秦艽 生于高山草甸、山坡草地、路旁或林缘，分布于甘肃、青海、四川、贵州、云南、西藏等省（自治区）。

小秦艽 生于高山草丛，山区荒地，分布于河北、山西、内蒙古、陕西、宁夏、甘肃、青海、新疆、四川、西藏等省（自治区）。

麻花秦艽 生于高山、草地和溪边。分布于四川、青海、甘肃、宁夏和西藏等省（自治区）。

【采收加工】 春、秋二季采挖，以秋季为好。除去茎叶，晒至柔软时，堆积使自然发热，至根内变肉红色时，晒干，或直接晒干。

【药材性状】　1、秦艽　根稍圆锥形，上粗下细，长 7～25cm，直径 1～3cm。灰黄色或棕黄色，有纵向或扭转皱纹；根头部膨大，由数个根茎组合，残存茎基有短纤维状叶基维管束。质坚脆，易折断，断面皮部黄色或棕黄色，木部黄色。气特异，味苦涩。

　　2、粗茎秦艽　根稍圆柱形，较粗大，不分枝，少有相互扭绕，长 12～20cm，直径 1～3.5cm，黄棕色或暗棕色，有纵向扭转皱纹；根头有淡黄色叶柄残基及纤维状叶基维管束。味苦涩。

　　3、小秦艽　呈类圆锥形或类圆柱形，长 8～15cm，直径 0.2～1cm。表面棕黄色。主根通常 1 个，残存的茎基有纤维状叶鞘，下部多分枝。断面黄白色。

　　4、麻花秦艽　呈类圆锥形，多由数个小根纠聚而膨大，直径可达 7cm。表面棕褐色，粗糙，有裂隙呈网状孔纹。质松脆，易折断，断面多呈枯朽状。

【炮制及饮片】　除去杂质，洗净，润透，切厚片，晒干。

【性味功能】　味苦、辛，性平。有祛风湿，退虚热，舒筋止痛的功能。

【主治用法】　用于风湿性关节痛，结核病潮热，小儿疳积、黄疸，小便不利等症。用量 5～10g。

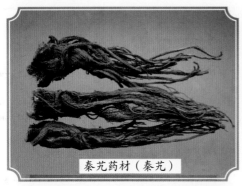

秦艽药材（秦艽）

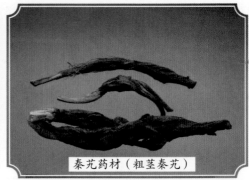

秦艽药材（粗茎秦艽）

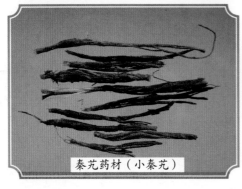

秦艽药材（小秦艽）

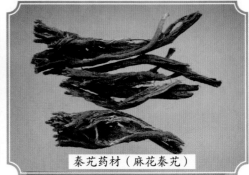

秦艽药材（麻花秦艽）

秦皮 Qinpi

【来源】 秦皮为木樨科（Oleaceae）植物苦枥白蜡树、白蜡树及宿柱白蜡树的干燥枝皮或干皮。

【原植物】 1、苦枥白蜡树 *Fraxinus rhynchophylla* Hance 别名：花曲柳、大叶梣。

　　落叶大乔木，高 12～15m，树皮灰褐色，光滑，老时浅裂。越冬芽阔卵形，顶端尖，黑褐色，具光泽，内侧密被棕色曲柔毛。当年生枝淡黄色，无毛，两年生枝暗褐色，皮孔散生。单数羽状复叶长 15～35cm;叶柄长 4～9cm，基部膨大；叶轴上面具浅沟，小叶着生处具关节，节上有时簇生棕色曲柔毛；小叶 5～7 枚，小叶柄 0.5～1.5cm，叶阔卵形、倒卵形或卵状披针形，长 7～10cm，宽 5～8cm，营养枝的小叶较宽大，顶生小叶显著大于侧生小叶下方 1 对最小，先端渐尖、聚尖或尾尖，基部钝圆，阔楔形至心形，两侧略歪斜或下延至小叶柄，叶缘呈不规则粗锯齿，齿尖稍向内弯，有时也呈波状，通常下部近全缘，上面深绿色，脉上有时疏被柔毛，下面色淡，沿脉腋被白色柔毛，渐秃净。圆锥花序顶生或腋生当年生枝梢，长约 10cm；花序梗长约 2cm；苞片长披针形，先端渐尖，长约 5mm，早落；花梗长约 5mm；雄花与两性花异株；花萼浅杯状，长约 1mm，无花冠；两性花具雄蕊 2，花丝极短，约 1mm；花药椭圆形，长约 3mm；雌蕊具短花柱，柱头 2 叉深裂；雄花花萼小，花丝细长。翅果线形，长约 3.5cm，宽约 5mm，先端钝圆，急尖或微凹，翅下延至坚果中部，坚果长约 1cm，略隆起；具宿存萼。花期 4～5 月，果期 9～10 月。

　　2、白蜡树 *Fraxinus chinensis* Roxb.

　　落叶乔木，高 10～12m；树皮灰褐色，纵裂。芽阔卵形或圆锥行，被棕色柔毛或腺毛。小枝黄褐色，粗糙，无毛或疏被长柔毛，渐秃净，皮孔小，不明显。单数羽状复叶长 15～25cm;叶柄长 4～6cm，基部不增厚;叶轴挺直，上面具浅沟，幼时被柔毛，后秃净；小叶 5～7 枚，小叶柄长 3～5mm，小叶硬纸质，卵形、倒卵状长圆形至披针形，长 3～10cm,宽 2～4cm,顶生小叶与侧生小叶近等大或稍大，先端钝尖至渐尖，基部钝圆或楔形，边缘具整齐锯齿，上面无毛，下面无毛或有时沿中脉两侧被白色长柔毛，中脉在上面平坦，侧脉 8～10 对，下面凸起，细脉两面凸起，明显网节。圆锥花序顶生或腋生枝梢，长 8～10cm；花序梗长 2～4cm，无毛或被细柔毛；花雌雄异株；雄花密集，花萼小钟状，长约 1mm，无花冠，花药与花丝近等长；雌花疏离，花萼大，筒状，长 2～3mm，4 浅裂，花柱细长，柱头2 裂。翅果匙形，长 3～4cm，宽 4～6mm，上中部最宽，先端锐尖，常呈犁头形，基部渐狭，翅平展，下延至坚果中部，坚果圆柱形，长约 1.5cm；宿萼紧贴于坚果基部，长在一侧开口深裂。花期 4～5 月，果期 7～9 月。

3、宿柱白蜡树 Fraxinus stylosa Lingelsh. 别名：宿柱秦、柳叶秦。

落叶大乔木。小枝平滑，幼枝无毛。奇数羽状复叶，对生，叶轴细长，无毛；小叶 3～5，叶披针形，先端尖，基部楔形，边缘具细锯齿。雄花与两性花异株，圆锥花序生于当年生枝顶端及叶腋；花小，花萼杯状，花具花冠，花瓣 4，白色。翅果倒披针形，先端圆钝，顶处或有残存花柱残基。花期 4～5 月。果期8～9 月。

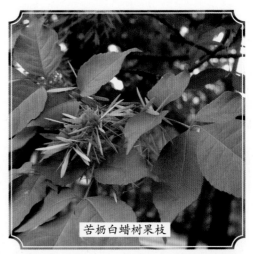

苦枥白蜡树果枝

【生境分布】苦枥白蜡树生于山坡、山沟和丛林中，分布于东北及河北、内蒙古、河南等省区。白蜡树生于山间向阳路旁、坡地阴湿处或栽培，分布于河北、陕西、宁夏、河南、山东、江苏、安徽、浙江、湖北、广东、四川、贵州、云南等省区。宿柱白蜡树生于杂木林中。分布于河南、陕西、甘肃

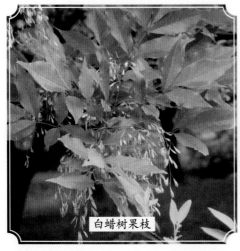

白蜡树果枝

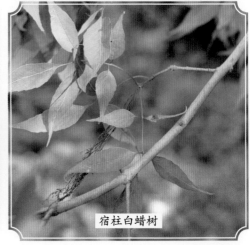

宿柱白蜡树

及四川等省区。

【采收加工】 春、秋季修整树枝时剥取树皮；栽培种在树胸径 10cm 以上剥取；剥后晒干或鲜时切成丝晒干备用。

【药材性状】 枝皮 呈卷筒状或槽状，长 10～60cm，厚 1.5～3mm。外表面灰白色、灰棕色至黑棕色或相间呈斑状，平坦或稍粗糙，并有灰白色圆点状皮孔及细斜皱纹，有的具分枝痕。内表面黄白色或棕色，平滑。质硬而脆，断面纤维性，黄白色。无臭，味苦。

干皮 为长条状块片，厚 3～6mm。外表面灰棕色，具龟裂状沟纹及红棕色圆形或横长的皮孔。质坚硬，断面纤维性较强。

【炮制及饮片】 除去杂质，洗净，润透，切丝，晒干。

【性味功能】 味苦涩，性微寒。有清热燥湿，清肝明目的功能。

【主治用法】 用于目赤肿痛，湿热痢疾，肺热咳嗽。用量 6～12g。

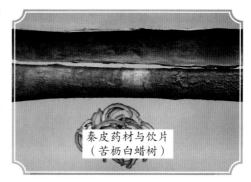

秦皮药材与饮片
（苦枥白蜡树）

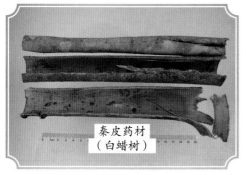

秦皮药材
（白蜡树）

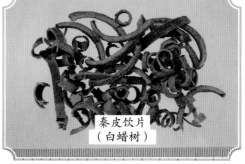

秦皮饮片
（白蜡树）

【混伪品】

《Flora of China》将尖叶白蜡树学名 *Fraxinus szaboana* 及白蜡树 *Fraxinus chinensis* 同时修订为 *Fraxinus chinensis* subsp. *chinensis*，苦枥白蜡树学名 *Fraxinus rhynchophylla* 修订为 *Fraxinus chinensis* subsp. *Rhynchophylla*。

珠子参 Zhuzishen

【来源】 珠子参为五加科（Araliaceae）植物珠子参或羽叶三七的干燥根茎。

【原植物】 1、珠子参 *Panax japonicus* C. A. Mey. var. *major* (Burk.) C. Y. Wu et K. M. Feng 别名：疙瘩七、钮子七，扣子七。

多年生直立草本，高达 80cm。根茎细长，弯曲横卧，节膨大成珠状或纺锤状，形似钮扣，节间细长，或部分结节密生呈竹鞭状。掌状复叶 3～5 轮生茎顶，叶柄长 9cm；小叶 5，两侧较小，叶椭圆形或椭圆状卵形，长 10～13cm，宽 5～7cm，先端长渐尖，基部近圆形或楔形，边缘具细密锯齿及两面散生刺毛。伞形花序顶生，单一或下生多个小伞形花序，总花梗细长，小花多数，具细柄，弯齿 5，先端尖；花瓣 5；雄蕊 5；子房下位，花柱 2，分离。核果圆球形，浆果状，鲜红色。花期 7～8 月。

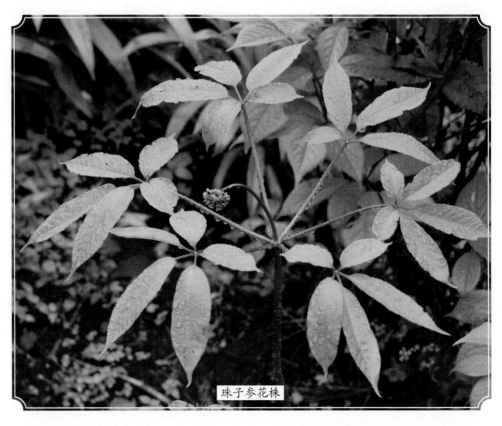

珠子参花株

2、羽叶三七 *Panax japonicus* C. A. Mey. var. *bipinnatifidus* (Seem.) C. Y. Wu et K. M. Feng 别名：竹节参、钮子七、野三七、扣子七。

本变种根状茎串珠状，故名"珠子参"。小叶倒卵状椭圆形至椭圆形，长为宽的 2～3 倍，上面沿脉疏被刚毛，下面无毛或沿脉稍被刚毛，先端渐尖，稀长渐尖，基部楔形至圆形。

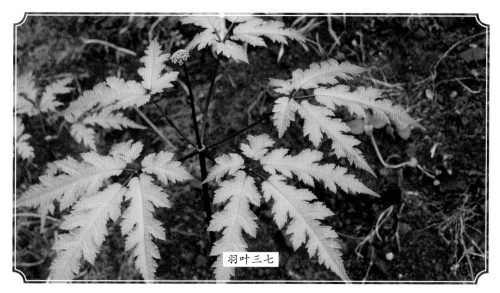

羽叶三七

【生境分布】 珠子参生于山地阔叶林或针叶林下阴湿处，分布于山西、陕西、宁夏、甘肃、河南、湖北、湖南及西南等省区。羽叶三七生于海拔 1720～3650m 山坡密林中，分布于云南、四川、贵州、陕西、甘肃、山西、湖北、河南及西藏等省区。

【采收加工】 秋季采挖根茎，除去粗皮及须根，干燥；或蒸透后干燥。

【药材性状】 珠子参根茎节膨大部呈扁球形、或不规则菱角形，偶有连珠状，直径 0.5～2.8cm，有的一侧或两侧残存细的节间。表面黄棕色或棕褐色，粗糙，有明显的疣状突起及皱纹，偶有凹陷的茎痕。质坚硬，断面黄白色，蒸（煮）者断面红棕色或黄棕色，角质样。气微，味苦、微甜。

【炮制及饮片】 除去杂质。用时捣碎。

【性味功能】 味苦、甘，性微温。有舒筋活络，补血止血的功能。

【主治用法】 用于气阴两虚，烦热口渴，虚劳咳嗽，跌扑损伤，关节疼痛，咳血，吐血，外伤出血。用量 3～9g。外用适量，研末敷患处。

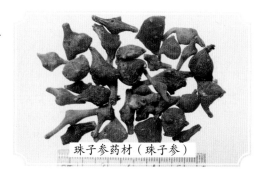

珠子参药材（珠子参）

桂枝 Guizhi

【来源】 桂枝为樟科 (Lauraceae) 植物肉桂的干燥嫩枝。

【原植物】 桂树 *Cinnamomum cassia* Presl. 参见"肉桂"项。

【生境分布】 栽培于沙土或山地。分布于云南、广西、广东、福建等省区。

【采收加工】 3～7月剪下嫩枝，鲜时切段，晒干。

【药材性状】 桂枝长圆柱形，多分枝，长 30～75cm，粗端直径 0.3～1cm。棕色至红棕色，有纵棱线，细皱纹及小疙瘩状叶痕、枝痕及芽痕，皮孔点状椭圆形，质硬而脆，易折断，不平坦。切片厚 2～4mm，皮部红棕色，木部黄白色至浅黄棕色。髓部稍呈方形。有特殊香气，味甜微辛，皮部味较浓。

【炮制及饮片】 除去杂质及粗皮。用时捣碎。

【性味功能】 味辛、甘，性温。有发汗解表，温经通络，助阳化气的功能。

【主治用法】 用于风寒感冒表症，脘腹冷痛，血寒经闭，肩背肢节酸痛，胸痹痰饮，水肿，心悸，经闭，癥瘕。用量 1.5～9g。阴虚火盛者禁用。

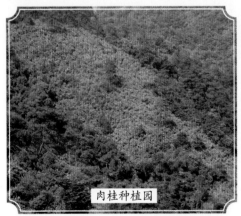
肉桂种植园

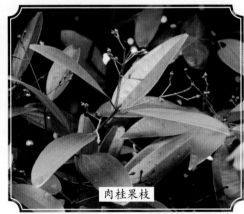
肉桂果枝

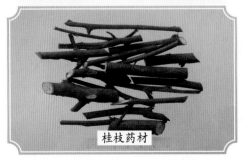
桂枝药材

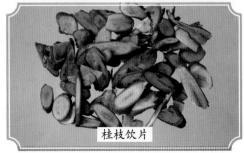
桂枝饮片

桔梗 Jiegeng

【来源】 桔梗为桔梗科（Campanulaceae）植物桔梗的根。

【原植物】 桔梗 *Platycodon grandiflorum* A. DC. 别名：铃铛花，尚头花，苦菜根。

多年生草本，高30～120cm，全株含白色乳汁。根肥大肉质，长圆锥形，分枝少。茎直立，不分枝或上部稍分枝。中下部叶轮生或互生，无柄或有短柄，叶卵形、卵状椭圆形或披针形，长3～8cm，宽1～3.5cm，顶端尖，基部宽楔形，无毛，下面有白粉，边缘有细锯齿。花单生于茎顶，或数朵集成假总状花序或花序分枝集成圆锥花序；花萼钟状，有白粉，裂片5，三角状披针形；花冠钟状，直径3～5cm，蓝色或蓝紫色，5裂，裂片三角形，雄蕊5，花丝短，基部变宽，花药围绕花柱四周；子房下位，5室，花柱5裂，反卷，有白柔毛。蒴果倒卵形，熟时顶端5瓣裂。种子多数，卵形，褐色，3棱。花期7～9月。果期8～9月。

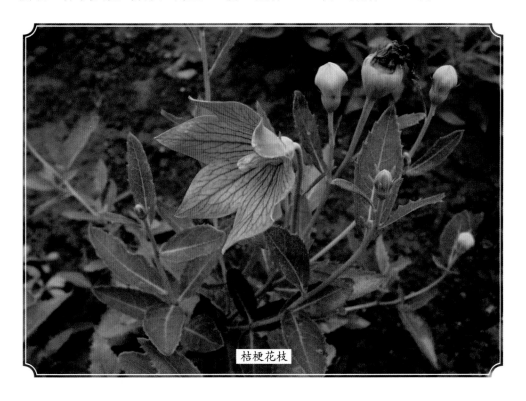

桔梗花枝

【生境分布】 生于山地草丛、灌丛中，林缘或沟旁。分布于全国大部分地区。有栽培。

【采收加工】 春秋季采挖，以秋委采挖者质量较好。洗净，除去须根，趁鲜剥去外皮或不去外皮。干燥。

【药材性状】 桔梗圆柱形或纺锤形，稍扭曲，长7～25cm，直径0.5～2.5cm。灰白色或淡黄白色，根茎部（芦头）有前月形茎痕；根有横纹，有不规则纵皱及沟纹。质坚脆，易折断，断面稍不平坦，有放射状裂隙，皮部近白色，形成层环明显，木质部淡黄色。气微，味微甜后稍苦。

【炮制及饮片】 除去杂质，洗净，润透，切厚片，干燥。本品为斜椭圆形或不规则薄片，外皮多已除去或偶有残留。切面皮部淡黄白色，较窄；形成层环纹明显，淡褐色；木部宽，有较多裂隙。质脆，易析断。

【性味功能】 味苦、辛，性平。有宣肺祛痰，利咽排脓的功能。

【主治用法】 用于咳嗽痰多，胸膈满闷，咽痛音哑，肺痈吐脓，痢疾腹痛，扁桃腺炎等症。用量3～9g，水煎服。或入丸散。

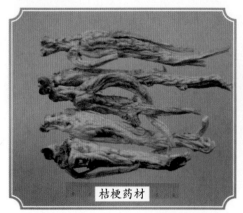

桔梗药材

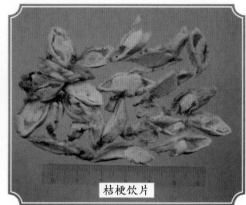

桔梗饮片

桃仁 Taoren

【来源】 桃仁为蔷薇科（Rosaceae）植物桃和山桃的种子。

【原植物】 1、桃 *Prunus persica* (L.) Batsch. 别名：白桃、毛桃、红桃。

落叶小乔木，高达 8m。树皮暗褐色，粗糙。叶互生，在短枝上簇生，托叶 1 对，线形，边缘蓖状深裂；叶柄有腺点；叶椭圆状披针形，中部较宽，长 8 ～ 15cm，宽 2 ～ 4cm，先端渐尖，基部阔楔形，边缘有细锯齿。花先叶开放，单生，花萼短筒状，有短柔毛，萼片 5，边缘密生长柔毛；花瓣 5，粉红色，少有白色，有紫色脉纹；雄蕊多数，花丝细长；子房卵形，发育胚珠 1。核果心状卵形或椭圆形，绿色，有红晕，一侧有纵沟，有短柔毛。果核椭圆形，两侧扁，有深沟纹或蜂窝状。种子 1，扁卵状心形，种皮棕红色。花期 2 ～ 4 月。果期 6 ～ 8 月。

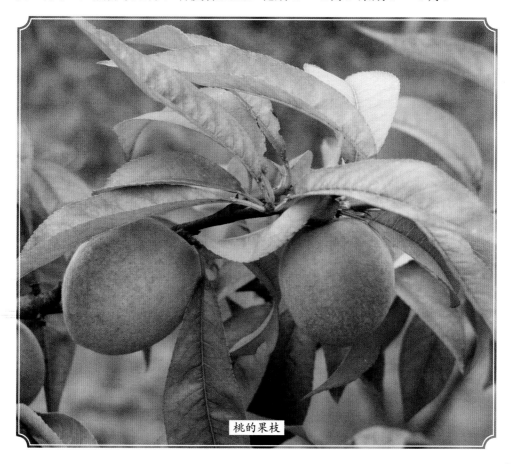

桃的果枝

2、山桃 *Prunus davidiana* Franch. 别名：野桃、山毛桃。

本种与桃相近；本种树皮暗紫色，光滑，托叶脱落，叶卵状披针形，近基部最宽，先端长渐尖，边缘有细锯齿；萼片紫色，无毛。核果近卵圆形，果皮干燥，果肉薄，不可食；果核近球形，两端钝圆，有孔纹及短沟纹种子稍扁，棕红色。花期2～4月。果期6～7月。

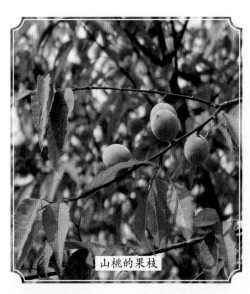

山桃的果枝

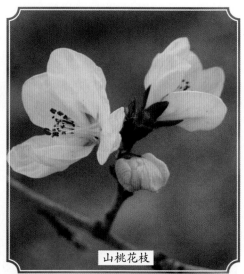

山桃花枝

【生境分布】 桃为栽培果树，也有半野生，全国各地多有栽培。山桃野生于山坡上或沟边，也有栽培，分布于辽宁、河北、内蒙古、山西、陕西、甘肃、河南、山东、湖南、四川等省区。

【采收加工】 夏秋季果实成熟时采摘或收集果核，除去果肉及核壳，取出种子，晒干。

【药材性状】 1、桃仁 扁椭圆形，顶端尖，基部圆钝稍偏斜，长1.2～1.8cm，宽0.8～1.2cm，厚0.2～0.4cm，种皮黄棕色至红棕色，有细颗粒状突起。尖端一侧有棱线状种脐，基部有合点，并散出多数棕色纵向维管束脉纹。种皮薄，子叶肥大，富油性。气微，味微苦。

2、山桃仁 近卵圆形，较小而肥厚，边缘稍厚，长0.9～1.5cm，宽约0.7cm，厚约0.5cm，种皮红棕色或黄棕色，有细颗粒状突起，粗而密。

【炮制及饮片】 桃仁 除去杂质，用时捣碎。

　焯桃仁 取净桃仁，投入沸水中，翻动，焯至种皮由皱缩至舒展、能搓去时，捞出，放入冷水中，除去种皮，晒干。用时捣碎。

炒桃仁　取净桃仁，置热锅中，用文火炒至黄色时，取出，放凉。用时捣碎。

【性味功能】味苦、甘，性平。有活血，祛淤，滑肠通便的功能。

【主治用法】用于痛经，闭经，腹部肿块，跌打损伤，肺痈，肠燥便秘。用量3～9g，水煎服。孕妇忌服。

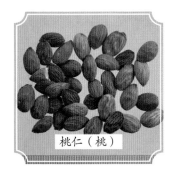
桃仁（桃）

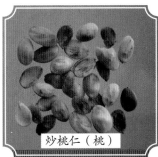
炒桃仁（桃）

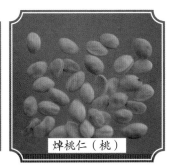
焯桃仁（桃）

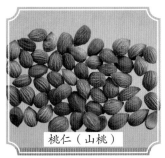
桃仁（山桃）

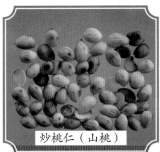
炒桃仁（山桃）

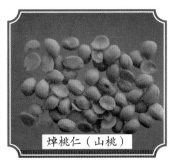
焯桃仁（山桃）

【混伪品】

1、《Flora of China》、《中国高等植物》等将山桃学名 *Prunus davidiana*(Carr.) Franch. 修订为 *Amygdalus davidiana* C.de Vos ex Henry，桃学名 *Prunus persica*（L.）Batsch修订为 *Amygdalus persica* L.。

2、水蜜桃为桃的栽培品种，其种子干瘪不堪入药。

胡桃仁 Hutaoren

【来源】胡桃仁为胡桃科（Juglandaceae）植物胡桃的干燥成熟种子。

【原植物】胡桃 *Juglans regia* L. 别名：核桃。

落叶乔木，高 30～35m。树皮灰色，纵裂，幼时平滑，被短腺毛，有片状髓。单数羽状复叶互生，长 15～28cm，密生腺毛；小叶 5～9 片，有短柄；小叶卵形、椭圆状卵形或长椭圆形，长 6～15cm，宽 4～8cm，先端短尖或钝，基部圆形，或稍偏斜，全缘，幼时疏锯齿，上面无毛，下面侧脉腋内有短簇柔毛。花单性，雌雄同株；雄花成下垂葇荑花序，腋生，长 5～12cm，总花梗密生腺毛，花密生，苞片 1，长圆形，两侧小苞片 2，长卵形，花被 3 片，被白色柔毛，雄蕊 6～30；雌花序穗状，生于幼枝顶端，有花 1～3 朵，无花梗，苞片 3，长卵形，花被 4；子房下位，有腺毛，花柱短，柱头 2。核果近圆形，径 3～4cm，灰绿色，有斑点；内果皮骨质，坚硬，表面凹凸或皱褶，有 2 条纵棱。花期 4～5 月。果期 10 月。

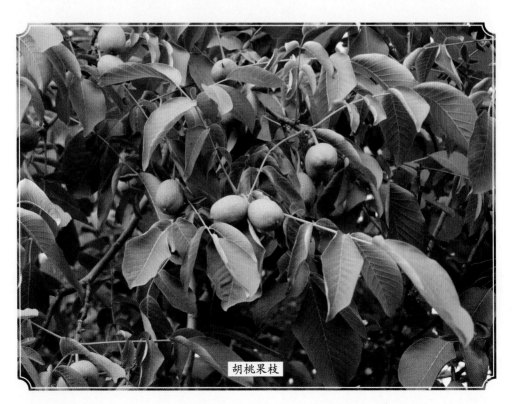

胡桃果枝

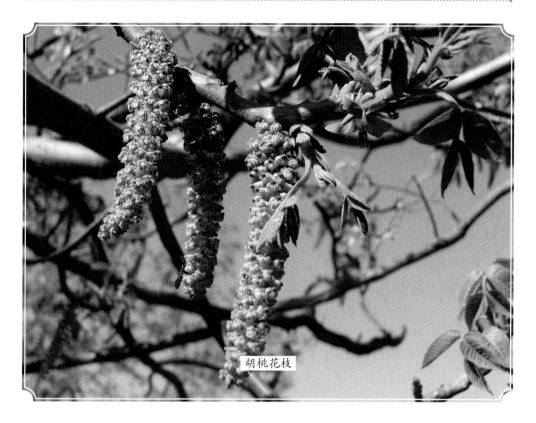

胡桃花枝

【生境分布】 生于较湿润的肥沃土壤中，多栽培于平地或丘陵地。分布于全国大部分地区，有大量栽培。

【采收加工】 秋季果实成熟时采收，除去肉质果皮，晒干，再除去核壳，保存于干燥阴凉地方。

【药材性状】 完整种子，类球形，由两片脑状子叶组成，直径 2～3.5cm，皱缩多沟，凹凸不平。多成破碎，为不规则的块状。种皮淡黄色或黄褐色膜状，具明显网纹，易剥落，碎断后乳白色或黄白色，质脆，富油性。气微弱，味微香甜。种皮味涩、微苦。

【性味功能】 味甘、性温。有温补肺肾，定喘，润肠和血脉的功能。

【主治用法】 用于肾虚腰痛，虚寒咳嗽，遗精阳痿，脚软，大便燥结，风肠血痢，痈疽肿毒，中耳炎等症。用量 6～9g。

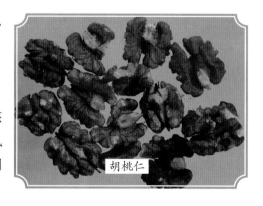

胡桃仁

莱菔子 Laifuzi

【来源】 莱菔子为十字花科 (Cruciferae) 植物萝卜的干燥成熟种子。

【原植物】 萝卜 *Raphanus sativus* L.

一年生或二年生草本。根肉质，形状、大小及色泽因品种不同而多变化。茎粗状，高可达 1m，分枝，具纵棱。基生叶丛生，大头状羽裂，疏生白色糙毛，顶端裂片最大，侧裂片 4～6 对，沿叶轴对生或互生，向下裂片渐小；茎生叶亦为大头状羽裂，较基生叶小；茎上部叶有柄或无柄，长椭圆形至披针形，长2.5～5cm，宽 1～2cm，边缘有锯齿或缺刻，极少全缘。总状花序顶生，常组成圆锥状，花淡紫红色或白色，萼片 4，线状长椭圆形；花瓣 4，宽倒卵形，具爪，有显著脉纹；雄蕊 6，4 长 2 短。长角果圆柱形；长 2～4cm，肉质，种子间常缢缩，有种子 1～6 粒，成熟时果瓣肥厚而呈海绵状，顶端具细长尖喙。种子近圆形，稍扁，红褐色或灰褐色。花期 4～5 月，果期 5～6 月。

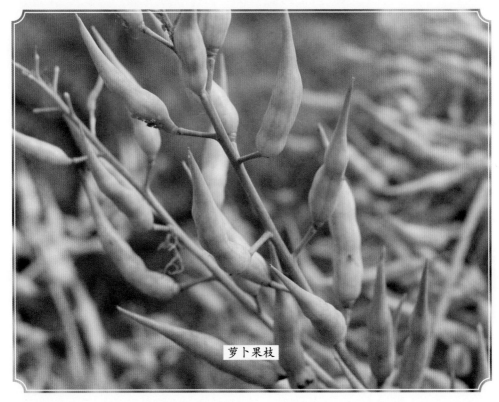

萝卜果枝

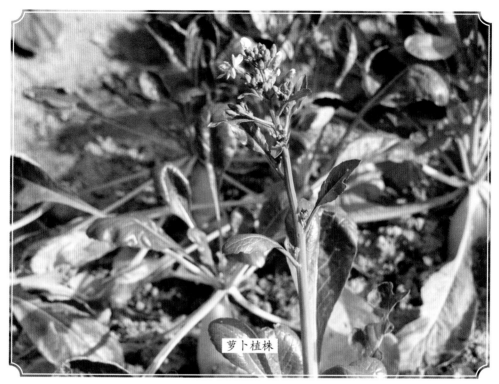

萝卜植株

【生境分布】 全国各地普遍栽培。

【采收加工】 6～7月种子成熟时割取地上部分，搓出种子，晒干、簸净果皮及杂质，收集种子。

【药材性状】 莱菔子类圆形或椭圆形，略扁，长2～4mm，宽2～3mm。种皮薄，红棕色，黄棕色或深灰棕色，放大镜下观察有细密网纹。因子叶纵摺，致使种子一侧现数条纵沟，一端有黑色种脐。子叶2片，乳黄色，肥厚，纵摺。气微，味略辛。

【炮制及饮片】 莱菔子 除去杂质，洗净，干燥。用时捣碎。

炒莱菔子 取净莱菔子，置热锅中，用文火炒至微鼓起时，取出，放凉。用时捣碎。

【性味功能】 味辛、甘，性平。有下气，祛痰，消食化积的功能。

【主治用法】 用于咳嗽痰喘，食积气滞，胸闷腹胀，下痢后重等症。用量5～10g。

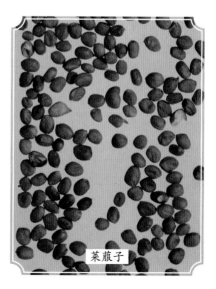

莱菔子

莲子 Lianzi

【来源】 莲子为睡莲科 (Nymphaeaceae) 植物莲的干燥成熟种子。

【原植物】 莲 *Nelumbo nucifera* Gaertn. 别名：荷花。

多年生水生植物。根茎横生，肥厚多节，白色，节部缢缩，中有多条孔洞，节上生鳞叶及须根；叶伸出水面，叶柄长，多刺，着生于叶下中央，圆柱形，长12cm，中空；叶基生，盾圆形，直径 20～80cm，全缘或微波状，上面深绿色光滑，下面淡绿色，有白粉。花单生，大型，生于花梗顶端，花粉红色或白色；萼片 4～5，早落；花瓣多数，长圆状椭圆形或倒卵形，先端钝；雄蕊多数，花药线形，药隔先端有 1 棒状附属物；心皮多数，离生，藏于花托内；花托于果期膨大，倒圆锥形，海绵质，欲称"莲蓬"，直径 5～10cm，顶端平，有多数小孔，每小孔内有 1 果实。坚果卵形或椭圆形。种子宽卵形或椭圆形，棕色。花期 6～7 月。果期 8～9 月。

【生境分布】 栽培或自生于池塘或湖泊中。分布于全国大部分地区。

【采收加工】 9～10 月果熟时，剪下莲房，剥取种子，晒干。

【药材性状】 卵圆形或椭圆形，长 1.2～1.8cm，直径 0.8～1.4cm，红棕色或棕色，有纵纹及皱纹，顶端中央有乳头状突起，下面下陷。种皮紧贴子叶，不易剥离；子叶 2，黄白色，子叶间有绿色"莲心"。气无，种皮味涩，子叶微甜。

【炮制及饮片】 莲子 略浸，润透，切开，去心，干燥。

【性味功能】 味甘、涩，性平。有健脾止泻，益肾固精，养心宁神的功能。

【主治用法】 用于脾虚腹泻，便溏，遗精，白带等。用量 6～15g。

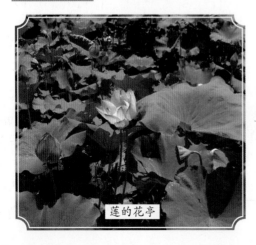

莲的花亭

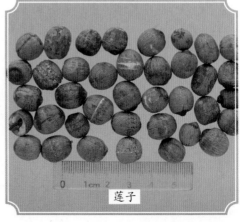

莲子

中草药真伪鉴别

原色图谱

编委会

主　编　林余霖　李葆莉　魏建和

编著者　胡炳义　张本刚　李　标　王　瑀　彭　勇　胡灏禹

　　　　张　昭　陈菁瑛　李学兰　吕惠珍　凯撒·苏来曼

　　　　宋经元　赵鑫磊　姚　辉　黄林芳　冯璟璐　潘佳韵

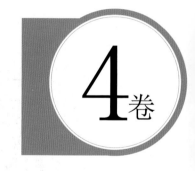

4卷

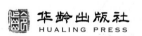

华龄出版社
HUALING PRESS

莲子心 Lianzixin

【来源】 莲子心为睡莲科 (Nymphaeaceae) 植物莲的干燥幼叶及胚根。

【原植物】 莲 *Nelumbo nucifera* Gaertn. 参见"莲子"项。

【生境分布】 栽培或自生于池塘或湖泊中。分布于全国大部分地区。

【采收加工】 9～10月果熟时，剥开莲子取出莲子心，晒干。

【药材性状】 棒状，长1～1.4cm。直径约2mm，幼叶2片，1长1短，黄绿色或暗绿色，叶卷成箭形，芽小，胚根圆柱形。气无，味极苦。

【性味功能】 味苦，性寒。有清心除热的功能。

【主治用法】 用于心烦少眠，热病口渴，口舌生疮，高血压等。用量1.5～3g。

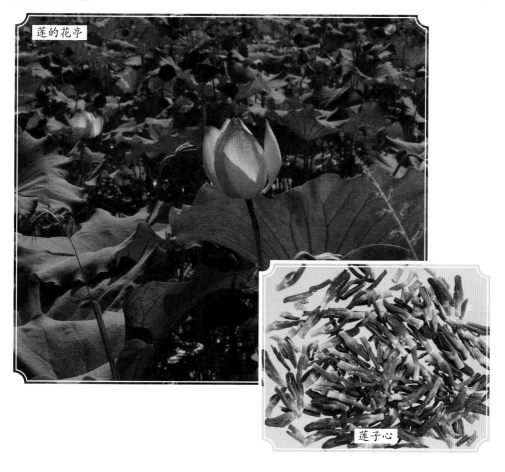

莲的花亭

莲子心

莪术 Ezhu

【来源】 莪术为姜科 (Zingiberaceae) 植物广西莪术、温郁金、蓬莪术的干燥根茎。

【原植物】 1、广西莪术 *Curcuma kwangsinensis* S. G. Lee et C. F. Liang. 参见"郁金"项。

2、温郁金 *Curcuma wenyujin* Y. H. Chen et C. Ling. 参见"郁金"项。

3、蓬莪术 *Curcuma phaeocaulis* Val. 参见"郁金"项。

【生境分布】 参见"郁金"项。

【采收加工】 冬季茎叶枯萎后采挖,洗净,蒸或煮至透心,晒干或低温干燥后,除去须根及杂质。

【药材性状】 1、广西莪术 长圆形或长卵形,长 3.5～7cm,直径 1.5～3cm,黄棕色或灰色,两侧各有一列芽痕和侧生根茎痕。质坚重,难折断,破面浅棕色,皮层与中柱易分离。味微苦、辛。

2、温莪术 长卵形或纺锤形,长 4～8cm,直径 2.5～4.5cm,深棕色或灰棕色。质坚硬,破面黄棕色,有点状或条须状维管束。气香,味辛凉、苦。

3、蓬莪术 长圆形或卵圆形,长 2～3.5cm,直径 1.5～2cm。土黄色或灰黄色,有环节。质坚重,破面深绿黄色。

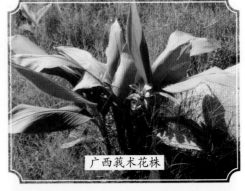

广西莪术花株

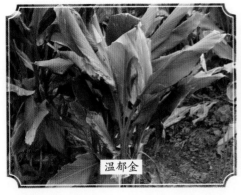

温郁金

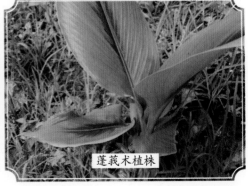

蓬莪术植株

气微香，味辛。

【炮制及饮片】 莪术 除去杂质，略泡，洗净，蒸软，切薄片，干燥。

醋莪术 取净莪术，加醋拌匀，加水共煮，至透心时，取出，稍凉，切厚片，干燥。

【性味功能】 味辛、苦，性温。有破瘀行气，消积止痛，化痰，凉血清血，利胆退黄的功能。

【主治用法】 用于癥瘕积聚，气血凝带，食积脘腹胀痛，血瘀经闭，跌打损伤。用量 4.5～9g。月经过多及孕妇忌用。

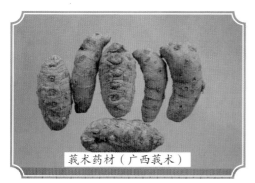

莪术药材（广西莪术）

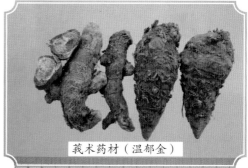

莪术药材（温郁金）

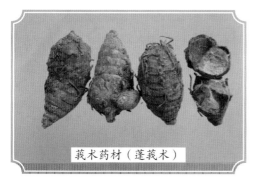

莪术药材（蓬莪术）

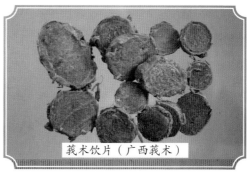

莪术饮片（广西莪术）

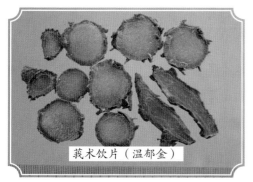

莪术饮片（温郁金）

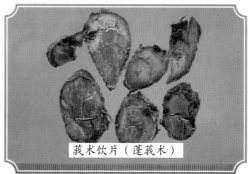

莪术饮片（蓬莪术）

荷叶 Heye

【来源】 荷叶为睡莲科（Nymphaeaceae）植物莲的干燥叶。

【原植物】 莲 *Nelumbo nucifera* Gaertn. 参见"莲子"项。

【生境分布】 栽培或自生于池塘或湖泊中。分布于全国大部分地区。

【采收加工】 夏、秋二季采收叶，晒至七、八成干时，除去叶柄，折成半圆形或折扇形，干燥。

【药材性状】 荷叶常折叠成半圆形或扇形，完整或稍破碎。叶片展开呈盾形，直径 30～60cm，上面灰绿色或棕绿色，脉稍凹入，下面灰黄色或淡灰绿色，中心有棕色突起的叶柄残基，全缘，叶脉辐射状，粗脉 21～22 条，由中央向外射，并有多数细脉，在近叶缘处先端互相联合，叶脉凸起。质脆，易碎，气微，味淡。

【炮制及饮片】 荷叶 喷水，稍润，切丝，干燥。

荷叶炭 取净荷叶，置煅锅内，密封，焖煅至透，放凉，取出。

【性味功能】 味苦、涩，性平。有清热解暑，升发清阳，凉血止血的功能，荷叶炭有收敛化瘀止血的功能。

【主治用法】 用于暑热烦渴，暑湿泄泻，脾虚泄泻，脾虚泄泻，血热吐衄，便血崩漏等。荷叶炭用于多种出血症及产后血晕。用量 3～9g；鲜品 15～30g。荷叶炭 3～6g。

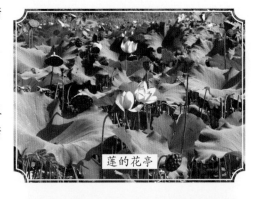
莲的花亭

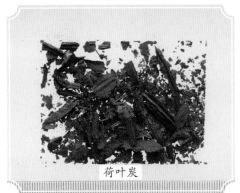
荷叶炭

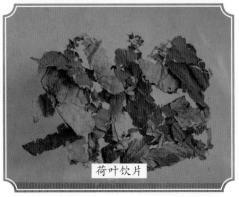
荷叶饮片

夏天无 Xiatianwu

【来源】 夏天无为罂粟科（Papaveraceae）植物伏生紫堇的干燥块茎。

【原植物】 伏生紫堇 *Corydalis decumbens*（Thunb.）Pers. 别名：土元胡，无柄紫堇。

多年生草本，高 15～25cm，全株无毛，茎下部无鳞片。块茎 2 年生，当年块茎叠生于老块茎之上，老块茎随之变空，块茎呈不规则球形或椭圆球形，直径 3～9mm，表面黑褐色，不定根发自块茎表面。茎细弱，不分枝，通常为多茎丛生。基生叶 2～5，有长柄；叶片轮廓三角形，2 回三出全裂或深浅不等的分裂，末回裂片具短柄，小裂片倒披针形或狭倒卵形；茎生叶 2～3，互生，较小，有短柄或无柄，1～2 回三出分裂。总状花序顶生，花排列疏松，苞片卵形或狭倒卵形，全缘，先端尖，基部楔形；花紫色或淡紫红色，长 1.4～1.7cm；花萼细小，不明显；上花瓣近圆形，先端下凹，距圆筒状，长约与瓣片等长或稍短，直或稍向上弯曲；雄蕊 6，合生成 2 束；柱头具 4 乳突。蒴果长圆状椭圆形。花期 4～5月。果期 5～6 月。

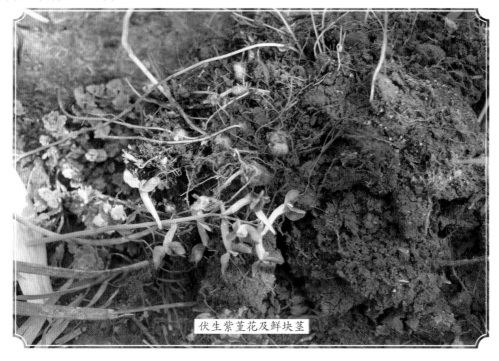

伏生紫堇花及鲜块茎

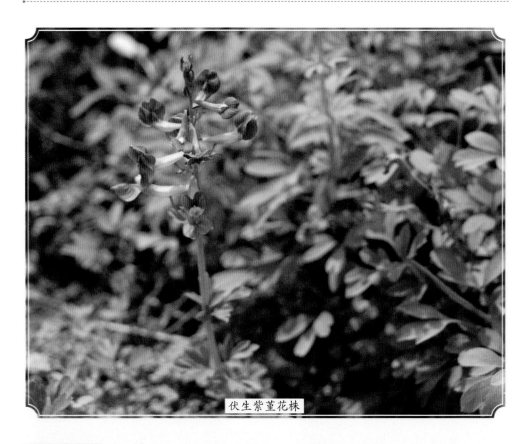

伏生紫堇花株

【生境分布】 生于丘陵地、低山坡或草地。分布于河南、安徽、江苏、浙江、江西、福建、台湾、湖南等省。

【采收加工】 冬、春或初夏采挖块茎，除去残茎及须根，洗净，晒干或鲜用。

【药材性状】 夏天无类球形、长圆形或不规则块状，长 0.5～3cm，直径 0.5～2.5cm。灰黄色、暗绿色或黑褐色，有瘤状突起和不明显的细皱纹，顶端钝圆，可见茎痕，四周有淡黄色点状叶痕及须根痕。质硬，断面黄白色或黄色，颗粒状或角质样，有的略带粉性。无臭，味苦。

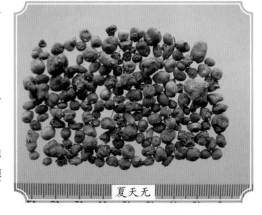

夏天无

【性味功能】 味苦、微辛，性温。有活血通络，行气止痛的功能。

【主治用法】 用于中风偏瘫、跌扑损伤，风温性关节炎，坐骨神经痛，腰肌劳损等。用量 6～12g。

夏枯草 Xiakucao

【来源】 夏枯草为唇形科 (Labiatae) 植物夏枯草的干燥果穗。

【原植物】 夏枯草 *Prunella vulgaris* L. 别名：榔头草、棒槌草，棒头花。

多年生草本，高 20～40cm，全株有白色毛。茎四棱，淡紫红色，基部常斜升。叶对生；基部叶柄长达 2cm，上部叶渐无柄；叶卵状长圆形或卵圆形，长 1.5～6cm，宽 0.7～2.5cm，先端钝，基部楔形，下延至叶柄成狭翅，全缘或有微波状齿。轮伞花序顶生，聚成穗状；苞片宽心形，先端长尾状尖头，上面及外侧有硬毛，脉纹放射状，边缘有睫毛，浅紫色，每苞片内有花 3 朵。花萼唇形，基部结合，上唇宽大，扁圆形，先端几平截，下唇 2 深裂，较狭，边缘有毛；花冠二唇形，紫色、蓝紫色或红紫色，上唇帽状，2 裂，下唇平展，3 裂，边缘内卷；雄蕊 4，2 强，花丝先端 2 裂，1 裂片有药；花盘直立；子房 4 裂，柱头 2 裂。小坚果 4，黄褐色，三棱，椭圆形。花期 4～6 月。果期 7～10 月。

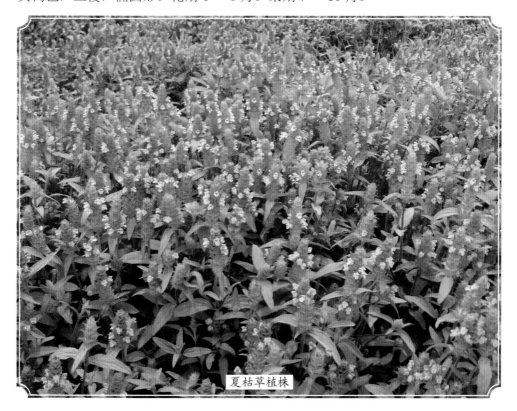

夏枯草植株

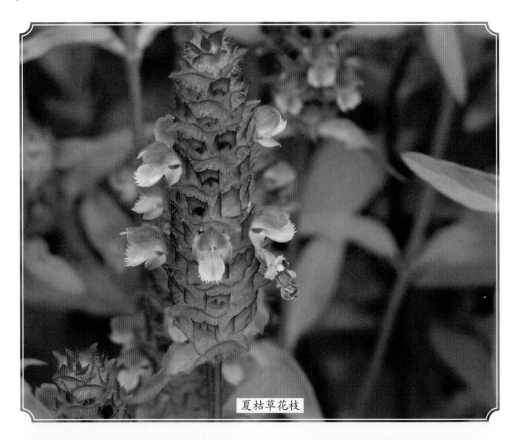

夏枯草花枝

【生境分布】 生于荒坡、草地、溪边、林边及路旁。分布于全国大部分省区。

【采收加工】 夏季果穗呈棕红色时采收，除去杂质，晒干。

【药材性状】 夏枯草长圆柱形，长 1.5～8cm，直径 0.8～1.5cm。棕色或浅紫褐色，带有花茎。果穗有数枚苞片和萼片，覆瓦状排列。苞片淡黄褐色，肾形，长约 8mm，对生轮状排列纵脉明显，先端尖长尾状，背面生白粗毛。花冠及雄蕊多已脱落。小坚果 4，卵圆形，棕色，有光泽，先端有小突起。体轻，质脆。气微，味淡。

【性味功能】 味苦、辛，性寒。有清火，明目，散结，消肿的功能。

【主治用法】 用于目赤肿痛，羞明流泪，头痛眩晕，口眼歪斜，筋骨疼痛，肺结核，急性黄疸型传染性肝炎，血崩，带下，瘰疬，瘿瘤，乳痛，乳癌，甲状腺肿大，淋巴结结核，高血压症，乳腺增生等症。用量 9～15g。

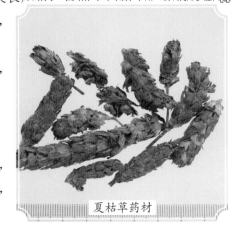

夏枯草药材

柴胡 Chai hu

【来源】柴胡为伞形科（Umbelliferae）植物柴胡、狭叶柴胡的根。

【原植物】1、柴胡 *Bupleurum chinense* DC. 别名：北柴胡。

多年生草本，高 40～80cm。主根较粗，圆柱形，质坚硬，黑褐色。茎直立，2～3枝，丛生，上部多分枝，弯曲。叶互生；基生叶线状披针形或倒披针形，基部渐成长柄；茎生叶长圆状披针形或倒披针形，两端狭窄，长 5～12cm，宽 0.5～1.6cm，先端渐尖，基部渐狭，上部叶短小，全缘。复伞形花序多分枝，腋生兼顶生，伞梗 4～10；总苞片 1～2，披针形，脱落，小苞片 5～7；花小，5 瓣，黄色，先端向内反卷；雄蕊 5；子房下位，椭圆形，花柱 2。双悬果长圆状椭圆形或长卵形，果枝明显，棱槽中有油管 3 条，合生面油管 4。花期 7～9 月。果期 9～10 月。

2、狭叶柴胡 *Bupleurum scorzonerifolium* Willd. 别名：南柴胡、红柴胡。

与柴胡近似。主要区别：根圆锥形，单生或稍分枝，棕红色或红褐色。茎单生或数枝丛生，基部有多数枯叶纤维。基生叶及下部叶有长柄；茎生叶无柄，线形或线状披针形，长 6～12cm，宽 2～6mm。复伞形花序，伞梗 5～13cm；总苞片 1～4，线状披针形，小总苞片 4～6；狭小，线形或线状披针形，与小花等长或稍超出。双悬果长圆形或卵形，棱槽中各有油管 3～4，合生面油管 4～6。花期 8～9 月。果期 9～10 月。

【生境分布】柴胡生于干旱荒山坡、田野及路旁、灌丛，分布于除广东、广西、海南外的大部分省区。狭叶柴胡生于沙质草原或阳坡疏林下，分布于东北、华北、西北及山东、江苏、安徽、湖北、四川等省区。

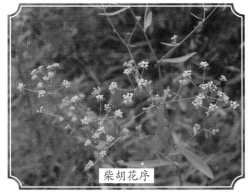
柴胡花序

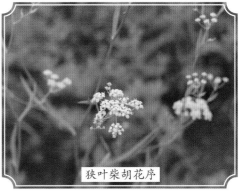
狭叶柴胡花序

【采收加工】春、秋二季采挖，除去茎叶及泥沙，干燥。

【药材性状】1、柴胡　根圆柱形，长6～15cm，直径0.3～1.5cm。根头膨大成块状，顶端残留5～10多个茎基。支根数条，黑褐色或浅棕色，有纵皱纹、支根痕和皮孔。质坚，不易折断，断面纤维性，皮部浅棕色，木部黄色。气微香，味微苦。

2、狭叶柴胡　根长圆锥形，稍分枝，长5～14cm，直径0.3～0.6cm。红棕色或棕褐色，近根头处有多数紧密环纹。质脆，易折断，断面平坦，中间有油点。气微香，有油腻味。

【炮制及饮片】柴胡　除去杂质及残茎，洗净，润透，切厚片，干燥。

醋柴胡　取柴胡片，加醋拌匀，闷透，置锅内，炒干，取出，放凉。每100kg净柴胡，用醋20kg。

【性味功能】味苦，性寒。有疏散退热，舒肝解郁，升提中气的功能。

【主治用法】用于感冒发热，寒热往来，疟疾，胸肋胀痛，月经不调，子宫脱垂，脱肛，肝炎，胆道感染，胆囊炎。用量3～9g。

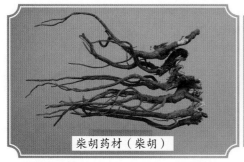

柴胡药材（柴胡）

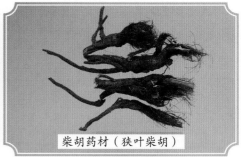

柴胡药材（狭叶柴胡）

【混伪品】

柴胡类植物以根入药，因形态相近很难区分，同属植物常被混采入药。

柴胡属常见植物检索表：

1、小总苞片卵形、倒卵形或椭圆形，常较宽。

　2、小总苞片超过5，通常为广卵形或椭圆形。

　　3、茎单一；叶宽1.2～2cm······ 丽江柴胡 *Bupleurum rockii*

　　3、茎丛生；叶宽0.3～1cm············ 小叶黑柴胡 *Bupleurum smithii* var. *parvifolium*

　2、小总苞片5枚，多为倒卵形。

4、叶无柄，基部常抱茎，叶基呈心形······抱茎柴胡*Bupleurum longicaule* var.*amplexicaule*

4、叶具柄，基部不抱茎，纤细草本······细茎有柄柴胡*Bupleurum petiolulatum* var. *tenerum*

1、小总苞片披针形或线形，很窄。

5、茎基部具毛刷状纤维。

6、植株矮，高5～20cm；茎丛生············锥叶柴胡*Bupleurum bicaule*

6、植株高大，通常在20cm以上；伞幅4～10，小伞形花序具花7～12朵·········红柴胡*Bupleurum scorzonerifolium*

5、茎基部不具毛刷状纤维。

7、果棱槽油管1，合生面油管2；二年生草本，根极木质化·········小柴胡*Bupleurum hamiltonii*

7、果棱槽油管3，合生面油管4。

8、叶为狭椭圆形或广线状披针形，宽者超过1cm············柴胡*Bupleurum chinense*

8、叶为线形或狭披针形，最宽不超过1cm；茎单一·········窄竹叶柴胡*Bupleurum marginatum* var. *stenophyllum*

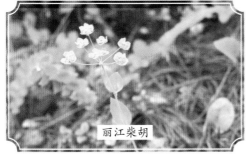

丽江柴胡

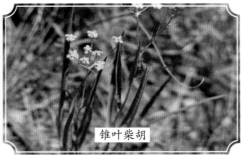

锥叶柴胡

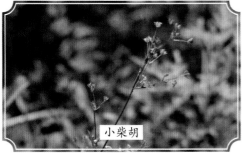

小柴胡

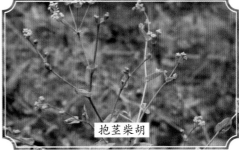

抱茎柴胡

党参 Dangshen

【来源】党参为桔梗科（Campanulaceae）植物党参、素花党参或川党参的干燥根。

【原植物】1、党参 *Codonopsis pilosula* (Franch.) Nannf. 别名：东党、潞党。

多年生草质藤本，长1～2m，幼时有毛，有白色乳汁。根粗壮，肉质，纺锤状圆柱形，黄色，顶端有膨大根头。茎缠绕，多分枝，叶在主茎上及侧枝上互生，在小枝上近对生；叶柄长0.5～2.5cm，疏生短刺毛；叶片卵形或狭卵形，长1～7cm，宽1～5cm，先端钝或尖，基部圆形或近心形，边缘有波状钝锯齿，两面生毛。分枝上的叶渐狭，叶基圆形，或楔形。花单生于枝顶，有花梗，花萼5裂，裂片长圆状披针形，先端钝；花冠钟状，黄绿色，长1.8～2.3cm，直径1.8～2.5cm，内有浅紫色斑点，先端5裂，裂片三角；雄蕊5，花丝基部稍扩大；子房半下位，3室，花柱短，柱头3，有白色刺毛。蒴果圆锥形；种子卵形，棕黄色。花期8～9月。果期9～10月。

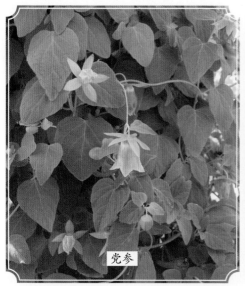

党参

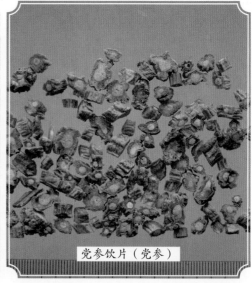

党参饮片（党参）

2、素花党参 *Codonopsis pilosula* Nannf. var. *modesta* (Nannf.) L. T. Shen 别名：西党。

叶片长成时近于光滑无毛。花萼裂片较小，长约为宽的2倍；花冠直径1.7～2cm，长在1.5cm以上，通常较花萼裂片为长。花果期7～10月。

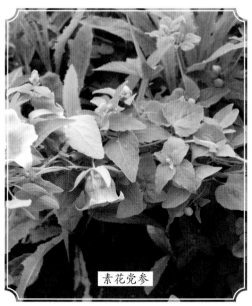

素花党参

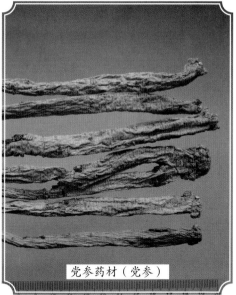

党参药材（党参）

3、川党参 *Codonopsis tangshen* Oliv. 别名：条党。

茎缠绕。茎下部叶多披针形；花萼近全裂至子房基部；蒴果成熟时变成紫红色。根表面纵沟少；断面皮部淡棕色，与木部相接处有一暗棕色环。

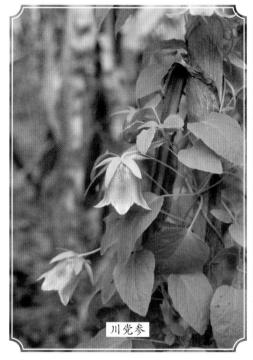

川党参

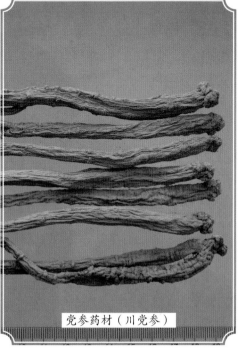

党参药材（川党参）

【生境分布】 党参　生于山地灌木林下或林缘,分布于东北及内蒙古、河南、山西、陕西、甘肃、青海、四川、贵州、云南等省区。

素花党参　生于在海拔 1500 ～ 3200m 间的山地林下，林边及灌丛中，分布于甘肃东南部、青海及四川西北部等地区。

川党参　生于在海拔 900 ～ 2300m 间的山地林边及灌丛中，现有大量栽培，分布于湖北西部、湖南西北部、陕西南部、四川北部及东部、贵州北部。

【采收加工】 9 ～ 10 月采挖期三年生，洗净，按大小分别晾晒至柔软，用手握或木板上搓揉，使皮肉紧贴、充实饱满并富有弹性。搓揉 3 ～ 4 次，至最后晒干。

【药材性状】 党参　长圆柱形，稍弯曲，长 10 ～ 35cm，直径 0.4 ～ 2cm。黄棕色至灰棕色，根头部有多数疣状突起的茎痕及芽，每个茎痕的顶端呈凹下的圆点状；根头下有致密的环状横纹，向下渐稀疏，有的达全长的一半，栽培品环状横纹少或无；全体有纵皱纹及散在的横长皮孔，支根断落处常有黑褐色胶状物。质稍硬或略带韧性，断面稍平坦，有裂隙或放射状纹理，皮部淡黄白色至淡棕色，木部淡黄色。有特殊香气，味微甜。

素花党参（西党参）　长 10 ～ 35cm，直径 0.5 ～ 2.5cm。黄白色至灰黄色，根头下致密的的环状横纹常达全长的一半以上。断面裂隙较多，皮部灰白色至淡棕色，木部淡黄色。

川党参　长 10 ～ 45cm，直径 0.5 ～ 2cm。灰黄色至黄棕色，有明显不规则的纵沟。质较软而结实，断面裂隙较少，皮部黄白色，木部淡黄色。

【炮制及饮片】 除去杂质，洗净，润透，切厚片，干燥。

【性味功能】 味甘、性平。有补中益气，健脾益肺，生津的功能。

【主治用法】 用于脾肺虚弱，气短心悸，食少便溏，虚喘咳嗽，四肢无力，内热消渴，自汗，脱肛，子宫脱垂等症。用量 9 ～ 30g。不宜与藜芦同用。

鸭跖草 Yazhecao

【来源】 鸭跖草为鸭跖草科（Commelinaceae）植物鸭跖草的干燥地上部分。

【原植物】 鸭跖草 *Commelina communis* L.

一年生草本。茎多分枝，基部枝匍匐而节上生根，上部枝上升。单叶，互生，披针形或卵状披针形，长 4～9cm，宽 1.5～2cm，叶无柄或几无柄，基部有膜质短叶鞘，白色，有绿脉，鞘口疏生软毛。佛焰苞（总苞片）有柄，心状卵形，长 1.2～2cm，边缘对合折叠，基部不相连，被毛；花蓝色，两性，萼片 3，薄膜质，内侧 2 片基部相连；花瓣 3，分离，侧生 2 片较大，近圆形；发育雄蕊 3。蒴果，2 室，每室 2 种子；种子暗褐色，表面有皱纹。花、果期 6～10 月。

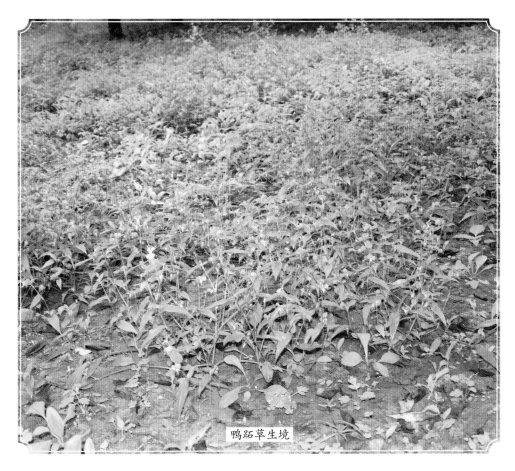

鸭跖草生境

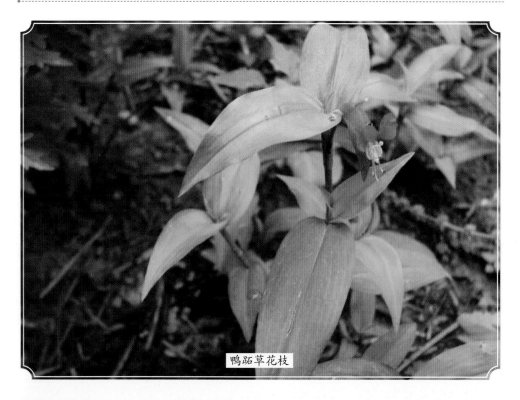

鸭跖草花枝

【生境分布】 生于路旁，田埂，宅旁，山坡及林缘。分布于我国大部分地区。

【采收加工】 夏、秋二季采收，晒干。

【药材性状】 鸭跖草长达60cm，黄绿色或黄白色，较光滑。茎有纵棱，直径0.2cm，多有分枝或须根，节稍膨大，节间长3～9cm；质柔软，断面中部有髓。叶互生，多皱缩、破碎，完整叶片展平后呈卵状披针形或披针形，长3～9cm，宽1～2.5cm；先端尖，全缘，基部下延成膜质叶鞘，抱茎，叶脉平行。花多脱落，总苞佛焰苞状，心形，两边不相连；花瓣皱缩，蓝色。气微，味淡。

【炮制及饮片】 除去杂质，洗净，切段，晒干。

【性味功能】 味甘、淡，性寒。有清热解毒，利水消肿的功能。

【主治用法】 用于风热感冒，高热不退，咽喉肿痛，水肿尿少，热淋涩痛，痈肿疔毒等症。用量15～30g；鲜品60～90g。外用适量。

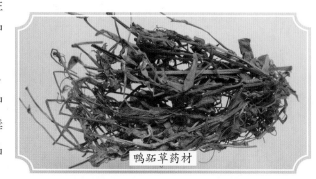

鸭跖草药材

铁皮石斛 TiepiShihu

【来源】铁皮石斛为兰科（Orchidaceae）植物铁皮石斛干燥茎。

【原植物】铁皮石斛 Dendrobium officinale K. Kimura et Migo（异名 Dendrobium candidum Wall.）别名：耳环石斛，铁皮兰，黑节草。

茎丛生，圆柱形，长达 35cm，基部稍细，绿色并带紫色，多节，上部茎节有时生根。叶少数，生于上部，无柄；叶片长圆状披针形，长 3～7cm，宽 0.8～2cm；叶鞘灰色有紫斑，鞘口张开。总状花序有花 2～5 朵，生于茎上部；花被片淡黄绿色，直径 3～4cm；唇瓣卵状披针形，近上部中央有圆形紫色斑块，近下部中间有黄色胼胝体；雄蕊白色，四棱。蒴果长圆形，具 3 棱。

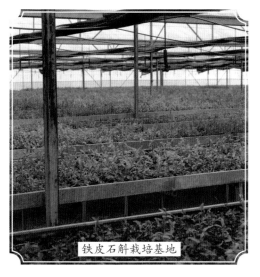

铁皮石斛栽培基地

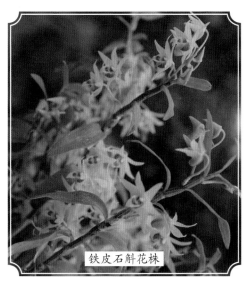

铁皮石斛花株

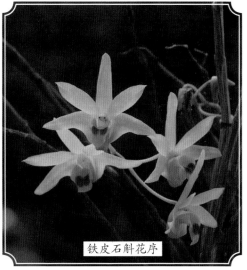

铁皮石斛花序

【生境分布】 附生于树上或岩石上，分布于浙江、江西、广西、贵州、云南各省、自治区。

【采收加工】 11月至翌年3月采收，除去杂质，剪去部分须根，边加热边扭成螺旋形或弹簧状，烘干；或切成段，干燥或低温烘干，前者习称"铁皮枫斗"（耳环石斛）；后者习称"铁皮石斛"。

【药材性状】 铁皮枫斗 呈螺旋形或弹簧状，通常为2～6个旋纹，茎拉直后长3.5～8cm，直径0.2～0.4cm。表面黄绿色或略带金黄色，有细纵皱纹，节明显，节上有时可见残留的灰白色叶鞘；一端可见茎基部留下的短须根。质坚实，易折断，断面平坦，灰白色至灰绿色，略角质状。气微，味淡，嚼之有黏性。

铁皮石斛 呈圆柱形的段，长短不等。

【性味功能】 味甘、淡，性微寒。有养阴益胃，生津止渴的功能。

【主治用法】 用于热病伤津，口干烦渴，病后虚热，阴伤津亏，食少干呕，目暗不明。用量：干品6～12g。

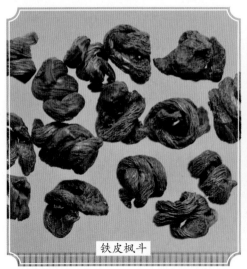

铁皮枫斗

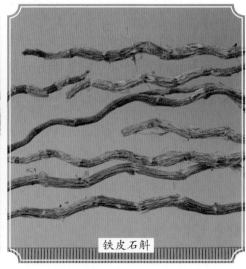

铁皮石斛

【混伪品】

参见"石斛"项。

积雪草 Ji xue cao

【来源】 积雪草为伞形科（Umbelliferae）植物积雪草的全草。

【原植物】 积雪草 *Centella asiatica* (L.) Urb. 别名：铜钱草，半边碗，半边钱。

多年生草本，有匍匐茎，无毛或稍有毛。单叶互生；叶柄长 5～15cm，上端有柔毛，基部鞘状；无托叶。叶片圆形或肾形，直径 1～6cm，边缘有粗锯齿或钝阔齿，两面无毛或下面脉上疏生柔毛。伞状花序单生或 2～5 个簇生，伞梗生于叶腋，长 0.5～2cm，短于叶柄。总苞片 2，卵形，长 3～4mm，宽 1.5mm，每1 伞形花序有花 3 朵，中间的花无柄，两侧的花有柄，花白色，萼齿不明显；花瓣 5，卵形，长 1～1.5mm，顶端微向内弯曲；雄蕊 5，短小，与花瓣互生；子房下位，花柱 2，较短。双悬果扁圆形，侧面扁压，长 2mm，宽 3mm，幼时有柔毛，成熟时光滑，主棱线形，主棱兼有网状纹相连；分生果的横剖面呈狭长方形，油管明显。花期 5～6 月，果期 7～8 月。

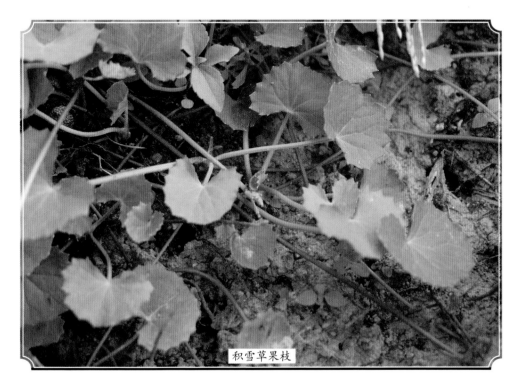

积雪草果枝

【生境分布】 生于路旁、田边、山坡等阴湿处。分布于江苏、安徽、浙江、江西、湖南、湖北、福建、台湾、广东、广西、陕西、四川、云南等省区。

【采收加工】 夏秋二季采收全株，除去泥沙，晒干。

【药材性状】 积雪草卷缩成团块状。根圆柱形，长 2～4cm，直径 1～1.5mm，浅黄色或灰黄色。茎细长弯曲，黄棕色，有细纵皱纹，节上常着生须状根或明显的根残痕。叶片多皱缩破碎，完整者展平后呈近圆形或肾形，直径 1～6cm，灰绿色，边缘有粗钝齿，有扭曲状的长叶柄，基部有膜质的叶鞘。气微，味淡。

【炮制及饮片】 除去杂质，洗净，切段，晒干。

【性味功能】 味苦、辛，性寒。有清热利湿，解毒消肿的功能。

【主治用法】 用于湿热黄疸，中暑腹泻，砂淋血淋，痈肿疮毒，跌扑损伤等症。用量 15～30g；鲜品加倍。

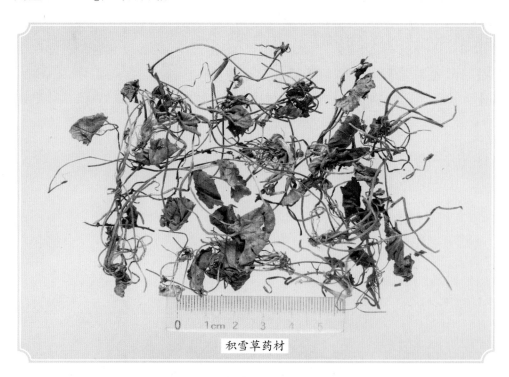

积雪草药材

射干 Shegan

【来源】 射干为鸢尾科（Iridaceae）植物射干的干燥根茎。

【原植物】 射干 *Belamcanda chinensis*（L.）DC. 别名：乌扇，蝴蝶花，老鸦扇。

多年生草本，高 50 ～ 120cm。根茎横生，结节状，鲜黄色，生多数须根。茎直立，基部生叶。叶 2 列，扁平，嵌迭状排列，宽剑形，长 25 ～ 60cm，宽 2 ～ 4cm，先端渐尖，绿色，带白粉，基部抱茎，全缘，平行脉多条。伞房状聚伞花序顶生，叉状分枝，花梗基部有膜质苞片，卵形至卵状披针形；花桔黄色，散生暗红色斑点，花径 3 ～ 5cm，花被 6，2 轮，椭圆形，长 2 ～ 2.5cm，宽约 1cm，先端钝圆，基部狭，内轮 3 片较小，雄蕊 3，着生于花被片基部；下房下位，3 室，花柱棒状，柱头 3 浅裂，有柔毛。蒴果倒卵形至长椭圆形，长 2.5 ～ 3.5cm，有 3 棱，成熟时 3 瓣裂，种子黑色，圆形，有光泽。花期 7 ～ 9 月。果期 8 ～ 10 月。

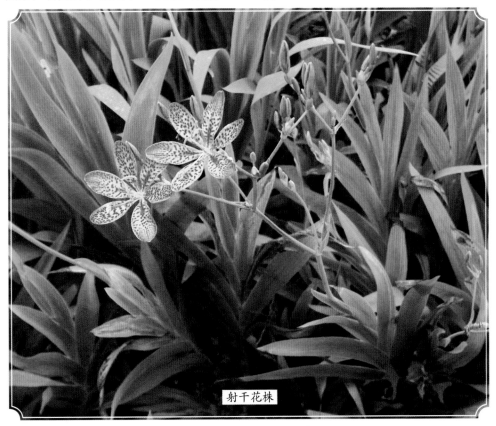

射干花株

【**生境分布**】 生于山地、干草地、沟谷、河滩。分布于山西、河南、山东、甘肃及长江以南地区。

【**采收加工**】 5～9月间采挖根状茎，除去泥土、茎叶及细根，晒干或烘干。

【**药材性状**】 射干呈不规则结节状，长3～10cm，直径1～2cm。黄褐色、棕褐色或黑褐色，皱缩，有较密的环纹。上面有数个圆盘状凹陷的茎痕，偶有茎基残存；下面有残留细根及根痕。质硬，断面黄色，颗粒性。气微，味苦、微辛。

【**炮制及饮片**】 除去杂质，洗净，润透，切薄片，干燥。

【**性味功能**】 味苦，性寒。有清热解毒，消炎，利咽，散血消肿的功能。

【**主治用法**】 用于热毒痰火郁结，咽喉肿痛，痰涎壅盛，咳嗽气喘。用量3～9g。

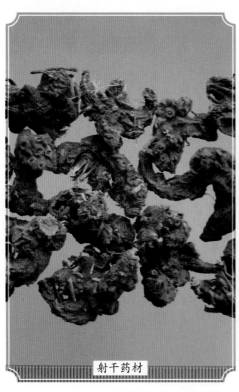

射干药材

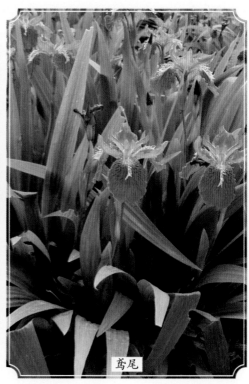

鸢尾

❦【**混伪品**】

同科植物鸢尾 *Iris tectorum* 的干燥根茎作川射干入药，易与之混淆，参见"川射干"项。

徐长卿 Xuchangqing

【来源】 徐长卿为萝摩科（Asclepiadaceae）植物徐长卿的干燥根及根茎。

【原植物】 徐长卿 *Cynanchum paniculatum*（Bge.）Kitag. 别名：寥子竹，竹叶细辛，一枝香。

多年生草本，高达70cm。根茎短，生多数须状根。茎细，不分枝，节间长，无毛。叶对生，线状披针形，长4～12cm，宽3～8mm，先端渐尖，基部渐窄，叶缘外卷，有睫毛，上面有短粗毛。聚伞花序圆锥形，近顶生或腋生，有花10余朵，苞片小，披针形；花萼深5裂，卵状披针形；花冠深5裂，广卵形，淡黄绿色；副花冠裂片5，黄色，肾形，基部与雄蕊合生；雄蕊5，连成筒状，花药上端有膜质附属物，花粉块纺锤形，子房由2个离生心皮组成，花柱2，柱头5角形，顶端微突起。蓇葖果2，长角状，长约6cm，淡褐色。种子长圆形，顶端有白色长绒毛。花期6～7月，果期9～10月。

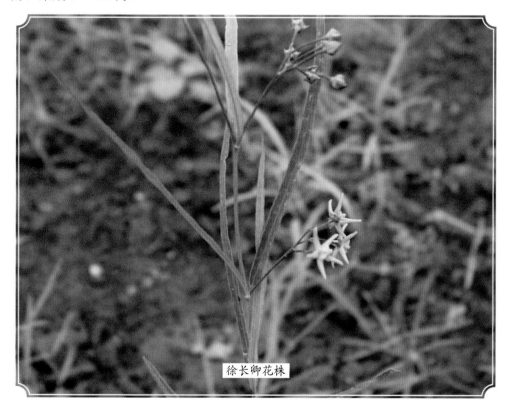

徐长卿花株

【生境分布】 生于阳坡草丛中。分布于全国大部分省区。

【采收加工】 夏秋季采挖全草，扎成小把，除去杂质，晾干或晒干。

【药材性状】 徐长卿不规则柱状，有盘节，长 0.5 ～ 3.5cm，直径 2 ～ 4mm。有的顶端带有残茎，细圆柱形，长约 2cm，直径 1 ～ 2mm，断面中空；根茎节处周围着生多数根。根呈细长圆柱形，弯曲，长 10 ～ 16cm，直径 1 ～ 1.5mm。表面淡黄白色至淡棕黄色，或棕色；具微细的纵皱纹，并有纤细的须根。质脆，易折断，断面粉性，皮部类白色或黄白色，形成层环淡棕色，木部细小。气香，味微辛凉。

【炮制及饮片】 除去杂质，迅速洗净，切段，阴干。

【性味功能】 味辛，性温。有祛风化湿，行气通络，解毒消肿，止痛的功能。

【主治用法】 用于风湿痹痛，胃痛胀满，牙痛，经痛，腰痛，毒蛇咬伤，跌打损伤；外用于神经性皮炎，荨麻疹，带状疱疹等症。用量 3 ～ 12g，不易久煎。外用适量，鲜品捣烂或干品研粉敷患处。

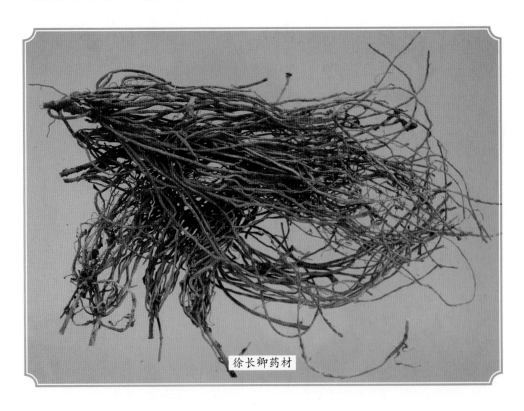

徐长卿药材

凌霄花 Lingxiaohua

【来源】凌霄花为紫薇科（Bignoniaceae）植物凌霄及美洲凌霄的干燥花。

【原植物】1、凌霄 *Campsis grandiflora* (Thunb.) Loisel. ex K. Schumann. 别名：紫薇花。

落叶木质攀援藤本，高达 10m，茎绿色或灰白色，具红色或灰白色皮孔，老茎具棱状、网状裂纹，结处常生有攀援气生根。单数羽状复叶，对生，小叶 7～9 片，小叶柄短，两小叶间有无色或淡紫色毛茸，叶卵形至卵状披针形，长 3～9cm，宽 2～5cm，先端渐尖，基部不对称，边缘有粗锯齿，侧脉 6～7 对，两面平滑无毛；三出聚伞花序集成顶生的圆锥花序，花稀疏；花萼筒钟形，绿色，长 2.4～3cm，有 5 条凸起的纵脉，5 裂至中部，裂片披针形，微弯曲；花大，漏斗状，外面橙黄色，内面橙红色，长约 6.5～8cm，裂片半圆形；雄蕊 4 枚，弯曲，2 强，花丝细长，花药'个'字形着生；子房上位长圆形，2 室，胚珠多数，基部有花盘，花柱一枚，细长，伸出花冠外，柱头 2 裂。蒴果细长，长 10～23cm，有柄，顶端钝，基部狭细，室背开裂成 2 瓣，果瓣由隔膜分开。种子多数，扁平，两端有翅。花期 6～8 月，果期 7～11 月。

2、美洲凌霄 *Campsis radicans* (L.) Seem.

落叶木质藤本，形态与凌霄花相似，区别于小叶 5～15 片，椭圆形或长圆形，先端尾尖。花萼分裂较浅，裂片三角形，向外微卷，无突起纵棱；花冠橙红色或深红色，质厚。蒴果长 8～17cm。

【生境分布】凌霄生于山谷、溪旁、疏林下，攀援于树上或石壁上，栽培于庭园，

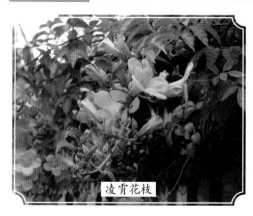

凌霄花枝

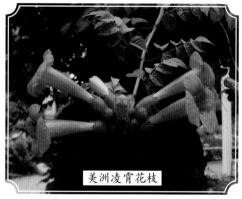

美洲凌霄花枝

分布于河北、河南、陕西及长江以南各省。

美洲凌霄原产美洲，现园林或庭院广为栽培，分布于北京、江苏、湖南、广东等省。

【采收加工】6～8月择晴天采收，以花未完全开放者为好，摘后洗净晒干或用微火烘烤可保持花的颜色。

【药材性状】1、凌霄　多皱缩或折叠，长5～8cm。花萼钟形，长1～2.6cm，筒部直径5～8cm，灰绿色，质薄，先端5裂至中部；裂片披针形，顶端长而尖，中央有一条凸起的纵脉纹，裂片相接处有一条不明显的纵纹。花冠外面淡黄棕色，内面红棕色；水浸软后展开呈漏斗状，先端5裂，裂片半圆形，宽3～4cm，表面具棕红色脉纹。雄蕊4，2强，着生于花冠中部，不伸出花冠外。雌蕊1，子房上位，2室，胚珠多数，柱头2裂，扁长圆形，常反卷。气味香，味微苦而后酸。

2、美洲凌霄　完整花朵长6～7cm。萼筒长1.5～2cm，5齿裂，长为萼筒的1/3，三角状，无明显纵棱。花冠内面有明显深棕色脉纹。

【性味功能】味甘、酸，性寒。有行血祛瘀，凉血祛风的功能。

【主治用法】用于经闭癥瘕，产后乳肿，风疹发红，皮肤瘙痒，痤疮，小腹疼痛，白带等症。用量4.5～9g。孕妇慎用。

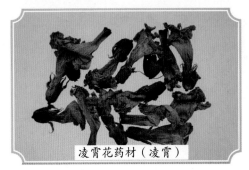

凌霄花药材（凌霄）

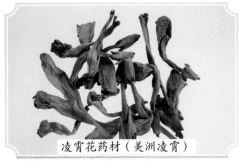

凌霄花药材（美洲凌霄）

【混伪品】

玄参科植物毛泡桐 *Paulownia tomentosa* 的干燥花有混入凌霄花使用，注意鉴别。

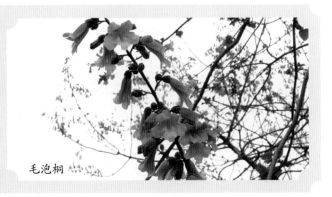

毛泡桐

高良姜 Gaoliangjiang

【来源】 高良姜为姜科(Zingiberaceae)植物高良姜的根茎。

【原植物】 高良姜 *Alpinia officinarum* Hance 别名：良姜、小良姜。

多年生草本，高30～120cm。根茎圆柱形，有节，节上有膜质鳞片，节上生根。茎丛生，直立。叶2列，无柄，叶鞘抱茎，边缘膜质，叶舌长达3cm，膜质，棕色，渐尖。叶线状披针形，长15～30cm，宽1.5～2cm，先端渐尖或尾尖，基部渐狭，全缘或有疏锯齿。圆锥总状花序顶生，直立或弯曲，长5～15cm，花稠密，花序轴红棕色，有短毛；花萼筒状，先端有不规则3浅裂，外面有柔毛；花冠白色或淡红色；花冠管漏斗状，长约1cm，3裂，长圆形，外被短柔毛；唇瓣淡红色，有紫红色条纹，长圆状卵形，长2～2.5cm;侧生退化雄蕊锥状，雄蕊1，生在花冠管喉部上方，花丝线形，药隔叉形；子房下位，有短毛，3室，花柱有疏毛，柱头2唇状，有缘毛。蒴果不开裂，球形，直径1.2cm，被绒毛，熟时橘红色，种子有假种皮，具钝棱角，棕色。花期4～10月。果期9～11月。

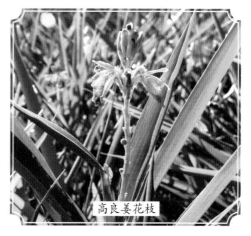
高良姜花枝

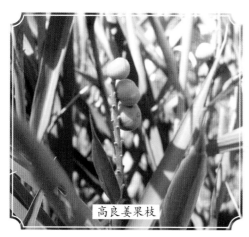
高良姜果枝

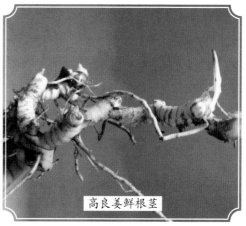
高良姜鲜根茎

【生境分布】 生于路旁、山坡草地或灌丛中。分布于广西、广东、台湾、云南等省、自治区。

【采收加工】 多在夏末、秋初挖取生长 4～6 年的根茎，除去茎、须根及鳞片，洗净，切成小段，晒干。

【药材性状】 高良姜圆柱形，具分枝块状有节，长 5～9cm，直径 1～1.5cm。红棕色或暗紫色，具纵皱纹，节间长 0.5～1mm，下侧有园形根痕。质坚，断面纤维性，灰棕色，皮部占 2/3，维管束点状，木质部色较深。气芳香，味辛辣。

【炮制及饮片】 除去杂质，洗净，润透，切薄片，晒干。

【性味功能】 味辛，性温。有温胃，散寒，行气止痛的功能。

【主治用法】 用于脘腹冷痛，胃寒呕吐，消积食滞，消化不良，噎膈反胃，瘴疟，冷癖，急性肠胃炎，外用于汗斑。用量 3～6g。外用适量，鲜品捣料搽患处。

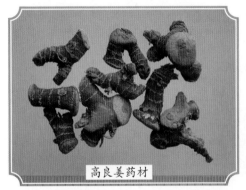
高良姜药材

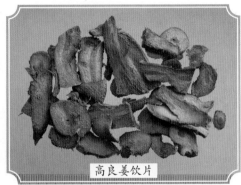
高良姜饮片

【混伪品】

　　同科植物红豆蔻 *Alpinia galanga* 的干燥根茎作高良姜入药，习称大高良姜。参见"红豆蔻"项。

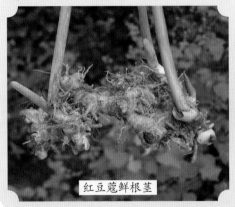
红豆蔻鲜根茎

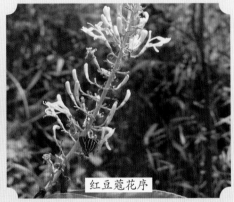
红豆蔻花序

粉葛 Fenge

【来源】 粉葛为豆科（Leguminosae）植物甘葛藤的根。

【原植物】 甘葛藤 *Pueraria thomsonii* Benth. 别名：粉葛。

藤本，茎枝被黄褐色短毛或杂有长硬毛。根肥大，粉性足。3 出复叶，具长柄；托叶披针状长椭圆形，有毛；小叶片菱状卵形至宽卵形，长 9 ～ 21cm，有时 3 裂，先端短渐尖，基部圆形。总状花序腋生，小苞片卵形；花萼钟状，长 1.2 ～ 1.5cm，萼齿 5，披针形，较萼筒长，被黄色长硬毛；花冠紫色，长 1.3 ～ 1.8cm。荚果长椭圆形，扁平，密被黄褐色长硬毛。种子肾形或圆形。花期 6 ～ 9 月，果期 9 ～ 10 月。

【生境分布】 野生于山野灌木丛中或疏林中。有栽培。分布于广东、广西、四川、云南等省、自治区。

【采收加工】 秋、冬二季采挖，多除去外皮，用硫黄熏后，稍干，截段或再纵切两半，干燥。

【药材性状】 呈圆柱形、类纺锤形或半圆柱形，长 12 ～ 15cm，直径 4 ～ 8cm；有的为纵切或斜切的厚片，大小不一。表面黄白色或淡棕色，未去外皮的呈灰棕色。横切面可见由纤维形成的浅棕色同心性环纹，纵切面可见由纤维形成的数条

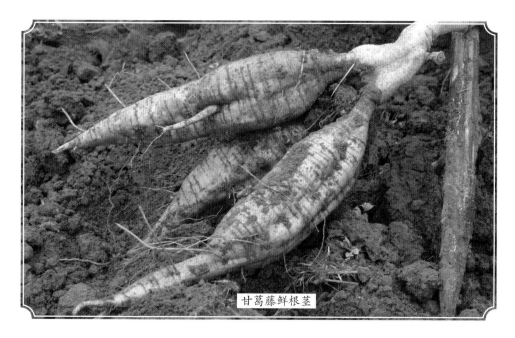

甘葛藤鲜根茎

纵纹。体重，质硬，富粉性。

【炮制及饮片】 除去杂质，洗净，润透，切厚片，晒干。

【性味功能】 味甘、辛，性凉。有解肌退热，生津，透疹，升阳止泻的功能。

【主治用法】 用于外感发热头痛、项背强痛，口渴，消渴，麻疹不透，热痢，泄泻；高血压颈项强痛。用量 9 ～ 15g。退热生用，止泻煨用。

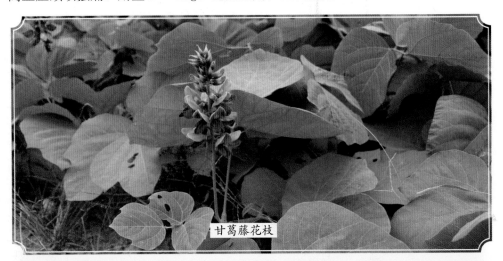

甘葛藤花枝

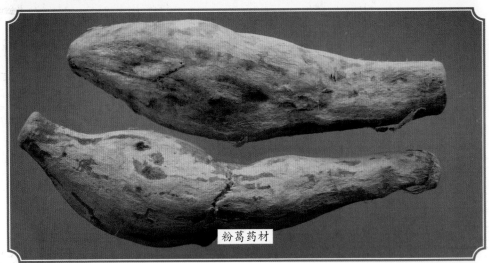

粉葛药材

🌸【混伪品】

甘葛藤曾与同科植物野葛 *Pueraria lobata* 同为中药葛根的基源植物。参见"葛根"项。

粉萆薢 Fenbixie

【来源】 粉萆薢为薯蓣科 (Dioscoreaceae) 植物粉背薯蓣的干燥根状茎。

【原植物】 粉背薯蓣 *Dioscorea hypoglauca* Palibin 别名：粉背草薢，粉萆薢，黄草薢。多年生缠绕藤本。根状茎肥厚，横生，有不规则分枝。茎纤细。叶互生，具长柄，三角形或宽卵形，先端渐尖，基部心形，边缘波状或近全缘，有时呈半透明干膜质，上面深绿色，下面灰绿色，多少被白粉。穗状花序腋生，黄绿色；花单性，雌雄异株；雄花花被 6 裂；雌花有窄长下位子房，退化雄蕊丝状。蒴果有 3 翅，栗褐色，有光泽，反曲下垂，顶端开裂。种子扁卵圆形，有近长方形膜质翅。花期 7 ～ 9 月。

【生境分布】 生于海拔 200 ～ 1300m 山坡、沟边，石山灌丛中。分布于河南南部、安徽南部、浙江、福建、台湾、江西、湖北、湖南、广东北部、广西东北部。

【采收加工】 秋冬采收根茎，切片，晒干。

【药材性状】 本品为不规则的薄片，边缘不整齐，大小不一，厚约 0.5mm。有的有棕黑色或灰棕色的外皮。切面黄白色或浅灰棕色，维管束呈小点状散在。质松，略有弹性。气微，味辛、微苦。

【性味功能】 味苦、甘，性平。有祛风利湿，止痒，止痛的功能。

【主治用法】 用于风湿性关节炎，腰膝疼痛，膏淋，白浊，白带过多。用量 9 ～ 15g。

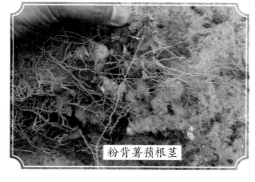
粉背薯蓣根茎

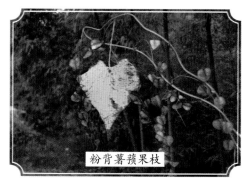
粉背薯蓣果枝

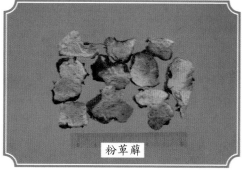
粉萆薢

益母草 Yimucao

【来源】 益母草为唇形科植物益母草的干燥地上部分。

【原植物】 益母草 *Leonurus japonicus* Houtt. 参见"茺蔚子"项。

【生境分布】 生于山坡草地、田梗、路旁、溪边等向阳处。分布于全国各地。

【采收加工】 夏季植株生长茂盛，花未全开时割取地上部分，晒干。

【药材性状】 益母草茎呈方柱形，四面凹下纵沟。灰色或黄绿色。密被糙伏毛，质脆，断面中部有髓。叶交互对生，多脱落或残存，皱缩破碎，完整者下部叶掌状 3 裂，中部叶分裂成多个长圆状线状裂片，上部叶羽状深裂或浅裂 3 片。轮伞花序腋生，花紫色，苞叶全缘或具稀齿，萼内有小坚果 4。气微，味淡。

【炮制及饮片】 鲜益母草　除去杂质，迅速洗净。

干益母草　除去杂质，迅速洗净，润透，切段，干燥。

【性味功能】 味苦、辛，性凉。有活血调经，利尿消肿的功能。

【主治用法】 用于月经不调，胎漏难产，胞衣不下，产后血晕，瘀血腹痛，崩中漏下，尿血，泻血，痈肿疮疡，肾炎水肿。用量 9～18g，水煎服；熬膏或入丸散。外用适量，煎水洗或捣敷。

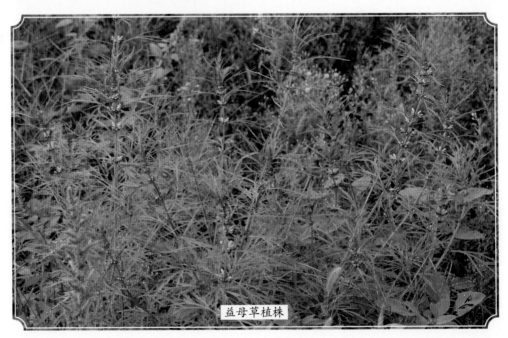

益母草植株

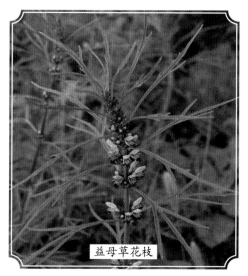

益母草花枝

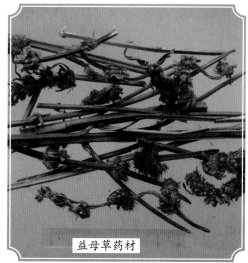

益母草药材

❀【混伪品】

1、同科植物细叶益母草 *Leonurus sibiricus* L. 的干燥地上部分也作益母草使用。细叶益母草与益母草相近，主要区别：叶分裂为小裂片线形，宽 1～3mm；花序上苞片 3 深裂，裂片线形；花冠较大，长约 1.8cm，外有长柔毛，下唇短于上唇。花萼外面中部密生柔毛。

2、同科植物夏至草 *Lagopsis supina* (Steph) Ik.-gal.ex Knorr. 的干燥地上部分也混作益母草使用。夏至草的主要区别：植株较小，初夏开花，花白色。

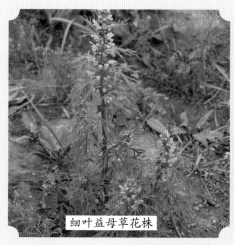

细叶益母草花株

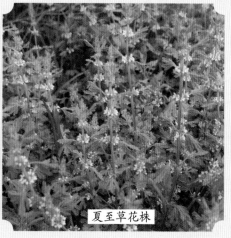

夏至草花株

益智 Yizhi

【**来源**】 益智为姜科 (Zingiberaceae) 植物益智的干燥成熟果实。

【**原植物**】 益智 *Alpinia oxyphylla* Miq.

多年生丛生草本，高 1.5～2.2m，全株有辛辣味。根茎横走，发达。茎直立。叶 2 列；叶柄短；叶舌膜质，棕色，2 裂，长 1.5～3cm，并被有淡棕色柔毛；叶片宽披针形，长 20～35cm，宽 3～6cm，先端渐尖，基部宽楔形，边缘有细锯齿和脱落性的小刚毛，上面深绿色，下面淡绿色，两面无毛。总状花序顶生，直立，长 8～15cm，在花蕾时包藏于鞘状的苞片内；花序柄在开花时稍弯曲，棕色，被极短的柔毛；花梗长 1～2mm；苞片膜质，棕色；花萼管状，长约 1.2cm，先端3 浅齿裂，一侧深裂，被短柔毛；花冠管与花萼管几等长，裂片 3，长圆形，长约1.8cm，上方 1 片稍宽，先端略呈兜状，外被短柔毛；唇瓣倒卵形，长约 2cm，粉红色，并有红色条纹，先端 3 浅裂，中间裂片突出，边缘波状；退化雄蕊锥状，长约 2mm；雄蕊 1，花丝扁平，线形，长约 1.2cm，花药短圆形，长约 7mm，药隔先端具圆形鸡冠状附属物；子房下位，卵圆形，密被茸毛，上端有 2 棒状附属体，花柱细长，柱头头状，具疏生缘毛。蒴果椭圆形，长 1.5～2cm，径约 1cm，不开裂，被疏毛或光滑，果皮上有明显的纵向维管束条纹，果熟时黄绿色。种子多数，多角形，暗棕色。

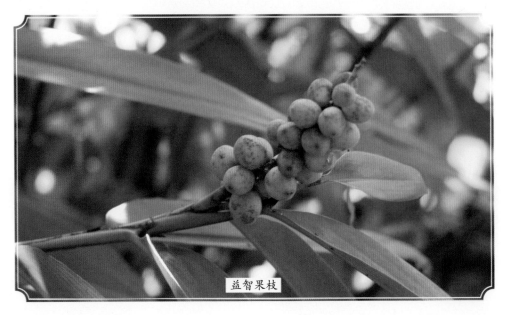

益智果枝

花期1～3月，果期3～6月。

【生境分布】 生于林下阴湿处。分布于广东南部、海南岛。福建，广西、云南有栽培。

【采收加工】 5～6月间当果实呈黄绿色时采摘，铺于水泥地或竹帘上晒干，或微火烘干。但以晒干者质佳。

【药材性状】 益智纺锤形或类圆形，两端狭尖；长1～1.5cm，直径0.8～1.2cm；棕色或暗棕色，有纵行断续隆起的线纹。果实分3室，中轴胎座，每室有种子6～11粒，2～3列纵向排列在中轴胎座上。种子呈多角形，略扁，直径2～3mm；表面棕黑色，颗粒状，被黄色膜质假种皮；背面平坦而微凹，中央为合点；腹面中央凹陷即脐点，自脐点起有一条沟经侧面终于合点为种脊。种子具特异香气；味辛、微苦。

【炮制及饮片】 益智仁 除去杂质及外壳。用时捣碎。

盐益智仁 取益智仁，加盐水拌匀，闷透，置锅内，以文火加热，炒干，取出，放凉。用时捣碎。每100kg净益智仁，用食盐2kg。

【性味功能】 味辛，性温。有暖胃，温脾，摄唾涎，缩小便的功能。

【主治用法】 用于脘腹冷痛，食少吐泻，唾液过多，遗尿，夜尿过多，尿有遗沥，遗精等症。用量3～9g。阴虚火旺或因热而患遗精，崩漏者忌服。

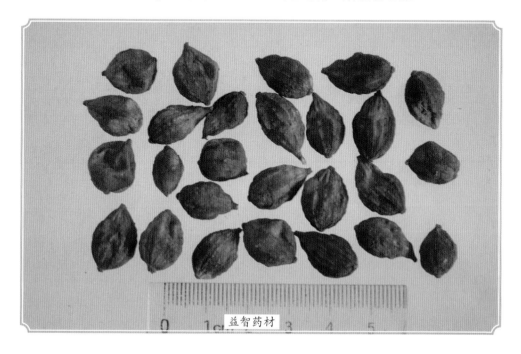

益智药材

拳参 Quanshen

【来源】拳参为蓼科（Polygonaceae）植物拳参的根茎。

【原植物】拳参 *Polygonum bistorta* L. 别名：倒根草，虾参，回头参。

多年生草本，高 50～90cm。根茎肥大，扭曲，外皮紫红色。茎直立，单一或数茎丛生，不分枝，有纵沟纹。基生叶丛生，有长柄，长 15～35cm；叶革质，长圆状披针形或披针形，长 10～20cm，宽 2～5cm，先端长渐尖，基部心形或圆形，沿叶柄下延成翅状，膜质，长 2～5cm。穗状花序顶生，圆柱形，直立，长达 6cm；花小密集，花梗纤细，苞片膜质，淡棕色，花被淡红色或白色，5 深裂，椭圆形；雄蕊 8，与花被近等长；子房上位，花柱 3。瘦果椭圆形 3 棱，红棕色，有光泽。花期 6～9 月。果期 9～11 月。

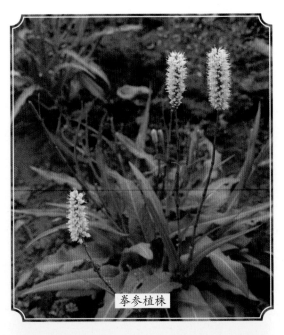

拳参植株

【生境分布】生于山坡、草丛或林间阴湿处。分布于华北、西北及辽宁、河南、山东、安徽、江苏、浙江、江西、湖南、湖北等省。

【采收加工】春季发芽前或秋季茎叶将枯萎时采挖，除去残茎及泥

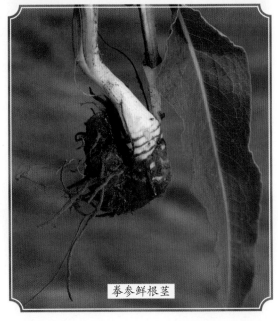

拳参鲜根茎

沙，晒干搓去须根或烧去须根。

【**药材性状**】 拳参扁圆柱形或扁长条形，常弯曲，两端圆钝或稍细，有的对卷弯曲，长 6～15cm，直径 1～2.5cm。紫褐色或紫黑色，粗糙，有细密环节及根痕，一面隆起，一面稍平坦或微凹槽。质坚，断面浅红色或棕红色，维管束有黄白色点状排列成环。气微，味苦、涩。

【**炮制及饮片**】 除去杂质，洗净，略泡，润透，切薄片，干燥。

【**性味功能**】 味苦、涩，性微寒。有清热解毒，消肿，止血的功能。

【**主治用法**】 用于肠炎，痢疾，肝炎，慢性气管炎，热泻，肺热咳嗽，痈肿，瘰疬，痔疮出血，子宫出血，口舌生疮，咽喉溃疡，口腔糜料，吐血，衄血，毒蛇咬伤。用量 4.5～9g。

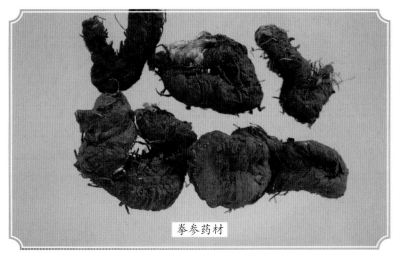

拳参药材

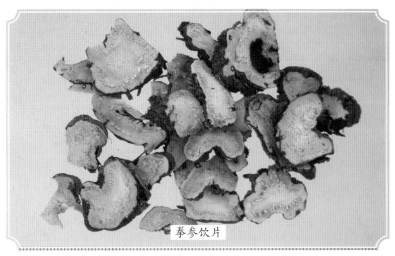

拳参饮片

🌿【混伪品】

　　部分地区使用同属其它多种植物，如珠芽蓼Polygonum viviparum、草血竭Polygonum paleaceum、圆穗蓼Polygonum macrophyllum 的根茎作拳参入药。它们之间的区别点见如下检索表：

　　1、花序中下部有珠芽⋯⋯⋯⋯⋯⋯ 珠芽蓼Polygonum viviparum

　　1、花序无珠芽

　　　2、茎生叶基部沿叶柄下延成翅状⋯⋯⋯ 拳参 Polygonum bistorta

　　　2、茎生叶基部不下延成翅状

　　　　3、茎单一，茎生叶基部楔形⋯⋯⋯ 草血竭Polygonum paleaceum

　　　　3、茎2～3，茎生叶基部近圆形⋯⋯⋯⋯⋯⋯⋯⋯ 圆穗蓼Polygonum macrophyllum

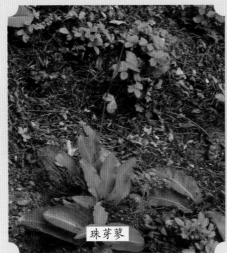

珠芽蓼

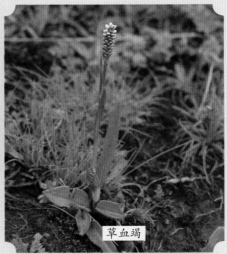

草血竭

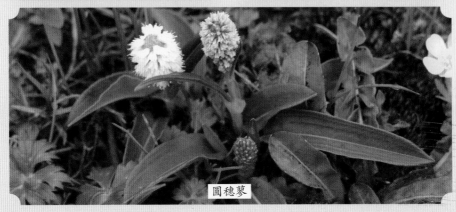

圆穗蓼

浙贝母 Zhebeimu

【来源】 浙贝母为百合科 (Liliaceae) 植物浙贝母的干燥鳞茎。

【原植物】 浙贝母 *Fritillaria thunbergii* Miq. 别名：浙贝，大贝，象贝，珠贝。

多年生草木，高30～80cm，全株无毛。鳞茎扁球形，通常为2～3片肉质鳞叶对合而成，直径2～6cm。茎单一，直立，圆柱形，绿色或稍带紫色。茎下部叶对生，中部叶3～5片轮生，上部叶互生，无柄，叶披针形至线状披针形，长6～16cm，宽0.5～1.5cm，先端卷须状，全缘。每株有花1至数朵，花钟状，下垂，生于茎顶上部叶腋，淡黄绿色，内有紫色斑纹，顶生的花有3～4叶状苞片，其余苞片2，先端卷曲。花被6片，2轮排列，长倒卵形至卵圆形，长2～3cm，宽约1cm，雄蕊6，花药基部着生；雌蕊1，子房上位，3室，柱头3裂。蒴果卵圆形，有6条较宽纵翅，成熟时室背开裂。种子扁平，有翅，淡棕色。花期3～4月，果期4～5月。

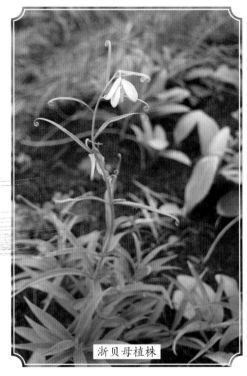
浙贝母植株

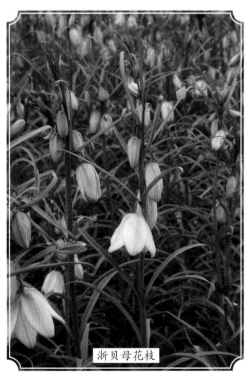
浙贝母花枝

【生境分布】 生于山坡草丛中。分布于江苏、安徽、浙江、湖南等省,浙江有大量栽培。

【采收加工】 立夏前后植株枯萎时采挖,洗净。大小分开,大者分成两瓣,除去心芽,称"大贝";小者不分瓣,不去心芽,称"珠贝"。分别放入木桶内,撞擦表皮,每50kg拌入熟石灰或煅过的贝壳粉1.5～2kg。使其吸去擦出的浆汁,晒干或烘干;或取鳞茎,大小不分,洗净,除去心芽,切成厚片,洗净,干燥,称"浙贝片"。

【药材性状】 大贝 为鳞茎的单瓣鳞叶,稍呈新月形或菱角状,长2～5cm,高1～2.5cm,厚0.6～1.5cm。近白色至淡黄白色,有淡棕色斑痕,内白色或淡黄白色,有白色粉末。质坚脆,易折断,富粉性。气微,味微苦。

珠贝 为完整鳞茎,直径1～2.5cm,高1～2.5cm。近白色,外层两瓣肥厚对合,内有2～3个皱缩小鳞叶及干缩残茎。质实而脆,易折断,断面白色,有粉性。气微,味苦。

浙贝片 为鳞茎单瓣鳞叶切成的片。椭圆形,直径1～2cm,切面平坦,粉白色。质坚脆,易折断,断面粉白色,富粉性。

【炮制及饮片】 除去杂质,洗净,润透,切厚片,干燥;或打成碎块。

【性味功能】 味苦,性寒。有清热润肺,化痰止咳,散结的功能。

【主治用法】 用于上呼吸道感染,咽喉肿痛,支气管炎,肺脓疡,肺热咳嗽,胸闷痰粘,胃、十二脂肠溃疡,乳腺炎,甲状腺肿大,瘰疬,疮毒等症。用量4.5～9g。不宜与乌头类草药同用。

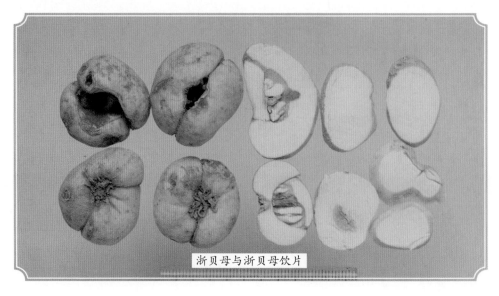

浙贝母与浙贝母饮片

海金沙 Haijinsha

【来源】 海金沙为海金沙科 (Lygodiaceae) 植物海金沙的干燥成熟孢子。

【原植物】 海金沙 *Lygodium japonicum* (Thunb.) Sw. 别名：竹芫荽，吐丝草，罗网藤。

多年生攀援植物。茎草质，细弱，长达 4m。地下茎细而匍匐，被细柔毛。叶为 1 ～ 2 回羽状复叶，纸质，两面均被细柔毛；能育羽片卵状三角形，长 12 ～ 20cm，宽 10 ～ 16cm，小叶卵状披针形，边缘有锯齿或不规则分裂，上部小叶无柄，羽状或戟形，在下部的有柄，长约 1cm。不育羽片尖三角形，通常与能育的羽片相似，但有为 1 羽状复叶，小叶阔线形或基部分裂成不规则的小片。孢子囊生于能育羽片的背面，在 2 回小叶的齿及裂片顶端成穗状排列，长 2 ～ 4mm，孢子囊盖鳞片状，卵形，每盖下生一横卵形的孢子囊，环带侧生，聚集一处。孢子囊多在夏秋两季产生。

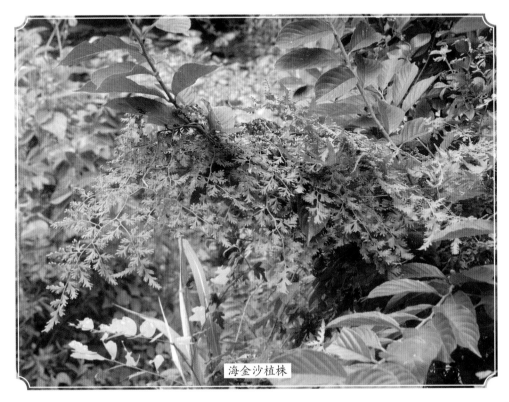
海金沙植株

【生境分布】生于山坡、林边、草丛及溪谷丛林中。分布于华东、中南、西南及陕西、河南等省区。

【采收加工】秋季孢子未脱落时采割藤叶，晒干，搓揉或打下孢子，除去藤叶。

【药材性状】孢子呈粉末状，棕黄色或浅棕黄色。体轻，手捻有滑感，置水中不沉，加热后，可逐渐下沉。撒于火上，易燃，燃烧时发出爆鸣及闪光，不留灰渣。有橡胶烧后的气味。

【性味功能】味甘、淡，性寒。有清热解毒，利水通淋，止痛的功能。

【主治用法】用于泌尿系结石，尿道感染，肝炎黄疸，肾炎水肿，小便不利，血尿，感冒发热，气管炎，肺炎，腮腺炎，脑炎，痢疾，乳腺炎，痈肿疮毒，蛇咬伤，烫火伤及外伤出血。用量 6 ～ 9g。

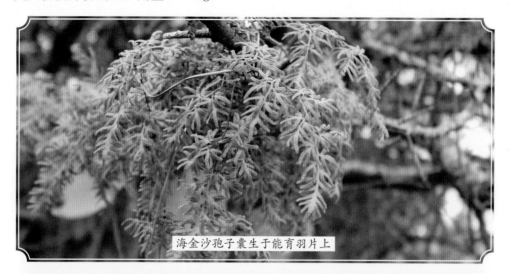

海金沙孢子囊生于能育羽片上

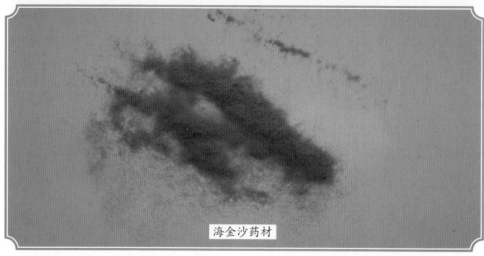

海金沙药材

浮萍 Fuping

【来源】 浮萍为浮萍科（Lemnaceae）植物紫萍的干燥全草。

【原植物】 紫萍 *Spirodela polyrrhiza* （L.）Schleid.

水生漂浮植物。叶状体扁平，阔倒卵形，长5～8mm，宽4～6mm，上面绿色，下面紫色，具掌状脉5～11条，下面中央生5～11条根；根长3～5cm，白绿色，根鞘（冠）尖；根基附近的一侧囊内形成圆形新芽，萌发后，幼小叶状体渐从囊内浮出，由1细的柄与母体相连。花期6～7月。

【生境分布】 生于池沼、湖泊或静水中。分布于全国各地。

【采收加工】 6～9月采收，洗净，除去杂质，晒干。

【药材性状】 浮萍为扁平叶状体，呈卵形或卵圆形，长径25mm。上表面淡绿色至灰绿色，偏侧有1小凹陷，边缘整齐或微卷曲。下表面紫绿色至紫棕色，着生数条须根。体轻，手捻易碎。气微，味淡。

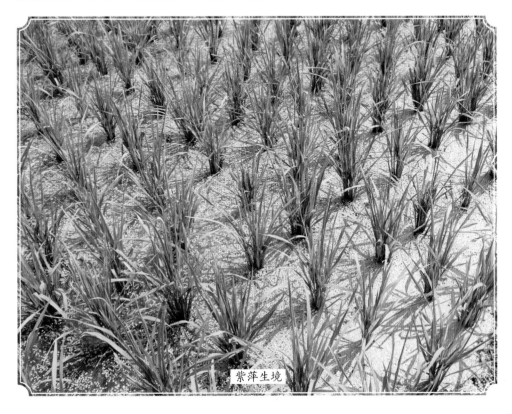

紫萍生境

【性味功能】 味辛，性寒。有宣散风热，透疹，利尿消肿的功能。

【主治用法】 用于麻疹不透，风疹瘙痒，水肿尿少。用量 3 ～ 9g，水煎服；外用适量，煎汤浸洗。

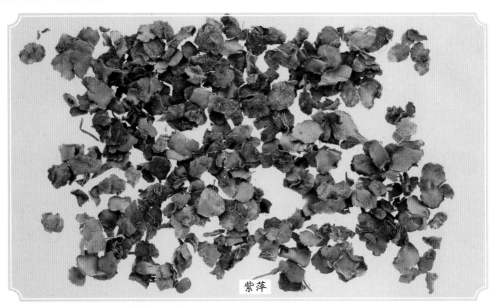

紫萍

【混伪品】

中药浮萍中常混有青萍 *Lemna minor*，与紫萍的主要区别为：叶状体上、下两面均绿色，具3条不明显的脉纹。根单一。

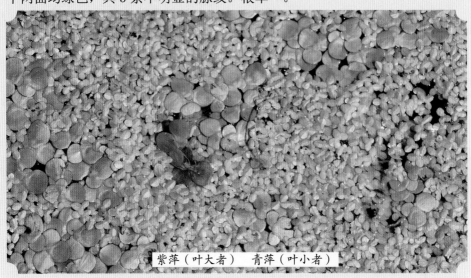

紫萍（叶大者）　　青萍（叶小者）

预知子 Yuzhizi

【来源】 预知子为木通科 Lardizabalaceae 植物木通、三叶木通或白木通的干燥近成熟果实。

【原植物】 1、木通 *Akebia quinata* (Thunb.) Decne.

落叶或半常绿缠绕藤本，高 3m。掌状复叶，5 叶簇生于短枝顶端，叶柄细长；小叶 5 枚，革质，倒卵形至椭圆形，长 3 ～ 6cm，宽 1.5 ～ 2.5cm，先端短尖或微凹，基部宽楔形或圆形，全缘。花单性，雌雄同株，紫色，总状花序腋生；雄花密生于花序上部，花被 3，雄蕊 6，退化雌蕊 3 或 4；雌花 1 ～ 2 朵生于花序下部，较大，花被 3，退化雄蕊 6，雌蕊 6，柱头头状。浆果状蓇葖果，肉质，长椭圆形或略呈肾形，两端圆形，长约 8cm，宽达 3cm，成熟时紫色，沿腹缝线裂开。种子多数，黑色或黑褐色，卵状三角形，稍扁，有光泽。花期 4 ～ 5 月，果期 5 ～ 8 月。

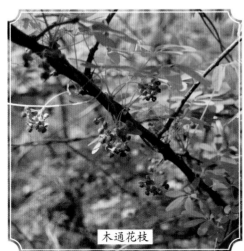

木通花枝

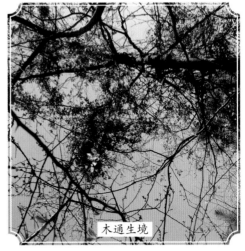

木通生境

2、三叶木通 *Akebia trifoliata* (Thunb.) Koidz.

落叶木质藤本，高 10m。全体无毛。三出复叶，簇生于枝端，小叶片卵圆形、宽卵形或长卵圆形等，先端钝圆，中央微凹或具短尖，基部圆形或宽楔形，有时呈微心形，全缘。花单性，雌雄同株，紫红色，总状花序腋生；雄花较小，着生于花序上部，花被 3，雄蕊 6；雌花 1 ～ 3 朵，着生于花序下部，苞片线状披针形，花被 3，具退化雄蕊 6，心皮 3 ～ 12，离生，柱头头状。蓇葖果肉质，长椭圆形，成熟时紫红色，沿腹缝线开裂。花期4～5月，果期8～10月。

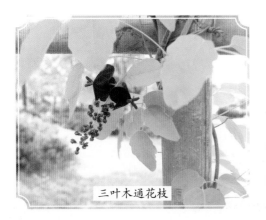
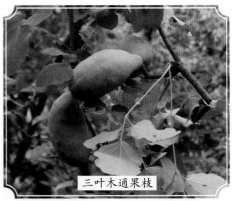

三叶木通花枝　　　　　三叶木通果枝

3、白木通 *Akebia trifoliata* (Thunb.) Koidz. var. *australis* (Diels) Rehd.

落叶或半常绿藤本，高6～10m，全体无毛。三出复叶，小叶革质，卵状矩圆形，先端圆形，中央凹陷，基部圆形或稍呈心脏形至宽楔形，明显微波状，二面均淡绿色。花单性，雌雄同株，紫色微红或淡紫色，总状花序腋生；雄花着生于花序上部，花被3，雄蕊6；雌花1～3朵生于花序下部，苞片线形，花被3，退化雄蕊6，雌蕊3～6。浆果状蓇葖果，成熟时紫色。花期3～4月，果期10～11月。

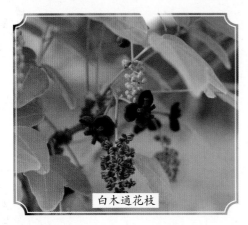
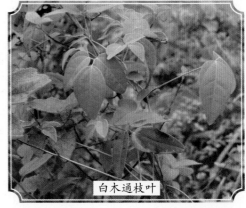

白木通花枝　　　　　白木通枝叶

【生境分布】木通生于山坡、山沟、溪旁等处，分布于陕西、河南、山东、安徽、江苏、江西、湖北、湖南、广东、广西、四川等省区。三叶木通生于山谷、山坡灌丛、沟缘或疏林半阴湿处，分布于河南、江苏、江西、湖北、湖南、四川、广东、海南等。白木通生于山谷、山坡灌丛、沟缘或疏林半阴湿处，分布于河南、山西、陕西、江苏、浙江、江西、福建、湖北、湖南、贵州、四川、云南、广东、海南等。

【采收加工】 夏、秋二季果实绿黄时采收，晒干，或置沸水中略烫后晒干。

【药材性状】 预知子肾形或长椭圆形，稍弯曲，长 3～9cm，直径 1.5～3.5cm。黄棕色或黑褐色，有不规则的深皱纹，顶端钝圆，基部有果梗痕。质硬，破开后，果瓤淡黄色或黄棕色；种子多数，扁长卵形，黄棕色或紫褐色，具光泽，有条状纹理。气微香，味苦。

【炮制及饮片】 洗净，晒干。用时打碎。

【性味功能】 味苦，性寒。有舒肝理气，活血止痛，利尿，杀虫的功能。

【主治用法】 用于脘胁胀痛，经闭痛经，小便不利，蛇虫咬伤。用量 3～9g。

【附注】 《Flora of China》及《中国高等植物》将白木通学名 *Akebia trifoliata* var. *australis* 修订为 *Akebia trifoliata* subsp. *australis*。

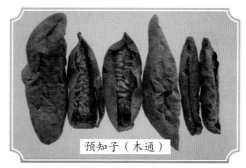

预知子（木通）

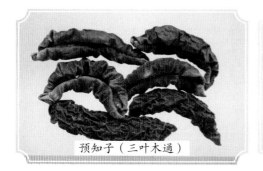

预知子（三叶木通）

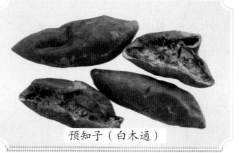

预知子（白木通）

🌿【混伪品】

以上 3 种植物的检索表如下：

1、掌状复叶，小叶 5 枚··········· 木通 *Akebia quinata*

1、三出复叶

    2、小叶边缘呈波状，质地较薄······ 三叶木通 *Akebia trifoliata*

    2、小叶全缘，革质··········· 白木通 *Akebia trifoliata*. var. *australis*

桑叶 Sangye

【来源】 桑叶为桑科 (Moraceae) 植物桑的干燥叶。

【原植物】 桑 *Morus alba* L.

落叶乔木。树皮灰褐色，浅纵裂。幼枝光滑或有毛。单叶，互生，卵形或宽卵形，长 6～15cm，宽 5～13cm，先端急尖或钝，基部近心形，叶缘具锯齿，有时成不规则的分裂，上面近光滑，下面脉有疏毛，脉腋有簇生毛；叶柄长 1.5～3.5cm，具柔毛；托叶披针形，早落。雌、雄花均成柔荑花序，花单性，雌雄异株。雄花花被片 4，雄蕊与花被片同数且对生，中央具不育雌蕊。雌花花被片 4，结果时肉质化，常无花柱；柱头 2 裂，宿存。聚花果（桑椹），长 1～2.5cm，成熟时为黑紫色或白色。花期 5 月，果期 6 月。

【生境分布】 多栽培于村旁、田间。分布于全国各省。

【采收加工】 初霜后采收，除去杂质，晒干。

【药材性状】 桑叶多皱缩、破碎。完整者有柄，叶片展平后呈卵形或宽卵形，长 8～15cm，宽 7～13cm；先端渐尖，基部截形、圆形或心形，边缘有锯齿。上表面黄绿色或浅黄棕色，有小疣状突起；下表面颜色稍浅，叶脉突出，小脉网状，脉上被疏毛，脉基具簇毛。质脆。气微，味淡、微苦涩。

【炮制及饮片】 除去杂质，搓碎，去柄，筛去灰屑。

【性味功能】 味苦、甘，性寒。有疏散风热，清肺润燥，清肝明目的功能。

【主治用法】 用于风热感冒，肺热燥咳，头晕头痛，目赤昏花。

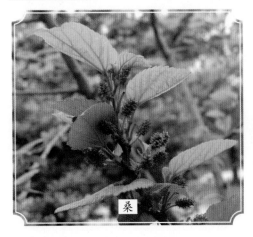

桑

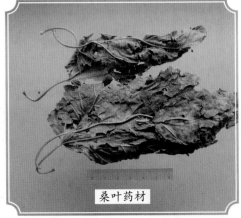

桑叶药材

桑白皮 Sangbaipi

【来源】 桑白皮为桑科（Moraceae）植物桑的干燥根皮。

【原植物】 桑 *Morus alba* L. 参见"桑叶"项。

【生境分布】 多栽培于村旁、田间。分布于全国各省。

【采收加工】 夏末叶落时至次春发芽前采挖根部，刮去黄棕色粗皮，纵向剖开，剥取根皮，晒干。

【药材性状】 桑白皮扭曲卷筒状、槽状或板片状，长短宽窄不一，厚 1 ～ 4mm。外表面白色或淡黄白色，较平坦；内表面黄白色或灰黄色，有细纵纹。体轻，质韧，纤维性强，难折断。易纵向撕裂，撕裂时有粉尘飞扬。气微，味微甘。

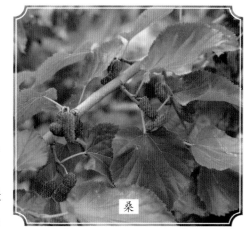
桑

【炮制及饮片】 桑白皮 洗净，稍润，切丝，干燥。

蜜桑白皮 取桑白皮丝，加适量蜂蜜，炒至不粘手时取出，晾凉。

【性味功能】 味甘，性寒。有泻肺平喘，利水消肿的功能。

【主治用法】 用于肺热喘咳，水肿胀满尿少，面目肌肤浮肿。用量 6 ～ 12g。

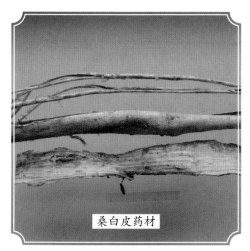
桑白皮药材

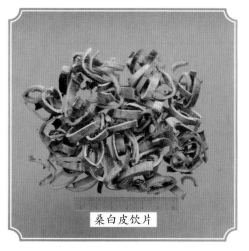
桑白皮饮片

桑枝 Sangzhi

【来源】 桑枝为桑科（Moraceae）植物桑的干燥嫩枝。

【原植物】 桑 *Morus alba* L. 参见"桑叶"项。

【生境分布】 多栽培于村旁、田间。分布于全国各省。

【采收加工】 春末夏初采收，晒干。

【药材性状】 桑枝长圆柱形，少有分枝，长短不一，直径 0.5～1.5cm。表面灰黄色或黄褐色，有多数黄褐色点状皮孔及细纵纹，并有灰白色略呈半圆形的叶痕和黄棕色的腋芽。质坚韧，不易折断，断面纤维性。切片厚 0.2～0.5cm，皮部较薄，木部黄白色，射线放射状，髓部白色或黄白色。气微，味淡。

【炮制及饮片】 桑枝 未切片者，洗净，润透，切厚片，晒干。

炒桑枝 取桑枝片，清炒至微黄色。

【性味功能】 味微苦，性平。有祛风湿，利关节的功能。用量 5～9g。

【主治用法】 用于肩臂、关节酸痛麻木。用量 9～15g。

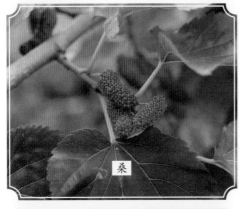

桑

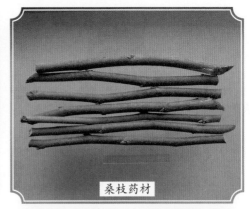

桑枝药材

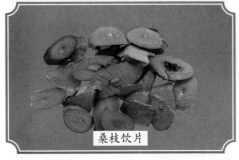

桑枝饮片

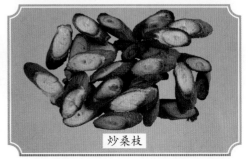

炒桑枝

桑寄生 Sangjisheng

【来源】 桑寄生为桑寄生科 (Loranthaceae) 植物桑寄生的带叶茎枝。

【原植物】 桑寄生 *Taxillus chinensis* （DC.） Danser. 常绿寄生小灌木, 高达 1m。老枝无毛, 茎黄绿色或绿色, 常 2～3 叉状分枝, 节部膨大, 节间圆柱形, 具灰黄色皮孔。叶对生或近对生, 叶柄长 5～15mm, 无毛, 叶卵形, 长 3～7cm, 宽 2～4cm, 顶端钝或圆, 基部圆形或阔楔形, 全缘。花 1～3 朵排列成聚伞花序, 1～2 个生于叶腋, 被红褐色星状毛; 苞片小, 鳞片状; 花萼近球形; 花冠紫红色, 顶端卵圆形, 裂片 4, 外展; 雄蕊 4, 生于裂片上, 花药长于花丝; 子房上位, 柱头球状。果椭圆形, 长 6～9mm, 直径 4～6mm, 具小瘤体及疏毛, 花期 4～10 月。

【生境分布】 寄生于多种树上。分布于福建、台湾、广东、广西等省区。

【采收加工】 冬季至次春采割, 除去粗茎, 切段, 干燥, 或蒸后干燥。

【药材性状】 茎枝圆柱莆, 长 3～4cm, 直径 0.2～1cm; 表面红褐色或灰褐色, 具多数棕色点状纵裂皮孔; 质坚硬, 断面不整齐, 木部淡红棕色; 叶对生, 革质, 大多破碎, 多卷曲, 具短柄, 完整者展平后呈卵形或长卵形, 全缘, 表面黄棕色, 幼嫩枝叶具褐色星状毛。气微, 味微涩。

【炮制及饮片】 除去杂质, 略洗, 润透, 切厚片, 干燥。

【性味功能】 味苦、甘, 性平。有补肝肾, 强筋骨, 祛风湿, 降血压, 安胎下乳的功能。

【主治用法】 用于风湿痹痛, 腰膝酸软, 筋骨无力, 崩漏经多, 妊娠漏血, 胎动不安; 高血压等症。用量 9～15g。

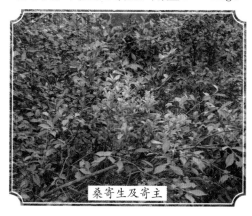

桑寄生及寄主

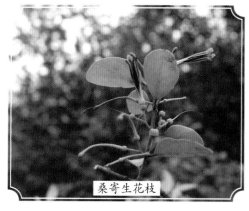

桑寄生花枝

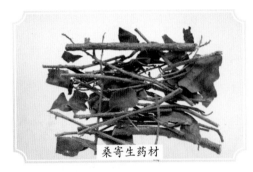
桑寄生药材

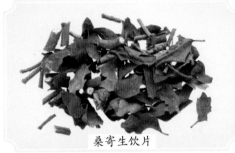
桑寄生饮片

【混伪品】

1、同科植物槲寄生 *Viscum coloratum* 曾与桑寄生植物同为桑寄生药材的基源。参见"槲寄生"项。

2、不同地区混作桑寄生使用的还有以下多种同科植物：

a、四川寄生 *Taxillus sutchuenensis* Danser，成长叶下面被茸毛；花冠具冠筒，冠筒顶部分裂成裂片；果长圆形。

b、红花寄生 *Scurrula parasitica* L.，花冠花蕾时管状，纤细；花冠具冠筒，冠筒顶部分裂成裂片；花托及果实的下半部变狭呈梨形。

c、油茶离瓣寄生 *Helixanthera sampsoni* Danser，花冠无冠筒，花瓣离生。

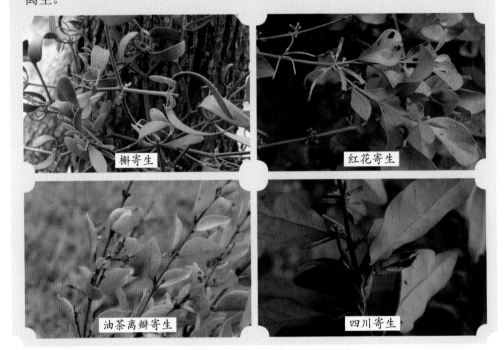
槲寄生

红花寄生

油茶离瓣寄生

四川寄生

桑葚 Sangshen

【来源】 桑葚为桑科（Moraceae）植物桑的干燥果穗。

【原植物】 桑 *Morus alba* L. 参见"桑叶"项。

【生境分布】 多栽培于村旁、田间。分布于全国各省。

【采收加工】 4～6月果实变红时采收，晒干，或略蒸后晒干。

【药材性状】 桑葚为聚花果，由多数小瘦果集合而成，呈长圆形，长1～2cm，直径0.5～0.8cm。黄棕色、棕红色至暗紫色，有短果序梗。小瘦果卵圆形，稍扁，长约2mm，宽约1mm，外具肉质花被片4枚。气微，味微酸而甜。

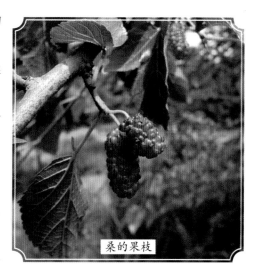
桑的果枝

【性味功能】 味甘、酸，性寒。有补血滋阴，生津润燥的功能。

【主治用法】 用于眩晕耳鸣，心悸失眠，须发早白，津伤口渴，内热消渴，血虚便秘。用量9～15g。

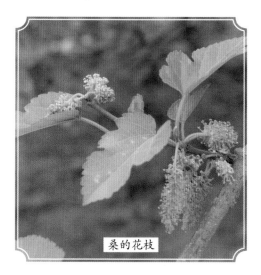
桑的花枝

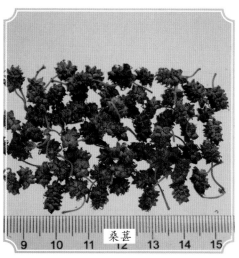
桑葚

通草 Tongmu

【来源】 通草为五加科 (Araliaceae) 植物通脱木的干燥茎髓。

【原植物】 通脱木 *Tetrapanax papyriferus* (Hook.) K. Koch.

灌木或小乔木，高 3m。树皮深棕色，皱裂，有叶痕和大形皮孔，茎木质松脆，髓大，纸质，白色，幼枝表面浅红褐色，密生黄色星状绒毛，后脱落。叶大型，集生于茎顶，叶柄长 30～50cm，托叶膜质锥形；叶轮廓近圆形，长 45～75cm，掌状 5～11 裂，裂片通常为叶片全长的 1/3 或 1/2，裂片卵形或卵状长圆形，通常再分裂为 2～3 小裂片，先端渐尖，基部心形，边缘具疏锯齿，上面微被毛，下面密被灰色星状毛。多数球状聚伞花序聚集成圆锥花序大型，长 50cm 以上，密生白色星状绒毛；花黄白色，密被星状毛，花萼不显；雄蕊和花瓣 4 或 5；子房下位，紫红色。核果状浆果，球形，紫黑色。花期 10～12 月，果期次年 1～2 月。

【生境分布】 生于向阳肥厚的土壤上，偶有栽培。分布于我国黄河以南各省区。

【采收加工】 秋季割取茎，截成段，趁鲜取出髓部，理直，晒干。

【药材性状】 通草圆柱形，长 20～40cm，直径 1～2.5cm。白色或淡黄色，有浅纵沟纹。体轻，质松软，稍有弹性，易折断，断面平坦，显银白色光泽，中部

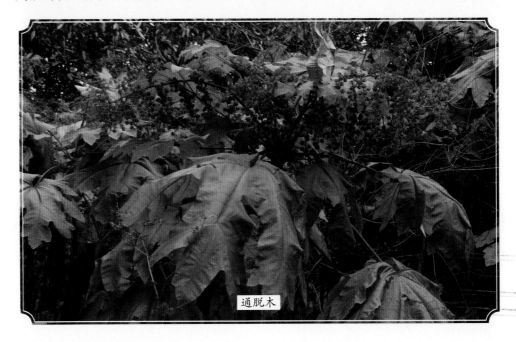

通脱木

有直径 0.3 ～ 1.5cm 的空心或半透明的薄膜，纵剖面呈梯状排列，实心者少见。无臭，无味。

【炮制及饮片】 除去杂质，切厚片。

【性味功能】 味甘、淡，性微寒。有清热利尿，通气下乳的功能。

【主治用法】 用于湿温尿赤，淋病涩痛，水肿尿少，乳汁不下。用量 3 ～ 5g。

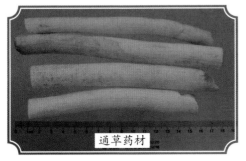
通草药材

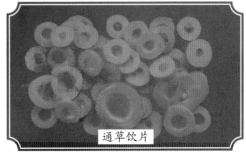
通草饮片

【混伪品】

通草易与小通草混淆。小通草为旌节花科植物喜马山旌节花 *Stachyurus himalaicus*、中国旌节花 *Stachyurus chinensis* 或山茱萸科植物青荚叶 *Helwingia japonica* 的干燥茎髓。参见"小通草"项。

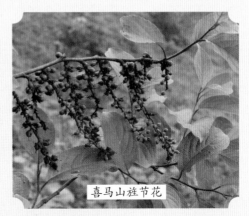
喜马山旌节花

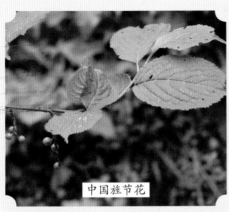
中国旌节花

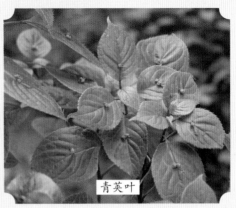
青荚叶

黄芩 Huangqin

【来源】黄芩为唇形科 (Labiatae) 植物黄芩的干燥根。

【原植物】黄芩 *Scutellaria baicalensis* Georgi.

多年生草本。根茎肥厚，肉质。茎直立或斜升，多分枝。叶披针形或条状披针形，先端钝或稍尖，基部圆形，全缘，两面无毛或疏被短柔毛，下面密被下陷的腺点。花序顶生，总状，常于茎顶聚成圆锥状；下部的苞片叶状，上部的苞片较小为卵状披针形；花萼开花时长 4mm，果时增大。花冠紫色、紫红色或蓝色，二唇形；上唇盔状，先端微裂；下唇 3 裂，中裂片近圆形。雄蕊 4，稍露出，前对较长，后对较短。子房 4 裂，光滑，褐色；花盘环状。小坚果，卵圆形。花期 7～8 月，果期 8～9 月。

【生境分布】生于向阳的干燥山坡、路边、草地等。分布于辽宁、吉林、河北、河南、山东、山西、内蒙古、甘肃。

【采收加工】春、秋二季采挖，除去须根及泥沙，晒后撞去粗皮，晒干。

【药材性状】黄芩圆锥形，扭曲，长 8～25cm，直径 1～3cm。棕黄色或深黄色，有稀疏的疣状细根痕，上部较粗糙，有扭曲的纵皱或不规则的网纹，下部有顺纹和细皱。质硬而脆，易折断，断面黄色，中间红棕色；老根中心枯朽状或中空，呈暗棕色或棕黑色。气微，味苦。

【炮制及饮片】黄芩片　除去杂质，置沸水中煮 10 分钟，取出，闷透，切薄片，干燥；或蒸半小时，取出，切薄片，干燥（注意避免曝晒）。

酒黄芩　取 10kg 黄芩片，加黄酒 1kg 拌匀，闷透，置锅内，用文火炒干，取出，

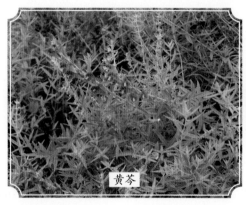

黄芩

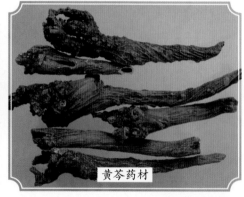

黄芩药材

放凉。

【性味功能】 味苦，性寒。有清热燥湿，泻火解毒，止血，安胎的功能。

【主治用法】 用于湿温、暑温胸闷呕恶，湿热痞满，泻痢，黄疸，肺热咳嗽，高热烦渴，血热吐衄，痈肿疮毒，胎动不安。用量 3 ～ 9g。

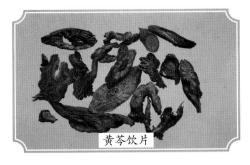
黄芩饮片

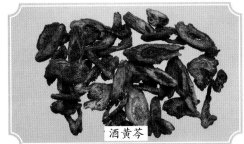
酒黄芩

【混伪品】

同科植物滇黄芩 *Scutellaria amoena*、粘毛黄芩 *Scutellaria viscidula*、甘肃黄芩 *Scutellaria rehderiana* 的干燥根在部分地区作黄芩使用，它们间主要区别点见如下检索表：

　　1、茎叶稍具圆齿或圆齿状锯齿；花冠紫或蓝紫色 ⋯⋯⋯⋯⋯⋯ 滇黄芩 *Scutellaria amoena*

　　1、茎叶全缘或近全缘。

　　　2、茎被腺短柔毛；叶两面密被黄色腺点 ⋯⋯⋯⋯⋯⋯⋯ 粘毛黄芩 *Scutellaria viscidula*

　　　2、茎近无毛或被短柔毛，无腺毛；叶两面无凹腺点或下面被凹腺点

　　　　3、叶下面被凹腺点 ⋯⋯⋯⋯ 黄芩 *Scutellaria baicalensis*

　　　　3、叶下面无凹腺点 ⋯⋯⋯⋯ 甘肃黄芩 *Scutellaria rehderiana*

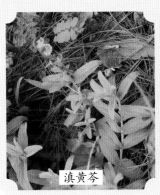
滇黄芩

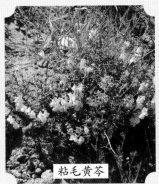
粘毛黄芩

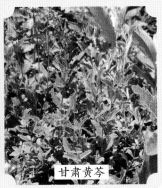
甘肃黄芩

黄芪 Huangqi

【来源】 黄芪为豆科 (Leguminosae) 植物蒙古黄芪或膜荚黄芪的干燥根。

【原植物】 1、蒙古黄芪 *Astragalus membranaceus* Bge. var. *mongholicus* Hsiao.

多年生直立草本。株高 40 ～ 100cm。茎上部分枝，有棱，有毛。单数羽状复叶，托叶三角状披针形，长 3 ～ 8mm，先端渐尖；小叶 12 ～ 18 对，较小，椭圆形或长圆形，长 4 ～ 9mm，宽 3 ～ 5mm，两端近圆形，上面无毛，下面有短柔毛。总状花序生于茎的上部叶腋，花序梗比复叶长；花多数，排列较稀疏。苞片线状披针形，比花梗短或近等长；萼钟状，长 5 ～ 6mm，有黑色短毛；萼齿不等长，三角形至披针形，比萼筒短；花冠黄色，长 18 ～ 20mm，旗瓣倒卵状长

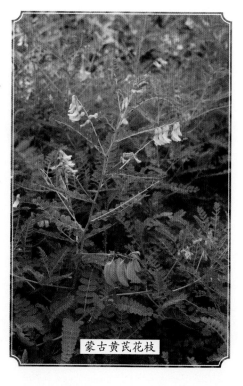

蒙古黄芪花枝

圆形，比翼瓣长；翼瓣与龙骨瓣近等长。子房有柄，光滑无毛，结果时延伸突出萼外。荚果半椭圆形，果皮膜质，光滑无毛，稍膨胀，长 11 ～ 15mm，先端有短喙。花期 6 ～ 7 月。果期 7 ～ 8 月。

2、膜荚黄芪 *Astragalus membranaceus* Bge.

多年生直立草本。株高 1m 以上。上部分枝，具细棱，有毛。奇数羽状复叶。托叶条状披针形，长约 6mm，基部与叶贴生。小叶 13 ～ 31，椭圆状卵形至长圆状卵形，也有为椭圆形或长圆形的，长 7 ～ 30mm，宽 3 ～ 12mm，先端钝圆或稍凹，基部圆形，上面无毛，下面有毛。总状花序生于茎和枝的上部叶腋，花序梗比复叶长或近等长。苞片线状披针形，长约 6mm，比花梗长。萼钟状，长 5 ～ 7mm，有毛。花冠黄色或淡黄色，长 14 ～ 17mm。旗瓣倒卵形，先端稍凹，基部有短爪；翼瓣与龙骨瓣近等长，比旗瓣稍短。子房有柄，结果时延伸突出萼筒外。荚果半椭圆形，长 20 ～ 30mm，

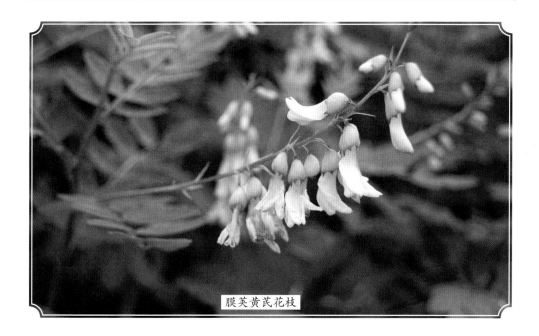

膜荚黄芪花枝

宽 8 ～ 12mm，果皮膜质，稍膨胀。种子 3 ～ 8 粒。花期 7 ～ 8 月，果期 8 ～ 9 月。

【生境分布】 蒙古黄芪生于向阳草地及山坡，分布于黑龙江、吉林、河北、内蒙古、山西等省、自治区。荚膜黄芪生于林缘、灌丛、林间草地及疏林下，分布于东北、华北、西北及山东、四川等省区。

【采收加工】 春、秋二季采挖，除去须根及根头，晒干。

【药材性状】 黄芪　圆柱形，有的有分枝，上端较粗，长 30 ～ 90cm，直径 1 ～ 3.5cm。淡棕黄色或淡棕褐色，有不整齐的纵皱纹或纵沟。质硬而韧，不易折断，断面纤维性强，并显粉性，皮部黄白色，木部淡黄色，有放射状纹理及裂隙，老根中心偶有枯朽状，黑褐色或呈空洞。气微，味微甜，嚼之微有豆腥味。

炙黄芪　为圆形或椭圆形片状，直径 0.8 ～ 3.5cm，厚 0.1 ～ 0.4cm。外表皮浅棕黄或棕褐色，略有光泽，可见纵皱纹或纵沟。切面皮部浅黄色，木质部黄色，有放射状纹理及裂隙，有的中心偶有枯朽状，黑褐色或呈空洞。具蜜香气，味甜，略带黏性，嚼之微有豆腥味。

【炮制及饮片】 除去杂质，大小分开，洗净，润透，切厚片，干燥。

炙黄芪　将炼蜜加适量沸水稀释后，加入黄芪片拌匀，闷透，置锅内，用文火炒至不粘手，取出，放凉。每 100kg 黄芪片用炼蜜 25kg。

【性味功能】 味甘，性温。有补气固表，利尿托毒，排脓，敛疮生肌的功能。炙用有补中益气的功能。炙黄芪有益气补中的功能。

【**主治用法**】用于气虚乏力，食少便溏，中气下陷，久泻脱肛，便血崩漏，表虚自汗，气虚水肿，痈疽难溃，久溃不敛，血虚痿黄，内热消渴；慢性肾炎蛋白尿，糖尿病。用量9～30g，煎服。炙黄芪用于气虚乏力，食少便溏。补气宜炙用；止汗，利尿，托毒排脓生肌宜生用。

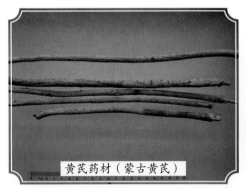

黄芪药材（蒙古黄芪）

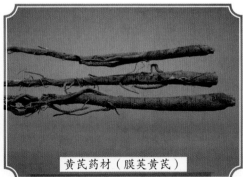

黄芪药材（膜荚黄芪）

【混伪品】

黄芪易与红芪混淆。红芪药材表面为灰红棕色，为同科植物多序岩黄芪 *Hedysarum polybotrys* 的干燥根。参见"红芪"项。

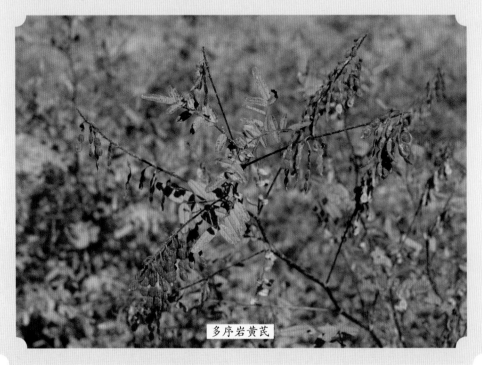

多序岩黄芪

黄连 Huanglian

【来源】 黄连为毛茛科（Ranunculaceae）植物黄连、三角叶黄连或云连的干燥根茎。

【原植物】 1、黄连 *Coptis chinensis* Franch. 别名：味连，鸡爪黄连。

多年生草本，高20～50cm。根茎细长柱状，黄色，多分枝，节多而密；须根多数。叶基生，叶柄长5～12cm，叶片坚纸质，三角状卵形，长3～8cm，宽2.5～7cm，三全裂，中央裂片有细柄，裂片卵状菱形，羽状深裂，边缘有锐锯齿，侧生裂片无柄，不等的二深裂，斜卵形。花葶1～2，高12～25cm；顶生聚伞花序有花3～8朵，总苞片3，披针形，羽状深裂；小苞片圆形；萼片5，黄绿色，狭卵形，长9～12mm，花瓣线状，倒披针形，长5～7mm，中央有蜜槽；雄蕊多数，长6mm，外轮雄蕊较花瓣稍短或近等长；心皮8～12，离生，有短柄。蓇葖果8～12，长6～8mm，有细长梗。花期2～4月，果期3～6月。

2、三角叶黄连 *Coptis deltoidea* C. Y. Cheng et Hsiao 别名：雅连，峨眉连。

根状茎黄色，不分枝或少分枝，葡匐茎横走。叶片纸质，卵形，三全裂，裂片具明显的柄，中央裂片三角状卵形，羽状深裂，深裂片多少彼此密接。雄蕊长仅为花瓣的1/2左右。

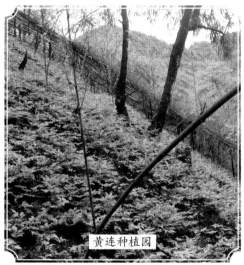

黄连种植园

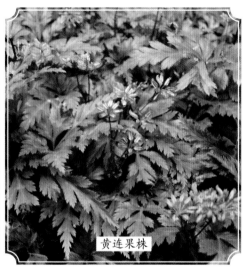

黄连果株

3、云连 *Coptis teeta* Wall. 别名：云南黄连

多年生草本，与黄连形态相似，主要区别为：根茎较少分枝，节间密。中央裂片卵状菱形或长菱形，羽状深裂3～6对，小裂片披此距离稀疏。多歧聚伞花序，有花3～5朵，苞片椭圆形，3深裂或羽状深裂；花萼卵形或椭圆形；花瓣线匙形或卵状匙形，先端圆或钝，中部以下变狭成细长的爪，中央有蜜槽；心皮8～15。

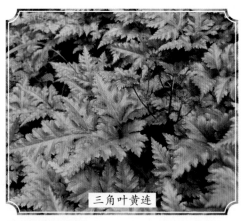

三角叶黄连

【生境分布】 黄连野生与栽培，生于山地林中阴湿处，分布于陕西、湖北、湖南、贵州、四川等省区。三角叶黄连生于山地凉湿有荫处。栽培于四川西部等地。云连生于海拔1500～2300m常绿阔叶林下，分布于云南东、西藏等地。

【采收加工】 栽培4～6年后即可采挖，以第5年采挖为好，常在秋末冬初，挖取根茎，除去地上部、须根及泥沙，烘干，温度应慢慢增高，撞去残留须根及灰渣。

【药材性状】 黄连 多集聚成簇，常弯曲，形如鸡爪，单枝根茎长3～6cm，直径0.3～0.8cm。表面灰黄色或黄褐色，粗糙，有不规则结节状隆起、须根及须根残基，有的节间表面平滑如茎杆，习称"过桥"。上部多残留褐色鳞叶，顶端常留有残余的茎或叶柄。质硬，断面不整齐，皮部橙红色或暗棕色，木部鲜黄色或橙黄色，呈放射状排列，髓部有的中空。气微，味极苦。

三角叶黄连 多为单枝，略呈圆柱形，微弯曲，长4～8cm，直径0.5～1cm。"过桥"较长。顶端有少许残茎。

云连 弯曲呈钩状，多为单枝，较细小。

【炮制】

黄连 除去杂质，润透后切薄片，晾干，或用时捣碎。

酒黄连 取净黄连，加酒拌匀，闷透，置锅内，用文火炒干，取出，放凉。每100kg黄连，用黄酒12.5kg。

姜黄连 取净黄连，加姜汁拌匀，置锅内，用文火炒至姜汁被吸尽或炒至干。每100kg黄连，用生姜12.5kg。

萸黄连 取吴茱萸加适量水煎煮，煎液与净黄连拌匀，待液吸尽，炒干。每100kg黄连，用吴茱萸10kg。

【**性味功能**】 味苦，性寒。有清热燥湿，泻火解毒的功能。

【**主治用法**】 用于湿热痞满，呕吐吞酸，泻痢，黄疸，高热神昏，心火亢盛，心烦不寐，血热吐衄，目赤，牙痛，消渴，痈肿疔疮；外治湿疹，湿疮，耳道流脓。酒黄连善清上焦火热。用于目赤，口疮。姜黄连清胃和胃止呕。用于寒热互结，湿热中阻，痞满呕吐。萸黄连舒肝和胃止呕。用于肝胃不和，呕吐吞酸。用量 2～5g。外用适量。

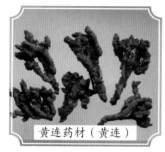
黄连药材（黄连）

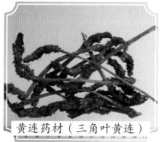
黄连药材（三角叶黄连）

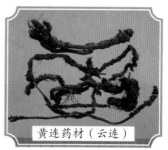
黄连药材（云连）

【混伪品】

同科植物峨眉黄连 *Coptis omeiensis* 的干燥根茎混为黄连使用，它们间主要区别见如下检索表：

1、叶片窄卵形或披针形········· 峨眉黄连 *Coptis omeiensis*

1、叶片窄卵状三角形

2、花瓣椭圆形，叶的裂片上的羽状深裂片的间距稀疏········· 云连 *Coptis teeta*

2、花瓣线形，窄披针形或披针形

3、叶的裂片上的羽状深裂片彼此密接或邻接，雄蕊为花瓣长的1/2～三角叶黄连 *Coptis deltoidea*

3、叶的裂片上的羽状深裂片的间距稀疏，雄蕊比花瓣稍短或等长······ 黄连 *Coptis chinensis*

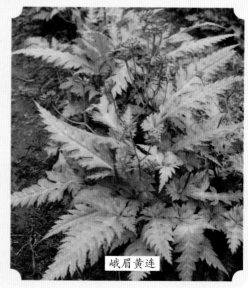
峨眉黄连

黄柏 Huangbai

【来源】 黄柏为芸香科 (Rutaceae) 植物黄皮树的干燥树皮。

【原植物】 黄皮树 *Phellodendron chinense* Schneid. 别名：川黄柏。

落叶乔木，高 10 ～ 12m。树皮灰褐色，有较厚木栓层，内层鲜黄色，有粘性。小枝暗红棕色，光滑。单数羽状复叶对生，有短柄；小叶 7 ～ 15，长圆状形或长圆状卵形，长 9 ～ 15cm，宽 3 ～ 5cm，先端长渐尖，基部宽楔形或近圆形，不对称，上面中脉生短毛，下面密生长柔毛；花序圆锥状，花轴与花枝密被短毛；花单性，雌雄异株，花小，黄绿色；萼片 5，卵形；花瓣 5 ～ 8，长圆形；雄花雄蕊 5 ～ 6，长于花瓣，花丝基部有白色长柔毛；雌花子房上位，5 室，柱头 5 裂。果轴及果枝密生短毛。浆果状核果球形，直径 1 ～ 1.2cm，密集成团；熟后紫黑色，有 5 核。花期 5 ～ 6 月，果期 10 月。

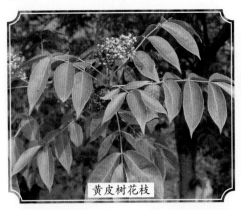
黄皮树花枝

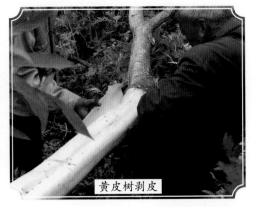
黄皮树剥皮

【采收加工】 常在 3 ～ 6 月间剥取树皮。选 10 年以上的树，轮流部分剥取，晒至半干，压平，刮净外层栓皮至露出黄色内皮，晒干。

【药材性状】 呈板片状或浅槽状，长宽不一，厚 3 ～ 6mm。外表面黄褐色或黄棕色，平坦或具纵沟纹，有的可见皮孔痕及残存的灰褐色粗皮。内表面暗黄色或淡棕色，具细密的纵棱纹。体轻，质硬，断面纤维性，呈裂片状分层，深黄色。气微，味甚苦，嚼之有黏性。

【炮制及饮片】 黄柏 除去杂质，喷淋清水，润透，切丝，干燥。

盐黄柏 取黄柏丝，加盐水拌匀，闷透，置锅内，以文火加热炒干，取出，放凉。每 100kg 黄柏丝用食盐 2kg。

黄柏炭　取黄柏丝，置热锅内，用武火炒至内部焦黄色或表面焦黑色，喷淋清水少许，熄灭火星，取出，晾干。

【**性味功能**】　味苦，性寒。有清热燥湿，泻火除蒸，解毒疗疮的功能。

【**主治用法**】　用于湿热泻痢，黄疸，带下，热淋，脚气，骨蒸劳热，盗汗，遗精。外用于疮疡肿毒，湿疹，瘙痒，口疮，黄水疮，烧、烫伤。用量 3 ～ 12g。盐黄柏有滋阴降火的功能。用于阴虚火旺，盗汗骨蒸。

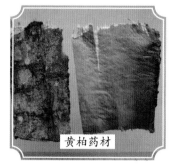

黄柏药材

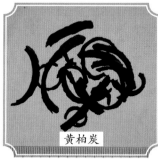

黄柏炭

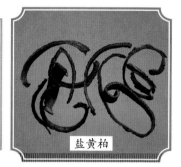

盐黄柏

【混伪品】

同科植物黄檗 *Phellodendron amurense* 曾与黄皮树同为中药黄柏的基源植物。与黄皮树相似，主要区别：栓皮厚，有弹性，内层鲜黄色。小叶 5 ～ 13 片，长圆状披针形、卵状披针形或近卵形，仅在下面中脉基部密生长柔毛。花丝基部有毛；退化雄蕊鳞片状。参见"关黄柏"项。

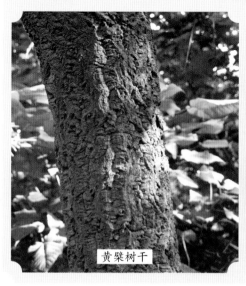

黄檗树干

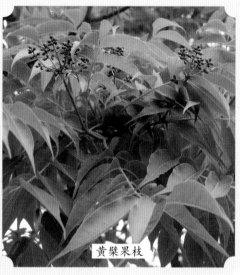

黄檗果枝

黄精 Huanging

【来源】 黄精为百合科（Liliaccae）植物滇黄精、黄精或多花黄精的干燥根茎。

【原植物】 1、滇黄精 *Polygonatum kingianum* Coll.et Hemsl. 别名：大黄精。

多年生草本。根茎肥大，稍呈块状或结节状膨大，直径 1～3cm。茎高 1～3m，顶端常作缠绕状。叶轮生，无柄，每轮通常 4～8 叶，叶片线形至线状披针形，长 6～20cm，宽 3～30mm，先端渐尖并拳卷。花腋生，下垂，通常 2～4 朵成短聚伞花序，总花梗长 1～2cm，花梗长 0.5～1.5cm，花梗基部有膜质小苞片。花被筒状，通常粉红色，全长 18～25mm，裂片窄卵形，长 3～5mm；雄蕊着生在花被管 1/2 以上处，花丝长 3～5mm；花柱长 10～14mm，为子房长的 2 倍以上。浆果球形，直径 1～1.5cm，成熟时红色。花期 3～5月，果期 9～10月。

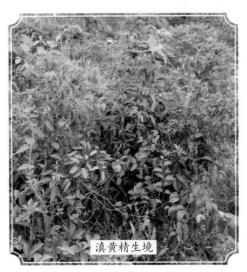

滇黄精生境

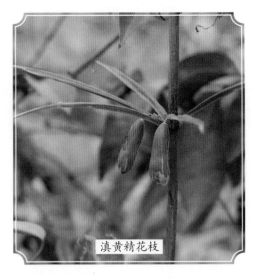

滇黄精花枝

2、黄精 *Polygonatum sibiricum* Delar. ex Redoute 别名：鸡头黄精。

多年生草本。根状茎圆柱形，节部膨大，横生。茎圆柱形，直立，常不分枝。叶无柄，4～6 枚轮生，稀见 5、7 枚轮生。叶为线状披针形，先端拳卷或弯曲成钩。花序常具 2～4 朵花，似成伞形状，总花柄长 1～2cm，花柄长 4～10mm，俯垂；苞片位于花柄基部，膜质，线状披针形，具 1 脉；花乳白色至淡黄色，长 9～12mm，下垂，花被愈合成筒状，上端具齿；雄蕊 6；柱头具白毛。浆果，球形，成熟时黑色。花期 5～6月，果期 7～8月。

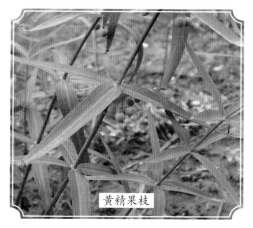
黄精果枝

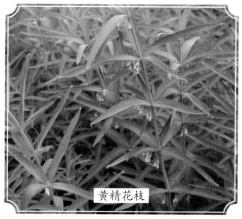
黄精花枝

3、多花黄精 *Polygonatum cyrtonema* Hua 别名：姜形黄精。

多年生草本，高 40 ～ 100cm。根茎横生，肥厚，稍结节状或连珠状，直径 1 ～ 2cm。茎粗，上部外倾，无毛。叶互生，无柄；叶椭圆形或长圆状披针形，长 10 ～ 20cm，宽 2 ～ 7cm，先端渐尖，基部宽楔形，全缘，两面无毛，凸起的叶脉 5 条。花腋生，常 2 ～ 3 朵或 17 朵集成伞形花丛，总花梗长达 6cm，花梗长不及总花梗的一半；花被筒状，长达 3.5cm，淡黄绿色或绿白色，裂片 6，三角状卵形；雄蕊 6，着生于花被筒中部以上，花丝先端膨大呈囊状或炬状，有乳头状突起。子房近球形，花柱长约 1.5cm。浆果球形，直径约 1cm，熟时紫黑色。花期 4 ～ 6 月，果期 6 ～ 10 月。

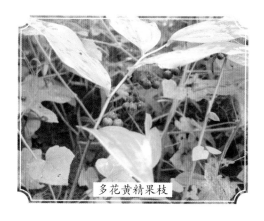
多花黄精果枝

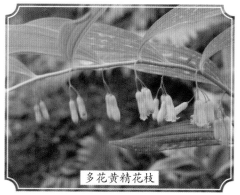
多花黄精花枝

【生境分布】 滇黄精　生于林下、灌丛或阴湿草坡，分布于广西、四川、贵州、云南等省区。黄精生于林下、灌丛、沟边，分布于长江以北各地区。多花黄精生于林缘、灌木丛中或沟谷两旁阴湿处，分布于陕西、河南及长江以南各地区。

【采收加工】 春、秋二季采挖，除去须根，洗净，置沸水中略烫或蒸至透心，干燥。

【药材性状】 滇黄精　呈肥厚肉质的结节块状，结节长可达 10cm 以上，宽 3 ～ 6cm，厚 2 ～ 3cm。表面淡黄色至黄棕色，具环节，有皱纹及须根痕，结节上侧茎痕呈圆盘状，圆周凹入，中部突出。质硬而韧，不易折断，断面角质，淡黄色至黄棕色。气微，味甜，嚼之有黏性。

黄精　根茎圆锥状，常有分枝，先端膨大，全体形如鸡头，长 3 ～ 10cm，直径 0.5 ～ 1.5cm，有细纵皱纹。环节皮状，节间长 0.5 ～ 1cm；表面黄白色或灰黄色，半透明，有纵皱纹，茎痕圆形。质坚脆，半透明。气微，味甜。有粘性。

多花黄精　呈长条结节块状，长短不等，常数个块状结节相连。表面灰黄色或黄褐色，粗糙，结节上侧有突出的圆盘状茎痕，直径 0.8 ～ 1.5cm。

【炮制及饮片】 黄精　除去杂质，洗净，略润，切厚片，干燥。

酒黄精　取净黄精，加入黄酒拌匀置适宜的容器内，密闭，隔水加热或用蒸汽加热炖透或蒸透，至黄酒完全被吸尽时，稍晾，切厚片，干燥。每 100kg 黄精，用黄酒 20kg。

【性味功能】 味甘，性平。有补气养阴，健脾，润肺，益肾的功能。

【主治用法】 用于脾胃虚弱，体倦乏力，口干食少，肺虚燥咳，精血不足，内热消渴。用量 9 ～ 15g。

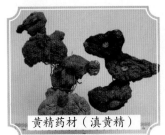
黄精药材（滇黄精）

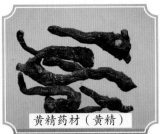
黄精药材（黄精）

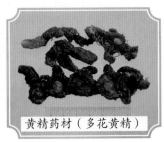
黄精药材（多花黄精）

【混伪品】

同科多种植物的干燥根茎混为黄精使用，它们间主要区别见如下检索表：

1、花被长 (1.3 ～)1.5 ～ 3cm

　2、叶互生

　　3、根状茎圆柱状（节不粗大，节间较长）

　　　4、花序具 1 ～ 2(～ 4) 花·······玉竹 *Polygonatum odoratum*

　　　4、花序具 (3 ～)5 ～ 12(～ 17) 花·····热河黄精 *Polygonatum macropodium*

3、根状茎姜状、连珠状或稍连珠状（节粗大，节间较短）……多花黄精*Polygonatum cyrtonema*

2、叶多轮生或对生，植株常高1m以上……………滇黄精*Polygonatum kingianum*

1、花被长0.6～1.2(～1.5)cm

5、叶先端直

6、叶花后俯垂…………垂叶黄精*Polygonatum curvistylum*

6、叶平展或上举，花序梗长1～2cm，根状茎径0.7～1.5cm..轮叶黄精*Polygonatum verticillatum*

5、叶先端弯曲或拳卷

7、花柱长为子房1.5～2倍……黄精*Polygonatum sibiricum*

7、花柱稍短或稍长于子房

8、花序常具2花；无苞片，或苞片长1～2mm，无脉…卷叶黄精*Polygonatum cirrhifolium*

8、花序具2～6(～11)花，近伞状；苞片长(1～)2～6mm，具1脉……湖北黄精*Polygonatum zanlanscianense*

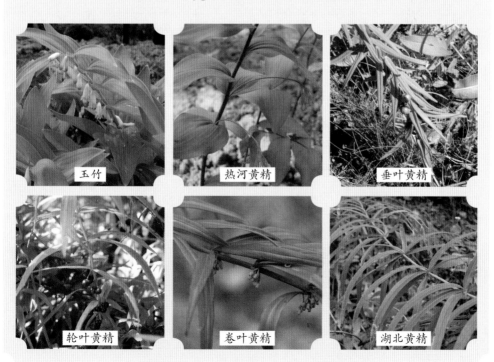

玉竹　　　热河黄精　　　垂叶黄精

轮叶黄精　　　卷叶黄精　　　湖北黄精

菝葜 Baqia

【来源】为百合科（Liliaceae）植物菝葜的干燥根茎。

【原植物】菝葜 *Smilax china* L.

落叶攀援状灌木。根茎横走，粗大，坚硬，木质，膨大部分呈不规则的菱角状，疏生须根，直径 2～3cm，棕色。茎园柱形，坚硬，长 1～5m，有疏刺，具少数分枝。单叶互生，叶柄长 5～15mm，脱落点位于中部以上，两侧具卷须，下半部具鞘；叶片革质，有光泽，干后红褐色或古铜色，宽卵形或椭园形，长 3～10cm，宽 1.5～6(～10)cm，先端短尖或园形，基部近园形或心形，全缘，光滑，下面微白。伞形花序腋生，生于小枝上；总花梗长 1～2cm；花单性，雌雄异株，绿黄色，雄花外轮花被片 3，矩园形；内轮花被片 3，稍窄，雄蕊 6；雌花具退化雄蕊 6，子房上位，长卵形，3 室，柱头 3 裂。浆果球形，成熟时红色，直径 6～15mm，有种子 1～3 粒。花期 4～5 月。果期 6～8 月。

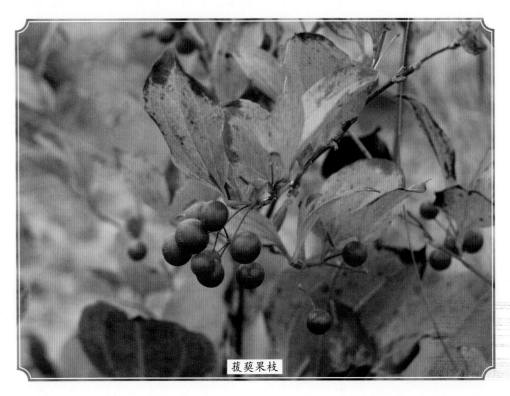

菝葜果枝

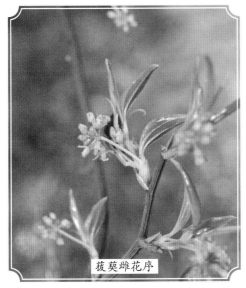

菝葜雌花序

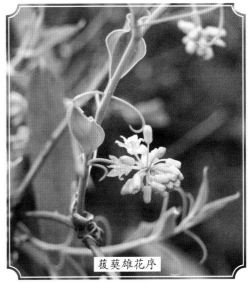

菝葜雄花序

【生境分布】 生于山坡林下，灌木丛中，路旁。分布于陕西、山东、安徽、江苏、浙江、江西、河南、湖北、湖南、四川、广西等省区。

【采收加工】 于秋、冬季采挖地下根茎，洗净，除去须根，晒干；或趁鲜切成薄片，晒干即可。

【药材性状】 根状茎为不规则块状或略呈扁柱状，具隆起的结节和不规则凹陷，长 10 ～ 20cm，直径 1 ～ 2.5cm。外表黄棕色或紫棕色，顶端园锥状突起，有坚硬的须根残基及芽痕。质坚硬，断面红棕色或黄棕色，粗纤维性。味微苦。

【炮制及饮片】 除去杂质；未切片者，浸泡，洗净，润透，切薄片，干燥。

【性味功能】 味甘、淡，性平。有祛风除湿，解毒消肿的功能。

【主治用法】 用于风湿性关节痛，跌打损伤，胃肠炎，痢疾，糖尿病，癌症，蜂窝组织炎，急性淋巴结炎等症。用量：15 ～ 30g。

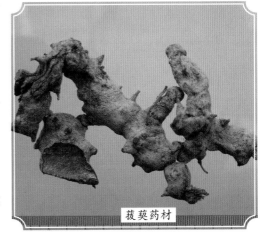

菝葜药材

菟丝子 Tusizi

【来源】 菟丝子为旋花科 (Convolvulaceae) 植物南方菟丝子或菟丝子的干燥成熟种子。

【原植物】 1、南方菟丝子 Cuscuta australis R. Br. 别名：金线藤

茎黄色，纤细，径约1mm。花序侧生，少花至多花集成聚伞状团伞花序，花序梗近无；苞片及小苞片鳞片状。花梗长 1 ～ 2.5mm；花萼杯状，萼片 3 ～ 5，长圆形或近圆形，长 0.8 ～ 1.8mm；花冠白或乳白色，杯状，长约2mm，裂片卵形或长圆形，与花冠筒近等长，直伸；

雄蕊生于花冠裂片间弯缺处，短于裂片，鳞片短于花冠筒，2 裂，具小流苏；花柱 2，等长或不等长，柱头球形。蒴果扁球形，径 3 ～ 4mm，下部为宿存花冠所包，不规则开裂。种子 4，卵圆形，淡褐色，长约1.5mm，粗糙。

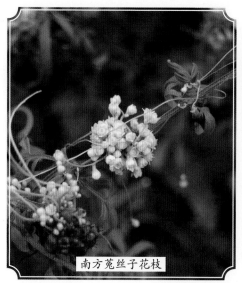
南方菟丝子花枝

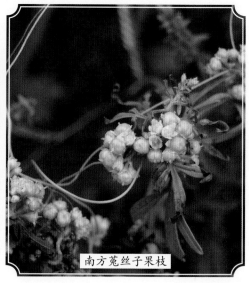
南方菟丝子果枝

2、菟丝子 Cuscuta chinensis Lam.

一年生寄生植物。茎缠绕，纤细，黄色，无叶。花多数簇生，花柄粗壮；苞片和小苞片小，鳞片状；花萼杯状，5 裂，中部以下连合，裂片三角形，顶端钝；花冠白色，壶状或钟状，顶端 5 裂，裂片向外反曲，宿存；雄蕊 5，着生于花冠

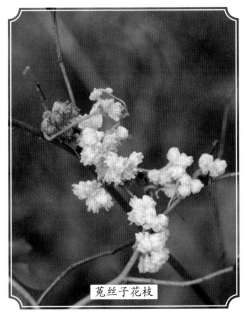
菟丝子花枝

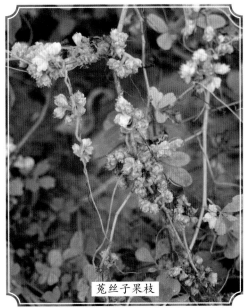
菟丝子果枝

裂片弯缺的微下处，与花冠裂片互生；鳞片5，长圆状，边缘流苏状；子房近球形，2室；花柱2，柱头球形。蒴果，近球形，几乎全为宿存的花冠所包围，成熟时整齐地周裂。种子卵形，淡褐色，表面粗糙。花期7－8月，果期8－9月。

【生境分布】 南方菟丝子。生于海拔100～2000m田野及路边，寄生豆科、菊科蒿属、马鞭草科牡荆属等。分布于辽宁、河北、河南、山东、江苏、安徽、浙江、福建、台湾、江西、湖北、湖南、广东、云南、贵州、四川、陕西、宁夏及新疆。菟丝子生于田边、荒地及灌木丛中多寄生于豆科、菊科、藜科等植物。分布于全国各地。

【采收加工】 秋季果实成熟时，采收植株，晒干，打下种子，除去杂质。

【药材性状】 本品呈类球形，直径1～2mm。表面灰棕色至棕褐色，粗糙，种脐线形或扁圆形。质坚实，不易以指甲压碎。气微，味淡。

【炮制及饮片】 菟丝子 除去杂质，洗净，晒干。

盐菟丝子 取净菟丝子，加盐水拌匀，闷透，置锅内，以文火加热，炒至微鼓起，取出，放凉。一般每100kg净药材用食盐2kg。本品表面棕黄色，裂开，略有香气。加沸水浸泡后，表面有黏性，煎煮后可露出黄色至棕褐色卷旋状的胚。

【性味功能】 味甘，性温。有滋补肝肾，固精缩尿，安胎，明目，止泻的功能。

【主治用法】 用于阳痿遗精，尿有余沥，遗尿尿频，腰膝酸软，目昏耳鸣，肾虚胎漏，胎动不安，脾肾虚泻；外治白癜风。用量6～12g；外用适量。

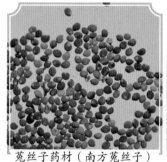 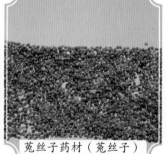 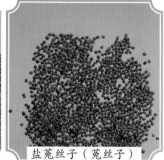

菟丝子药材（南方菟丝子）　　菟丝子药材（菟丝子）　　盐菟丝子（菟丝子）

【混伪品】

同科植物金灯藤 Cuscuta japonica 的干燥成熟种子混为菟丝子使用，它们间主要区别见如下检索表：

1. 花柱 1；花序穗状、总状或圆锥状；茎较粗；常寄生木本植物………金灯藤 Cuscuta japonica

1. 花柱 2，伸长；密集聚伞状伞形花序或团伞花序；茎纤细成丝状，常寄生草本植物

　　2. 果全为宿存花冠包被，周裂；花冠裂片龙骨状……………菟丝子 Cuscuta chinensis

　　2. 果下部为宿存花冠包被，不整齐开裂；花冠裂片扁平………南方菟丝子 Cuscuta australis

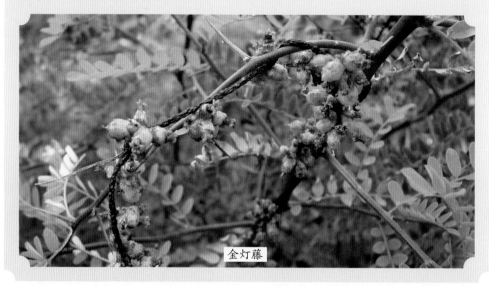

金灯藤

菊花 Juhua

【来源】 菊花为菊科 (Compositae) 植物菊的干燥头状花序。

【原植物】 菊 *Chrysanthemum morifolium* Ramat.

多年生草本。株高 30 ～ 90cm。茎直立，基部木质，多分枝，密被白色短柔毛，略带紫红色。叶有柄，卵形至披针形，长 5 ～ 15cm，宽 3 ～ 4cm，先端钝或锐尖，基部近心形或宽楔形，羽状深裂或浅裂，裂片长圆状卵形以至近圆形，边缘有缺刻和锯齿，上面深绿色，下面淡绿色，两面密被白色短毛；叶柄长或短，有沟槽。头状花序，单生或数个集生于茎枝顶端，直径 2.5 ～ 15cm，总苞片 3 ～ 4 层，外层卵形或卵状披针形，绿色，边缘膜质；内层长椭圆形，边缘宽，褐色膜质。舌状花冠白色、黄色、淡红色、淡紫色至紫红色；管状花黄色。花、果期 9 ～ 10 月。

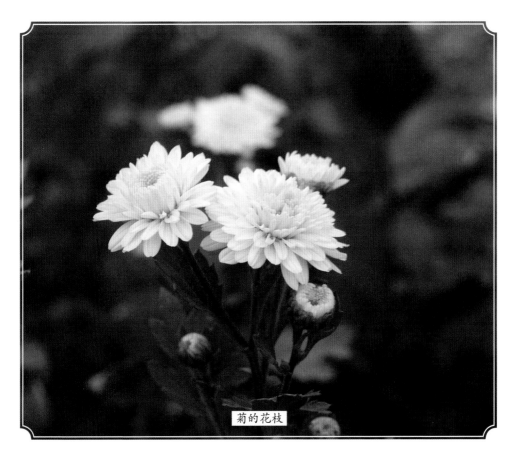

菊的花枝

【生境分布】 栽培于气候温暖，阳光充足，排水良好的沙质土壤。分布于华东、华南、中南及西南各省。

【采收加工】 9～11月花盛开时分批采收，阴干或焙干，或熏、蒸后晒干。药材按产地和加工方法不同，分为"亳菊"、"滁菊"、"贡菊"、"杭菊"。

【药材性状】 亳菊　呈倒圆锥形或圆筒形，有时稍压扁呈扇形，直径1.5～3cm，离散。总苞碟状；总苞片3～4层，卵形或椭圆形，草质，黄绿色或褐绿色，外面被柔毛，边缘膜质。花托半球形，无托片或托毛。舌状花数层，雌性，位于外围，类白色，劲直，上举，纵向折缩，散生金黄色腺点；管状花多数，两性，位于中央，为舌状花所隐藏，黄色，顶端5齿裂。瘦果不发育，无冠毛。体轻，质柔润，干时松脆。气清香，味甘、微苦。

滁菊　呈不规则球形或扁球形，直径1.5～2.5cm。舌状花尖白色，不规则扭曲，内卷，边缘皱缩，有时可见淡褐色腺点；管状花大多隐藏。

贡菊　呈扁球形或不规则球形，直径1.5～2.5cm。舌状花白色或类白色，斜升，上部反折，边缘稍内卷而皱缩，通常无腺点；管状花少，外露。

杭菊　呈碟形或扁球形，直径2.5～4cm，常数个相连成片。舌状花类白色或黄色，平展或微折叠，彼此粘连，通常无腺点；管状花多数，外露。

【性味功能】 味甘、苦，性微寒。有散风清热，平肝明目，抗菌，降压功能。

【主治用法】 用于风热感冒，头痛眩晕，耳鸣，目赤肿痛，眼花目昏，心胸烦热，疔疮，肿毒，结膜炎，乳腺炎，高血压等。用量5～9g。

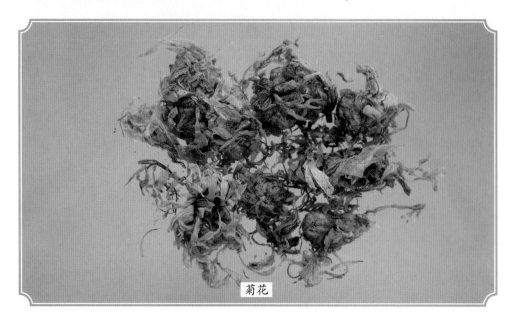

菊花

梅花 Meihua

【来源】 梅花为蔷薇科（Rosaceae）植物梅的干燥花蕾。

【原植物】 梅 *Prunus mume* (Sieb.) Sieb. et Zucc.

落叶乔木，稀为灌木。株高 4 ～ 10m。树皮灰色或稍带绿色，光滑无毛。叶狭卵形至宽卵圆形，长 4 ～ 8cm，宽 2 ～ 4cm，先端长渐尖，基部宽楔形，边缘具细锯齿，两面微被柔毛；叶柄长约 1cm，近顶端处有 2 腺体。花 1 ～ 2 朵，具极短花梗，直径 2 ～ 2.5cm，有香味。萼筒广钟形，被短柔毛。萼片近卵圆形。花瓣白色至淡红色。雄蕊多数，子房密被柔毛。核果，近球形，有沟，直径 2 ～ 3cm，黄色或淡绿色，具柔毛，味酸。果核卵圆形。花期早春。

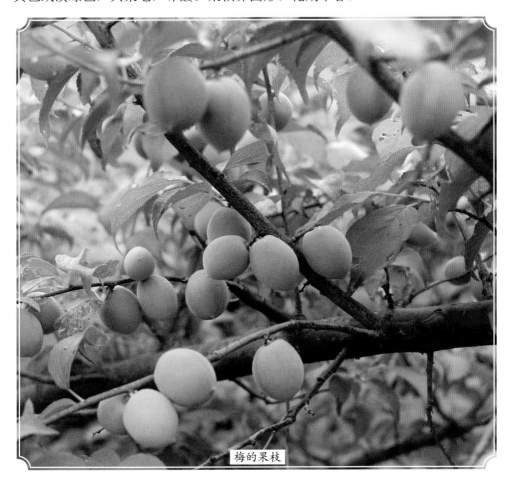
梅的果枝

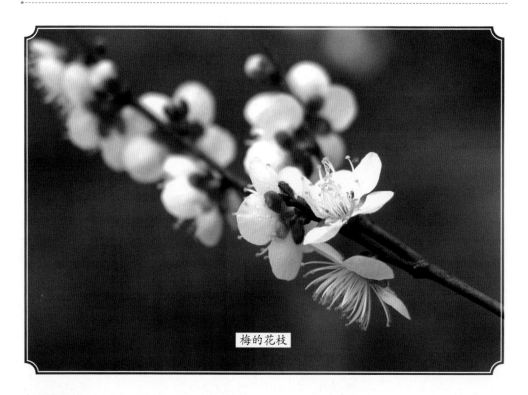

梅的花枝

【生境分布】 东北、华北有盆栽,长江以南各省有栽培或野生。分布于浙江、福建、湖南、广东、广西、四川、云南等。

【采收加工】 初春花未开放时采摘,及时低温干燥。

【药材性状】 梅花球形,直径3～6mm,有短梗。苞片数层,鳞片状,棕褐色。花萼5,灰绿色或棕红色。花瓣5或多数,黄白色或淡粉红色。雄蕊多数;雌蕊1,子房密被细柔毛。体轻。气清香,味微苦、涩。

【性味功能】 味酸、涩,性平。有解郁疏肝,理气和胃,解疮毒的功能。

【主治用法】 用于郁闷心烦,肝胃气痛,梅核气,瘰疬疮毒等症。用量2.5～4.5g。

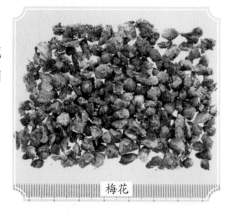

梅花

《Flora of China》已将梅的拉丁名 *Prunus mume* 修订为 *Armeniaca mume*

常山 Changshan

【来源】 常山为虎耳草科 (Saxifragaceae) 植物常山的根。

【原植物】 常山 *Dichroa febrifuga* Lour. 别名：黄常山，鸡骨常山。

灌木，高 1～2m。主根圆柱形，木质，常弯曲，长达 30cm，黄棕色或灰棕色。茎枝有节，幼时有棕黄色短毛。叶对生，叶柄长 1～2cm，叶椭圆形、宽披针形或长圆状倒卵形，长 7～15cm，宽 2～5cm，先端渐尖，基部楔形，边缘有锯齿，幼时两面疏生棕黄色短毛。伞房状圆锥花序着生于枝顶或上部叶腋，花序梗长约 2cm，密生棕黄色短毛；苞片线状披针形，小花梗长 3～5mm；花萼管状，淡蓝色，管外密生棕色短毛，萼齿 5～6，三角形；花瓣 5～6，蓝色，长圆状披针形或卵形，长约 8mm，先端钝，基部截形，展开后向下反折；雄蕊 10～12，着生于花瓣基部，花药蓝色，长椭圆形，纵裂；子房半下位，长圆形，1 室，花柱 4，柱头椭圆形。浆果球形，直径 5～6mm，蓝色，有宿存萼和花柱。花期 6～7 月。果期 8～9 月。

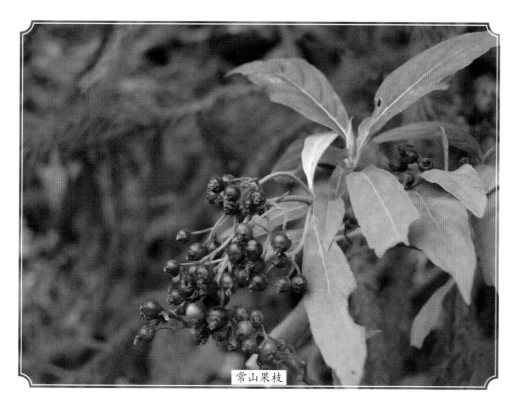

常山果枝

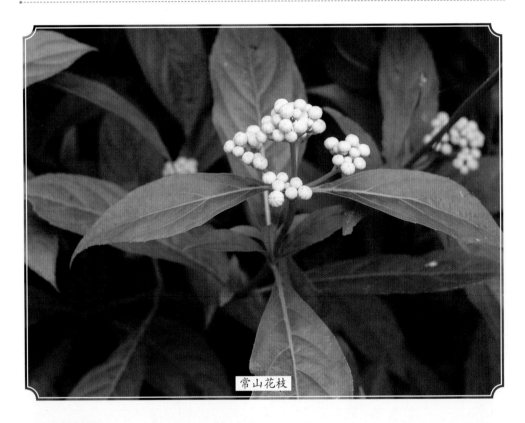

常山花枝

【生境分布】 生于山坡疏林中阴湿处。分布于广西、贵州、云南、四川、湖南、湖北、福建、广东、江西、甘肃及陕西南部。

【采收加工】 秋冬季挖取根部，除去茎苗及须根，洗净，晒干。夏季采叶，晒干。

【药材性状】 常山呈圆柱形，常弯曲扭转，或有分枝，长9～15cm，直径0.5～2cm。棕黄色，具细纵纹，外皮易剥落，剥落处露出淡黄色木部。质坚硬，不易折断，折断时有粉尘飞扬；横切面黄白色，射线类白色，呈放射状。无臭，味苦。

【炮制及饮片】 常山　除去杂质，分开大小，浸泡，润透，切薄片，晒干。

炒常山　取常山片，置热锅中，用文火炒至色变深时，取出，放凉。

【性味功能】 味苦、辛，性寒。有除痰，截疟的功能。

【主治用法】 用于疟疾，淡饮，胸胁胀满。外用治骨折，跌打损伤。用量4.5～9g。水煎服，或入丸、散。孕妇忌服，老年体弱慎用。

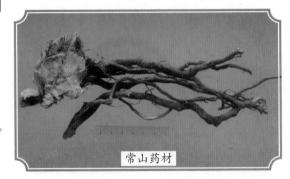

常山药材

野菊花 Yejuhua

【来源】本品为菊科（Compositae）植物野菊的头状花序。

【原植物】野菊 *Chrysanthemum indicum* L. 别名：野菊花，山菊花。

多年生草本，高达 1m。根状茎粗厚，有分枝。茎基部匍匐状，上部直立。基生叶脱落；茎生叶互生，叶柄有锯齿；叶卵状椭圆形或长圆状卵形，长 4～8cm，宽 1～3cm，羽状深裂，顶端裂片较大，侧裂片通常 2 对，卵形或长圆形，边缘浅裂或有锯齿，上面深绿色，有腺体，下面淡绿色，两面有细毛。头状花序顶生，排成伞房状圆锥花序或不规则伞房花序；总苞半球形，长 5～6mm，直径 8～20mm，总苞片 4 层，外层椭圆形，较内层稍短，边缘膜质；小花黄色，外围 1 层舌状花，舌片 10～14mm，先端 3 浅裂，雌性；中部管状花两性，先端 5 裂。序果长约 1.5mm，有 5 条纵纹，无冠毛。花期 9～10 月。

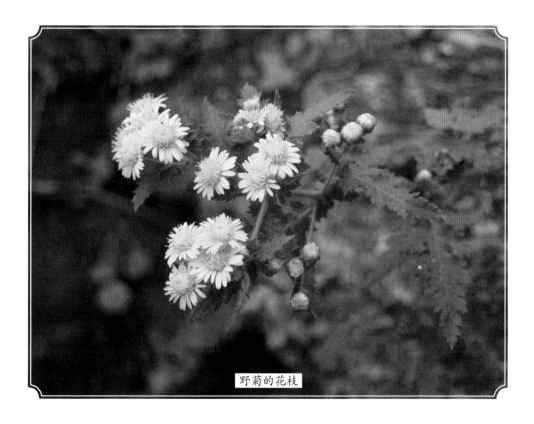

野菊的花枝

691

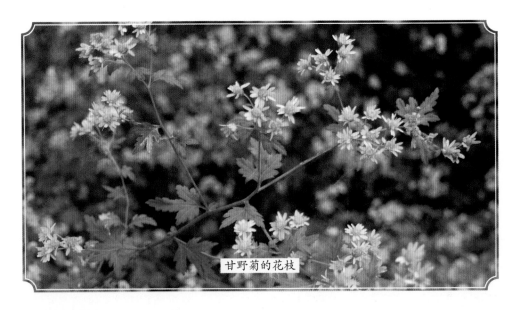

甘野菊的花枝

【生境分布】 生于山野路边、丘陵荒地及林地边缘。除新疆外，全国各地均有野生或栽培。

【采收加工】 秋季花初开时采摘，拣去残叶，晒干或蒸后晒干。

【药材性状】 呈类球形，直径0.3～1cm，棕黄色。总苞由4～5层苞片组成，外层苞片卵形或条形，外表面中部灰绿色或淡棕色，通常被有白毛，边缘膜质；内层苞片长椭圆形，膜质，外表面无毛。总苞基部有的残留总花梗。舌状花1轮，黄色，皱缩卷曲；管状花多数，深黄色。体轻。气芳香，味苦。

【性味功能】 味苦、微辛，性微寒。有清热解毒，泻火，消肿，降血压，清肝明目的功能。

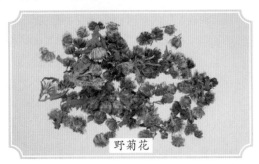

野菊花

【主治用法】 用于头痛眩晕，目赤肿痛，疔疮肿毒，高血压病，肝炎，肠炎，蛇虫咬伤等。用量9～15g。外用适量，煎汤外洗或制膏外涂。

🌾【混伪品】

同科植物甘野菊 *Dendranthema lavandulifolium* 的花混作野菊花入药。与野菊的主要区别：甘野菊叶为二回羽状分裂，一回全裂或几全裂。

蛇床子 Shechuangzi

【来源】 蛇床子为伞形科（Umbelliferae）植物蛇床的干燥成熟果实。

【原植物】 蛇床 *Cnidium monnieri* (L.) Cuss.

一年生草本，高20～80cm。茎有分枝，疏生细柔毛。基生叶轮廓长圆形或卵形，2～3回羽状全裂；一回羽片3～4对；二回羽片具短柄或无柄，最终裂片线形或线状披针形，先端成尾状尖，边缘白色有短柔毛；叶柄长4～8cm。茎生叶与基生叶同形。复伞形花序，伞辐8～17；总苞片7～10，线形，被纤毛；小总苞9～11，线形，小伞形花序着花20～30朵；花瓣白色，先端具内卷的小舌片。双悬果，椭圆形，长2.2～2.5mm。花期6～7月，果期7～8月。

【生境分布】 生于海边、路旁、田间草地、河边湿地。分布几遍全国。

【采收加工】 夏、秋季采收。拔齐全株，晒干后打下果实，除去杂质，筛去灰屑即可。

【药材性状】 本品为双悬果，呈椭圆形，长2～4mm，直径2mm。表面灰黄色或灰褐色，顶端有2枚向外弯曲的柱基，基部偶有细梗。分果的背面有薄而突起的纵棱5条，接合面平坦，有2条棕色略突起的纵棱线。果皮松脆，揉搓易脱落，种子细小，灰棕色，显油性。气香，味辛凉，有麻舌感。

【性味功能】 味辛、苦，性温，有小毒。有温肾壮阳，燥湿，祛风，杀虫的功能。

【主治用法】 用于阳痿，宫冷，寒湿带下，湿痹腰痛；外治外阴湿疹，妇人阴痒；滴虫性阴道炎。用量3～9g；外用适量。水煎汤熏洗，或研末调敷。

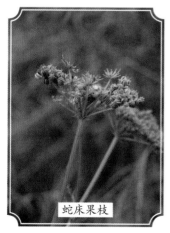
蛇床果枝

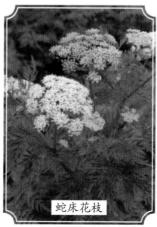
蛇床花枝

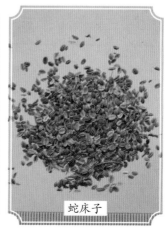
蛇床子

银杏叶 Yinxingye

【来源】银杏叶为银杏科（Ginkgoaceae）植物银杏的干燥叶。

【原植物】银杏 *Ginkgo biloba* L. 参见"白果"项。

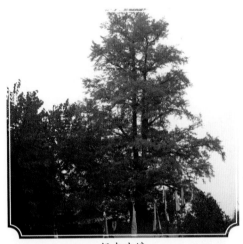

银杏生境

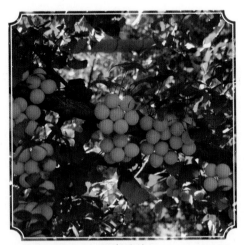

银杏果枝

【生境分布】生于向阳，湿润肥沃的壤土及砂壤土中。分布于全国在部分地区。均为栽培。

【采收加工】秋季叶尚绿时采收，及时干燥。

【药材性状】本品多皱折或破碎，完整者呈扇形，长 3～12cm，宽 5～15cm。黄绿色或浅棕黄色，上缘呈不规则的波状弯曲，有的中间凹入，深者可达叶长的 4/5。具二叉状平行叶脉，细而密，光滑无毛，易纵向撕裂。叶基楔形叶柄长 2～8cm。体轻。气微，味微苦。

【炮制及饮片】去净杂质，筛去泥土。

【性味功能】味甘、苦、涩，性平。有敛肺，平喘，活血化瘀，止痛的功能。

【主治用法】用于肺虚咳喘；冠心病，心绞痛，高血脂。用量 9～12g。水煎服。有实邪者忌用。

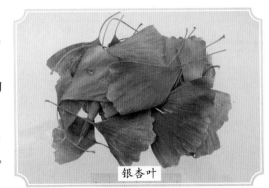

银杏叶

银柴胡 Yinchaihu

【来源】 银柴胡为石竹科（Caryophyllaceae）植物银柴胡的干燥根。

【原植物】 银柴胡 *Stellaria dichotoma* L. var. *lanceolata* Bge.

多年生草本。株高 20～40cm，密被腺毛或柔毛。茎多数，丛生，由基部明显多次二歧分枝，节膨大。叶无柄，披针形，先端急尖，基部圆形。二歧聚伞花序顶生，具多花。苞片小，叶状，卵状披针形。花梗细，有柔毛。萼片 5，边缘狭膜质，背面被腺毛或短柔毛。花瓣 5，白色。雄蕊 10。花柱 3。蒴果广椭圆形，较萼短一半，6 瓣裂，具 1～2 种子。种子黑褐色。花期 6～7 月。

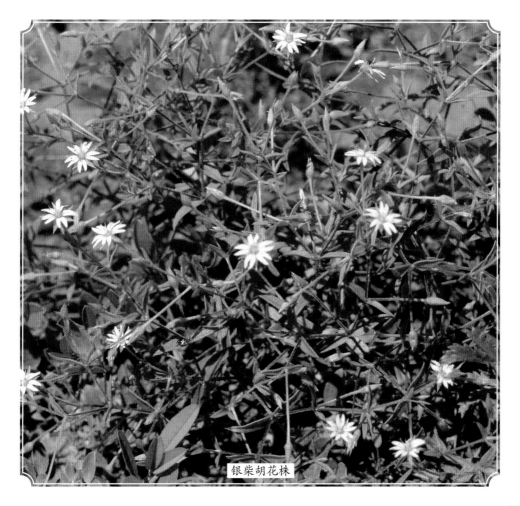

银柴胡花株

【**生境分布**】生于干燥草原及山坡悬崖石缝中。分布于甘肃、陕西、内蒙古等地。

【**采收加工**】春、夏间植株萌发或秋后茎叶枯萎时采挖；栽培品于种植后第三年9月中旬或第四年4月中旬采挖，除去残茎、须根及泥沙，晒干。

【**药材性状**】类圆柱形，偶有分枝，长15～40cm，直径0.5～2.5cm。淡棕黄色或浅棕色，有扭曲的纵皱纹及支根痕，多具孔穴状或盘状凹陷，习称"砂眼"，从砂眼处折断可见棕色裂隙中有细砂散出。根头部略膨大，有密集的呈疣状突起的芽苞、茎或根茎的残基，习称"珍珠盘"。质硬而脆，易折断，断面不平坦，较疏松，有裂隙，皮部甚薄，木部有黄、白色相间的放射状纹理。气微，味甘。

【**炮制及饮片**】除去杂质，洗净，润透，切厚片，干燥。

【**性味功能**】味甘，性微寒。有清虚热，除疳热的功能。

【**主治用法**】用于阴虚发热，骨蒸劳热，小儿疳热。用量3～9g。水煎服或入丸散。

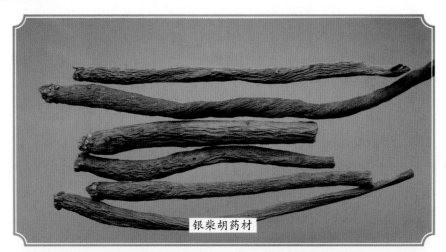

银柴胡药材

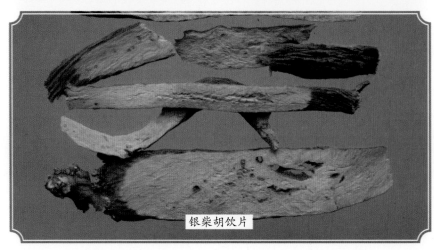

银柴胡饮片

猪牙皂 Zhuyazao

【来源】 猪牙皂为豆科（Leguminosae）植物皂荚的干燥不育果实。

【原植物】 皂荚 *Gleditsia sinensis* Lam. 参见"皂角刺"项。

【生境分布】 生于山坡、丛林。我国各省区均有栽培。

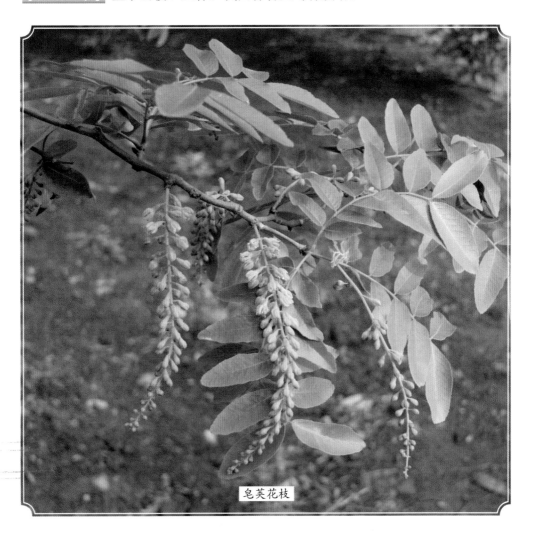

皂荚花枝

【采收加工】 秋季采收，除去杂质，干燥。

【药材性状】 猪牙皂圆柱形，略扁而弯曲，长 5 ～ 11cm，宽 0.7 ～ 1.5cm。表面紫棕色或紫褐色，被灰白色蜡质粉霜，擦去后有光泽，并有细小的疣状突起及线状或网状的裂纹。顶端有鸟喙状花柱残基，基部具果梗残痕。质硬而脆，易折断，断面棕黄色，中间疏松，有淡绿色或淡棕黄色的丝状物，偶有发育不全的种子。气微，有刺激性，味先甜而后辣。

【炮制及饮片】 除去杂质，洗净，晒干。用时捣碎。

【性味功能】 味辛、咸，性温；有小毒。有祛痰开窍，散结消肿的功能。

【主治用法】 用于中风口噤，昏迷不醒，癫痫痰盛，关窍不通，喉痹痰阻，顽痰喘咳，咯痰不爽，大便燥结；外治痈肿等。用量 1 ～ 1.5g，多入丸散用。外用适量，研末吹鼻取嚏或研末调敷患处。孕妇及咯血、吐血患者禁用。

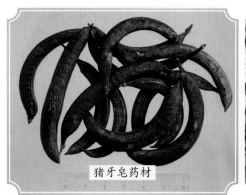

猪牙皂药材

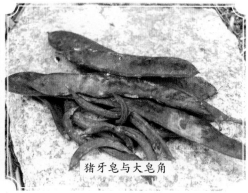

猪牙皂与大皂角

🌸【混伪品】

　　皂荚的干燥发育成熟果实为大皂角。

猪苓 Zhuling

【来源】 为多孔菌科（Polyporaceae）真菌猪苓的干燥菌核。

【原植物】 猪苓 *Polyporus umbellatus* (Pers.) Fries.

菌核形状不规则，为凹凸不平瘤状突起的块状或球状，稍扁，有的有分枝如姜状，表面棕黑色或黑褐色，有油漆光泽，内部白色至淡褐色，半木质化，干燥后坚而不实，较轻，略带弹性。子实体在夏秋季且条件适宜时，会从菌核体内伸出地面，伞状或伞状半圆形，有柄，上部多分枝，每支顶端有一菌盖，菌盖肉质柔软，于干燥后坚硬而脆，近圆形而薄，直径 1～4cm，中凹，有淡黄褐色的纤维状鳞片，无环纹，边缘薄而锐，常内卷；菌肉薄，白色；菌管与菌肉皆为白色，管口圆形至多角形。

【生境分布】 生于阔叶林或混交林中，菌核埋生于地下树根旁。全国大部分地区有分布。

【采收加工】 于栽后三到四年秋季采收。采收时，将全部菌材和菌核挖出，选菌核灰褐色、核体松软的灰苓、黑苓留作种苓，秋栽或春栽。其余的菌核，洗净泥土晒干即可入药。

【药材性状】 猪苓条形、类圆形或扁块状，有的有分枝，长5～25cm，直径2～6cm。表面黑色、灰黑色或棕黑色，皱缩或有瘤状突起。体轻，质硬，断面类白色或黄白色，略呈颗粒状。气微，味淡。

【炮制及饮片】 除去杂质，浸泡，洗净，润透，切厚片，干燥。

【性味功能】 味甘、淡，性平。有利水渗湿，抗癌的功能。

【主治用法】 用于小便不利，水肿，泄泻，淋浊，带下。用量6～12g。

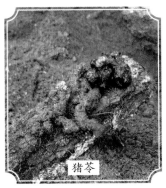
猪苓

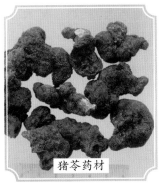
猪苓药材

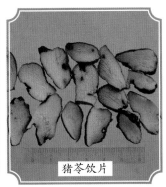
猪苓饮片

猫爪草 Maozhuacao

【来源】 猫爪草为毛茛科（Ranunculaceae）植物猫爪草的块根。

【原植物】 猫爪草 *Ranunculus ternatus* Thunb. 别名：小毛茛。

多年生小草本。块根数个簇生，肉质，近纺锤形或近球形。茎高 10 ～ 17cm，无毛或近无毛。基生叶丛生，有长柄，三出复叶或 3 浅裂至 3 深裂的单叶，小叶片长 0.5 ～ 1.7cm，宽 0.5 ～ 1.5cm；茎生叶多无柄，较小，裂片细窄。聚伞花序有花 1 ～ 3；萼片 5，绿色，长约 3mm，外面被疏柔毛；花瓣 5，黄色，倒卵形，长约 8mm，基部有蜜槽；雄蕊多数，花丝扁平；心皮多数，离生，丛集于膨大的花托上；子房有 1 胚珠，柱头细小。多数瘦果集成球状聚合果，瘦果扁卵形，细小，直径约 1mm，表面淡棕色，平滑，顶端具短喙。花期 3 ～ 4 月，果期 4 ～ 5 月。

【生境分布】 生于湿草地或水田边。分布于河南、江苏、安徽、浙江、江西、福建、台湾、湖北、湖南、广东、广西、四川、贵州、云南等省区。

【采收加工】 春、秋季采挖，除去茎叶、须根及泥土，晒干。

【药材性状】 猫爪草纺锤形，常 3 数个至 20 多个簇生成猫爪状，长 3 ～ 7mm，直径 1.5 ～ 3.5mm。表面淡棕色至暗棕色，平滑或有细纵皱纹，顶端有茎痕或残留茎基及叶柄基部，下面间有须状细根。质坚实，断面类白色或淡棕色。粉性，气微，味淡、微辛。

【性味功能】 味甘、辛，性温。有散结、消肿，止咳祛痰的功能。

【主治用法】 用于淋巴结结核未溃，瘰疬，肺结核，疟疾。用量 15 ～ 30g（鲜品可用 120 ～ 150g）。水煎服。外用适量，研末敷。

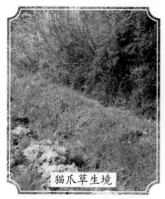
猫爪草生境

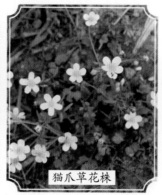
猫爪草花株

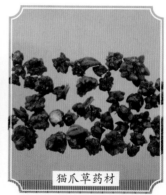
猫爪草药材

旋覆花 Xuanfuhua

【来源】 旋覆花为菊科 (Compositae) 植物旋覆花或欧亚旋覆花的干燥头状花序。

【原植物】 1、旋覆花 Inula japonica Thunb.

多年生草本，高 30 ～ 70cm。茎单生或簇生，被毛。基部叶花期枯萎，叶互生，无柄；中部叶长圆形或长圆状披针形，长 4 ～ 13cm，宽 1.5 ～ 4.5cm，叶端尖，叶基渐狭，全缘或有疏齿，上面有疏毛或近无毛，下面有疏伏毛，上部叶渐狭小，基部有时稍宽。头状花序单生或数个排列呈疏散伞房花序，总苞片 5 层，外层基部革质，内层苞片干膜质；舌状花黄色，雌性，顶端 3 齿裂；管状花两性，顶端 5 齿裂；雄蕊 5，聚药；雌蕊 1，柱头 2 深裂。瘦果圆柱形，被疏短毛，冠毛白色。花期 6 ～ 10 月，果期 9 ～ 11 月。

2、欧亚旋覆花 Inula britannica L.

多年生草本。株高 20 ～ 70cm。基生叶和下部茎生叶花时常枯萎，中部叶长椭圆形，基部宽大，无柄，心形或有耳，半抱茎，边缘有浅或疏齿；上部叶渐小。头状花序 1 ～ 5 个生于茎顶成伞房状；苞叶线状披针形。总苞半球形，总苞片 4 ～ 5 层；舌状花黄色，舌片线形；管状花黄色。瘦果，被短毛。花、果期 7 ～ 10 月。

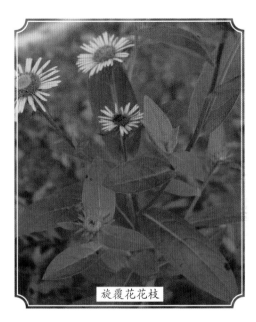

旋覆花花枝

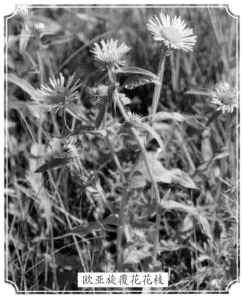

欧亚旋覆花花枝

【生境分布】 旋覆花生于河滩、山谷、田梗、草丛及路边湿地。分布于东北、华北、西北、华东及湖北、湖南、广东、贵州、四川等地。欧亚旋覆花生于河滩、山谷、田梗、草丛及路边湿地。分布于新疆北部至南部，黑龙江黑河、克山等地，内蒙东部和南部，华北东部一些地区。

【采收加工】 夏、秋二季花开放时采收，除去杂质，阴干或晒干。

【药材性状】 旋覆花扁球形或类球形，直径 1～2cm。总苞由多数苞片组成，呈覆瓦状排列，苞片披针形或条形，灰黄色，长 4～11mm；总苞基部有时残留花梗，苞片及花梗表面被白色茸毛，舌状花 1 列，黄色，长约 1cm，多卷曲，常脱落，先端 3 齿裂；管状花多数，棕黄色，长约 5mm，先端 5 齿裂；子房顶端有多数白色冠毛，长 5～6mm。有的可见椭圆形小瘦果。体轻，易散碎。气微，味微苦。

【炮制及饮片】 旋覆花　除去梗、叶及杂质。

蜜旋覆花　将炼蜜加适量沸水稀释后，加入净旋覆花拌匀，闷透，置锅内，用文火炒至不粘手时，取出，放凉。每 100kg 净旋覆花用炼蜜 25kg。

【性味功能】 味苦、辛、咸，性微温。有降气，消痰，行水，止呕的功能。

【主治用法】 用于风寒咳嗽，痰饮蓄结，胸膈痞满，咳喘痰多，呕吐噫气，心下痞硬。用量 3～9g。包煎。

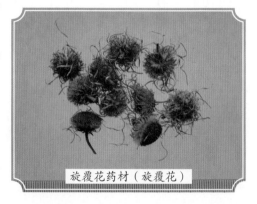

旋覆花药材（旋覆花）

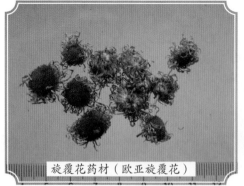

旋覆花药材（欧亚旋覆花）

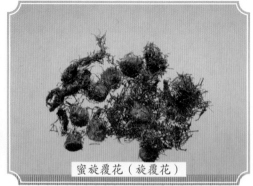

蜜旋覆花（旋覆花）

🌸【混伪品】

同科植物线叶旋覆花 Inula linariifolia、湖北旋覆花 Inula hupehensis、水朝阳旋覆花 Inula helianthus-aquatica 的干燥头状花序混为旋覆花使用，它们主要区别见如下检索表：

1、瘦果有毛

2、叶线状披针形，边缘反卷，花序直径 1.2～2.5cm······ 线叶旋覆花 Inula linariifolia

2、叶长圆形或椭圆状披针形，边缘不反卷，花序直径 2.5cm 以上

3、叶基部渐窄或急窄或有半抱茎小耳······· 旋覆花 Inula japonica

3、叶基部宽大，心形，有耳，半抱茎·········· 欧亚旋覆花 Inula britanica

1、瘦果光滑无毛

4、叶长圆形披针形，宽 1.5～2.5cm,冠毛 4～6 条······· 湖北旋覆花 Inula hupehensis

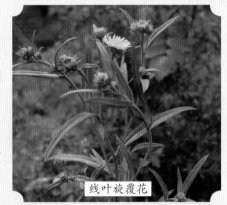

线叶旋覆花

4、叶卵圆形或卵圆状披针形，宽 1.4～4cm，冠毛 9～11 条······· 水朝阳旋覆花 Inula helianthus-aquatica

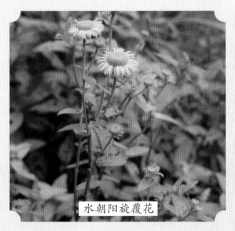

水朝阳旋覆花

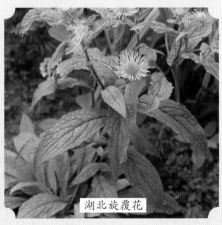

湖北旋覆花

麻黄 Mahuang

【来源】 为麻黄科 (Ephedraceae) 植物草麻黄、中麻黄和木贼麻黄的干燥草质茎。

【原植物】 1、草麻黄 *Ephedra sinica* Stapf 别名：麻黄，川麻黄。

小灌木草本状。木质茎短，根状茎横卧土中；草质茎直立，长圆柱形，直径1.5～2mm，少分枝，节间长3～4cm，有粗糙感。鳞叶膜质鞘状，下部约1/2合生，抱围茎节，上部2裂。果熟时肉质红色，长圆状卵球形或球形，种子2粒。

2、中麻黄 *Ephedra intermedia* Schrenk et C. A. Mey.

灌木，高40～80cm。木质茎直立或斜升；草质茎较粗壮，圆柱形，常被白粉，呈灰绿色，有对生或轮生的分枝。鳞叶膜质鞘状，下部约1/3合生，上部通常3裂，稀2裂。雄球花数个簇生于节上，卵形，苞片边缘膜质部分较明显，雄花的假花被倒卵形或圆形；雌球花3个轮生或2个对生于节上，长椭圆形。雌球花成熟时苞片红色，肉质，被白粉。种子3。花期5～6月，果期7～8月。

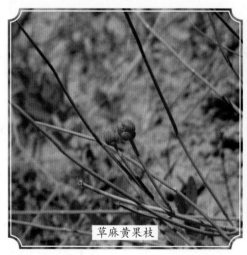
草麻黄果枝

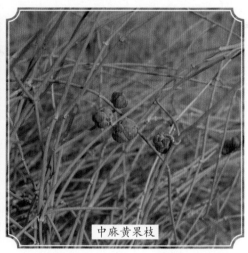
中麻黄果枝

3、木贼麻黄 *Ephedra equisetina* Bge. 别名：木麻黄，山麻黄。

直立小灌木。木质茎粗壮。小枝较细，中部节间长1.5～2.5cm。叶二裂，裂片钝三角形。雄球花单生或3～4个集生于节上，苞片3～4对，基部约有1/3合生，各有6～8个雄蕊；花丝结合，稍外露。雌球花常2个对生于节上，苞片3对，雌花1～2朵。雌球花熟时红色，肉质，长卵形或卵球形，长8～10mm，多含1粒种子。花期6～7月，果期8～9月。

【生境分布】 草麻黄生于砂质干燥地，分布于吉林、辽宁、河北、河南、山西、陕西、宁夏、甘肃、新疆等省区。中麻黄生于干旱荒漠，干旱多沙石的山地或草地。分布于吉林、辽宁、河北、山东、山西、内蒙古、陕西、宁夏、甘肃、青海、新疆等省自治区。木贼麻黄生于干旱砾质山地、山间谷地。分布于西北及河北、山西、内蒙等地区。

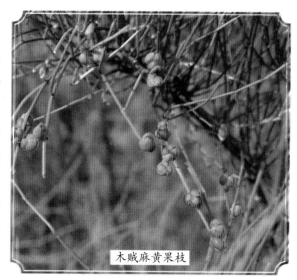

木贼麻黄果枝

【采收加工】 9～10月割取绿色草质茎，扎成小把，在通风处阴干或晾至7～8成干时再晒干。如暴晒过久则发黄；受霜冻则变红，均影响药效。

【药材性状】 草麻黄 呈细长圆柱形，少分枝；直径1～2mm。有的带少量棕色木质茎。表面淡绿色至黄绿色，有细纵脊线，触之微有粗糙感。节明显，节间长2～6cm。节上有膜质鳞叶，长3～4mm；裂片2（稀3），锐三角形，先端灰白色，反曲，基部联合成筒状，红棕色。体轻，质脆，易折断，断面略呈纤维性，周边绿黄色，髓部红棕色，近圆形。气微香，味涩、微苦。

中麻黄 多分枝，直径1.5～3mm，有粗糙感。节间长2～6cm，膜质鳞叶长2～3mm，裂片3（稀2），先端锐尖。断面髓部呈三角状圆形。

木贼麻黄 较多分枝，直径1～1.5mm，无粗糙感。节间长1.5～3cm。膜质鳞叶长1～2mm；裂片2（稀3），上部为短三角形，灰白色，先端多不反曲，基部棕红色至棕黑色。

【炮制与饮片】

麻黄 除去木质茎、残根及杂质，切段。

蜜麻黄 将炼蜜加适量沸水稀释后，加入净麻黄段拌匀，闷透，置锅内，用文火炒至不粘手时，取出，放凉。每100kg麻黄，用炼蜜20kg。

【性味功能】 味辛，微苦，性中。有发汗散寒，宣肺平喘，利水消肿的功能。

【主治用法】 用于风寒感冒，胸闷喘咳，风水浮肿；支气管哮喘。蜜麻黄润肺止咳。多用于表症已解，气喘咳嗽。用量2～9g。

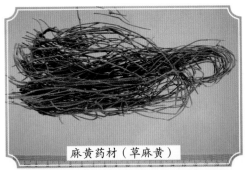

麻黄药材（草麻黄）

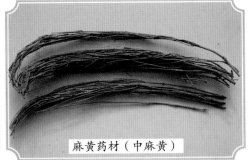

麻黄药材（中麻黄）

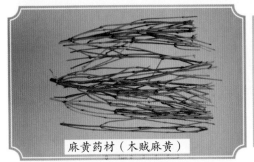

麻黄药材（木贼麻黄）

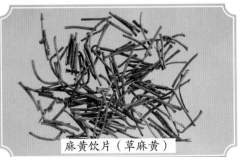

麻黄饮片（草麻黄）

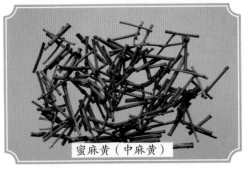

蜜麻黄（中麻黄）

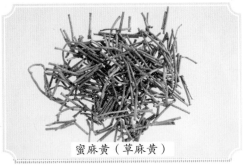

蜜麻黄（草麻黄）

【混伪品】

以上3种植物的检索表：

1、叶 (2)3 裂；球花的苞片 3 片轮生或 2 片对生·············中麻黄 *Ephedra intermedia*

1、叶 2(3) 裂；球花苞片 2 片对生

  2、植株无直立木质茎呈草本状·············草麻黄 *Ephedra sinica*

  2、植株通常有直立木质茎呈灌木状·············木贼麻黄 *Ephedra equisetina*

麻黄根 Manghuanggen

【来源】麻黄根为麻黄科（Ephedraceae）植物草麻黄或中麻黄的干燥根及根茎。

【原植物】1、草麻黄 *Ephedra sinica* Stapf，参见"麻黄"项。

2、中麻黄 *Ephedra intermedia* Schrenk et C. A. Mey. 参见"麻黄"项。

【生境分布】参见"麻黄"项。

【采收加工】秋末采挖，除去残茎，须根及泥沙，晒干。

【药材性状】麻黄根圆柱形，略弯曲，长 8～25cm，直径 0.5～1.5cm。红棕色或灰棕色，有纵皱纹及支根痕。外皮粗糙，易成片状剥落。根茎具节，节间长 0.7～2cm，表面有横长突起的皮孔。体轻，质硬而脆，断面皮部黄白色，木部淡黄色或黄色，射线放射状，中心有髓。无臭，味微苦。

【炮制及饮片】除去杂质，洗净，润透，切厚片，干燥。

【性味功能】味甘，性平。有止汗的功能。

【主治用法】用于自汗，盗汗。用量 3～9g。外用适量研粉撒扑。

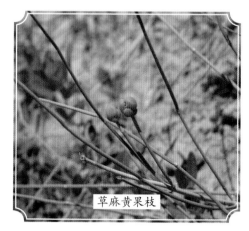

草麻黄果枝

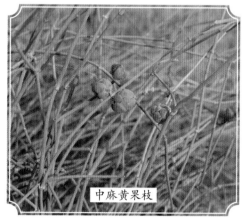

中麻黄果枝

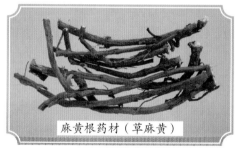

麻黄根药材（草麻黄）

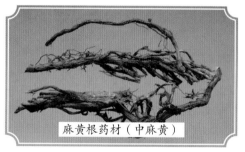

麻黄根药材（中麻黄）

鹿衔草 Luxiancao

【来源】鹿衔草为鹿蹄草科（Pyrolaceae）植物鹿蹄草或普通鹿蹄草的干燥全草。

【原植物】1、鹿蹄草 *Pyrola calliantha* H. Andres.

多年生常绿草本，有长而横生的根状茎。基生叶4～7，革质，卵状圆形至圆形，长3～6cm，宽3～5cm，先端圆形，基部圆形至宽楔形，边缘有疏圆齿，叶面深绿色，背面常有白霜或有时带紫色。花白色或稍带紫色；花葶长12～20cm，总状花序有花8～15朵；苞片长舌形，长6～8mm；花梗长5～8mm；萼片舌形，花瓣卵状圆形，先端内凹；雄蕊10，花柱长4～6mm，倾斜，顶端有不明显的环状突起。蒴果扁球形，直径7～8mm。花期6～7月，果期8～9月。

2、普通鹿蹄草 *Pyrola decorata* H. Andres 别名：卵叶鹿蹄草。

多年生常绿草本；根状茎横生，基部除丛生3～6片叶外，并有鳞片，鳞片膜质，披针形，长1.2～1.5cm，先端渐尖。叶片薄革质，椭圆形或卵形，长3.5～6cm，宽2.3～3.5cm，先端圆形或钝尖，基部楔形，边缘有疏微凸形小齿，叶面深绿色通常沿叶脉为白色或淡绿色，背面色浅，有时带紫红色；侧脉3～4对，与中脉于表面凹陷，背面凸出；叶柄长3～5cm。花葶长15～20cm，总状花序有花5～8朵；苞片狭条形，长4～6mm；花乳白色，俯垂，宽钟状，花梗长3～5mm；萼片长圆形或披针形；花瓣倒卵状长圆形；花柱长5～6mm，多少伸出花冠外，斜向下，上部稍向上弯，柱头盘状。蒴果扁球形，直径约10mm。花期6～8月，

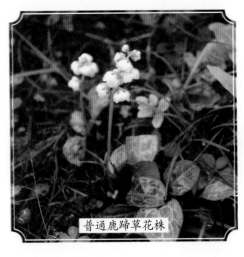

普通鹿蹄草花株

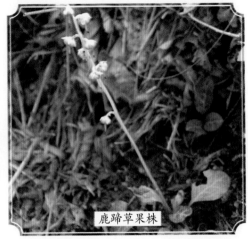

鹿蹄草果株

果期 9 ～ 10 月。

【生境分布】 鹿蹄草 生于林下及杜鹃灌丛中，分布于陕西、甘肃、青海、山西、山东、安徽、浙江、江西、湖南、湖北、贵州、四川、西藏等省。

普通鹿蹄草 生于山地常绿阔叶林下或疏林、草坡中，分布于陕西、甘肃、西藏、四川、贵州、湖南、湖北、江西、安徽、浙江。

【采收加工】 全年均可采挖，除去杂质，晒至叶片较软时，堆置至叶片变紫褐色，晒干。

【药材性状】 根茎细长。茎圆柱形或具纵棱，长 10 ～ 30cm。叶基生，长卵圆形或近圆形，长 2 ～ 8cm，暗绿色或紫褐色，先端圆或稍尖，全缘或有稀疏的小锯齿，边缘略反卷，上表面有时沿脉具白色的斑纹，下表面有时具白粉。总状花序有花 4 ～ 10 余朵；花半下垂，萼片 5，舌形或卵状长圆形；花瓣 5，早落，雄蕊 10，花药基部有小角，顶孔开裂；花柱外露，有环状突起的柱头盘。蒴果扁球形，直径 7 ～ 10mm，5 纵裂，裂瓣边缘有蛛丝状毛。气微，味淡、微苦。

【炮制及饮片】 除去杂质，切段。

【性味功能】 味甘、苦，性温。有祛风湿，强筋骨，止血的功能。

【主治用法】 用于风湿痹痛，腰膝无力，月经过多，久咳劳嗽。用量 9 ～ 15g。

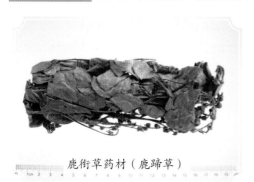

鹿衔草药材（鹿蹄草）

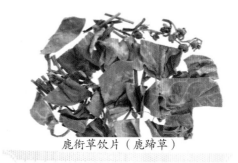

鹿衔草饮片（鹿蹄草）

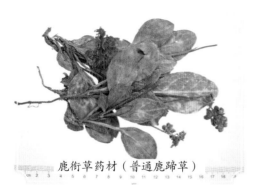

鹿衔草药材（普通鹿蹄草）

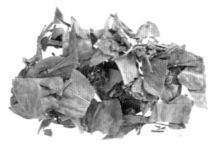

鹿衔草饮片（普通鹿蹄草）

商陆 Shanglu

【来源】 商陆为商陆科（Phytolaccaceae）植物商陆或垂序商陆的干燥根。

【原植物】 1、商陆 *Phytolacca acinosa* Roxb. 别名：水萝卜。

多年生草本，高 0.7～1.5m。无毛。根肥大，肉质，圆锥形。茎直立，圆柱形，具纵沟，绿色或紫红色。单叶，互生，具柄，柄长约 3cm；叶椭圆形或长椭圆形，长 10～30cm，宽 4.5～15cm，顶端锐尖或渐尖，基部楔形，全缘。总状花序顶生或与叶对生，花序长达 15cm。花柄基部的苞片线形，膜质；花柄上部的 2 枚小苞片为线状披针形，膜质。花两性。萼片 5 裂，黄绿色或淡红色。雄蕊 8～10。心皮通常为 8，分离。花柱短。浆果扁球形，熟时黑色。种子肾形，黑褐色。花期 4～7 月，果期 7～10 月。

2、垂序商陆 *Phytolacca ameriana* L. 别名：美商陆，洋商陆。

本种极似商陆，主要区别点：茎棱较明显，叶片通常稍狭，总状花序，特别在果期下垂，心皮通常 10 枚，合生。花期 7～8 月。果期 8～10 月。

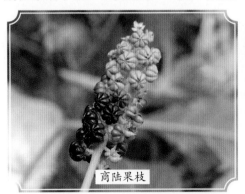
商陆果枝

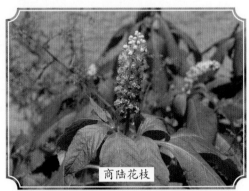
商陆花枝

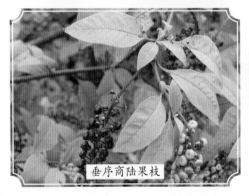
垂序商陆果枝

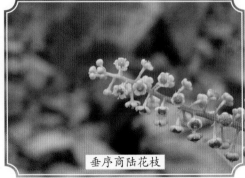
垂序商陆花枝

【生境分布】 商陆生于林缘路边、村旁或疏林下阴湿处。常栽培。分布于全国大部分省区。垂序商陆常栽培或也有野生。分布于北京、山东、江苏、浙江、江西、湖北、广西、云南等省、自治区。

【采收加工】 秋季至次春采挖，除去须根及泥沙，切成块或片，晒干或阴干。

【药材性状】 商陆为不规则块片，厚薄不等。外皮灰黄色或灰棕色。横切片弯曲不平，边缘皱缩，直径 2～8cm；切面浅黄棕色或黄白色，木部隆起，形成数个突起的同心性环轮。纵切片弯曲或卷曲，长 5～8cm，宽 1～2cm，木部呈平行条状突起。质硬。气微；味稍甜，久嚼麻舌。

【炮制及饮片】 生商陆 除去杂质，洗净，润透，切厚片或块，干燥。

醋商陆 取净商陆，加醋拌匀，闷透，置锅内，炒干，取出，放凉。每 100kg 商陆，用醋 30kg。

【性味功能】 味苦，性寒，有毒。有逐水消肿，通利二便，解毒散结的功能。

【主治用法】 用于水肿胀满，二便不通；外治痈肿疮毒。用量 3～9g，水煎服。外用鲜品捣烂或干品研末调敷。孕妇忌服。

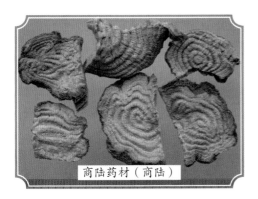

商陆药材（商陆）

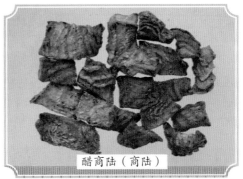

醋商陆（商陆）

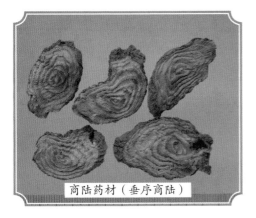

商陆药材（垂序商陆）

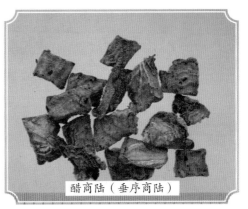

醋商陆（垂序商陆）

淫羊藿 Yingyanghuo

【来源】 淫羊藿为小檗科（Berberidaceae）植物淫羊藿、箭叶淫羊藿、柔毛淫羊藿或朝鲜淫羊藿的干燥地上部分。

【原植物】 1. 淫羊藿 Epimedium brevicornum Maxim. 别名：心叶淫羊藿，短角淫羊藿。多年生草本，高 20～40cm。茎生叶 2，二回三出复叶，小叶 9，宽卵圆形或近圆形，先端锐尖，基部深心形，边缘有锯齿，下面有疏柔毛；侧生小叶不对称，外侧有小尖头。聚伞状圆锥花序顶生，花序轴及花梗有腺毛，花梗下苞片卵状披针形，膜质；花白色；萼片 8，外轮 4 片卵形，内轮 4 片卵状长圆形；花瓣短距状；雄蕊 4；花柱长。蓇葖果纺锤形，熟时 2 裂。种子 1～2，褐色。花期 6～7 月。果期 8 月。

2、箭叶淫羊藿 Epimedium sagittatum（Sieb. et Zucc.）Maxim. 别名：三枝九叶草。根茎结节状。茎长 20～30cm，棕色或棕黄色。基出叶 1～3；茎生叶 2；三出复叶，小叶狭卵圆形或卵状披针形，长 4～9cm，宽 2.5～5cm，先端渐尖或急尖，边缘有刺毛，下面有粗短硬毛。侧生小叶基部心形，不对称，外裂片箭形，边缘有刺毛状锯齿，上面有光泽，下面密布伏毛，叶较厚，革质。总状花序或下部分枝成圆锥花序；花萼外轮 4 片有紫色斑点；内轮 4 片较大，白色；花瓣 4，囊状，距短或近无距。蓇葖果卵圆形。种子数粒，肾形，黑色。花期 2～3 月。果期 4～5 月。

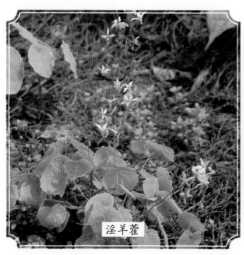

淫羊藿

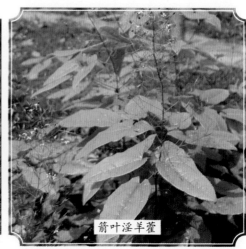

箭叶淫羊藿

3、柔毛淫羊藿 Epimedium pubescens Maxim. 别名：毛叶淫羊藿。

多年生草本，植株高 20～70cm。根状茎粗短，有时伸长，被褐色鳞片。一回三出复叶基生或茎生；茎生叶 2 枚对生；小叶叶柄长约 2cm，疏被柔毛；小叶上面深绿色，有光泽，狭卵形或披针形，长 3～15cm，宽 2～8cm，革质；背面密被绒毛，短柔毛或灰色柔毛，基部深心形，有时浅心形，基部裂片常圆形；侧生小叶基部裂片极不等大，边缘具细密刺齿；先端渐尖或短渐尖。花茎具 2 枚对生三小叶复叶。小叶片卵形、先端渐尖或短渐尖，顶生小叶基部裂片圆形，几等大；侧生小叶基部裂片极不等大，急尖或圆形，边缘具细密刺齿；圆锥花序具 30～100 余朵花，长 10～20cm，通常花序轴及花梗被腺毛，有时无总梗；花梗长 1～2cm；花直径约 1cm；萼片 2 轮，外萼片阔卵形，长 2～3mm，带紫色，内萼片披针形或狭披针形，急尖或渐尖，白色，长 5～7mm，宽 1.5～3.5mm；花瓣远较内萼片短，囊状，淡黄色；雄蕊长约 4mm，花药长约 2mm；雌蕊长约 4mm，花柱长约 2mm。蒴果长圆形，宿存花柱长喙状。花期 4～5 月，果期 5～7 月。

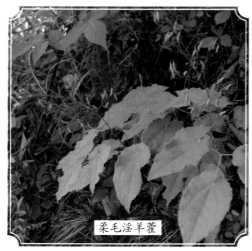

柔毛淫羊藿

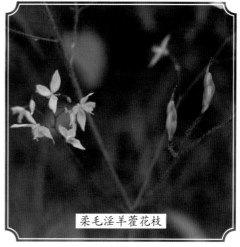

柔毛淫羊藿花枝

4、朝鲜淫羊藿 Epimedium koreanum Nakai 别名：淫羊藿，三枝九叶草。

多年生草本，高 30～50cm。根茎横走，长而硬，有多数须根。茎直立，稍上升，有棱，基部包有 2～3 枚近圆形鳞片。通常没有基生叶，偶有 1～2 片，与茎大约等长；茎生叶一枚，为二回三出复叶，生于茎顶，有长柄，与茎相接触处具关节；小叶 9，小叶片卵形，在开花时期，小叶长约 5cm，宽约 3cm，花期过后，小叶增大，长约 10cm，宽约 7cm，基部深心形，常歪斜，先端锐尖，边缘具刺毛状微细锯齿，上面无毛，下面幼时被伏毛，其后毛渐脱落。总状花序比叶短，与茎叶对生于茎

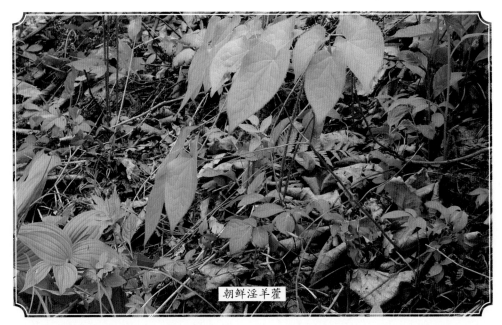

朝鲜淫羊藿

顶两侧，单一或由基部分歧，有长梗，具关节，无毛，基部具 2 枚小苞，顶生 4 ～ 6
朵花；小花梗长约 1cm，花较大，直径 2cm；萼片 8，卵状披针状，长 3 ～ 4mm，
带淡紫色，外轮 4 片，较小，内轮 4 片，较大，长 6 ～ 9mm；花瓣淡黄色或黄白色，
近圆形，长 7 ～ 8mm，先端尖；子房 1 室，花柱伸长，柱头头状。蓇葖果纺锤形，
长约 6mm，2 瓣裂，小裂瓣脱落，大者宿存，内有 6 ～ 8 颗种子。花期 4 月下旬
至五月中旬，果期 5 月。

【生境分布】淫羊藿生于林下、灌丛中或阴湿山沟。分布于西北及山西、河南、
四川等地区。箭叶淫羊藿生于山坡湿地、林下或溪旁阴湿处。分布于陕西、甘肃
及长江以南各地区。朝鲜淫羊藿生于多阳的林下或灌丛间，喜富含腐植质和较湿
润的土壤。分布于东北等地。柔毛淫羊藿生于山坡沟边、岩石旁、水沟旁等草丛
或灌木丛。分布于四川、陕西、贵州、湖北等省。

【采收加工】夏、秋季茎叶茂盛时采割，除去粗梗及杂质，晒干或阴干。

【药材性状】1、淫羊藿　茎细圆柱形，长约 20cm，表面黄绿色或淡黄色，具光泽。
茎生叶对生，二回三出复叶；小叶片卵圆形，长 3 ～ 8cm，宽 2 ～ 6cm；先端微尖，
顶生小叶基部心形，两侧小叶较小，偏心形，外侧较大，呈耳状，边缘具黄色刺
毛状细锯齿；上表面黄绿色，下表面灰绿色，主脉 7 ～ 9 条，基部有稀疏细长毛，
细脉两面突起，网脉明显；小叶柄长 1 ～ 5cm。叶片近革质。无臭，味微苦。

　　2、箭叶淫羊藿一回三出复叶，小叶片长卵形至卵状披针形，长 4 ～ 12cm，

宽2.5～5cm；先端渐尖，两侧小叶基部明显偏斜，外侧呈箭形。下表面疏被粗短伏毛或近无毛。叶片革质。

3、柔毛淫羊藿　叶下表面及叶柄密被绒毛状柔毛。

4、朝鲜淫羊藿　小叶较大，长4～10cm，宽3.5～7cm，先端长尖。叶片较薄。

【炮制及饮片】　淫羊藿　除去杂质，摘取叶片，喷淋清水，稍润，切丝，干燥。

炙淫羊藿　取羊脂油加热熔化，加入淫羊藿丝，用文火炒至均匀有光泽，取出，放凉。每100kg淫羊藿，用羊脂油（炼油）20kg。

【性味功能】　味辛、甘，性温。有补肾阳，强筋骨，祛风湿的功能。

【主治用法】　用于阳痿遗精，筋骨痿软，风湿痹痛，麻木拘挛；更年期高血压。用量3～9g。阴虚阳旺者忌用。

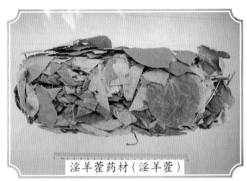

淫羊藿药材（淫羊藿）

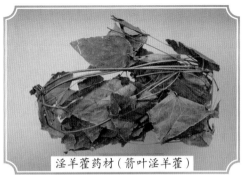

淫羊藿药材（箭叶淫羊藿）

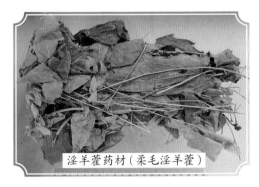

淫羊藿药材（柔毛淫羊藿）

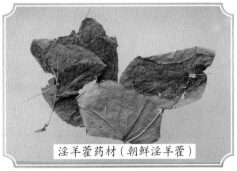

淫羊藿药材（朝鲜淫羊藿）

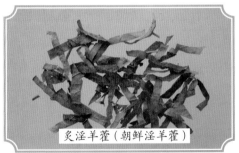

炙淫羊藿（朝鲜淫羊藿）

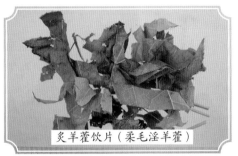

炙羊藿饮片（柔毛淫羊藿）

【混伪品】

1、小檗科植物巫山淫羊藿 Epimedium wushanense T. S. Ying 的干燥地上部分作为巫山淫羊藿入药，参见"巫山淫羊藿"项。

2、小檗科淫羊藿属 Epimedium 其它近似种粗毛淫羊藿（渐尖淫羊藿）Epimedium acuminatum Franch.，木鱼坪淫羊藿 Epimedium franchetii Stearn，时珍淫羊藿 Epimedium lishihchenii Stearn 等植物的干燥地上部分常被混入，作为淫羊藿使用，注意鉴别。

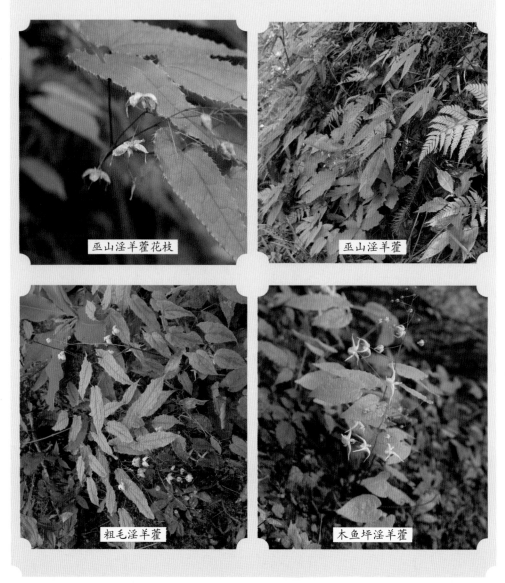

巫山淫羊藿花枝　　巫山淫羊藿

粗毛淫羊藿　　木鱼坪淫羊藿

淡竹叶 Danzhuye

【来源】 淡竹叶为禾木科 Gramineae 植物淡竹叶的干燥地上部分。

【原植物】 淡竹叶 *Lophatherum gracile* Brongn.

多年生草本，高 40 ~ 100cm。根状茎粗短，稍木质化；须根稀疏，中部可膨大成纺锤形的块根。茎丛生，直立，中空，表面具细纵纹，节明显。叶互生，广披针形，长 5 ~ 20cm，宽 2 ~ 3cm，先端渐尖，基部窄缩成柄状，全缘，两面无毛或有小刺毛；叶鞘光滑或略被纤毛；叶舌短小，质硬，有缘毛。园锥花序顶生，长 10 ~ 30cm，分枝较少；小穗条状披针形，具极短柄，排列稍偏于穗的一侧，长 7 ~ 12mm（连芒），宽 1.5 ~ 2.5mm，脱节于颖下；不育外稃互相紧包并渐狭小，其顶端具 1 ~ 2mm 长的短芒成束而似羽冠。花期 7 ~ 9 月，果期 10 月。

【生境分布】 生于林下及沟边潮湿处。分布于河南、安徽、江苏、浙江、福建、台湾、广东、广西、江西、湖南、湖北、四川、贵州、云南等省区。

【采收加工】 夏季未抽花穗前采割，晒干或阴干。

【药材性状】 淡竹叶长 25 ~ 75cm。茎呈圆柱形，有节，表面淡黄绿色，断面中空。叶鞘开裂。叶片披针形，有的皱缩卷曲，长 5 ~ 20cm，宽 1 ~ 3.5cm；表面浅绿色或黄绿色。叶脉平行，具横行小脉，形成长方形的网格状，下表面尤为明显。体轻，质柔韧。气微，味淡。

【炮制及饮片】 除去杂质，切段。

【性味功能】 味甘、淡，性寒。有清热除烦、利尿的功能。

【主治用法】 用于热病烦渴，小便赤涩淋痛，口舌生疮。用量 6 ~ 9g，水煎服。

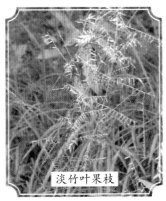
淡竹叶果枝

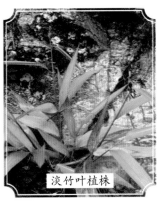
淡竹叶植株

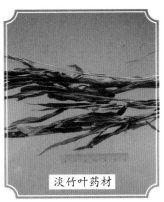
淡竹叶药材

密蒙花 Mimenghua

【来源】密蒙花为醉鱼草科（Buddlejaceae）植物密蒙花的干燥花蕾及其花序。

【原植物】密蒙花 *Buddleja officinalis* Maxim.

　　落叶灌木，高 1～3m。小枝微具四棱，密被灰白色绒毛。叶对生，叶柄长 6～10mm，被灰白色绒毛；叶片长圆状披针形、宽披针形或线状披针形，长 5～12cm，宽 1～4.5cm，先端渐尖，基部楔形或宽楔形，全缘或有不明显的疏生小锯齿，纸质，上面深绿色，被细星状毛，叶脉隆起。聚伞圆锥花序顶生及腋生，长 5～12cm，密被灰白色柔毛，苞片披针形，花梗长约 6mm，均密被茸毛。花芳香，花萼钟状，先端 4 裂，裂片卵圆形，长约 1mm，被茸毛；花冠淡紫色，略带黄色，花冠管长 1～1.5cm，直径 2～3mm，上部缢缩，先端 4 裂，裂片卵圆形，平展，长约 4mm，管内面黄色，疏生茸毛，外面密被茸毛；雄蕊 4；子房上位。蒴果卵形，长 5～6mm。花期 2～3 月，果期 7～8 月。

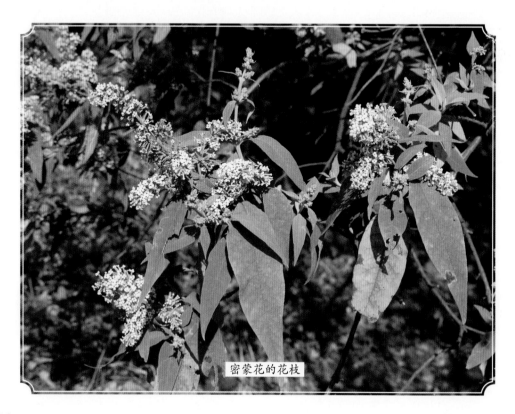

密蒙花的花枝

【**生境分布**】生于溪边、山坡灌丛中。分布于安徽、福建、湖北、广东、广西、陕西、甘肃、四川、贵州、云南。

【**采收加工**】春季花未开放时采收，除去杂质，干燥。

【**药材性状**】密蒙花不规则圆锥状，长1.5～3cm。表面灰黄色或棕黄色，密被茸毛。花蕾呈短棒状，长0.3～1cm，直径0.1～0.2cm；花萼钟状，先端4齿裂；花冠筒状，与萼等长或稍长，先端4裂，裂片卵形；雄蕊4，着生在花冠管中部。质柔软。气微香，味微苦辛。

【**性味功能**】味甘，性微寒。有清肝明目，祛风凉血的功能。

【**主治用法**】用于目赤肿痛，多泪羞明，眼生翳膜，肝虚目暗，视物昏花等症。用量3～9g。

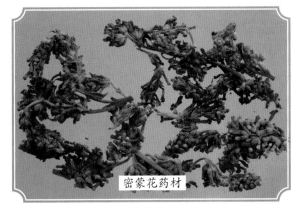

密蒙花药材

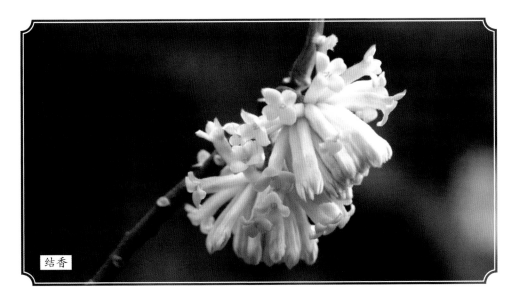

结香

🌹【**混伪品**】

瑞香科植物结香 *Edgeworthia chrysantha* 的干燥花蕾及其花序常被混用。

川续断 Chuanxuduan

【**来源**】 川续断为川续断科 (Dipsacaceae) 植物川续断的干燥根。

【**原植物**】 川续断 *Dipsacus asperoides* C. Y. Cheng et T. M. Ai.

多年生草本,高60～90cm。主根一至数条,园锥形,外表黄褐色,具细长须根。茎直立,多分枝,中空,有棱,茎上生细柔毛,棱上疏生刺毛。基生叶具长柄,叶片羽状深裂,顶裂片卵形,较大,侧裂3～5对,矩园形,边缘有粗锯齿;茎生叶对生,具短柄或无柄,中央裂片最大,椭园形或宽披针形,长达12cm,宽4～6cm,顶端渐尖,两侧裂片1～2对,较小,边缘有粗锯齿,两面被短毛和刺毛。头状花序园形,直径约3cm,总花梗长达20cm,总苞片数枚,窄披针形,长约1.5cm,绿色;每花外有1苞片,倒卵形,顶端有尖头状长喙,被短毛;副萼具4钝齿,密生柔毛;萼浅盘状,4齿裂;花冠白色或浅黄色,基部为较短细筒,上部4裂,裂片2大2小,外被短毛;雄蕊4,着生于花冠筒上部,伸出花冠外;雌蕊1,子房包于小总苞内。瘦果椭园状楔形,长3～4mm,具4棱,淡

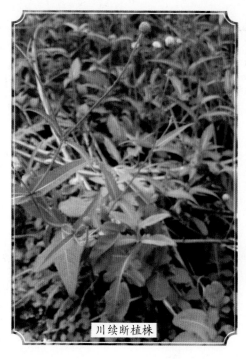

川续断植株

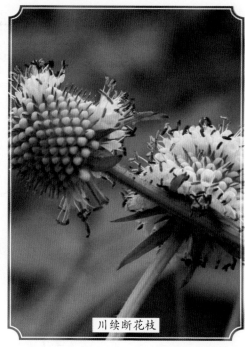

川续断花枝

褐色。花期 8 ～ 9 月，果期 9 ～ 10 月。

【生境分布】 生于荒山、路旁、沟边、草地。分布于四川，湖南，湖北，贵州，云南，陕西，西藏等省区。

【采收加工】 秋季采挖，除去头、尾及须根，阴干，或用微火烘至半干，堆置"发汗"至内心变绿色时，再烘干。

【药材性状】 川续断圆柱形，略扁，有的微弯曲，长 5 ～ 15cm，直径 0.5 ～ 2cm。表面灰褐色或黄褐色，有稍扭曲或明显扭曲的纵皱及沟纹，可见横裂的皮孔及少数须根痕。质软，久置后变硬，易折断，断面不平坦，皮部墨绿色或棕色，外缘褐色或淡褐色，木部黄褐色，导管束呈放射状排列。气微香，味苦、微甜而后涩。

【炮制及饮片】 续断片　洗净，润透，切薄片，干燥。本品呈类圆形或椭圆形。切面皮部墨绿色或棕褐色，木部灰黄色或黄褐色，可见放射状排列的导管束纹，形成层部位多有深色环。

酒续断　取续断片，加酒拌匀，闷透，置锅内，用文火炒至微带黑色时，取出，放凉。每 100kg 净续断片用黄酒 10kg。

盐续断　取续断片，加盐水拌匀，闷透，置锅内，以文火加热，炒干，取出，放凉。一般每 100kg 净续断片用食盐 2kg。

【性味功能】 味苦、辛，性微温。有补肝肾，强筋骨，利关节，行血、止血，安胎的功能。

【主治用法】 用于腰膝酸软，足膝无力，风湿痹痛，崩漏，胎漏，跌扑损伤。酒续断多用于风湿痹痛，跌扑损伤。盐续断多用于腰膝酸软。用量 9 ～ 15g。水煎服。外用适量。

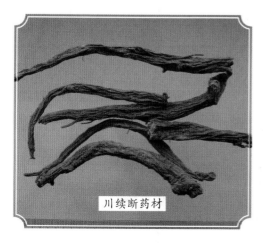

川续断药材

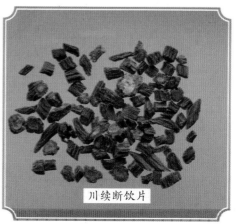

川续断饮片

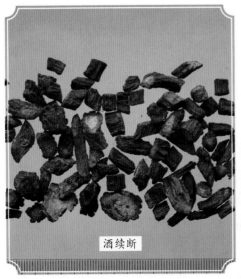
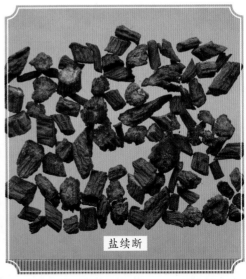

酒续断　　　　　　　　　　盐续断

【混伪品】

同属植物续断 *Dipsacus japonicus* Miq. 形状与川续断相似。该植物与川续断的主要区别为：茎棱上生倒钩刺。基生叶长椭圆形，不裂或3裂。花紫红色，苞片先端具明显的刺毛。

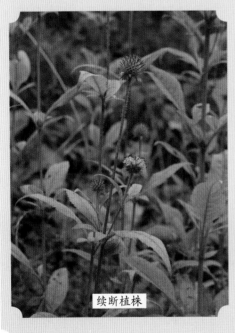
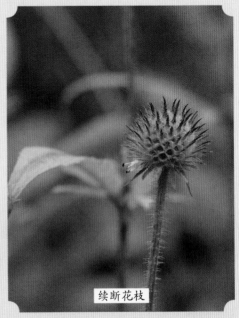

续断植株　　　　　　　　　　续断花枝

贯众 Guanzhong

【来源】 贯众为鳞毛蕨科 (Dryopteridaceae) 植物粗茎鳞毛蕨的干燥根茎及叶柄残基。

【原植物】 粗茎鳞毛蕨 *Dryopteris crassirhizoma* Nakai.

多年生草本植物，高 50～100cm。根茎粗大，块状，斜生，有许多坚硬的叶柄残基及黑色细根，密被锈色或深褐色大鳞片；叶簇生于根茎顶端，具长柄，叶片宽，倒披针形，长 60～100cm，中部稍上方最宽处约 25cm，2 回羽状全裂或深裂，中轴及叶脉上被有一些褐色鳞片；羽片 20～30 对，对生或近对生，无柄，披针形，羽片再深裂，小裂片密接，长圆形近全缘或先端有钝锯齿；上面深绿色，下面淡绿色；孢子叶与营养叶同形；孢子囊群着生于叶中部以上的羽片上，生于叶背小脉中部以下，囊群近肾形或圆肾形。

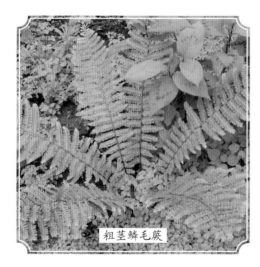

粗茎鳞毛蕨

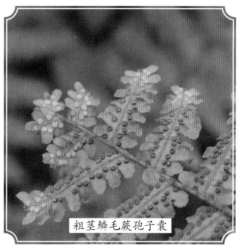

粗茎鳞毛蕨孢子囊

【生境分布】 生于海拔 300～1500m 的山坡殊林下或灌水丛中。分布于中南及江苏、安徽、浙江、江西、福建、四川、贵州等地。

【采收加工】 夏、秋两季采挖，削去叶柄、须根，除去泥土，整个或切成两瓣晒干。

【药材性状】 绵马贯众长倒卵形，略弯曲上端钝圆或截形，下端较尖，有的纵剖为两半，长 7～20cm，直径 4～8cm。表面黄棕色至黑褐色，密被排列整齐的叶柄残基及鳞片，并有弯曲的须根。叶柄残基呈扁圆形，长 3～5cm，直径

0.5～1.0cm；表面有纵棱线，质硬而脆，断面略平坦，棕色，有黄白色维管束5～13个，环列；每个叶柄残基的外侧常有3条须根，鳞片条状披针形，全缘，常脱落。质坚硬，断面略平坦，深绿色至棕色，有黄白色维管束5～13个，环列，其外散有较多的叶迹维管束。气特异，味初淡而微涩，后渐苦、辛。

【炮制及饮片】 绵马贯众 除去杂质。同时打碎。

绵马贯众炭 取净绵马贯众，置热锅内，用武火炒至表面焦黑色时，喷淋清水少许，熄灭火星，取出，晾干

【性味功能】 味苦，性微寒；有小毒。有清热解毒，驱虫的功能。绵马贯众炭有止血的功能，

【主治用法】 绵马贯众用于虫积腹痛，疮疡。绵马贯众炭用于崩漏。用量4.5～9g。

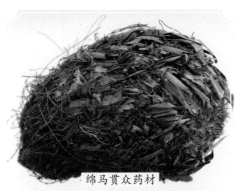

绵马贯众药材

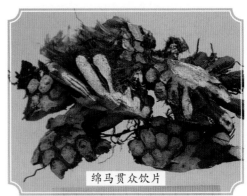

绵马贯众饮片

【混伪品】

全国各地作为贯众基源植物除正品粗茎鳞毛蕨外，非正品有二十多种。以下为9种主要贯众原植物检索表：

　　1、孢子叶与营养叶同形

　　2、孢子囊群有盖，盖呈长形、条形、圆肾形

　　3、孢子囊群生长在小羽片上的小脉中部一下‥‥‥‥ 粗茎鳞毛蕨 *Dryopteris crassirhizoma*

　　3、孢子囊群生于主脉两侧相对的网脉上

　　4、孢子囊群不连续，每网眼内有一囊群

　　5、上部羽片腋中有无性芽孢‥‥‥‥ 单芽狗脊蕨 *Woodardia unigemmata*

5、上部羽片腋中不具无性芽孢⋯⋯⋯⋯⋯⋯ 狗脊蕨 *Woodardia japonica*

4、孢子囊群连续不中断，囊群盖同形向中肋开口⋯⋯⋯ 乌毛蕨 *Blechnum orientale*

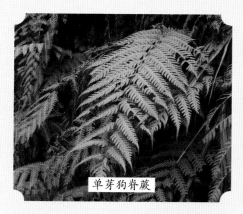

单芽狗脊蕨

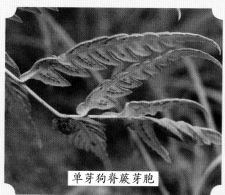

单芽狗脊蕨芽胞

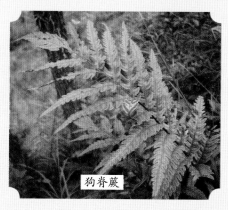

狗脊蕨

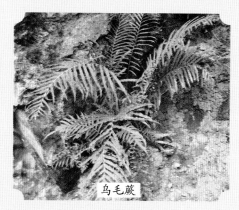

乌毛蕨

2、孢子囊群无盖，孢子囊最初沿网脉生长，以后向外布满叶脉全部⋯⋯⋯ 苏铁蕨 *Brainea insignis*

1、孢子叶与营养叶异形

6、孢子叶强度卷缩，小羽叶呈穗状，根状茎，叶柄无鳞片

7、叶为二次羽状复叶⋯⋯⋯⋯⋯⋯ 紫萁 *Osmunda japonica*

7、叶为一次羽状，羽叶二形⋯⋯⋯⋯⋯⋯ 华南紫萁 *Osmunda vichellii*

6、孢子叶羽片两侧向下反卷成筒状或有节的荚果状，根茎及叶柄被鳞片

    8、基部羽片缩短··········· 荚果蕨 *Matteuccia struthiopteris*

    8、基部羽片不缩短········ 东方荚果蕨 *Matteuccia orientalis*

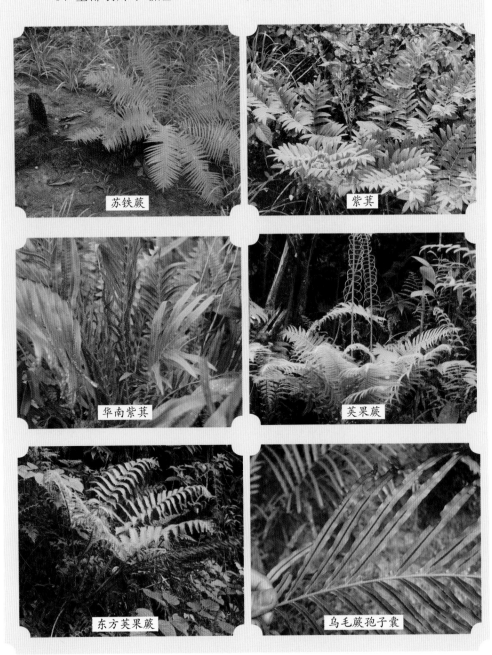

苏铁蕨

紫萁

华南紫萁

荚果蕨

东方荚果蕨

乌毛蕨孢子囊

绵萆薢 Mianbixie

【来源】　绵萆薢为薯蓣科 (Dioscoreaceae) 植物绵萆薢或福州薯蓣的干燥根茎。

【原植物】　1、绵萆薢　*Dioscorea septemloba* Thunb. 别名：草薢，大萆薢。

　　多年生缠绕草质藤本。根状茎横走，分枝少，粗大，质地疏松，灰黄色，生多数细长须根。茎左旋。单叶互生，形状变化较大，有时从基部至顶部全为三角状心形，全缘或微波状，上面被白色粗毛，有时基部为掌状心形，边缘 5～9 深裂，中裂或浅裂，至顶部为三角状心形，不裂，叶干后不变黑。雄花为圆锥花序，腋生；花橙黄色，疏生，单生或间为 2 朵成对着生；能育雄蕊 6；雌花序圆锥状，下垂，腋生。蒴果宽倒卵形，干后棕褐色。种子四周有薄膜状翅。花期 6～8 月，果期 7～10 月。

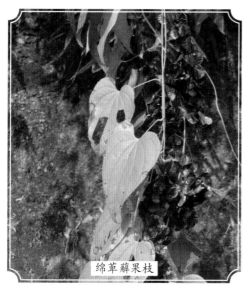

绵萆薢果枝

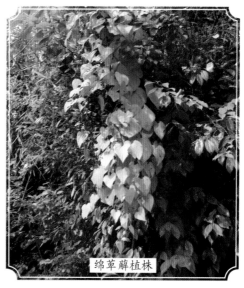

绵萆薢植株

　　2、福州薯蓣　*Dioscorea futschauensis* Uline ex Kunth 别名：小萆薢。

　　多年生缠绕草质藤本。根状茎横走，长圆柱形，黄褐色。茎左旋。单叶互生，稍革质，形状变化较大，基生叶掌状深心形，上部叶卵状三角形，边缘波状或近全缘，疏生白硬毛。雄花序总状，腋生；花冠新鲜时橙黄色，干后褐色；雄蕊 6。蒴果成熟时反曲下垂，翅近半圆形，顶端微凹，基部圆形。种子扁卵圆形，四周有薄膜状翅。花期 6～7 月，果期 7～10 月。

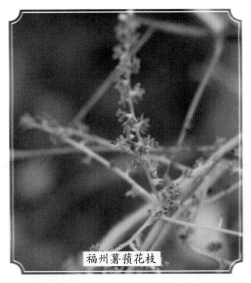
福州薯蓣花枝

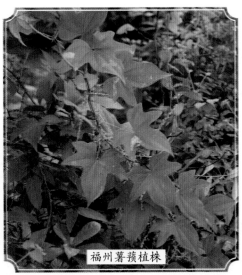
福州薯蓣植株

【生境分布】 绵萆薢生于山坡疏林或灌丛中。分布于浙江、江西、福建、湖南、广东、广西等省自治区。福州薯蓣生于山坡灌丛、路边，分布于福建、广东、广西、海南、浙江等省区。

【采收加工】 秋、冬二季采挖，除去须根，洗净，切片，晒干。

【药材性状】 绵萆薢　规则的斜切片，边缘不整齐，大小厚薄不一，直径可达7cm。质疏松，呈海绵状，粉质略少。气微，味微苦。

　　福州薯蓣　与绵萆薢相似，但较细小，直径1.5～3cm。质硬，不呈海绵状。断面略粉质。气微，味微苦。

【性味功能】 味苦、甘，性平。有利湿去浊，祛风通痹的功能。

【主治用法】 用于淋病白浊，白带过多，湿热疮毒，腰膝痹痛。用量9～15g。

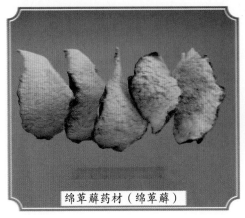
绵萆薢药材（绵萆薢）

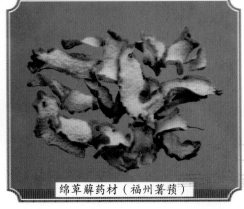
绵萆薢药材（福州薯蓣）

款冬 Kuandong

【来源】 款冬为菊科（Compositae）植物款冬的干燥花蕾。

【原植物】 款冬 *Tussilago farfara* L. 别名：冬花。

多年生草本。根状茎褐色，横生地下。早春先抽出花莛数条，高 5 ～ 10cm，被白色疏或密的绵毛，具互生鳞片状叶 10 多片，淡紫褐色。头状花序，直径 2.5 ～ 3cm，顶生。总苞片 1 ～ 2 层，薄膜质，披针形，先端尖，带紫红色，背面有蛛丝状绵毛；花托平，无毛；边缘有多层雌花，舌状，黄色，舌片丝状线形，长 5 ～ 6mm，花柱伸长，柱头 2 裂；中央有多数两性花，管状，黄色，长约 5mm，顶端 5 裂；花药基部具尾，先端有短披针形附片，柱头头状，通常不结实。瘦果，长椭圆形，具 5 ～ 10 棱；冠毛淡黄色。后生出基生叶，阔心形，长 3 ～ 12cm，宽 4 ～ 14cm，边缘有波状顶端增厚的黑褐色疏齿，下面密生白色绒毛，具掌状网脉，主脉 5 ～ 9 条；叶柄长 5 ～ 15cm，被白色绵毛。瘦果，长椭圆形，具纵肋；冠毛淡黄色。花期 3 ～ 4 月，果期 5 月。

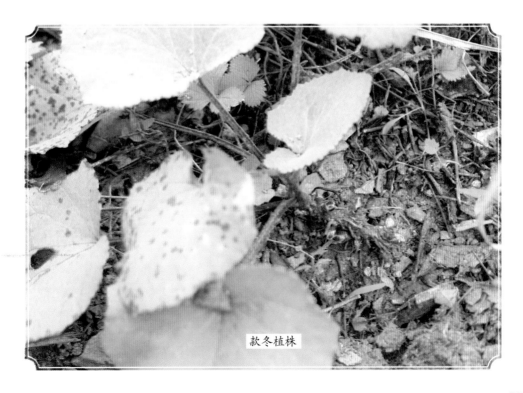

款冬植株

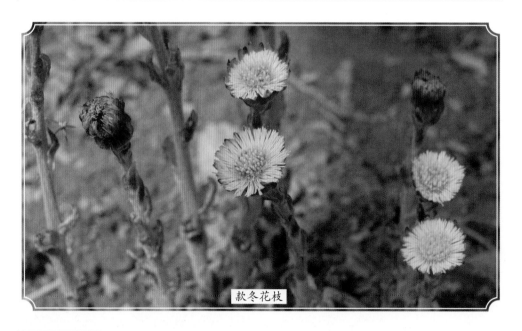

款冬花枝

【生境分布】 生于河边沙地，多有栽培。分布于全国各地。

【采收加工】 12月或地冻前当花莛尚未出土时采挖，除去花梗及泥沙，阴干。

【药材性状】 本品呈长圆棒状。单或2～3个基部连生，长1～2.5cm，直径0.5～1cm。上端较粗，下端渐细或带有短梗，外面被有多数鱼鳞状苞片。苞片外表面紫红色或淡红色，内表面密被白色絮状茸毛。体轻，撕开后可见白色茸毛。气香，味微苦而辛。

【炮制及饮片】 款冬花 除去杂质及残梗。

蜜款冬花 将炼蜜加适量沸水稀释后，加入净款冬花拌匀，闷透，置锅内，用文火炒至不粘手时，取出，放凉。每100kg净药材用炼蜜25kg。

【性味功能】 味辛、微苦，性温。有润肺下气，止咳化痰平咳的功能。

【主治用法】 用于新久咳嗽，喘咳痰多，劳嗽咳血。用量5～9g。

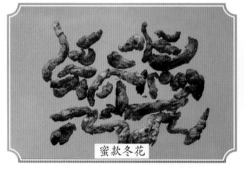

蜜款冬花

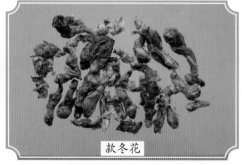

款冬花

葛根 Gegen

【来源】 葛根为豆科（Leguminosae）植物野葛的根。

【原植物】 野葛 *Pueraria lobata* (Willd.) Ohwi 别名：葛条。

藤本，全株生黄褐色长硬毛。块根圆柱形。茎基部粗壮，上部多分枝。三出复叶互生，有长柄；顶生小叶柄较长；托叶盾状，卵状长椭圆形，小托叶线形；顶生小叶菱状卵形，3浅裂或不裂，长8～20cm，宽6～18cm，两面有粗毛；侧生小叶斜卵形，小于顶生小叶，有时3浅裂，基部斜形。总状花序腋生或顶生；小苞片卵形或披针形；花萼钟状，萼齿5，与萼筒约等长，有黄色柔毛；花冠蝶形，蓝紫色或紫红色，长1.2～1.5cm，旗瓣近圆形，基部有2短耳，翼瓣窄椭圆形，基部只一边有耳；雄蕊10，2体；子房线形，花柱弯曲。荚果线形，扁平，长5～9cm，宽约1cm，生黄褐色硬毛。种子卵圆形，褐色。花期5～9月，果期8～9月。

【生境分布】 生于山谷沟边、山坡草丛或疏林中阴湿处。除黑龙江、新疆、青海、西藏外，分布各地。

野葛花枝

【采收加工】 于10月至次年4月间采挖。洗净泥土，多趁鲜刮去外皮，纵切成0.5～1cm厚的片，或切成长12～15cm圆柱形、半圆柱形，晒干或用微火烘干即可。

【药材性状】 呈纵切的长方形厚片或小方块，长5～35cm，厚0.5～1cm。外皮淡棕色，有纵皱纹，粗糙。切面黄白色，纹理不明显。质韧，纤维性强。无臭，味微甜。

【炮制及饮片】 除去杂质，洗净，润透，切厚片，晒干。

【性味功能】 味甘、辛，性凉。有解肌退热，生津，透疹，升阳止泻的功能。

【主治用法】 用于外感发热头痛、项背强痛，口渴，消渴，麻疹不透，热痢，泄泻；高血压颈项强痛。用量9～15g。退热生用，止泻煨用。

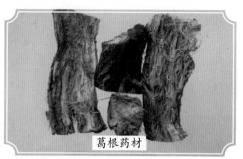

葛根药材

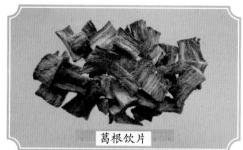

葛根饮片

【混伪品】

同科植物甘葛藤 *Pueraria thomsonii* 曾与野葛同为中药葛根的基源植物。甘葛藤与野葛区别点：根粉性足，花冠较大，长1.3～1.8cm。参见"粉葛"项。

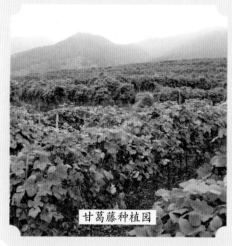

甘葛藤种植园

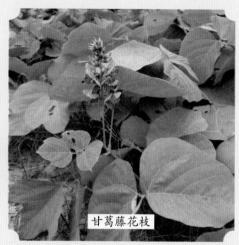

甘葛藤花枝

葶苈子 Tinglizi

【来源】葶苈子为十字花科 (Cruciferae) 植物独行菜或播娘蒿的干燥成熟种子。

【原植物】1、独行菜 *Lepidium apetalum* Willd. 别名：北葶苈子。

一年生或二年生草本。株高 15 ～ 30cm。茎直立，有分枝，具微小头状腺毛或无毛。叶互生，无柄；基生叶狭匙形或倒披针形，具疏齿或全缘，羽状浅裂或深裂，长 3 ～ 5cm，宽 1 ～ 1.5cm，有柄，叶柄长 1 ～ 2cm。茎生叶披针形或长圆形，基部宽，无柄，呈耳状抱茎，边缘有疏齿或全缘；最上部叶线形，全缘或微有疏齿，无光泽。总状花序，顶生，果期伸长，疏松。花极小，白色。萼片 4，卵形，长 0.8mm；无花瓣，或退化成丝状，比萼片短。雄蕊 2 或 4，蜜腺 4。短角果近圆形，扁平，宽 2 ～ 3mm，无毛。种子椭圆状卵形，长约 1mm，棕红色，近平滑。花、果期 4 ～ 6 月。

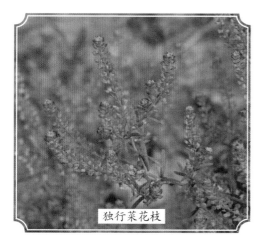
独行菜花枝

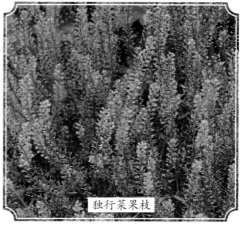
独行菜果枝

2、播娘蒿 *Descurainia sophia* (L.) Webb ex Prantl 别名：南葶苈子。

一年生或二年生草本，高 20 ～ 100cm，植株幼时被灰黄色柔毛及分叉毛，老时毛渐少。茎单一，上部多分枝。叶互生，下部稍有柄，上部叶无柄，2 至 3 回羽状全裂或深裂，裂片纤细，近线形，两面密生灰黄色柔毛及分叉毛，老时几无毛。总状花序顶生，花小，多数；萼片 4，线形或狭长圆形，长约 2mm；花瓣 4，黄色，匙形，短于萼片或与萼片等长。长角果细圆柱形，果瓣中肋明显，成熟时果实稍呈念珠状；果梗纤细，在果轴上斜向开展。种子 1 行，多数，细小，褐色，近椭圆形而扁，长约 1mm，无膜质边缘，子叶背依胚根。花期 4 ～ 6 月，果期 5 ～ 8 月。

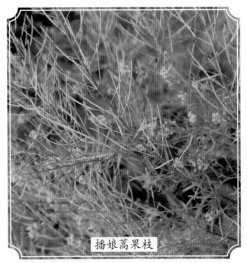
播娘蒿果枝

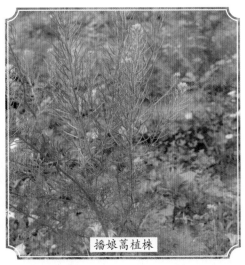
播娘蒿植株

【生境分布】 独行菜生于田野、路旁或山坡杂草中。分布于全国大部分地区。播娘蒿生于田野、村旁、荒地及山坡。分布几遍全国各省区。

【采收加工】 夏季果实成熟时采割植株，晒干，搓出种子，除去杂质。

【药材性状】 北葶苈子 呈扁卵形，长 1～1.5mm，宽 0.5～1mm。表面棕色或红棕色，微有光泽，具纵沟 2 条，其中 1 条较明显。一端钝圆，另端尖而微凹，类白色，种脐位于凹入端。无臭，味微辛辣，黏性较强。

南葶苈子 呈长圆形略扁，长约 1mm，宽约 0.5mm。一端钝圆，另端微凹或较平截。味微辛、苦，略带黏性。

【炮制及饮片】 葶苈子 除去杂质及灰屑。

炒葶苈子 取净葶苈子，置热锅中，用文火炒至有爆声时，取出，放凉。

【性味功能】 味辛、苦，性大寒。有泻肺平喘，行水消肿之功效。

【主治用法】 用于痰涎壅肺，喘咳痰多，胸胁胀满，不得平卧，胸腹水肿，小便不利；肺原性心脏病水肿。用量 3～9g，包煎。

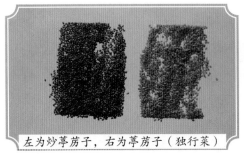
左为炒葶苈子，右为葶苈子（独行菜）

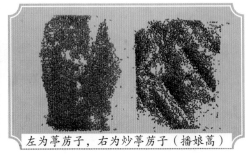
左为葶苈子，右为炒葶苈子（播娘蒿）

萹蓄 Bianxu

【来源】 萹蓄为蓼科 (Polygonaceae) 植物萹蓄的干燥地上部分。

【原植物】 萹蓄 *Polygonum aviculare* L. 别名：扁竹，猪牙草，地蓼。

一年生草本。茎平卧或直立。叶窄椭圆形、长圆状倒卵形，先端钝尖，基部楔形，全缘，两面白色透明，具脉纹，无毛。花生于叶腋，1～5 朵簇生。花被 5 裂，裂片具窄的白色或粉红色的边缘。瘦果三棱状卵形，表面具明显的浅纹，果稍伸出宿存花被。花期 5～7 月，果期 8～10 月。

【生境分布】 生于田野、路旁、水边和湿地。分布于全国大部分地区。

【采收加工】 夏季叶茂盛时采收，除去根及杂质，晒干。

【药材性状】 萹蓄呈圆柱形而略扁，有分枝，长 15～40cm，直径 0.2～0.3cm。灰绿色或棕红色，有细密微突起的纵纹；节部稍膨大，有浅棕色膜质的托叶鞘，节间长约 3cm；质硬，易折断，断面髓部白色。叶互生，近无柄或具短柄，叶片多脱落或皱缩、破碎，完整者展平后呈披针形，全缘，两面均呈棕绿色或灰绿色。无臭，味微苦。

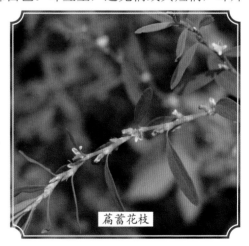
萹蓄花枝

【炮制及饮片】 除去杂质，洗净，切段，干燥。

【性味功能】 味苦，性微寒。有利尿通淋，杀虫，止痒的功能。

【主治用法】 用于膀胱热淋，小便短赤，淋沥涩痛，皮肤湿疹，阴痒带下，肾炎，黄疸。用量 9～15g。外用适量，煎洗患处。

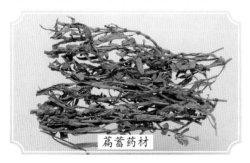
萹蓄药材

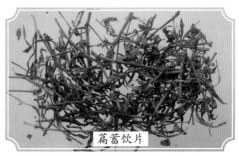
萹蓄饮片

楮实子 Chushizi

【来源】 楮实子为桑科（Moraceae）植物构树的干燥成熟果实。

【原植物】 构树 *Broussonetia papyrifera* （L.）Vent. 别名：野杨梅子。

　　落叶乔木。树皮暗灰色，平滑或浅裂。小枝粗壮，密生绒毛。叶宽卵形或长圆状卵形，不裂或不规则 3～5 深裂，叶缘具粗锯齿，上面具粗糙伏毛，下面被柔毛；叶长 7～20cm，宽 6～15cm；叶柄长 2.5～8cm，密生柔毛。花单性，雌雄异株。雄花成柔荑花序，腋生，长 3～6cm，下垂，花被片 4，基部结合，雄蕊 4。雌花成球形头状花序，直径 1.2～1.8cm；雌花的苞片棒状，先端有毛；花被管状，顶端 3～4 齿裂；花柱侧生，丝状。聚花果球形，直径 2～3cm，成熟时肉质，桔红色。花期 5～6 月，果熟期 9～10 月。

【生境分布】 生于山地或平原，常为栽培。分布于全国大部分地区。

【采收加工】 秋季果实成熟时采收，洗净，晒干，除去灰白色膜状宿萼及杂质。

【药材性状】 楮实子略呈球形或卵圆形，稍扁，直径约 1.5mm。表面红棕色，

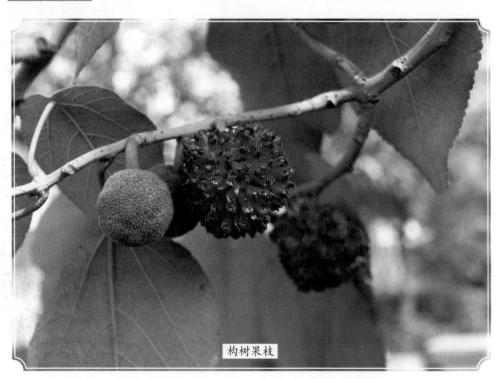

构树果枝

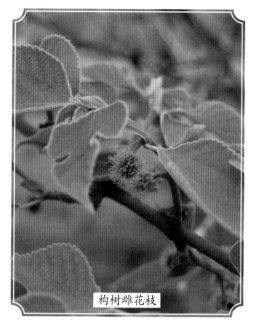

构树雌花枝

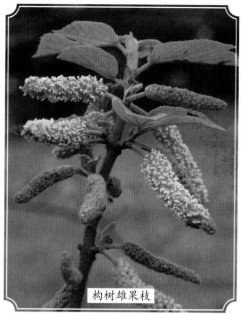

构树雄果枝

有网状皱纹或颗粒状突起，一侧有棱，一侧有凹沟，有的具果梗。质硬而脆，易压碎。胚乳类白色，富油性。无臭，味淡。

【性味功能】 味甘，性寒。有补肾清肝，明目，利尿的功能。

【主治用法】 用于腰膝酸软无力，虚劳骨蒸，头晕目昏，目生翳膜，水肿胀满等。用量 6 ～ 12g。

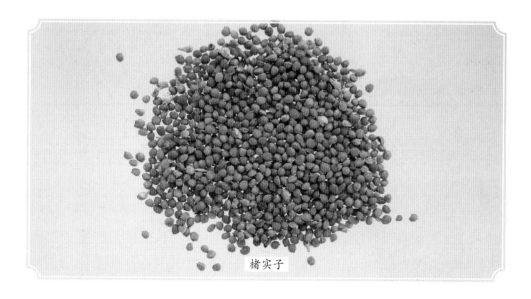

楮实子

棕板 Zongban

【来源】 棕板为棕榈科 (Palmaceae) 植物棕榈的干燥叶柄。

【原植物】 棕榈 *Trachycarpus fortunei* (Hook. f.)H. Wendl.

常绿乔木。株高3～8m；直立，不分枝。老叶鞘基纤维状，包被秆上。叶簇生于茎顶，叶片圆扇形，掌状裂，裂至中部，裂片硬直，端不下垂；叶具长柄，齿具硬尖。雌雄异株，花黄色；雄花具6枚雄蕊；花丝分离，花药短；雌花由3个心皮组成；柱头3，常反曲。核果，球形或长椭圆形，直径约1cm。花期5～7月，果期8～9月。

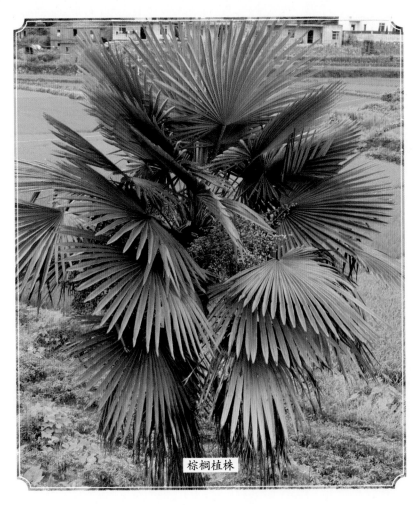

棕榈植株

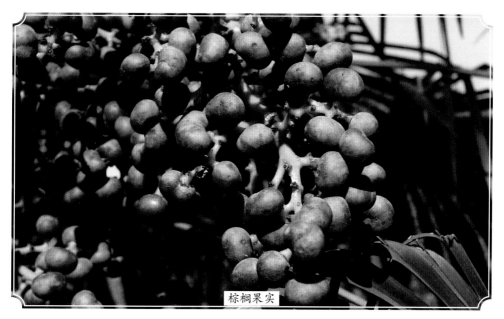

棕榈果实

【生境分布】 生于丘陵地、疏林中，或栽培田边、树边。分布于河北、山东、山西、江苏、安徽、浙江、江西、湖北、湖南等。

【采收加工】 采棕时割取旧叶柄下延部分及鞘片，除去纤维状的棕毛，晒干。

【药材性状】 棕板长条板状，一端较窄而厚，另端较宽而薄，大小不等。表面红棕色，粗糙，有纵直皱纹；一面有明显的凸出纤维，纤维的两侧着生多数棕色茸毛。质硬而韧，不易折断，断面纤维性。无臭，味淡。

【炮制及饮片】 棕板　除去杂质，洗净，干燥。

棕板炭　取净棕榈，置煅锅内，密封，焖煅至透，放凉，取出。

【性味功能】 味苦、涩，性平。有收涩止血的功能。

【主治用法】 用于吐血，衄血，尿血，便血，崩漏下血，浮肿。用量 3 ～ 9g，一般炮制后用。

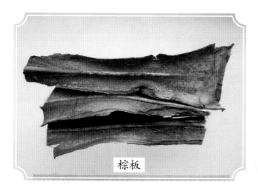

棕板

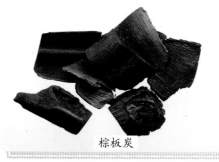

棕板炭

紫花地丁 Zihuadiding

【来源】 紫花地丁为堇菜科（Violaceae）植物紫花地丁的干燥全草。

【原植物】 紫花地丁 *Viola yedoensis* Makino.

多年生草本。无地上茎。根茎粗短，根白色至黄褐色。叶片舌形、长圆形或长圆状披针形，先端钝，叶基截形或楔形，叶缘具圆齿，中上部尤为明显。果期叶大，长达10cm，宽4cm，基部常成微心形。托叶基部与叶柄合生，叶柄具狭翅，上部翅较宽，小苞片生于花梗的中部。萼片5，卵状披针形，边缘具膜质狭边，基部附属物短。花瓣5，紫堇色或紫色，侧瓣无须毛或稍有须毛，下瓣连距长14～18cm；距细，长4～6mm。子房无毛，花柱基部膝曲。蒴果，长圆形，无毛。花、果期4月中旬至8月。

【生境分布】 生于路边、林缘、草地、灌丛、荒地。分布于东北及河北、河南、山东、陕西、山西、江苏、安徽、浙江、江西、湖北、湖南、福建。

【采收加工】 春、秋二季采收，除去杂质，晒干。

【药材性状】 本品多皱缩成团。主根长圆锥形，直径1～3mm；淡黄棕色，有细纵皱纹。叶基生，灰绿色，展平后叶片呈披针形或卵状披针形，长1.5～6cm，宽1～2cm；先端钝，基部截形或稍心形，边缘具钝锯齿，两面有毛；叶柄细，长2～6cm，上部具明显狭翅。花茎纤细；花瓣5，紫堇色或淡棕色；花距细管状。蒴果椭圆形或3裂，种子多数，淡棕色。气微，味微苦而稍黏。

【炮制及饮片】 除去杂质，洗净，切碎，干燥。

【性味功能】 味苦、辛，性寒。有清热解毒，凉血消肿的功能。

【主治用法】 用于疔疮肿毒，痈疽发背，丹毒，毒蛇咬伤。用量15～30g。外用鲜品适量，捣烂敷患处。

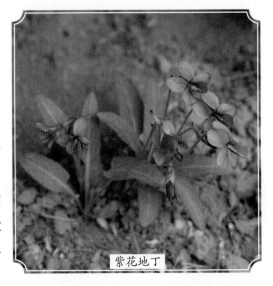
紫花地丁

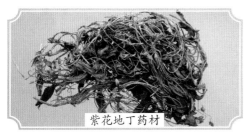

紫花地丁药材

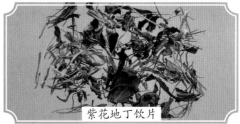

紫花地丁饮片

【混伪品】

1、早开地丁 Viola prionantha 与紫花地丁形态相似，且混生，常被药农混合采收。与紫花地丁主要区别点：叶片常为长圆状卵形、卵状披针形，叶基宽楔形或截形。

2、广东、广西习惯使用龙胆科植物华南龙胆 Gentiana loureirii、鳞叶龙胆 Gentiana squarrosa 及灰绿龙胆 Gentiana yokusaii 的干燥全草，药材也称广地丁或龙胆地丁。华南龙胆为多年生草本，根稍肉质；鳞叶龙胆为一年生草本，茎自基部分枝，主茎不明显；灰绿龙胆为一年生草本，茎上部分枝，主茎明显。

3、甜地丁为豆科植物米口袋 Gueldenstaedtia verna，米口袋的叶片为一回羽状，蝶形花。

4、苦地丁为罂粟科植物布氏紫堇 Corydalis bungeana，布氏紫堇的叶2～3回羽状，花有距。参见"苦地丁"项。

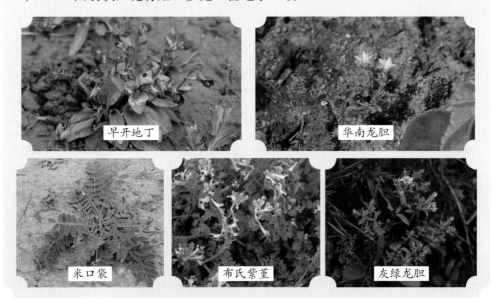

早开地丁　　华南龙胆

米口袋　　布氏紫堇　　灰绿龙胆

紫苏子 Zisuzi

【来源】 紫苏子为唇形科 (Labiatae) 植物紫苏的成熟果实。

【原植物】 紫苏 *Perilla frutescens* (L.) Britt.

一年生草本。株高达 90cm。茎直立，具槽，绿色或带紫色，密被长柔毛。叶阔卵形或圆形，长 7 ～ 13cm，宽 4.5 ～ 10cm，基部圆形或阔楔形，先端短尖或突尖，叶缘在基部以上具粗锯齿，两面绿色或紫色，或仅下面紫色，侧脉 7 ～ 8 对。轮伞花序 2 花，组成偏向一侧的顶生或腋生的总状花序；苞片宽卵圆形或近圆形，外被红褐色腺点。花萼钟形，10 脉，下部被长柔毛，夹有黄色腺点，二唇形；上唇宽大，3 齿；下唇比上唇稍长，2 齿，齿为披针形。花冠白色至紫红色，长 2 ～ 2.5mm，2 唇形；上唇微缺；下唇 3 裂，中裂片较大，侧裂片与上唇相近似。雄蕊 4，几不外伸，前对雄蕊较长；花柱先端具相等的 2 裂。小坚果，球形。花期 8 ～ 9 月，果期 9 ～ 10 月。

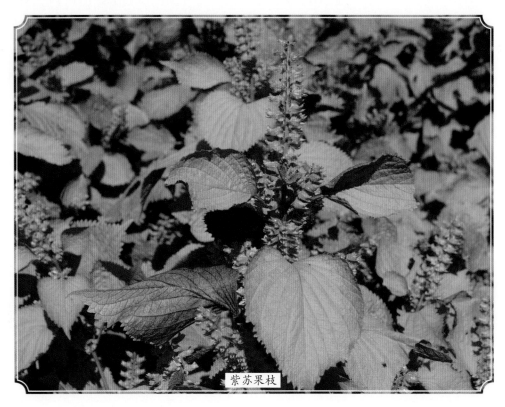

紫苏果枝

【生境分布】全国各地广泛栽培。

【采收加工】秋季果实成熟时采收，除去杂质，晒干。

【药材性状】本品呈卵圆形或类球形，直径约 1.5mm。表面灰棕色或灰褐色，有微隆起的暗紫色网纹，基部稍尖，有灰白色点状果梗痕。果皮薄而脆，易压碎。种子黄白色，种皮膜质，子叶 2，类白色，有油性。压碎有香气，味微辛。

【炮制及饮片】紫苏子 除去杂质，洗净，干燥。

炒紫苏子 取净紫苏子，置热锅中，用文火炒至有爆声时，取出，放凉。

【性味功能】味辛，性温。有降气消痰，平喘，润肠的功能。

【主治用法】用于痰壅气逆，咳嗽气喘，肠燥便秘等。用量 3 ～ 9g。

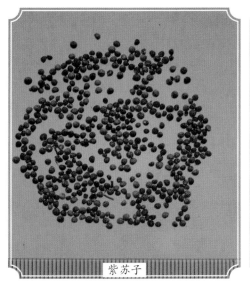

紫苏子

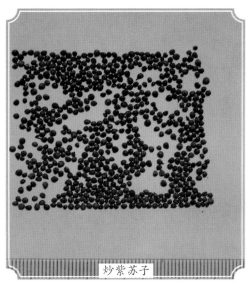

炒紫苏子

紫苏叶 Zisuye

【来源】 紫苏叶为唇形科（Labiatae）植物紫苏的干燥叶（或带嫩枝）。

【原植物】 紫苏 *Perilla frutescens* (L.) Britt 参见"紫苏子"项。

【生境分布】 全国各地广泛栽培。

【采收加工】 夏季枝叶茂盛时采收，除去杂质，晒干。

【药材性状】 紫苏叶多皱缩卷曲、碎破，完整者展平后呈卵圆形，长 4～11cm，宽 2.5～9cm。先端长尖或急尖，基部圆形或宽楔形，边缘具圆锯齿。两面紫色或上表面绿色，下表面紫色，疏生灰白色毛，下表面有多数凹点状的腺鳞。叶柄长 2～7cm，紫色或紫绿色。质脆。带嫩枝者，枝的直径 2～5mm，紫绿色，断面中部有髓。气清香，味微辛。

【炮制及饮片】 除去杂质及老梗；或喷淋清水、切碎，干燥

【性味功能】 味辛，性温。有解表散寒，行气和胃的功能。

【主治用法】 用于风寒感冒，咳嗽呕恶，妊娠呕吐，鱼蟹中毒。用量 5～9g。

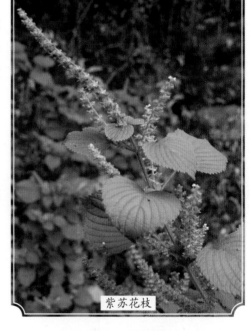
紫苏花枝

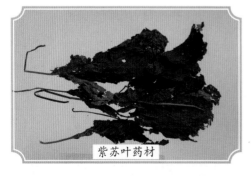
紫苏叶药材

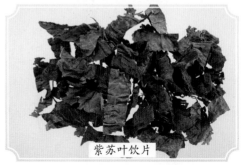
紫苏叶饮片

紫苏梗 Zisugeng

【来源】 紫苏梗为唇形科（Labiatae）植物紫苏的干燥茎。

【原植物】 紫苏 *Perilla frutescens* （L.）Britt. 参见"紫苏子"项。

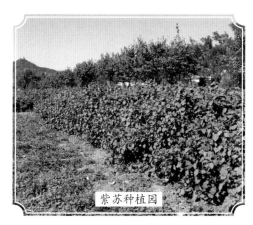
紫苏种植园

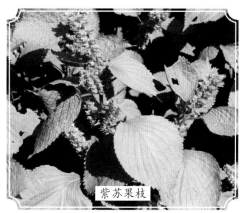
紫苏果枝

【生境分布】 全国各地广泛栽培。

【采收加工】 秋季果实成熟后采割，除去杂质，晒干，或趁鲜切片，晒干。

【药材性状】 本品呈方柱形，四棱钝圆，长短不一，直径 0.5～1.5cm。表面紫棕色或暗紫色，四面有纵沟及细纵纹，节部稍膨大，有对生的枝痕和叶痕。体轻，质硬，断面裂片状。切片厚 2～5mm，常呈斜长方形，木部黄白色，射线细密，呈放射状，髓部白色，疏松或脱落。气微香，味淡。

【炮制及饮片】 除去杂质，稍浸，润透，切厚片，干燥。

【性味功能】 味辛，性温。有理气宽中，止痛，安胎的功能。

【主治用法】 用于胸膈痞闷，胃脘疼痛，嗳气呕吐，胎动不安。用量 5～9g。

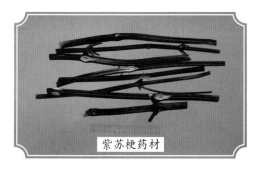
紫苏梗药材

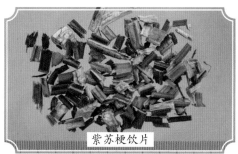
紫苏梗饮片

紫菀 Ziyuan

【来源】 紫菀为菊科 (Compositae) 植物紫菀的干燥根及根茎。

【原植物】 紫菀 *Aster tataricus* L. f. 别名：驴耳朵菜。

多年生草本，高 70 ～ 150cm。根茎粗短，簇生多数细长根。茎直立，粗壮，不分枝，疏生粗毛。基生叶丛生，有长柄；匙状长椭圆形，长达 40cm，宽达 30cm，先端钝尖，基部下延长，两面有短硬毛；茎生叶互生，长椭圆形或披针形，长 8 ～ 35cm，宽 5 ～ 10cm，先端短尖，基部下延，边缘有不整齐粗锯齿。头状花序多数，伞房状排列，花序直径 2.5 ～ 3.5cm，有长柄，被短刚毛；总苞半球形，总苞片 3 列，长圆状披针形，绿色带紫色，先端及边缘膜质；花序周围为舌状花，雌性，蓝紫色，舌片长 15 ～ 18mm，宽约 4mm，先端 3 裂；花柱 1，柱头 2 分叉；管状花两性，黄色，先端 5 齿裂；雄蕊 5，聚药包围花柱；子房下位，柱头 2 分叉。瘦果倒卵状长圆形，扁平，上部有短毛，顶端有宿存白色冠毛。花期 8 ～ 9 月。果期 9 ～ 10 月。

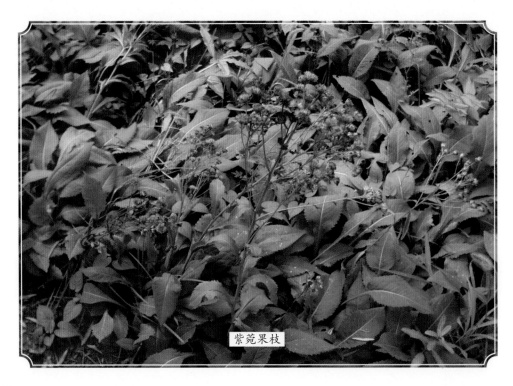

紫菀果枝

【生境分布】 生于山地、河旁、草地。分布于东北及河北、内蒙古、山西、陕西、甘肃、青海、安徽等省区。

【采收加工】 秋季当地上叶全部枯萎后采挖，或于翌年春季发芽前采挖，除去有节的根茎（习称"母根"）和泥沙及杂质，将细根编成小辫状，晒干。

【药材性状】 根茎为不规则块状，长 2～5cm，直径 1～3cm，上端有多数茎基及叶柄残痕，下端有未除尽直根，纤维性，质稍硬。周围簇生多数须根，长 5～15cm，直径 1～3mm，紫红色或灰红色，有纵皱纹，常编成瓣状。质柔韧，断面灰白色或灰棕色。气微香，味甜、微苦。嚼后稍有麻辣感。

【炮制及饮片】 紫菀　除去杂质，洗净，稍润，切厚片，干燥。

蜜紫菀　将炼蜜加适量沸水稀释后，加入净紫菀片拌匀，闷透，置锅内，用文火炒至不粘手时，取出，放凉。每 100kg 净紫菀片，用炼蜜 25kg。

【性味功能】 味辛、苦，性温。有润肺，祛痰，止咳的功能。

【主治用法】 用于气逆咳嗽，痰吐不利，肺虚久咳，痰中带血，支气管炎等。用量 6～9g。

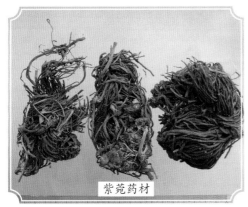

紫菀药材

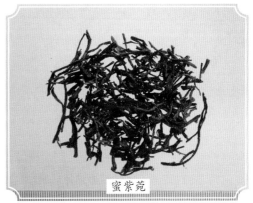

蜜紫菀

黑芝麻 Heizhima

【来源】 黑芝麻为脂麻科（Pedaliaceae）植物脂麻的干燥成熟种子。

【原植物】 脂麻 *Sesamum indicum* L.

一年生草本。株高达 1m；茎直立，四棱形，不分枝，植株被短柔毛和疏的粘液腺。下部叶对生，上部叶均为互生，叶片卵形、长圆形或披针形，长 5 ～ 12cm，顶端急尖或渐尖，基部楔形，全缘或具锯齿，下部叶常 3 浅裂；叶柄长 1 ～ 6cm。花单生或 2 ～ 3 朵生于叶腋；花萼稍合生，裂片披针形，被柔毛；花冠筒状，二唇形，白色、紫色或淡黄色；雄蕊 4,2 强；子房 2 室。蒴果，长圆状筒形，长 2 ～ 2.5cm，常成 4 棱，纵裂，被短柔毛；种子多数。花期 7 ～ 8 月，果期 8 ～ 9 月。

【生境分布】 多生于干燥、肥沃的沙质壤土。除西藏高原外全国各地均有栽培。

【采收加工】 秋季果实成熟时采割植株，晒干，打下种子除去杂质，再晒干。

【药材性状】 黑芝麻呈扁卵圆形，长约 3mm，宽约 2mm。表面黑色，平滑或有网状皱纹。尖端有棕色点状种脐。种皮薄，子叶 2，白色，富油性。气微，味甘，有油香气。

【炮制及饮片】 黑芝麻 除去杂质，洗净，晒干。用时捣碎。

炒黑芝麻 取净黑芝麻，置热锅中，用文火炒至有爆声时，取出，放凉。用时捣碎。

【性味功能】 味甘，性平。有补肝肾，益精血，润肠燥的功能。

【主治用法】 用于头晕眼花，耳鸣耳聋，须发早白，病后脱发，肠燥便秘。用量 9 ～ 15g。

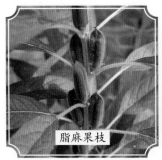
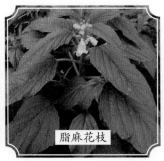
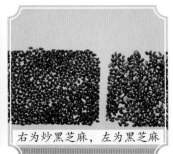

脂麻果枝　　　　脂麻花枝　　　　右为炒黑芝麻，左为黑芝麻

脂麻的干燥成熟种子有黑、白两色，常以黑色种子入药。

鹅不食草 Erbushicao

【来源】 鹅不食草为菊科（Compositae）植物石胡荽的全草。

【原植物】 石胡荽 *Centipeda minima* (L.) A. Br. et Aschers 别名：球子草，白地茜，蚊子草。

一年生匍匐草本，高15cm左右，微臭，揉碎有辛辣味。茎基部多分枝，枝广展，匍匐，着地生根，无毛或略被细柔毛。叶互生，无柄，叶片小，匙形或倒卵状披针形，长0.8～2cm，宽3～5mm，先端钝，基部楔形，边缘有不规则疏齿。头状花序扁球形，单生于叶腋，无柄，直径3～4mm；总苞片2层，椭圆状披针形，边缘膜质，外层较大；花托平坦或稍凸起；花杂性，淡黄色，花序外围为雌花，多列，花管极细而短，中央为两性花，数朵，花冠筒钟状，细小，顶端4裂；雄蕊4，聚药，花药基部钝形；子房下位，柱头2裂。瘦果四棱形，棱上有毛，无冠毛。花期4～8月，果期6～10月。

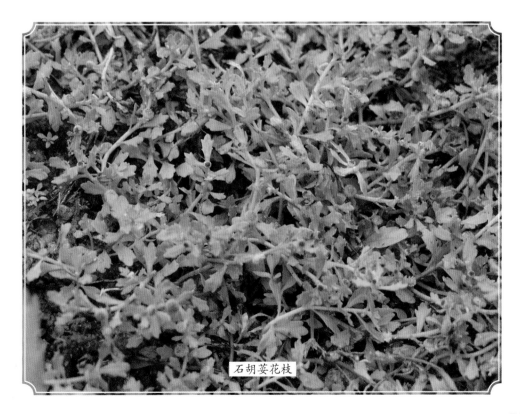

石胡荽花枝

【生境分布】 生于稻田、阴湿山地及路旁或湿润草地。分布于全国大部分省区。

【采收加工】 夏季开花后采收，洗净，晒干。

【药材性状】 鹅不食草扭集成团，灰绿色或棕褐色。须根纤细，淡黄色。茎细，多分枝，质脆，断面黄白色，中央有白色的髓或空洞。叶小，多皱缩或破碎不全，完整叶片互生，倒卵状披针形，边缘有锯齿。头状花序单生叶腋，扁球形，黄色或黄褐色。气微香，久闻有刺激感，味苦，微辛。

【炮制及饮片】 除去杂质，切段，干燥。

【性味功能】 味辛，性温。有清热止咳，祛风通窍，散瘀消肿，退翳明目的功能。

【主治用法】 用于鼻塞不通，急慢性鼻炎，过敏性鼻炎，头痛，百日咳，慢性气管炎，结膜炎，风湿关节痛，湿疮肿毒，跌打肿痛，毒蛇咬伤等症。用量3～9g，煎服，或捣汁。外用适量，捣烂塞鼻，研末捣敷或搐鼻。

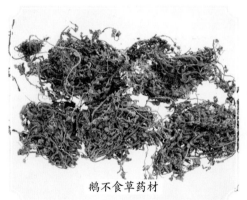

鹅不食草药材

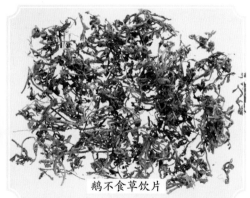

鹅不食草饮片

湖北贝母 Hubeibeimu

【来源】 湖北贝母为百合科 Liliaceae 植物湖北贝母的干燥鳞茎。

【原植物】 湖北贝母 *Fritillaria hupehensis* P. K. Hsiao 别名：板贝，窑贝。

多年生草本。鳞茎扁圆形或圆锥形。叶3～7枚轮生，3至多轮，长圆状披针形，在上部的叶先端常卷曲。花1～4，紫色具黄褐色小方格；叶状花片3枚轮生，先端明显卷曲；花被片6；柱头裂片3。蒴果，棱上的翅宽。花期4月，果期5～6月。

【生境分布】 生于草地。栽培。分布于湖北西部和西南部、四川东部.湖南西北部。

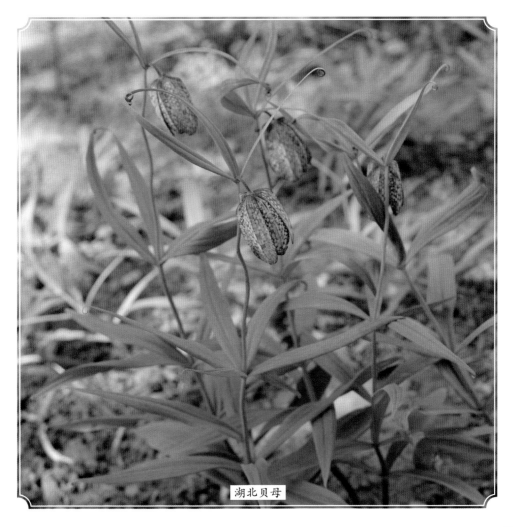

湖北贝母

【采收加工】 夏初植株枯萎后采挖，清水浸泡，干燥。

【药材性状】 湖北贝母扁圆球形，高 0.8～2.2cm，直径 0.8～3.5cm，类白色至淡棕色。外层鳞叶 2 瓣，肥厚，略呈肾形，或大小悬殊，大瓣紧抱小瓣，顶端闭合或开裂。内有鳞叶 2～6 枚及干缩的残茎。内表面淡黄色至类白色，基部凹陷呈窝状，残留有淡棕色表皮及少数须根。单瓣鳞叶呈元宝状，长 2.5～3.2cm，直径 1.8～2cm。质脆，断面类白色，富粉性。气微，味苦。

【炮制及饮片】 洗净，干燥。

【性味功能】 味微苦，性凉。有清热化痰、止咳、散结的功能。

【主治用法】 用于热痰咳嗽，痰核瘰疬，痈肿疮毒。用量 3～9g。研粉冲服。不宜与乌头类药材同用。

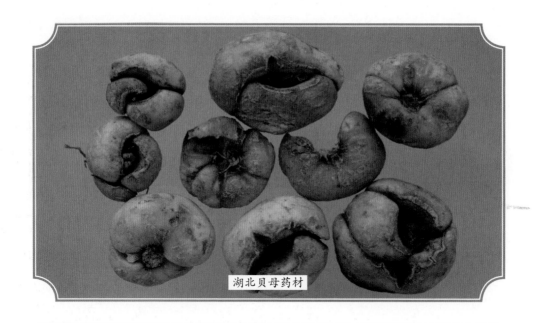

湖北贝母药材

🌸【混伪品】

参见"浙贝母"项。

蓖麻子 Bimazi

【来源】 蓖麻子为大戟科（Euphorbiaceae）植物蓖麻的干燥成熟种子。

【原植物】 蓖麻 *Ricinus communis* L.

一年生草本。株高1.5～2m。茎直立，分枝，中空。叶盾形，直径20～60cm;掌状5～11裂，裂片卵形或窄卵形，缘具齿，无毛;叶柄长;托叶合生，早落。花单性，雌雄同株，无花瓣;聚伞圆锥花序，长约20cm，顶生或与叶对生。雄花的萼3～5裂，直径约1cm。雌花萼5裂，裂片不等大。蒴果，长圆形或近球形，长1.5～2.5cm，直径1～1.4cm。花期7～8月，果期9～10月。

【生境分布】 全国各地均有栽培。

【采收加工】 秋季采摘成熟果实，晒干，除去果壳，收集种子。

【药材性状】 蓖麻子椭圆形或卵形，稍扁，上端宽，长0.9～1.8cm，宽0.5～1cm,

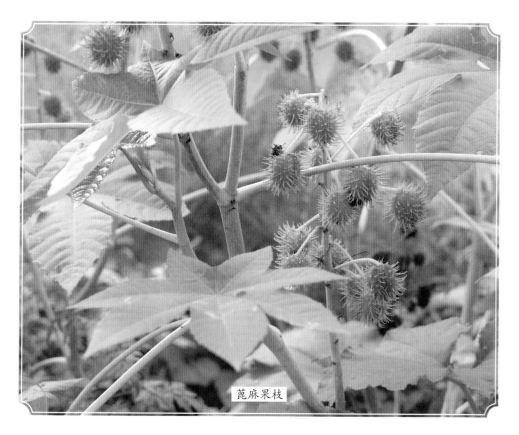

蓖麻果枝

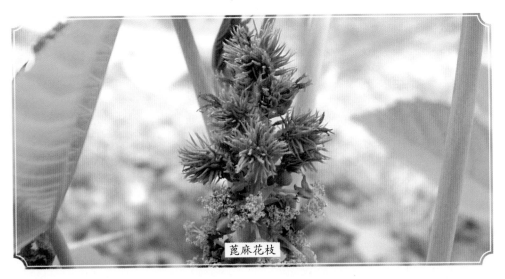

蓖麻花枝

一面较平，另面较隆起。有灰白色、黑棕色或黄棕色交错的大理石样纹理，平滑，有光泽。较小端有突起的种阜，并有珠孔，较平面有明显种脊。种皮硬脆，较薄。种仁白色。气无，味涩。

【炮制及饮片】 除去杂质。用时去壳，捣碎。

【性味功能】 味甘、辛，性平，有毒。有消肿拔毒，泻下通滞，排脓的功能。

【主治用法】 用于痈疽肿毒，喉痹，瘰疬，大便燥结。外用适量，捣烂敷患处。亦可入丸剂内服。

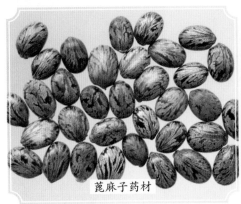

蓖麻子药材

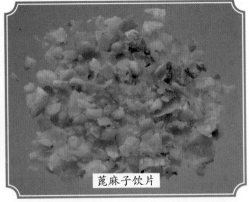

蓖麻子饮片

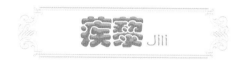

【来源】　蒺藜为蒺藜科（Zygophyllaceae）植物蒺藜的干燥成熟果实。

【原植物】　蒺藜　*Tribulus terrestris* L. 别名：刺蒺藜，硬蒺藜。

　　一年生草本。茎由基部分枝，平卧，长1m左右，全株密生丝状柔毛。偶数羽状复叶，互生或对生，长1.5～6cm。小叶5～8对，长圆形，长6～17mm，宽2～5mm，先端锐尖或钝，基部稍偏斜，近圆形，全缘，上面叶脉上有细毛，下面密生白色伏毛；托叶小，边缘半透明状膜质；有叶柄和小叶柄。花单生于叶腋。萼片5，宿存。花瓣5，比萼片稍长，黄色。雄蕊10，生于花盘基部，5枚花丝较短的基部有鳞片状腺体。子房5棱，花柱单一，柱头5裂。分果，由5个分果瓣组成，扁球形，直径约1cm；每果瓣具刺。花期5～8月，果期6～9月。

【生境分布】　生于沙地、荒地、山坡、居民点附近。全国各地均有分布。

【采收加工】　秋季果实成熟时采割植株，晒干，打下果实，除去杂质。

【药材性状】　蒺藜由5个分果瓣组成，呈放射状排列，直径7～12mm。常裂为单一的分果瓣，分果瓣呈斧状，长3～6mm；背部黄绿色，隆起，有纵棱及多数小刺，并有对称的长刺和短刺各1对，两侧面粗糙，有网纹，灰白色。质坚硬。无臭，味苦、辛。

【炮制及饮片】　蒺藜　除去杂质。

　　炒蒺藜　取净蒺藜，置热锅中，用文火炒至微黄色时，取出，放凉。

【性味功能】　味辛、苦，性微温。有平肝解郁，活血祛风，明目，止痒的功能。

【主治用法】　用于头痛眩晕，胸胁胀痛，乳汁不下，目赤翳障，皮肤瘙痒，经闭。用量6～9g。孕妇慎用。

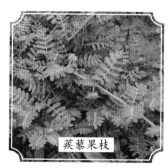
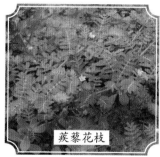
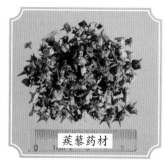

蒺藜果枝　　蒺藜花枝　　蒺藜药材

蒲公英 Pugongying

【来源】 蒲公英为菊科 (Compositae) 蒲公英和碱地蒲公英等同属植物的干燥全草。

【原植物】 1、蒲公英 *Taraxacum mongolicum* Hand.-Mazz. 别名：黄花地丁。

多年生草本，高 10～25cm。有乳汁，全株有蛛丝状毛。根直立，圆柱形。叶基生，莲座状平展，有柄，两侧扩大呈鞘状；叶长圆状倒披针形或倒披针形，长 6～15cm，宽 2～3.5cm，先端尖或钝，基部下延成柄状，边缘浅裂或不规则羽状分裂，顶裂片宽三角状，全缘或有疏齿，绿色或边缘带紫色迹。花葶数个，与叶几等长。头状花序顶生，舌状花黄色，长 1.5～1.8cm，5 齿裂；总苞淡绿色，钟形，苞片多层，外层短，卵状披针形，顶端有角状突起，内层线状披针形，膜质；雄蕊 5，聚药；子房下位，柱头 2 裂。瘦果有纵棱及多数刺状突起，喙长 6～8cm。花期 4～5 月。果期 6～7 月。

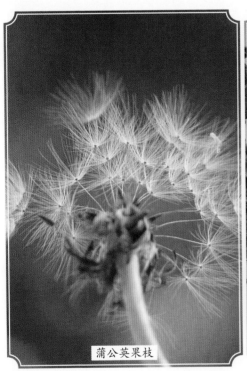

蒲公英果枝

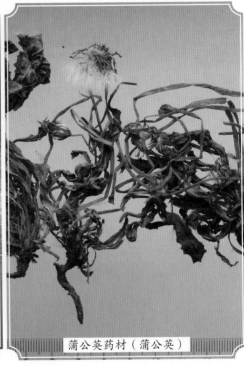

蒲公英药材（蒲公英）

2、碱地蒲公英 *Taraxacum sinicum* Kitag. 别名：华蒲公英。

与蒲公英相似，区别于叶倒卵状披针形或狭披针形。顶裂片长三角形或卵状三角形。花葶长于叶。总苞片先端无角状突起。喙长 3 ～ 4.5mm。

【生境分布】蒲公英生长于山坡、草地、路旁、河岸沙地及田野，分布于东北、华北及山东、安徽、江苏、浙江、湖南、湖北、陕西、甘肃、青海、云南、贵州、四川等省区。

碱地蒲公英生于稍潮湿的盐碱地或原野上，分布于东北及河北、河南、山西、陕西、甘肃、青海等省区。

【采收加工】4 ～ 10 月间开花前或刚开花时连根挖出，晒干。或拣净杂质，去净泥土，切段，晒干。

【药材性状】蒲公英主根圆柱形，长 4 ～ 10cm，直径 3 ～ 8mm；棕色或紫棕色，有深纵纹及皱纹，质脆；基生叶多皱缩卷曲，灰绿色或绿褐色，完整叶片倒披针形，边缘不规则羽状裂，花茎柔细，常有头状花序或总苞及瘦果。气微，味微苦。

【炮制及饮片】除去杂质，洗净，切段，晒干。

【性味功能】味甘、苦，性寒。有清热解毒，利尿散结的功能。

【主治用法】用于急性乳腺炎，淋巴腺炎，疔毒疮肿，急性结膜炎，感冒发热，急性扁桃体炎，急性支气管炎，肝炎，胆囊炎，尿路感染。用量 9 ～ 15g，亦可捣汁或入散剂；外用适量，捣敷患处。

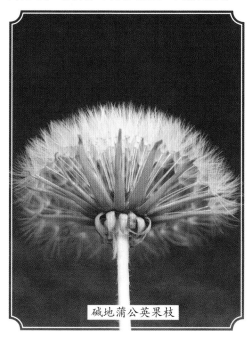

碱地蒲公英果枝

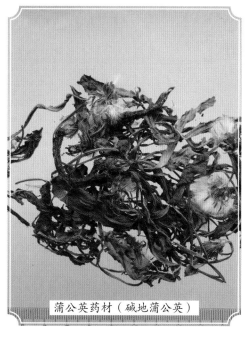

蒲公英药材（碱地蒲公英）

蒲黄 Puhuang

【来源】 蒲黄为香蒲科（Typhaceae）水烛香蒲和东方香蒲或同属植物的干燥花粉。

【原植物】 1、水烛香蒲 *Typha angustifolia* L. 别名：蒲草，窄叶香蒲。

多年生沼生草本植物。株高1.5～3m。叶线形，宽5～12mm，下部为鞘状，抱茎。肉穗花序，长30～60cm，雌花序与雄花序间隔一段距离；雄花序在上，长20～30cm，雄花有雄蕊2～3，基生毛比花药长，顶端分叉或不分叉；雌花在下，长10～28cm，基部叶状苞片早落，雌花的小苞片匙形，较柱头短。

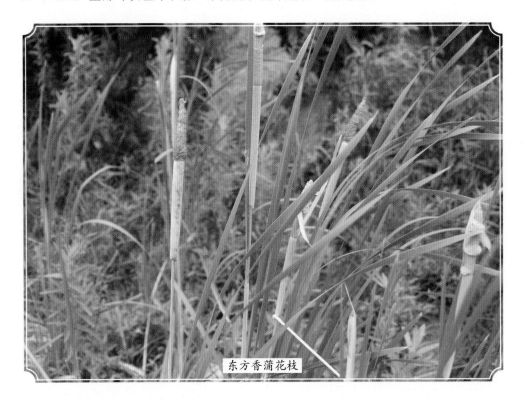

东方香蒲花枝

2、东方香蒲 *Typha orientalis* Presl.

多年生沼生草本，直立，高1～2m。根茎粗壮，横走。叶线形，宽5～10mm，基部鞘状，抱茎。雌雄同株，穗状花序圆柱状，雄花序与雌花序彼此连接；雄花序在上，长3～5cm，雄花有雄蕊2～4，花粉粒单生；雌花序长6～15cm，雌花无小苞片，有多数基生的白色长毛，毛等于或稍长于柱头，稀短于柱头，柱头

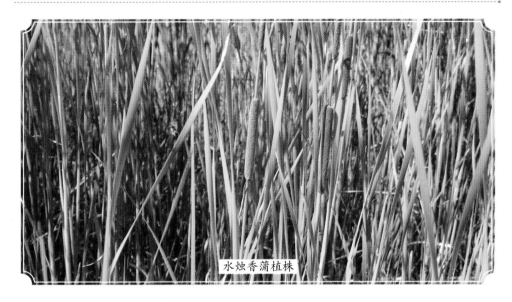

水烛香蒲植株

匙形，不育雌蕊棍棒状。小坚果有一纵沟。花期6～7月，果期7～8月。

【生境分布】 水烛香蒲生于沼泽地、浅水旁，分布于东北、华北、华东及河南、湖北等省。东方香蒲生于池沼或水旁，分布于东北、华北、华东、陕西、湖南、云南等省区。

【采收加工】 夏季采收蒲棒上部的黄色雄花序，晒干后碾轧，筛取花粉。剪取雄花后，晒干，成为带有雄花的花粉，即为草蒲黄。

【药材性状】 蒲黄黄色粉末。体轻，放水中则飘浮水面。手捻有滑腻感，易附着手指上。气微，味淡。

【炮制及饮片】 生蒲黄 揉碎结块，过筛。

蒲黄炭 取净蒲黄，置热锅内，用武火炒至棕褐色，取出，晾干。

【性味功能】 味甘，性平。有止血，化瘀，通淋的功能。

【主治用法】 用于吐血，衄血，崩漏，外伤出血，经闭痛经，脘腹刺痛，跌扑肿痛，血淋涩痛。用量4.5～9g；外用适量，敷患处。

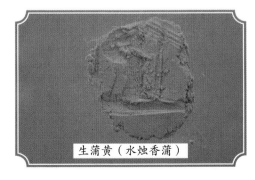

生蒲黄（水烛香蒲）

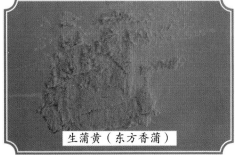

生蒲黄（东方香蒲）

椿皮 Chunpi

【来源】 椿皮为苦木科（Simaroubaceae）植物臭椿的干燥根皮或干皮。

【原植物】 臭椿 *Ailanthus altissima* (Mill.) Swingle 别名：樗木。

　　落叶乔木，高达20m。树皮灰褐色，光滑，有纵裂纹，幼枝有细毛。单数羽状复叶，互生，小叶13～21，小叶柄短；小叶卵状披针形，长7～12cm，宽2～5cm，先端渐尖，基部偏斜，一边圆形，另一边楔形，近基部处常有1～2对粗齿，齿端有1圆形腺体，全缘，有时稍皱缩或反卷，搓碎有臭味。圆锥花序顶生，花小，杂性；萼片5～6，三角状卵形，边缘有细毛；花瓣5～6，绿白色；雄花有雄蕊10，着生于花盘基部；两性花雄蕊较短，且少于10枚；雌蕊有5～6心皮，基部多少连合，柱头5裂。翅果扁平，长椭圆形，淡黄绿色或淡红褐色，每个翅果中部有1种子。种子卵圆形或近圆形，扁平，淡褐色，光滑。花期6～7月。果期8～9月。

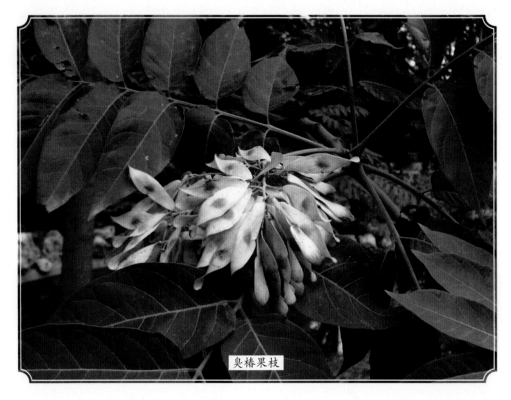

臭椿果枝

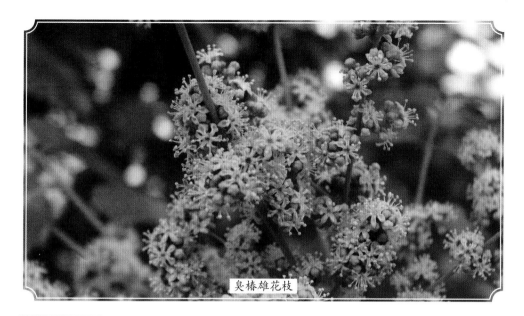

臭椿雄花枝

【生境分布】 生于山坡、林中。分布于全国各地。

【采收加工】 春季剥取根皮或干皮，刮去或不刮去外面粗皮，晒干。

【药材性状】 椿皮为不整齐的片状或卷片状，长宽不一，厚 0.3～1cm。外表面灰黄色或黄褐色，粗糙，有多数突起的纵向皮孔及不规则纵、横裂纹，除去粗皮者显黄白色；内表面淡黄色，较平坦，密布梭形小孔或小点。质硬而脆，断面外层颗粒性，内层纤维性。气微，味苦。

【炮制及饮片】 椿皮 除去杂质，洗净，润透，切丝或段，干燥。

麸炒椿皮 取麸皮，撒在热锅中，加热至冒烟时，加入净椿皮丝，迅速翻动，炒至微黄色时，取出，筛去麸皮，放凉。

【性味功能】 味苦、涩，性寒。有清热燥湿，涩肠，止血的功能。

【主治用法】 用于慢性痢疾，肠炎，腹泻，胃及十二指肠溃疡，便血，遗精，白带。用量 6～9g。

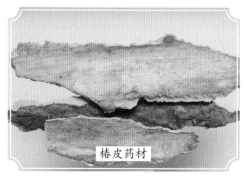

椿皮药材

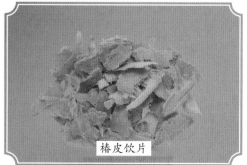

椿皮饮片

槐花 Huaihua

【来源】 槐花为豆科 (Leguminosae) 植物槐的干燥花及花蕾。

【原植物】 槐 *Sophora japonica* L.

落叶乔木,高达25m。树皮粗糙,暗灰色。单数羽状复叶,叶柄被毛,小叶7～17,小叶柄短, 被毛;托叶镰刀状;小叶卵状披针形或卵状长圆形, 长2.5～7cm,宽1～2cm, 先端钝尖,基部楔形, 稍偏斜, 全缘, 下面伏生白毛。圆锥花序顶生;花梗及小花梗被毛, 花萼5浅裂, 被疏毛;花冠蝶形, 黄白色, 旗瓣宽心形,先端凹, 有爪;雄蕊10, 离生或基部稍连合, 花丝不等长;子房筒状, 被细长毛,花柱弯曲。荚果圆柱形, 肉质下垂, 种子间缢缩成念珠状, 有喙。种子肾形。花期7～8月。果期9～10月。

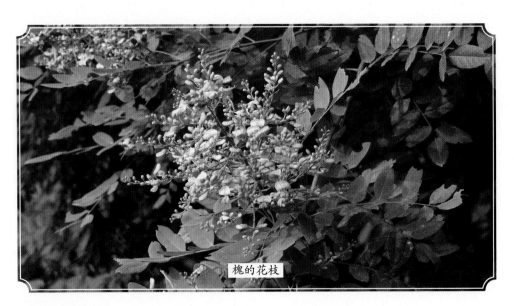

槐的花枝

【生境分布】 生于山坡、旷野。分布于全国大部分地区。

【采收加工】 夏季花开放或花蕾形成时采收, 及时干燥, 除去枝、梗及杂质。干燥花习称"槐花", 其花蕾习称"槐米"。

【药材性状】 槐花 花瓣散落, 完整者长约1cm, 花梗有毛;花冠蝶形, 黄白色或淡黄色, 花萼钟状, 5裂;旗瓣近圆形, 先端凹, 基部有爪, 翼瓣及龙骨瓣长方形, 雄蕊10, 9枚基部连合;子房扁长圆形。质轻, 味微苦。

槐米　花蕾卵形或长椭圆形，长 2 ～ 6mm，直径约 2mm。花萼黄绿色，花冠黄白色，未开放大小不一，有白色短柔毛。质松脆，味微苦。

【炮制及饮片】　槐花　除去杂质及灰屑。

炒槐花　取净槐花，置热锅中，用文火炒至表面深黄色时，取出，放凉。

槐花炭　取净槐花，置热锅内，用武火炒至表面焦褐色，取出，晾干。

【性味功能】　味苦，性微寒。有凉血止血，清肝明目的功能。

【主治用法】　用于便血，痔血，血痢，崩漏，吐血，衄血，肝热目赤，头痛眩晕。用量 4.5 ～ 9g。

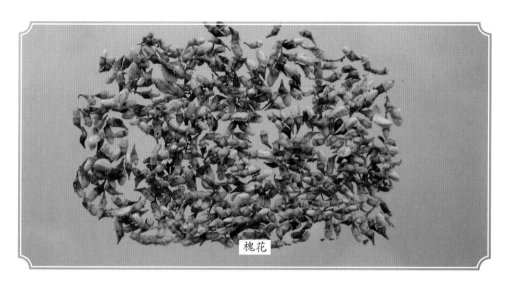

槐花

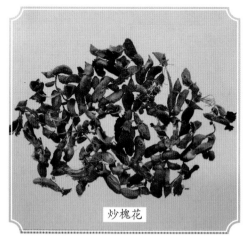

炒槐花

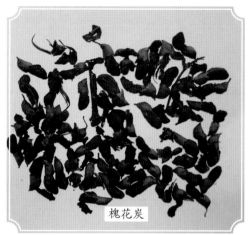

槐花炭

槐角 Huaijiao

【来源】 槐角为豆科 (Leguminosae) 植物槐的干燥成熟果实。

【原植物】 槐 *Sophora japonica* L.

　　落叶乔木,高达25m。树皮粗糙,暗灰色。单数羽状复叶,叶柄被毛,小叶7～17,小叶柄短,被毛;托叶镰刀状;小叶卵状披针形或卵状长圆形,长2.5～7cm,宽1～2.5cm,先端钝尖,基部楔形,稍偏斜,全缘,下面伏生白毛。圆锥花序顶生;花梗及小花梗被毛,花萼5浅裂,被疏毛;花冠蝶形,黄白色,旗瓣宽心形,先端凹,有爪;雄蕊10,离生或基部稍连合,花丝不等长;子房筒状,被细长毛,花柱弯曲。荚果圆柱形,肉质下垂,种子间缢缩成念珠状,有喙。种子肾形。花期7～8月。果期9～10月。

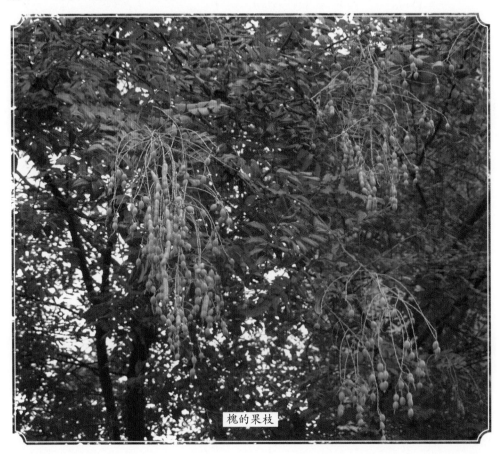

槐的果枝

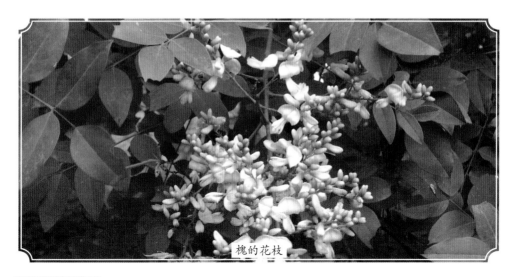

槐的花枝

【生境分布】 生于山坡、旷野。南北各地多有栽培，以北方最为常见。

【采收加工】 冬季采收，除去杂质，干燥。

【药材性状】 槐角呈连珠状，长 1～6cm，直径 0.6～1cm。黄绿色或黄褐色，皱缩而粗糙，背缝线一侧呈黄色。质柔润，干燥皱缩，易在收缩处折断，断面黄绿色，有粘性。种子 1～6 粒，肾形，长约 8mm，表面光滑，棕黑色，一侧有灰白色圆形种脐；质坚硬，子叶 2，黄绿色。果肉气微，味苦，种子嚼之有豆腥气。

【炮制及饮片】 槐角 除去杂质。

　　蜜槐角 将炼蜜加适量沸水稀释后，加入净槐角拌匀，闷透，置锅内，用文火炒至外皮光亮、不粘手时，取出，放凉。每 100kg 净槐角，用炼蜜 5kg。

【性味功能】 味苦，性寒。有清热泻火，凉血止血的功能。

【主治用法】 用于肠热便血，痔肿出血，肝热头痛，眩晕目赤。用量 6～9g。

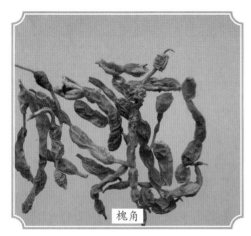

槐角

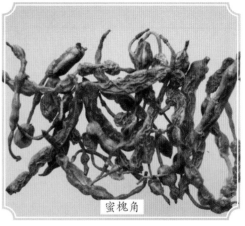

蜜槐角

路路通 Lulutong

【来源】路路通为金缕梅科（Hamamelidaceae）植物枫香树的干燥成熟果序。

【原植物】枫香树 *Liquidambar formosana* Hance. 别名：枫树、九孔子、枫树果。

落叶乔木，高 20 ～ 40m。树皮幼时灰白色，老时褐色，粗糙，幼枝有细长毛或光滑。叶互生，叶柄长 3 ～ 7cm；托叶线形，长约 1cm，锈红色，早落。叶掌状 3 裂，幼时多成 5 裂，长 6 ～ 12cm，宽 8 ～ 15cm，裂片卵状三角形至长卵形，先端长渐尖，基部心形或截形，边缘有细锯齿，幼时上面被毛，下面幼时密被细毛或仅脉腋有毛。花单生，雌雄同株，生于短枝上部；雄化淡黄绿色，集成总状花序，被锈色长毛，雄蕊多数，短而集成球形；雌花集成圆球形头状花序，生于短枝叶腋，总花梗被毛；萼片锥形，退化雄蕊少数；子房半下位，2 室，花柱 2，柱头弯曲。复果圆球形，下垂，直径 2.5 ～ 3cm，上有刺状，宿存花柱及苞片组成。蒴果密集于复果内，熟时顶孔开裂，种子有翅。花期 3 ～ 4 月。果期 9 ～ 10 月。

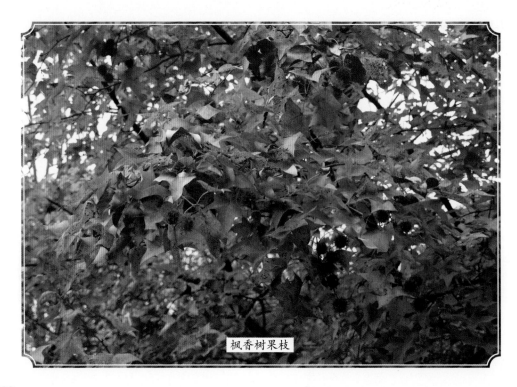

枫香树果枝

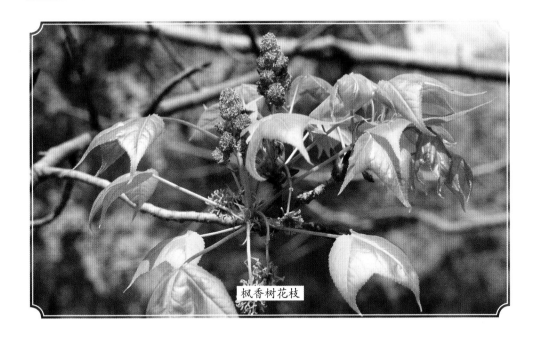

枫香树花枝

【生境分布】 生于温暖、湿润、肥沃土壤的平原及丘陵山区。分布于河南、陕西、青海、安徽、江苏、浙江、福建、台湾、湖北、湖南、广东、广西、云南、贵州、四川、西藏等省区。

【采收加工】 10～12月间将树上果序打落或将落于地上的果序拾起,洗净、晒干,拣去杂质、果梗,即得。

【药材性状】 路路通圆球形,直径2.5～4cm。灰棕色至棕褐色,有多数尖刺状宿存萼齿及其花柱,长0.5～1cm,折断或弯曲,除去尖刺物则见多数蜂窝状小孔。果梗基部有长3.5～4.5cm的圆柱形果柄,果柄折断或仅有断痕。小蒴果顶端开裂成空洞状。种子多数,多角形,直径约1mm,黄棕色或棕褐色,部分蒴果扁平,长圆形,发育完全种子1～2,有翅,褐色。体轻,质硬,不易破开。气微香,味淡。

【性味功能】 味微苦,性平。有行气宽中,活血通络,下乳,利尿的功能。

【主治用法】 用于胃痛腹胀,关节疼痛,水肿胀痛,小便不利,经闭,乳中结块,乳汁不下,月经不调,荨麻疹,痈疽,痔漏等。用量:4.5～9g,水煎服。

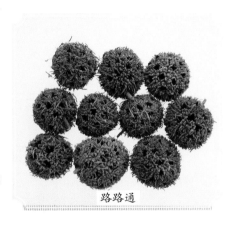

路路通

锦灯笼 Jindenglong

【来源】 锦灯笼为茄科 (Solanaceae) 植物酸浆的干燥宿萼或带浆果的宿萼。

【原植物】 酸浆 *Physalis alkekengi* L. var. *frauchetii* (Mast.) Makino

别名：红姑娘、挂金灯。

多年生草本，高 30 ～ 80cm。根状茎横走，地上茎直立，上部不分枝，茎节稍膨大，茎下部带紫色。叶在中、上部常 2 叶同生一节呈假对生，茎下叶互生；叶柄长 1.5 ～ 3cm；叶广卵形或卵形，长 6 ～ 12cm，宽 5 ～ 9cm，先端尖，基部圆楔形，边缘不规则波状或有疏缺刻，有短毛。花单生于叶腋，花萼钟状，绿色，边缘及外侧有短毛，萼齿 5，三角形；花冠广钟形，裂片 5，白色，外有短毛；雄蕊 5，着生于花冠近基部处，花药基生；子房上位，卵形，2 室，柱头 2 浅裂。果梗长 2 ～ 3cm，宿萼阔卵形，囊状，直径 2.5 ～ 3.5cm，橙红色或朱红色，先端尖；浆果包于宿萼囊中，球形，直径 1.5cm，熟时橙红色或朱红色，光滑。种子多数，阔卵形，扁平，黄色。花期 6 ～ 10 月。果期 7 ～ 11 月。

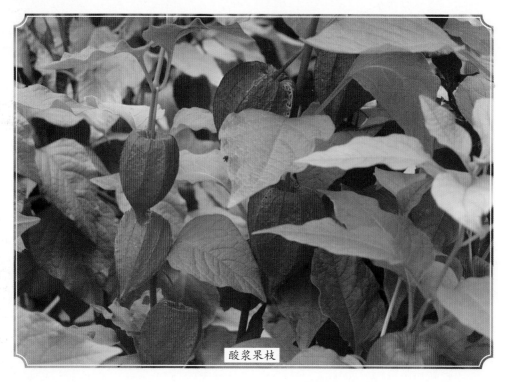

酸浆果枝

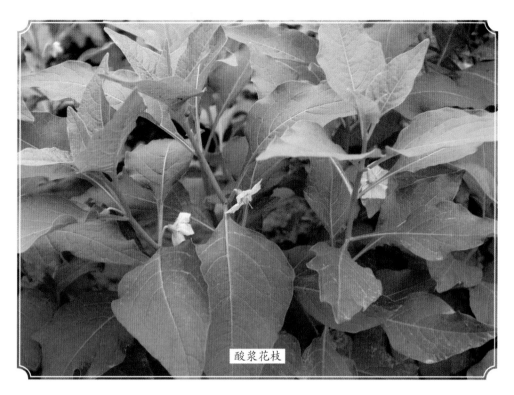

酸浆花枝

【生境分布】生于田野，山坡草地，路旁等地。分布于除海南、西藏外全国各省区。

【采收加工】秋季宿萼由绿变红时，连同浆果采收，除去或保留浆果，晒干。

【药材性状】锦灯笼常破碎或被压扁，完整宿萼膨胀如五角阔卵形囊状物，长3～4cm，直径2.5～3.5cm，橙红色或朱红色，或中、下部色浅，有纵肋10条，肋间有网状脉，先端尖，闭合或微5裂，基部平或微凹，果梗长2～3cm。体轻，薄革质。未除去浆果，完整者圆球形，直径1～1.5cm，光滑，橙红色或朱红色，常干瘪或压破，基部与宿萼基部相连。种子多数，扁阔卵形，有钩状小突头，淡黄色，密布细微网纹。气微，稍似烟草，宿萼味淡、微辛、苦；浆果味甜，微酸。

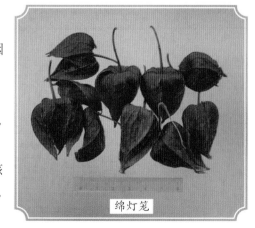

绵灯笼

【性味功能】味苦、酸，性寒。有清热，解毒，利咽，化痰，利尿的功能。

【主治用法】用于咽喉肿痛，肺热咳嗽，感冒发热，湿热黄疸，风湿关节炎，白带，小便不利等。用量4.5～9g。

满山红 Manshanhong

【来源】满山红为杜鹃花科 Ericceae 植物兴安杜鹃的干燥叶。

【原植物】兴安杜鹃 *Rhododendron dauricum* L. 别名：满山红，达乌里杜鹃。

半常绿小灌木。小枝细而弯曲，有鳞片和柔毛。叶互生，近革质，有鳞片，长圆形或椭圆形，芳香，先端钝圆，基部楔形，近全缘或具细钝齿。花1～4朵，顶生，粉红色，先叶开放，有毛或鳞片，被芽鳞冠漏斗状，5裂，外面有毛；雄蕊5；雌蕊1，子房密被鳞片。蒴果长圆形，被有鳞片。花期4～5月，果期7月。

【生境分布】生于山坡林缘或落叶林下。分布于东北及内蒙古等省区。

【采收加工】夏、秋两季采收叶，阴干。

【药材性状】满山红多反卷成筒状，有的皱缩破碎。完整叶片展平后呈椭圆形或长倒卵形，长2～7.5cm，宽1～3cm；先端钝，基部近圆形或宽楔形，全缘；上表面暗绿色至褐绿色，散生浅黄色腺鳞；下表面灰绿色，腺鳞甚多。叶柄长3～10mm。近革质。气芳香特异，味较苦、微辛。

【性味功能】味辛、苦，性温。有止咳、祛痰的功能。

【主治用法】用于急、慢性气管炎。用量25～50g，水煎服。

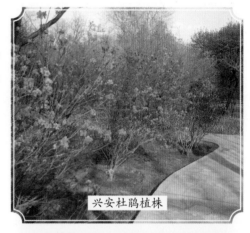
兴安杜鹃植株

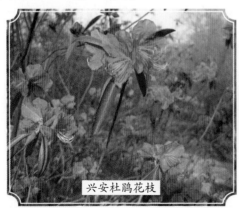
兴安杜鹃花枝

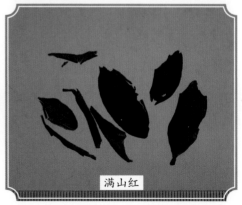
满山红

蔓荆子 Manjingzi

【来源】 蔓荆子为马鞭草科 (Verbenaceae) 植物单叶蔓荆和蔓荆带宿萼的果实。

【原植物】 1、单叶蔓荆 *Vitex trifolia* var. *simplicifolia* Cham. 别名：灰枣。

灌木，高达 3m。幼枝四棱形，密生灰白色绒毛。单叶对生，叶柄长 5～10mm，有白细毛；叶倒卵形或倒卵圆形，长 2～5cm，宽 1.5～3cm，先端钝圆，基部宽楔形，全缘，上面绿色，有短毛和腺点，下面密生灰白色绒毛，有腺点。聚伞花序排成紧密而狭窄的圆锥花序，长 3～5cm，宽约 2cm；花萼钟状，长约 4mm，外密生灰白色绒毛，内无毛；先端 5 齿裂，果时宿存；花冠淡紫色，长 1～1.5cm，5 裂，中间 1 裂片最大；雄蕊 4，着生于花冠筒中部，伸出花冠外，花药个字形分叉；子房球形，密生腺点，柱头 2 裂。核果球形，有腺点，多为增大宿萼包围。花期 7～8 月。果期 8～9 月。

2、蔓荆 *Vitex trifolia* L. 别名：三叶蔓荆。

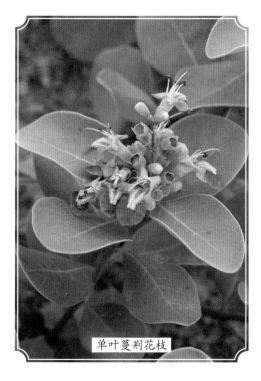

单叶蔓荆花枝

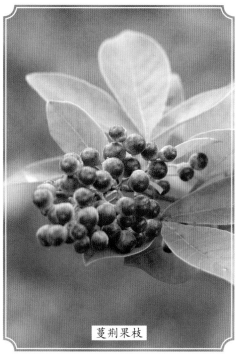

蔓荆果枝

落叶灌木，罕为乔木，高1.5～5m，有香味；小枝四棱形，密生细柔毛。通常三出复叶，有时在侧枝上可有单叶，叶柄长1～3mm；小叶片卵形、倒卵形或倒卵状长圆形，长2.5～9cm，宽1～3cm，顶端钝或短尖，基部楔形，全缘，表面绿色，无毛或被微柔毛，背面密被灰白色绒毛，侧脉约8对，两面稍隆起，小叶无柄或有时中间小叶基部下延成短柄。圆锥花序顶生，长3～15cm，花序梗密被灰白色绒毛；花萼钟状，顶端5浅裂，外面有绒毛；花冠淡紫色或蓝紫色，长6～10mm，外面及喉部有毛，花冠管内有较密的长柔毛，顶端5裂，二唇中间裂片较大；雄蕊4，伸出花冠外；子房无毛，密生腺点；花柱无毛，柱头2裂。核果近圆形，径约5mm，成熟时黑色；果萼宿存，外被灰白色绒毛。花期7月，果期9～11月。

【生境分布】 单叶蔓荆生于海滨、湖畔、沙滩等地，分布于山东、江苏、浙江、江西、福建、台湾、广东、广西、海南等省区。蔓荆生于平原沙地，河滩溪畔及荒地灌丛中，分布于福建、台湾、广东、海南、广西、云南等省、自治区。

【采收加工】 9～11月果实成熟果采收，除去杂质，生用或清炒用。

【药材性状】 蔓荆子球形，直径4～6mm。黑色或黑褐色，有粉霜状绒毛，有细纵沟4条，顶端微凹，有花柱痕，下部有灰白色宿萼及短果梗，宿萼先端5齿裂，一侧撕裂成两瓣，灰白色，密生细绒毛。体轻质坚，不易破碎。横断面果皮灰黄色，有棕褐点排列成环，分4室，每室有种子1枚或不育。种仁黄白色，有油性。气特异而芳香，味辛、稍苦。

【炮制及饮片】 蔓荆子 除去杂质。

炒蔓荆子 取净蔓荆子，置热锅中，用文火微炒，取出，放凉。用时捣碎。

【性味功能】 味苦、辛、性微寒。有疏散风热，清利头目的功能。

【主治用法】 用于风热感冒头痛，头晕目眩，目赤多泪，齿龈肿痛，目暗不明，关节疼痛拘挛等。用量5～10g。

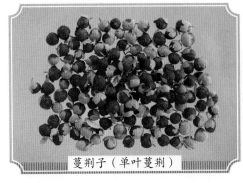

蔓荆子（单叶蔓荆）

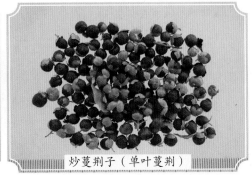

炒蔓荆子（单叶蔓荆）

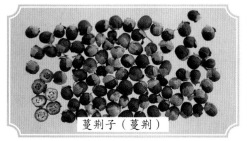

蔓荆子（蔓荆）

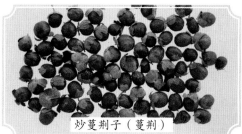

炒蔓荆子（蔓荆）

🌱【混伪品】

同科植物黄荆 *Vitex negundo*、牡荆 *Vitex negundo* var. *cannabifolia*、荆条 *Vitex negundo* var. *heterophylla* 的果实偶有混为蔓荆子使用，它们主要区别为：

1、小叶 1～3，全缘。

　2、小叶常 3 枚·····················蔓荆 *Vitex trifolia*

　2、小叶 1，稀在同一枝条上间有 3 枚·······················单叶蔓荆 *Vitex rotundifolia*

1、小叶常 5 枚，全缘或具缺刻状锯齿、浅裂至深裂。

　3、小叶全缘，偶具少数锯齿···························黄荆 *Vitex negundo*

3、小叶具锯齿，浅裂至深裂。

　4、小叶具锯齿···························牡荆 *Vitex negundo* var. *cannabifolia*

　4、小叶具缺刻状锯齿、浅裂至深裂··············荆条 *Vitex negundo* var. *heterophylla*

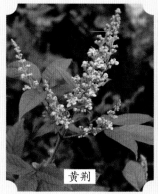

黄荆

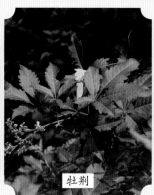

牡荆

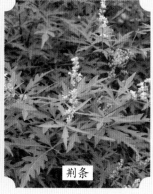

荆条

蓼大青叶 Liaodaqingye

【来源】 蓼大青叶为蓼科（Plygonaceae）植物蓼蓝的叶。

【原植物】 蓼蓝 *Polygonum tinctorium* Ait. 别名：大青子，靛蓝叶。

一年生草本，高 40～90cm，生多数须根。茎圆形，直立，有分枝；节明显，茎下部节上生多数须根。叶互生，柄长 0.5～1.5cm，托叶鞘膜质，圆筒状，有睫毛。叶椭圆形或卵形，长 2～8cm，宽 1.5～5.5cm，先端钝，基部楔形或圆形，全缘，花序穗状，顶生或腋生，花密集，淡红色；苞片膜质有纤毛；花被片 5，卵圆形；雄蕊 6～8，生于花被基部，花丝基部有蜜腺；柱头 3 裂。瘦果三棱形，褐色，包于宿存花被内。花期 7～10 月。果期 8～11 月。

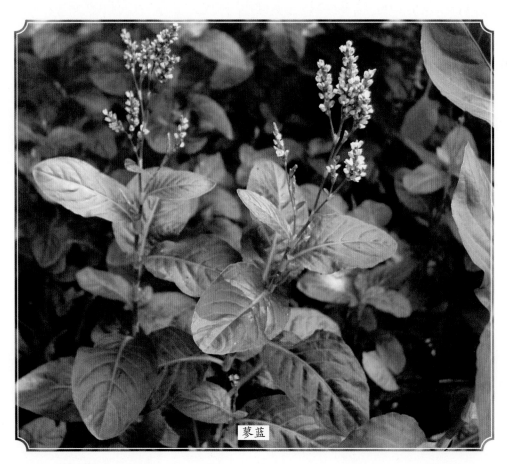

蓼蓝

【生境分布】 生于田野水边，多栽培。分布于东北、华北、山东及长江以南等省区。

【采收加工】 6～7月或9～10月分两次采收叶，晒干，或割取茎上部，切段，晒干。

【药材性状】 蓼大青叶多皱缩，破碎，完整叶片椭圆形或卵形，先端钝，基部楔形，全缘。蓝绿色或黑蓝色，叶脉浅黄棕色。质脆易碎。气微弱，味微苦涩。

【性味功能】 味苦，性寒。有清热解毒，凉血清斑的功能。

【主治用法】 用于温邪入营，高热神昏，发斑发疹，黄疸，热痢，疟腮，喉痹，丹毒，痈肿。用量9～15g。外用鲜品适量，捣烂敷患处。

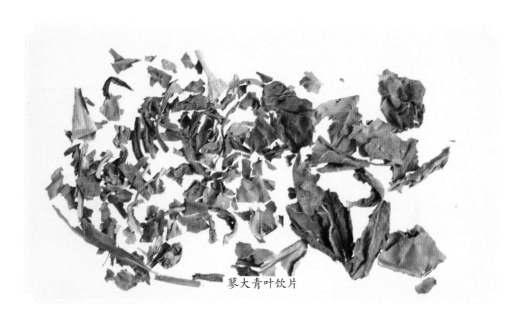

蓼大青叶饮片

🌱【混伪品】

许多文献记载，大青叶除菘蓝植物外，有多种植物的干燥叶等同应用。参见"大青叶"项。

槟榔 Binglang; 焦槟榔 Jiaobinglang

【来源】 槟榔为棕榈科（Palmae）植物槟榔的种子。

【原植物】 槟榔 *Areca catechu* L. 参见"大腹皮"项。

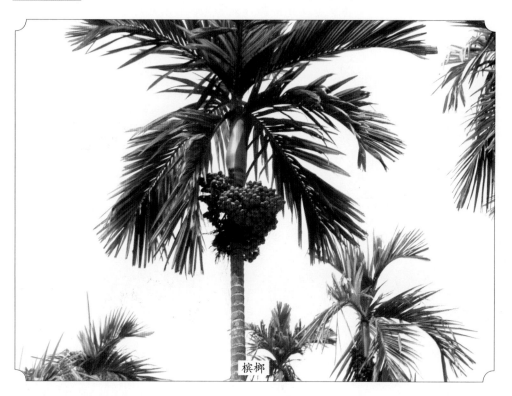

槟榔

【生境分布】 栽培于阳光充足、湿度大的林间或村旁。分布于福建、台湾、广东、海南、广西、云南等省、自治区。

【采收加工】 春末至秋初采收成熟果实，用水煮后，干燥，除去果皮，取出种子，干燥。

【药材性状】 种子近圆锥形，高 1.5～3.5cm，底部直径 1.5～3cm。表面淡黄棕色或红棕色，有网状沟纹，底部中心有一圆形凹窝（珠孔），其旁有一新月形或三角形浅色疤痕。质极坚硬。剖面可见大理石样花纹；纵剖面珠孔内侧有空隙。气微，味涩，微苦。

【炮制及饮片】 槟榔 除去杂质，浸泡，润透，切薄片，阴干。

炒槟榔　取槟榔片清炒，炒至微黄色。

　焦槟榔　取槟榔片清炒，炒至焦黄色。

【性味功能】味苦、辛，性温。有消积驱虫，降气行水的功能。

【主治用法】用于食积腹痛，泻痢后重，绦虫病，蛔虫病，姜片虫病，疟疾，水肿胀满，脚气肿痛。用量 3 ～ 9g。驱绦虫、姜片虫 30 ～ 60g。

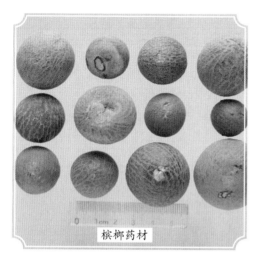
槟榔药材

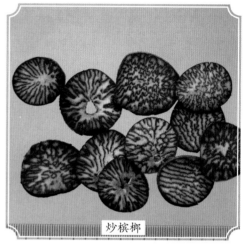
炒槟榔

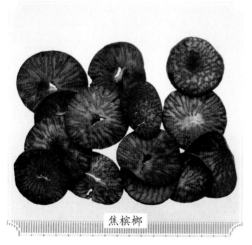
焦槟榔

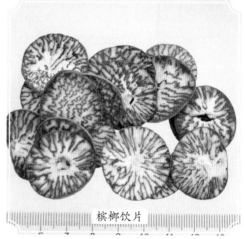
槟榔饮片

榧子 Feizi

【来源】 榧子为红豆杉科（Taxaceae）植物榧树的干燥成熟种子。

【原植物】 榧 *Torreya grandis* Fort. 别名：榧子树，香榧。

乔木，高达 25m，胸茎达 55cm；树皮浅黄灰色、深灰色或灰褐色，不规则纵裂；一年生枝绿色，无毛，二、三年生枝黄绿色、淡褐黄色或暗绿黄色，稀淡褐色。叶条形，排成两列，通常直，长 1.1～2.5cm，宽 2.5～3.5mm，先端凸尖，基部近圆形，上面绿色，无隆起的中脉，下面淡绿色，气孔带常与中脉带等宽，绿色边带与气孔带等宽或稍宽。花单性，雌雄异株，雄球花单生于叶腋，圆柱状，长约 8mm，基部的苞片有明显的背脊，雄蕊多数，4～8 轮，每轮 4 枚，各有 4 个花药，药隔先端宽圆有缺齿；雌球花成对着生于叶腋，只 1 花发育，基部有成对交互对生的苞片。种子核果状，椭圆形、卵圆形、倒卵圆形或长椭圆形，长 2～4.5cm，直径 1.5～2.5cm，熟时假种皮淡紫褐色，有白粉，顶端微凸，基部具宿存苞片，胚乳微皱；初生叶三角状鳞形。花期 4 月，种子翌年 10 月成熟。

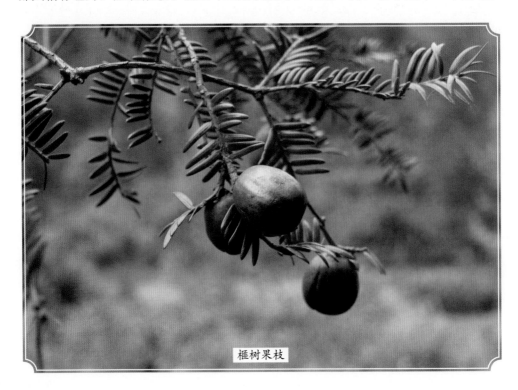

榧树果枝

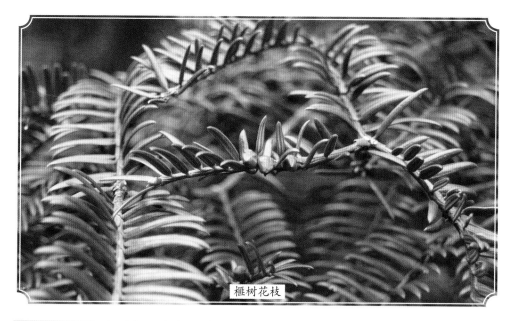

榧树花枝

[**生境分布**] 生于向阳凉爽山坡、旷地、路旁。分布于安徽、江苏、浙江、江西、福建、湖南及贵州等省。

[**采收加工**] 秋分过后，采摘种子，堆放使其假种皮自然烂去，再擦洗干净，晒干。

[**药材性状**] 榧子椭圆形或长卵圆形，长 2～4cm，径 1.5～2.5cm。外表面黄棕色至深棕色，微具纵棱，一端钝圆，有一椭圆种脐，色稍淡，较平滑，另端略尖。种皮坚而脆，破开后可见种仁 1 枚，卵圆形，外胚乳膜质，灰褐色，极皱缩，内胚乳肥大，黄白色，质坚实，富油性。气弱，味微甜带涩。炒熟后具香气。

[**炮制及饮片**] 去壳取仁。用时捣碎。

[**性味功能**] 味甘，性平。有杀虫消积，润燥的功能。

[**主治用法**] 用于虫积腹痛，小儿疳积，燥咳，便秘，痔疮等症。用量 15～30g。

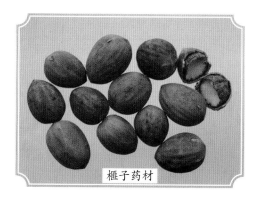

榧子药材

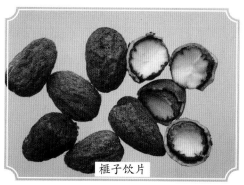

榧子饮片

酸枣仁 Suanzaoren

【来源】 酸枣仁为鼠李科（Rhamnaceae）植物酸枣的干燥成熟种子。

【原植物】 酸枣 *Zizyphus jujuba* Mill. var. *spinosa* (Bge.) Hu ex H. F. Chow. 别名：山枣，刺酸枣。

　　落叶灌木或小乔木，高1～3m。树皮灰褐色，有纵裂；幼枝绿色，枝上有直和弯曲的刺。单叶互生，叶柄短，托叶针状；叶椭圆形或卵状披针形，长2～4cm，宽0.6～2cm，先端钝，基部圆形，稍偏斜，边缘具细齿形，两面无毛，3条脉出自叶片基部。花小，2～3朵簇生于叶腋；花梗短，萼片5，卵状三角形；花瓣5，黄绿色，与萼片互生；雄蕊5，与花瓣对生，稍长于花瓣；花盘10浅裂；子房椭圆形，埋于花盘中，柱状2裂。核果近球形或广卵形，长10～15mm，熟时暗红褐色，果皮薄，有酸味。花期6～7月。果期9～10月。

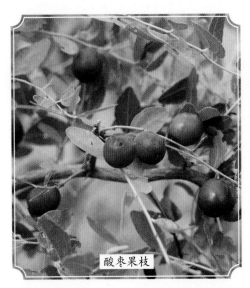
酸枣果枝

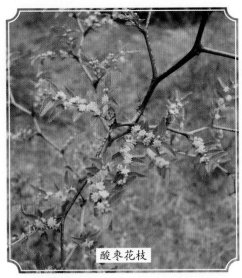
酸枣花枝

【生境分布】 生长于向阳干燥山坡、山谷、丘陵等地。分布于辽宁、内蒙古、河北、河南、山东、山西、陕西、甘肃、安徽、江苏等省区。

【采收加工】 秋末冬初采收成熟果实，除去果肉及核壳，收集种子，晒干。

【药材性状】 种子扁圆形或扁椭圆形，长5～9mm，宽5～7mm，厚约3mm。紫红色或紫褐色，平滑有光泽，有的有裂纹。一面较平坦，中间有1条隆起的纵线纹；另一面稍凸起。一端凹陷，可见线形种脐；另端有细小凸起的合点。种皮较脆，胚乳白色，子叶 2，浅黄色，富油性。气微，味淡。

【炮制及饮片】 酸枣仁 除去残留核壳。用时捣碎。

炒酸枣仁 取净酸枣仁，置热锅中，用文火炒至鼓起，色微变深时，取出，放凉。用时捣碎。

【性味功能】 味甘、酸，性平。有补肝，宁心，安神，敛汗，生津的功能。

【主治用法】 用于虚烦不眠，惊悸多梦，体虚多汗，津伤口渴。用量 9～15g，水煎服。

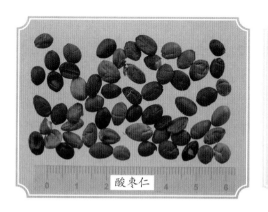

酸枣仁

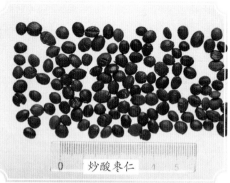

炒酸枣仁

【混伪品】

鼠李科植物滇刺枣 *Zizyphus mauritiana* Lam. 的种子被充当酸枣仁使用。滇刺枣与酸枣主要区别：幼枝及叶背面有毛；核果熟时黑色。

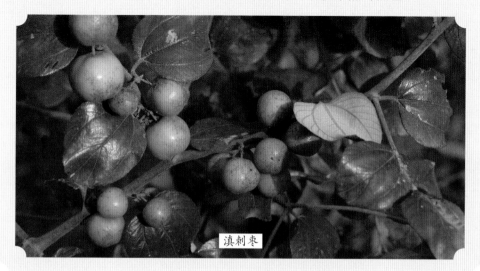

滇刺枣

豨莶草 Xijiancao

【来源】 豨莶草为菊科（Compositae）植物豨莶、腺梗豨莶和毛梗豨莶的干燥全草。

【原植物】 1、豨莶 *Siegesbeckia orientalis* L. 别名：肥猪菜、东方豨莶。

一年生草本，高30～100cm，被白色柔毛。茎直立，方形，常带紫色，枝上部密生短柔毛。叶对生，茎中部叶三角状卵形或卵状被针形，长4～10cm，宽1.8～6.5cm，两面被毛，下面有腺点，边缘有不规则的锯齿，顶端渐尖，基部浅裂，并下延成翅柄，头状花序多数排成园锥状；总苞片条状匙形，2层，背面被紫褐色头状有柄腺毛；总花梗不分枝，顶端一枝梗最短，被紫褐色头状有柄腺毛；舌状花黄色，雌性，稍短，长达2.5mm；管状花两性。瘦果稍膨胀而常弯曲，长3～3.5mm；无冠毛。花期5～7月，果期7～9月。

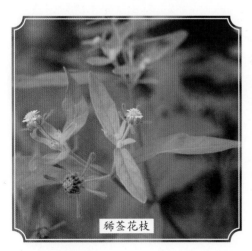

豨莶花枝

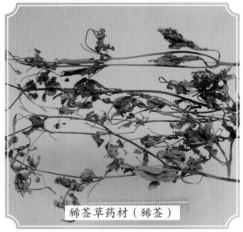

豨莶草药材（豨莶）

2、腺梗豨莶 *Siegesbeckia pubescens* Makino 别名：粘不扎、毛豨莶、珠草。

一年生草本。株高40～100cm。茎直立，上部二歧分枝，被开展的灰白色长柔毛和糙毛。基部叶卵状披针形，花期枯萎；中部叶卵形或棱状卵形，长3～12cm，宽3～8cm，先端渐尖，基部宽楔形，下延成具翅而长1～3cm的柄，边缘有不规则的粗齿，上面深绿色，下面淡绿色，基出3脉，侧脉和网脉明显，两面被平伏的短柔毛，沿脉有长柔毛。头状花序，直径1.5～1.8cm，花序梗长3～5mm，密被紫褐色头状具柄腺毛和长柔毛。总苞宽钟状，总苞片密被紫褐色头状具柄腺毛；外层5片，线状匙形，长7～12mm；内层卵状长圆形，长3.5mm。舌状花黄色，舌片先端3齿裂；管状花黄色。瘦果，倒卵形，长2.5～3.5mm。花、果期8～9月。

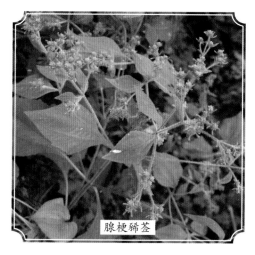

腺梗豨莶

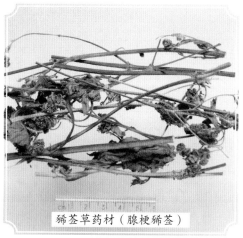

豨莶草药材（腺梗豨莶）

3、毛梗豨莶 *Siegesbeckia glabrescens* Makino 别名：少毛豨莶。

一年生草本，较瘦弱，高约50cm。茎直立，方形，带紫色，茎上部分枝非二歧状，疏生平伏短柔毛。叶对生，细园形，有时三角状卵形，两面是毛，边缘有规则的锯齿；具柄。头状花序多数，排成园锥状，花序梗被稀平伏短柔毛；总苞片条状匙形；舌状花黄色，雌性，长约2mm；管状花两性。瘦果稍膨胀而弯曲，长约2mm。花期8～10月。果期10～11月。

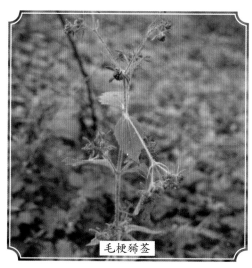

毛梗豨莶

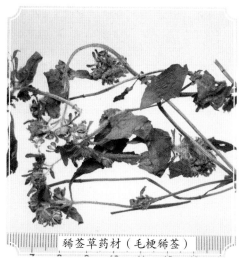

豨莶草药材（毛梗豨莶）

【生境分布】 豨莶 生于山坡，路边，林缘，分布于秦岭和长江流域以南各省区。

腺梗豨莶 生于山坡或路旁草地，分布于东北、华北、华东及湖南、湖北、广东、广西、贵州、云南、四川等省区。

毛梗豨莶 生于山坡，路边，分布于长江以南及西南各省区。

【采收加工】 夏、秋二季花开前及花期均可采割，除去杂质，晒干。

【药材性状】 豨莶草茎方柱形，略具4棱，侧面下陷成纵沟，枝上部密生短柔毛，分枝对生，表面灰绿色，黄绿色，灰棕色或紫棕色；节明显，略膨大，质轻而脆，断面黄白色，髓部宽广，中空。叶对生，多碎碎而不完整，灰绿色，具翅柄；两面被毛，下面有腺点，边缘有不规则锯齿，纸质而脆。茎顶或叶腋有时可见黄色的头状花序，总苞片条状匙形，背面具头状有柄腺毛。气微，味微苦。

【炮制及饮片】 豨莶草 除去杂质，洗净，稍润，切段，干燥。

酒豨莶草 取净豨莶草段，加酒拌匀，置适宜的容器内，加热蒸透，取出，干燥。每100kg豨莶草，用黄酒20kg。

【性味功能】 味苦，性寒，有小毒。祛风湿，利关节，解毒的功能。

【主治用法】 用于风湿关节痛，腰膝无力，四肢麻木，半身不遂，神经衰弱，疮疖肿毒等证。用量9～12g。外用适量。

以上3种植物的检索表如下：

1、茎较瘦弱，高达80cm以下。茎上部分枝非二歧状，疏生平伏短柔毛。边缘有规则的锯齿；花序梗无有柄腺毛··········· 毛梗豨莶 *Siegesbeckia glabrescens*

1、茎较粗壮，高达100cm。

2、茎上部分枝二歧状，边缘有不规则的锯齿；花序梗无或有极少有柄腺毛··········· 豨莶 *Siegesbeckia orientalis*

2、茎上部分枝叉状，边缘有规则的锯齿；花序梗密被褐色头状具柄腺毛··········· 腺梗豨莶 *Siegesbeckia pubescens*

罂粟壳 Ying suqiao

【来源】　罂粟壳为罂粟科（Papaveraceae）植物罂粟的干燥成熟果壳。

【原植物】　罂粟 *Papaver somniferum* L. 别名：米壳、罂子粟。

　　一年生或二年生草本，高 60～150cm，全株被白粉，有白色乳汁。茎直立，少分枝。叶互生，下部叶有短柄，上部叶无柄，抱茎；叶长卵圆形或长圆形，长 6～30cm，宽 4～20cm，先端急尖，基部圆形或近心形，边缘多缺刻状浅裂，有钝锯齿，两面有白粉呈灰绿色。花顶生，单一，白色、粉白色、红色或紫红色，有长梗，花茎长 12～14cm，花蕾下垂；萼片 2，长椭圆形，粉绿色；花瓣 4 或为重瓣，圆形或阔卵形，长约 7cm，宽约 8cm；雄蕊多数，着生于子房周围，花丝细长，花药线形；子房长方卵圆形，1 室，胚珠多数，着生于侧膜胎座上，无花柱，柱头 7～15，放射状排列成扁盘状。蒴果卵圆形或长椭圆形，长 4～7cm，直径 3～6cm，熟时黄褐色或淡褐色，孔裂。种子多数，肾形，灰褐色，有网纹。花期 4～6 月。果期 6～8 月。

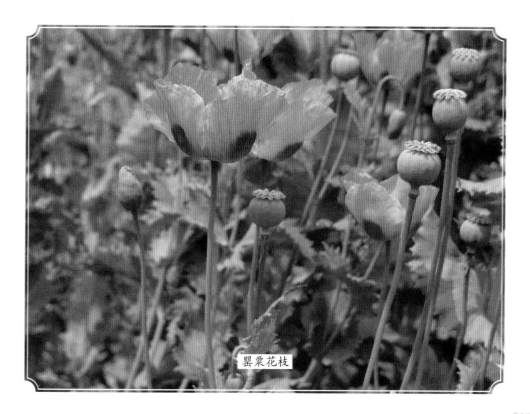

罂粟花枝

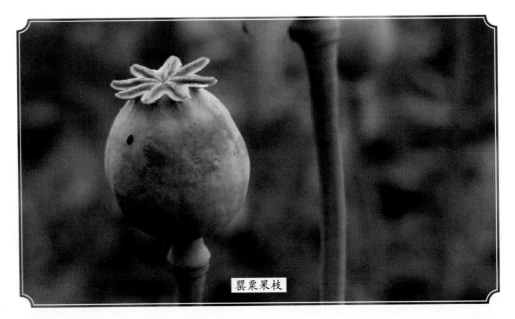

罂粟果枝

【生境分布】 栽培于田圃或庭园间。我国药材部门由国家指定农场有限量限地栽培。

【采收加工】 秋季将已割取浆汁后的成熟果实摘下,破开,除去种子及枝梗,干燥。

【药材性状】 罂粟壳椭圆形或卵圆形,多破碎成片状,长4～6cm,直径2～4cm,基部缢缩呈壶状。黄褐色或棕褐色,有纵向或横向割痕。顶端有柱头7～15个,福射状排列呈盘状,基部或有残存果柄,果皮硬脆,横切面有7～15个胎座,上有点状突起为种子脱落残迹。气香,味微苦。

【炮制及饮片】 罂粟壳 除去杂质,捣碎或洗净,润透,切丝。

醋罂粟壳 取净罂粟壳丝,加醋拌匀,闷透,置锅内,炒干,取出,放凉。每100kg净罂粟壳,用醋20kg。

蜜罂粟壳 将炼蜜加适量沸水稀释后,加入净罂粟壳丝拌匀,闷透,置锅内,用文火炒至放凉后不粘手时,取出,放凉。每100kg净罂粟壳用,炼蜜25kg。

【性味功能】 味酸、涩,性微寒。有毒。有敛肺止咳,涩肠止泻,止痛的功能。

【主治用法】 用于久咳不止,久泻久痢,脱肛、肢体、胸腹诸痛,便血,遗精滑泄等。用量3～9g。水煎服。止咳宜蜜炙;止泻、止痛宜醋炒。本品有毒,不宜过量及持续服用。

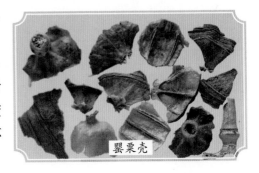

罂粟壳

漏芦 Loulu

【来源】 漏芦为菊科（Compositae）植物祁州漏芦的根。

【原植物】 祁州漏芦 *Rhaponticum uniflorum* （L.）DC.

多年生草本，全株密生白色绵毛。根肉质，圆锥形，直径 1～2.5cm，根端有数芽，或有根生叶的残基而密生白色茸毛。茎直立，单一。叶互生，叶柄长；叶羽状深裂，裂片 6～8 对，长椭圆形或披针形，边缘有不规则的线裂，两面均有白色茸毛；茎上部稀少。头状花序单生于茎顶，直径约 5cm；总苞片宽钟状，多层，有干膜质附片，最内层附片披针形，外层附片卵形或宽倒卵形，掌状分裂。花全为管状花，淡紫色，长约 2.5cm，花冠管红长，先端 5 裂，裂片线形；雄蕊5，聚药；花柱上部稍肥厚，先端 2 浅裂。瘦果倒卵形，4 棱，冠毛多列，不等长，淡褐色，有光泽。花期 5～7 月。果期 6～8 月。

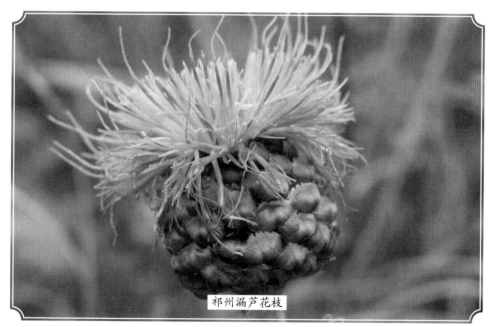

祁州漏芦花枝

【生境分布】 生于丘陵地、山坡干燥地。分布于东北及河北、蒙古、陕西、甘肃、山东等省区。

【采收加工】 春、秋季采挖，除去泥土、须根，晒干。一般以秋季挖取者较粗大而质量好。

【**药材性状**】 漏芦根倒圆锥状圆柱形，稍扭曲或扁压，不分枝，完整根长 10 ～ 30cm，直径 1 ～ 2.5cm。深棕色或黑棕色，粗糙，有纵沟纹及网状裂隙，外皮常有剥裂。根头部膨大，有茎基及鳞片状叶基，顶端有灰白色绒毛。质轻脆，易折断，折断时皮部与木部脱离，皮部色深，木部黄白色，放射状，射线多破裂，木部中央星状裂隙，深棕色。气特异，味微苦。

【**炮制及饮片**】 除去杂质，洗净，润透，切厚片，晒干。

【**性味功能**】 味咸、苦，性寒。有清热解毒，排脓通乳的功能。

【**主治用法**】 用于乳房肿痛，乳汁不通，痈疽，疮疡，热毒血痢，痔疮出血等。用量 4.5 ～ 9g。鲜品 30 ～ 60g。水煎服，或入丸散。外用适量，水煎洗或研末调敷。孕妇慎用。

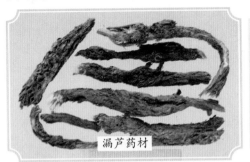

漏芦药材

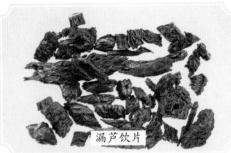

漏芦饮片

🌿【**混伪品**】

菊科植物蓝刺头 Echinops latifolius 及华东蓝刺头 Echinops grifisii 曾与祁州漏芦同为中药漏芦的基源植物。参见"禹州漏芦"项。

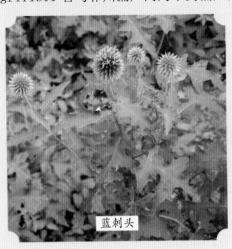

蓝刺头

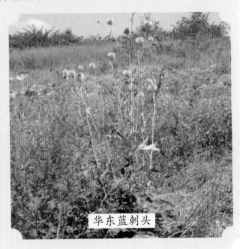

华东蓝刺头

槲寄生 Hujisheng

【来源】 槲寄生为桑寄生科 (Loranthaceae) 植物槲寄生的茎叶。

【原植物】 槲寄生 *Viscum coloratum* (Kom.) Nakai. 别名：冬青，桑寄生。

灌木，高 0.3～0.8m；茎、枝均圆柱形，二歧或三歧、稀多歧分枝，节稍膨大，小枝的间间长 5～10cm，粗 3～5mm，干后具不规则皱纹。叶对生，稀 3 枚轮生，厚革质或革质，长椭圆形至椭圆状披针形，长 3～7cm，宽 0.7～1.5(～2) cm，顶端圆形或圆钝，基部渐狭；基出脉 3～5 条；叶柄短。雌雄异株；花序顶生或腋生于茎叉状分枝处；雄花序聚伞状，总花梗几无或长达 5mm，总苞舟形，长 5～7mm，通常具花 3 朵，中央的花具 2 枚苞片或无；雄花：花蕾时卵球形，长 3～4mm，萼片 4 枚，卵形；花药椭圆形，长 2.5～3mm。雌花序聚伞式穗状，总花梗长 2～3mm 或几无，具花 3～5 朵，顶生的花具 2 枚苞片或无，交叉对生的花各具 1 枚苞片；苞片阔三角形，长约 1.5mm，初具细缘毛，稍后变全缘；雌花：花蕾时长卵球形，长 2mm，花托卵球形，萼片 4 枚，三角形，长约 1mm；柱头乳头状。果球形，直径 6～8mm，具宿存花柱，成熟时淡黄色或橙红色，果皮平滑。花期 4～5 月，果期 9～11 月。

【生境分布】 寄生于多种植物树上。分布东北及河北、内蒙古、陕西、江苏、湖北、湖南、四川等省区。

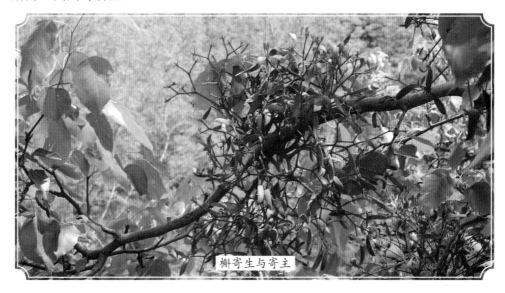

槲寄生与寄主

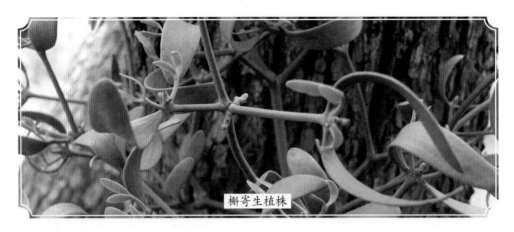

槲寄生植株

【采收加工】 冬季采收。用刀割下，除去粗枝，阴干或晒干；也可用沸水捞过后再晒干。

【药材性状】 槲寄生茎、叶圆柱形，长约30cm，直径0.3～1cm，节部膨大，粗为1.5cm，有紫黑色环纹，常2～5叉状分枝，易由节处断落，节间长2～9cm。黄绿色，黄棕色或金黄色，有不规则纵斜皱纹；叶对生于枝梢，易脱落，无柄，叶长椭圆状披针形，长2～17cm，宽0.5～1.5cm，先端钝圆，基部楔形，全缘，黄绿色至金黄色，多横皱纹，主脉5出，中间3条明显，革质，浆果有时存在，球形，皱缩。体轻，质脆，易折断，断面不平坦，皮部黄色，较疏松，形成环层明显，木部色较浅，有放射状纹理、射线类近色，髓小，粗茎的髓往往偏向一边，无臭，叶微苦，嚼之有粘性。

【炮制及饮片】 除去杂质，略洗，润透，切厚片，干燥。

【性味功能】 味甘、苦，性平。有补肝肾，强筋骨，祛风湿，滋阴养血的功能。

【主治用法】 用于风湿关节痛、腰背酸痛，原发性高血压，胎动不安等。用量20～30g，水煎服。外用适量。

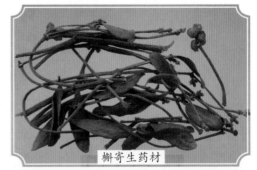

槲寄生药材

【混伪品】

槲寄生传统上与桑寄生科植物桑寄生 *Taxillus chinensis* 同为中药桑寄生的基源植物。参见"桑寄生"项。

墨旱莲 Mohanlian

【来源】 墨旱莲为菊科（Compositae）植物鳢肠的干燥地上部分。

【原植物】 鳢肠 *Eclipta prostrata* L. 别名：旱莲草，墨旱莲。

一年生草本，高达 60cm，全株被白色毛。茎上部直立，下部倾卧，节上易生根。叶对生，几无柄，披针形或条状披针形，长 3～10cm，宽 0.5～2.5cm，基部楔形，全缘或有细锯齿，两面被白毛。茎叶折断后，即变蓝黑色。头状花序腋生或顶生，有梗；总苞 2 层，苞片 5～6 枚，绿色；花杂性，外围为舌状花 2 层，白色，雌性，多数发育；中央为管状花，黄绿色，两性，全育。管状花的瘦果较短粗，三棱形，舌状花的瘦果扁四棱形，黄黑色，表面有瘤状突起。花期 7～9 月。果期 9～10 月。

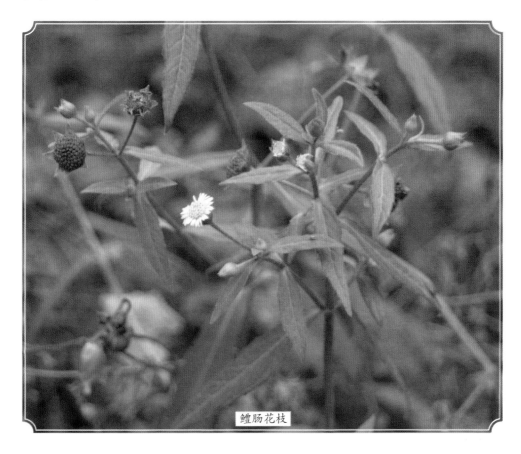

鳢肠花枝

【生境分布】 生于路旁、湿地、田间。分布于全国大部分地区。

【采收加工】 夏、秋季枝叶生长茂盛时割取全草，洗净晒干或鲜用。

【药材性状】 墨旱莲全体被白色茸毛。茎圆柱形，有纵棱及分枝，长10～60cm，直径2～7mm；绿褐色或棕紫色，质脆，易折断，中央有白色髓或中空。叶对生，常皱缩卷曲或破碎，墨绿色。花梗细长，花冠多脱落。瘦果扁，椭圆形，棕色或浅褐色。气微，味微咸涩。

【炮制及饮片】 除去杂质，略洗，切段，晒干。

【性味功能】 味甘、酸，性微寒。有补益肝肾，凉血止血的功能。

【主治用法】 用于肝肾阴亏，头晕目眩，鼻衄，吐血，咯血，牙龈出血，尿血，血痢，便血，崩漏，须发早白，腰膝酸软，外伤出血，阴部湿痒。用量6～12g。外用鲜品适量，研末撒，煎水洗或鲜品捣烂敷患处。

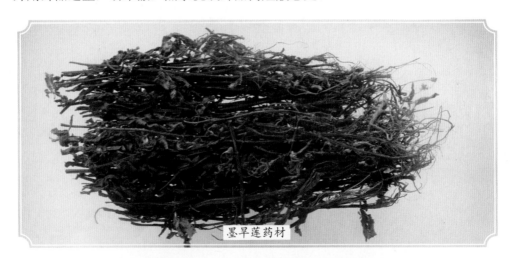

墨旱莲药材

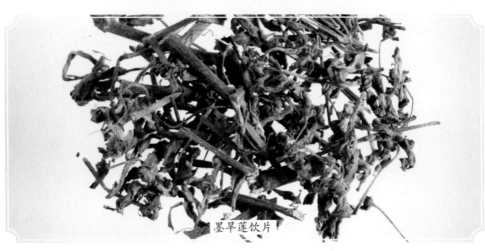

墨旱莲饮片

稻芽 Daoya

【来源】 稻芽为禾本科（Gramineae）植物稻的成熟果实经发芽干燥而得。

【原植物】 稻 *Oryza sativa* L.

一年生栽培谷物。秆直立，丛生，高约 1m。叶鞘无毛，下部叶鞘长于节间；叶舌膜质较硬，披针形，2 深裂，长 8～25mm；叶片长 30～60cm，宽 6～15mm。圆锥花序，松散，成熟时下垂；小穗长圆形，两侧压扁，长 6～8mm；颖极退化，二退化外稃锥刺形，作颖片状，长 2～3mm；能育外稃硬纸质，具 5 脉，二边脉极接近边缘，遍生细毛或无毛，具芒，芒长达 7cm 或无芒；内稃 3 脉，为外稃二边脉所抱，被细毛；具 1 朵两性花，鳞被 2，雄蕊 6，花柱 2，柱头帚刷状。颖果，长椭圆形。花期 8 月，收割期 10 月。

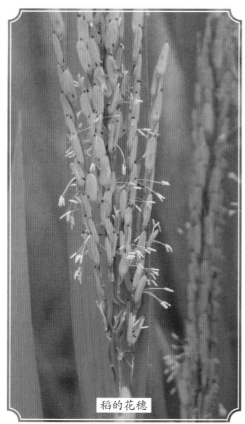

稻的花穗

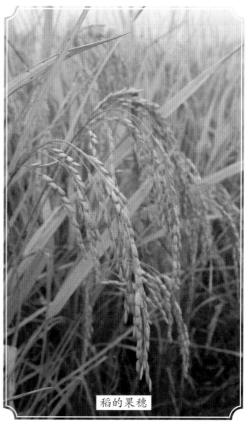

稻的果穗

【生境分布】 栽培于水田或旱田中。南方各地均有栽培。

【采收加工】 将稻谷用水浸泡后，保持适宜的温、湿度，待须根长至约1cm时，干燥。

【药材性状】 稻芽扁长椭圆形，两端略尖，长7～9mm，直径约3mm。外稃黄色，有白色细茸毛，具5脉。一端有2枚对称的白色条形浆片，长2～3mm，于一个浆片内侧伸出弯曲的须根1～3条，长0.5～1.2cm。质硬，断面白色，粉性。无臭，味淡。

【炮制及饮片】 稻芽　除去杂质。

炒稻芽　取净稻芽，置热锅中，用文火炒至深黄色时，取出，放凉。

　焦稻芽　取净稻芽，用中火炒至焦黄色，取出，放凉。

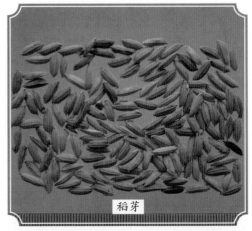

稻芽

【性味功能】 味甘，性温。有健脾开胃，和中消食的功能。

【主治用法】 用于食积胀满，消化不良，食欲不佳等。用量9～15g。

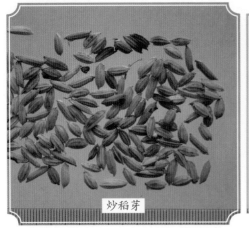

炒稻芽

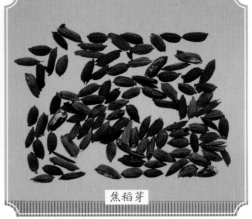

焦稻芽

橘核 Juhe

【来源】 橘核为芸香科 (Rutaceae) 植物橘及其栽培变种的干燥成熟种子。栽培变种主要有茶枝柑 *Citrus reticulata* 'Chachi'（广陈皮）、大红袍 *Citrus reticulata* 'Dahongpao'、温州蜜柑 *Citrus reticulata* 'Unshiu'、福橘 *Citrus reticulata* 'Tangerina'

【原植物】 橘 *Citrus reticulata* Blanco 参见"陈皮"项。

【生境分布】 参见"陈皮"项。

【采收加工】 食橘时或食品罐头厂，收集其种子，洗净，晒干。

【药材性状】 卵形或卵圆形，长 0.8～1.2cm，直径 0.4～0.6cm，淡黄白色或灰白色，光滑，一侧有种脊棱线，一端钝圆，另端渐尖成小柄状。外种皮薄而韧，内种皮薄，淡棕色，子叶 2，黄绿色，有油性。气微，味苦。

【炮制及饮片】 橘核 除去杂质，洗净，干燥。用时捣碎。

盐橘核 取净橘核，加盐水拌匀，闷透，置锅内，以文火加热，炒干，取出，放凉。一般每 100kg 净橘核用食盐 2kg。用时捣碎。

【性味功能】 味苦，性平。有理气散结，止痛的功能。

【主治用法】 用于小腹疝气，睾丸肿痛，乳痈肿痛、腰痛。用量 3～9g。

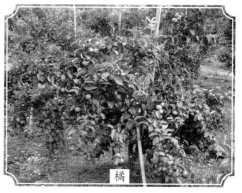

橘

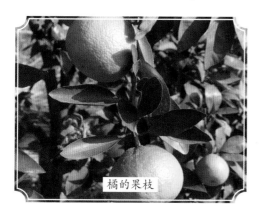

橘的果枝

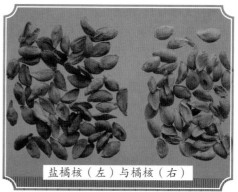

盐橘核（左）与橘核（右）

橘红 Juhong

【来源】 橘红为芸香科 (Rutaceae) 植物橘及其栽培变种的外层果皮。栽培变种主要有茶枝柑 *Citrus reticulata* 'Chachi'（广陈皮）、大红袍 *Citrus reticulata* 'Dahongpao'、温州蜜柑 *Citrus reticulata* 'Unshiu'、福橘 *Citrus reticulata* 'Tangerina'。

【原植物】 橘 *Citrus reticulata* Blanco 参见"陈皮"

【生境分布】 参见"陈皮"。

【采收加工】 秋末冬初摘下成熟橘，削去红色外层皮，阴干或晒干。

【药材性状】 为橙红色外层果皮，长条形或不规则薄片状，厚约 0.2mm，边缘皱缩向内卷曲，表面黄棕色或橙红色，存放长久呈棕褐色，密布黄白色油室，内面黄白色或淡橙红色，密布透光小圆点。质脆碎，气香，味微苦而麻。

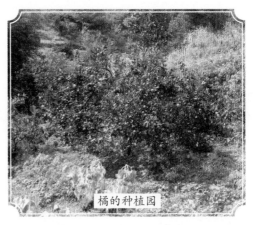

橘的种植园

【炮制及饮片】 除去杂质，切碎。

【性味功能】 味辛、苦，性温。有散寒，燥湿，利气，消痰的功能。

【主治用法】 用于风寒咳嗽，喉庠痰多，食积伤酒，呕恶痞闷。用量 3～9g。水煎服。

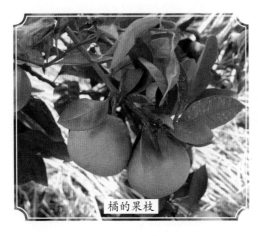

橘的果枝

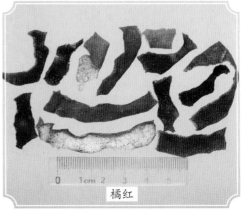

橘红

鹤虱 Heshi

【来源】 鹤虱为菊科（Compositae）植物天名精的果实。

【原植物】 天明精 *Carpesium abrotanoides* L. 别名：野烟。

多年生草木，高 30 ～ 100cm，有臭气。茎直立，上部多分枝。下部叶宽椭园形，或矩园形，顶端尖或钝，基部狭成具翅的叶柄，上面深绿色，被短柔毛，老时脱落，下面淡绿色，边缘有不规则锯齿或全缘；茎上部叶互生，无柄或近无柄，向上渐小，矩园形。头状花序多数，生于叶腋内，近无梗，花时下垂；花黄色，瘦果条形，具细纵条，顶端有短喙。

【生境分布】 生于山坡草丛，田野路旁。分布于全国大部分省区。

【采收加工】 于 10 ～ 11 月采收，除去杂质后晒干。

【药材性状】 鹤虱细圆柱形，稍扁，长 3 ～ 4mm，直径不超过 1mm，黄褐色至暗褐色，有多条纵棱线及凹沟，顶端收缩成线形短喙，先端扩展成软骨质的灰白色园环，基部稍尖。

【性味功能】 味苦、辛，性平；有小毒。有杀虫消积的功能。

【主治用法】 用于绦虫病，蛔虫病，蛲虫病，小儿疳积，虫积腹痛等症。用量 3 ～ 9g。

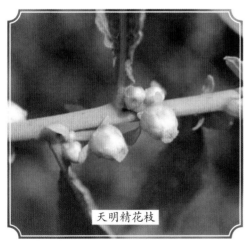

天明精花枝

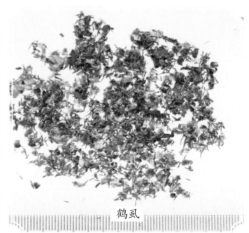

鹤虱

🌱【混伪品】

参见"南鹤虱"项。

薤白 Xiebai

【来源】薤白为百合科（Liliaceae）植物小根蒜和薤的鳞茎。

【原植物】1、小根蒜 *Allium macrostemon* Bge. 别名：野葱，小蒜。

多年生草本，高 30～60cm。鳞茎近球形，直径 0.8～2cm，侧旁常附着 1～3 个小鳞茎，外包白色膜质鳞被，稍淡紫色。叶互生，窄条形，中空，长 20～45cm，宽 2～4mm，先端渐尖，茎部鞘状抱茎。花茎自叶丛中央抽出，直立，单一，圆柱形；伞形花序顶生，由多数小花集成球形，下有膜质苞片，卵形，顶端长尖喙状，花梗细长 1～1.5cm，花序有时部分或全部变成珠芽，外被淡紫色鳞片。花淡粉红色或淡紫色，花被 6，长圆状披针形；雄蕊 6，长于花被；子房上位，球形。蒴果倒卵形，先端凹入。花期 5～6 月。果期 6～7 月。

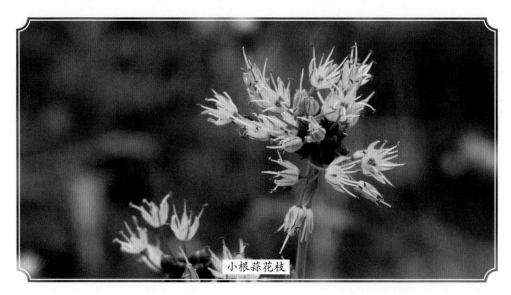

小根蒜花枝

2、薤 *Allium chinense* G. Don. 别名：薤白头，荞头，野葱。

多年生草本，高 30～50cm。鳞茎长卵形或卵形，直径 2.5～4cm，粗 1～2cm，数个聚生，外被淡紫红色或白色膜质鳞被，有多数须根。叶基生，2～5 片，直立，具 3～5 棱的圆柱状，中空，长 20～45cm，宽 5～10mm，暗绿色，先端渐尖。花葶自基生叶丛中侧生，单一，圆柱形，光滑无毛，与叶等长或更长；顶生伞形花序，半球形，松散，有多数花，具苞片；花淡紫色或蓝紫色；花被 6，宽

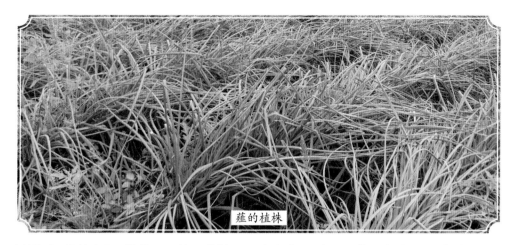

薤的植株

椭圆形至近圆形；雄蕊6，长于花被；子房上位，球形。蒴果倒卵形，先端凹入。花期7～8月。果期8～9月。

【生境分布】 小根蒜生于草丛中、田边、路旁。除新疆、青海外，分布于各省区。

薤生于山地较阴处，我国南部地区有栽培。

【采收加工】 春、夏季采挖鳞茎，洗净泥土，除去残叶、须根，蒸透或在沸水中烫透，取出晒干。

【药材性状】 1、小根蒜 呈不规则卵圆形，高0.5～1.5cm，直径0.5～1.8cm。黄白色或淡黄棕色，皱缩，半透明，有类白色膜质鳞片包被，底部有突起的鳞茎盘。质硬，角质样。有蒜臭，味微辣。

2、薤 呈略扁的长卵形，高1～3cm，直径0.3～1.2cm。淡黄棕色或棕褐色，具浅纵皱纹。质较软，断面可见鳞叶2～3层，嚼之粘牙。

【性味功能】 味辛、苦，性温。有温中助阳，理气宽胸的功能。

【主治用法】 用于胸胁刺痛，胸闷，心绞痛，咳嗽，慢性气管炎，慢性胃炎，痢疾等。用量5～10g。

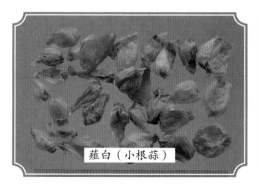

薤白（小根蒜）

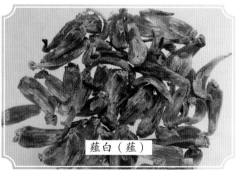

薤白（薤）

薏苡仁 Yiyiren

【来源】 薏苡仁为禾本科（Gramineae）植物薏苡的干燥成熟种仁。

【原植物】 薏苡 *Coix lacryma-jobi* L. var. *ma-yuen* (Roman) Stapf 别名：药玉米。

　　一年生或多年生草本，高 1.2～2m。秆直立，有节，节间中空，基部节上生根。叶互生，排成 2 纵列；叶鞘上部短于节间；叶鞘与叶片间有膜质状叶舌，质硬；叶长披针形，长达 40cm，宽 1.5～3cm，先端渐尖，基部阔心形，叶鞘抱茎，边缘粗糙，中脉粗大。总状花序由上部叶鞘内成束腋生；小穗单性；雌雄同株；雄小穗丁花序上部覆瓦状排列，2～3 小穗生于一节，有 1～2 小穗有柄，无柄小穗长 6～7mm；雌小穗生于花序下部，包于念珠状总苞中，2～3 小穗生于一节，仅 1 枚发育成熟。果实熟时，总苞坚硬而光滑，椭圆形或长椭圆形，质脆，易破碎，内有 1 颖果。花期 7～8 月。果期 9～10 月。

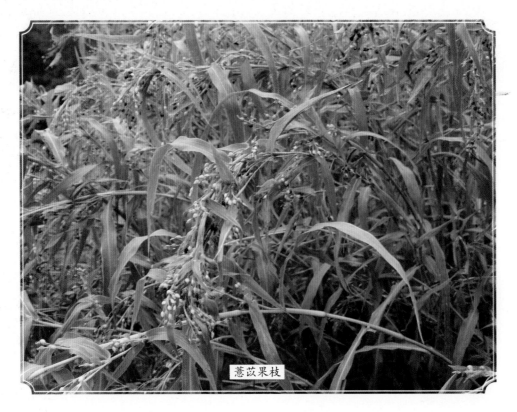

薏苡果枝

【生境分布】 生于河边,溪流旁或阴湿山谷或栽培。分布于全国各地区,多为栽培。

【采收加工】 秋季果实成熟时采割植株,晒干,打下果实,再晒干,除去外壳、黄褐色种皮及杂质,收集种仁。

【药材性状】 薏苡仁为宽卵形或长椭圆形,长 4 ～ 8mm,宽 3 ～ 6mm。乳白色,光滑,偶有残存的黄褐色种皮。一端钝圆,另端较宽而微凹,有 1 淡棕色点状种脐。背面圆凸,腹面有 1 条较宽而深的纵沟。质坚实,断面白色,粉性。气微,味微甜。

【炮制及饮片】 薏苡仁　除去杂质。

　　麸炒薏苡仁　取麸皮,撒在热锅中,加热至冒烟时,加入净薏苡仁,迅速翻动,炒至微黄色时,取出,筛去麸皮,放凉。

【性味功能】 味甘、淡,性微寒。有健脾利湿,清热排脓的功能。

【主治用法】 用于脾虚泄泻,水肿,脚气,湿痹拘挛,关节疼痛,小便不利,肺痿,肠痈,白带。用量 10 ～ 30g。孕妇忌服。

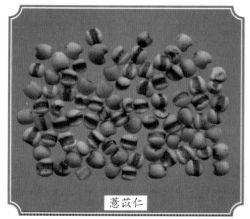

薏苡仁

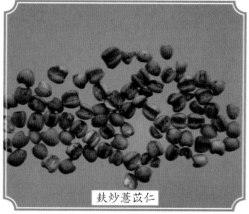

麸炒薏苡仁

薄荷 Bohe

【来源】 薄荷为唇形科 (Labiatae) 植物薄荷的干燥地上部分。

【原植物】 薄荷 *Mentha haplocalyx* Briq. 别名：野薄荷。

多年生草本，高 70 ～ 130cm。根茎匍匐状。茎直立，四棱形，有分枝，无毛或倒生柔毛。叶对生，叶柄长 5 ～ 14mm；叶长圆状披针形、椭圆形或卵状披针形，长 3 ～ 7cm，宽 1.5 ～ 3cm，先端短尖或钝，基部楔形，边缘有细锯齿，两面均有柔毛和腺点，沿叶脉毛较密。轮伞花序腋生，花梗上有小苞片数枚，线状披针形，有缘毛；花萼管状，长 2 ～ 3mm，外有柔毛及腺点，有 10 脉，萼齿 5，狭三角形，边缘有纤毛；花冠淡紫色或白色，被微毛，4 裂，上裂片较大，先端 2 裂，花冠喉部内有柔毛；雄蕊 4，2 强，伸出花冠外；子房 4 裂，花柱外伸，柱头 2 裂。小坚果长卵圆形，褐色或淡褐色，有小腺窝。花期 7 ～ 10 月。果期

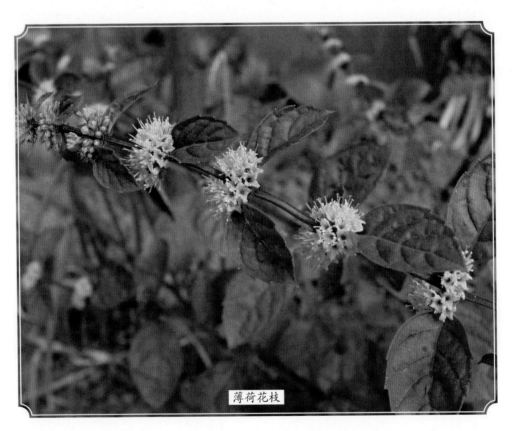

薄荷花枝

10 ～ 11 月。

【生境分布】生于山坡草丛中、山谷、路旁阴湿处。分布于全国大部分地区，河南、安徽、江苏、江西有大面积栽培。

【采收加工】夏、秋二季茎叶茂盛或花开至三轮时，选晴天，分次采割，晒干或阴干。

【药材性状】薄荷茎四棱形，长 60 ～ 90cm，直径 0.2 ～ 0.8cm，紫棕色或淡绿色，棱角处有茸毛，节间长 2 ～ 5cm，分枝对生；质脆，断面白色，髓部中空。叶对生，有短柄；叶片皱缩卷曲，完整者展平后长圆状披针形、椭圆形或卵状披针形，长 2 ～ 7cm，宽 1 ～ 3cm；两面均有柔毛及腺点。茎上部轮伞花序腋生，花萼钟状，先端 5 齿裂，花冠多存在，黄棕色。揉搓后有特殊清凉香气，味辛凉。

【炮制及饮片】除去杂质及老茎，略喷清水，稍润，切短段，及时低温干燥。

【性味功能】味辛，性凉。有疏散风热，清利咽喉，透疹的功能。

【主治用法】用于风热感冒，咽喉肿痛，头痛，目赤，口疮，皮肤瘙痒，风疹，麻疹，透发不畅等。用量 3 ～ 6g。后下，不宜久煎。

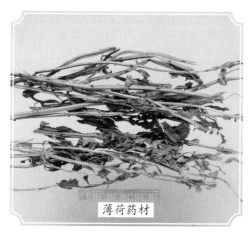

薄荷药材

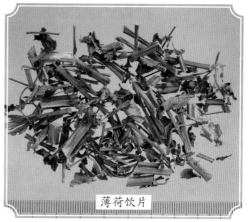

薄荷饮片

颠茄 Dianqie

【来源】 颠茄为茄科（Solanaceae）植物颠茄的干燥全草。

【原植物】 颠茄 *Atropa belladonna* L.

多年生草本，高 1～1.5m，根粗大。茎直立，上部多分枝，下部淡紫色，微有毛。叶在茎下部互生，茎上部叶大小两片连生，有短柄；叶片卵形或椭圆状卵形，长 5～22cm，宽 3.5～11cm，先端渐尖，全缘，脉上有白柔毛。花单生于叶腋，下垂，花梗长 2～3cm，生白色腺毛；花冠筒状钟形，淡紫褐色，长 2.5～3cm，5 浅裂；花萼钟状，5 深裂，三角形；雄蕊 5，较花冠稍短；子房 2 室，花柱伸出花冠外，柱头 2 浅裂，胚珠多数。浆果球形，具宿萼，成熟时紫黑色，有光泽，内含多数种子，扁肾形，有网纹。花期 6～8 月。果期 7～9 月。

【生境分布】 生于温暖湿润气候，排水良好的砂质壤土。我国北京、山东烟台及浙江温州等地有栽培。

【采收加工】 初花期至结果期均可采收，除去粗茎及泥沙，切段晒干。根于生长三年秋后挖取，洗净，切片，晒干。

【药材性状】 颠茄根圆柱形，直径 0.5～1.5cm，浅灰棕色，有纵皱纹；细根易折断，老根木质，棕黄色，形成层环纹，明显，髓部白色。茎扁柱形中空，黄绿色或紫绿色，幼茎有毛。完整叶片卵状椭圆形，先端渐尖，基部渐狭，全缘。叶黄绿色，叶柄长。质薄脆；叶腋有花或幼果；浆果球形，绿色或棕色，内含多数扁肾形种子。气微，味微苦、辛。

【炮制及饮片】 一般作制剂用。

【性味功能】 味微苦、辛，气微。有解痉，镇痛的功能。用作抗胆碱药。

【主治用法】 用于解痉、止痛、止分泌等。制剂有颠茄酊，颠茄流浸膏和颠茄浸膏。

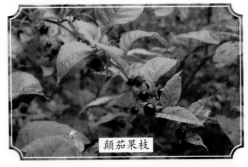

颠茄果枝

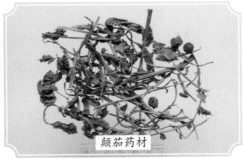

颠茄药材

藏菖蒲 Changpu

【来源】 藏菖蒲为天南星科（Araceae）植物藏菖蒲的干燥根茎。

【原植物】 藏菖蒲 *Acorus calamus* L. 别名：水菖蒲，臭蒲，大菖蒲。

多年生草本。植株高大，根茎横生，粗大，直径 1～1.5cm，稍扁，分枝，肉质根多数，具毛发状须根，外皮棕褐色或黄白色，有浓烈香气。叶基生，基部两侧膜质，叶鞘宽 4～5mm，向上渐狭；叶剑形，长 90～150cm，中部宽 10～30mm，中部以上渐狭，草质，绿色，光亮，中肋明显。花序柄三棱形，长 15～50cm；叶状佛焰苞剑状线形；肉穗花序斜向上或近直晶，狭锥状圆柱形，长 4～9cm，直径 6～12mm。花黄绿色，花被片长约 2.5mm；花丝长 2.5mm；子房长圆柱形。浆果长圆形，红色。花期 4～9 月。

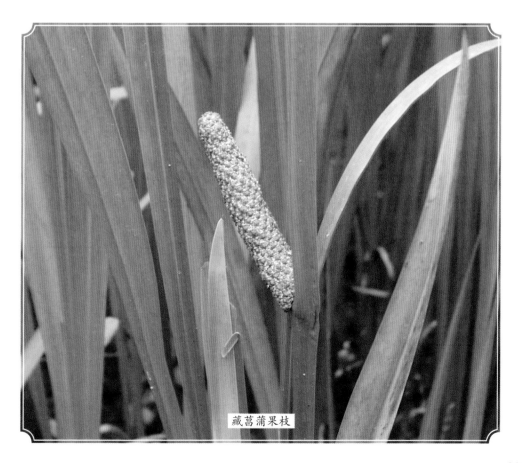

藏菖蒲果枝

【生境分布】 生于沼泽、溪旁及水稻田边，分布于全国大部分省区。

【采收加工】 秋季采挖根茎，除去茎叶及细根，洗净，晒干。

【药材性状】 藏菖蒲扁圆柱形，略弯曲，长 4～20cm，直径 0.8～2cm。灰棕色至棕褐色，节间长 0.5～1.5cm，具纵皱纹，一面密集圆点状根痕；叶痕呈斜三角形，左右交互排列，侧面茎基痕周围常残留有鲜片状叶基和毛发状须根。质硬，断面淡棕色，内皮层环明显，有多数棕色油细胞小点。气浓烈而特异，味辛。

【炮制及饮片】 除去杂质，切成片，晒干。

【性味功能】 味苦、辛，性温、燥、锐。有温胃，消炎止痛的功能。

【主治用法】 用于补胃阳，消化不良，食物积滞，白喉，炭疽等。用量 3～6g。

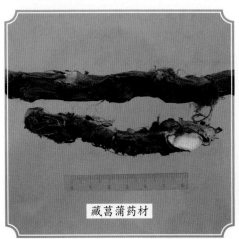

藏菖蒲药材

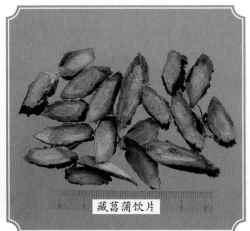

藏菖蒲饮片

【混伪品】

同科植物石菖蒲 *Acorus tatarinowii* 常与藏菖蒲混淆，主要区别为：石菖蒲植株高小；叶剑形，无明显中肋。参见"石菖蒲"项。

藁本 Gaoben

【来源】 藁本为伞形科（Umbelliferae）植物藁本和辽藁本的干燥根茎及根。

【原植物】 1、藁本 *Ligusticum sinense* Oliv. 别名：西芎。

多年生草本，高达 1m 以上，根茎呈不规则团块状，有数条根茎。茎直立，圆柱形、中空、有纵沟纹。叶互生，叶柄长达 20cm，基部扩展成鞘状，抱茎；叶长 8～15cm，2～3 回羽状复叶，1 回裂片 3～4 对，最下 1 对小叶柄长 1～3cm；2 回裂片 3～4 对，无柄；末回裂片长约 3cm，宽约 2cm，先端渐尖，边缘齿状浅裂，脉上有短柔毛；茎上部叶近无柄，基部膨大成鞘抱茎。复伞形花序顶生或侧生，总苞片 6～10，羽状细裂或线形，伞辐 14～30，被糙毛；小伞形花序有小总苞片约 10，线形或狭披针形。花小，无萼齿；花瓣 5，白色，椭圆形或倒卵形；全缘或微凹；雄蕊 5；花柱长，外曲。双悬果长卵圆形，分生果背棱突起，侧棱有狭翅，棱槽中有油管 3，合生面 5。花期 7～9 月。果期 9～10 月。

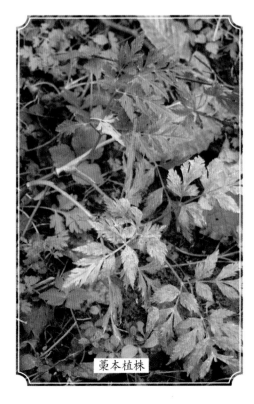

藁本植株

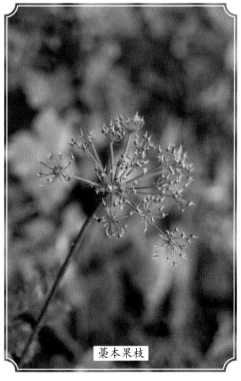

藁本果枝

2、辽藁本 *Ligusticum jeholense* Nakai et Kitag. 别名：北藁本。

多年生草本，高 20～80cm。根茎短。茎单生，有分枝，中空，有纵纹，带紫色。茎下部及中部叶有长柄，基部鞘状抱茎，2～3 回三出羽状全裂，1 回裂片 4～6 对，最下部 1 对有浅裂或牙齿，齿端有尖头；茎上部叶较小，叶柄鞘状，2 回三出羽状全裂。复伞形花序顶生或侧生，总苞片 2，线形；伞辐 6～19；小伞形有花多数，小总苞片 8～10，钻形；花白色；雄蕊 5，花药黑紫色，花柱基隆起。双悬果椭圆形，背棱槽中有油管 1，侧棱槽囊有油管 1，少有 2，合生面 2～4。花期 7～9。果期 9～10 月。

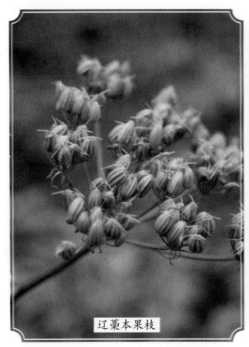
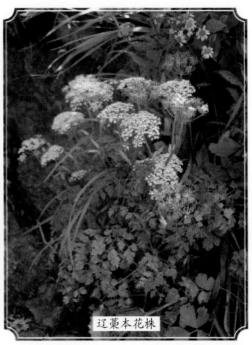

辽藁本果枝　　　　辽藁本花株

【生境分布】藁本生于向阳山坡草丛中或湿润水滩边，分布于陕西、甘肃、河南、江西、湖北、湖南、广西、四川等省区。辽藁本生于阴坡草丛中及山地林缘和多石山坡林下，分布于吉林、辽宁、山东及华北等地。

【采收加工】春季苗前或秋季植物枯黄后采挖，除去地上部分及泥土，晒干或烘干。

【药材性状】1、藁本　根茎为不规则结节状圆柱形，稍扭曲，长 3～10cm，直径 1～2cm，黄棕色或暗棕色，有纵皱纹，栓皮易剥离，上端有茎基，下端有须根痕。体轻，质较硬，折断面淡黄色和黄白色，纤维性。气芳香，味苦辛，微麻。

2、辽藁本　根茎为不规则圆柱状或团块，长 2～10cm，直径 0.5～1.5cm。棕褐色，上端丛生叶茎及节，下端有弯曲根，根及根茎均有须根痕。气芳香，味苦辛，微麻。

【炮制及饮片】　除去杂质，洗净，润透，切厚片，晒干。

【性味功能】　味辛，性温。有散风，祛寒，定痛，除湿的功能。

【主治用法】　用于风寒外感，巅顶头痛，寒湿腹痛泄泻；外用于疥癣等皮肤病。用量 3～9g。外用适量，水煎洗患处或研末调敷。

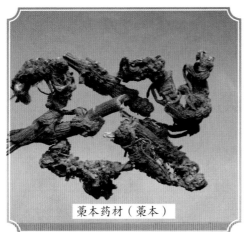

藁本药材（藁本）

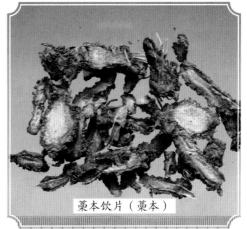

藁本饮片（藁本）

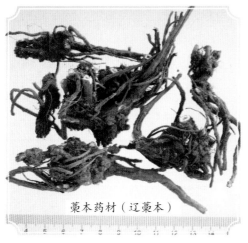

藁本药材（辽藁本）

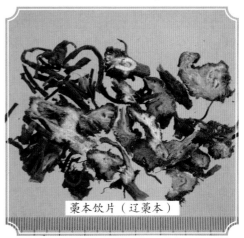

藁本饮片（辽藁本）

檀香 Tanxiang

【来源】 檀香为檀香科 Santalaceae 植物檀香树干的心材。

【原植物】 檀香 *Santalum album* L.

常绿乔木,高6～9m。具寄生根。树皮棕灰色,粗糙或有纵裂,多分枝,枝柔软,开展,幼枝圆形,光滑无毛。单叶对生,叶柄长0.7～1cm,叶革质,椭圆状卵形或卵状披针形,长3.5～5cm,宽2～2.5cm,先端渐尖,基部楔形,全缘,上面绿色,下面苍白色。三岐或聚伞状圆锥花序,花梗约与花被管等长,花小,初为淡黄花后变为紫黄色,花被钟形,先端4裂,裂片卵圆形,蜜腺4枚,略呈圆形,着生于花被管中部与花被片互生。雄蕊4枚,略与雌蕊等长,花药2室,纵裂,花丝线形;子房半下位,花柱柱状,柱头3裂。核果球形,成熟时黑色,肉质多汁,内果皮坚硬,具3短棱。种子圆形,光滑无毛。花期为6～7月。

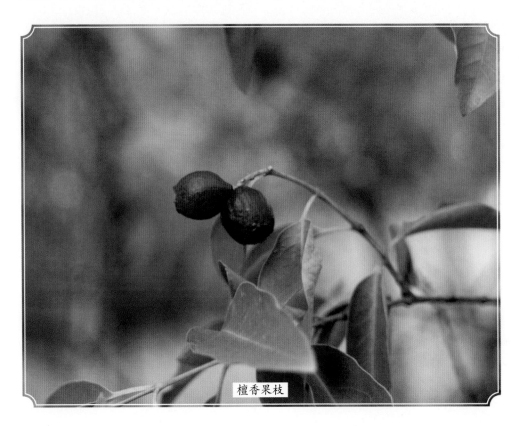

檀香果枝

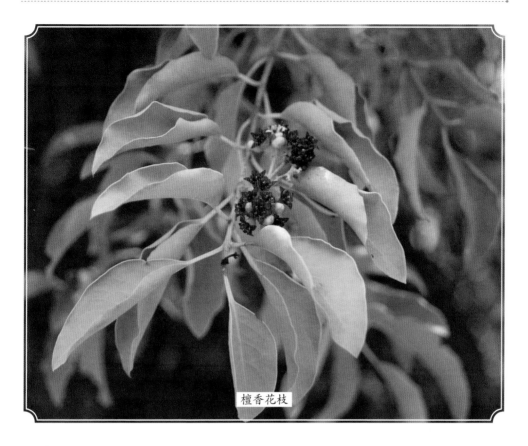

檀香花枝

【生境分布】 野生或栽培于印度、澳大利亚、印度尼西亚和南亚。我国广东、海南、云南等地有引种。

【采收加工】 采伐木材后，切成段，除去树皮和边材即得。

【药材性状】 檀香多为长约 1m 的圆柱木段，有的略弯曲，直径 10 ～ 30cm。灰黄色或黄棕色，光滑细腻，有刀削痕或具纵裂。横截面呈黄棕色，显油迹，棕色年轮呈明显或不明显。质坚实，不易折断。气清香，燃烧时香气更浓；味淡，嚼之微有辛辣感。

【炮制及饮片】 除去杂质，镑片或锯成小段，劈成小碎块。

【性味功能】 味辛，性温。有行气温中，开胃止痛的功能。

【主治用法】 用于寒凝气滞，胸痛，腹痛，胃痛食少；冠心病，心绞痛等症。用量 2 ～ 5g。

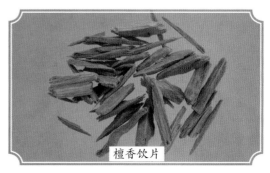

檀香饮片

藕节 Ou jie

【来源】 藕节为睡莲科（Nymphaeaceae）植物莲的干燥根茎节部。

【原植物】 莲 *Nelumbo nucifera* Gaertn. 参见"莲子"项。

【生境分布】 生于池塘或湖泊中。分布于辽宁、河北、山西、陕西、甘肃、河南、山东、湖北及长江以南各地区。

【采收加工】 秋冬季间挖取根茎（藕），洗净，切下节部晒干或食用藕时收集切下的节部，晒干。

【药材性状】 藕节呈短圆柱形，中部稍膨大，长 2～4cm，直径约 2cm。灰黄色至灰棕色，有残存的须根及须根痕，偶见暗红棕色的鳞叶残基。质硬，断面有多数类圆形的孔。气微，味微甘、涩。

【炮制及饮片】 藕节　除去杂质，洗净，干燥。

　藕节炭　取净藕节，置热锅内，用武火炒至表面焦黑色，内部黄褐色。

【性味功能】 味甘、涩，性平。有消瘀、凉血、止血的功能。

【主治用法】 用于吐血，衄血，便血，咯血，尿血，血痢，功能性子宫出血等。用量 9～15g。鲜品 30～60g。

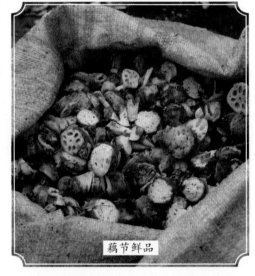

藕节鲜品

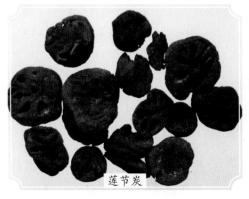

莲节炭

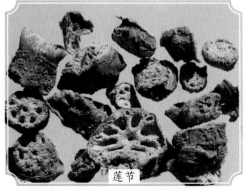

莲节

覆盆子 Fupenzi

【来源】 覆盆子为蔷薇科（Rosaceae）植物华东覆盆子的干燥聚合果。

【原植物】 华东覆盆子 *Rubus chingii* Hu 别名：掌叶复盆子，种田泡。

落叶灌木，高 1.5～3m。茎直立，枝条细长，红棕色；幼枝绿色，具白粉，具稀疏倒生皮刺，刺微弯曲，基部宽而扁。单叶互生，叶柄长 1.5～4cm，具细齿；托叶条形；叶片近圆形，长 3～6.5cm，宽 3～7.5cm，掌状 5 深裂，稀有 3 或 7 裂，中裂片菱状卵形，先端渐尖，两侧的裂片较小，常不相等，基部近心形，边缘有重锯齿，两面脉上有白色短柔毛；主脉 5 出。花单生于短枝顶端；花梗细，长 2～3.5cm；萼片 5，有短柔毛，宿存；花瓣 5，白色；雄蕊多数；雌蕊多数，生于凸起的花托上。聚合果卵球形，长 1～1.5cm，红色，下垂；小核果密生灰白色柔毛，果肉柔嫩多汁。花期 4～5 月，果期 6～7 月。

【生境分布】 生于溪旁或山坡灌丛及路边。分布于安徽、江苏、浙江、江西、福建、湖南、湖北等省区。

【采收加工】 夏初果实由绿变绿黄时采收，除去梗、叶，置沸水中略烫或略蒸，取出，干燥。

【药材性状】 覆盆子由多数小核果聚合而成，呈圆锥形或扁圆锥形，高 0.6～1.3cm，直径 0.5～1.2cm。黄绿色或淡棕色，顶端钝圆，基部中心凹入。宿萼棕褐色，下有果梗痕。小果易剥落，每个小果呈半月形，背面密被灰白色茸毛，两侧有明显的网纹，腹部有突起的棱线。体轻，质硬。气微，味微酸涩。

【性味功能】 味甘、酸，性温。有益肾，固精，缩尿的功能。

【主治用法】 用于肾虚遗尿，小便频数，阳痿早泄，遗精滑精。用量 6～12g。

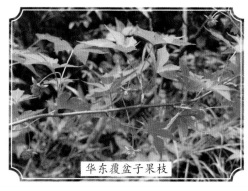
华东覆盆子果枝

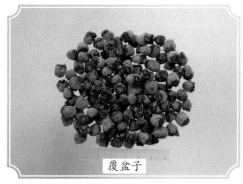
覆盆子

瞿麦 Qumai

【来源】 瞿麦为石竹科（Caryophyllaceae）植物瞿麦和石竹的干燥地上部分。

【原植物】 1、瞿麦 *Dianthus superbus* L. 别名：十样景天。

多年生草本。株高30～50cm。茎丛生，直立，上部疏分枝。叶线状披针形，长3～7cm，宽3～5mm，先端长渐尖，基部成短鞘围抱茎节。花单生，或数朵集成疏聚伞状。萼下苞2～3对，宽倒卵形，具突尖，边缘宽膜质，长6～10mm。萼圆筒形，长2.5～3.1cm，直径3～5mm，粉绿色或带紫色，具多条纵脉；萼齿5，直立，披针形，长4～5mm。花瓣5，淡红色，长4～5cm，瓣片边缘细裂成流苏状，喉部有须毛，基部具长爪。雄蕊10，微伸出花冠外；花柱2。蒴果狭圆筒形，包于宿存萼内。种子广椭圆状倒卵形，长约2mm。花期7～8月。

2、石竹 *Dianthus chinensis* L. 别名：石柱花。

多年生草本。茎丛生，高30～50cm，直立或基部呈匍匐状，光滑无毛，节膨大，下部节间较短。叶对生，无柄，线状披针形，先端渐尖，基部连合抱茎，全缘或有细齿。花单生或数朵生于茎顶，集成聚伞花序；花鲜红色、白色或粉红色，直径约3cm；小苞片4～6，排成2～3轮，长约为萼筒的1/2，苞片卵状

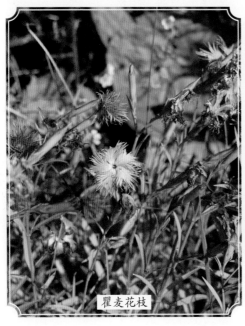

瞿麦花枝

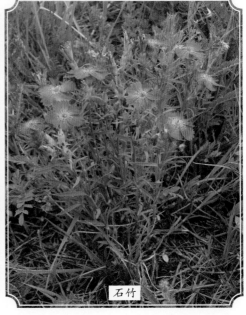

石竹

披针形，先端尾状渐尖；萼筒长 2～2.5cm，先端 5 裂，裂片阔披针形，边缘膜质，被细毛；花瓣 5，先端线裂成锯齿状，喉部有斑纹或疏生须毛，基部具长爪；雄蕊 10；子房上位，1 室，花柱 2。朔果长椭圆形，熟时顶端 4 裂。种子扁卵形，灰黑色。花期 5～9 月，果期 8～9 月。

【生境分布】 生于山坡、林下，分布于全国大部分省区。

【采收加工】 夏、秋二季花果期采割，除去杂质，干燥。

【药材性状】 1、瞿麦 茎圆柱形，上部有分枝，长 30～60cm；淡绿色或黄绿色，光滑无毛，节明显，略膨大，断面中空。叶对生，多皱缩，展平叶片呈条形至条状披针形。枝端具花及果实，花萼筒状，长 2.7～3.7cm；苞片 4～6，宽卵形，长约为萼筒的 1/4；花瓣棕紫色或棕黄色，卷曲，先端深裂成丝状。蒴果长筒形，与宿萼等长。种子细小，多数。无臭，味淡。

2、石竹 茎圆柱形，全长 30～50cm，有分枝，淡绿色或黄绿色，基部稍带紫色，节膨大，节间长 3～7cm；质坚脆，易折断，断面中空。叶对生，线状披针形或线形，长 3～5cm，宽约 5mm，枝顶有宿萼 2～3，黄绿色，有纵细纹，有残存皱缩破碎花瓣，棕紫色或棕黄色，先端浅裂呈锯齿状，完整花长约 3cm，萼筒长约为全花 1/2，萼下小苞片数枚，长约为萼筒 1/2，苞片先端尾状渐尖。气微，味淡。

【炮制及饮片】 除去杂质，洗净，稍润，切段，干燥。

【性味功能】 味苦，性寒。有清热利尿，活血通经，消肿的功能。

【主治用法】 用于尿路感染，血瘀经闭，痈肿疮毒等。用量 9～15g，水煎服。外用鲜品适量。孕妇忌服。

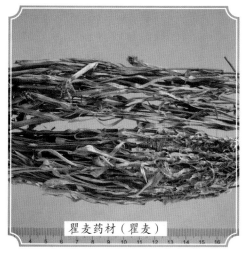

瞿麦药材（瞿麦）

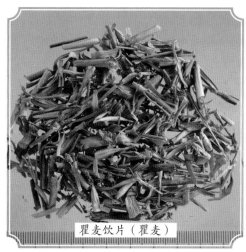

瞿麦饮片（瞿麦）

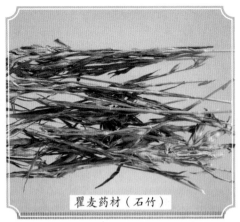

瞿麦药材（石竹）

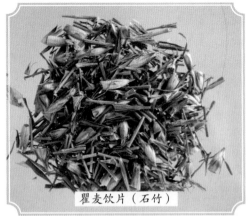

瞿麦饮片（石竹）

【混伪品】

同科植物长萼瞿麦 *Dianthus longicalyx* 的干燥地上部分混为瞿麦使用，它们间主要区别为：

1、花瓣顶缘浅裂成不规则齿 ··········· 石竹 *Dianthus chinensis*

1、花瓣隧状深裂成窄条或细丝。

2、苞片 2～3 对，倒卵形，先端长尖，长为花萼 1/4，萼筒常带红紫色；蒴果与宿萼等长或稍长 ········ 瞿麦 *Dianthus superbus*

2、苞片 3～4 对，卵形，先端短凸尖，长为花萼 1/5，萼筒绿色；蒴果稍短于宿萼 ··········· 长萼瞿麦 *Dianthus longicalyx*

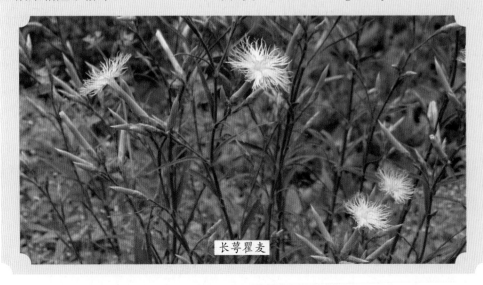

长萼瞿麦